临床儿科疾病诊治与康复

（上）

任雪云等◎主编

吉林科学技术出版社

图书在版编目（CIP）数据

临床儿科疾病诊治与康复 / 任雪云等主编. -- 长春：
吉林科学技术出版社，2017.9
ISBN 978-7-5578-3270-4

Ⅰ. ①临… Ⅱ. ①任… Ⅲ. ①小儿疾病－诊疗②小儿
疾病－康复 Ⅳ. ①R72

中国版本图书馆CIP数据核字(2017)第234064号

临床儿科疾病诊治与康复
LINCHUANG ERKE JIBING ZHENZHI YU KANGFU

主　　编　任雪云等
出 版 人　李　梁
责任编辑　许晶刚　陈绘新
封面设计　长春创意广告图文制作有限责任公司
制　　版　长春创意广告图文制作有限责任公司
开　　本　787mm×1092mm　1/16
字　　数　500千字
印　　张　37.5
印　　数　1—1000册
版　　次　2017年9月第1版
印　　次　2018年3月第1版第2次印刷

出　　版　吉林科学技术出版社
发　　行　吉林科学技术出版社
地　　址　长春市人民大街4646号
邮　　编　130021
发行部电话/传真　0431-85635177　85651759　85651628
　　　　　　　　　　85652585　85635176
储运部电话　0431-86059116
编辑部电话　0431-86037565
网　　址　www.jlstp.net
印　　刷　永清县晔盛亚胶印有限公司

书　　号　ISBN 978-7-5578-3270-4
定　　价　150.00元（全二册）

编委会

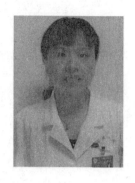

任雪云,女,医学硕士,副主任医师,儿科副主任,中国救援协会儿科救援分会儿童意外伤害委员会常务委员,济宁医学会围产专业委员会副主任委员,对儿内科各系统疾病有较高的诊治能力,在儿科急危重症和疑难杂症方面积累了丰富的临床经验,尤其擅长新生儿呼吸急救、新生儿感染性疾病、新生儿黄疸、新生儿缺氧缺血性脑损伤的诊治、早产儿营养和系统管理、高危儿的发育评价。在《临床儿科杂志》《中国新生儿科杂志》等国家和省级杂志发表论文 10 余篇,参编著作 2 部,完成市级科研 3 项。曾获得济宁市妇女联合会"巾帼建功示范标兵"、"济宁市卫生系统技术能手"等荣誉称号。

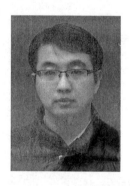

李建伟,男,生于 1982 年 07 月 18 日,医学硕士,毕业于天津医科大学,济宁医学院附属医院主治医师,从事儿科临床医疗工作 8 年,对儿科的常见病、多发病以及急危重症有一定诊治经验,擅长于新生儿重症病例的监护与抢救,特别是低出生体重儿、极低出生体重儿有较多的救治经验。参编著作 1 部,论著 2 篇。

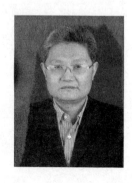

李杰,男,48 岁,儿科副主任医师.滕州市中心人民医院 PICU 主任,毕业于泰山医学院临床医疗专业,1998.3-1998.9 月山东省立医院儿科心血管专业进修,1999-2002 年山东大学医学院在职研究生学习、取得医学硕士学位,2004.11-2005.5 北京安贞医院进修小儿先天性心脏病介入治疗,2014.12-2015.7 上海市儿童医院 PICU 进修,2015 年 12 月任中国医师协会儿童重症山东分会常务委员,2016 年任中国医师学会创伤和急救专业委员。

前　言

　　临床儿科学涉及范围广泛,包括:儿童保健、新生儿、血液、心血管、呼吸、消化、肾脏、神经和传染等学科内容,因而要求儿科临床医师掌握医学知识全面且丰富。掌握儿童生长发育的一般规律,不同时期儿童预防保健的重点,掌握儿童常见病和多发病的临床诊断、鉴别诊断要点和治疗原则,尤为重要的在于掌握儿童疾病诊断和鉴别诊断的正确的临床思维方法。

　　本书共分为十七章,内容涉及小儿各系统临床常见疾病诊治、护理及临床检验,包括:新生儿危重症、小儿危重症、小儿神经系统疾病、小儿心血管系统疾病、小儿呼吸系统疾病、小儿消化系统疾病、小儿内分泌系统疾病、小儿泌尿外科疾病、小儿血液疾病、小儿感染性疾病、小儿营养性疾病、儿科护理、儿童康复治疗、血液检验、尿液检验、粪便检验以及临床常见标本的细菌学检验。

　　对于涉及的各种儿科疾病,书中均进行了详细叙述,包括病因病理、诊断检查、鉴别诊断、内科治疗方法、手术操作步骤、护理技术以及相关预防措施,强调本书临床实用性,为广大儿科医护人员起到一定的参考借鉴用途。

　　为了进一步提高儿科医护人员诊疗水平,本编委会人员在多年儿科临床诊治经验基础上,参考诸多儿科相关书籍资料,认真编写了此书,望谨以此书为广大儿科临床医护人员提供微薄帮助。

　　本书在编写过程中,借鉴了诸多儿科相关临床书籍与资料文献,在此表示衷心的感谢。由于本编委会人员均身负儿科一线临床工作,故编写时间仓促,难免有错误及不足之处,恳请广大读者见谅,并给予批评指正,以更好地总结经验,以起到共同进步、提高儿科临床诊治水平的目的。

《临床儿科疾病诊治与康复》编委会

2017 年 9 月

目 录

第一章 新生儿危重症

第一节 胎粪吸入综合征

胎粪吸入综合征(meconium aspiration syndrome,MAS)多发生于足月儿和过期产儿。是指胎儿在宫内或产时吸入混有胎粪的羊水导致呼吸道和肺泡机械性阻塞和化学性炎症,出生后出现以呼吸窘迫为主,同时伴有其他脏器受损的一组综合征。

一、病因

引发胎粪吸入综合征的原因现在仍不很清楚,急、慢性缺氧和(或)感染可导致宫内排泄胎粪,此时胎儿或新生儿喘息会吸入粪染羊水。产前或产时吸入胎粪可阻塞气道,影响气体交换,引起严重呼吸窘迫。

1.过熟儿 胎粪吸入综合征的发生和胎儿的成熟度有明显的相关性。怀孕周期超过 42 周的胎儿,有 30% 的机会发生羊水胎粪染色。而怀孕周数在 37 周以下的新生儿则羊水胎粪染色极少发生。

2.子宫内胎儿窘迫 胎儿在子宫内若侦测到心跳在宫缩时有不规律的下降或下降过慢,脐带动脉的血液流动在舒张期消失或逆流,或胎儿心跳过慢等与胎儿子宫内窘迫有关的迹象时,发生胎粪吸入综合征的机会都会增加。

3.家族内有过敏性的体质 母亲有气喘问题的发生 MAS 的比例明显增加。

4.母亲吸烟或使用特殊药物 抽烟对胎儿的影响是大家所熟知的,可以造成胎儿在子宫内的生长迟滞,胎儿处于一种不适当的环境下,胎粪自然就容易排出体外,加上胎盘功能不足,所以容易发生胎粪吸入综合征。使用一些禁药如安非他命、古柯碱等会引起血管收缩或血管发炎,所以胎儿容易发生窘迫的状况导致胎粪吸入综合征。

二、临床表现

1.分娩时可见羊水混胎粪。患儿皮肤、脐窝和指(趾)甲床留有胎粪痕迹。口、鼻腔吸引物中含有胎粪。气管内吸引物中见胎粪可确诊。

2.出生后既有呼吸困难、发绀、前胸隆起,伴有三凹征等呼吸窘迫表现,症状的轻重与吸入羊水的物理形状(混悬液或块状胎粪等)有关,少数患儿也可出现呼气性呻吟。早期两肺有鼾音或粗湿啰音,以后出现中、细湿啰音。如呼吸窘迫突然加重和一侧呼吸音明显减弱,应怀疑发生气胸。

3.重症 MAS 患儿多伴有 PPHN,主要表现为持续而严重的发绀。

三、X 线检查

1.轻型 肺纹理增粗,呈轻度肺气肿,横膈轻度下降,诊断需要结合病史及临床,常仅需吸入低于 40% 氧,吸氧时间<48h。

2.中型 肺野有密度增加的粗颗粒或片状、团块状、云絮状阴影;或有节段肺不张及透亮充气区,心影常缩小,常需吸入>40%氧,持续吸氧时间>48h,但无气漏发生。

3.重型 两肺有广泛粗颗粒阴影或斑片云絮状阴影及肺气肿现象,有时可见肺不张和炎症融合形成大片状阴影,常并发气胸或纵隔积气,需机械通气治疗,持续通气时间常超过48h,常伴肺动脉高压。

四、诊断要点

要诊断胎粪吸入综合征首先要有羊水胎便染色的发生,患者的皮肤、脐带及指甲通常会因为长期的胎粪浸泡而出现染色,声带也会因为胎粪的吸入而染上颜色,如果能将声带下方的气管内容物抽出来,也会抽出胎粪。胸部X线片上的典型变化也有助于诊断(图1-1)。

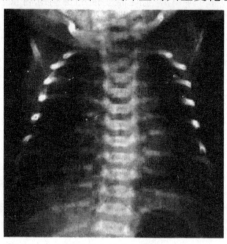

图1-1 胎粪吸入综合征胸部X线表现

五、治疗

是否需要插管抽出声带以下呼吸道内的胎粪,取决于新生儿的临床表现及医务人员的处理时间。若是胎粪在羊水中很稀,只有当胎儿在产前即出现窘迫迹象、明显窒息或产科医护人员未能清除口咽内胎粪的时候,才需要插管来抽除胎粪。若是羊水中的胎粪浓度很高,甚至有胎粪的颗粒,那么应该插管抽出胎粪。如果新生儿的临床表现正常,无需任何处置便非常活跃,可以不必插管处理。

1.一般处理及监护

(1)注意保温,将患儿置于合适的中性环境温度中。

(2)有呼吸系统症状者应进行血氧监测,可做血气或以经皮测氧仪或脉搏血氧饱和度仪监测氧合状态,及时处理低氧血症,如有严重低氧血症疑并发持续肺动脉高压时,如条件许可应做脐动脉插管。

(3)严重窒息者应每隔2h监测血压1次,当有低血压、灌流不足及心搏出量不足表现时,可输入生理盐水,必要时可考虑血浆或5%白蛋白;对于严重窒息患儿尚需精确记录尿量,为防止脑水肿及肾衰竭,需限制液体,出生后第1d给予液量为60mL/kg,第2d根据尿量可增加至60~80mL/kg,有代谢性酸中毒者应以碳酸氢钠纠正。

(4)监测血糖及血钙,发现异常均应及时纠正。

2.氧疗 物理治疗过程中需同时供氧,证实有低氧血症时应给予头罩湿化、加温吸氧,随时调整吸入氧浓度,使血氧分压保持在 6.65kPa 以上,因持续低氧会造成肺血管痉挛并发持续肺动脉高压。

3.清理呼吸道

(1)出生后 2h 内,每 30min 行胸部物理治疗及吸引一次,如有呼吸道症状出现,胸部 X 线片有斑片阴影时,以后每隔 3～4h 做胸部物理治疗及吸引 1 次。

(2)见到胎粪污染羊水时,于婴儿胸部娩出前清理口、鼻、咽分泌物,用大口径吸管吸出含胎粪的黏液、羊水,窒息如无活力婴儿出生时立即在喉镜下用胎粪吸引管做气管内吸引,然后再按复苏步骤处理,必要时需再次气管插管吸引。

(3)如自主呼吸有力可拔除气管插管,继续观察呼吸症状,同时摄胸片了解肺部吸入情况。

4.机械通气

(1)当吸入氧浓度增加至 60%,而 PaO_2<6.65kPa 或 $PaCO_2$>7.98kPa 时需机械通气治疗,为防止空气进一步滞留于肺内不能用太高呼气末正压,推荐用 0.196～0.39kPa,可用较高吸气峰压 2.94～3.43kPa(30～35cmH$_2$O),呼吸频率 20～25/min,吸气时间 0.4～0.5s,应有足够呼气时间;也可将呼吸机开始设置为:吸入氧浓度 0.8,呼吸频率 60/min,吸气峰压 2.45kPa,呼气末正压 0.29kPa。

(2)某些患儿对较快的通气频率及较短的吸气时间(每次 0.2s)反应良好,常规呼吸机治疗失败或并发气漏时,改用高频振荡通气常能取得良好效果。

(3)呼吸机应用过程中如有躁动需同时用镇静药或肌肉松弛药,胎粪吸入综合征患儿在机械通气时,随时应警惕气胸发生,需准备好抽气注射器及排气设备。

5.药物治疗　胎粪会加速细菌生长,故当 X 线胸片显示肺部有浸润变化时应常规给予广谱抗生素治疗,必要时做气管分泌物细菌培养。

6.其他　严重低氧血症病例经上述处理不能使低氧改善时,常并发持续肺动脉高压。

六、经验心得

1.胎粪吸入综合征的临床表现缺乏特异性,但一般均有明确的羊水胎粪污染,胸部影像学检查有特异表现,不难诊断。

2.胎粪吸入综合征主要发生于足月儿,但是并非早产儿就不会发生。虽然发生的概率并不高,但是其合并发生的问题却很严重,特别是新生儿持续性肺动脉高压症的发生,死亡率可高达 50%。我们的建议是只要掌握气管插管的技术,所有羊水内有胎粪染色的新生儿,在出生之后均应插管抽出胎粪,即使是在出生后 4h 以内仍应执行,以将患者的伤害降到最低。

3.对于分娩过程中发现胎粪污染羊水,应迅速作出评估,尽早进行气管插管吸引,尽量清除气道内胎粪,避免或减轻 MAS 的发生。

4.确保胎粪吸入综合征患儿的血氧维持在正常范围,避免因缺氧而合并或加重 PPHN,使治疗困难。

(李建伟)

第二节　新生儿呼吸窘迫综合征

新生儿呼吸窘迫综合征(respiratory distress syndrome,RDS)又称肺透明膜病,多见于早产儿,临床以出生后不久即出现进行性呼吸困难为主要表现。该症如未经特殊治疗,24h 内即可死亡。

一、病因

1.早产儿肺表面活性物质的产生、释放不足　肺表面活性物质在胎儿 22～24 周产生,于 35～36 周时活力明显增加,故疾病发生率与胎龄呈反比。

2.低氧、酸中毒　此时肺呈低灌流状态,抑制表面活性物质的产生及释放。围生期窒息,急性产科出血如前置胎盘、胎盘早剥、双胎中的第二个婴儿及母亲低血压等时,肺透明膜病的发生率均显著增高。

3.高胰岛素血症　糖尿病母亲的婴儿,常有胰岛细胞增生现象,产生高胰岛素血症,由于胰岛素拮抗肾上腺皮质激素对卵磷脂的合成作用,使胎儿肺延迟成熟。

4.剖宫产儿　剖宫产执行在分娩发动前时 RDS 发生率亦可明显增高,此类婴儿常为晚期早产儿。

5.家属倾向　曾患过 RDS 婴儿的孕妇,以后分娩 RDS 的机会高达 90%～95%。

6.人种、性别关系　白种人及男婴的发生率相对较高。

7.肺表面活性物质产生及代谢方面缺陷病　包括表面活性蛋白 B 及 C 基因突变及 AB-CA3 基因突变(其产物位于 Ⅱ 型肺泡上皮板层体内的 ABC 转运蛋白)所致的严重 RDS。

二、临床表现

一般于出生后 6h 内出现呼吸困难,但症状亦可发生在分娩室内,呼吸困难症状可逐渐加剧,典型的有气促、呼气呻吟、吸气凹陷、鼻翼扇动及发绀等,病情严重时有呼吸暂停、肌张力低下、低血压等表现,严重肺不张时胸廓塌陷,没有适当呼吸支持者往往在出生后 2～3d 因呼吸衰竭死亡,轻症者发病晚,呼吸困难轻,偶有呼气呻吟声,经 3～4d 后随表面活性物质的合成而好转。常有以下并发症。

1.急性期并发症

(1)气漏:RDS 急性期突然恶化,发绀加重,呼吸困难或呼吸暂停,血压降低或出现心动过缓时常可能并发气胸、纵隔积气及心包积气等,肺间质气肿(图 1-2)常发生在张力气胸之前。

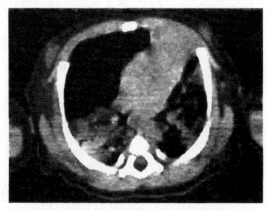

图 1-2　新生儿肺透明膜病伴肺气肿

(2)感染:常因应用呼吸机及各种损伤性监测引起医源性感染如肺炎、败血症等。怀疑时应采血及分泌物培养后用抗生素治疗。

（3）脑室内出血（IVH）：<1.5kg 的早产儿 IVH 的发生率为 40%，RDS 患儿由于低氧、酸中毒及正压通气的影响使 IVH 的发生率增加，严重的 IVH 可出现呼吸暂停、发绀，血细胞比容迅速下降及酸中毒现象。

（4）动脉导管开放（PDA）：病情好转肺血管压力下降时常并发 PDA，发生率 30%～50%。表现为 PaO_2 下降、$PaCO_2$ 上升及呼吸暂停发作，尚未撤离呼吸机者则难以撤离呼吸机。体征有心率增快，心前区强有力的抬举搏动，心音亢进，胸骨左缘 3～4 肋间可闻及Ⅲ级收缩期杂音，常可触及水冲脉，严重病例有心力衰竭症状。X 线胸片有心脏扩大及肺血增多现象，二维超声可直接探得开放的导管，体重 <1.5kg 的症状性 PDA 应以吲哚美辛关闭导管，每次 0.2mg/kg，1 个疗程为 2～3 次，对有肾衰竭、出血倾向、血小板低于 $80×10^9/L$（8 万/mm^3）者不用，体重较大的无血流动力学改变的 PDA 通常限制液体即能使导管关闭。

2.远期并发症　远期并发症包括支气管肺发育不良（BPD）、晶体后视网膜病（ROP）、神经系统损害等。

三、辅助检查

1.X 线检查　典型的 X 线表现有肺容量缩小，肺野透亮度普遍降低，全肺具有均匀的小网状颗粒状阴影及支气管充气症等，严重肺透明膜病全肺野一致性密度增高，心影轮廓及横膈不清称"白肺"。围生期缺氧有急性应激者除典型的 X 线表现外，在出生后第 1～2d 胸片尚可见胸腺肿大现象，此现象常于出生第 3d 后消失（图 1-3）。

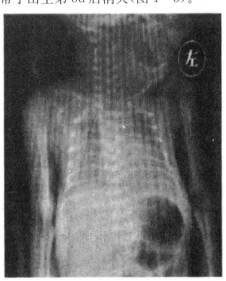

图 1-3　新生儿非透明膜病

2.血生化检查　严重低氧血症，早期 PCO_2 可能正常，轻度代谢性酸中毒、血乳酸增高。

四、诊断

（一）围生期高危因素

1.出生时影响肺成熟的因素　包括早产、母亲糖尿病（IDM）、遗传因素（白种人、同胞 RDS 史、男性）。可导致肺发育不良的胸廓畸形，如膈疝，也会增加 PS 缺乏的危险性。PS 产生及代谢异常的遗传因素包括 PS 蛋白 B 缺陷、PS 蛋白 C 基因突变、ABCA3 基因突变,其产物是 ATP 转运载体,定位在肺泡Ⅱ型细胞板层小体。这些罕见疾病导致严重 RDS 样表现,常见于足月儿,如不进行肺移植一般有生命危险。

2.PS 生成、释放、功能异常的因素　包括早产儿围产窒息,无产兆剖宫产。无产兆剖宫产没有分娩时释放的肾上腺素、皮质激素来增加 PS 的生成与释放的作用。结果在晚期早产儿及足月早期剖宫产儿出现 RDS。

(二)产前预测

1.胎肺成熟度(FLM)评估　产前羊水穿刺实验预测肺成熟度。

(1)US:用薄层色谱仪测定 US。各实验室方法不同,可能影响结果。一般 US>2 时,RDS 危险性低,例外情况包括 IDM、产时窒息、红细胞增多症。可能例外情况包括 IUGR、胎盘早剥、先兆子痫和胎儿水肿。如有血液、胎粪污染会影响结果。血液和胎粪往往会提高早产儿的 US,降低足月儿的 US。因此,在污染的样本中,US>2 可能是足月儿,US<2 可能是早产儿。

(2)TDX-FLMⅡ:用荧光偏振技术测定 PS 白蛋白比。预测临床明显的 RDS,以>45mg/g 作为成熟结果。血液、胎粪污染标本会影响实验结果,不过影响程度及方向不明。

(3)板层小体计数:羊水板层小体计数也是一种快速廉价的测定方法。板层小体是肺泡Ⅱ型细胞磷脂"包",随胎龄增长其羊水中含量增加。有一项研究认为板层小体>50000/mL 提示肺成熟。

2.产前激素治疗　用在胎龄 24～34 周、胎膜完整或有胎膜早破(ROM)但无绒毛膜羊膜炎妊娠女性,她们在以后 7d 内有早产的危险。胎龄<24 周的治疗还存在争议。激素可介导 PS 生成、促进胎肺及其他组织成熟,确实降低了 RDS、IVH、NEC 和围产死亡率。足疗程治疗包括倍他米松 12mg 肌内注射,2 剂,间隔 24h;或地塞米松 6mg 肌内注射,4 剂,间隔 12h,不过不完整疗程也会改善结局。禁忌证包括绒毛膜羊膜炎及其他需立即分娩指征。用地塞米松者发生脑室周围白质损伤危险性升高,故选择倍他米松更合适。NICHD 新生儿研究显示,产前用倍他米松者较用地塞米松者新生儿死亡率明显下降,有更少的 IVH 及严重早产儿视网膜病变(ROP)趋势。

(三)出生后诊断

RDS 早产儿在出生后不久即出现临床症状,包括:呼吸急促、三凹征(+)、鼻翼扇动、呻吟和发绀。其胸片典型表现为肺体积缩小,肺野弥漫模糊,支气管充气征。

五、治疗

治疗关键包括:①预防低氧血症、酸中毒(维持正常组织代谢,完善肺表面活性物质的产生,防止右向左分流)。②合适的液体治疗(避免低血容量、休克及水肿,尤其肺水肿)。③防止肺不张。④减少高氧及机械通气所致的肺损伤。

(一)肺表面活性物质替代治疗

肺表面活性物质替代治疗为 RDS 主要治疗手段,能改善 RDS 的转归。肺表面活性物质治疗后氧合改善,呼吸机支持降低,可持续数小时甚至数天。减少气漏发生率及死亡率。常用制剂有牛肺或猪肺浸出液制成的肺表面活性物质。国外常用的有 Survanta、Infasurf 及猪肺磷脂注射液(固尔苏,Curosurf),国内常用的除固尔苏外,还有国产的注射用牛肺表面活性剂(珂立苏)。

1.给药时间 预防性治疗效果常优于肺损伤后的营救性治疗,可在产房内经气管插管给药。经治疗后气漏发生率及死亡率均可降低,并可减少脑室内出血的危险性。一旦诊断 RDS 后,在充分氧合、通气、灌注和监测建立后,早期治疗用药,一般在 1h 内用药。

2.用药方法 所用肺表面活性物质剂量为 $50\sim200mg/kg$,由于不同制剂每毫升所含磷脂量不同,故每千克所需注入的药液毫升数不同。当所需要的药液量较多时,可将其分为不同体位分次给药,如所需毫升数较少时,一次性注入即可。用药过程需密切观测婴儿即时的耐受情况,如注药引起的心动过缓、暂时性的低血氧饱和度及呼吸暂停等。

3.注意事项 注药后需密切观察氧合改善情况,及时调低呼吸机压力,以防气胸产生。治疗后,应将血氧饱和度(SpO_2)维持在 $88\%\sim95\%$,对 $<1250g$ 的婴儿将 SpO_2 维持在 $85\%\sim92\%$。

(二)氧疗

1.吸氧 吸氧应充分,足以维持 $SaO_2 88\%\sim95\%$,一般此范围足以满足代谢需要。在最小($<1250g$)患儿可更低($85\%\sim92\%$)。因可能发生早产儿肺损伤、视网膜病变,应避免高于必需的吸氧浓度。所用氧应加温加湿,并通过混合氧通道供给,可准确调整氧浓度。对急性 RDS 婴儿,应直接测定吸入气道的氧气浓度,而不是凭流量估算,至少每小时监测 FiO_2 1 次。应密切监测,使 SaO_2 在适当范围。当气道吸痰,气管插管,呼吸暂停,需用麻醉囊通气时,吸氧浓度应与气囊通气前相同,以避免一过性高氧,并根据持续监测做出相应调整。

2.血气监测 在疾病急性期,可能需要频繁取样以维持动脉血气在适当范围。在改变机械通气参数(如 FiO_2、压力、频率)后 30min 需查动脉血气(PaO_2、$PaCO_2$ 和 pH)。我们使用动脉留置针行血气监测,用脉搏测氧仪持续监测氧合趋势。在稍稳定的婴儿,温暖足跟毛细血管血足以监测 PCO_2 和 pH。

(三)持续气道正压通气(CPAP)

CPAP 可预防肺不张,减少机械通气导致的肺损伤,维持肺表面活性物质的功能。

1.指征 有轻度 RDS 的婴儿尽早使用 CPAP。早期用 CPAP 可减少机械通气,并可降低慢性肺部疾病的发生。

2.使用方法 在气管内注入肺表面活性物质后即可用 CPAP 支持,开始压力为 $5\sim7cmH_2O$,流量应设于 $6\sim10L$,可逐渐增加压力,每次为 $1\sim2cmH_2O$,直至压力达 $8cmH_2O$。常用鼻塞或鼻咽插管法。治疗时必须置胃管以排除吞入胃中的气体。当病情稳定,能维持目标的 SpO_2 后可慢慢降低压力及吸入氧浓度。当吸入氧浓度降低至 30% 时,及压力降低至 $4\sim5cmH_2O$ 时,如无呼吸窘迫、X 线肺容量正常时可撤离 CPAP。

(四)机械通气

1.指征 $PaCO_2\geqslant55mmHg(\geqslant7.3kPa)$,并迅速上升或 $PaO_2<50mmHg(<6.6kPa)$ 及所需吸入氧浓度(FiO_2)$>50\%$ 时,或有严重呼吸暂停时。

2.通气模式 常用的有同步间歇正压通气(SIMV)或压力支持容量保证模式(PRVC)通气。

3.使用方法

(1)呼吸机开始设置:一般吸气峰压(PIP)为 $20\sim25cmH_2O$,呼气末正压(PEEP)为 $4\sim6cmH_2O$,呼吸频率为 $30\sim40/min$,吸气时间为 $0.3\sim0.4s$。RDS 早期肺时间常数很短,故可

用短吸气时间较快频率进行通气。

(2)机械通气期间,$PaCO_2$ 一般维持于 45～55mmHg(6～7.3kPa)间,称为相对性的高碳酸血症,以减轻肺损伤。当 $PaCO_2$ 持续上升时,需考虑并发气漏、肺不张及 PDA 等。

(3)病情改善后,可根据血气变化降低 PIP、PEEP 及 FiO_2。当 FiO_2＜30％时,呼吸频率 20/min,PIP 18cmH$_2$O 可考虑拔管,拔管后继续用 CPAP 治疗以稳定肺容量。

4.紧急情况

(1)疑似原因:气管插管阻塞或位置不良;气漏;呼吸机功能不良。

(2)治疗措施:应立即脱开呼吸机,以皮囊行手控通气,检查两侧呼吸音,并快速吸引气管插管以确保气道通畅,必要时以喉镜检查插管位置或重新插管。当突然低氧、低血压时应高度怀疑气胸,立即观察胸廓运动是否对称,呼吸音是否对称,可做透光试验及胸部 X 线片以证实气胸,并可做试验性胸腔穿刺,证实后立即置胸腔闭式引流管排气。严重脑室内出血时病情可突然恶化。

(五)支持疗法

1.温度控制　对所有 LBW 婴儿控制体温至关重要,尤其有呼吸疾病患儿。为减少氧的消耗,应将患儿置于中性环境温度的暖箱或辐射床内。

2.液体及营养　多数 RDS 患儿需静脉给液。

(1)一般第 1d 给 70mL/kg 用 10％葡萄糖液(＜1000g 者,肾糖阈低,对葡萄糖的耐受性差,血糖正常时可改用 5％葡萄糖液)。

(2)第 2d 起可增加液量至 80～100mL/kg,并加钠 2mmol/(kg・d),钾 1mmol/(kg・d),必要时给钙剂[10％葡萄糖酸钙 1～2mL/(kg・d)],有代谢性酸中毒时用等渗碳酸氢钠纠正酸中毒,应用湿化正压通气时不显性失水量减少,在以后的数天内给液量一般不大于 120mL/(kg・d),过多给液促使动脉导管开放并造成肺水肿。数天内不能口服喂养者可考虑开始静脉应用氨基酸及脂肪乳剂。

3.维持循环、纠正贫血　严重 RDS 患儿会发生低灌流及低血压,必须密切监护心率、血压及周围灌注,当有毛细血管充盈时间延长、血压偏低等灌流不足症状时可用生理盐水扩容及正性肌力药[多巴胺 2.5～5μg/(kg・min)静脉输注]支持循环功能。血细胞比容应维持在 40％～50％,有贫血时应及时输注鲜血或浓缩红细胞。

4.抗感染　对所有 RDS 婴儿进行血培养,全血细胞计数及分类,在血培养未报告前需用广谱抗生素治疗。

六、治疗心得

1.本病是早产儿呼吸衰竭最常见的病因之一,预防性治疗效果常优于肺损伤后的营救性治疗,可在产房内经气管插管给药。经治疗后气漏发生率及死亡率均可降低,并可减少脑室内出现的危险性。

2.本病需与 B 族溶血性链球菌肺炎相鉴别,如感染发生在分娩过程中,X 线表现均类似于肺透明膜病,可做血培养、胃液涂片找中性粒细胞,末梢血查未成熟中性粒细胞/白细胞总数比例来鉴别。

3.本病尚需与新生儿湿肺鉴别,新生儿湿肺是一种自限性疾病,多见于足月儿,症状很快消失,预后好,X 线检查见两侧肺野透明度较低,肺纹理增多增粗及斑点状浓度增深的阴影,有时可见叶间或胸腔积液,因代偿性肺气肿而于肺野出现广泛而散在的小透明亮区(图1—4)。

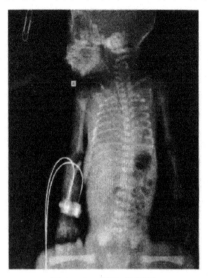

图1—4 新生儿湿肺

(李建伟)

第三节 早产儿呼吸暂停

早产儿呼吸暂停为呼吸停止20s以上伴心动过缓(心率<100/min)及发绀。心动过缓及发绀常在呼吸停止20s后出现,30~40s后出现苍白、肌张力低下,此时婴儿对刺激反应可消失。

一、病因

(一)呼吸中枢发育不成熟

1.与脑干神经元的功能有关 胎龄越小,中枢越不成熟,脑干听觉诱发反应示传导时间延长,随着胎龄增加传导时间缩短,呼吸暂停发作亦随之减少。

2.与胎龄大小及对CO_2的敏感性有关 胎龄越小中枢越不成熟,对CO_2升高的反应敏感性低,尤其低氧时化学感受器对CO_2的刺激反应更低易使呼吸抑制。

3.与快速眼动相睡眠期有关 早产儿快速眼动相睡眠期占优势,此期内呼吸不规则,肋骨下陷,肋间肌抑制,潮气量降低,肺容量降低30%,PaO_2下降后呼吸功增加,早产儿膈肌的氧化纤维数量少,易疲劳而产生呼吸暂停。

(二)呼吸肌

上气道呼吸肌,如颏舌肌,能起着吸气时保持咽部开放的作用,早产儿颏舌肌张力低下,快速眼动相期常可引起梗阻性呼吸暂停发作。

(三)化学感受器

早产儿神经递质儿茶酚胺量低,致使化学感受器敏感性差,易造成低通气及呼吸暂停。

(四)反射异常

由于贲门、食管反流或其他因素所致的咽部分泌物积聚,通过喉上神经可反射性抑制呼吸,吮奶时奶汁刺激迷走神经,<32周龄者吞咽常不协调及放置胃管刺激咽部时均可引起呼吸暂停。

(五)其他

如低氧血症、早产儿贫血、感染、代谢紊乱、相对高的控制环境温度、颈部过度屈曲或延伸时因上气道梗阻可引起呼吸暂停,镇静药用量太大,速度太快时可引起呼吸暂停。

二、临床表现

婴儿出生时皮肤常覆盖胎粪,指(趾)甲及脐带为胎粪污染呈黄、绿色,经复苏,建立自主呼吸后不久即出生呼吸困难、青紫。当气体滞留于肺部时,因肺部过度扩张可见胸廓前、后径增宽呈桶状,听诊可闻粗大啰音及细小捻发音;出生时有严重窒息者可有苍白和肌张力低下,由于严重缺氧可造成心功能不全、心率减慢、末梢循环灌注不足及休克表现。少数患者可伴有气胸及纵隔积气,严重病例当并发持续胎儿循环时呈严重青紫。

三、诊断

早产儿特发性呼吸暂停往往在出生后第2～6d发生,出生后第1d或1周后出现呼吸暂停发作者常有原因可以找到,在作出早产儿特发性呼吸暂停诊断时必须排除可能存在的继发因素,应从病史、体检着手考虑,出生第1d发生呼吸暂停常示肺炎、败血症或中枢缺氧缺血性损害;根据不同情况考虑行动脉血气、血糖、血钙、血电解质、血细胞比容、胸片(图1-5)、血培养及头颅B超检查以明确病因诊断。

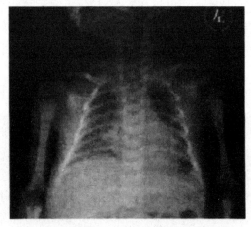

图1-5 早产儿肺

四、治疗

频繁、持续时间长的呼吸暂停(即每小时2～3次)或频繁需要复苏囊复苏时,为避免损伤及危险应开始治疗。

(一)一般治疗

1.呼吸暂停时,先用物理刺激如弹拍足底、摇动肩胸部等,并可置振荡水袋于患儿背部,定时加以振荡刺激(给予前庭及本体感受刺激)以减少呼吸暂停发作。

2.置于低限的中性环境温度中,保持皮肤温度于36.2℃可减少发作,俯卧位可改善肺的通气功能,可减少呼吸暂停发作。避免寒冷刺激面部,面罩或头罩吸氧均需加温湿化,避免咽喉部用力吸引,摆好头位勿屈颈及过度延伸头颈部,以免引起气道梗阻。

3. 反复发作有低氧倾向者在监测 PaO_2 情况下(可用经皮测氧分压、脉搏血氧饱和度仪及血气)可给低浓度氧,一般吸入氧浓度不超过 25％,将 PaO_2 保持在 $6.65\sim9.31kPa$。SpO_2 保持在 85％～95％,轻度低氧引起呼吸暂停发作者给氧可减少呼吸功和(或)可减少中枢因低氧所致的抑制反应。

(二)甲基黄嘌呤类药物(茶碱、氨茶碱、咖啡因)

1. 氨茶碱　负荷量为 $4\sim6mg/kg$,隔 $6\sim8h$ 后用维持量每次 $1.4\sim2mg/kg$,疗程 $5\sim7d$。

2. 枸橼酸咖啡因　负荷量为 $20mg/kg$,口服或静脉注射,负荷量应用 24h 后用维持量 $5\sim10mg/kg$,1d 1 次(或可分为 1d 2 次),有条件时应做血浓度监测,将浓度维持在 $10\sim20\mu g/mL$。

(三)持续气道正压(CPAP)

反复发作的呼吸骤停对药物治疗无效时可用鼻塞 CPAP 治疗,压力可置于 $4\sim6cmH_2O$,流量为 $1\sim2.5L/min$。

(四)机械通气

上述治疗无效者,严重反复发作持续较长时间者可用机械通气。

五、治疗心得

所有小于 34 周龄的婴儿出生后的第 1 周内,条件许可时必须以呼吸暂停监护仪监护,或以心、肺监护仪监护心率及呼吸,并设置好心率的呼吸暂停时间报警值,当心率小于 $100/min$ 出现报警时应检查患儿有无呼吸运动,及有呼吸运动而无气流进入,每个有呼吸暂停发作的婴儿均应详细记录呼吸暂停发作的时间、发作时的严重情况及经过处理等。

(李建伟)

第四节　新生儿肺出血

新生儿肺出血又称出血性肺水肿,是指病理检查在气道恶化肺间质出现红细胞。间质出血主要发生于出生 24h 以上的婴儿,主要见于出生体重小于 1500g 发生 PDA 的早产儿。可表现为点状肺出血、局灶性肺出血及弥漫性肺出血三种病理类型。

一、病因

1. 缺氧性肺出血

(1)低体温/寒冷损伤(硬肿症):为导致肺出血的最常见病因。

(2)各种围生期缺氧:常见疾病有吸入性肺炎、青紫型复杂心脏畸形、呼吸窘迫综合征,少见疾病有缺氧性颅内出血、破伤风喉痉挛致严重窒息、重度新生儿窒息。

(3)孕母患妊娠期高血压疾病:常引起胎儿缺血缺氧、宫内窘迫,并形成恶性循环,最终引起胎儿/早期新生儿肺出血。

2. 感染性肺出血　常见感染有感染性肺炎、败血症、坏死性小肠结肠炎、腹膜炎,少见感染有化脓性脑膜炎、中毒型细菌性痢疾、坏死性咽峡炎等。

二、临床表现

1.肺出血前 临床表现随不同的原发病而异,一般多有全身症状:低体温、皮肤苍白、发绀、活动力低下甚至呈休克表现;常伴有呼吸障碍:呼吸增快、呼吸暂停、呼吸困难、吸气性凹陷或呻吟。

2.肺出血时 临床表现可突然加重,肺部听诊呼吸音降低或有粗大湿啰音。且病理检查发现仅 26.78%(211/788)于鼻腔、口腔流出或喷出血性液,或于气管插管后流出或吸出血性液。三种不同病理类型的肺出血,临床表现无差异,但在数天内仅反复小量肺出血者,多为点状或小局灶性肺出血,大量肺出血者,80.5%于肺出血 12h 内死亡。

三、辅助检查

1.X 线检查 典型肺出血胸部 X 线表现为:①广泛分布的斑片状影,大小不一,密度均匀,有时可有支气管充气征。②可见肺血管瘀血影:两肺门血管影增多,两肺或呈较粗网状影或伴斑片影。③大量出血时或呈"白肺"征。④可见到原发性肺部病变(图 1-6)。

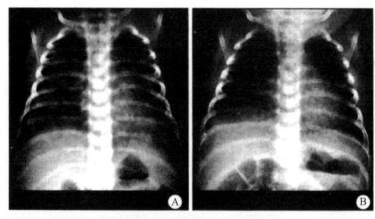

图 1-6 新生儿肺出血

A.新生儿肺出血急性期;B.新生儿肺出血恢复期

2.实验室检查 主要反映心肺失代偿情况。①血气分析可见 PaO_2 下降,$PaCO_2$ 升高;酸中毒多为代谢性,少数为呼吸性或混合性。②外周血红细胞减少。

四、诊断

当突发心肺动能失代偿、呼吸道出现血性液体时临床诊断肺出血。新生儿肺出血,一向以病理诊断为标准,即肉眼见肺出血总面积占全部肺面积的两叶以上,镜下能见到大片肺出血者,亦称为弥漫性肺出血。为避免误诊及减少漏诊,临床诊断标准应"以气道内有血性液流出而食管内无血性液者为诊断依据",胸片和实验室检查可协助诊断。

五、治疗

病因不明,故多支持性治疗。治疗上必须针对四个环节:①抗失血性低血容量性休克。②抗内窒息引起的血气交换障碍。③抗导致肺出血的有害因素。④PVEC 的修复。目前肺出血的治疗手段除抗休克外,主要仍是抗内窒息所引起的血气交换障碍。

1.常规治疗

(1)注意保暖,保持呼吸道畅通,输氧,限制输液量为 60mL/(kg·d),滴速为 3～4mL/(kg·h)。

(2)碳酸氢钠应用:早期应用碳酸氢钠静注,使血 pH≥7.25,既可纠正严重酸中毒,亦可降低肺动脉高压。

2.补充血容量　对肺出血致贫血的患儿可输新鲜血,每次 10mL/kg,维持血细胞比容在 45%以上。

3.抗失血性低血容量性休克　弥漫性肺出血常致失血性低血容量性休克,可做抗休克治疗。对部分败血症休克伴轻度肺出血患儿,做双倍量交换输血或有一定疗效,既治疗原发病,亦控制了肺出血。对弥漫性肺出血,无论是输血或换血,均无多大效果。

4.抗内窒息治疗

(1)常规机械通气(CMV)。呼吸机参数可选择 FiO_2(吸氧浓度)0.4～0.6,PEEP(呼吸末正压)6～8cmH_2O,RR(呼吸次数)35～45/min,PIP(最大吸气峰压)25～30cmH_2O,I/E(吸呼比)1∶1～1∶1.5,FL(气体流量)8～12U/min,早期每 30～60min 测血气 1 次,以做调整呼吸机参数的依据,在肺出血发生前,如发现肺顺应性差,平均气道压(MAP)高达 15cmH_2O,应注意肺出血可能,在肺出血治疗期间,当 PIP<20cmH_2O,MAP<7cmH_2O,仍能维持正常血气时,常表示肺顺应性趋于正常,肺出血基本停止。若 PIP>40cmH_2O 时仍有发绀,说明肺出血严重,患儿常常死亡。呼吸机撤机时间,必须依据肺出血情况及原发病对呼吸的影响综合考虑。

(2)高频振荡通气(HFOV)。HFV 使用指征:在 CMV 治疗后,PEEP 仍≥8cmH_2O,a/APO_2<0.2,和(或)有呼吸性酸中毒($PaCO_2$≥60mmHg,pH<7.25)。若原 FiO_2≤0.4,HFOV 的 MAP 应比停用 CMV 前高 2.0cmH_2O,若原 FiO_2>0.4,则 MAP 直接调为 14cmH_2O。在上述 MAP 基础上临时加 4cmH_2O,构成叹息压,然后连续给予 3～4 次、每次<1s 的叹息呼吸后,若 PaO_2 升高,则原 FiO_2≤0.4 者,MAP 在原有基础上再增加 2cmH_2O(即共增加 4cmH_2O),并维持到病情稳定。若原 FiO_2>0.4 者,MAP 再加 2cmH_2O,即达 16cmH_2O,当氧合改善后,可再行叹息试验,若有效,MAP 可再升至 18cmH_2O(通常不大于 18cmH_2O)并维持此水平。

(3)外源性肺表面活性物质(exPS):国外认为 exPS 可降低肺泡表面张力,防止肺泡萎陷,改善通气/血流比例;增加组织氧供,减少酸中毒;补充 PS 不足及清除 OFR,抑制局部炎症介质而治疗肺出血。对肺出血儿采用 CMV 或 HFOV 的同时气管内滴入 exPS:Survanta 4mL/kg 每 6h 1 次,最大剂量为 4 次,均取得良效。

六、经验心得

肺出血往往是疾病的晚期表现,预防原发病的发生是最有效的预防方法,窒息及早产、低出生体重、新生儿呼吸窘迫综合征、感染、低体温等均为肺出血的高危因素。因此,对于极低或超低出生体重儿,尤其在出生后 1 周内,需注意给予积极有效的复苏。积极治疗 RDS,注意保暖,纠正低氧血症,预防酸中毒,以预防肺出血的发生。

(李建伟)

第五节　新生儿心力衰竭

新生儿心力衰竭是指由于心肌收缩力减弱,不能正常排出由静脉回流的血液,以致动脉系统血液供应不足,静脉系统发生内脏瘀血所出现的一系列临床症状。新生儿心力衰竭是新生儿常见的危重急症之一,病情发展迅速,临床表现不典型,与年长儿的表现也有很大不同,易与其他疾病相混淆,较难及时诊断而贻误病情,因此必须提高对此病的认识和警惕,早期诊断和积极治疗。

一、病因

（一）新生儿易患因素

1.新生儿心肌结构未发育成熟,心肌肌节数少,肌细胞较细,收缩力弱,心肌结构未成熟,心室顺应性差,代偿能力差。

2.新生儿心肌中交感神经未发育成熟,心肌中交感神经纤维少,儿茶酚胺含量低,正肾上腺素在心肌内储存少,因此,周围小动脉收缩不明显,易发生低血压。

3.出生后心排血量增加,初生儿为300mL/kg（青少年为100mL/kg）,左室压力和容量负荷均增加,但新生儿心肌储备力低,代偿能力不足,易致心力衰竭。

4.新生儿早期常因窒息、感染、肺表面活性物质减少而肺萎陷,致肺气体交换障碍,处于低氧状态下,使动脉导管可重新开放,使血液左向右分流,肺血增多,导致心力衰竭。

5.新生儿易发生低血糖、低血钙、代谢性酸中毒,也是引起心力衰竭的重要因素。

（二）循环系统因素

1.前负荷增加　前负荷即心脏在收缩之前所面临的负荷,又称容量负荷。前负荷增加可见于左向右分流性先天性心脏病如房间隔缺损、室间隔缺损、动脉导管未闭等,二尖瓣、三尖瓣反流以及医源性输血、输液过多等也可使前负荷增加。

2.后负荷增加　后负荷即心室肌开始收缩后才遇到的负荷,又称压力负荷。使后负荷增加的疾病包括:主动脉瓣狭窄、主动脉缩窄、肺动脉狭窄、肺动脉高压等。

3.心肌收缩力减弱　心肌收缩力是指与心室负荷无关的心肌本身的收缩力,影响心肌收缩力的疾病有心肌病、心肌炎、心内膜弹力纤维增生症等。

4.严重心律失常　心率过快、过慢都可影响心室充盈,影响心排血量。严重心律失常如阵发性室上性及室性心动过速、心房扑动、心房颤动及二度以上房室传导阻滞等。

5.心室收缩、舒张运动协调性失调　心肌炎症、缺血性心脏病引起的室壁运动失调,以及心房颤动、心室颤动引起的心肌收缩紊乱均可影响心脏功能。

（三）呼吸系统因素

新生儿窒息等引起的心肌缺血缺氧可导致心内膜下心肌坏死是新生儿心力衰竭的重要原因。新生儿肺透明膜病、肺不张、肺出血等可引起新生儿心力衰竭。

（四）感染性疾病

如败血症、肺炎等可影响心肌收缩力而引起新生儿心力衰竭。

（五）严重贫血

如Rh血型不合引起的溶血,或大量的胎盘输血或双胎间输血等,输血或输液过量或速度过快,皆可引起新生儿心力衰竭。

(六)中枢神经系统因素

颅内出血,缺氧缺血性脑病,肺水肿等。

二、临床表现

根据原发病的不同,新生儿可首先出现左心衰竭或右心衰竭的表现。但是新生儿左、右心力衰竭的区别不像成人那样明显,常常迅速发展为全心衰竭。

(一)心功能减退的表现

1.心动过速或过缓　心率加快是一种代偿的表现,安静时心率持续大于 160/min,为心力衰竭早期表现之一。严重心力衰竭或心力衰竭晚期也可表现为心动过缓,心率<100/min。

2.心脏扩大　也是心脏泵血功能的代偿机制,心脏可表现扩大或肥厚。新生儿胸廓狭小,心界不易叩出,主要靠胸片、心电图及超声心动图来确定心脏大小。

3.奔马律　心功能受损易出现舒张期奔马律。心力衰竭控制,奔马律即消失。

4.喂养困难及大量出汗　心力衰竭患儿易疲劳,多有吸吮无力、拒乳、呛奶等喂养困难的症状。同时,由于肾上腺素能物质分泌的增加,出汗较多,尤其是喝奶后睡眠时明显。

(二)肺循环瘀血的表现

1.呼吸急促　为心力衰竭的早期表现,安睡时呼吸频率持续超过 50~60/min 而无呼吸系统疾病时,应警惕早期左心衰竭,晚期可有呼吸困难、发绀、呻吟、鼻翼扇动、三凹征。

2.水泡音　左心衰竭常表现为喘憋,早期肺部多闻及干鸣音,晚期可闻及水泡音。血性泡沫痰不多见。

3.发绀　当经皮氧饱和度<85%,或氧分压<5.3kPa 时即可出现发绀。

(三)体循环瘀血的表现

1.肝脏肿大　在短期内进行性肿大,常在肋下 3cm 以上,压痛不明显。为右心衰竭的主要表现。

2.水肿　新生儿心力衰竭时水肿常不明显,但可表现为短期内体重骤增,有时可见手背、足背、眼睑轻度水肿、食欲不振、尿少等。

3.头皮静脉扩张　新生儿颈静脉怒张不明显,但在竖抱时可见头皮静脉明显扩张。

三、诊断标准

1.1993 年全国新生儿学术会议制定的新生儿心力衰竭诊断标准

(1)存在可能引起心力衰竭的病因。

(2)提示心力衰竭:①心动过速>160/min。②呼吸急促>60/min。③心脏扩大(X 线和超声心动图)。④湿肺(肺部有湿啰音,轻度肺水肿)。

(3)确诊心力衰竭:①肝脏肿大≥3cm,短期内进行性肿大,治疗后肝脏缩小,为右心衰竭的主要特征。②奔马律。③明显肺水肿,为急性左心衰竭的表现。

具备以下条件者诊断心力衰竭:1 项+2 项中 4 条,多为左心衰竭的早期表现;2 项中 4 条+3 项中任何一条;2 项中 2 条+3 项中 2 条;1 项+2 项中 3 条+3 项中 1 条。

2.Ross 心力衰竭评分标准　Ross 提出小于 6 个月大、非母乳喂养婴儿的心力衰竭分度标准(表 1-1),可供新生儿心力衰竭诊断参考。

表 1-1　Ross 心力衰竭评分标准

项目		0 分	1 分	2 分
喂养	奶量(次)	>100mL	70～100mL	60mL
	时间	每次<40min	每次>40min	—
体检	呼吸	<50/min	50～60/min	>60/min
	心率	<160/min	160～170/min	>170/min
呼吸形式		正常	异常	
末梢充盈		正常	异常	
第三心音		无	存在	
肝脏增大		<2cm	2～3cm	>3cm

总分:0～2 分无心力衰竭;3～6 分轻度心力衰竭;7～9 分中度心力衰竭;10～12 分重度心力衰竭

四、治疗

(一)病因治疗

病因治疗是解除心力衰竭的重要措施,复杂心脏畸形、先天性心脏病应尽早手术。如有低血钙、低血糖及贫血应及时纠正。心律失常应尽快用抗心律失常药物控制。肺炎、败血症引起的心力衰竭选择适当的抗生素控制感染。

(二)一般治疗

1. 体位　肺水肿时取半卧位,以减少回心血量。

2. 供氧　心力衰竭均需供氧,呼吸障碍明显者做三管插管机械通气。对于依赖动脉导管开放而生存的先天性心脏病患儿供氧应慎重,因血氧增高可使动脉导管关闭。检测血气,纠正酸碱紊乱,必要时应用人工辅助呼吸。

3. 补液　控制输液量及滴速。输液量限制在 60～80mL/(kg·d)。补液量一般为 80～100mL/(kg·d),有水肿时减为 40～80mL/(kg·d),钠 1～4mmol/(kg·d),钾 1～3mmol/(kg·d)。最好根据测得的电解质浓度决定补给量。

4. 纠正代谢紊乱　如低血糖、低血钙、低或高钾血症。

(三)洋地黄类正性肌力药物

1. 用药剂量　过去应用剂量偏大,后来发现新生儿红细胞内有较多地高辛受体,新生儿尤其早产儿的药物半衰期较成人长(早产儿为 57～72h,足月儿为 35～70h),加上新生儿肾功能不成熟,肾脏廓清率低,故现已改为偏小剂量。对重症心力衰竭,地高辛 24h 静脉注射全效量(饱和量)为:早产儿 0.02mg/kg,足月儿 0.03mg/kg,首剂用全效量的 1/2,余量分 2 次,每6～8h 给予 1 次。如需用维持量,则在用全效量后 12h 开始给予,剂量为全效量的 1/4,分 2次,每 12h 给予 1 次。地高辛口服制剂除片剂外,尚有酊剂(50mg/L)。口服全效量较静脉注射全效量增加 20%。对轻症心力衰竭或大的左向右分流、肺动脉高压而有慢性心力衰竭者,可每日用全效量的 1/4 口服,口服后 1h 即可达血药浓度高峰,半衰期为 32.5h,经 5～7d 即可达全效量及稳定的血药浓度。如疗效不佳,可适当增量。地高辛用药维持时间视病情而定,一般可于心力衰竭纠正、病情稳定 24～48h 后停药。治疗过程中不宜静注钙剂,尤其当 K^+ <3mmol/L 时。如血钾、血钙均低,应先纠正低血钾,再在心电图监测下用 10% 葡萄糖酸钙 0.5～1mL/kg 静脉缓注。洋地黄可加强心肌收缩力,减慢心率,心搏量增加,心室舒张末期压力

下降,尿量增加,改善心排血量及静脉瘀血。对轻、中度心力衰竭疗效较好,对重度心力衰竭疗效差,应用地高辛以口服和静脉为宜,不宜肌注,因吸收不稳定,注射部位可坏死。

2.地高辛血药浓度的监护　地高辛血药浓度对指导临床应用剂量是否恰当有重要的参考价值。地高辛口服 5～6h 后心肌组织和血清地高辛浓度呈恒定关系。可以用血清地高辛水平作为反映心肌的药物浓度指标。新生儿体内有内源性的洋地黄类药物,故应用地高辛前应测地高辛基础值。地高辛有效浓度为 0.8～2ng/mL,新生儿超过 4ng/mL 时,则可出现毒性反应,在 3.5ng/mL 以下时,很少发生洋地黄中毒。但注意有时中毒量和有效量可交叉。

3.洋地黄中毒的表现及处理

(1)临床表现:新生儿洋地黄中毒症状不典型。主要表现为嗜睡、拒奶、心律异常,用药过程中如出现心率<100/min,或出现早搏则为常见的中毒表现。早产、低氧血症、低钾血症、高钙血症、心肌炎及严重的肝肾疾病均易引起洋地黄中毒。

(2)洋地黄中毒处理:立即停药,监测心电图。血清钾低或正常,肾功能正常者,用 0.15%～0.3%氯化钾点滴,总量不超过 2mmol/kg,有二度以上房室传导阻滞者禁用。窦性心动过缓、窦房阻滞者可用阿托品 0.01～0.03mg/kg 静脉或皮下注射,二度或三度房室传导阻滞者可静脉注射异丙肾上腺素 0.15～0.2μg/(kg·min),必要时用临时心内起搏,有异位节律者选苯妥英钠 2～3mg/kg,3～5min 静脉缓慢注射。利多卡因用于室性心律失常,缓慢静脉注射每次 1～2mg/kg,必要时 5～10min 重复 1 次,总量不超过 5mg/kg。也可用抗地高辛抗体,1mg 地高辛需要 1000mg 地高辛抗体。

(四)β受体激动药

此类药有增强心肌收缩力、增加心输出量的作用。新生儿多用多巴胺和多巴酚丁胺。

1.多巴胺　选择性的作用于多巴胺受体,使肾、肠系膜、脑及冠状动脉等血管扩张,尤其是肾血管。使心排血指数增加,周围血管阻力降低,肾小球滤过率、肾血流量增加而利尿。不同剂量作用不同,小剂量 2～5μg/(kg·min)具有正性肌力和扩张血管作用。大剂量>10μg/(kg·min)时,血管收缩,心率加快,心排血量反而降低。

2.多巴酚丁胺　有较强的正性肌力作用,对周围血管作用弱,无选择性血管扩张作用。剂量 5～10μg/(kg·min)。

(五)磷酸二酯酶抑制剂

此类药物增加心肌和血管平滑肌细胞内环磷酸腺苷(cAMP)浓度,使细胞内钙离子浓度增加,心肌收缩力增加。亦可扩张周围血管,减轻心脏前后负荷。

用法:氨吡酮静脉注射,开始用 0.25～0.75mg/kg,2min 内显效,10min 达高峰值效应,可持续 1～1.5h,以后用 5～10μg/(kg·min)。

(六)血管扩张药

血管扩张药减轻心泵负荷,从而增加心排血量,并可使心室壁张力下降,致心肌耗氧量有所减少,心肌代谢有所改善。血管扩张药按其作用于周围血管的部位可分为三类:第 1 类药物扩张静脉血管,有硝酸甘油、硝酸异山梨醇等。第 2 类药物主要作用于小动脉,松弛动脉血管床,减少心脏排血阻抗,增加心排血量,有酚妥拉明、酚苄明、硝苯吡啶等。第 3 类药物动、静脉皆扩张,有硝普钠、哌唑嗪等。

(七)血管紧张素转化酶抑制药

此药可与地高辛合用,适用于轻度至重度心力衰竭及左向右分流型先天性心脏病所致的心力衰竭。

1. 卡托普利 可抑制血管紧张素转化酶活性,使血管紧张素Ⅱ生成减少,小动脉扩张,后负荷减低。还可使醛固酮分泌减少,水钠潴留减少,降低前负荷。新生儿口服剂量为每次0.1mg/kg,每日2～3次,然后逐渐增加至1mg/(kg·d)。本药对严重心力衰竭疗效明显,副作用有血钾升高、粒细胞减少和蛋白尿等。

2. 依那普利 作用与巯甲丙脯酸相似,但其分子结构不含巯氢基结构,无巯甲丙脯酸的副作用,用药后起作用慢,但持续时间长,一天服1～2次即可。用药后血压下降较明显,用药要从小剂量开始。开始剂量0.1mg/(kg·d),逐渐增加,最大量不超过0.5mg/(kg·d),分2次服。

(八)利尿药

利尿药作用于肾小管的不同部位,可减轻肺水肿,降低血容量、回心血量及心室充盈压,达到减低前负荷的作用。需长期应用利尿药者宜选择氯噻嗪或双氢氯噻嗪,加服螺内酯(安体舒通),前者利尿的同时失钾较多,后者有保钾作用,故二者合用较为合理。

1. 呋塞米 作用于肾脏 Henle 襻,可抑制钠、氯重吸收。静脉注射后1h发生作用,持续6h,剂量为1mg/kg,每8～12h 1次;口服剂量为2～3mg/(kg·d),分2次给予。副作用为低血钾、低血钠、低氯性酸中毒及高尿酸血症。

2. 氢氯噻嗪 作用于肾脏远曲小管皮质稀释段,口服剂量为0.5～1.5mg/kg,每日2次。

3. 螺内酯 作用于肾脏远曲小管远端,为保钾利尿药,尚有抗醛固酮作用。剂量为1mg/kg,每8～12h 1次,静脉注射;口服剂量为1～3mg/(kg·d),分2～3次给予。副作用为高血钾、低血钠,故与呋塞米(可排钾)合用更为合理。

4. 布美他尼 作用于肾脏 Henle 襻,可抑制氯重吸收。作用迅速,疗效优于呋塞米,已广泛用于临床。可用0.015～0.1mg/kg 静注,5～10min 起效;或0.01～0.025mg/(kg·h)静滴。副作用为低血压、呕吐、低血糖等。

在小儿心力衰竭治疗方面,近年来出现了不少新疗法,包括采用介入疗法治疗左向右分流的先天性心脏病所致心力衰竭,血管紧张素受体拮抗药(ARBs)、β受体阻滞药、醛固酮拮抗药、钙增敏药、内皮素－1受体拮抗药、基质金属蛋白酶抑制药、生长激素药物等,均已试用于临床并取得较好疗效,但离实际应用、尤其在新生儿应用尚有一段距离。

(九)其他辅助治疗措施

1. 心肌能量代谢赋活剂 如1,6－二磷酸果糖(FDP),剂量为100～250mg/(kg·d),静脉滴注,每日1次,5～7d 为1个疗程。

2. 其他 动脉导管依赖性发绀型先天性心脏病如主动脉缩窄或闭锁、主动脉弓断离、大动脉移位、左心发育不良综合征、三尖瓣狭窄等,可用前列腺素 E_1(PGE$_1$)0.02～0.05μg/(kg·min)静脉滴注,本药可使动脉导管开放而使缺氧症状得以改善,从而争取了手术时机。副作用为呼吸暂停、心动过缓、低钙抽搐等。

未成熟儿动脉导管开放,可用吲哚美辛促使其关闭,以改善肺动脉高压。剂量为0.2mg/kg,静脉注射或口服,大多一次即能奏效,必要时每8h 再给予一次,总量不超过3次。副作用为肾衰竭、骨髓抑制、胆红素代谢受干扰,对有胃肠道出血或血胆红素>171mmol/L者勿用。

有心律失常者用抗心律失常药;国外对难治性心力衰竭用体外膜肺(ECMO)。

亦有对心力衰竭伴甲状腺激素分泌失衡者(T_3下降、T_4下降或正常、rT_3上升而 TSH 正常），采用甲状腺素钠片剂口服治疗。

五、治疗心得

新生儿心律失常多为功能性及暂时性，但也有少数严重心律失常。阵发性室上性心动过速多发生在无器质性心脏病的婴儿，但发作时心率达 230～250/min，可引起急性充血性心力衰竭，如不及时救治，可致死亡。因此，被称为"需要急救处理的良性心律失常"。阵发性室性心动过速、心室扑动及颤动、窦性停搏、窦房阻滞及严重房室传导阻滞等可见于严重器质性心脏病或严重全身性疾病的终末期，也可见于严重缺氧、酸中毒、电解质紊乱或药物（如洋地黄）中毒。有人报道，新生儿猝死综合征中 10% 为心律失常引起。因此，对新生儿心律失常不可掉以轻心，应密切观察，积极治疗。

（李建伟）

第六节　新生儿心律失常

新生儿出生时心脏的传导系统尚未发育成熟，生后继续发育并逐步完善其生理功能。在新生儿期以及以后的婴儿期，此传导功能的变化及其成熟过程，是导致新生儿心律失常发生的解剖生理学基础。新生儿心律失常是指心肌自律性、兴奋性和传导性发生变化引起的心率过快、过慢或节律失常。其发病特点有三，一传导系统紊乱发生率高；二功能性暂时性居多；三常可自行消失。

一、病因

新生儿出生后，处于发育过程中的心脏传导系统和心肌容易受到各种因素的影响，引起心律失常。

1. 心脏本身因素

（1）先天性心脏病：多见于右向左分流型先天性心脏病。

（2）心肌病：肥厚型及扩张型心肌病，心律失常发生率高达 30%。可见于柯萨奇病毒感染引起的病毒性心肌炎。

（3）传导障碍：窦房结功能不良、预激综合征等。

（4）原发性心脏肿瘤：常伴心律失常的新生儿心脏肿瘤有横纹肌瘤、纤维瘤及心肌错构瘤等。

2. 心脏外部因素

（1）缺氧：是引起新生儿心律失常最常见因素。①围产因素：脐带绕颈，头盆不称，窒息缺氧以及从胎儿循环过渡到新生儿循环的血流动力学改变。其中以窒息缺氧最常见（43.75%）。②孕母因素：孕母患糖尿病、妊娠期高血压疾病、红斑狼疮等，可引起心脏自主神经及其传导系统受损而致心律失常。

（2）感染：宫内和生后感染，包括病毒感染（多为宫内感染）引起的心肌炎、心内膜炎、心包炎及重症肺炎、败血症等细菌感染（多为出生后感染）引起的中毒性心肌炎，也是引起心律失常的主要原因。

（3）水、电解质及代谢紊乱：低血钙、低血钠、高血钾、脱水、低血糖及酸碱紊乱，可引起心

— 19 —

脏电生理变化而导致心律失常。

（4）全身性疾病：硬肿症、颅内出血、各种中枢神经系统疾病。

（5）药物：母亲孕期由于本身疾病而使用的一些药物，包括麻醉药、引产药、抗心律失常药。新生儿用的一些药物包括洋地黄、氨茶碱、甚或抗惊厥时用的利多卡因、治疗胃食管反流用的西沙必利等。

（6）新生儿心脏手术或心导管检查。

3.其他　部分原因不明，可能与其传导系统发育不成熟有关。

二、临床表现

正常新生儿心率波动较大，心率随日龄的增加而增加。一般足月新生儿心率，生后 24h 为 135～140/min，7d 内为 110～175/min，7d 以上为 115～190/min，早产儿心率波动范围更大。临床表现与病因、失常类型及程度有关，既可毫无症状，亦可表现为哭声弱、烦躁、拒乳、呕吐、出汗、体温不升、面色苍白、发绀、气促，听诊心率快、慢或节律失常，心音低钝或强弱不一。三度房室传导阻滞及室性心动过速尚可导致心源性脑缺血综合征，而致抽搐与昏迷。心脏听诊心率快而整齐：为各类型心动过速、心房扑动伴规则房室传导；心率快而不整为心房颤动、心房扑动伴不规则房室传导；心率慢而整为窦性心动过缓、有规律的二度房室传导阻滞、三度房室传导阻滞；心率慢而不整齐为窦性心动过缓伴不整或伴期前收缩、二度房室传导阻滞；心率正常而不整齐为窦性心率不整、期前收缩、二度房室传导阻滞。

三、辅助检查

1.物理诊断　物理检查所见：①心率快而整：为室上性心动过速（SVT）、室性心动过速（VT）、心房扑动（AF）伴规则房室传导。②心率快而不整：为心房颤动（Af）、心房扑动伴不规则房室传导。③心率慢而整：为窦性心动过缓、有规律的二度房室传导阻滞、三度房室传导阻滞（CAVB）。④心率慢而不整：为窦性心动过缓、过早搏动、二度房室传导阻滞。⑤心率正常而不整：为窦性心率不整、过早搏动、二度房室传导阻滞。

2.心电图检查　新生儿心律失常以室上性心动过速及传导阻滞最常见。常规 12 导联体表心电图检查，是诊断心律失常的基本方法，绝大多数心律失常可以此作出正确诊断。但它只能记录短时间内的变化，不能观察到多种生理或病理状态下的心电图改变，24h 动态心电图监测可弥补其不足。体表信号平均心电图（SA－ECG）可检测新生儿心室晚电位，而食管心电图可探查 SVT 的发病机制，两者合用效果更好。

3.心脏电生理检查　创伤性的心内心电检查，可准确地判断各类心律失常的发病机制，评价抗心律失常药物疗效。非创伤性的经食管心房调搏的心电检查，可做窦房结功能测定及各种快速心律失常诊断。

4.其他　超声心动图亦能及早发现心律失常，并能对心脏结构异常及血流动力学变化作出诊断；程控刺激（PES）可用于鉴别 SVT 类型；希氏束电图亦可用作心律失常的诊断。

四、治疗

新生儿心律失常大多无临床症状，尤为一过性者，如房室结紊乱、异位搏动、一度房室传导阻滞等。若非器质性病变所致，常于出生后 1 周至 3 个月自然消失，不必治疗。另一些暂时性心律失常,如电解质紊乱所致者,亦可通过病因治疗而消除。如确需用抗心律失常药,必须辨明心律失常的严重程度,严重程度由重至轻是:VT＞CAVB＞AF 或 Af＞SVT＞频发性期前收缩。性质越严重,处理越要积极、及时。此外,尚需全面了解各种治疗方法的作用、副作用,以权衡利弊、选择应用。

(一)手法治疗

潜水反射法可作为 SVT 首选的初期治疗。即用 5N 15℃冰袋或浸过 0～4℃冰水的湿毛巾放在患儿的面部或口周 5～10s,给予突然的寒冷刺激,以提高迷走神经张力,可迅速纠正心率。一次无效,可每隔 3～5min 重复 1～2 次。也可用压舌板压新生儿舌根部以引发恶心反射而终止发作。新生儿禁用压迫眼球法或压迫颈动脉窦法。

(二)病因治疗

病因治疗十分重要,大多数情况下仅作病因治疗,心律失常即可控制。亦须针对诱发因素进行处理,如对中毒性心肌炎,可用大剂量维生素 C、1,6－二磷酸果糖、肾上腺皮质激素等。

(三)药物治疗

抗心律失常药物选择应首选高效、速效、低毒、安全的药物,一般不联合使用两种或两种以上抗心律失常药。

1. 用于快速异位心律失常(各类期前收缩、SVT、VT、AF)药物　目前抗心律失常药仍按 Vaughan Williams 分类方法,根据其电生理作用不同,分为Ⅰ类钠通道阻滞药、Ⅱ类β受体阻滞药、Ⅲ类钾通道阻滞药及Ⅳ类钙通道阻滞药四大类。以下仅介绍目前多在新生儿中应用的、有代表性的药物。

(1)Ⅰ类:钠通道阻滞药(为膜抑制剂)。又可按其动作电位时间、QRS 时限、有效不应期长短,分成 3 组。

①Ⅰa 组:有奎尼丁、普鲁卡因胺等,因副作用较大,疗效不理想,新生儿已不用。

②Ⅰb 组:常用有利多卡因、莫雷西嗪,用以纠正 VT。利多卡因能降低心肌应激性,延长有效不应期,抑制浦氏纤维自律性。用法:1.0～2.0mg/kg＋10% 葡萄糖 10～20mL 静脉慢注,每 10～15min 1 次,有效后用 20～50μg/(kg·min)静脉滴注维持,总量≤5mg/(kg·d)。莫雷西嗪 4～5mg/kg,每日 3 次口服。

③Ⅰc 组:常用有普罗帕酮、氟卡尼,用以纠正 SVT 及 VT。能降低浦氏纤维、心室肌与房室旁路传导,但有负性肌力作用,禁用于有心力衰竭、心源性休克、传导阻滞者。副作用为心动过缓、传导阻滞及消化道症状。

普罗帕酮:是广谱高效抗心律失常药,作用好,副作用少,复发率低,可长期服用。用法:1～1.5mg/kg＋10% 葡萄糖 10～20mL,5min 以上静脉缓注,如无效,20～30min 可重复一次,连续用药应少于 3 次,无效则应换药。复律后以 5～10μg/(kg·min)维持,或于复律 8h 后改 3～5mg/kg 口服,每日 3～4 次。由于用药剂量有个体差异,即使同一患儿,在不同时期心功能状态也可不同,有效剂量也会有所不同,因此稳定后应逐渐减至最低有效量,维持 3～4 个月,并应定期动态观察心电图。也可一开始即用 5～7mg/kg 口服,每日 3～4 次,稳定后减量维持。

氟卡尼:常于使用腺苷有效后改用氟卡尼,该药亦为高效、强效、广谱抗心律失常药,剂量为 2mg/kg,10min 以上静脉注射,接着 6mg/(kg·d)口服;或 1.0～2.5mg/kg 口服,每日 3

次,从小剂量开始。为预防新生儿SVT复发,常用药6~12个月。

(2)Ⅱ类:β受体阻滞药。常用有普萘洛尔,为非选择性肾上腺素受体阻滞药,能降低心肌自律性、延缓房室传导、延长房室结不应期,用于交感神经兴奋引起的期前收缩(尤为房性期前收缩)及其他药物治疗无效的SVT,禁用于哮喘、心力衰竭、传导阻滞及使用洋地黄期间。用法为0.05~0.15mg/kg+10%葡萄糖10~20mL,5~10min静脉缓注,必要时6~8h重复一次;或1~5mg/(kg·d)分3次口服。为预防预激综合征所致SVT,亦可用1~2mg/(kg·d)分次口服。

(3)Ⅲ类:钾通道阻滞药物。常用有胺碘酮及索他洛尔。

①胺碘酮:是最强的抗心律失常药,能阻滞钠、钙及钾通道,有非竞争性仪及β受体抑制作用,能延长房室结、心房和心室肌纤维的动作电位时程和有效不应期,减慢传导,因无负性肌力作用,即使用于患有危及生命的持续性心动过速患儿,仍安全而有效,故适用于器质性心脏病及心功能不全患儿,是良好的广谱、高效、速效抗心律失常药。用法:1~3mg/kg,10min以上静脉缓注,有效后10mg/(kg·d)静脉维持;或10mg/(kg·d)分3次口服,连用10d后,改为3~5mg/(kg·d)维持,服5d、停2d。副作用为恶心、呕吐、便秘、肝功能损害、甲状腺功能紊乱、高血钾等,不作为一线药物,仅用于普罗帕酮无效者,且剂量要小、疗程要短。对新生儿SVT者,可用负荷量5~10mg/kg静脉滴注1h(常于30min后复律),也可先使用腺苷,有效后直接改用本药,维持量为3mg/(kg·d)口服,为预防复发,需要用药6~12个月。本药禁用于病态窦房结综合征、高度传导阻滞与肝功能不良。长时间应用最好监测其血药浓度,以调整用药剂量。

②索他洛尔:为新型抗心律失常药,兼有第Ⅱ类及第Ⅲ类抗心律失常药物特性,是非心脏选择性、拟交感活性类β受体阻滞药,有β_1及β_2受体阻滞作用。用法:0.5~1.5mg/kg,5~10min静脉缓注或2~3mg/(kg·d)分次口服。

(4)Ⅳ类:为钙通道阻滞药,小儿常用有维拉帕米。因本药可致低血钾、心源性休克、传导阻滞,新生儿禁用。

(5)其他药物

①地高辛:该药能增强迷走神经张力、延长房室结不应期、减慢传导时间、终止顺向性房室旁路折返,用于SVT、AF、Af等,但如用药过程中出现新的心律失常,应立即停药。禁用于有预激综合征及QRS波增宽者,用法见新生儿心力衰竭的治疗。

②三磷酸腺苷(ATP)及腺苷:可强烈兴奋迷走神经、减慢房室传导、终止房室折返,用于VST,以大剂量腺苷更优。用法:三磷酸腺苷0.4~0.5mg/kg,腺苷0.1mg/kg,均于2~5s快速静注,如无效,3~5min后加倍剂量重复1~2次。房室结功能不全、传导阻滞者慎用。注意事项:应在上肢血管输注,小剂量开始,弹丸式快推,心电监护下进行,准备好抢救拮抗药物。

2.用于慢速心律失常

(1)异丙肾上腺素:能增加窦房结及房室结自律性、改善心脏传导功能、提高心率。用法为0.05~0.2μg/(kg·mm)静脉滴注。

(2)阿托品:能解除迷走神经对心脏的抑制,加速心率。以0.01~0.03mg/kg口服、皮下或静脉注射,每4h1次。

(四)起搏与电复律术

如药物无效,可采用以下方法。

1. 经食管心房调搏　用于 SVT。给予超过 SVT 速率的超速起搏,此起搏抑制了引起 SVT 的异位节律点,然后停止起搏,窦房结恢复激动并下传,窦性心律恢复。

2. 同步直流电击复律　乃利用高能脉冲直接或经胸壁作用于心脏,使心脏各部位心肌在瞬间同时除极,从而中断折返,由窦房结重新控制心律,使异位心律立即中断并转为窦性心律的方法。新生儿一般用电能量为每次 5~10J,从每次 1J 开始,一次电击无效,可略加大电能量再次电击,一般不超过 3 次。术前应停用洋地黄 1~2d。

3. 右心房起搏　用于 SVT 或 VT、AF、CABV。方法为电极导管经贵要静脉或大隐静脉进入右心房,给予脉冲刺激,刺激电流 1~3mA。

（五）心脏手术

经心房标测探明旁道部位后,手术治疗心动过速。亦可为 CABV 的新生儿安放心室抑制型起搏器（VVI 型）。

五、不同类型的新生儿心律失常

新生儿时期比较常见的心律失常有:窦性心动过速、窦性心律不齐（以上两种心律失常临床病理意义不大,故多不统计在内）、窦性心动过缓、房性及结区性早搏、阵发性室上性心动速、室性早搏、房室传导阻滞等。

（一）窦性心律失常

1. 窦性心动过速　新生儿窦房结发放激动过速,频率超过正常范围上限称为窦性心动过速。一般认为足月儿窦性心率上限为 179~190/min,早产儿上限为 195/min。新生儿窦性心动过速时心率可达 200~220/min。新生儿窦性心动过速多为交感神经兴奋性增高,体内肾上腺素活性增强的结果,常见于:健康新生儿于哭叫、活动、喂奶后;新生儿发热、贫血、各种感染、休克、心力衰竭及某些药物如阿托品、肾上腺素等应用后;某些器质性心脏病如病毒性心肌炎、先天性心脏病等。

(1)心电图:①P 波按规律发生,为窦性 P 波,即在 I、II、aVF 导联直立,aVR 导联倒置。同一导联 P 波形状相同。②P−R 间期不短于 0.08s（新生儿正常 P−R 间期最低限）。③同一导联各 P−P 间隔之间的差异不应超过 0.12s,即<0.12s。

(2)治疗:新生儿窦性心动过速多见于健康儿,一般不需治疗,如为某些疾病引起者应治疗原发病。

2. 窦性心动过缓　新生儿窦房结发放激动过缓,频率低于正常范围下限称为窦性心动过缓。一般认为足月儿窦性心率下限为 90/min,如低于此值或足月儿心率 70~90/min,早产儿心率 50~90/min 则为窦性心动过缓。

(1)病因:新生儿窦性心动过缓多为副交感神经兴奋性增高所致,也可由窦房结异常引起,如正常新生儿的某些生理活动如打嗝、呵欠、排便等可引起窦性心动过缓,小的早产儿甚至鼻饲时也可有明显的窦性心动过缓。刺激副交感神经如压迫前囟、眼球、刺激鼻咽部、颈动脉窦及夹住脐带等都可引起窦性心动过缓,心率可慢至 80/min 左右,但对这些新生儿应进行监护或 24h 动态心电图记录,以排除其他严重心律失常。新生儿呼吸暂停发生时或发生后、胎儿宫内窘迫、新生儿窒息、低体温、严重高胆红素血症、颅内压升高（见于颅内出血、颅内感染等）以及某些药物如洋地黄、利多卡因、奎尼丁等皆可引起窦性心动过缓。某些器质性心脏病如病毒性心肌炎、先天性心脏病等病变影响窦房结时,或新生儿窒息缺氧影响窦房结,心内直视手术损伤窦房结时都可引起窦性心动过缓。窦性心动过缓是窦房结功能不良的临床表现之一。

(2)治疗:新生儿窦性心动过缓的治疗主要应针对原发病。严重者(心率<70/min),可给阿托品、异丙肾上腺素等提高心率,用法见房室传导阻滞。

3.窦性心律不齐　新生儿窦房结发放激动不匀齐称为窦性心律不齐。分为四种类型:呼吸性、室相性、窦房结内游走性及早搏后性。

(1)病因:新生儿窦性心律不齐多发生于心率缓慢时,随心率增快而减少。窦性心律不齐的发生多与呼吸有关,吸气末心率加速,呼气末减慢,但也有与呼吸无关者。窦性心律不齐主要由副交感神经张力增高所致。

(2)心电图:心电图应具备窦性心律的特点,同一导联 P-P 间期不等,各 P-P 间隔之间的差异大于 0.12s。

(3)治疗:窦性心律不齐不需要治疗,或仅作病因治疗。

4.窦性停搏和窦房阻滞

(1)窦性停搏:窦房结在较长的时间内不产生激动称为窦性停搏,其心电图表现为在窦性心律的心电图中出现一个较长时间的间歇,其间无心电图波形。如果患儿房室交界区功能正常,多出现逸搏及逸搏心律,否则将出现心源性脑缺血,甚至死亡。窦性停搏应与二度Ⅱ型窦房阻滞鉴别。

(2)窦房阻滞:窦房结产生的激动在向心房传导的过程中发生阻滞称为窦房阻滞。由于窦性激动本身在体表心电图上无波形可见,只有当窦性冲动传至心房,产生 P 波,才能在心电图上表现出来,因此在体表心电图上窦房阻滞是通过推理的方法认识的。窦房阻滞分为三度:①一度为传导延迟,心电图上表现不出来。②二度为部分不能下传,类似房室传导阻滞,又分Ⅰ型和Ⅱ型。其中Ⅱ型应与窦性停搏鉴别,两者在心电图上皆表现一个长间歇(无波形),但窦房阻滞者长 P-P 间期与短 P-P 间期有倍数关系,而窦性停搏没有此关系。③三度窦房阻滞为窦房结的激动完全不能下传,心搏停止。如患儿房室交界区有逸搏代偿功能,则以逸搏心律代偿,否则患儿因心搏停止而死。

窦性停搏和窦房阻滞皆为新生儿严重心律失常,常为新生儿窦房结功能不良的表现之一,也可见于药物如洋地黄、奎尼丁等中毒及电解质紊乱如高血钾等。窦性停搏和窦房阻滞如无交界区逸搏代偿可致心源性脑缺血综合征,甚至死亡,应予重视。

5.新生儿窦房结功能不良　窦房结功能不良(sinus node dysfunction,SND)是指窦房结因某些病理的原因或由于自主神经功能紊乱不能正常发出冲动或冲动传出受阻而发生的一系列临床表现如窦性心动过缓、窦性停搏、窦房阻滞、心动过缓-过速综合征、昏厥、呼吸暂停、心跳骤停等。

(1)病因:新生儿窦房结功能不良分为两类,一类为症状性 SND,另一类为非症状性 SND。症状性者是由于新生儿,尤其是早产儿、低体重儿窦房结暂时发育不完善、某些疾病和新生儿窒息、缺氧、呼吸暂停、肺透明膜病、肺炎、血液黏滞易使其缺血、缺氧而出现一系列症状。非症状性者是指由于窦房结先天性发育异常(如窦房结先天缺如)、器质性心脏病如先天性心脏畸形致窦房结结构异常、病毒性心肌炎等心肌炎症致窦房结变性、坏死以及心外科手术损伤窦房结等引起的一系列临床表现。

(2)临床表现:新生儿 SND 主要的症状为发绀、呼吸急促、心律改变,以心率缓慢为主。

可有漏搏,也可有慢－快心率交替,严重者有惊厥、昏迷、心跳骤停等。

(3)心电图:主要表现为反复出现窦性心动过缓、P波形态异常、窦性停搏、窦房阻滞、慢－快综合征(即在过缓心律的基础上间断出现室上性的快速异位心律,如室上性心动过速、心房扑动、颤动等)等。

(4)新生儿窦房结功能检测:主要为阿托品试验和经食管心房调搏测窦房结功能。

①阿托品试验:试验前描记仰卧位心电图,然后静脉注射阿托品 0.02mg/kg,注射后即刻、1、3、5、7、10、15、30min 各记录Ⅱ导联心电图,如注射后心率不增加或增加不超过原有心率的 25%,或出现新的心律失常如原为窦性心动过缓,试验后出现窦房阻滞、窦性停搏、结区逸搏等支持本病的诊断。

②食管心房调搏测窦房结功能:检查在喂奶前进行,先给 10%水合氯醛 0.5mL/kg 灌肠使新生儿安静,经鼻腔插入 5F 双极电极导管,定位于食管心电图最大正副双相 P 波处,导管插入深度为 15～20cm,平均为 16.5cm,调搏前描记 12 导联心电图。如患儿测值超过正常高限(均值加两个标准差)即应考虑有窦房结功能不良的可能。

(5)治疗:积极治疗原发病,同时给予氧疗、心肌营养药物如维生素 C、1,6－二磷酸果糖、辅酶 Q_{10}、三磷酸腺苷等。对过缓的心率、窦房阻滞、窦性停搏等可给阿托品、异丙肾上腺素等提高心率。严重者应给予起搏器治疗。

(二)过早搏动

过早搏动简称早搏,是新生儿心律失常中最常见的一种。在健康足月新生儿中也有发生。在新生儿各种心律失常中,早搏占的比例最大。在早搏中,房性最多见,其次为交界性及室性。

1.病因　新生儿早搏可发生于健康儿,早产儿更多见。健康新生儿发生早搏多在 1 个月内消失。器质性心脏病患儿早搏可发生如病毒性心肌炎、先天性心脏病和各种非心脏疾病如窒息缺氧、上呼吸道感染、肺炎、败血症等。新生儿电解质平衡紊乱、药物如洋地黄中毒、孕妇产前用药都可引起早搏。早搏还可由心导管检查和心外科手术引起。部分早搏可发生在宫内,其原因为宫内窘迫、宫内感染等。

2.临床表现　一般无症状,亦可有烦躁、拒奶、甚至血压下降与惊厥。听诊可闻及在原有心脏节律基础上出现一突然提前的心脏收缩,继之有较长的代偿间隙,提前的收缩常有第一心音增强,第二心音减弱。期前收缩既可偶发、散发,也可频发;既可不规则,也可规则呈二联律、三联律。

3.心电图　新生儿早搏根据其起源于心房、房室交界区和心室而分为房性、交界性及室性,其心电图特点如下。

(1)房性早搏:①P波提前,形态与窦性 P 波不同。②P－R 间期＞0.10s。③期前出现的 P 波后可继以正常的 QRS 波或不继以 QRS 波(未下传),或继以轻度畸形的 QRS 波(室内差异传导)。④不完全性代偿间歇。

(2)交界性早搏:①QRS 提前出现,形态与正常相同。②QRS 前后无 P 波或有逆传 P 波(P－R 间期＜0.10s,R－P 间期＜0.20s)。③完全性代偿间歇。

(3)室性早搏:①提前出现的 QRS 波,其前无 P 波。②QRS 波宽大畸形,时限＞0.10s,T 波与主波方向相反。③完全性代偿间歇。

4.治疗　早搏有原发病者,应治疗原发病。早搏本身多无症状,一般不需要治疗。但如早搏频发,有发展为心动过速倾向者,应给抗心律失常药物治疗,常用药物心律平,用法为每次 5mg/kg,每日 3～4 次,口服。

(三)阵发性室上性心动过速

阵发性室上性心动过速是新生儿常见的心律失常,是新生儿期的临床急症之一。

1.病因 多见于无器质性心脏病的新生儿,半数以上合并预激综合征。也可见于器质性心脏病如病毒性心肌炎、合并心房肥大的先天性心脏病如三尖瓣闭锁、下移畸形、房间隔缺损等。感染性疾病如上呼吸道感染、肺炎、腹泻等多为发病的诱因,合并感染性疾病者约占 30%。此外,药物中毒(如洋地黄)、心导管检查及心外科手术也可引起阵发性室上性心动过速。

2.临床表现 阵发性室上性心动过速可发生在宫内或出生后。宫内发生的阵发性室上性心动过速,因其过速的心率常被误诊为宫内窘迫。出生后发生的阵发性室上性心动过速多突然起病,患儿表现呼吸急促,口周发绀,面色苍白,烦躁不安,拒奶,肝大等,心率快而匀齐,一般 230～320/min。发作时间超过 24h 易发生心力衰竭。

3.心电图(图 1-7) 三个或三个以上连续而快速的室上性(房性或交界性)早搏,R－R间期规则,房性者可有 P波,结性者无 P波或有逆传的 P',但因心率过速,P波常不易辨认,故统称为阵发性室上性心动过速。QRS 形态多数正常,但可因室内差异传导而变形。发作时心跳过速可造成心肌供血不足,致 ST 段降低,T 波低平或倒置。

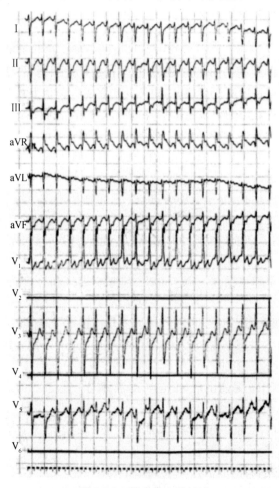

图 1-7 室上性心动过速

4.治疗　阵发性室上性心动过速亦称为"需紧急治疗的良性心律失常"，故仍需积极治疗。治疗方法如下。

(1)刺激迷走神经:对于新生儿常用潜水反射法,即用冰水浸湿的毛巾或冰水袋(用薄的橡皮囊做成)敷盖于患儿整个面部 10～15min,给以突然的寒冷刺激,通过迷走神经反射而终止发作,一次无效间隔 3～5min 可再试一次,

(2)药物治疗

①地高辛:是常用的药物,对合并心力衰竭者也有效。用快速饱和法,足月儿饱和剂量 0.03mg/kg,早产儿 0.02mg/kg,静脉给药。首次剂量为 1/2 饱和量,余量分 2 次,8h 内进入。

②普罗帕酮:是广谱高效抗心律失常药,可静脉给药用于治疗室上性阵发性心动过速,用量每次 1mg/kg,加于 5%～10% 葡萄糖 20mL 中缓慢静脉注射,如无效,20min 后可再重复 1 次。

③普萘洛尔:为 β 肾上腺素受体阻断药,更适用于室上性心动过速伴有预激综合征或 QRS 波增宽者。用量每次 0.1mg/kg 加于 10% 葡萄糖 20mL 中,缓慢静脉注射。

④三磷酸腺苷(ATP):快速静脉注射有兴奋迷走神经作用,可停止心动过速发作,每次 50～250μg/kg 静脉注射,于 5s 内快速推入。

以上药物静脉注射时必须同时做心脏监护,如无监护条件也应一边推注一边做心脏听诊,一旦心率突然下降转为窦性心律,则应即刻停止推药,以防发生心跳骤停。刺激迷走神经可以与药物,尤其是洋地黄配合进行,有时刺激迷走神经无效,给予注射洋地黄后,再进行刺激则能转律成功。对有严重传导阻滞的患儿,以上药物要慎用。

(3)超速抑制:药物治疗无效者,可给患儿放置食管电极进行食管心房调搏。给予超过室上性心动过速速率的超速起搏,此起搏抑制了引起室上性心动过速的异位节律点,然后停止起搏,窦房结恢复激动并下传,窦性心律恢复。

(4)电击复律:药物治疗无效者也可采取电击复律,即用体外同步直流电击术,剂量为 5～15 瓦秒/次,在心电监护下进行,术前应停用洋地黄 1～2d。转律后,为防复发,可用地高辛维持治疗 6 个月至 1 年。

(四)心房扑动和颤动

心房扑动和心房颤动在新生儿期少见,但是比较严重的心律失常。

1.病因　心房扑动和颤动少数为生理性,器质性心脏病见于病毒性心肌炎,伴有心房扩大的先天性心脏病,如三尖瓣下移、肺动脉闭锁、室间隔缺损等及心脏术后,乃传导组织未成熟的暂时性缺陷,钠通道依赖折返所致。

2.临床表现　心房扑动心房率可达 300/min 以上,因常合并 2:1～4:1 下传阻滞,心室率约 200/min。多为阵发性,也可为持续性,一般无症状,严重者可有心力衰竭,听诊心律不齐,心音强弱不一。

3.心电图

(1)心房扑动时 P 波消失,代之以锯齿状扑动波,频率 300/min,其间无等电位线,房室传

导比例为2∶1~8∶1,以2∶1者多见,QRS波形多与窦性心律相同(图1-8)。

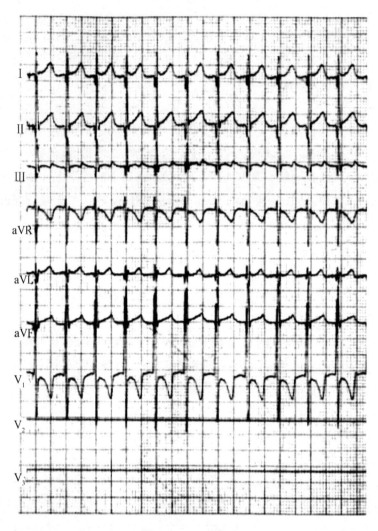

图1-8　心房扑动

(2)心房颤动时P波消失,代之以大小不等、形态不同、间隔不均匀的颤动波,频率400~700/min。心室节律绝对不匀齐,R-R间期不等,QRS形态多正常(图1-9)。

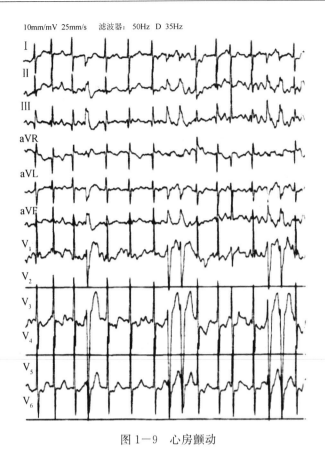

10mm/mV 25mm/s　滤波器：50Hz D 35Hz

图1—9　心房颤动

4.治疗　药物转律以地高辛快速饱和法为主,用法见室上性心动过速。如无效则可选用食管心房调搏超速抑制复律(仅用于心房扑动)或直流电转复治疗,电转复剂量5～10瓦秒/次。

(五)阵发性室性心动过速

阵发性室性心动过速新生儿少见,但是严重的心律失常。

1.病因　①多见于严重的器质性心脏病如病毒性心肌炎、先天性心脏病、心肌病等。②某些严重全身性疾病的终末期,或某些药物如洋地黄等中毒、严重电解质紊乱。③心导管检查、心外科手术等。

2.临床表现　病情多较严重,有原发病的临床表现。可有发绀、烦躁、拒奶、呕吐、气促等。患儿面色苍白,心音低钝,血压下降,末梢循环不良。也可出现心源性脑缺血,致惊厥、昏迷等。心室率一般在200/min以下。

3.心电图　3个以上连续的室性早搏,QRS波宽大畸形,T波与主波方向相反。可见与QRS波无关的窦性P波,心室率150～200/min。

4.治疗　首先为病因治疗。抗心律失常药物可用利多卡因,每次1mg/kg,加入5%～10%葡萄糖20mL中静脉缓慢推注,必要时5～10min可再重复1次。转律后静脉点滴维持,按每分钟0.02～0.05mg/kg。也可用苯妥英钠,尤其对洋地黄中毒引起者,每次2～4mg/kg,溶于生理盐水20mL中缓慢推注,如无效5～10min后可重复1次。还可用心律平或心得安静脉注射(用法见室上性心动过速)。如药物治疗无效,也可用直流转复。

（六）房室传导阻滞

房室传导阻滞也是新生儿期较常见的心律失常，根据传导阻滞的严重程度分为一度、二度、三度房室传导阻滞。

1. 病因　新生儿房室传导阻滞可分为先天性和后天性者。先天性者多为三度房室传导阻滞（完全性房室传导阻滞），系由于胚胎发育异常及孕妇患自家免疫性疾病，免疫抗体损伤胎儿传导系统所致。后天性者多由器质性心脏病如病毒性心肌炎、心肌病及感染、缺氧、电解质紊乱、药物如洋地黄中毒等所致。一度及二度Ⅰ型房室传导阻滞还可由迷走神经张力增高所致，亦见于正常新生儿。

2. 临床表现

（1）一度房室传导阻滞及二度房室传导阻滞的漏搏不多者，临床多无症状。听诊可有心尖部第一心音低钝，可闻及漏搏。

（2）二度房室传导阻滞的漏搏多者及三度房室传导阻滞的心室率缓慢者导致心排血量减少，患儿可有呼吸困难、气急、面色苍白、四肢凉、血压下降、脉弱，可因心源性脑缺血致惊厥、昏迷。

（3）先天性三度房室传导阻滞可在宫内发病，一般在妊娠后期或分娩时发现胎儿心动过缓，常常误诊为宫内窘迫而行紧急剖宫产。出生后心率如在 $56\sim80/min$ 可无症状，如心率慢至 $30\sim45/min$ 则出现症状。三度房室传导阻滞患儿心脏听诊时第一心音强弱不等，系因完全性房室分离房室收缩不协调致每搏心输出量不等所致。听诊于胸骨左缘可闻及Ⅱ～Ⅲ级收缩期喷射性杂音及心尖区舒张期第三心音，系由心脏每搏输出量较高引起。先天性三度房室传导阻滞约 40% 伴有先天性心脏病，此时可听到先天性心脏畸形所引起的杂音。

3. 心电图

（1）一度房室传导阻滞：表现 P－R 间期延长，正常新生儿 P－R 间期最高值为 $0.12s$，超过此值可考虑为一度房室传导阻滞。

（2）二度房室传导阻滞：分为Ⅰ型及Ⅱ型。Ⅰ型：P－R 间期逐渐延长，最后窦性激动完全受阻，QRS 脱落，以后又再下传，周而复始。Ⅱ型：P－R 间期恒定，QRS 成比例脱落，呈 3：1、2：1、4：3 等。

（3）三度房室传导阻滞：P 波与 QRS 波互不相关，心室率慢而规则，$40\sim60/min$。QRS 波形状取决于次级节律点的位置，次级节律点位置越低，QRS 越宽大畸形，预后越差。

4. 治疗

（1）针对原发病进行病因治疗。

（2）如心率过慢或有自觉症状者，加用改善房室传导、增快心率的药物。

①异丙肾上腺素：0.1mg 加入 5%～10% 葡萄糖 50～100mL 中静脉点滴，$0.15\sim0.2\mu g/(kg \cdot min)$，或根据心率调整滴数。

②阿托品：每次 $0.01\sim0.03mg/kg$，肌肉或静脉注射。

（3）后天性三度房室传导阻滞：如由心肌炎引起可加用激素治疗。若异丙肾上腺素、阿托品等提高心率无效，可考虑经导管临时心脏起搏，待炎症消退，阻滞减轻或消失后停用。先天性三度房室传导阻滞如无症状不需治疗，但如出现下列情况即应安装永久性人工心脏起搏器：①新生儿心室率过慢<50/min，尤其是出现心源性脑缺血综合征者。②三度房室传导阻滞 QRS 时限延长并出现心力衰竭者。三度房室传导阻滞由心肌炎症引起者，经抗炎、对症治

疗后多能恢复。

（李建伟）

第七节　新生儿持续肺动脉高压

新生儿持续肺动脉压力是由于出生后肺血管阻力的持续增加,阻止由胎儿循环过渡至正常新生儿循环,当肺血管压力高至超过体循环压力时,使大量血液经卵圆孔和(或)动脉导管水平的右向左分流,称为持续肺动脉高压(persistent pulmonary hypertension of newborn, PPHN)。

一、病因

1.肺血管发育不全　为气道肺泡及肺小动脉数量减少,肺血管横截面积减少,使肺血管阻力增加。常见病因为肺发育不全及先天性膈疝等。

2.肺血管发育不良　肺内平滑肌自肺泡前生长至正常无平滑肌的肺泡内动脉,肌型动脉比例增多,但肺小动脉数量正常。因血管内平滑肌肥厚,管腔弯窄,使血管阻力上升。宫内慢性缺氧可使肺血管重构,中层肌肉肥厚。此外如母亲曾应用过阿司匹林及吲哚美辛等药,使胎儿动脉导管早闭和继发肺血管增生,导致肺动脉高压。

3.肺血管适应不良　指肺血管阻力在出生后不能迅速降低。常见于围生期窒息、低氧、酸中毒等因素,占 PPHN 发生原因的大部分,如围生期胎粪吸入综合征导致的 PPHN。在上述病因中,第一类、第二类治疗效果差,第三类治疗效果较好。

4.其他因素　某些先天性心脏病,如左及右侧梗阻性心脏病可导致 PPHN;心肌功能不良也可导致 PPHN;肺炎、败血症可导致 PPHN(可能由于氧化氮的产生抑制,内毒素抑制心肌功能,同时血栓素、白三烯等释放,导致肺血管收缩)。此外,某些代谢问题如低血糖、低血钙亦有可能引起肺动脉高压。红细胞增多症,血液高黏滞状态淤滞,易致肺动脉高压等。

二、临床表现

多见于足月儿、过期产儿,早产儿常见于肺透明膜病合并 PPHN。

足月儿或过期产儿有围生期窒息,胎粪吸入史者于出生后 24h 内出现全身性、持续性发绀,发绀与呼吸困难不平行。吸高浓度氧多数不能好转。虽发绀重,但没有明显的呼吸困难。临床上与紫绀型先天性心脏病不易区别。肺部无明显体征。心脏听诊无特异性,部分患儿心前区搏动明显,肺动脉第二音亢进分裂。围产窒息者胸骨下缘有时可闻及粗糙的收缩期杂音。心功能不全者可有心音低钝、循环不良和低血压。

三、辅助检查

当新生儿于初生 24h 内发生持续而明显的发绀,其发绀又与呼吸困难程度不相称时应高度怀疑本病,需做如下检查。

(一)针对低氧

1.高氧试验　吸 100％氧 10min 后患儿发绀不缓解,此时取左桡动脉或脐动脉血(动脉导管后血)做血气分析,如 $PaO_2 < 6.65kPa(50mmHg)$,则表示有右向左分流,可排除由于呼吸

道疾病引起的发绀。

2.动脉导管前、后 PaO_2 差异试验　同时取右、左桡动脉(或右桡动脉、脐动脉)血,前者为导管前血,后者为导管后血,如两份血 PaO_2 差异≥1.99kPa(15mmHg),且导管前高于导管后者,说明在动脉导管水平有右向左分流,但仅有卵圆孔分流者差异不明显。

3.高氧通气试验　用呼吸器吸 100%氧,以 100~150/min 的呼吸频率,吸气峰压为 30~40cmH_2O,使 $PaCO_2$ 下降至 2.66~3.32kPa(20~50mmHg),pH 上升至 7.5 左右时,则肺血管扩张,阻力降低,右向左分流逆转,PaO_2 明显上升。此方法可用于鉴别 PPHN 和先天性心脏病,后者 PaO_2 不上升。

(二)排除先天性心脏病

1.胸部 X 线片　有助于鉴别肺部疾病。PPHN 患儿心影多正常或稍大,肺血减少(图1—10)。

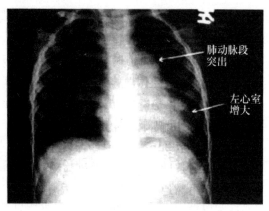

图 1—10　新生儿持续性肺动脉高压

2.心电图　表现为与新生儿时期一致的右心室占优势的心电图,如有心肌缺血可有 ST—T 改变。

3.超声心动图　主要用于鉴别有无先天性心脏畸形。PPHN 患儿在 M 型超声心动图上可表现为左、右心室收缩时间间期延长,如右室射血前期与右室射血期比值>0.5,左室射血前期与左室射血期比值>0.38,可参考诊断本病。用二维超声心动图可检查心房水平的右向左分流,方法是用生理盐水或 5%葡萄糖做对比造影。彩色多普勒检查也可确定动脉导管及卵圆孔的右向左分流,并可测定动脉导管的直径。多普勒超声心动图还可以估测肺动脉压力和肺血管阻力,根据三尖瓣反流压差推测肺动脉收缩压,根据肺动脉瓣反流压差估计肺动脉舒张压及平均压。

4.心导管检查　可以证实肺动脉压力情况,但它是侵入性检查方法,有一定危险性,一般不做。

四、治疗

(一)治疗原则

1.纠正引起血管阻力增加的任何生理异常使用镇静药和(或)肌肉松弛药,以利于机械通气的患儿一般情况的稳定。

2.使用高通气和血管扩张药降低肺动脉压。

3.使用扩容药和(或)加强心肌收缩力的药物,维持体循环血压或纠正体循环低血压,逆转右向左分流。

(二)治疗方法

1.治疗原发病 积极治疗引起 PPHN 的各种原发病,解除引起肺动脉高压的各种原因,如纠正缺氧酸中毒,治疗 RDS、MAS、肺炎、红细胞增多症、低体温等。

2.插管及机械通气 是降低肺动脉压力的主要手段之一。传统的治疗方法是采用高氧、高频、高通气,提高 PaO_2 至 80mmHg,降低 $PaCO_2$ 至 20~25mmHg,pH 上升至 7.5 左右,造成一个呼吸性碱中毒的条件,使血管扩张,肺动脉压下降,右向左分流停止。目前推荐用高通气维持适当的氧合,维持 SpO_2 大于 95%,使 PaO_2 升至 80mmHg,$PaCO_2$ 维持在 35~40mmHg,使 pH 保持在 7.45~7.50。

(1)无肺实质疾病可用低压、短吸气时间的通气方式,呼吸频率 60~120/min,PIP 20~25cmH_2O,PEEP 2~4cmH_2O,吸气时间 0.2~0.4s,气流量 20~30L/min。重症 PPHN 常伴发表面活性物质缺乏和肺水肿,若呼吸机治疗的通气效果不佳,在密切监护血气和临床表现的情况下,适当调高 HP,可能有助于改善通气。

(2)有肺实质疾病合并 PPHN 的机械通气,应根据肺部的本身疾病做相应的调整,可用稍低频率、较高 PIP 及较长吸气时间通气。此外,HFPV 又可为吸入一氧化碳提供有效的递送手段。待氧合稳定 12h 后逐渐降低呼吸机参数,每降一次参数,需观察半小时。

3.一氧化氮(NO)吸入疗法 吸入 NO 经弥散入肺泡后,能选择性地降低肺动脉压力,能松弛肺血管平滑肌,使生物性失活,而对体循环压力无影响,缺氧引起的肺动脉高压吸入 NO 尤为有效。

治疗 PPHN 的 NO 吸入剂量开始用 20ppm,可在 4h 后降为 5~6ppm 维持;一般持续 24h,也可以用数天或更长时间。

因 NO 与氧结合产生的 NO_2 与水结合形成的化合物对肺泡上皮细胞有损伤作用,且其本身也对肺有损伤,致肺功能减退。应用时要持续监测吸入气 NO 和 NO_2 浓度。长期应用有可能导致高铁血红蛋白血症及其潜在的毒性反应,故在用 NO 治疗时,需要监测高铁血红蛋白。吸入 NO 可影响血小板功能,致出血时间延长,对有出血倾向者,尤其是早产儿,应密切观察。吸入 NO 后,氧合好转,NO 的吸入剂量不能下降太快,否则会导致低氧反跳,必须逐渐下降,当下降至 iNO 于 1mg/L 时,才能撤除吸入。

4.体外膜肺(ECMO)治疗 用于最大限度呼吸机支持加药物治疗无效者,可提高存活率至 83%。膜肺治疗指征:①肺部疾病应是可逆性的。②无颅内出血及出血性疾病。③体重>2kg。④机械通气时间应<7~10d。在进行体外膜肺前,应先行高频通气加 NO 吸入治疗,观察是否有效。

5.镇静治疗 患儿在机械通气时应给吗啡镇静,静脉注射 0.1mg/(kg·h),2h 后持续静滴 25mg/(kg·h)。如果患儿的自主呼吸对气体交换不利,给予神经肌肉松弛药泮库溴铵 0.1mg/kg,每 3~4h 1 次。

6.维持轻度代谢性碱血症状态 纠正酸中毒为治疗 PPHN 患儿,仅次于提高氧合的重要手段,轻度碱血症可使肺血管阻力下降,可用温和的高通气方法,或谨慎地应用碳酸氢钠,使 pH 维持在 7.35~7.45。

7.提高体循环血压,逆转右向左分流 保证血容量有容量不足时应给等张晶体液、胶体液(5%白蛋白、新鲜血浆或全血)等,以增加心搏出量。正性肌力药物常用的有多巴胺和多巴酚丁胺,剂量为 $3\sim5\mu g/(kg \cdot min)$,以增加心脏搏出量及支持血压;剂量不宜太大,如超过 $10\mu g/(kg \cdot min)$,不利于降低肺动脉压力。

8.药物扩张肺血管

(1)硫酸镁:是一种血管扩张药、肌肉松弛药和镇静药。负荷量200mg/kg,以10%的浓度静脉点滴,速度不应过快,一般要半小时以上滴完,以后维持点滴速度为 $20\sim50mg/(kg \cdot h)$,血镁浓度保持在3.5~5.5mmol/L。副作用是低血压、腹胀、一过性心率减慢等。但只要血镁浓度控制在5~6mmol/L以下,应用是安全的。

(2)前列环素:开始剂量为 $0.02\mu g/(kg \cdot min)$。于4~12h逐渐增加到平均剂量 $0.06\mu g/(kg \cdot min)$,可用3~4d。

9.纠正代谢异常 如同时存在低血糖、低血钙必须纠正。PPHN同时伴有多血症时,必须用部分换血治疗,使血细胞比容维持在50%~55%。

五、治疗心得

1.PHN的治疗关键是明确呼吸衰竭的病因,即有无肺实质疾病,以决定治疗策略。高频通气和iNO是治疗PPHN的有效手段,并可减少ECMO的应用,严重、持续低氧血症会导致多器官损伤,影响预后。

2.当足月新生儿出现与呼吸困难程度不一致的青紫时,应首先考虑PPHN,尽早行胸X线及心脏超声检查,明确诊断。

3.肺循环对氧分压变化非常敏感,应尽量维持血氧分压正常,避免严重并发症的发生。

4.PPHN病死率高,随着iNO及ECMO等的应用,其预后已明显改善。

(李建伟)

第八节　新生儿急性肾衰竭

新生儿急性肾衰竭(acute renal failure,ARF)是指肾功能突然受到严重损害,出现少尿或无尿,体液紊乱,酸碱失调以及血浆中需经肾排出的代谢产物(尿素、肌酐等)蓄积而浓度升高,是新生儿危重的临床综合征之一。

一、病因

新生儿出生前、出生时及出生后的各种致病因素,均可引起ARF。按肾损伤性质及部位的不同,可将病因分成肾前性、肾性和肾后性三大类。

1.肾前性

(1)低血容量:围生期出血、脱水、腹泻,手术并发症。

(2)心力衰竭。

(3)低血压,如败血症、凝血缺陷、出血、体温过低引起。

(4)低氧血症,如窒息、呼吸窘迫综合征、肺炎所致。

上述原因均可使肾血循环障碍,以致肾血流量减少,肾小球有效滤过压降低,肾小球滤过率减少,从而导致急性肾衰竭。

2.肾性

(1)先天性:肾畸形,肾发育不全,肾病综合征,肾炎。

(2)获得性:肾静脉或肾动脉血栓形成,肾皮质坏死,肾毒素,DIC,创伤,未经治疗的肾前性原因。

3.肾后性　主要为尿路梗阻引起的 ARF,见于各种先天泌尿道畸形,如后尿道瓣膜、尿道憩室、包皮闭锁、尿道狭窄、输尿管疝等。也可见于肾外肿瘤压迫尿道或医源性手术插管损伤致尿道狭窄。

二、临床表现

新生儿 ARF 常缺乏典型临床表现,常有拒食、呕吐、苍白、脉搏细弱。主要症状为少尿或无尿,补液过多时可导致高血压、心力衰竭、肺水肿、脑水肿和惊厥。根据病理生理改变和病情经过将临床表现分三期:少尿或无尿期、多尿期和恢复期。

(一)少尿或无尿期

1.少尿或无尿　新生儿尿量<25mL/d 或 1mL/(kg·h)者为少尿,尿量<15mL/d 或 0.5mL/(kg·h)为无尿。正常新生儿93%于出生后24h 内,99.4%于出生后48h 内排尿。出生后48h 不排尿者应考虑有 ARF。新生儿 ARF 多数有少尿或无尿症状。新生儿 ARF 少尿期持续时间长短不一,持续 3d 以上者病情危重。近年来陆续有无少尿性新生儿 ARF 的报道,其病情及预后好于少尿或无尿者。

2.电解质紊乱

(1)高钾血症:血钾>7mmol/L。由于少尿时钾排出减少,酸中毒使细胞内的钾向细胞外转移。可伴有心电图异常,如 T 波高耸、QRS 增宽和心律失常。

(2)低钠血症:血钠<130mmol/L。主要为血稀释或钠再吸收低下所致。

(3)高磷、低钙血症等。

3.代谢性酸中毒　由于肾小球滤过功能降低,氢离子交换及酸性代谢产物排泄障碍等引起。

4.氮质血症　ARF 时蛋白分解旺盛,体内蛋白代谢产物从肾脏排泄障碍,血中非蛋白氮含量增加,出现氮质血症。

(二)多尿期

随着肾小球和一部分肾小管功能恢复,尿量增多,一般情况逐渐改善。如尿量迅速增多,有的可出现脱水、低钠或低钾血症等。此期应严密观察病情和监护血液生化学改变。

(三)恢复期

患儿一般情况好转,尿量逐渐恢复正常,尿毒症表现和血生化改变逐渐消失。肾小球功能恢复较快,但肾小管功能改变可持续较长时间。

三、辅助检查

(一)实验室检查

1.急性肾衰竭时尿量少而比重低,尿中可有较多的蛋白质和管型。Scr≥88~142μmol/L,BUN≥7.5~11mmol/L,或 Scr 每日增加≥44μmol/L,BUN 增加≥3.57mmol/L。

2.血清钾、肌酐、尿素氮增高,血清钠、氯及 CO_2 降低,血清钙也降低。

（二）影像学检查

1.肾脏超声检查　为非侵袭性检查方法,能精确描述肾脏大小、形状、积水、钙化及膀胱改变。对疑有肾静脉血栓形成或无原因的进行性氮质血症者,应做此项检查。

2.放射性核素肾扫描　了解肾血流灌注、肾畸形,并对肾小球滤过率能作系列对比性判断。

3.CT及磁共振　有助于判断肾后性梗阻。

四、治疗

治疗重点包括:去除病因,保持水及电解质平衡,供应充足热量,减少肾脏负担。

（一）去除病因和对症治疗,防止 ARF 继续进展

如纠正低氧血症、休克、低体温及防治感染等。

1.肾前性 ARF　应补足血容量及改善肾灌流。此时如无充血性心力衰竭存在,可给等渗盐水 20mL/kg,2h 静脉内输入,如无尿可静脉内给呋塞米 2mL/kg,常可取得较好的利尿效果。有资料报道,同时应用呋塞米与多巴胺以增加 GFR,促进肾小管中钠的再吸收,比单用一种药疗效为佳。甘露醇可增加肾髓质血流,对减轻水肿有一定疗效。

2.肾后性 ARF　以解除梗阻为主,但肾前及肾后性 ARF 如不及时处理,可致肾实质性损害。

（二）少尿期或无尿期治疗

1.控制液量每日计算出入水量　严格控制液体入量＝不显性失水＋前日尿量＋胃肠道失水量＋引流量。足月儿不显性失水为 30mL/(kg·d),每日称量体重,以体重不增或减少 1%～2% 为宜。此期若水负荷多可引起心力衰竭、肺水肿、肺出血等危重并发症。

2.纠正电解质紊乱

（1）高钾血症:应停用一切来源的钾摄入。无心电图改变时,轻度血钾升高(6～7mmol/L)可用聚苯乙烯磺酸钠 1g/kg,加 20% 山梨醇 10mL,保留灌肠(30～60min)。每 4～6h 1 次。每克可结合钾 0.5～1mmol,释放钠 1～2mmol/L 被吸收。需注意钠贮留,应计算到钠平衡量内,尤其是肾衰竭少尿或心力衰竭患儿。有心电图改变者,血钾＞7mmol/L,应给葡萄糖酸钙以拮抗钾对心肌的毒性,并同时应用碳酸氢钠。但若并发高钠血症和心力衰竭,应禁用碳酸氢钠。此外,可给葡萄糖和胰岛素。以上治疗无效时考虑做透析治疗。

（2）低钠血症:多为稀释性,轻度低钠血症(血钠 120～125mmol/L),可通过限制液量,使细胞外液逐渐恢复正常。血钠＜120mmol/L,有症状时补充 3% 氯化钠。

（3）高磷、低钙血症:降低磷的摄入,补充钙剂。血钙小于 8mmol/L,可给 10% 葡萄糖酸钙 1mL/(kg·d),静脉滴入。可同时给适量的维生素 D_2 或维生素 D_3,促进钙在肠道吸收。

3.纠正代谢性酸中毒　pH＜7.25 或血清碳酸氢盐＜15mmol/L 应给碳酸氢钠 1～3mmol/(L·kg),或按实际碱缺失×0.3×体重(kg)计算,在 3～12h 输入。

4.供给营养　充足的营养可减少组织蛋白的分解和酮体的形成,而合适的热量摄入及外源性必需氨基酸的供给可促进蛋白质合成和新细胞成长,并从细胞外液摄取钾、磷。ARF 时应提供 167kJ(40kcal)/(kg·d)以上热量,主要以糖和脂肪形式给予。当输入液量限制于 40mL/(kg·d)时,应由中心静脉输注 25% 葡萄糖。脂肪乳剂可加至 2g/(kg·d)。氨基酸量一般为 1～1.5g/(kg·d)。少尿期一般不给钾、钠、氯。应注意维生素 D、维生素 B 复合物、维

生素 C 及叶酸的供给。

5.肾替代疗法　新生儿常用的肾替代疗法包括腹膜透析和血液滤过疗法。新生儿 ARF 应用以上措施治疗如无效,且伴有下列情况,可给予肾替代疗法:①严重的液体负荷,出现心力衰竭、肺水肿。②严重代谢性酸中毒(pH<7.1)。③严重高血钾症。④持续加重的氮质血症,已有中枢抑制表现,或 BUN>35.7mmol/L(100mg/dl)者。

(1)腹膜透析:腹膜透析是新生儿危重临床急救中最常应用的肾替代疗法,其特点是设备与操作简单,不需要采用血管穿刺与体外循环,其治疗过程中仅为高渗性透析盐溶液沿管道反复进入与流出腹腔,完成超滤与透析的两种作用。透析液循环经路的长度、液体的容量及渗透压浓度的大小可根据治疗目的而不同。与腹膜透析相关的并发症包括腹部外科合并症、坏死性肠炎、胸腹腔气漏及腹膜疝等。

(2)连续性动静脉血液滤过:危重的新生儿急性肾衰竭经上述治疗无效时,已较多推荐应用,并取得很好的疗效。

(李建伟)

第九节　新生儿缺氧缺血性脑病

围生期窒息所致缺氧缺血性脑病(hypoxic-ischemic encephalopathy,HIE)是指各种围生期窒息引起的部分或完全缺氧、脑血流减少或暂停而导致胎儿或新生儿损伤。为新生儿期危害最大的常见病,常引起新生儿死亡和其后神经系统的发育障碍。

一、病因

1.缺氧　围生期窒息是主要原因,尤其是重度窒息常并发 HIE。产前因素如母体大出血后继发血压过低、妊高症、胎盘异常及胎儿宫内发育迟缓等。产后因素有严重持续胎儿循环,严重反复呼吸暂停,继发于大动脉导管未闭症的心力衰竭,其他先天性心脏病及严重肺疾病如呼吸窘迫综合征。

2.缺血　缺氧可导致脑出血,心脏停搏或重度的心动过缓、心力衰竭、败血症及休克等均可引起脑缺血。

3.其他　如感染、先天性心脏病、脑部疾病等。脑发育差或发育受损可能是潜在的危险因素。

二、临床表现

临床可以通过观察患儿的意识状态、反应性、脑神经功能、原始反射、动作和肌张力及有无惊厥等来判断 HIE 的轻重程度。

1.意识状态　正常新生儿易被唤醒,且能保持较长时间的清醒称为意识状态正常。轻度 HIE 患儿可无明显的意识障碍,或在出生后早期表现为短暂性的嗜睡。中度 HIE 患儿意识障碍多在出生后第 2d 或第 3d 最明显,其后逐渐恢复,50%的患儿可伴惊厥。严重意识障碍患儿昏睡,仅疼痛刺激可引起缩腿反应时称为浅昏迷;疼痛刺激亦不能引起任何反应时称为昏迷。重度 HIE 患儿出生后即呈昏迷状,常迅速恶化,短期死亡。幸存者意识障碍可持续数周,常伴惊厥。

2. 反应性　主要为兴奋和抑制两大反应。轻度 HIE 患儿常呈过度兴奋状态,表现为易激惹,对刺激的反应过强,肢体颤抖,以及自发性 Moro 反射增多等。中度以上脑缺氧缺血性损伤患儿常呈抑制状态,表现为表情淡漠;肢体无自发活动,对刺激的反应低下,以及各种原始反射如吸吮、拥抱反射等不易引出或引出不完全等。

3. 脑神经　轻度 HIE 常出现瞳孔放大,中度以上 HIE 则表现瞳孔缩小,对光反射迟钝或消失,反映了交感和副交感神经功能不良。出现瞳孔改变,眼动、吸吮力及咳嗽等反射的消失提示有脑干损伤,常伴呼吸节律不整、呼吸暂停甚至呼吸衰竭。

4. 动作和肌张力　观察患儿的自发动作或轻轻抚摸以刺激患儿,可观察患儿四肢活动的情况及活动是否对称。轻度 HIE 患儿的肌张力可正常,且无其他明显临床症状。部分轻度 HIE 患儿,其肌张力可增高,提示有肌肉的早期痉挛。中度以上 HIE 患儿,其肌张力则多降低或呈严重低下,提示大脑皮质呈抑制状态。从动作和肌张力状态,可间接推测患儿可能属于何种脑缺氧缺血的病理改变类型:旁矢状区损伤患儿可呈现肢体无力,其无力程度近端较远端、上肢较下肢更明显;一侧大脑中动脉梗死,可引起损伤对侧的肢体偏瘫和局灶型惊厥;严重双侧脑动脉梗死可出现四肢麻痹;脑室周围白质软化的早产儿可呈现下肢活动减少和软弱无力;选择性神经元坏死的患儿可呈现严重的肌张力降低、迟钝和昏迷;自发运动明显减少或缺失,对痛觉无反应,张力普遍降低,可能为严重的、弥漫性、多灶性皮质损伤或脑干功能不良;颈肢反射持续存在则提示大脑皮质功能不全。

5. 惊厥　HIE 常是新生儿惊厥最常见的原因,一般在出生后 12～24h 发生,应用抗痉挛药物常难以控制。新生儿惊厥可分成轻微型、强直型、多灶性阵挛型、局灶性阵挛型及肌阵挛型五种。HIE 患儿的惊厥可表现为上述的一种或二种。几乎所有 HIE 惊厥患儿均可同时伴有轻微型惊厥,表现为两眼强直性偏斜或凝视、眨眼、吸吮、咂嘴、上肢拳击、游泳或划船动作及呼吸暂停。临床诊断早产儿轻微型惊厥较足月儿更为困难,早产儿常表现为持续睁眼,口一颊一舌动作(发出响声,流涎,咀嚼),踏脚动作及做鬼脸等。轻微型惊厥类型临床极易忽视,需经脑电图佐证。中度以上 HIE 患儿常表现为局灶性阵挛型惊厥。严重的脑动脉梗死惊厥发生率可达 80% 以上,惊厥多呈局灶型,位于损伤对侧。重度 HIE 呈弥漫性脑损伤时,可出现肌阵挛型惊厥,表现为上肢和(或)下肢呈同步屈曲性抽动。

6. 颅内高压　通常在出生后 4～12h 逐渐明显,如前囟隆起、张力增加可用手指感到头颅骨缝裂开,头围增大。严重病例在出生后 1h 即可有颅内高压表现,CT 表现普通性脑水肿。

7. 其他　重症有脑干功能障碍,如瞳孔改变、眼球震颤和呼吸节律不整齐等。

三、辅助检查

1. 实验室检查　出生时可通过胎儿头皮血、新生儿脐血进行血气分析和生化检测,了解宫内缺氧和酸中毒情况。出生后酌情定时检测血糖、血钠、血钙、血氨、肝肾功能及心肌酶谱等指标,了解代谢紊乱以及多脏器损害的情况。有条件的情况下,也可检测血清磷酸肌酸激酶同工酶(CK-BB)、乳酸脱氢酶、神经烯醇化酶(NSE)、次黄嘌呤、S-100 蛋白、髓鞘碱性蛋白(MBP)等,也可测定脑脊液中乳酸、神经烯醇化酶、乳酸脱氢酶、纤维蛋白原降解产物等,以判断脑损伤的严重程度。测定血红细胞中脂质过氧化物(I,PO)浓度或超氧化物歧化酶(SOD)活性,可在一定程度上反映脑自由基损伤的情况。

2. 脑电图　在出生后 1 周内检查。表现为脑电活动延迟(落后于实际胎龄),异常放电,缺乏变异,背景活动异常(以低电压和暴发抑制为主)等。有条件时,可在出生早期进行振幅整合脑电图(aEEG)连续监测,与常规脑电图相比,具有经济、简便、有效和可连续监测等优点。

3.B超　可在HIE病程早期(72h内)开始检查。有助于了解脑水肿、脑室内出血、基底核和丘脑损伤及脑动脉梗死等HIE的病变类型。脑水肿时可见脑实质不同程度的回声增强,结构模糊,脑室变窄或消失,严重时脑动脉搏动减弱;基底核和丘脑损伤时显示为双侧对称性强回声;脑梗死早期表现为相应动脉供血区呈强回声,数周后梗死部位可出现脑萎缩及低回声囊腔。B超具有可床旁动态检查、无放射线损害、费用低廉等优点。但需有经验者操作。

4.CT　待患儿生命体征稳定后检查,一般以出生后4～7d为宜。脑水肿时,可见脑实质呈弥漫性低密度影伴脑室变窄;基底核和丘脑损伤时呈双侧对称性高密度影;脑梗死表现为相应供血区呈低密度影。有病变者3～4周后宜复查。要排除与新生儿脑发育过程有关的正常低密度现象。CT图像清晰,价格适中。但不能做床旁检查,且有一定量的放射线(图1－11)。

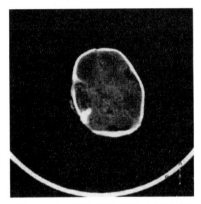

图1－11　新生儿缺氧缺血性脑病

5.MRI　对HIE病变性质与程度评价方面优于CT,对矢状旁区和基底核损伤的诊断尤为敏感,有条件时可进行检查。常规采用T_1WI,脑水肿时可见脑实质呈弥漫性高信号伴脑室变窄;基底核和丘脑损伤时呈双侧对称性高信号;脑梗死表现为相应动脉供血区呈低信号;矢状旁区损伤时皮质呈高信号、皮质下白质呈低信号。弥散成像(DWI)所需时间短,对缺血脑组织的诊断更敏感,病灶在出生后第1d即可显示为高信号。MRI可多轴面成像、分辨率高、无放射线损害。但检查所需时间长、噪声大、检查费用高。

6.近红外光谱测定技术(NIRS)　为近年发展的通过光学原理的一项无创性诊断方法。这项技术通过实时测量脑内氧合血红蛋白和脱氧血红蛋白的浓度,可基本定量测定脑循环的变化,为临床提供脑血容量和氧释放的信息,了解脑内代谢的改变。

7.诱发电位(EP)检查　通过检测特定神经传导通路的功能活动,可反映脑损伤的程度和范围,供临床综合分析参考。新生儿常用的检查方法有:脑干听觉诱发电位、闪光刺激视觉诱发电位(VER)、躯体感觉诱发电位(SEP),以前两种应用较多。异常诱发电位主要包括:潜伏期延长,波幅低平及波缺失。有条件时可做最大长度序列脑干听觉诱发电位检查,对脑损伤的评估可较常规脑干听觉诱发电位更为敏感。

8.脑血流动力学检查　应用多普勒超声,可测定大脑前动脉、中动脉及后动脉的血流速率和血管阻力,为一种无创评价脑血流速率的方法。新生儿可经前囟用二联法同时进行脑血流多普勒检测和脑影像学检查,多在旁矢状位取基底动脉环血管采样检测。正常足月儿的平均阻力指数(RI)为 75 ± 10。脑血流的速率和 RI 的变化,反映了缺氧缺血时脑血管痉挛、脑内阻力增高、血管麻痹、脑内低灌注或过度灌注等病理生理的变化。

9. 振幅整合脑电图(amplitude integrated electroencephalo－graphy,aEEG) 采用电极少,脑电信号来自双顶骨 2 个电极或额、双顶部 3 个电极或双额、双顶 4 个电极。通过振幅压缩和整合,描记在走速为 6cm/h 的纸上,由于走速慢,相邻波会叠加、整合。aEEG 操作简易,容易掌握,可连续床旁监测脑功能,出生后 1h 可做 aEEG,是早期诊断 HIE 最好的方法,可早期发现中、重度 HIE,并能预测预后。可根据脑电活动振幅波谱带上下边界进行评定。正常:上边界 $>10\mu V$,下边界 $>5\mu V$;轻度异常:上边界 $>10\mu V$,下边界 $\leqslant5\mu V$;重度异常:上边界 $<10\mu V$,下边界 $<5\mu V$。

10. 磁共振频谱(magnetic resonance spectroscopy,MRS) 近年来 MRS 已被证明是早期诊断 HIE 的重要检测方法。这是一项无创性检查,检查新生儿时在常规扫描完成后,不用搬动患儿,不用更换线圈,接下来用较短时间即可完成频谱检查。MRS 可以对活体探测大脑组织内一些代谢物的浓度,例如 N－乙酰天门冬氨酸、胆碱、肌酸及乳酸等,还可持续监测细胞内 pH。MRS 可测定在脑内的含磷代谢物的相对浓度,在围生期窒息时,磷酸肌酐下降,无机磷酸盐上升及三磷酸腺苷(ATP)下降。最近报道,在出生后的数天内,乳酸含量升高与 NAA 含量下降的幅度,与脑损伤的严重程度以及不良预后直接相关。乳酸含量升高于 24h 内而 NAA 含量下降于 48h 后可以被测出。

四、诊断

新生儿 HIE 的临床特征多呈非特异性,应根据病史、神经系统检查及影像学等资料谨慎作出诊断。

1. 病史 有明确的围生期缺血缺氧史。有明确的可导致胎儿宫内窘迫的异常产科病史,以及严重的胎儿宫内窘迫表现[胎心 <100 次,持续 5min 以上;和(或)羊水Ⅲ度污染,或者在分娩过程中有明显窒息史]。出生时有重度窒息,指 Apgar 评分 1min$\leqslant3$ 分,并延续至 5min 时仍$\leqslant5$ 分,和(或)出生时脐动脉血气 pH$\leqslant7.00$。出生后不久出现神经系统症状,并持续至 24h 以上,如意识改变(过度兴奋、嗜睡、昏迷),肌张力改变(增高或减弱),原始反射异常(吸吮、拥抱反射减弱或消失),惊厥,脑干征(呼吸节律改变、瞳孔改变、对光反应迟钝或消失)和前囟张力增高。排除电解质紊乱、颅内出血和产伤等原因引起的抽搐,以及宫内感染、遗传代谢性疾病和其他先天性疾病所引起的脑损伤。

2. 体格检查 意识状态呈嗜睡、迟钝或昏迷。反应性呈过度兴奋或抑制。脑神经瞳孔增大或缩小,对光反射迟钝或消失,吸吮反射、吞咽反射减弱或消失,呼吸节律改变甚至呼吸衰竭等脑干损伤症状。自发动作增多或减少,或表现肢体无力或不对称。肌张力增强、减弱或松软。原始反射引出不全或未能引出。惊厥呈轻微型、局灶型、多灶型或肌阵挛型等惊厥类型,严重者呈惊厥持续状态。

3. 临床分度 HIE 的神经症状在出生后是变化的,症状可逐渐加重,一般于 72h 达高峰,随后逐渐好转,严重者病情可恶化。临床应对出生 3d 内的新生儿神经症状进行仔细地动态观察,并给予分度。HIE 的临床分度见表 1－2。

表1-2　HIE临床分度

分度	意识	肌张力	原始反射拥抱反射吸吮反射	惊厥	中枢性呼吸衰竭	瞳孔改变	EEC	病程及预后
轻度	兴奋、抑制交替	正常或稍增高	活跃正常	可有肌痉挛	无	正常或扩大	正常	症状在72h内消失,预后好
中度	嗜睡	降低	减弱	常有	有	常缩小	低电压,可有癫痫样放电	症状在14d内消失,可能有后遗症
重度	昏迷	松软,或间歇性伸肌张力增强	消失	有,可呈持续状态	明显	不对称或扩大,对光反射迟钝	暴发抑制,等电线	症状可持续数周。病死率高,存活者多有后遗症

五、治疗

对 HIE 患儿的治疗原则是在随时进行神经系统评估的基础上,给予对症支持疗法和预防再灌注损伤措施。前者主要包括通过液体治疗建立正常的组织灌注,提供足够的氧和保持良好的通气,以及纠正酸中毒和水、电解质紊乱等;后者则主要包括控制惊厥、控制脑水肿以及纠正低血糖、低血钙、低血镁等代谢异常。最终治疗目的是要通过及时合宜的综合措施,尽力防止 HIE 病变进展到不可逆状态,促进和等待 HIE 患儿的恢复。

提倡对 HIE 患儿的治疗不仅要及早处理,还要有综合措施和足够疗程,同时强调阶段性序贯治疗和新生儿期后延续治疗相结合,以期最大限度地减轻脑损伤,减少后遗症。

(一)疾病极期的治疗

疾病极期的治疗是指出生后 3d 内,尽可能早治疗,维持内环境的稳定。

1. 支持疗法

(1)通气功能的支持疗法:良好的通气有助于维持血气和 pH 在正常范围,既可改善脑氧供应,又可改善脑血液循环,维护良好的通气、换气功能,维持血气和 pH 在正常范围。严重呼吸困难或者 PaO_2 低于 6.67~8.00kPa(50~60mmHg)时应予吸氧。酌情予以不同方式如头罩、鼻塞、CPAP 通气甚至人工通气等进行氧疗。供氧浓度以能维持患儿 PaO_2 在 6.67~9.33kPa(50~70mmHg)为度。氧疗期间应实时监测氧浓度(FiO_2)和 PaO_2,不能连续检测者,可 1~4h 检测一次 PaO_2。应用呼吸机辅助呼吸时,则应每 15~20min 检测一次,根据 PaO_2 结果,随时调节 FiO_2。待呼吸稳定,停止吸氧时无发绀,或 PaO_2 不低于 6.67~8.00kPa(50~60mmHg),可停止氧疗。

应用呼吸机的指征:① PaO_2<5.33kPa(40mmHg),$PaCO_2$>9.33kPa(70mmHg)。②出现中枢性呼吸衰竭,呼吸节律不齐,呼吸频率<30/mim 或出现呼吸暂停。③合并心源性休克或心力衰竭,$PaCO_2$>9.33kPa(70mmHg)或出现明显发绀。呼吸机治疗期间应随时根据血气结果调节呼吸机参数,避免因压力过高导致颅内压增加,或过度通气使脑血流量减少,从而加重颅内病变。根据血气结果和临床表现,酌情尽早撤离呼吸机。

根据血气分析结果,酌情应用 5%碳酸氢钠 3.3mL(2mmol)/kg,用 10%葡萄糖对半稀释,缓慢静脉注入,以纠正酸中毒,尽可能在 24h 内纠正血气至正常范围。

(2)循环功能的支持维持:各脏器血流灌注,使心率、血压保持在正常范围十分重要。病初 2~3d 入液量控制在 60~80mL/(kg·d),避免液体过量。尤其当有肾功能损害出现少尿

（<250mL/d 或<1mL/h）或无尿期（<15mL/d 或<0.5mL/h）时，入液量要减少至 40mL/（kg·d）。酌情应用血管活性药物多巴胺 2～5μg/（kg·min），以提高心肌收缩力和动脉压，使组织的血流灌注恢复正常。如效果不佳，可加用多巴酚酊胺 2～5μg/（kg·min）及营养心肌药物如 ATP、细胞色素 C 等维持收缩压在 50mmHg 以上。

治疗期间应监护血压，防止出现高血压，增加并发颅内出血的危险。

（3）营养状况的支持：HIE 患儿血糖值一般处于较低水平。新生儿低血糖常缺乏症状，有时可表现为反应差、嗜睡、不吃等非特异性表现，常被 HIE 的临床症状所掩盖。应严密监测血糖，宜维持血糖水平在正常高值（5.0mmol/L），以保证脑内代谢所需能源，并利于神经细胞能量代谢障碍的恢复。静脉输入葡萄糖浓度一般为 6～8mg/（kg·min）。根据病情尽早开奶或喂糖水，保证热卡摄入。

2.对症处理

（1）控制惊厥：惊厥是新生儿 HIE 的常见症状，60%发生在出生后 12h 至 12～24h 惊厥发作频繁并加重，重者甚至出现癫痫持续状态。惊厥主要引起能量代谢障碍，脑内葡萄糖和 ATP 含量大量减少，使脑损害进一步加重。一旦发生惊厥，必须在最短时间内将其控制。

①苯巴比妥：为首选药，负荷量 20mg/kg，10min 内静脉推注，有效药物止惊浓度为 20μg/mL，负荷量后 12h 予维持量 3～5mg/（kg·d），待临床神经症状消失、脑电图恢复正常后停药。若惊厥未能控制，可每 5min 予 5mg/kg，直至惊厥停止或负荷量达 40mg/（kg·d），85%有效。

②苯妥英钠：负荷量 15～20mg/kg，首剂 15mg/kg 静注，速度 0.5mg/（kg·min）。如惊厥未控制，10～15min 后加用 5mg/kg。有效血浓度为 15～20μg/mL。待控制惊厥后，改用苯巴比妥维持。

③劳拉西泮：剂量每次 0.05～0.10mg/kg，静脉注射>5min 可在 2～3min 起作用，维持 24h。

3.控制脑水肿　HIE 脑水肿通常在出生后第 2d 或第 3d 出现，最早在出生后 4h 出现。头颅 B 超检查对确定脑水肿有较高价值。脑水肿的治疗首先要防止液体摄入过多。

（1）呋塞米（速尿）：若患儿第 1 次排尿时间延迟，或出生后第 1 天内持续 8h 尿量<3mL，有应用呋塞米的指征。呋塞米剂量每次 1mg/kg，静注或肌注，间隔 6～8h，连用 2～3 次。呋塞米可降低脑脊液生成率，提高肾小球滤过率，使尿排出增多，达到降低颅内压的目的。

（2）甘露醇：若呋塞米应用后颅内高压没有明显改善，需用脱水疗法，常用甘露醇。甘露醇为渗透性利尿药，可降低颅内压和改善脑灌注压。使脑血灌注压降低至≤25mmHg。有可能引起脑疝者也应即时应用甘露醇。推荐小剂量应用，0.25～0.5g/kg，静脉推注，15min 后出现最大的降颅压作用，可降低颅内压 40%～60%，作用持续 4～6h。酌情每 6～12h 给药一次。由于 HIE 常合并颅内出血，一般主张在出生 24h 后才开始应用甘露醇，以防大幅度降压，加重出血。

（3）在脱水治疗过程必须严密注意维持水电解质平衡，一方面作为脑水肿的治疗应限制入水量，特别是在窒息后头 3d 常见抗利尿激素分泌过多，导致水潴留甚至水中毒和低钠血症，要控制入水量；另一方面由于积极脱水应补回一定的液体丧失量。每天补液量为 50～80mL/kg。应定期做血电解质检查，根据化验结果，补充不足的电解质和调整输液方案。

4.消除脑干症状　当临床出现深度昏迷，呼吸节律异常，瞳孔改变，对光反应消失或眼球震颤等脑干症状时,推荐最好在出生后 48h 左右应用纳洛酮 0.05～0.1mg/kg,加入 5～10mL 液体内静脉缓慢推注,随后改为 0.03～0.05mg/(kg·h)静脉滴注,持续 4～6h,连用 2～4d。

（二）阶段性治疗

阶段性治疗是指最初 3d 的治疗后,机体内环境基本趋于稳定,神经症状得到减轻或消失。此期治疗的重点是促进神经细胞能量代谢的恢复,逐渐修复和改善脑组织内的缺氧缺血损伤。分成两个阶段,即出生后 4～10d 和 10d 后,前者治疗重点促使脑内能量代谢恢复正常和促进神经细胞修复,后者针对恢复不理想的中度以上脑病者进行治疗。

1.出生后 4～10d 的治疗　主要应用脑细胞代谢激活剂和改善脑血流药物,常选用下列药物。

（1）1,6-二磷酸果糖:1,6-二磷酸果糖（FDP）是细胞内能量代谢物质。外源性 FDP 可透过血脑屏障和细胞膜,促进细胞膜的代谢调节功能,可提高脑内无氧代谢的 ATP 生成量,保持细胞膜的完整性,并增加缺血组织对氧的利用。尤在 HIE 合并缺氧性心肌损害患儿中应用,对心、脑功能的改善有一定帮助。每次 250mg/kg 静脉点滴,每日 2～3 次,连用 2～3d。

（2）脑活素:脑活素是由动物脑蛋白水解、提取、精制而成,其分子量小于 10000,易透入血脑屏障,直接入脑,可提供损伤神经元的修复材料,促进蛋白质合成,改善线粒体呼吸链,保持高能量物质的正常产生,促进神经元存活和生长,并改善脑内血循环。因而在防止神经细胞死亡、减少神经系统后遗症方面有一定作用。一般推荐在出生后 24h 左右即可应用,一律静脉点滴,不主张静脉注射,以免因注射过快而引起不良反应。2～5mL 加入 5％葡萄糖 50mL 静脉点滴,维持 2h 左右,每日 1 次,10～14d 为 1 个疗程,重度患儿可连用 2 个疗程。

（3）胞二磷胆碱:胞二磷胆碱是卵磷脂生物合成所必需的辅酶,卵磷脂是细胞生物膜的重要组成成分。在做好支持疗法和对症处理的基础上,一般推荐在 24h 后便可应用,中度 HIE 患儿可连续应用 10～14d,重度 HIE 患儿可酌情延长。100～125mg 加入 5％葡萄糖 50～100mL 静脉点滴,维持 2～4h,每日 1 次。

（4）施捷因（GM-1）:施捷因的活性成分为单唾液酸四己糖神经节苷脂（简称 GM-1）,后者是人体细胞膜的重要组成成分。对 HIE 急性期及恢复期损伤脑神经的修复有促进作用。20mg（2mL）/d,加入 5％葡萄糖 100mL 缓慢静脉点滴,也可肌注。给药 2h 左右脑内含量达高峰,4～8h 后减半。一般 15d 为 1 个疗程。神经节苷脂累积病患儿禁用该药。

2.出生 10d 后的治疗　主要针对重度 HIE 患儿对上阶段治疗效果不满意者。治疗原则为在维持内环境稳定的基础上,应用上述促进脑细胞代谢的药物。一般中度 HIE 总疗程为 10d 至 2 周,重度 3～4 周。

（三）新生儿期后的治疗及早期干预

2 岁以前,脑处于快速发育的可塑期,利用这一时期进行恰当治疗,将有利于开发围生期脑损伤患儿的潜力,改善脑的功能。

1.智能发育的早期干预　应采纳科学性教材,循序渐进,有计划地进行早期干预。不可急于求成,拔苗助长。

2.体能康复训练　对有脑瘫早期表现的小儿及时开始体能康复训练,在 3～4 个月内尽早接受治疗。

3.促进脑代谢的药物治疗　对有明显神经症状,或者影像和脑电图检查仍呈明显的脑结构、功能、脑发育异常者,在出生后 6 个月内继续应用促进脑细胞代谢及脑发育的药物 4～6

个疗程,每个疗程 10~15d,间隔 15~20d。

一般 6 个月后血脑屏障通透性减低,永久性脑病变已经形成,药物治疗恐已难奏效,此时治疗手段应以早期干预和功能训练为主。

(四)亚低温治疗的进展

亚低温疗法和有效药物联合应用,也将是今后有希望应用于新生儿临床对因治疗脑缺氧缺血损伤的治疗方法之一。

1.亚低温疗法的理论根据 亚低温治疗新生儿 HIE 有下列理论上的诠释:①脑部温度下降 1℃,脑代谢率可降低 5%~7%,由此可减少脑内 ATP 的消耗和乳酸的积聚,改善酸中毒。②抑制谷氨酸释放,减缓兴奋性脑损伤。③抑制一氧化氮合酶,减少 NO 的生成。④减少游离脂肪酸释放和自由基产生。⑤稳定内源性氧化系统,提高抵御自由基攻击的能力。⑥抑制白三烯及内皮素-1 的产生,降低血小板活化因子的生成,抑制白细胞的黏附和渗出,由此改善脑循环,保护血脑屏障,减轻血管源性脑水肿。⑦延迟缺氧缺血所引起的能量衰竭和细胞凋亡等。也有学者认为,亚低温主要延迟再灌注损伤,但不能预防损伤细胞和血管的预后。

2.亚低温疗法的治疗时间和温度 适宜治疗时间在出生后 6h 内,疗程为 72h。治疗温度一般降至 33~34℃。

3.治疗方式 主要有两种:选择性头部降温与全身降温。

(1)选择性头部降温:使用水循环降温帽进行头部局部降温。降温帽置于新生儿头部,降温帽温度设为 5~10℃,在 30~60min 内使新生儿鼻咽温度达到 34℃、肛温 34.5~35℃,头部降温至 34±0.2℃并维持 72h。选择性头部降温时,脑温可明显低于体温,这样既可保护脑细胞,也可避免因体温下降导致硬肿症的发生。

(2)全身降温:使用水循环降温垫进行全身降温。新生儿裸体放在与制冷系统相连的冰垫上,冰垫温度设为 5~10℃,在 30~60min 内使新生儿肛温达到 33.5℃,并维持 72h。全身降温方法被认为降温速度快,随着全身体温的降低,脑部也可达到预期的下降温度。由于缺氧缺血常引起全身器官损伤,应用全身降温方法不仅可保护脑细胞,也可保护缺氧缺血常同时伴有的各受损脏器。

4.治疗监护 维持稳定的亚低温度和生命体征极为重要。治疗期间应观察患儿的意识、瞳孔、肢体活动及对疼痛刺激的反应;持续监测温度、心率、心律、呼吸频率、经皮血氧饱和度、血压等;定时测血糖、血气及电解质,常规镇静止惊,维持内环境的稳定等。

5.复温方法 亚低温治疗 72h 后,主张自然复温,必要时给予远红外辐射复温。自然复温时,室温维持在 25~26℃,湿度为 55%~60%。由于快速复温易引起低血容量性休克、反跳性高血钾及凝血功能障碍等,因而复温宜缓慢,速度不超过 0.5℃/h,总的复温时间≥5h。复温过程应监测肛温,体温恢复正常后应每隔 4h 测量体温。

(李建伟)

第十节　新生儿颅内出血

颅内出血(intracranial hemorrhage,ICH)为围生期新生儿期最常见的颅内病变,常引起新生儿死亡和其后神经系统的发育障碍。ICH 主要见于早产儿。

一、病因

产前、产时及产后一切能引起胎儿或新生儿产伤、脑缺氧缺血或脑血流改变的因素,均可导致 ICH,有时几种因素同时存在。国内新生儿感染率高,整个新生儿期重症感染亦可引起颅内出血。

1.产伤　多见于足月儿,常为胎头过大、头盆不称、先露异常(臀位、横位)、骨盆狭窄、急产、滞产、不适当助产(吸引产、钳产、不合理应用催产素)、产道肌肉僵硬等所致。

2.缺氧多见于早产儿。

(1)母亲因素:母亲患糖尿病、妊娠期高血压疾病、重度贫血、心肾疾病、低血压、产时用镇静药和镇痛药。

(2)胎儿、胎盘因素:胎盘早剥、产程延长、脐带受压、宫内窘迫。

(3)新生儿因素:窒息、反复呼吸暂停、呼吸窘迫综合征,其中以新生儿窒息最常见。

3.脑血流改变

(1)波动性脑血流:见于不适当机械通气、各种不良刺激(剧烈疼痛、汽车上头部的振动或摇晃、气道刺激致咳嗽等),可致脑灌注压剧烈波动。

(2)脑血流增快:见于血细胞比容低下(血细胞比容每减少 5%,每 100g 脑组织脑血流量增加 11mL/min)、体循环血压升高、动脉导管开放、高血压、快速扩容、快速输注高渗液、高碳酸血症、低血糖、惊厥等,可明显增加脑血流。

(3)脑血流减慢:见于低血压、低碳酸血症、低体温、心力衰竭等。

(4)脑静脉压升高:阴道分娩、钳产、高 PEEP 通气、气胸等,可使颅内静脉压升高。

4.感染　重症肺炎、败血症等。

5.其他　维生素 K 缺乏症,弥散性血管内凝血等。

二、临床表现

(一)共同症状与体征

重度窒息及产伤所致的 ICH,常于出生后 2~3d 出现症状,表现为:

1.神经系统兴奋症状　呻吟、四肢抖动、激惹、烦躁、抽搐、颈强直、四肢强直、腱反射亢进、角弓反张、脑性尖叫等。

2.神经系统抑制症状　反应低下、吸吮无力、反射减弱、肌张力低下、嗜睡、软瘫、昏迷等。

3.眼部症状　凝视、斜视、眼球震颤、瞳孔扩大或大小不等、对光反射迟钝等。

4.其他　呼吸与心率快或慢、呼吸暂停、发绀、呕吐、前囟饱满、体温不稳定等。

早产儿 ICH 症状多不典型,常表现吸吮困难、肢体自发活动少或过多、呼吸暂停、皮肤发灰或苍白、血压与体温不稳;心率增快或持续减慢、全身肌张力消失。

(二)颅内出血部位与相应临床表现

1.脑室内出血　多见于胎龄<32 周、出生体重<1500g 的早产儿中,IVH 多在 72h 内发生,是早产儿颅内出血中最常见的类型,也是早产儿脑损伤最常见的病因。

(1)临床类型

①急剧恶化型:症状在数分钟至数小时内急剧进展。病初呈意识障碍、严重肌张力低下和呼吸功能不全,继之出现昏迷、前囟凸起、呼吸停止及强直性惊厥。此型出血多为重度,其

急剧恶化原因可能与并发急性脑积水有关。半数及以上患儿于72～96h死亡,幸存者于第4～5d渐趋于稳定。

②继续进展型:症状在数小时及数日内断断续续进展,并有症状好转的间隙。神态略为异常,自发动作减少,四肢张力减低,眼球偏斜。此型出血多为轻度,预后较急剧恶化型明显为好,个别患儿以后发展成脑积水。

③无症状型:有25%～50%的患儿可如早产儿一样无明显症状,易被临床忽视,多为轻度出血。因而对所有早产儿进行常规头颅B超筛查尤为重要。

(2)并发症

①出血后脑积水:脑室内出血的主要并发症是出血后脑室扩大(头围每周增加<2cm)及出血后脑积水(头围每周增加>2cm)。其发生主要与脑脊液吸收障碍有关:出血后脑脊液中大量血细胞成分及纤维蛋白,可凝成血块,堵塞脑脊液循环通道如第四脑室流出道及天幕孔周围脑池等处,使脑脊液循环不良和积聚,导致以梗阻为主的脑室扩大及早期脑积水,若不及时清除,更可致蛛网膜炎而发生以交通性为主的脑室扩大及晚期脑积水。脑室的进行性扩大,可压迫脑室周围组织致其缺血性坏死,最终导致患儿死亡或致残。国外报道脑室内出血伴脑室扩大/脑积水的发生率为49%,其中Ⅲ、Ⅳ级脑室内出血引起者分别占40%及70%,常于出血后15～70d发生。

②慢性脑室扩大:有25%的脑积水可发展为慢性脑室扩大(PVD,脑室扩大持续2周以上)。Ⅲ级以上脑室内出血的慢性脑室扩大发生率可高达80%,有38%自然停止发展、48%非手术治疗后停止发展,34%最终必须手术治疗。

③脑室周围出血性梗死(PHI)/脑室周围白质软化(PVL):80%的严重SEH-IVH常于发病第4d,伴发脑室周围出血——脑室周围出血性梗死(PVH-PHI)或脑室周围白质软化(PVL)。PHI位于与脑室内出血同侧的侧脑室角周围,呈扇形分布,与静脉回流血管分布一致(静脉梗死)。

2.蛛网膜下腔出血 单独发生而非继发于硬膜下或脑室内出血是ICH中最常见类型,多见于早产儿,多由缺氧所致,少由产伤引起。临床分型如下。

(1)轻型:早产儿多见,在SAH中可能为最常见的一种。临床症状多不明显,或仅有轻度烦躁,哭声弱,吸吮无力,预后好。

(2)中型:足月儿多见,常在出生后第2d发生,生后2d起出现烦躁、吸吮无力、反射减弱,少有发绀、抽搐、阵发性呼吸暂停,检查偶见前囟胀满、骨缝裂开、肌张力改变,全身状态良好,症状与体征多于1周内消失,预后良好。约1/3病例可并发缺氧缺血性脑病,偶可发生出血后脑积水。

(3)重型:罕见,可迅速致死。常有重度窒息或产伤史。

3.硬脑膜下出血

(1)小脑幕撕裂:又称后颅窝内SDH,多有产伤史。其临床可分为两种。①迅速致命型:出生时即出现脑干受压症状,多在出生后2d内死亡。②较少恶化型:在出生后3～4d可无明显症状,慢慢出现颅压增高及脑干功能紊乱症状,或出现惊厥。倘患儿在1d内症状迅速恶化,则可致命。

(2)脑镰撕裂:少见,出血如不波及小脑幕下,常无临床症状,出血进入幕下时,可能与脑幕撕裂症状相似。

(3)大脑表浅桥静脉撕裂:出血多发生于大脑凸面,常伴蛛网膜下腔出血。少量出血者无明显症状。大量出血可致颅内压增高,常在出生后第 2d 或第 3d 出现惊厥,伴有局部运动障碍,前囟饱满。存活者大多预后良好。慢性硬膜下渗出时新生儿期症状不明显,数月后出现慢性的硬膜下渗出,可能与血肿机化后形成半透膜,慢慢吸收膜外液体,致血肿不断缓慢增大。数月后,血肿可形成致密的胶原结构。形成局部脑膜粘连和脑受压萎缩,导致局限性抽搐,可伴贫血和发育迟缓。

4.脑实质出血(IPH) 为产伤或缺氧所致。

(1)大脑实质出血:可见于足月儿,为血管周围点状出血;或见于早产儿,多为生发基质大面积出血,并向前、外侧扩展,形成额顶部脑实质出血,少数为生发基质出血并向下扩展进入丘脑,形成丘脑部脑实质出血。余临床表现为早期活动少,呼吸与脉搏慢弱,面色尚好,持续 6~10d 后,转为激惹、肌张力低下、脑性尖叫,有 15% 的患儿无症状。本型特点为起病缓慢,病程较长,死亡较迟。

(2)小脑实质出血:多见于出生体重<1500g 或孕龄<32 周的早产儿,由缺氧所致,发病率为 15%~25%,可为灶性小出血或大量出血。临床分 3 型:①原发性小脑出血。②小脑静脉出血性梗死。③脑室内出血或硬膜下出血蔓延至小脑的继发性出血。症状于出生后 1~2d 出现,主要表现为脑干受压征象,常有脑神经受累,多于 12~36h 死亡。

5.硬膜外出血(EDH) 多见于足月儿,常由产伤所致,为脑膜中动脉破裂,可同时伴有颅骨骨折。出血量少者可无症状,出血量多者亦可表现为明显的占位病变表现、颅内压增高、头部影像学见明显中线移位,常于数小时内死亡。

6.混合性出血 可同时发生上述 2 个或 2 个以上部位的出血,症状可因出血部位与出血量的不同而异。由产伤所致者主要为硬膜下出血、脑实质出血及蛛网膜下腔出血;由缺氧窒息所致者主要为脑室内—脑室周围出血。胎龄<3 周以脑室内—脑室周围出血及小脑出血为主,胎龄 32~36 周以脑实质出血、脑室内—脑室周围出血及蛛网膜下腔出血为主,胎龄≥37 周以脑实质出血、硬膜下出血及蛛网膜下腔出血为主。

三、辅助检查

1.头颅B超 头颅B超用于诊断 ICH 及其并发症,其敏感性及特异性高,是 ICH 最有效的筛选方法。因 ICH 多在出生后 1~7d 发生,故检查宜在此期进行,并应每隔 3~7d 复查 1 次,直至出血稳定后,仍须定期探查是否发生出血后脑积水。超声(US)对诊断 SEH 和 IVH 的敏感性最高,这与 US 对颅脑中心部位高分辨率的诊断特性以及对低血红蛋白浓度具有较高敏感性有关。US 诊断颅内出血的时间通常可延至出血后 3 个月或更久,故头颅B超在很大程度上已可代替 CT 检查。

SEH-IVH 的头颅B超表现及诊断标准,按 Papile 分级法分为 4 级。

Ⅰ级:单侧或双侧室管膜下生发基质出血。

Ⅱ级:室管膜下出血穿破室管膜,引起脑室内出血,但无脑室增大。

Ⅲ级:脑室内出血伴脑室扩大(脑室扩大速度以枕部最快,前角次之),可测量旁矢状面侧脑室体部最宽纵径,6~10mm 为轻度扩大,11~15mm 为中度扩大,>15mm 为重度扩大;也可由内向外测量旁矢状面脑室后角斜径,≥14mm 为脑室扩大;或每次测量脑室扩大的同一部位以做比较。

Ⅳ级:脑室内出血伴脑室周围出血性梗死:后者于沿侧脑室外上方呈球形或扇形强回声反射,多为单侧。

SEH－IVH 按出血程度分为:

轻度出血:单纯生发基质出血或脑室内出血区占脑室的10%以下。

中度出血:脑室内出血区占脑室的10%～50%。

重度出血:脑室内出血区占脑室的50%以上。

2.头颅CT 适用于早期快速诊断颅内出血,但分辨率及对脑实质病变性质的判断不及磁共振显像,一般在出生后1周内分辨力最高,故宜于出生后1周内检查。头颅CT可检查到各部位的出血,对 SEH－IVH 分级与B超分级相同,但分辨率明显逊于 US,对室管膜下及少量脑室内出血敏感性亦不及 US。7～10d 后随着出血的吸收,血红蛋白逐渐减少,血肿在CT中的密度也明显降低,等同于周围组织的密度。此时 CT 对残余积血不敏感(图1－12～图1－14)。

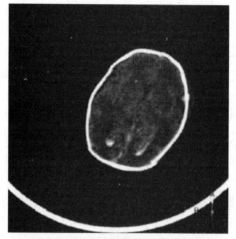

图1－12 脑室出血

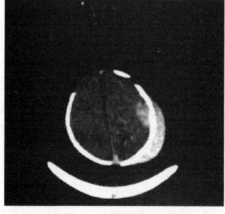

图1－13 硬膜外血肿

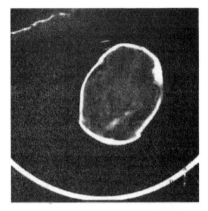

图 1—14　蛛网膜下腔出血

3. 头颅磁共振显像（MRI）　对各种出血均有较高诊断率,分辨率高于头颅 B 超与 CT,并可准确定位及明确有无脑实质损害。但对新鲜出血敏感性较差,故宜在出血 3d 后检查。由于新鲜血肿内主要为氧合血红蛋白,T_1 加权像上仅表现为等信号或稍低信号,在 T_2 加权像上表现为高信号。7～10d 后,氧合血红蛋白转变为脱氧血红蛋白和高铁血红蛋白,血肿在 MRI 中的信号也随之变化,在 T_1 和 T_2 加权像上均表现为高信号。因此,MRI 中不同的出血信号,可以估计出血时间。

四、诊断

1. 病史　重点了解孕产妇病史、围产史、产伤史、缺氧窒息史及新生儿期感染史。

2. 临床分析　对有明显病因且临床出现抽搐者易于诊断,但有部分病例诊断困难,包括以下几点:以呼吸系统症状为主要特征,神经系统症状不明显者,易误诊为肺部疾病;晚期新生儿 ICH 多与其他疾病并存,尤以感染为多见,由于感染症状明显,常致忽略 ICH 的诊断,漏诊率达 69.7％;轻度 ICH 亦可因无临床症状而漏诊。故应提高警惕,对可疑病例加强检查。由于窒息缺氧既可引起肺部并发症、又可引起 ICH,两病亦可同时并存,故仅靠病史、体检常难以作出诊断,多误诊为呼吸系统疾病。

3. 影像学检查　是确诊 ICH 的重要手段,头颅 B 超使用方便,可在床边进行,可做连续监测,可对各项治疗的效果进行追踪与评估,价格便宜,应作首选。头颅 CT 会有 X 线辐射,头颅 MRI 诊断率高,但扫描时间长,价格较贵。可根据实际情况选用。

4. 脑脊液检查　急性期脑脊液常为均匀血性,红细胞呈皱缩状,糖定量降低且与血糖比值<0.6,蛋白升高。脑脊液改变仅可考虑蛛网膜下腔出血,但仍未能明确是原发或继发,故诊断价值有限。1 周后脑脊液转为黄色,一般可持续 4 周左右。

5. 临床观察要点　临床可以通过观察患儿的意识状态、反应性、肌张力及有无惊厥等,来判断新生儿是否存在颅内出血以及可能系何种出血类型。

(1)意识状态:少量的大脑表浅硬脑膜下出血,少量的蛛网膜下出血,以及部分室管膜下出血(即 I 级脑室内出血)或 II 级脑室内出血患儿,其意识状态可完全正常,并常不伴其他症状,临床极易忽视。大脑表浅较大量的硬脑膜下出血患儿(常伴前囟饱满及局部的运动障碍)以及 I 级或 II 级脑室内出血患儿(时有好转间隙)可以出现轻度意识障碍。III 级或 IV 级即严重脑室内出血患儿出生后早期即可由轻度意识障碍迅速转为昏迷,并出现脑干生命中枢受压症状,其恶化原因与并发急性脑积水有关。因脑幕撕裂引起的后颅窝内硬脑膜下出血患儿,出生后即可出现严重意识障碍,可伴颈亢和角弓反张表现,多在出生后 2d 内死亡。

(2)反应性:大脑表浅较大量的硬脑膜下出血患儿常呈过度兴奋状态,表现为易激惹,对刺激的反应过强,以及自发性 Moro 反射增多等。严重脑室内出血和小脑内出血患儿常呈抑制状态,表现为表情淡漠,肢体无自发活动,对刺激的反应低下,以及各种反射不易引出或引出不完全等。

(3)肌张力:少量的硬脑膜下出血、蛛网膜下腔出血及部分Ⅰ级脑室内出血患儿,其肌张力可正常,且无其他明显临床症状。较大量的大脑表浅硬脑膜下出血,其肌张力可增高,提示有肌肉的早期痉挛。严重的脑室内出血、后颅窝内硬脑膜下出血及小脑内出血,其肌张力则多降低或呈严重低下,提示大脑呈抑制状态。

(4)惊厥:几乎所有 ICH 惊厥患儿均可同时伴有轻微型惊厥,表现为两眼强直性偏斜或凝视、眨眼、吸吮、咂嘴、上肢游泳或划船动作,以及呼吸暂停等。临床诊断早产儿轻微型惊厥较足月儿更为困难,早产儿常表现为持续睁眼、口—颊—舌动作(发出响声,流涎,咀嚼)、踏脚动作及做鬼脸等。轻微型惊厥类型临床极易忽视,需经脑电图佐证。严重脑室内出血患儿在临终状态时可出现强直型惊厥,表现为突发性四肢张力性伸直,或上肢屈曲下肢伸直姿势,常伴呼吸暂停和眼球上翻。较大量的大脑表浅硬脑膜下出血患儿常在出生后第 2d 或第 3d 出现多灶性阵挛型惊厥,表现为由一侧肢体移向另一侧肢体的游走性阵挛性抽动。蛛网膜下腔出血患儿可在出生后第 2d 出现局灶性阵挛型惊厥,表现为定位明确的同侧肢体或面部的抽动,不伴意识丧失。这类患儿除惊厥外,一般状况良好,90%的患儿其后发育可正常。

五、治疗

对颅内出血的一般治疗原则强调提供足够的氧和葡萄糖,维持正常的血压和血气,维持酸碱平衡及限制入液量等。早产儿在出生后早期宜尽量避免搬运,头颅 B 超检查应在早产儿床旁进行,并应避免 CT 和磁共振检查以及尽量减少医护刺激,防止血压波动而导致胚胎生发层基质破裂,引起或加剧脑室内出血的发生和发展。特殊治疗强调对脑室内出血的连续腰穿治疗及对硬脑膜下出血的前囟穿刺治疗。

1.一般治疗 保持绝对安静,避免搬动,头肩高位(30°),保暖,维持正常血气,消除各种致病因素,重者延迟 24～48h 开奶,适当输液。

2.纠正凝血功能异常 补充凝血因子,可用血凝酶 0.5kU 加 0.9%氯化钠 2mL 静脉注射,隔 20min 重复 1 次,共 2～3 次,可起止血作用。或用维生素 K_1 0.4mg/kg 静脉注射。必要时输血浆,每次 10mL/kg。

3.镇静与抗惊厥 无惊厥者用苯巴比妥 10～15mg/kg 静脉注射以镇静及防止血压波动,12h 后用维持量 5mg/(kg·d),连用 5d。有惊厥者抗惊厥治疗。对Ⅳ级脑室内出血伴出生后 1 个月内仍有惊厥发作者,因 80%以上于 1 个月后仍可发生迟发性惊厥,可使用抗癫痫药物。

4.脑水肿治疗

(1)镇静、抗惊厥治疗 12h 后,可给予呋塞米 1mg/kg 静脉注射,每日 3 次,至脑水肿消失。

(2)地塞米松 0.5～1.0mg/kg 静脉注射,每 6h 1 次,连用 3d。本药能降低脑血管通透性,减轻脑水肿,增强机体应激能力而不会加重出血。

5.穿刺放液治疗

(1)硬膜下穿刺放液:用于有颅内高压的硬膜下出血,每日穿刺放液 1 次,每次抽出量<5mL,若 10d 后液量无显著减少,可做开放引流或硬膜下腔分流术。

(2)腰椎穿刺放液:用于有蛛网膜下腔出血或Ⅲ～Ⅳ级脑室内出血者。腰椎穿刺放液于 B 超确诊后即可进行,每日穿刺放液 1 次,每次放液量 5～15mL,以降低颅内压,去除脑脊液中血液及蛋白质,减少日后粘连,避免发生脑积水。当 B 超显示脑室明显缩小或每次只能放出<5mL 液量时,改隔日或隔数日 1 次,直至脑室恢复正常为止。

(3)侧脑室引流:对有Ⅲ～Ⅳ级脑室内出血、腰椎穿刺放液未能控制脑室扩大者,或伴有颅内压增高的急性脑积水者,均可做侧脑室引流,首次引流液量 10～20mL/kg。此法常可控制脑室扩大及急性脑积水。为防感染,一般仅维持 7d 即应拔管。

(4)手术治疗:侧脑室引流效果不佳者,应行脑室腹腔分流术。

6.出血后脑积水(PHH)治疗　早产儿脑室内出血,其血性脑脊液引起化学性蛛网膜炎,脑脊液吸收障碍,导致脑室扩大,虽较常见,但 87% 能完全恢复,只有约 4% 的 IVH 可发展为出血后非交通性脑积水(Ⅲ级 78%、Ⅳ级 100% 可发生脑积水)。后者乃脑室内血性脑脊液沿脑脊液通路进入蛛网膜下腔,引起脑脊液循环通路阻塞所致,以中脑导水管梗阻为多。

(1)连续腰椎穿刺:对严重 ICH,可做连续腰椎穿刺放液,以控制出血后脑积水,连续腰椎穿刺应做到早期应用(病后 1～3 周)、放液量不宜过少(应每次 5～8mL)、间隔期应短(1～2d)、疗程足够(1 个月左右),并避免腰椎穿刺损伤。对连续腰椎穿刺效果欠佳者,可联合应用乙酰唑胺治疗。

(2)脑脊液生成抑制剂:乙酰唑胺 40～100mg/(kg·d)口服。由于出血后脑积水的发病机制主要是脑脊液吸收障碍而不是分泌增加,故不主张单独应用。

(3)其他:过去用于溶解血凝块的尿激酶、链激酶,抑制脑脊液生成的甘油、呋塞米等,均已证实未能减少脑积水发生而停止使用。

(4)手术治疗:采用脑室－腹腔分流术,指征为:①每周影像检查提示脑室进行性增大。②每周头围增长>2cm。③出现心动过缓、呼吸暂停、惊厥、昏迷等颅内高压征。④术前脑脊液蛋白量<10mg/mL。术后常见并发症为感染及分流管梗阻。

(李建伟)

第十一节　新生儿高胆红素血症

一、早期新生儿高未结合胆红素血症

新生儿黄疸是早期新生儿最常见的症状,可以是生理性黄疸,也可为病理性黄疸。病理性黄疸是指足月儿血清胆红素浓度超过 220.6μmol/L(12.9mg/dl),早产儿超过 256.5μmol/L(15mg/dl),又称高胆红素血症。早期新生儿由于各种原因所致的高胆红素血症绝大多数为未结合胆红素增高,称高未结合胆红素血症。如得不到及时诊断和治疗,即可能引起胆红素脑病,导致中枢神经受损,最常侵犯基底节部位,称核黄疸,可产生严重的后果,直接致死或致残。胆红素脑病是新生儿非结合胆红素通过血脑屏障,沉积于基底神经核、海马等特殊神经核团而引起的急性重度性脑病,是导致脑瘫的重要原因之一。

（一）病因

早期新生儿高未结合胆红素血症的病因较多，常由多种病因所致。根据病因对胆红素生成和各代谢阶段的不同影响可分为胆红素生成过多及肝细胞结合胆红素障碍。

1.胆红素生成过多　由于红细胞破坏增多，胆红素生成过多，是最多和更为常见的病因。

（1）新生儿溶血病：是母婴 Rh、ABO 或其他血型不合引起的同族免疫性溶血病。大多数由 ABO 血型不合引起，主要见于母为 O 型血，胎儿为 A 型或 B 型者。本病的特点是多于出生后 24h 内即出现严重黄疸，而且迅速进行性加重，极易发生核黄疸，应及时诊断，按急症处理，尽早光疗，必要时换血。

（2）红细胞酶的缺陷：如红细胞葡萄糖－6－磷酸脱氢酶（G－6－PD）、丙酮酸激酶、己糖激酶缺陷等，其中以 G－6－PD 缺陷较为常见。常因感染、窒息、缺氧、酸中毒、口服或接触氧化剂（如维生素 K$_3$、水杨酸、磺胺、抗疟药、樟脑等）使黄疸加重。本病较少在出生后 24h 内出现黄疸，多见于出生后第 3~4d，以中度黄疸为主。重症伴贫血、肝脾肿大者，不及时治疗，可导致核黄疸。在高发区的新生儿应于出生后即进行高铁血红蛋白还原试验筛查及血清胆红素监测，可及时诊断和采取防治措施。

（3）遗传性红细胞形态异常：如遗传性球形细胞增多症、椭圆形细胞增多症、口形细胞增多症、固缩细胞增多症，由于细胞膜的缺陷，使红细胞过早地被脾脏破坏。本病是一种常染色体显性遗传病，多有家族史，较少见，约半数在新生儿早期发病，黄疸出现于出生后 36h 之内，一般黄疸不重，但也可高达需要换血程度，以致发生核黄疸。可发生终身性慢性溶血性贫血，也可发生溶血危象。

（4）血红蛋白病：新生儿期见到的主要是由于链数量和质量异常引起。地中海贫血可引起胎儿水肿综合征，黄疸较明显。

（5）体内出血：产程不顺利可直接造成较大的头颅血肿、损伤性颅内出血、皮下血肿或其他部位出血（肝脾破裂），引起血管外溶血，使胆红素产生过多。

（6）维生素 E 及微量元素缺乏：小于 32 周的早产儿维生素 E 水平较低，可影响红细胞膜的功能，引起溶血，使黄疸加重。母血浆锌低，新生儿脐血锌和镁也较低，低锌可使红细胞膜结构有缺陷而致溶血。镁缺乏可影响葡萄糖醛酰转移酶的生成。

（7）催产素引产：催产素用量超过 5U，同时输入大量不含电解质的葡萄糖溶液，可使孕妇血浆渗透压及血清钠降低，胎儿血出现相应的改变。胎儿血的低渗状态可导致红细胞肿胀，失去可变形性及脆性增加，使红细胞破坏，胆红素产生增多。

（8）红细胞增多症：如小于胎龄儿在宫内慢性缺氧、糖尿病母亲的婴儿造血功能旺盛、先天性青紫型心脏病、胎内输血（母－胎，胎－胎）、脐带晚扎（延迟 5min 可增加红细胞量 50%）、出生时胎儿体位低于胎盘等，均可导致红细胞增多，破坏也增多。一般出生后 48h 后出现黄疸。

（9）肠肝循环增多：高危儿喂养延迟，早产儿喂养困难、先天性肠闭锁、幽门狭窄等，均可使胎粪排出延迟，增加胆红素经肠黏膜的重吸收，使胆红素升高。

（10）母乳喂养性黄疸：又称早发性母乳黄疸。黄疸程度超过生理性黄疸，多见于初产妇的婴儿。

(11)感染:细菌毒素可致溶血,如金黄色葡萄球菌、大肠埃希菌感染。病毒感染也可以引起,如巨细胞病毒(HCMV)。

2.未结合胆红素在肝细胞同葡萄糖醛酸结合障碍

(1)家族性暂时性新生儿黄疸:即 Lucey－Driscoll 综合征,本病较少见,有明显的家族史,易发生胆红素脑病。

(2)先天性葡萄糖醛酰转移酶缺乏症:即 Crigler－Najjar 综合征,本病极少见,有两种类型。Ⅰ型属常染色体隐性遗传,完全缺乏此酶。Ⅱ型又称 Arias 综合征,属常染色体显性遗传。

(3)先天性非溶血性未结合胆红素增高症:即 Gilbert 病,为常染色体显性遗传。主要由于肝细胞摄取未结合胆红素的功能障碍或胆红素尿苷酸化作用发生障碍,黄疸较轻,血清胆红素多$<85\mu$mol/L。也可伴有葡萄糖醛酰转移酶活性部分减低,则黄疸较重,对酶诱导剂有效。

(二)临床表现

1.黄疸出现的时间早,于出生后 24h 内即可出现,并呈进行性加重,2～3d 即达高峰;或出生后黄疸不明显,4～5d 后出现较明显的黄疸。

2.黄疸发展快,24h 内可明显加重,胆红素每天可增加 85.5μmol/L 以上。

3.黄疸程度较重,黄疸呈杏黄、橘黄或金黄色。

4.黄疸分布范围较广,除头颈躯干、巩膜黄染较明显外,四肢及手足心也黄。

5.大便色黄,尿色浅黄,不染尿布。

6.如血清胆红素$>220.6\mu$mol/L 时常可出现反应较差、食欲低下。

7.如为溶血所致,因贫血而皮肤苍白,降低黄疸色泽呈苍黄色,肝脾常肿大。

8.如为红细胞增多所致,呈多血貌,皮肤深红色,也可影响黄疸颜色。

9.如感染所致,多伴有发热或体温低下及其他感染中毒症状等。随黄疸加重,出现精神萎靡或易激惹时为胆红素脑病的早期表现。

10.胆红素脑症患儿早期即表现为易激惹、尖叫,查体见肌张力减弱,原始反射减弱。多见于出生后 4～10d,溶血性黄疸出现较早,最早可见 1～2d 出现症状。根据进行性的神经症状分为 4 期,即警告期、痉挛期、恢复期和后遗症期。

(1)警告期:属于早期,持续 12～24h,常表现为骨骼肌张力减退、嗜睡、吸吮反射减弱或拒乳、精神萎靡、呕吐,可伴有发热。

(2)痉挛期:持续时间一般 12～24h,预后差,主要临床特点是痉挛、角弓反张和发热。

(3)恢复期:持续时间约 2 周,抽搐渐渐减轻,吸吮力和对外界反应渐渐恢复。

(4)后遗症期:始于病后 1 个月或更晚,一般持续终身。

(三)辅助检查

1.胆红素的检测

(1)微量胆红素仪:检测胆红素,方法简便,只需用少量末梢血(用毛细管取足跟血)离心后,取一滴血清进行比色,当时即可直接显示总胆红素值,以后再取一次静脉血查总胆红素和结合胆红素。早期新生儿各种病因引起的高胆红素血症主要以未结合胆红素增高为主,必要时可查尿胆红素,如为阴性,可初步排除结合胆红素增高。

(2)经皮测胆红素仪:监测胆红素,具有无创、简便等优点。将仪器置于前额或胸骨中部直接读数即可。经皮测胆红素仪与微量测胆红素仪对比,二者也呈良好的线性关系,但此法所测出的值与皮肤的厚薄和肤色有关,只能作为筛查用,不能用以做诊断依据用,仍需进一步测微量血确定诊断。

2. 实验室检查

(1)红细胞及血红蛋白:早期新生儿血红蛋白<145g/L 即可诊断为贫血。

(2)网织红细胞:常显著增高,>6%;有核红细胞增多,可超过 10 个/100 个白细胞;末梢血涂片可见球形红细胞。

(3)改良直接 Coombs 试验:可区分为免疫性和非免疫性溶血所致的高未结合胆红素血症。若改良直接 Coombs 试验阴性,提示为非免疫性溶血或非溶血病所致的高未结合胆红素血症,若改良直接 Coombs 试验阳性,提示为红细胞被致敏,为免疫性溶血。对怀疑新生儿血型不合溶血病者,常同时检测改良直接 Coombs 试验、抗体释放试验和游离抗体试验,简称三项试验。母子血型不合,加前两项试验的任一项,即可确诊。必要时,检测母血间接 Coombs 试验及抗体效价。

(4)排除性试验:疑为 G-6-PD 缺陷可检测高铁血红蛋白还原率,如<0.75(75%)需进一步测 G-6-PD 活性以确诊;疑有红细胞形态异常引起溶血,除仔细检查血涂片有无球形细胞、椭圆形细胞、口形细胞、固缩细胞增多外,红细胞脆性可增加,可做脆性试验协助诊断;疑为血红蛋白病可进行血红蛋白电泳检查,血涂片可见靶形细胞,红细胞脆性试验减低;疑为催产素引起溶血,可测血钠及渗透压,均降低;疑为维生素 E 缺乏所致溶血,可直接测血维生素 E 水平;疑为感染所致溶血,可进行血培养,如为金黄色葡萄球菌感染,白细胞增高,并有中毒颗粒,有明显核左移。杆菌感染白细胞可降低。C 反应蛋白均明显增高,血沉增快。

3. MRI   MRI 能在早期即发现胆红素脑病患儿基底节区短 T_1 信号的特征性改变。神经病理提示早期该区域改变为神经核团的胆红素黄染,而后期才提示神经元的坏死。因此,对于高胆红素血症,尤其是临床诊断胆红素脑病患儿,不仅早期应完善头部 MRI 明确有无 MRI 特征性改变,而且需要定期复查头部 MRI 明确有无特殊区域的 T_2 信号改变。

(四)诊断

对于黄疸患儿首先要区别是生理性还是病理性黄疸,其次如为病理性什么原因,需要进一步做什么检查,是否有害,需要什么治疗。只依据血清胆红素水平不能区分是生理还是病理性黄疸。对于高胆红素血症诊断,尤其已发生核黄疸者,必须通过详细了解病史,全面体格检查及实验室检查进行诊断和鉴别诊断,确定病因。

根据黄疸出现时间的早晚考虑有无溶血、围产、感染或其他因素,明确发病原因。要详细询问母亲妊娠史(有无妊娠合并症、产前有无感染史等)、分娩过程(有无难产史,羊膜早破史,是否用过催产素、镇静或麻醉剂等)、胎儿有无宫内窘迫或出生窒息史。出生后有无低体温、低摄入热量、低血糖、插管或其他侵入性诊断或治疗操作史,或皮肤、脐部、呼吸道感染史。是否为早产儿,小于胎龄儿或糖尿病母亲的婴儿。母亲及新生儿血型、胎次、母亲有无流产、死胎和输血史,同胞兄妹有无黄疸史或家族史。母乳或人工喂养。黄疸出现时间极为重要,出生后 24h 即有明显黄疸并伴贫血征者多为新生儿 Rh 或 ABO 血型不合溶血病;出生后 2~3d 出现明显黄疸,超过生理黄疸范围多由各种围产因素所致,多不伴贫血征;出生后 4~5d 黄疸逐渐加重可因感染或胎粪排出延迟所致。询问尿及粪便颜色、有无反应低下、纳差、发热或体温不升等全身症状。无以上原因,若为母乳喂养者应考虑母乳喂养性黄疸,非母乳喂养者可能为生理性黄疸。

体检时,首先观察黄疸的色泽,如色泽鲜艳并有光泽呈橘黄色或金黄色,重症可稍显苍白,为高未结合胆红素血症的特点;如色泽呈灰黄色或黄绿色多为高结合胆红素血症。其次观察黄疸分布部位,可粗略估计胆红素水平,在无条件立即测胆红素时可做参考。要注意一般情况,有无病态;是否有皮肤苍白、出血点或脓疱疹;有无呼吸困难或暂停,肺部有无啰音;心音是否低钝,有无杂音;肝脾有无肿大,脐轮是否红肿,有无脓性分泌物。对重症黄疸患儿要特别注意有无神经系统早期异常改变,如精神萎靡或易激惹、前囟是否紧张、有无凝视、肌张力有无减弱或增高,新生儿期特有的吸吮反射、拥抱反射、握持反射等是否减弱,还应注意有无全身性水肿、心力衰竭表现。

(五)治疗

早期新生儿发生未结合胆红素血症时均应采取积极的防治措施,以免延误或失去治疗时机,致死或致残,尤其是发病早、进展快者需按急症处理。尽早明确诊断,给予相应处理。

1.一般治疗

(1)体温低下者:采取保暖措施。出生后尽早开奶,按需喂奶,至少每 3h 1 次,摄入热卡不足者静点葡萄糖补充,防止低血糖。缺氧、酸中毒者应及时纠正。

(2)避免使用与胆红素竞争葡萄糖醛酰转移酶或白蛋白结合位点的药物:如磺胺类、新青霉素Ⅱ、利福平、水杨酸盐、消炎痛、维生素 K_3 等。

(3)去除病因:如由感染引起者,及时控制感染。

2.光照疗法　简称光疗,是本症首选的治疗方法,具有作用快、方法简便安全、副作用少、效果明显等优点。

(1)光疗指征

1)在使用推荐方案前,首先评估形成胆红素脑病因素,新生儿处于某些病理情况下,如新生儿溶血、窒息、缺氧、酸中毒(尤其高碳酸血症)、败血症、高热、低血糖等,易形成胆红素脑病,如有上述高危因素应放宽干预指征。

2)24h 以内出现黄疸应积极寻找病因,并给予光疗。

3)24~72h 出现黄疸者,出院前至少要检查一次血清胆红素,出院后 48h 应于社区或医院复查胆红素,以监测胆红素水平。

4)出生后 7d 内(尤其是出生后 3d 内)接近但尚未达到干预标准者,应严密监测胆红素水平,以便得到及时治疗。无监测条件的地区和单位可适当放宽干预标准。

5)"考虑光疗"是指在该日龄的血清胆红素水平,可以根据临床病史、病程和体检做出判断,权衡利弊,选择光疗或严密监测胆红素。

6)早产儿光疗指征:①血清胆红素>205μmol/L(12mg/dl)。②新生儿溶血病,出生后血清胆红素>85μmol/L(5mg/dl)。③超低体重儿血清胆红素>85μmol/L(5mg/dl)。④所有高危儿可行预防性光疗。

（2）光疗方法

1）单光治疗：适用于预防性治疗。光疗箱用 20W 或 40W 蓝色荧光灯管 6～8 只，呈弧形排列，灯管间距 2.5cm，灯管距患儿 35～40cm，置于开放暖箱或闭式暖箱上方，不影响其他治疗的进行。患儿需裸体，每隔 2～4h 翻身 1 次，周围环境温度维持在 30℃左右。一般开放暖箱上方常配备蓝光装置，也有装备蓝光的闭式暖箱，均为单面光疗。

2）双光治疗：适用于胆红素已达高胆红素血症的诊断标准。选用蓝光箱治疗，箱内上下均有 6 只荧光管，排列同上，上方距患儿 35cm，便于对患儿进行护理和操作，下方距患儿 25cm，患儿睡在箱中央有机玻璃板上。因上下方均可受到光照射，而且下方距离缩短，照射到皮肤的强度明显增加，疗效优于单光治疗。

3）毯式光纤黄疸治疗仪：适用于母婴同室母乳喂养的早期新生儿或家庭治疗。治疗仪包括一个主机（体积 24cm×10cm×21cm，移动方便，可置于婴儿床外）和一个光垫[由一条1.2m（4 英尺）长的纤维光缆联接组成]。光垫直接贴于婴儿的胸部或背部，其外包裹衣被，不妨碍喂奶、输液和护理。虽然光垫直接与皮肤接触，但几乎不产生热，也不直接照射脸部，副作用很小。缺点是照射面积较小。

4）冷光源治疗：用蓝光发光二极管作光源，安装在保温箱内，波长为 430nm，光谱中无红外线和紫外线，产热低，光异构化强，可紧贴患儿，提高光疗效应。

（3）光疗时间

1）非溶血性黄疸：8～12h 间断光疗。溶血性黄疸 24h 持续光疗，疗程 4d。

2）尽量裸露，保护眼睛和生殖器，冬天注意保暖，夏天注意降温，液量应增加 20mL/(kg·d)。

3）光疗时可出现发热、皮疹、腹泻、核黄素（维生素 B_2）减少，直接胆红素达 4mg/dl（68μmol/L）时会出现青铜症，此时应停止光疗，停止后青铜症自行消退。光疗期间补充水分、钙剂、维生素 B_2。

（4）光疗注意事项

1）充分暴露小儿皮肤，使之有较大接触面积。一般需裸体，用黑布遮住双眼，防止损伤视网膜；用尿布遮盖生殖器，防止损伤生殖器功能，但遮盖面积勿过大，以免影响疗效。

2）光疗箱的温度要求 30℃左右，湿度 50%。夏季防止过热，冬季注意保暖。箱内应有降温及保暖设备，每 2～4h 测体温及箱温 1 次，以便随时调整。

3）光疗时，每日液体总入量应增加 25%，并应监测尿量。

4）需每 12～24h 监测血胆红素 1 次。

5）每次照射后应做记录，超过 2000h 应更换新管，以免影响疗效。也可用蓝光辐照计测功率，<200W/cm² 时必须换管。

6）详细记录箱温、体温、呼吸、脉搏、进食量、大小便次数。密切观察全身情况，有无呕吐、发绀、皮疹及粪便性状。

7）光疗时哭闹不安者，可给予苯巴比妥，防止皮肤擦伤。

（5）光疗的副作用与防治：见表 1－3。

表1-3 光疗的副作用及防治

副作用	原因	表现	处理
发热	是由于荧光灯的热能所致,夏季更易发生	体温可达38~39℃	适当降低箱温,体温即可下降
腹泻	光疗分解产物经肠道大量排出时刺激肠壁引起	于光疗3~4h后即可出现,大便每日4~5次,呈绿色稀便	稀便量较多时,应注意补充水分。停光疗后腹泻很快停止
皮疹	原因尚不明,可能与光照射和血小板减少有关	光疗1~24h即可出现,表现为斑丘疹、色素沉着或瘀点,分布于面部、躯干及下肢	停光疗后很快消退,不留痕迹
核黄素缺乏与溶血		光疗超过24h,可造成体内核黄素缺乏,由于核黄素吸收高峰在450nm,正是蓝光对胆红素起作用的最大光谱,因此胆红素与核黄素同时分解,造成核黄素缺乏症。由于核黄素水平降低,影响黄素腺嘌呤二核苷酸的合成,导致红细胞谷胱甘肽还原酶活性降低,使溶血加重	故光疗时应短期补充核黄素(每日3次,每次5mg,光疗后改为每日1次,连服3d)
低钙血症	原因尚不明确。有可能是光源中所含紫外线通过新生儿皮肤产生大量维生素D,使钙沉着于骨而致血清钙降低	光疗大于40h可发生,大多无临床症状,少数可引起呼吸暂停、抽搐、发绀	补充钙剂或停光疗后即可恢复
贫血	由于光疗时核黄素被氧化,使红细胞内核黄素水平降低,从而使辅酶Ⅱ的产生受抑制,导致G-6-PD及谷胱甘肽还原酶活性降低,加重溶血和贫血		需及时停止照射
青铜症	阻止了胆管对胆红素光氧化产物的排泄	皮肤呈青铜色,血及尿呈暗灰棕色	及时停止光疗,以后可逐渐消退

3.药物疗法

(1)血浆或白蛋白:与血中未结合胆红素联结,减少游离的未结合胆红素,防止胆红素脑病,适用于早期新生儿尤其是早产儿、重度黄疸及进展快者。血浆用量每次10mL/kg,白蛋白用量每次1g/kg,每天1次,连用3d。

(2)肾上腺皮质激素:只用于重症新生儿溶血病或重症感染新生儿,不要常规使用。注意防止肾上腺皮质功能减退,皮质醇下降等副作用。地塞米松0.3~0.5mg/(kg·d)静点或口服泼尼松,1~2mg/(kg·d),分2次服。

(3)酶诱导剂:用于1周内的新生儿,对32周以下的早产儿效果差,服后3d才能显效,作用慢,自开展光疗以来已较少应用。首选药物为苯巴比妥,用量为每日5mg/kg,分2~3次服,连服4d。也有主张第1次给5mg/kg,以后4mg/(kg·d)维持。或肌内注射10mg/(kg·d)一次,可代替口服3d。或加用尼可刹米,100mg/(kg·d),分2~3次口服,可提高疗效。副作用有嗜睡或吃奶缓慢,影响观察病情。

(4)活性炭或琼脂:选用10%活性炭溶液5mL,每2h服1次。或口服琼脂,每次125~250mg,每日4~6次,连服3~9d。由于服药次数多,仅能作为一种辅助治疗。

(5)静脉注射免疫球蛋白:适用于血型不合引起的同族免疫新生儿溶血病,早期应用可减少换血,临床应用已取得较好效果。多采用一次大剂量疗法,1g/kg 于 6~8h 持续静脉滴入,优于 400mg/(kg·d)连续注射 3d 疗法。

4.换血 换血是治疗早期新生儿重症高未结合胆红素血症最迅速而有效的方法,为急救措施之一。主要用于重症母婴血型不合溶血病,也可用于重症感染(常合并高胆红素血症)。

(1)换血的指征:①血红蛋白<120g/L,伴水肿、肝脾肿大、心力衰竭。②脐血胆红素足月儿>68.4μmol/L(>4mg/dl),早产儿>60μmol/L(>3.5mg/dl)。③出生后 24h 内血清胆红素达 342μmol/L(20mg/dl),或每小时上升>12μmol/L(>0.7mg/dl)。④出现早期核黄疸症状。⑤前一胎有死胎、胎儿水肿、严重贫血史。⑥早产儿适当放宽指征。

(2)血源选择:①Rh 血型不合采用 Rh 血型与母亲同型,ABO 血型与新生儿同型血。②在 Rh(抗 D)溶血病无 Rh 阴性血时,也可用无抗 D(IgG)的 Rh 阳性血。③ABO 血型不合换血时,最好采用 AB 型血浆和 O 型红细胞混合血,也可选用 O 型血或与新生儿同型血。

(3)换血前的准备

1)换血前 1~2h 输白蛋白 1g/kg,有助于血管外的胆红素向血管内转移,并增加白蛋白与未结合胆红素联结量。但贫血和心力衰竭患儿禁用。

2)将患儿放置在辐射式开放抢救台上。若用库存血,需先将储血袋放入保鲜袋中,再浸入温水中(不可超过 38℃,以免发生溶血),轻轻摇动,逐渐升温至 37℃左右。若用加温圈则不必进行预加温。通过上述措施可以保持稳定的正常体温。患儿取仰卧位,暴露放置套管的血管部位。将四肢用夹板、棉垫和绷带固定。术前安置好心肺监护仪,或心前区放置听诊器,用胶布固定好,以便手术中进行监测。手术前停喂奶一次,防止呕吐或吸入,术前抽出胃内容物。肌注苯巴比妥 10mg/kg 或鼻饲 5%水合氯醛 1mL/kg,保持安静。

3)人员配备:换血组由 2 名医生和 1 名护士组成。一名医生负责和指导换血的全过程,监护患儿状态和进行应急处理。一名医生负责持续抽血和协助监护患儿状态。护士负责换血的各项准备工作、静动脉穿刺和套管针留置、输血管道的连接、监护和调整换入血的流速、传递注射器、更换储血袋、冲管、给药和记录。

4)药物准备:500mL 生理盐水 3 瓶、肝素 1 支(100mg/mL)、配制肝素生理盐水 500mL(内含肝素 50mg)备用、硫酸鱼精蛋白 1 支(50mg/5mL)、10%葡萄糖酸钙 2 支、25%葡萄糖 2 支、急救备用药品。

5)器械准备:成人输液泵 1 台,能准确显示预置量、流速和累计量,误差不大于 5%。留置套管针 22G、24G 各 2 只,三通开关 3 只。输血器 1 副,一次性输血管 1 根,一次性 5mL 注射器 10 只,一次性 20mL 注射器按预计换血量准备所需只数,标本试管 5 个。心肺监护仪、血压监护仪、经皮血氧饱和度测定仪。备用复苏囊、面罩、喉镜、气管插管和氧气。

(4)换血方法

1)用枸橼酸血或肝素抗凝血 150~180mL/kg,脐静脉插管(或连续的动—静脉方法)。

2)分次抽出或输入 5~10mL/(kg·min),持续监测心率、呼吸。

3)换血前后测血红蛋白、血细胞比容和胆红素。

4)换血前 1h 和换血后 5~6h 禁食、禁水。

(5)换血后处理

1)每隔半小时观测生命体征 1 次,共 4 次,以后每 2h 1 次共 4 次,观察心功能情况。

2)每隔1～2h测血糖1次,共2～4次,以便及时发现低血糖。

3)每4h测血清胆红素1次,监护胆红素的回升情况。残存的游离抗体继续同患儿红细胞结合,可导致继续溶血,使胆红素再次升高。若又上升至342μmol/L(20mg/dl)以上时,有可能需要再次换血。

4)换血后应在NICU进行监护和光疗,密切观察黄疸程度,有无嗜睡或易激惹、拒奶、抽搐等早期核黄疸表现。若换血后情况良好,无呕吐等异常情况,8h后可恢复喂奶。

(六)治疗心得

1.高未结合胆红素血症占住院新生儿的首位。由于延误诊疗,胆红素脑病仍有发生,严重威胁着新生儿的健康和生命,应引起高度的重视,因本症是完全可以防治的疾病。对早期高危新生儿如黄疸发生早,进展快,程度重,应监测血清胆红素,密切观察病情,及时诊断,给予相应的防治措施,严重者应按急症处理,如Rh血型不合溶血病等。

2.凡是高危儿均应监测胆红素。此外,还应强调日龄,出生后24h内胆红素>102.6mol/L,48h内>153.9mol/L,72h内>205.6mol/L已属病理性黄疸,不需等待220.6mol/L才诊断为高胆红素血症,应及时给予光疗。早产儿本身即为高危儿,如又合并其他高危因素,胆红素达102.6mol/L即应给予光疗。高危儿通过以上预防措施或是能及时明确诊断和积极治疗的住院患儿都能取得防止胆红素脑病的效果。

3.做好产前检查工作也很重要,尽量预防早产和难产,提高接产技术,防止宫内窘迫和新生儿窒息,普及新法接生和复苏技术。对孕妇及新生儿均忌用可使胆红素增高的药物。

4.新生儿溶血病光疗中,胆红素尚可升高,是因光疗并不能阻止溶血,不可认为无效,若上升慢或未达到换血指标,仍可继续光疗。光疗效果不明显时应检查灯管是否已减效。

5.胆红素脑病和核黄疸的区别。急性胆红素脑病主要指出生后1周内胆红素神经毒性引起的症状,而核黄疸则特指胆红素毒性引起的慢性和永久性损害。因此,需要注意的是,新生儿期的急性胆红素脑病如及时干预,可避免神经系统后遗症的发生,即不出现核黄疸表现;而发生黄疸的新生儿,尤其是早产儿或低出生体重儿,由于新生儿期可能缺乏典型的痉挛症状,在新生儿期没有确诊胆红素脑病,而在后期有出现神经系统损害即核黄疸的可能。

二、晚期新生儿高胆红素血症

(一)高未结合胆红素血症

出生后1～4周的新生儿称晚期新生儿。生理性黄疸多于出生后7～10d消退,如迟迟不退,表现为消退延迟,或反而日渐加重,2～3周才达高峰,血胆红素以未结合胆红素增高为主,为晚期新生儿高未结合胆红素血症。

1.病因

(1)胎龄<32周的极低出生体重儿:由于肝功能不成熟,生理黄疸程度重,常于出生1周才达高峰,可延长到2～4周才消退。如伴有其他高危因素,黄疸更加重,血脑屏障功能也尚未成熟,如未经治疗,仍有发生胆红素脑病的可能。

(2)母乳性黄疸综合征:又称晚发性母乳性黄疸。临床特点为生理黄疸高峰期不见减退反而增高,胆红素出生后2～3周才达高峰值,如不经治疗,6～12周才逐渐消退。以未结合胆红素为主,不伴贫血,肝功能正常。患儿无任何症状,吃奶好,体重增长满意。均以母乳喂养为主,停母乳3d,换喂牛奶或配方奶,黄疸明显减退,血胆红素可下降50%。继续母乳喂养,黄疸可稍微加重,胆红素回升 $17.1 \sim 51.3 \mu mol/L$。

(3)先天性甲状腺功能减退:黄疸常是本病早期症状之一,在生理性黄疸基础上,一方面表现为血胆红素浓度超过正常值,可达 $289 \mu mol/L$ 以上,一方面黄疸持续 $2 \sim 3$ 周仍不消退,并同时出现体温降低、反应差(很少哭闹)、食欲差、肌张力低、胎粪排出延迟等症状。在新生儿期较少见本病的典型症状(特殊面容,黏液性水肿等)。

(4)肥厚性幽门狭窄:出生时症状不明显,生后 1 周开始呕吐及大便排出延迟,$2\% \sim 3\%$ 的患儿可出现高胆红素血症,于术后黄疸逐渐消失。

(5)重症感染:晚期新生儿细菌性感染机会增多,如肺炎、肠炎、败血症等,以金黄色葡萄球菌、大肠埃希菌、沙门菌等多见,而且可造成院内流行。

(6)其他:垂体功能减退、21 三体综合征、半乳糖血症、酪氨酸代谢紊乱等早期也可表现为生理性黄疸消退延迟,较少见。重症血型不合溶血病未经治疗,就诊较晚者,1 周后仍可有明显黄疸,溶血可持续 $2 \sim 3$ 周。

2.临床表现　主要表现为生理黄疸消退延迟,或逐渐加重,高峰期可达 $2 \sim 3$ 周,或黄疸已消退又重新出现。黄疸程度轻重不等,重症胆红素可高达 $289 \mu mol/L$ 以上,消退时间可迟至 $6 \sim 12$ 周。胆红素以未结合胆红素为主,故皮肤黄疸色泽仍呈浅杏黄色,粪便色黄,尿色不深。以母乳性黄疸最常见,常不伴有任何症状。由其他原因所致者伴相应症状。多为非溶血性,所以不伴贫血征。肝功能除感染外多正常。由于日龄较大,除早产儿外,不出现核黄疸症状。除重症感染黄疸进展快,病情危重外,一般预后较好。

3.辅助检查

(1)血胆红素检测:晚期新生儿黄疸程度不重且常伴有结合胆红素增高,应尽快测血总胆红素、结合及未结合胆红素值,同时检测谷丙转氨酶,明确为高未结合或高结合或混合性高胆红素血症,并判断有无肝损害。

(2)血红蛋白及红细胞比容:明确为溶血性或非溶血性。免疫抗体检查大多数于 1 周内转阴,但重症 1 周后仍可阳性。

(3)排除性检查

1)疑为甲状腺功能减低时,测血清 T_4 及 TSH 含量。如 $T_4 < 127nmol/L(9.8g/dl)$ 可疑甲低,同时做 TSH,如 $>20mU/L(20U/mL)$ 即可诊断。也可用 X 线检查骨龄,摄 X 线膝关节平片,如股骨远端和胫骨近端骨化中心仍未出现,表示胎儿骨发育迟缓,有助甲低诊断。B 超检查可鉴别甲状腺是否缺如,并可测量甲状腺大小及位置。

2)疑为幽门狭窄:低氯、低钾性碱中毒,血中游离钙降低。但脱水严重,肾功能低下,酸性代谢产物滞留,也可出现代谢性酸中毒。腹部 X 线平片立位时可见胃扩张,胃下界可达第 2 腰椎水平以下,肠内气体少。用稀钡造影可见胃扩张,排空延迟,幽门管细长,$4 \sim 6h$ 后尚有 95% 钡剂留在胃内,即可确诊。超声检查也有助于诊断。

4.诊断　晚期新生儿发生黄疸者较早期新生儿明显减少,如有黄疸大多属病理性黄疸。晚期新生儿生理性黄疸已基本消退,个别尚余有轻度黄疸。溶血或围产因素所致黄疸多发生于出生后 $1 \sim 2d$,经治疗大多数已消退,重症或未完全消退,均有病史及治疗史可提供。重点应了解出生后 1 周内情况,如黄疸史、喂养史等。近期内有无黄疸消退延迟、加重或消退后又出现;粪便及尿颜色;全身情况;有无感染史等。

体检:生长发育情况,全身反应。皮肤有无苍白及感染灶、黄疸程度及分布情况、黄疸色泽(杏黄色或灰黄色)。前囟门凹陷或膨隆。肺部有无啰音、心脏有无杂音,心音是否低钝。腹部有无肠型、蠕动波、肿物,脐轮有无红肿或分泌物,肝脾有无肿大。四肢肌张力及握持反射、拥抱反射是否正常。除黄疸外,无其他异常体征,又为母乳喂养可考虑为母乳性黄疸。如反应低下,多由甲状腺功能减低所致;如有明显感染灶及中毒感染症状多由感染所致;如有脱水及腹部异常所见多考虑幽门狭窄。如黄疸为灰黄色或黄绿色则为高结合胆红素血症的特征。

5.治疗 除体重<1500g早产儿伴有合并症或重症感染患儿发生重度高胆红素血症需积极治疗外,其他原因引起胆红素超过$342\mu mol/L$时,一般也不需要换血或静脉输注丙种球蛋白、白蛋白或血浆等治疗,因晚期足月新生儿血脑屏障功能已相对成熟,发生核黄疸的机会很少,主要以去除病因为主,必要时给予光疗。母乳性黄疸一般认为血胆红素$>342\mu mol/L$或满月后仍$>256.5mol/U$对可停止喂母乳3d代以配方奶,或将母乳挤出加热至56℃15min(破坏母乳中葡萄糖醛酸苷酶),胆红素于2~3d后可下降50%,95%有效。以后继续喂母乳,胆红素可略升高$17.1\sim51.3\mu mol/L$,待自然消退,不需其他治疗。

(二)高结合胆红素血症

高结合胆红素血症在早期新生儿中极少见,主要见于晚期新生儿。临床以阻塞性黄疸为特征,表现为皮肤及巩膜呈黄色,粪便色泽变浅呈灰白色,尿色深黄如茶色可染尿布,肝脾肿大、肝功能异常、血胆红素以结合胆红素为主,引起上述症候群的原因较多,故又称新生儿肝炎综合征。出生后1~4周均可发病。本症需及时明确病因,因采取治疗方法不同,但预后均较差。

1.病因

(1)肝胆道阻塞

1)新生儿肝炎:是最常见的原因,发病于新生儿晚期,均属宫内感染,病因以病毒感染为主,如弓形虫、风疹病毒、巨细胞病毒、疱疹病毒、梅毒螺旋体等病原的检测,以巨细胞病毒引起者更为多见。

2)总胆管囊肿:女婴发病率高于男婴,新生儿期发病者极少,黄疸呈间歇性,腹部可触及囊肿,可伴哭闹、呕吐等症状。超声检查可确诊,应及时手术治疗。

3)先天性胆道闭锁:多见于女婴。肝内闭锁极少见。血胆红素早期结合胆红素增高,晚期肝功能受损,才出现未结合胆红素增高,谷丙转氨酶也逐渐增高。

4)总胆管结石:NICU中常使用全静脉营养,可致胆管结石,应用时间较长可因胆石继发胆道梗阻。

5)胆汁黏稠(胆栓)综合征:总胆管被黏液或稠厚浓缩的胆汁所阻塞,多见于严重的新生儿溶血病后期。

6)总胆管穿孔:由于总胆管狭窄或有腔内阻塞。出生后1~8周均可发病。临床除有梗阻性黄疸外,可见进行性腹胀、腹壁被胆汁染黄,腹腔穿刺有黄染腹水可确诊,需进行外科引流术。

7)外源性胆管受压:可由于腹腔淋巴结、肿瘤或梗阻肠管等压迫总胆管而致胆道梗阻,可经CT或B超确诊,经手术进一步证实。

(2)遗传代谢紊乱

1)半乳糖血症:常染色体隐性遗传,表现肝肿大和黄疸。可同时损害脑及肾,影响智力发育,出现蛋白尿、电解质紊乱及低血糖。新生儿期即可出现症状,进食乳类后出现黄疸、呕吐、体重不增、低血糖等症状。尿中无葡萄糖的还原物质及血中 1－磷酸半乳糖尿苷转移酶低可确诊,需停用乳类制品,以豆类代乳品。

2)果糖血症:临床出现低血糖症状,持续时间长可引起黄疸、肝大、厌食、体重不增等症状。奶中需去除蔗糖。

3)糖原累积病Ⅳ型:常染色体隐性遗传,累积于肝导致肝硬化,出生时肝大而坚实,此型常呈进行性快速性肝衰竭而死亡。肝穿刺可确诊。

4)Nieman－Pick 病:常染色体隐性遗传,临床类似肝炎,出生后头几天即可出现肝大、黄疸、喂养困难,体重不增,继而出现进行性神经系统障碍、脾大,多于婴儿期死亡。肝、脾、骨髓、淋巴结中可见泡沫细胞,是确诊的依据。

5)Gaucher 病:缺乏葡萄糖脑苷脂酶,导致葡萄糖神经酰胺累积于细胞,形成 Gaucher 细胞,因压迫肝正常结构,致肝脏纤维化。少数病例出生后即有肝脾大,食欲差,反应低下和黄疸。

6)Wolman 病:出生后 1～2 周出现黄疸、呕吐、体重不增、脂肪泻、肝脾大、肾上腺钙化等,常在 3～6 个月死亡。

7)酪氨酸血症:常染色体隐性遗传,由于延胡索酰乙酸水解酶缺乏,使血酪氨酸及尿酪氨酸代谢产物增高,蛋氨酸也增高,肝脏有脂肪浸润、肝细胞坏死,进行性肝硬化,急性型在出生后 1～2 周发病,黄疸、肝大、肝功能异常、出血倾向、腹水、多于 1 岁内死亡。

8)染色体病:如 18、21 三体综合征,除有各自的特殊表现外,常伴发肝炎和胆道闭锁,可能与宫内感染有关。

9)α₁ 抗胰蛋白酶缺乏症:常染色体隐性遗传,在出生后不久即可出现厌食、呕吐、黄疸、肝脾肿大等,重症可很快出现肝衰竭而死亡。也可并发败血症,出现出血倾向。

10)垂体功能低下:垂体先天性发育不全或不发育,可有类似肝炎表现,结合胆红素增高、转氨酶升高、低血糖或有甲状腺功能减低表现,但肾上腺皮质激素和生长激素并不缺乏。需用替代疗法治疗。

(3)先天性持续淤胆

1)动脉、肝发育不良:常染色体显性或隐性遗传,40％有家族性。临床有特殊面容、淤胆、后发性角膜青年环、椎弓似蝇样缺损,外周或主干动脉发育不全。50％智能落后。

2)肝内胆管缺如:肝活检可见叶间胆管少或缺如。临床表现为梗阻性黄疸,转氨酶及碱性磷酸酶、胆固醇增高,胆道造影可明确诊断。多于婴儿期夭折。

3)Byler 病:家族性肝内胆汁淤积。表现为进行性淤胆、脂肪痢、生长发育落后,智能落后、出血症状,最后死于肝硬化。

(4)获得性肝内淤胆

1)感染:除宫内感染外,新生儿期也可因细菌感染,如败血症等细菌或毒素直接侵犯肝细胞引起肝内淤胆,出现相应症状,早期积极控制感染,多可恢复。

2)药物:可因药物毒性或特异反应导致肝脏损害,引起淤胆的药物有利福平、无味红霉素、新青霉素Ⅱ、呋喃妥因、吩噻嗪等。

3)全静脉营养:低体重儿持续 2 周以上全静脉营养可发生淤胆。停止输液 1～4 周后肝功能逐渐恢复。

2.临床表现　出生后 1 周内出现黄疸者极少见,多于出生后 2 周开始出现黄疸,逐渐加重。黄疸色泽不鲜艳。略呈暗黄色以至黄绿色,粪便由黄色变为灰白色,尿色由黄色变为茶色。除肝炎可同时出现低热、厌食、呕吐、腹胀、肝大等症状外,一般无全身症状,病程进展缓慢,多于新生儿期后黄疸逐渐加重,因皮肤瘙痒而烦躁,最后出现肝硬化症状和体征。肝大可达肋下 5~7cm,质硬,脾大可达 6~7cm,腹壁静脉怒张,腹水征,会阴及下肢水肿,发展到肝昏迷,或发生大出血而死亡。由感染、药物、全静脉营养所致者,及时治疗,4~6 周可逐渐恢复。由遗传代谢或先天胆管发育异常所致者多伴有各种不同体表特征及智力落后表现,由于治疗困难,预后差。少数可在新生儿期急性发病,病情凶险,很快发生大出血和肝衰竭。

3.辅助检查

(1)肝功能检测:若谷丙转氨酶及碱性磷酸酶增高,提示肝功能已受损。肝炎发病后即有改变;胆道闭锁及遗传代谢病多于后期才有改变,碱性磷酸酶持续增高,而且增高较明显。新生儿期甲胎蛋白均呈阳性反应,如新生儿期后仍阳性,提示肝功能受损。肝炎>35g/mL,胆道闭锁<10g/mL。阳性反应可持续 5~6 个月,随病情好转转阴。如临床症状无好转,而呈阴性反应,提示肝脏受损严重,以致不能再生,预后差。重症患儿白蛋白降低,凝血酶原时间延长。

(2)胆红素检测:测血清总胆红素、结合和未结合胆红素浓度。本症以结合胆红素增高为主。肝炎结合胆红素大多<68.4mol/L,未结合胆红素也增高;胆管闭锁结合胆红素大多>68.4mol/L,后期未结合胆红素才增高。二者尿胆红素均呈阳性。

(3)核素试验:肝胆显影物氮亚胺乙酸(IDA),用锝标记后,用照相机观察肝胆系统的功能状态,肝炎时在 1.5~3h 可见胆囊内出现放射性物质,胆道闭锁时 24h 内尚未出现。

(4)低密度脂蛋白 X:肝炎时可呈阳性,血浓度>400mg/dl。如重症肝炎血浓度较高时,与胆道闭锁不易鉴别。可给患儿服胆酪胺,每日 4g,共服 2 周,如下降支持肝炎,无变化支持胆道闭锁。

(5)过氧化氢(H_2O_2)溶血试验肝炎时呈阴性,少数可阳性。胆道闭锁时多呈阳性。

(6)5′-核苷酸酶:肝炎时正常或稍高,胆道闭锁时明显升高,>251U/L。

(7)十二指肠液的检测:肝炎时十二指肠引流液先为白色黏液状分泌物,4~8h 后变黄,2h 后又呈白色,交替出现。胆道闭锁时无胆色素出现。同时可测胆酸,肝炎为阳性,胆道闭锁为阴性。

(8)胆道造影:口服或静脉造影,由于新生儿肝脏浓缩能力差,均不能显影。

(9)病因学检查

1)宫内感染:检测病原,如测乙肝表面抗原;弓形虫、巨细胞病毒、风疹病毒、单纯疱疹病毒、EB 病毒等。可用 PCR 法测病原,用 ELISA 法测特异性 IgG 及 IgM 抗体或病毒分离。细菌感染应做血、尿、脊髓液培养。

2)总胆管囊肿、结石、外源性胆管受压:腹部 B 超或 CT 有助于诊断。

3)胆汁黏稠综合征、总胆管穿孔、肝内胆管缺如:胆道造影确诊。

4)半乳糖血症:尿中无葡萄糖的还原物质,血及尿中半乳糖增高,红细胞 1-磷酸半乳糖尿苷转移酶含量低。

5)果糖血症:果糖耐量试验血葡萄糖急速下降,果糖、脂肪酸、乳酸上升,或进行果糖 1-磷酸醛缩酶测定。

6)糖原累积症:血内糖原与乳酸明显增高,血糖降低,胰高血糖素试验 30min 内血糖升高 $<1.65mol/L$。

7)囊性纤维性变:可测胰腺功能,胰蛋白酶、糜蛋白酶及淀粉酶均低下。

8)Niemann－Pick 病、Gaucher 病:可在骨髓中找典型的泡沫细胞及 Gaucher 细胞。

9)18、21－三体:应做染色体检查。

10)Wolman 病、酪氨酸血症:依据溶酶体酸性脂酶及延胡素酰乙酸水解酶活性测定确诊。

11)Zellweger 综合征:血清中极长链脂肪酸增高,除肝功能异常外,脑电图、头颅 CT 均异常,肾脏 B 超可发现囊肿。

4.诊断 详细了解母亲妊娠史,妊娠期间有无感染和用药史,前一胎有无淤胆及畸形儿史,有无家族史。了解患儿临床表现,如黄疸出现时间、进展情况、大小便颜色。有无发热、吃奶差、呕吐等全身症状。生理黄疸已消退又出现,肝炎的可能性大;生理黄疸持续不退,胆道闭锁的可能性大。出生后粪便色黄,以后变白,肝炎的可能性大;出生后粪便即色白,胆道闭锁的可能性大。肝炎伴有全身症状,胆道闭锁则无。

体格检查:注意生长发育有无落后情况,全身反应是否低下,有无体表畸形,尤其是特殊面容(前额突出、眼距宽、眼裂上吊、小下颌、耳低位、通贯手等)。皮肤及巩膜黄疸色泽及程度。肝脏大小及质硬程度,脾脏大小,腹部有无肿物,有无腹水征。肺有无啰音,心音是否低钝,有无心律不齐或杂音。四肢肌张力低下或增高,神经反射有无异常。肝炎常伴肺炎、心肌炎等多脏器损害体征,胆道闭锁或遗传代谢病则常伴体表及多脏器畸形,智力低下,肝脾明显肿大。

5.治疗 治疗原则:一根据不同病因治疗原发病,二清除胆汁淤积,防止肝硬化和肝衰竭。

(1)肝炎的治疗

1)加强营养:可酌加糖的供应,但不宜过多。蛋白质供应一般量即可。脂肪摄入量应减少,新生儿应以母乳喂养或配方奶为主,后者可选用低脂配方奶。适当加喂一些葡萄糖水。此外,还应适量补充脂溶性维生素 D、维生素 K、维生素 E,肌内注射较易吸收。重症可静脉点滴葡萄糖、支链氨基酸(可在肝外组织代谢,促进蛋白合成)和脂肪乳剂(补充必需的脂肪酸)。

2)肾上腺皮质激素:泼尼松,每日 $1\sim2mg/kg$ 口服,症状好转逐渐减量,一般疗程为 $4\sim8$ 周,需注意预防其他感染。

3)利胆药:胆酸钠,每次 50mg,每日 $2\sim3$ 次。

4)保肝药:可用肝泰乐,每日 2 次,每次 25mg。多酶片,每日 $1\sim2$ 片。

5)病原治疗:明确为病毒感染者可选用广谱抗病毒药治疗,如三氮唑核苷,每日 $10\sim20mg/kg$,分 2 次肌注;如为疱疹病毒属可选用更昔洛韦,$10mg/(kg\cdot d)$,与干扰素合用效果更好;如为弓形虫引起,可用大环内酯类药物治疗,如螺旋霉素、阿齐霉素等;出生后严重感染由细菌引起者,需选用广谱抗生素积极控制感染。

(2)先天性胆道闭锁的治疗:尽早手术治疗。手术时日龄不超过 60d 者预后较好。术后需用去氢胆酸或泼尼松促进胆汁分泌,静点头孢菌素或氨基糖苷类药物预防胆管炎。术后黄疸不退或退而复现,应在 2 个月内再做手术或进行经皮肝内胆管引流,并可进行胆道冲洗,长期留置导管,获得较好的疗效。仍不能恢复者,可考虑肝移植。

（3）其他病因治疗

1）手术治疗：总胆管囊肿、结石、穿孔、外源性压迫（肿瘤、淋巴结、肠梗阻）；胆汁黏稠综合征、囊性纤维变（可进行胆管冲洗）。

2）饮食治疗：半乳糖血症（停用乳类食品，代以豆类配方奶）、果糖血症（停用蔗糖，代以加乳糖配方奶）、酪氨酸血症（低酪蛋白、低苯丙胺酸、低蛋氨酸膳食）。

3）替代疗法：垂体功能低下。

4）对症及支持疗法：α_1 抗胰蛋白酶缺乏、Zellweger 综合征、糖原累积症、Niemann－Pick 病、Gaucher 病、Wolman 病、Alagille 综合征、Byler 病。

（李建伟）

第二章　小儿危重症

第一节　严重急性呼吸综合征

严重急性呼吸综合征(severe acute respiratory syndrome,SARS)是变异的冠状病毒引起的,以突发高热、咳嗽、呼吸困难为主要症状的综合征。SARS自2002年11月中旬在中国广东省暴发流行开始,当地称为"传染性非典型肺炎",至2003年5月在中国内地达到流行高峰,全国累计病例数达5327例,死亡343例。此次流行中国报道儿童的SARS病例不足80例,以广东、北京地区为主。

一、流行病学

(一)传染源

1.SARS的最初传染源仍未被确定。已知中国广东省珠江三角洲是最初病例的发生地区。

2.SARS流行期间的传染源是SARS患者。目前尚未发现普遍存在SARS隐性感染或健康的SARS病毒携带者。处于潜伏期的病例似乎无传染性。

3.SARS病例在发病后7～10d,病毒负荷量最大、传染性最强。曾有1例患者传播给百余人发病的报道,被称为超级传播者。而病程早、晚期传染性弱,恢复期患者多没有传染性。

(二)传播途径

1.主要通过近距离呼吸道飞沫及密切接触传播。特别是给危重患者行气管插管、气管切开等操作的医护人员,直接暴露于患者大量呼吸道飞沫环境下极易获得感染,曾有医护人员聚集被感染SARS的现象。

2.其他可能传播方式　SARS患者的粪便、尿液、血液中曾检出病毒,因此其他传播方式,如粪口传播等尚不能排除。如香港淘大花园的暴发流行,出现1例伴有腹泻的SARS患者,4周内,在该住宅区的328人发生SARS,而且大部分病例都有腹泻症状,最终经当地排除建筑物内食物或饮用水的污染,而很可能系粪便排水管道系统地面下水口"U"形聚水器干涸而不能起到隔气作用,导致污水气化而发生病毒传播。

(三)易患人群

凡未患SARS的个体均为易感者,但以青壮年为主。临床和血清学调查显示,健康人或其他疾病患者的血清中均无SARS病毒抗体,说明既往在人类中并未发生过SARS。但流行期间,的确可使大部分人受染而产生抗体,具有一定免疫力从而减弱流行趋势。

二、病原学

经世界卫生组织确认冠状病毒的一个变种是引起SARS的病原体。变种的冠状病毒与流感病毒有亲缘关系,但它非常独特,以前从未在人类身上发现,科学家将其命名为"SARS病毒",冠状病毒感染在世界各地极为普遍。

到目前为止,大约有15种不同冠状病毒株被发现,能够感染多种哺乳动物和鸟类,有些可使人发病。冠状病毒引起的人类疾病主要是呼吸系统感染。该病毒对温度很敏感,在33℃时生长良好,但35℃就使之受到抑制。由于这个特性,冬季和早春是该病毒疾病的流行季节。冠状病毒是成人普通感冒的主要病原之一,儿童感染率较高,主要是上呼吸道感染,一般很少波及下呼吸道。另外,还可引起婴儿和新生儿急性肠胃炎,主要症状是水样大便、发热、呕吐,每天可排便10余次,严重者甚至出现血水样便,极少数情况下也引起神经系统综合征。

在 SARS 开始流行,病原学上不清楚期间,曾有衣原体、人类偏肺病毒、副黏病毒和鼻病毒可能是其致病微生物的报道,但最终均肯定地被排除,而且在 SARS 发病中无协同作用,但衣原体可能与多种细菌一样是 SARS 病程后期发生合并感染的病原。

三、发病机制

由于 SARS 临床和尸体病理解剖的研究病例数有限,目前对其发布机制并未完全了解。但是集中的 SARS 病例临床表现和实验室检查以及尸体解剖结果已经显示了其主要的病理生理机制。

(一)肺组织的病理

可见下列三种炎症性变化:

1. 重症肺炎样改变　弥漫性肺实变:肉眼显示广泛实变,镜下为肺泡细胞变性、坏死、灶性出血,肺泡腔内可见脱落的肺泡细胞,泡内含病毒包涵体。

2. 急性呼吸窘迫综合征样改变　弥漫渗出性炎症:肺泡毛细血管明显扩张,肺泡内较多渗出的蛋白和透明膜、炎性细胞,包括单核细胞、淋巴细胞和浆细胞。

3. 肺纤维化样改变　增生性炎症:脱落的肺泡细胞增生形成多核或合体细胞,肺泡周围血管机化性变化形成机化性肺炎。

上述肺组织的广泛渗出、实变、严重水肿和坏死、增生可以是病毒感染引起的直接损害,也可以是病毒感染后期合并继发感染所致的损害。其病理生理机制有全身或脏器局部炎症反应综合征、感染免疫性血管炎、弥散性血管内凝血和感染所致的嗜血细胞反应。

(二)病毒感染直接引起免疫抑制

下列表现提示 SARS 病毒可直接对机体免疫系统造成损害:周围血象白细胞减少,尤其是淋巴细胞显著减少。$CD4^+$ 和 $CD8^+$ T 淋巴细胞显著减低,提示该病毒可能直接感染、破坏这些细胞,使机体免疫功能受抑制。脾脏和淋巴结中所见的病理改变支持此点推测,也可解释为何 SARS 患者早期的特异性 IgM 抗体出现迟,且阳性率低。

四、临床表现

根据有限的病例资料得出,SARS 的潜伏期约2~14d,中位数7d。起病急,以高热为首发症状,70%~80%体温在38.5℃以上,偶有畏寒,可伴有头痛、关节酸痛、乏力,有明显的呼吸道症状包括咳嗽、少痰或干咳,也可伴有血丝痰。重症病例发生呼吸衰竭、ARDS、休克和多脏器功能衰竭。也有 SARS 病例并发脑炎的症状和体征。

一项研究显示,儿童病例也有近100%发热,体温多达38.5℃以上,偶有寒战,个别病例低热,可伴有头痛、关节痛、乏力、腹泻等。重症病例有呼吸急促及发绀,少数有肺部湿性啰音或肺部实变体征。根据广州、北京和香港等文献报道,儿童病例的临床表现比成人轻,几乎没有发生严重呼吸困难,恢复比较顺利。在流行病学统计资料中有1例儿童 SARS 死亡,但未见相关的临床资料。

五、辅助检查

（一）血常规

显示外周白细胞总数正常或减低，淋巴细胞绝对值计数降低。

（二）胸部 X 线

大多数病例在发病 1 周左右可见肺部斑片状或絮状浸润阴影，多为双侧。胸部 CT 可见肺部有累及数个肺小叶的"棉花团"影和磨玻璃样改变，恢复期可留有条索状阴影或肺纹理增粗。

（三）免疫学检查

早期即显示 $CD3^+$、$CD4^+$ 和 $CD8^+$ 丁淋巴细胞减少。有资料显示，一组 SARS 患者的上述 T 淋巴细胞降低的幅度较一组 HIV 感染的水平还低，提示 SARS 病毒感染直接引起免疫细胞抑制。

（四）特异性病原学实验室检查

包括病毒分离、鼻咽分泌物的实时动态聚合酶链反应（RT－PCR）、特异性抗体检测、免疫组化法抗原检测法等实验室检查。但上述技术尚缺乏多家实验室标准化后，因此对其特异性、敏感性等准确度尚有待评估。

六、诊断

对于一种新出现的，已造成流行的疾病给予统一的诊断标准是完全必要的，尽管这种诊断主要是经验性的。而经验性的诊断主要依据是临床表现和流行病学资料，并尽力排除类似表现的其他疾病。

（一）诊断依据

1. 流行病学史　与发病者有密切接触史或来自发病区域者；属于群体发病之一；有明确的传染他人的证据者。

2. 症状与体征　起病急，发热为首发症状，体温高于 38℃；有咳嗽、呼吸急促、肌肉酸痛，肺部可闻及干、湿啰音等。

3. 辅助检查　外周血白细胞计数不高或降低，淋巴细胞计数下降，C－反应蛋白不增高。X 线胸片可见单侧或双侧斑片样阴影。

（二）世界卫生组织（WHO）的诊断标准

1. 疑似病例

（1）发热（体温 38℃ 以上）。

（2）咳嗽或呼吸困难。

（3）症状发生前 10d 有以下一种或多种暴露史：①与可疑或临床诊断 SARS 病例密切接触史。②近期到 SARS 局部传播地区旅游史。③近期在 SARS 局部传播的地区居住史。

2. 临床诊断病例

（1）可疑病例：有与肺炎或呼吸窘迫综合征的胸部 X 线变化类似的改变。

（2）可疑病例：存在一种或多种实验室检测阳性结果。

（3）可疑病例：尸检结果与呼吸窘迫综合征的病理改变一致，但无明确病因。

七、鉴别诊断

与其他病毒性肺炎、支原体、衣原体、细菌性或真菌性肺炎,肺结核、流行性出血热、肺嗜酸细胞浸润性肺炎等进行鉴别。

八、治疗

(一)一般治疗

环境通风、休息、多饮水,加强营养。

(二)高热

物理降温或给予布洛芬等解热药,禁用阿司匹林。

(三)抗病毒治疗

可用利巴韦林 $10\sim15mg/(kg \cdot d)$,静脉或口服 $7\sim10d$。

(四)免疫调节剂

丙种球蛋白 $400mg/(kg \cdot d)$,静脉给药 $3\sim5d$。

(五)激素

首先需严格排除激素的禁忌证,严格掌握应用指征、时机和剂量、疗程,但尚存在意见分歧。重症病例可用甲泼尼龙 $2mg/(kg \cdot d)$,$2\sim3d$ 后逐渐减停。

(六)抗生素

抗生素的作用是治疗继发的细菌感染或防止免疫功能下降者继发感染。

(七)重症病例治疗

按危重监护专业常规对 ARDS、感染性休克和多脏器功能障碍进行给氧、心肺支持和脏器功能支持治疗。

九、儿童病例治疗

全国报告儿童 SARS 病例近 80 例,相对低于成人,临床表现均较轻,均给予综合治疗。包括隔离、环境通风、休息、加强营养、低流量吸氧、清热解毒中药以及预防性抗生素等治疗。香港报道的 10 例 SARS 患儿均以利巴韦林 20mg/kg、口服泼尼松或静脉滴注甲泼尼龙 $10\sim20mg/kg$ 治疗,抗病毒治疗 $1\sim2$ 周,激素使用 $2\sim4$ 周后减量停药,其中 4 例给氧、2 例行辅助呼吸机治疗,均康复。SARS 流行病学资料有 1 例小儿死亡病例,但未见相关报道,亦未见后遗症报道。

(方鹏)

第二节　重症肺炎

肺炎是常见的儿童疾病之一,也是导致婴幼儿死亡的主要疾病。重症肺炎除了有严重的呼吸功能障碍以外,由于缺氧、病原毒素或坏死组织释放及全身性炎症反应,导致其他脏器的结构和功能异常。临床上除了严重的呼吸困难外,还伴有呼吸衰竭、心力衰竭、中毒性肠麻痹、中毒性脑病、休克及弥漫性血管内凝血等多脏器多系统功能障碍以及全身中毒症状,属于儿科危重疾病,应积极处理。

一、临床表现

(一)一般临床表现

多起病急,骤起高热,但新生儿、重度营养不良患儿可以不发热,甚至体温不升。此外,还可有精神萎靡、面色苍白、纳差等表现。

(二)呼吸系统的临床表现

1.气促与呼吸困难　患儿有明显的气促和呼吸困难,呼吸频率加快,并可伴有鼻翼扇动、三凹症、唇周发绀等表现。不同年龄段有不同表现:①新生儿与小婴儿突出表现为点头状呼吸、呻吟、口吐白沫和呼吸暂停。②婴幼儿易出现气促、呼吸困难,这与肺代偿功能差、气道较为狭窄有关,不能完全反映肺实质的炎症程度;但大龄儿童如出现明显的气促与呼吸困难,除非为哮喘样发作,否则提示有广泛的肺部病变或严重的并发症。肺部体征因感染的病原类型、病变性质和部位不同有所差别,可以有局限性吸气末细湿啰音;如有肺大片实变或不张,局部叩诊呈浊音、语颤增强、呼吸音减弱或出现支气管呼吸音,但在小婴儿由于哭吵、不配合、潮气量小等原因,有时很难发现,需要仔细、反复的检查。

2.呼吸衰竭　是由于广泛肺泡病变或严重的气道阻塞,不能进行有效的气体交换,吸入氧气和呼出二氧化碳能力不能满足机体代谢需要,从而引起机体各脏器的一系列生理功能和代谢紊乱。呼吸困难持续恶化,出现呼吸节律紊乱,严重时可出现呼吸暂停,并伴有嗜睡或躁动等精神症状。根据发病机制及临床表现,可以把呼吸衰竭分为2种类型。

(1)呼吸道梗阻为主。这类患儿肺部病变并不一定很严重,由于分泌物、黏膜炎性肿胀造成小气道广泛阻塞,以及气道阻塞的不均一性引起的通气血流比例失调;缺氧明显的同时合并有较重的二氧化碳潴留,易伴发脑组织水肿,比较早出现中枢性呼吸功能异常,如呼吸节律改变或暂停,多见于小婴儿,血气改变属于Ⅱ型呼吸衰竭:$PaO_2 \leqslant 6.67kPa(50mmHg)$,$PaCO_2 \leqslant 6.67kPa(50mmHg)$。

(2)肺实质病变为主。肺内广泛实质病变,影响肺的弥散功能,缺氧症状比二氧化碳潴留明显,有时由于缺氧引起的每分钟通气量增加,反而导致二氧化碳分压降低。血气改变符合Ⅰ型呼吸衰竭:$PaO_2 \leqslant 6.67kPa(50mmHg)$,$PaCO_2 < 6.67kPa(50mmHg)$。

3.呼吸窘迫综合征(Acute Respiratory Distress syndrome,ARDS)　又称成人型呼吸窘迫综合征,重症肺炎是ARDS发生的主要原因之一。肺部感染时,肺泡萎陷、肺透明膜及肺微血栓形成,导致肺弥散功能障碍和通气血流比例失调;表现出进行性呼吸困难,难以纠正的低氧血症,肺部胸片显示磨玻璃样改变,甚至白肺样改变。血气分析呈持续性低氧血症,$PaO_2 \leqslant 6.67kPa(50mmHg)$,$(A-a)DO_2 > 26.7kPa(200mmHg)$,$PaO_2/FiO_2 \leqslant 26.7kPa(200mmHg)$。

4.肺炎并发症　常见肺炎并发症为肺大泡、脓胸和脓气胸。多见于肺部葡萄球菌感染,感染与炎症破坏毛细支气管上皮组织,造成不完全性阻塞和气体呼出障碍,产生肺大泡;肺大泡破裂入胸腔,导致气胸与脓气胸。肺炎患儿在治疗观察期间,如果出现呼吸困难加重,应考虑到出现并发症的可能,可做体检及胸部X线检查。

(三)肺外脏器的临床表现

1.循环系统　常见心肌炎和急性充血性心力衰竭,缺氧、病原毒素可引起心肌炎;而缺氧引起的肺小动脉收缩、肺动脉高压则是引起急性充血性心力衰竭的主要因素,尤其见于有心脏疾患的患儿(如先天性心脏病)。急性充血性心力衰竭主要表现为:①呼吸困难突然加重,呼吸频率超过60次/min,而不能以肺炎或其他原因解释。②心率突然加快,160～180次/min,不能以发热、呼吸困难等原因解释;部分患儿可出现心音低钝或奔马律。③肝脏进行性增大,排除肺气肿引起的膈肌下移所致,在大龄儿童可见颈静脉怒张。④骤发极度烦躁不安、面色发灰、紫绀加重。⑤少尿或无尿,颜面眼睑或双下肢浮肿。

2.神经系统 缺氧、二氧化碳潴留、毒素和各种炎症因子作用于脑组织与细胞,脑血管痉挛、脑组织与细胞水肿,颅内压增高,可引起精神萎靡、嗜睡或烦躁不安,严重者有中毒性脑病表现,如昏睡或昏迷、抽搐、一过性失语、视力障碍,甚至呼吸不规则、瞳孔对光反射迟钝或消失。患儿可有脑膜刺激症状、前囟隆起、眼底视神经乳头水肿,脑脊液检查除了压力和蛋白增高外,其他均正常。

3.消化系统 低氧血症、病原毒素以及应激反应导致胃肠道血液供应减少,易使胃肠黏膜受损。轻者表现为胃肠道功能紊乱,食纳差、呕吐、腹泻及轻度腹胀,肠鸣音减弱;重者可有中毒性肠麻痹,多在呼吸衰竭没有及时纠正,并出现心力衰竭和休克的基础上,腹胀进行性加重、呕吐咖啡样物、肠鸣音消失。由于膈肌上抬,影响呼吸运动,进一步加重呼吸困难。

4.休克及弥漫性血管内凝血 细菌感染,特别是革兰氏阴性菌感染,一些细菌毒素,全身性炎症反应及缺氧等因素,导致微循环功能障碍。在原发肺部疾病恶化的基础上,表现出四肢冰凉、皮肤花纹、脉搏细速、血压降低、尿量减少、眼底动脉痉挛、静脉迂曲扩张;如未经及时处理可引起弥漫性血管内凝血,皮肤黏膜出现淤点淤斑,以及便血呕血等消化道出血。终末期可以出现肺出血。血小板进行性下降、外周血涂片有大量破碎的红细胞、异型红细胞超过2%、凝血酶原时间延长、纤维蛋白原含量下降、3P试验和血D-二聚体阳性。

二、辅助检查

(一)外周血象

细菌性肺炎时可以出现白细胞总数增加,中性粒细胞比例增高,并有核左移现象。对有弥漫性血管内凝血倾向或临床表现的患儿,应反复随访血象。血小板进行性降低,应注意弥漫性血管内凝血的可能性。

(二)血气分析

可以了解呼吸功能状态,判断呼吸衰竭的类型,用以指导临床治疗及疗效判断。此外,患儿出现难治性代谢性酸中毒,应考虑有早期休克的可能性。

(三)X线检查

可以了解肺部病变的程度与性质,一些病原引起的肺炎具有特殊的影像学特征。如肺大泡、脓胸、脓气胸及肺脓肿是金黄色葡萄球菌的影像学特点;大叶性肺炎多由肺炎链球菌感染所致;支原体肺炎可表现出游走性云雾状浸润影;而病毒性肺炎更多表现出小斑片状渗出影或融合影以及肺气肿表现。如果患儿病情突然加重,应及时摄片以排除并发症出现的可能性,如肺大泡、脓胸、脓气胸及纵隔气肿等。

(四)C反应蛋白和前降钙素原的测定

两者血清水平升高,提示细菌感染。血清水平的动态观察有助于了解疾病的发展与治疗效果。

(五)病原学检查

细菌检查可以做鼻咽部分泌物、气道分泌物(插管患儿)、胸腔穿刺液革兰氏染色涂片和细菌培养，以及血培养检查。

1.涂片　发现形态和染色单一的病原以及白细胞中较多的病原菌，对治疗有一定的指导价值。肺炎链球菌为呈镰刀状成串排列的双球菌，金黄色葡萄球菌为成簇分布的革兰氏阳性球菌，流感嗜血杆菌为革兰氏阴性球杆菌，肺炎克雷白杆菌或肠杆菌为革兰氏阴性杆菌。

2.细菌培养　有 $25\%\sim50\%$ 的获得性肺炎痰培养阳性；有菌血症的患儿，痰培养阳性率为 $40\%\sim60\%$。血液、胸腔积液或肺泡灌洗液中分离出的病原菌具有高度的特异性，但住院肺炎患儿的血培养阳性率仅为 $5\%\sim20\%$，伴有胸腔积液的肺炎只占住院肺炎患儿 15%。病毒学检查可用鼻咽部灌洗液病毒分离或免疫荧光检查，或双份血清病毒抗体检查；非典型病原可用鼻咽部灌洗液抗原（免疫荧光或酶联免疫法）或 DNA（PCR 方法）测定，或双份血清非典型病原抗体测定。

三、诊断与鉴别诊断

肺炎患儿，如同时合并有全身中毒症状、呼吸衰竭及肺外各脏器功能异常，可以诊断为重症肺炎。临床上应排除其他疾病引起的肺部炎性改变，以及治疗肺炎时药物对各脏器的不良反应；同时为了及时有效地进行临床治疗，应根据患儿的临床特点、初步实验室检查，需要进行肺炎的病原学诊断。

（一）金黄色葡萄球菌肺炎

本病为支气管肺组织的化脓性炎症，多见于婴幼儿。起病急，进展快，有弛张高热或稽留热，以及精神萎靡、面色苍白等全身中毒症状，皮肤常见猩红热样或荨麻疹样皮疹。肺部体征出现较早，易发生循环、神经及消化系统功能障碍；并发症以肺大泡、气胸、脓气胸及肺脓肿比较常见。外周血白细胞数明显增高（$>15\times10^9/L$），以中性粒细胞增高为主，可见中毒颗粒；部分患儿外周血白细胞数偏低（$<5\times10^9/L$），提示预后不良。进一步痰液、胸腔液及血液细菌培养可以明确诊断。

（二）肺炎双球菌肺炎

重症患儿多为大叶性或节段性肺炎，大龄儿童常见，起病急，突发高热、寒战、胸痛，以及咳嗽、气急，少数患儿咳铁锈色痰，胸部体检有肺实变体征。胸部 X 线检查显示大叶性或节段性实变阴影。

（三）支原体肺炎

是由肺炎支原体引起，重症患儿多见于 5 岁以上儿童，以高热及刺激性剧咳为主要表现；但由于肺炎支原体与人体某些组织存在部分共同抗原，感染后可引起相应组织的自身抗体，导致多系统的免疫损害，如溶血性贫血、血小板减少、格林－巴利综合征及肝脏、肾脏的损害。胸部 X 线显示节段性实变阴影或游走性淡片状渗出影，可伴有少量胸膜渗出，外周血白细胞数及分类均正常，冷凝集试验阳性有助于诊断，但确诊需要双份血清特异性抗体或胸水特异性抗体检查，以及鼻咽部分泌物、胸水支原体抗原或 DNA 检查。

（四）腺病毒肺炎

多由 3、7 两型腺病毒引起，其次为 11、21 型腺病毒。为支气管肺实质出血坏死改变，支气管上皮广泛坏死、管腔闭塞及肺实质严重炎性改变，往往有明显的中毒症状及喘憋表现。多见于 6 个月到 2 岁的儿童，骤起时稽留高热、剧咳，伴有明显的感染中毒症状，如面色苍白、精神萎靡、嗜睡，剧烈咳嗽伴喘憋、气急、发绀。易并发中毒性心肌炎和心力衰竭，但肺部体症出现较晚,发热3~5d出现肺部湿啰音,胸部X线较早显示片状或大片状阴影,密度不均,可有胸膜反应。外周血白细胞数降低,鼻咽分泌物病毒分离或抗原测定,以及双份血清特异性抗体检查有助于病原学诊断。

（五）呼吸道合胞病毒性肺炎

由呼吸道合胞病毒引起,炎症主要波及毛细支气管,导致不同程度的小气道阻塞,引起弥漫性肺气肿及部分肺不张,肺部渗出性改变较轻。多见于6个月以下患儿、早产儿、支气管肺发育不良、先天性心脏病患儿病情重。中毒症状轻,但有明显喘憋及呼气性呼吸困难,双肺广泛哮鸣音,喘息缓解后可闻较多湿啰音。胸片显示高度肺气肿及少许斑片状渗出影。外周血白细胞数降低,鼻咽分泌物病毒分离或抗原测定,以及双份血清特异性抗体检查有助于病原学诊断。

（六）革兰氏阴性杆菌肺炎

常见大肠艾希杆菌、肺炎克雷白杆菌、铜绿假单孢菌等,多见于新生儿、婴儿以及气管插管或切开、大量使用抗生素的患儿,起病相对较缓,但细菌耐药性强,治疗不当会导致疾病进行性恶化。

四、处理措施

（一）呼吸支持与护理

近年来,由于广泛肺实质病变的重症肺炎患儿已经减少,而低龄儿童因呼吸道阻塞、呼吸肌疲劳引起的通气功能障碍逐渐增多,及时有效的呼吸支持和护理尤为重要。

1. 保持呼吸道通畅　气道分泌物黏稠、黏膜水肿及支气管痉挛导致气道梗阻,分泌物排泄不通畅,会加重呼吸肌疲劳,促进呼吸衰竭的发生与发展。尽可能避免气道分泌的干结,促进分泌物的排泄,缓解气道黏膜肿胀与痉挛,维护气道有效的功能状态。

（1）保持环境合适的温度（室温20℃）与湿度（相对湿度50%~60%）。

（2）保证液体摄入,液体的摄入量应考虑当时的脱水情况、是否存在心功能异常、发热等因素,过多的液体摄入会加重心脏的负担,并促进肺水肿的发生,反而会加重病情。一般重症肺炎的患儿的静脉液体按每天60~80mL/kg给予。

（3）给予超声雾化或祛痰药物,反复拍背吸痰以及体位引流,能够减少痰液黏稠度,促进痰液排出。

（4）对有喘憋、肺气肿比较明显的患儿可以吸入支气管扩张药物,解除气道痉挛和黏膜水肿。

2. 氧疗　重症肺炎患儿应给氧,以减缓呼吸肌疲劳、减轻心脏负荷及肺动脉高压。可以鼻导管给氧,氧流量0.75~1.5L/min,维持动脉血氧分压在8.0~12.0kPa（60~90mmHg）或血氧饱和度在92%以上；缺氧明显的可以面罩或头罩给氧,若出现呼吸衰竭或病情进行性恶化可考虑机械通气。

3. 气管插管与机械通气　对于明显呼吸肌疲劳、呼吸衰减进行加重的患儿,可及时给予气管插管与机械通气,以去除由于呼吸肌疲劳、分泌物堵塞造成的通气功能障碍,同时也可以改善气体的肺内分布,减少通气血流比例失调,促进气体的弥散,缓解机体的缺氧和二氧化碳潴留。

（二）抗感染治疗

重症肺炎细菌感染多见,应积极尽早抗感染治疗。根据患儿的年龄、临床表现和胸部X

线特点,结合本地区病原流行病学资料、是否有基础疾病、社区抑或院内感染,立即进行经验性药物选择;同时进行必要的病原学检查,根据治疗效果、病原学检查结果和药物敏感试验调整药物。

(三)血管活性药物的应用

重症肺炎对机体的影响除了缺氧和二氧化碳潴留外,病原毒素及炎症因子造成的局部或全身微循环障碍,是肺炎并发中毒性脑病、中度性肠麻痹、休克及 DIC 的重要因素,因此积极改善机体的微循环状态是治疗重症肺炎的重要环节。常用的药物包括多巴胺、酚妥拉明和山莨菪碱。

(四)糖皮质激素的应用

对于全身炎症反应强烈,中毒症状明显,伴有严重喘憋、中毒性脑病、休克的患儿应使用糖皮质激素抑制炎症反应,改善机体各脏器的功能状态,减轻全身中毒症状。可以选用甲基强的松龙、地塞米松和氢化可的松。

(五)对症处理

1.急性充血性心力衰竭

(1)强心:强心药首选地高辛,口服饱和量为小于 2 岁者 $0.04\sim0.06mg/kg$,大于 2 岁者 $0.03\sim0.04mg/kg$;多选择静脉给药,剂量为 3/4 口服量。首剂为 1/2 饱和量,以后每 $6\sim8h$ 1 次,每次给 1/4 饱和量。维持量为 1/5 饱和量,每日分 2 次给药,于洋地黄化后 12h 给予。

(2)扩管:可选用酚妥拉明、多巴胺及血管紧张素转换酶抑制剂(卡托普利、依那普利)。

(3)利尿:可以减少充血性心力衰竭导致的水钠潴留,减轻心脏的负荷量。对于洋地黄药物治疗效果不满意或伴有明显水肿的患儿,宜加用快速强效利尿药,如呋塞米或依他尼酸。

(4)镇静:休息,尽可能避免患儿哭吵,以降低耗氧量;必要时可适当使用镇静药,如苯巴比妥、非那根、水合氯醛等。

2.中毒性肠麻痹　　应禁食、胃肠减压,加用多巴胺、山莨菪碱或酚妥拉明,改善肠道循环和功能。

3.中毒性脑病　　用甘露醇或甘油果糖减轻颅内压,减少液体量每日 $30\sim60mL/kg$。必要时可以加用利尿药物。

(方鹏)

第三节　哮喘持续状态

哮喘持续状态是指哮喘发作时出现严重呼吸困难,持续 $12\sim24h$ 以上,合理应用拟交感神经药及茶碱类药物仍不见缓解者。其主要病理改变为广泛而持续的气道平滑肌痉挛、黏膜水肿和黏液栓塞,而导致明显的通气功能障碍,如不及时治疗可发展成呼吸衰竭至死亡。

一、病因

(一)持续的变应原刺激

变态反应为支气管哮喘的主要原因。具有过敏体质者接触特异性抗原后,体内即产生特异性反应素抗体(IgE),IgE 与支气管黏膜和黏膜下层的肥大细胞及血液中嗜碱性粒细胞等靶细胞表面的 Fc 段受体结合,即产生致敏作用。当机体再次接触抗原时,抗原即与 IgE 分子的 Fab 段结合,通过一系列反应而激活磷酸二酯酶,水解环磷酸腺苷(cAMP)。由于 cAMP 浓度下降,导致肥大细胞脱颗粒而释放其内的活性物质,如组胺、5-羟色胺、慢反应物质、缓激肽和嗜酸性细胞趋化因子等。这些物质可直接或间接通过刺激迷走神经引起支气管平滑肌收缩,组织水肿及分泌增加。当有持续的变应原刺激时,上述过程不断发生,而致哮喘不能被控制或自然缓解。

(二)感染

病毒感染为内源性哮喘的发病原因,有外源性过敏原所致的哮喘病儿,亦常因呼吸道感染而诱发哮喘。且在儿科其他感染所致的喘息性疾病如毛细支气管炎、喘息性支气管炎与哮喘关系密切,三者都表现为气道高反应性,有不少病儿以后发展成哮喘。感染因素中以病毒为主,细菌感染无论在哮喘发作还是在支气管哮喘的继发感染中均不占重要地位。有学者通过检测呼吸道合胞病毒(RSV)和副流感病毒感染病儿鼻咽分泌物中的特异性 IgE 发现,感染 RSV 和副流感病毒后发生喘鸣的病儿,其鼻咽分泌物中 IgE 滴度明显高于只患肺炎或上呼吸道感染而无喘鸣者,且前者在 3 个月的观察中 IgE 滴度持续上升。以上结果表明,病毒感染可引起与外源性哮喘类似的 I 型变态反应。病毒感染还可使气道反应性增高,可能通过以下几种途径。

1.引起支气管黏膜上皮损伤,抗原物质易渗入上皮间隙与致敏的靶细胞结合;同时上皮损伤暴露了气道上皮下的激惹受体或胆碱能受体,当其与刺激物接触时被活化,可引起气道的广泛收缩。

2.某些病毒能部分抑制 β 受体,还可使循环血中的嗜碱性细胞容易释放组胺和免疫活性介质。

3.病毒感染可刺激神经末梢受体,引起自主神经功能紊乱,副交感神经兴奋,支气管收缩。

4.RSV 与抗 RSV 抗体复合物可引起白细胞释放花生四烯酸代谢产物,引起支气管平滑肌收缩。

病毒感染引起哮喘发作原因可能是多方面的,一方面引起炎症反应和气管高反应性,另一方面可引起机体免疫功能紊乱伴 IgE 合成过多。因此当感染持续存在时,哮喘发作常难以控制。

(三)脱水及酸碱平衡失调

哮喘持续状态时,由于张口呼吸、出汗以及茶碱类的利尿作用等使体液大量丢失,易造成脱水。失水可致痰黏稠形成痰栓阻塞小支气管,同时脱水状态下,对肾上腺素常呈无反应状态。肺通气障碍造成缺氧及高碳酸血症可致呼吸性酸中毒及代谢性酸中毒,均可使支气管扩张剂失效。因此当哮喘发作合并脱水及酸中毒时常常不易控制。

(四)呼吸道热量或(和)水分的丢失

急性哮喘初发阶段常呈过度通气状态,造成气道局部温度下降及失水,成为对呼吸道的持续刺激,引起支气管反应性收缩,使呼吸困难进一步加重。

(五)其他因素

如精神因素、合并心力衰竭、肾上腺皮质功能不全或长期应用皮质激素而耐药时,发作常不易控制而呈持续状态。

二、诊断要点

哮喘持续状态时临床表现为严重呼吸困难,端坐呼吸,呼吸表浅,呼吸节律变慢,哮鸣音减低甚至消失,发绀,面色苍白,表情惊恐,大汗淋漓。当发作持续时间较长时,病儿可呈极度衰竭状态,紫绀严重,持续吸氧不能改善,肢端发冷,脉搏细速,咳嗽无力,不能说话,甚至昏迷。如不及时治疗或治疗不当则可发生呼吸衰竭或因支气管持续痉挛或痰栓阻塞窒息死亡。

当病儿出现上述表现,并且经合理应用拟交感神经药及茶碱类药物治疗 12～24h 仍不缓解,再结合以往反复发作史及过敏史,排除其他可造成呼吸困难的疾病如毛细支气管炎、喘息性支气管炎、气管异物等即可做出哮喘持续状态的诊断。

三、病情判断

虽然近年来对哮喘的治疗有了一系列改进,但病死率并没有下降,在某些国家反而有所上升。原因可能在于对哮喘持续状态患者的严重性认识不足,对哮喘病儿的监测不够,没有对病儿的病情做出明确判断或没有给予进一步的治疗,亦没有充分重视发作间期的预防,以及哮喘急性发作时支气管扩张剂及皮质激素用量不足。重症哮喘持续状态可发生呼吸衰竭、心力衰竭、严重水电解质及酸碱平衡紊乱,易窒息而导致死亡。哮喘持续状态预后不佳,应予充分重视。

四、治疗

(一)吸氧

氧气吸入可改善低氧血症,防止并纠正代谢性酸中毒。一般以 4～5L/min 流量为宜,氧浓度以 40％为宜,相当于氧流量 6～8L/min,使 PaO_2 保持在 9.3～12.0kPa(70～90mmHg),如用面罩将雾化吸入剂与氧气同时吸入,更为理想。

(二)纠正脱水及酸碱平衡失调

脱水及酸中毒常常是造成哮喘持续难以控制的重要原因,因此补液及纠正酸中毒是控制哮喘的有效方法。补液量可根据年龄及失水程度计算。开始以 1/3～1/2 张含钠液体,最初2h 内给 5～10mL/(kg·h),以后用 1/4～1/3 张含钠液维持,有尿后补钾。呼吸性酸中毒应该靠加强通气来改善,轻度代谢性酸中毒可通过给氧及补液纠正,只有在明显的代谢性酸中毒时才使用碱性液。计算公式为:碱性液用量(mmol)＝0.15×体重(kg)×(－BE)(碱缺乏),稀释至等张:碳酸氢钠为 1.4％,乳酸钠为 1.87％,三羟甲基氨基甲烷(THAM)为 3.6％。当应用碳酸氢钠来纠正代谢性酸中毒时,机体内必将产生大量碳酸,加重了呼吸性酸中毒,因此加强通气才是防止和治疗酸中毒的根本措施。从此考虑,碱性液应先选用乳酸钠及THAM,可避免体内产生大量的碳酸。

(三)支气管扩张剂的应用

1.β受体兴奋剂　β受体兴奋剂通过直接兴奋支气管平滑肌上的β受体,而使支气管扩张。可雾化吸入,也可全身用药。

(1)沙丁胺醇(舒喘灵):溶液雾化吸入,舒喘灵几乎为纯 β_2 受体兴奋剂,对心血管不良反应小,雾化吸入为治疗急性哮喘的首选方法,常用的气雾剂因微粒不够细,不易进入气道深处而效果不满意。可将 0.5％舒喘灵溶液根据年龄按下表 2－1 剂量加入超声雾化器中,面罩吸入。

表 2—1 不同年龄患者吸入舒喘灵雾化浓度的配制

年龄(岁)	0.5%舒喘灵(mL)	蒸馏水(mL)
1～4	0.25	1.75
～8	0.5	1.5
～12	0.75	1.25

如病情严重,开始时每隔 1～2h 吸入 1 次,并注意心率和呼吸情况的监护,好转后 6～8h 吸入 1 次。亦可用氨哮素雾化吸入,4mg/100mL,每次吸入 10～15mL,一般每日 2～3 次。

(2)舒喘灵静脉注射:应用本药雾化吸入及静滴氨茶碱无效时,可考虑静脉注射舒喘灵。学龄儿剂量为 5μg/(kg·次),病情严重时,亦可将舒喘灵 2mg 加入 10%葡萄糖溶液 250mL 中静脉滴注,速度为 8μg/min(即 1mL/min)左右,静脉滴注 20～30min。严密观察病情,注意心率变化,若病情好转应减慢滴速。6～8h 后可重复用药,学龄前儿童舒喘灵剂量应减半。

(3)异丙肾上腺素:经用茶碱类、皮质激素及其他支气管扩张剂无效时,可考虑异丙肾上腺素静滴。将本药 0.5mg 加入 10%葡萄糖液 100mL 中,最初以每分 0.1μg/kg 的速度缓慢滴注,在心电和血气监护下,可每 10～15min 增加 0.1μg/(kg·min),直至 PaO_2 及通气功能改善,或心率达到 180～200 次/min 时停用。症状好转后可维持用药 24h。

(4)抗胆碱药:异丙托溴铵(爱喘乐)与 $β_2$ 受体激动剂联合吸入,可增加后者的疗效,该药主要通过降低迷走神经张力而舒张支气管,哮喘持续状态时与舒喘灵溶液混合一起吸入,不大于 2 岁者,125μg(0.5mL)/次;2 岁以上者,250μg(1mL)/次,其他用法同舒喘灵。

(5)硫酸镁:主要通过干扰支气管平滑肌细胞内钙内流起到松弛气道平滑肌的作用,在用上述药物效果不佳时,往往能收到较好疗效。其用法为 0.025g/kg(即 25%硫酸镁 0.1mL/kg)加入 10%葡萄糖液 30mL 内,20～30min 内静滴,每日 1～2 次。给药期间应注意呼吸、血压变化,如有过量表现可用 10%葡萄糖酸钙拮抗。

(6)特布他林(博利康尼):每片 2.5mg,儿童每次 1/4～1/2 片,每日 2 次,亦有人用作雾化吸入治疗,对喘息患者取得一定疗效。

2.茶碱 茶碱类扩张支气管平滑肌的作用机制尚未完全明了,过去普遍认为是通过抑制磷酸二酯酶,减少 cAMP 的水解,使细胞内 cAMP 浓度升高,而产生平滑肌松弛作用。近来研究表明,茶碱的作用是多方面的:支气管平滑肌上存在腺苷受体,腺苷受体兴奋可使平滑肌收缩,茶碱类可与腺苷竞争支气管平滑肌上的腺苷受体,使支气管扩张;茶碱还可抑制变态反应中介质的释放并增加 cAMP 与 cAMP 结合蛋白的亲和力,使 cAMP 作用加强;还可刺激肾上腺髓质释放肾上腺素及去甲肾上腺素。茶碱的最适治疗血药浓度为 10～20μg/mL,血药浓度超过 20μg/mL 时将随着血药浓度的增加出现各种不良反应。茶碱的有效血药浓度范围窄,因此有条件最好做血药浓度监测。哮喘持续状态时氨茶碱负荷量为 4 岁以下 6mg/kg,5～10 岁 5.5mg/kg,10 岁以上 4.5mg/kg,稀释后在 20min 内缓慢静脉注入。如 6h 内已用过茶碱类药物,应酌情减量(如用 1/3～1/2),然后再以维持量持续静脉点滴,速度为 1～9 岁 1mg/(kg·h),9 岁以上 0.8mg/(kg·h)。因茶碱清除率个体差异大,最好有血药浓度监测,以调整剂量,使血药浓度维持在 10～20μg/mL 之间。

3.其他支气管扩张药

(1)普鲁卡因:曾有报道应用普鲁卡因静脉滴注进行治疗,有效率为 100%。其作用机制尚不明确,可能是通过提高腺苷酸环化酶的活性使细胞内 cAMP 浓度升高或是直接对平滑肌有抑制作用。剂量为 3~5mg/(kg·次),最大不超过 10mg/(kg·次),加入 10％葡萄糖液 50~100mL 内静脉滴注,每天 1 次,严重者 6h 后可重复 1 次。

(2)维生素 K_1:作用机制不明,实验证明有解除平滑肌痉挛的作用。剂量为 2 岁以内 2~4mg/次,2 岁以上 5~10mg/次,肌内注射,每日 2~3 次。

(四)肾上腺皮质激素

肾上腺皮质激素无论对慢性哮喘还是哮喘急性发作都有很好的疗效。皮质激素可能通过以下几种途径发挥作用:①通过抗炎及抗过敏作用,降低毛细血管通透性减轻水肿,稳定溶酶体膜和肥大细胞膜,防止释出水解酶及肥大细胞脱颗粒。②增加 β 肾上腺素能受体的活性。在哮喘持续状态时应早期大剂量应用本药,可选用氢化可的松 4~8mg/(kg·次)或甲泼尼龙 1~2mg/(kg·次)静脉滴注,每 6h 1 次,病情缓解后改口服泼尼松 1~2mg/(kg·d),症状控制后力争在 1 周内停药,对慢性哮喘尽量在 1~2 月内停药或逐渐用皮质激素吸入剂替代。

(五)机械通气

机械通气的指征为:①持续严重的呼吸困难。②呼吸音减低到几乎听不到哮鸣音及呼吸音。③因过度通气和呼吸肌疲劳而使胸廓运动受阻。④意识障碍;烦躁或抑制甚至昏迷。⑤吸入 40％氧后发绀仍无改善。⑥$PaCO_2 \geqslant 8.6kPa(65mmHg)$。有学者建议有 3 项或 3 项以上上述指征时用机械呼吸。呼吸器以定容型为好。

机械通气时应注意以下几点:①潮气量应较一般偏大而频率偏慢。②改变常规应用的吸/呼时比 1:1.5 为 1:2 或 1:3,以保证有较长的呼气时间。③可并用肌肉松弛剂,同时应用支气管扩张剂雾化吸入并经常吸出呼吸道黏液以降低气道的高阻力。有学者报道采用持续气道正压(CPAP)治疗急性哮喘,当 CPAP 为 $0.52 \pm 0.27kPa(M \pm SD)(5.3 \pm 2.8cmH_2O)$ 时患者感觉最为舒适。吸气时间(T_1)减少 8.65％(P<0.01),T_1 缩短反映了吸气肌工作负荷减少,从而改善了气体交换。急性哮喘应用低至中度的 CPAP 可改善气促症状。

(六)祛痰剂

祛痰剂可清除呼吸道痰液,改善通气,防止发生痰栓阻塞,常用祛痰药有以下几种。

1.乙酰半胱氨酸(痰易净) 使痰液中黏蛋白的二硫键断裂,黏蛋白分解,痰液黏稠度下降,易于咳出。常用 10％溶液 1~3mL 雾化吸入,每天 2~3 次。

2.溴己新(必嗽平) 使痰液中黏多糖纤维分解和断裂,以降低痰液黏稠度,使之易于咳出,剂量为 0.2~0.3mg/次,3~4 次/d,口服;或用 0.1％溶液 2mL 雾化吸入,每日 1~2 次。

3.糜蛋白酶 使痰液内蛋白分解黏度降低易于咳出,按 5mg/次,肌内注射,1~2 次/d;或 5mg/次加生理盐水 10mL 雾化吸入,1~2 次/d。

(七)镇静剂

一般不主张应用。病儿烦躁不安时可用水合氯醛,在有呼吸监护的情况下可用地西泮,其他镇静剂应禁用。

(八)强心剂

有心力衰竭时可给予洋地黄强心治疗。

(九)抗生素

合并细菌感染时应选用有效抗生素。

（十）呼吸衰竭的治疗

哮喘是否发生呼吸衰竭，可根据动脉血气分析加以判断。急性哮喘时血气改变见表2—2。

表2—2 哮喘持续状态的血气判断

气道阻塞	PaO_2	$PaCO_2$	pH
程度	（正常为12.0～13.3kPa）	4.7～6.0kPa	7.35～7.45
↑	正常	↓	>7.45 呼吸性碱中毒
↑↑	↓	↓↓	>7.45 呼吸性碱中毒
↑↑↑	↓↓	正常	正常
↑↑↑	↓↓↓	↑↑	<7.35 呼吸性酸中毒

注：↑表示加重或增离；↓表示降低。

如无条件做血气分析，亦可参考Wood等提出的哮喘临床评分法做出诊断，见下表2—3。

表2—3 Wood哮喘临床评分法

观察项目	0分	1分	2分
PaO_2（kPa）	9.33～13.3	≤9.33	≤9.33
	（吸入空气时）	（吸入空气时）	（吸40％氧时）
发绀	无	有	有
吸气性呼吸音	正常	变化不等	减低→消失
辅助呼吸肌的使用	无	中等	最大
吸气性喘鸣	无	中等	显著
脑功能	正常	抑制或烦躁	昏迷

当得分不低于5分时提示将要发生呼吸衰竭；当得分不低于7分或 $PaCO_2 \geq 8.6kPa$（64.5mmHg），则为呼吸衰竭的指征。

（十一）缓解期的治疗

为了进一步减轻症状和预防再次严重发作，长期应用皮质激素及维持茶碱的有效血浓度的作用是肯定的，但其不良反应以及茶碱类药物较短的半衰期使其临床应用受到限制。应避免接触过敏原，并给予脱敏治疗；避免或减少呼吸道感染；应用中医中药治疗等。

1.丙酸培氯松气雾剂（BDA） 系人工合成的皮质激素，局部作用异常强大而全身作用轻微。有人认为较监测血浓度的氨茶碱疗法更为有效，更安全。由于用药后7～10d才能发挥作用，故仅适用于缓解期的治疗。对于长期应用大量皮质激素或对其产生依赖的病儿，吸入本药可减少皮质激素的用量乃至停用。吸入本药的主要不良反应为引起口及咽部真菌感染，同时辅用酮康唑气雾剂可阻止真菌生长。

2.免疫疗法 机制尚不清楚，可能与下列因素有关：①小剂量抗原进入机体后使体内产生相应的抗体（主要为IgG），从而减少或阻断了抗原与IgE结合的机会。②使IgE生成受抑制。③使释放介质的细胞反应性减低。应用方法为选择引起临床症状，且皮试呈阳性反应，又无法避免的变应原，按浓度逐渐递增的方法分10次经皮下注入体内，每周1～2次，直至不引起明显的局部和全身反应的最大浓度为止，然后维持此剂量并逐渐延长用药间隔至4周，这样再继续用药3～5年，待哮喘症状消失后即可停用。

还有人报道用人脾转移因子 1mL 或猪脾转移因子 4mL 皮下注射，每周 1 次，共 9～12 次，有效率为 78%～98%。

3.长效支气管扩张药

(1)Bambuterol Sandstrom:据报道每日下午 6～7 时按 0.27mg/kg 服用一次本药，可明显减少白天及夜间的喘息症状。此药为间羟舒喘宁的双二甲基氨基甲酸酯，吸收后经肝脏水解和氧化为间羟喘舒宁，通过内源性缓慢释放，可维持持久而稳定的血浓度。

(2)茶碱控释片:此药口服后在肠道内缓慢释放出茶碱，可维持较长时间的有效血浓度，用法为 16mg/(kg·d)，分 2 次口服。

(蒋静)

第四节　急性贫血危象

急性贫血危象指的是入院时或住院期间化验血红蛋白<50g/L，常见原因有急性外伤出血、先天性或继发性凝血机制障碍引起的出血、急性溶血和骨髓造血功能障碍或无效应红细胞生成所致。由于血红蛋白迅速下降，导致机体缺氧，出现多器官功能障碍，如心功能不全、肾功能不全、休克等，严重者可致死亡，因此临床上必须予以重视。

一、临床表现

除原发病的表现外，急性贫血危象主要临床表现为进行性面色及皮肤黏膜苍白、肢体乏力、食欲减退、恶心、呕吐、活动性气促、心悸、头晕、烦躁不安或嗜睡、出冷汗、脉搏快而细、四肢末端凉。病情严重者可并发有休克、充血性心力衰竭及急性肾衰竭。

实验室检查最重要的是发现红细胞及血红蛋白值降低至正常值的一半或一半以下。

二、诊断

对于临床上怀疑贫血的患儿，应首先明确是否有贫血，然后考虑是否发生急性贫血危象，此为急诊中的常见症，需紧急处理，最后再进一步明确贫血病因。

(一)是否存在贫血

贫血是指单位容积内血红蛋白和(或)红细胞数低于正常的病理状态。由于婴儿和儿童的红细胞数和血红蛋白随年龄不同而有差异，因此诊断贫血时必须参照不同年龄的正常值。根据世界卫生组织的资料，血红蛋白的低限值在 6 个月～6 岁者为 110g/L，6～14 岁为 120g/L，海拔每升高 1000 米，血红蛋白上升 4%，低于此值为贫血。6 个月以下的婴儿由于生理性贫血等因素，血红蛋白值变化较大，目前尚无统一标准。我国小儿血液会议暂定:血红蛋白在新生儿期<145g/L，1～4 个月时<90g/L，4～6 个月时<100g/L 者为贫血。但需注意贫血诊断要排除血容量改变(如脱水或水潴留)的因素。

(二)是否为贫血危象

根据外周血血红蛋白含量或红细胞数贫血可分为四度:①轻度，血红蛋白从正常下限～90g/L。②中度，血红蛋白为 60～90g/L。③重度，血红蛋白为 30～60g/L。④极重度，<30g/L。新生儿血红蛋白 144～120g/L 为轻度，90～120g/L 者为中度，60～90g/L 为重度，<60g/L 为极重度。

急性贫血危象指的是患儿入院时或住院期间化验血红蛋白<50g/L。

（三）明确贫血病因

对于任何贫血患儿，必须寻找出其贫血的原因，才能进行合理和有效的治疗。因此详细询问病史、全面体格检查和必要的实验室检查是作出贫血诊断的重要依据。实验室为贫血病因诊断的主要手段，但与贫血有关的实验检查项目繁多，应由简到繁，有步骤有针对性进行检查。

三、急救处理

贫血危象的急救处理最基本原则是去除或纠正贫血的病因，并进行积极的对症处理，并应输血以改善其缺氧状态。

（一）一般治疗

吸氧应首当其冲，以纠正因贫血造成全身组织器官缺血缺氧，阻止病情发展。患儿应卧床休息，限制活动，以减少氧耗。密切监护，注意脉搏、呼吸、血压及尿量变化。加强护理，增强营养，给予富含蛋白质、多种维生素及无机盐的饮食，消化道大出血者应暂禁食。

急性贫血危象患儿由于血红蛋白急剧下降，机体抵抗力低，易发感染，感染又可加重贫血，增加氧耗，因此应注意防治感染。

应避免应用影响血液系统的药物，切忌在未弄清诊断前滥用抗贫血药物，对疑有巨幼细胞性贫血的患儿，骨髓检查应在使用叶酸或维生素 B_{12} 前进行，怀疑白血病或淋巴瘤患儿在骨髓检查和（或）组织活检前应避免使用肾上腺皮质激素类药物，以免延误诊断及治疗。

（二）病因治疗

对病因明确的贫血，如能去除引起贫血的病因，则贫血可从根本上得以纠正。如外伤性出血应及时清创止血；维生素 K 缺乏引起者给予补充维生素 K_1，每日 10～20mg，分 2 次静脉注射，连用 3～5d；由血浆凝血因子缺乏引起者应及时输入血液凝血因子，如因血小板减少引起者必要时输浓缩血小板；由蚕豆病引起者应立即停吃蚕豆及豆制品。由于感染导致的溶血性贫血或患儿抵抗力下降合并肺部和肠道感染，应用抗生素治疗。

（三）输血治疗

急性贫血危象是输血的绝对指征，总的原则是一般可先输等张含钠或胶体溶液以补充血容量，改善组织灌注，然后给予输注浓缩红细胞或洗涤红细胞（强调凡有条件均应输红细胞），每次 5mL/kg。注意贫血愈严重，一次输血量宜愈少，且速度宜慢。

对于贫血危象患儿，应根据不同病因给予输血治疗，溶血性贫血患儿致贫血危象，如系 6－磷酸葡萄糖脱氢酶（G－6－PD）缺陷症所致，应避免输入 G－6－PD 缺陷症者的血液，自身免疫性溶血应输入洗涤红细胞，并在输血同时应用大剂量皮质激素，血型不合者应给予换血治疗。由于贫血危象可导致心功能不全，因此首先应判断有无心衰，如有则应抗心衰治疗，应用洋地黄药物，注意剂量不宜太大，然后再输浓缩红细胞。对于外伤后出血所致的贫血危象，应快速大量输血。而慢性贫血基础上出现贫血危象，输血、输液速度不宜过快，过多，以防加重心脏负荷。血红蛋白上升至 70g/L 以上者可不输血。

（四）保护重要器官功能

1.抗休克　并发失血性休克者，应迅速止血，并补充血容量，常首先使用低分子右旋糖酐或 2∶1 等张含钠液或其他等张含钠液 10～20mL/kg 快速扩容，然后输注同型全血或浓缩红细胞。并应根据患儿的血压、心率、尿量、周围循环情况、中心静脉压及出血速度和量决定输液和输血量。

2.防治心功能不全　并发心衰者,首选快速类洋地黄制剂,于24h内达到饱和量,并限制液体摄入、在短时间内纠正心衰,必要时应用利尿剂。对并发休克但尚未发生心衰者快速扩容纠酸后给予半量速效洋地黄制剂支持心功能,然后再输血,同时密切观察心率、血压变化。并应护心治疗。

3.肾功能不全的处理　贫血危象所致肾功能损害多为一过性肾前性肾衰,主要通过液体疗法来纠正细胞外液量和成分,改善肾血流量,增加肾小球滤过率,对已补足血容量仍少尿者,常规使用呋塞米 $1\sim2mg/(kg\cdot次)$ 。治疗中不用收缩肾血管药物。禁用对肾脏有毒性药物。

(蒋静)

第五节　急性溶血性贫血

溶血性贫血是由于红细胞的内在缺陷或外在因素的作用,使红细胞的破坏增加,寿命缩短,而骨髓造血功能代偿不足时所发生的贫血。

一、诊断

(一)病史

1.遗传性溶血性贫血　要注意询问患者的家族史、发病年龄、双亲是否近亲婚配、祖籍及双亲家系的迁徙情况等。

2.多种药物都可能引起溶血性贫血,追查药物接触史十分重要。

(二)临床表现

溶血性贫血的临床表现常与溶血的缓急、程度和场所有关。

1.急性溶血性贫血　一般为血管内溶血,表现为急性起病,可有寒战、高热、面色苍白、黄疸,以及腰酸、背痛、少尿、无尿、排酱油色尿(血红蛋白尿)、甚至肾功能衰竭。严重时神志淡漠或昏迷,甚至休克。

2.慢性溶血性贫血　一般为血管外溶血,起病缓慢,症状体征常不明显。典型的表现为贫血、黄疸、脾大三大特征。

(三)辅助检查

目的有三:即肯定溶血的证据,确定主要溶血部位,寻找溶血病因。

1.红细胞破坏增加的证据

(1)红细胞数和血红蛋白测定常有不同程度的下降。

(2)高胆红素血症。

(3)粪胆原和尿胆原排泄增加。

(4)血清结合珠蛋白减少或消失。

(5)血管内溶血的证据为血红蛋白血症和血红蛋白尿;含铁血黄素尿;高铁血红蛋白血症。

(6)红细胞寿命缩短。

2.红细胞代偿增生的证据

(1)溶血性贫血时网织红细胞数多在 0.05~0.2,急性溶血时可高达 0.5~0.7,慢性溶血多在 0.1 以下,当发生再生障碍危象时可减低或消失。

(2)周围血象中可出现幼红细胞、多染性、点彩红细胞及红细胞碎片。成熟红细胞形态异常,可见卡波环及豪－周小体。

(3)骨髓增生活跃,中晚幼红增生尤著。粒红比例降低甚至倒置。

3.红细胞渗透脆性试验和孵育渗透脆性试验 脆性增高,提示红细胞膜异常性疾病;脆性降低,多提示血红蛋白病;脆性正常,提示红细胞酶缺乏性疾病。

4.自身溶血试验 凡疑为红细胞内有异常者,应考虑做自身溶血试验。

5.抗人球蛋白试验(Coombs 试验) 是鉴别免疫性与非免疫性溶血的基本试验。

6.其他 用于鉴别溶血性贫血的实验室检查:①酸溶血试验(Hams 试验):主要用于诊断 PNH。②冷热溶血试验:用于诊断阵发性寒冷性血红蛋白尿症。③变性珠蛋白小体(Heinz 小体)生成试验和高铁血红蛋白还原试验:主要用于 G6PD 缺乏症的检测。④红细胞酶活性测定:如 G6PD 及丙酮酸激酶活性测定等。⑤血红蛋白电泳:对于血红蛋白病有确定诊断的意义。⑥SDS－聚丙烯酰胺凝胶电泳:进行膜蛋白分析,用于遗传性红细胞膜缺陷的诊断。⑦基因诊断。

溶血性贫血是一大类疾病,诊断应按步骤进行,首先确定有无贫血,再大致估计主要溶血部位。然后根据病因或病种选择有关试验逐一排除或证实。有些溶血病的原因一时不能确定,需要随诊观察,还有些溶血病的确诊有赖于新的检测技术。

二、鉴别诊断

下列情况易与溶血性疾病相混淆,在诊断时应注意鉴别。

1.有贫血及网织红细胞增多者,如失血性贫血、缺铁性贫血或巨幼细胞贫血的恢复早期。

2.兼有贫血及无胆色素尿性黄疸者,如无效性红细胞生成及潜在性内脏或组织缺血。

3.患有无胆色素尿性黄疸而无贫血者,如家族性非溶血性黄疸(Gibert 综合征)。

4.有幼粒－幼红细胞性贫血,成熟红细胞畸形,轻度网织红细胞增多,如骨髓转移性癌等,骨髓活检常有侵袭性病变的证据。

5.急性黄疸型肝炎 本病以黄疸为主要表现,多有肝脾大,但本病一般无明显贫血,血清直接和间接胆红素均增高,肝功能异常。

6.溶血尿毒综合征 本病除有黄疸及贫血等溶血表现外,同时具备血小板减少及急性肾功能衰竭。

三、治疗

(一)去除病因

蚕豆病、G6PD 缺乏症患者应避免食用蚕豆或服用氧化性药物。药物所致者应立即停药。如怀疑溶血性输血反应,应立即停止输血,再进一步查明病因。

(二)治疗方法

1.肾上腺皮质激素和免疫抑制药 激素对免疫性溶血性贫血有效。环孢素、环磷酰胺等,对少数免疫性溶贫也有效。

2.输血 当发生溶血危象及再生障碍危象,或贫血严重时应输血。

3.脾切除术 脾大明显,出现压迫症状,或脾功能亢进,均应考虑脾切除治疗。

4.防治严重并发症 对溶血的并发症如肾衰竭、休克、心力衰竭等应早期预防和处理。对输血后的血红蛋白尿症应及时采取措施,维持血压,防止休克。

5.造血干细胞移植 可用于某些遗传性溶血性贫血,如重型β—珠蛋白生成障碍性贫血,这是可能根治本病的方法,如有 HLA 相合的造血干细胞,应作为首选方法。

(三)其他

1.输血疗法的合理应用

(1)β—珠蛋白生成障碍性贫血主张输血要早期、大量,即所谓"高输血疗法"。

(2)G6PD 缺乏患者,因溶血为自限性,需要输血时,只需要 1～2 次即可。

(3)对于某些溶血性贫血输血反可带来严重反应,因此应严格掌握输血指征。如自身免疫性溶血性贫血,输血可提供大量补体及红细胞,可使受血者溶血加剧,若非十分必要,不应给予。非输血不可时,应输生理盐水洗涤过的浓缩红细胞加肾上腺皮质激素。

2.脾切除术 溶血性贫血的重要治疗措施,但并非对所有患者均有效。手术年龄以 5～6 岁为宜,过早切脾可能影响机体免疫功能,易患严重感染。但如贫血严重,以致影响患者的生长发育,或常发生"再生障碍危象"者,则可考虑较早手术。术后用抗生素预防感染,至少应持续至青春期。

(蒋静)

第六节 溶血危象

溶血性贫血的患儿,由于某些诱因加重红细胞破坏,突然出现一系列明显而严重的大量急性溶血发作的表现,如寒战、高热、烦躁不安,较大儿童能诉腰痛,四肢疼痛、腹痛、少尿或尿闭,血红蛋白大幅度下降、贫血、黄疸骤然加重,肝脾较前明显肿大等称为溶血危象。

一、病因

(一)急性感染

是最常见的原因,与病原菌毒素对红细胞的直接作用,以及感染时脾脏反应性增加,加强了对循环血液中红细胞的清除,使短时间内大量红细胞在脾脏内破坏。感染时白细胞大量被激活,吞噬入侵的微生物,产生大量具有细胞毒性的氧自由基,这种氧自由基,一方面能杀死入侵的微生物,另一方面也杀死组织细胞,而引起血管内溶血。

(二)蚕豆与药物

在红细胞 G—6—PD 缺陷患儿中,除急性感染可诱发急性溶血外,蚕豆与有氧化作用的药物亦可诱发,前者称蚕豆病,后者称药物性溶血性贫血,G—6—PD 缺陷是发病的内在因素,感染、蚕豆与药物是外在因素,内外因素必须相互作用始能发病。

二、临床表现

(一)症状

起病急骤,患儿突然贫血加重、面色苍白、全身乏力、心悸、气短,随后黄疸深,同时伴寒战、发热、烦躁不安。较大儿童能诉四肢、腰背、腹部及肝脾区疼痛，脾脏明显增大，肝不大或轻度肿大，急性血管内溶血者出现棕红色或酱油色尿，持续 7～14d 后会自然缓解，急性肾衰竭及休克等危重表现，在小儿不多见。溶血危象可反复发作，特别是在新生儿或婴儿。

（二）实验室检查

血红蛋白急剧下降，或原有贫血突然加重。末梢血中出现幼稚红细胞，可见豪－周（Howell－Jolly）小体、卡波（Cabot）环、嗜碱性红细胞、多染性或点采红细胞；白细胞数可显著增高，血小板正常。网织红细胞增加更为显著，可达 60%。血清间接胆红素突然或较前明显增高。血管内溶血者，尿液可呈棕红色或酱油色，尿隐血试验和 Rous 试验阳性。骨髓红细胞系增生极度活跃，中、晚幼红细胞显著增高，粒红比例倒置。溶血性疾患有关的实验室检查以确定原发病的诊断。

三、治疗

（一）输血

输血量一般每次 10mL/kg，但对自身免疫性溶血性贫血所致的溶血危象，输血应采取慎重态度，必要时可输入红细胞悬液或洗涤红细胞 5mL/(kg·d)。G－6－PD 缺陷的患儿，供血者宜先做 G－6－PD 筛选检查，并应尽量避免采用亲属血，以免输入 G－6－PD 缺陷者的血液，导致再次溶血。

（二）肾上腺皮质激素

有减轻溶血和抑制抗体产生的作用，除治疗自身免疫性溶血而发生的溶血危象外，对疾病本身的治疗亦是首选药物。发病急而症状严重的可给予氢化可的松 10mg/(kg·d)，一般患儿可用泼尼松，剂量为 2～2.5mg/(kg·d)，大剂量泼尼松于出现治疗反应后逐渐减量，于3～4 周内停药。

（三）其他

肾上腺皮质激素连用 3 周无效者，应减量并逐渐停药改用其他疗法，如脾切除术或免疫抑制剂如硫唑嘌呤 1.25～2.5mg/(kg·d)，达那唑 15～20mg/(kg·d)等，对 G－6－PD 缺陷者的应用目前尚有争论，大多认为对控制溶血无明显效果。输液、补碱、纠酸，补钾应特别慎重，以防止高血钾症。去除诱因，南蚕豆或药物引起者，需及时停食蚕豆或停药。伴感染者应用抗生素。

（蒋静）

第七节　弥散性血管内凝血

弥散性血管内凝血(DIC)是一种继发于多种疾病的出血综合征。在一些致病因素的作用下，血液中的凝血机制被激活，启动凝血过程，在毛细血管和小动脉、小静脉内大量的纤维蛋白沉积，血小板凝集，从而产生广泛的微血栓。由于凝血过程加速，大量的凝血因子和血小板被消耗，纤维蛋白溶解系统被激活，产生继发性纤溶亢进，临床上表现为广泛性出血倾向、微循环障碍、栓塞表现及溶血等。

一、诊断常规

（一）病史

常有原发病的病史，诱发弥散性血管内凝血的常见原发病有以下几方面。

1.各种感染　如细菌、病毒及疟原虫等。

2.组织损伤　如外科大手术、严重外伤、挤压伤，严重烧伤等。

3.免疫性疾病　如溶血性输血反应、流脑等所致的暴发性紫癜等。

4.某些新生儿疾病　如新生儿寒冷损伤综合征、新生儿窒息、新生儿溶血、新生儿呼吸窘迫综合征等。

5.其他　如巨大血管瘤、急性出血性坏死性小肠炎等。

（二）临床表现

有原发病的症状和体征，且有下述表现。

1.出血　皮肤黏膜出血，注射部位或手术野渗血不止，消化道、泌尿道、呼吸道出血。

2.休克　一过性或持续性血压下降，不能用原发病解释的微循环衰竭。婴幼儿常为精神萎靡、面色青灰、黏膜青紫、肢端冰冷、尿少等。

3.栓塞　表现为各脏器（如肾、肺、脑、肝等）功能障碍，出现如血尿、少尿、无尿或肾衰竭、发绀、呼吸困难、昏迷、抽搐、黄疸、腹水等。

4.溶血　表现为高热、黄疸、腰背痛及血红蛋白尿。

（三）辅助检查

由于凝血及纤溶系统均受累，有多种出、凝血方面检查的异常，主要诊断指标有以下几项。

1.血小板计数　血小板数量低于正常或进行性下降。

2.凝血酶原时间和白陶土部分凝血活酶时间　凝血酶原时间（PT）延长 3s 以上或白陶土部分凝血活酶时间（KPTT）延长 10s 以上。

3.纤维蛋白原　低于 1.6g/L（肝病 DIC 时小于 1g/L），或进行性下降。

4.血浆鱼精蛋白副凝试验（3P 试验）　阳性或 FDP 大于 20mg/L（肝病 DIC 时，FDP 大于 60mg/L）。

5.血片中破碎红细胞　数值可大于 20%。

（四）诊断标准

存在易引起 DIC 的基础疾病，有出血、栓塞、休克、溶血表现，或对抗凝治疗有效，则要考虑 DIC 的可能性。实验室检查中的主要指标如有 3 项或 3 项以上异常即可确诊。如异常者少于 3 项，则做进一步检查帮助确诊。DIC 低凝期及纤溶亢进期用上述指标确定，而高凝期因持续时间很短，临床不易发现，如在高凝期做检查，则表现为抽血时血液易凝固、凝血时间缩短、AFYF 缩短，血小板数可正常或稍增高，纤维蛋白原正常或稍增高。

第五届中华血液学会全国血栓与止血学术会议制订的诊断标准如下。

1.临床表现

（1）存在易引起 DIC 的基础疾病。

（2）有下列两项以上表现：①多发性出血倾向。②不易用原发病解释的微循环衰竭或休克。③多发性微血管栓塞的症状和体征，如皮肤、皮下、黏膜栓塞坏死及早期出现的肾、肺、脑等脏器功能不全。④抗凝治疗有效。

2.实验室检查

(1)主要诊断指标同时有下列 3 项以上异常：①血小板计数低于 $100×10^9/L$ 或呈进行性下降(肝病、白血病患者要求血小板数低于 $50×10^9/L$)，或有下述两项以上血浆血小板活化产物升高：β 血小板球蛋白(β-TG)；血小板第 4 因子(PF₄)；血栓素 B_2(TXB₂)；颗粒膜蛋白(GMP)140。②血浆纤维蛋白原含量小于 1.5g/L 或进行性下降或超过 4g/L(白血病及其他恶性肿瘤小于 1.8g/L，肝病小于 1.0g/L)。③3P 试验阳性或血浆 FDP 大于 20mg/L(肝病时FDP 大于 60mg/L)，或 D-二聚体水平升高或阳性。④凝血酶原时间缩短或延长 3s 以上，或呈动态变化(肝病者延长 5s 以上)。⑤纤溶酶原含量及活性降低。⑥抗凝血酶Ⅲ(AT-Ⅲ)含量及活性降低。⑦血浆因子Ⅷ:C 活性低于 50%(肝病患者为必备项目)。

(2)疑难病例应有下列一项以上异常：①因子Ⅷ:C 降低，vWF：Ag 升高，Ⅷ：C/vWF：加比值降低。②血浆凝血酶-抗凝血酶试验(TAT)浓度升高或凝血酶原碎片 1+2(F_{1+2})水平升高。③血浆纤溶酶与纤溶酶抑制复合物(PIC)浓度升高。④血(尿)中纤维蛋白肽 A(FPA)水平增高。

二、鉴别诊断

与其他类似的微血管性溶血性贫血如血栓性血小板减少性紫癜和溶血尿毒综合征鉴别。

三、治疗常规

(一)一般治疗

治疗引起 DIC 的原发病。

(二)特异性治疗

1.肝素

(1)一般在 DIC 的早期使用，应用肝素的指征有以下几方面。①处于高凝状态者。②有明显栓塞表现者。③消耗性凝血期表现为凝血因子、血小板、纤维蛋白原进行性下降，出血逐渐加重，血压下降或休克者。④准备补充凝血因子如输血或血浆，或应用纤溶抑制药物而未能确定促凝物质是否仍在发挥作用者。

(2)以下情况应禁用或慎用肝素：①颅内出血或脊髓内出血、肺结核空洞出血、溃疡出血。②有血管损伤或新鲜创面者。③DIC 晚期以继发性纤溶为主者。④原有重度出血性疾病，如血友病等。⑤有严重肝脏疾病者。肝素 60~125U/kg，每 4~6h 1 次，静脉注射或静脉滴注，用药前后监测试管法凝血时间(CT)，如果 CT 延长 2 倍以上，则应减量或停用，肝素过量者用等量鱼精蛋白中和。

2.抗血小板聚集药物

常用于轻型 DIC、疑似 DIC 而未肯定诊断者或高凝状态者，常用药物有以下所述。

(1)阿司匹林：10~20mg/(kg·d)，分 2~3 次口服。用到血小板数恢复正常数天后才停药。

(2)双嘧达莫(潘生丁)：5mg/(kg·d)，分 2~3 次口服，疗程同阿司匹林。

3.抗凝血因子

(1)抗凝血酶Ⅲ：常用于 DIC 的早期，补充减少抗凝血酶Ⅲ量，其有抗凝血酶及抑制活化的Ⅹ因子的作用,能保证肝素的疗效。常用剂量为首剂 $80\sim100U/kg$,1h 内滴完,以后剂量减半,12h 1 次,连用 5d。

(2)蛋白 C 浓缩剂:对感染等所致的内毒素引起的 DIC,应用蛋白 C 浓缩物可以提高肝素的疗效。

4.其他抗凝制剂　脉酸脂、MD−850、刺参酸性黏多糖、重组凝血酶调节蛋白、水蛭素等均有抗凝血作用,可用于 DIC 早期即高凝期。

5.血液成分输注　有活动性 DIC 时,可补充洗涤红细胞、浓缩血小板、清蛋白等。如果DIC 过程已停止,或者肝素化后仍持续出血,应该补充凝血因子,可输注新鲜血浆、凝血酶原复合物。

6.抗纤溶药物　在 DIC 早期,为高凝状态时禁用抗纤溶药物,当病情发展到以纤溶为主时,可在肝素化的基础上慎用抗纤溶药,如 EACA、PAMBA 等。

(三)对症治疗

1.改善微循环　①低分子右旋糖酐。②血管活性药物如 654−2、多巴胺等。

2.纠正酸中毒及水、电解质的平衡紊乱。

四、疗效评价

(一)预后评估

DIC 的预后与原发病表现、DIC 治疗早晚等因素相关。

(二)痊愈标准

1.痊愈

(1)出血、休克、脏器功能不全等 DIC 表现消失。

(2)低血压、瘀斑等体征消失。

(3)血小板计数、纤维蛋白原含量以及其他实验室指标全部恢复正常。

2.显效　以上 3 项指标中,有 2 项符合要求者。

3.无效　经过治疗,DIC 症状和实验室指标无好转,或病情恶化死亡者。

(方鹏)

第八节　危重败血病

危重败血症是一组危及儿童生命的感染性疾病,必须在监护病房严密观察,并给予恰当的综合治疗,否则死亡率极高。它是由致病菌和条件致病菌侵入血液循环并在血液中生长繁殖,释放毒素、介质,继而改变人体生理功能的急性全身感染,多以多系统脏器功能衰竭而致命。

一、病因

(一)致病菌

常见致病菌有葡萄球菌、溶血性链球菌、革兰氏阴性杆菌。医院内感染革兰氏阴性杆菌约占 1/3,主要有大肠杆菌、肺炎克雷白杆菌、铜绿假单胞菌、B 型流感嗜血杆菌,其他有变形杆菌、沙雷菌、鼠伤寒沙门菌,围生期感染中 18%～60% 的为 B 族溶血性链球菌。厌氧菌占小儿败血症病原菌的 5%～10%。抗生素及激素的广泛应用使真菌感染有上升趋势。另外一些少见的病原菌和条件致病菌如表皮葡萄球菌、摩拉菌、胎儿变曲菌、不动杆菌、C 族链球菌、李斯特菌和枯草杆菌均能致败血症。

（二）易感因素

新生儿败血症发病率最高，约为 1%～5%，体重越低，发病率越高。幼婴局部血管和淋巴管丰富，炎症易扩散，1 岁以内发生败血症的机会比年长儿高，随着年龄的增长，小儿免疫功能逐渐完善。感染途径主要有宫内感染、产时感染和产后感染。一些重症疾病如营养不良、白血病，恶性肿瘤长期接受化疗或患先天性联合免疫缺陷病，患儿常死于此病。

二、诊断要点

根据病史、体征、临床症状和实验室检查来诊断，其标准是：①有感染灶存在。②有全身感染征象。③出现系统脏器功能衰竭（OSF）。④血细菌培养或涂片阳性。

三、急救处理

处理原则为控制病原菌，清除毒素，预防 MSOF 的发生，帮助机体度过危重时期，挽救生命。

（一）抗生素治疗

使用原则是早期、足量、联合、静脉用药，以选用杀菌药物为主。革兰氏阴性杆菌败血症最佳选择是第三代头孢菌素与氨基糖苷类抗生素联合用药。革兰氏阳性球菌败血症对万古霉素、去甲万古霉素、利福平、青霉素、香豆霉素及复方磺胺甲噁唑敏感。对庆大霉素耐药，可选用丁胺卡那霉素与万古霉素合用，疗效甚佳。利福平和褐霉素耐药率低，单用效果不好，与万古霉素合用疗效好。厌氧菌和需氧菌混合感染，治疗可选用杀灭革兰氏阴性杆菌药物和氯霉素、甲硝唑等。严重的真菌感染可加用咪康唑。

（二）免疫学疗法

1.静注免疫球蛋白

(1)蓉生静丙：剂量为 200～300mg/(kg·d)，最大剂量 400～600mg/(kg·d)，连用 3～5d。

(2)β—球蛋白：剂量为 400mg/(kg·d)，早期应用可中和革兰氏阴性菌内毒素，提高抗生素疗效，改善预后。

2.清除及拮抗内毒素与炎性介质

(1)内毒素单克隆抗体：有两种制剂 Es 和 HA－IA，对革兰氏阴性菌败血症有效，而非革兰氏阴性菌无效。EA 剂量可为 2mg/kg，24h 再注射一次，HA－IA 剂量 100mg。

(2)肿瘤坏死因子单克隆抗体：①抗肿瘤坏死因子抗体。目前有两种制剂试用于临床：CB006 和 B－C7 单克隆抗体，无不良反应。②抗肿瘤坏死因子受体抗体。③可溶性 TNF 受体。④TNF 受体－IgG 重链嵌合蛋白。

3.白细胞介素－1(IL－1)受体拮抗剂　IL－1ra 对革兰氏阴性和阳性细菌感染均有效，而且可以避免或减少 MSOF 的发生。

4.PAF 受体拮抗剂。

5.抑制 20－烷盐酸产物　应用最多的为布洛芬，可以改善血压、心率、体温，增加每分钟通气量,并可提高休克患者逆转几率。

6.抗凝血酶Ⅲ 可使肺部、代谢及血液系统症状减轻,提高重症败血症的存活率。

(三)防治弥散性血管内凝血

可选用尿激酶、链激酶、血浆置换疗法以及营养支持疗法。

(蒋静)

第九节 癫痫持续状态

癫痫持续状态(status epilepticus,SE)是由各种原因引起的惊厥持续30min以上或频繁惊厥意识未完全恢复超过30min者称为癫痫持续状态。而国际抗癫痫协会认为:反复频繁或持续的癫痫发作所导致固定而持续的癫痫状况即为癫痫持续状态。本病是儿科常见且急危重症,病死率甚高,需紧急诊断及处理。有人统计85%发生在5岁以内,1岁以内的发生率约占1/3。

一、病因

(一)颅内感染

1.各种细菌性脑膜炎、脑脓肿、颅内静脉窦炎、结核。

2.各种病毒性脑炎、脑膜炎,传染后及预防接种后脑炎。

3.各种脑寄生虫病。

(二)颅外感染

1.全身感染 败血症、高热惊厥、破伤风、猩红热、麻疹及伤寒等。

2.消化道感染 各种细菌性、病毒性肠炎。

3.呼吸道感染 各种上呼吸道感染及重症肺炎。

(三)颅内非感染疾病

1.癫痫。

2.脑外伤 颅骨骨折、脑挫裂伤等。

3.脑血管病 颅内出血、脑血管炎、脑栓塞、高血压脑病。

4.脑肿瘤,包括脑膜白血病。

5.颅内畸形。

6.中枢神经遗传、变性、脱髓鞘性疾病。

(四)颅外非感染性疾病

1.中毒 有毒动植物(如蛇毒、毒蕈、白果、马钱子),细菌性毒素(破伤风、肉毒杆菌、志贺菌及沙门菌),无机、有机毒物(金属铅、汞中毒、一氧化碳中毒),农药(有机磷),杀鼠药(磷化锌、安妥、敌鼠钠盐)以及药物中毒(异烟肼、氨茶碱、抗组胺药、樟脑、吩噻嗪类、戊四氮、士的宁等)。

2.缺氧、缺血 各种原因引起的呼吸、循环衰竭、窒息、休克、严重贫血等。

3.代谢性疾病 低血糖、低血钙、低血镁、低血钠、高血糖、高血钠、苯丙酮尿症、半乳糖血症、维生素缺乏和依赖(如维生素 B_6)、脂质代谢病、肝性脑病、尿毒症晚期、核黄疸等。

4.其他 卟啉症、Reye综合征、系统性红斑狼疮。另外最常见的原因是骤停抗癫痫药。

二、诊断要点

（一）病史

1. 年龄　不同年龄组引起癫痫持续状态的病因不同。新生儿期以围生期窒息、颅内出血、低血糖、低钙血症为主；婴幼儿期则以高热惊厥、低钙血症、细菌性痢疾、化脓性脑膜炎、颅内畸形、癫痫、苯丙酮尿症等为主；学龄期常见病因有中毒、颅内感染、癫痫、颅脑外伤、肿瘤、肾性高血压脑病等。

2. 发病季节　春天常见流行性脑脊髓膜炎，维生素 D 缺乏性手足搐搦症；夏季常见乙型脑炎、细菌性痢疾，秋季多见肠道病毒性脑炎；冬季多见肺炎、百日咳脑病；癫痫及中毒引起者终年可见。

3. 出生史　难产可致新生儿窒息，颅内出血和感染，旧法接生新生儿易患破伤风。

4. 喂养史　人工喂养，晒太阳少，又未补充维生素 D 及钙剂者，易引起维生素 D 缺乏性手足搐搦症；若单纯羊乳或牛乳喂养易致低镁血症。

5. 既往史　既往有无热性惊厥。若惊厥反复发作且伴智力低下，可见于颅内感染、出血、外伤、缺氧等后遗症，以及先天性脑发育不全。癫痫可发生于各年龄组，注意有无抗癫痫药物不规则使用史及有无进食毒物或误服毒药史。

（二）症状

若持续状态伴发热多为感染性疾病；无热多为癫痫、颅内肿瘤、脑血管病、畸形、代谢紊乱及中毒等；若伴头痛及喷射性呕吐可为颅内感染及颅内占位性病变；而腹泻时可引起水电解质紊乱。

（三）体征

1. 全身性强直-阵挛性癫痫持续状态　表现为一次或一系列的全身性强直-阵挛性抽搐，持续 30min 以上，发作间期意识不恢复。其常见原因为突然停用抗癫痫药或感染中毒及代谢紊乱。

2. 全身性肌阵挛性癫痫持续状态　表现局限性或广泛性肌肉反复的发作性抽动，可持续半小时至数天，一般不伴意识障碍，本型常并发于脑变性疾病，中毒性、代谢性和缺氧性脑病。

3. 全身性失神持续状态　又称棘慢波性昏睡，其特点为不同程度的意识障碍，表现为单纯的精神错乱、静止不动或缄默不语，但没有强直-阵挛性或肌阵挛性发作。此型最常见于以往有失神小发作的病儿。

4. 半身发作持续状态　表现身体一侧连续反复地出现强直-阵挛性抽搐，常伴意识障碍，颅内感染、脑血管病、代谢紊乱或缺氧是其发作原因，多见于婴幼儿，可留有偏瘫后遗症。

5. 局限性运动性癫痫持续状态　表现为身体某一部分或一侧的快速阵挛性抽搐，意识无障碍，皮层局部病变或代谢紊乱是其原因。

6. 持续性部分性癫痫状态　本型特点是身体某个局部肌肉持续性不规则的阵挛性抽搐，意识存在。

7. 复杂性部分性癫痫持续状态　表现为精神错乱或反复发作的自动症。

根据抽搐发作形式，判断类型不难，但应在此基础上注意血压、体温等变化，有无皮疹、脱水、脑膜刺激征及病理反射等，以期获得病因诊断。而原发性癫痫往往缺乏病因，因与遗传有关故又称遗传性癫痫，约占总发病的 70%，主要发病年龄在 5~15 岁之间。

（四）实验室及特殊检查

1.根据病情可查血、尿、粪常规，血小板计数，测定血糖、钙、镁、钾、钠及肝功等。有白细胞增高，核左移示细菌感染或乙型脑炎；嗜酸粒细胞增高，应考虑脑寄生虫病；血片中发现大量嗜碱性点彩红细胞提示铅中毒；原始、幼稚细胞增多，提示中枢神经白血病。疑为脑型疟疾时应查找疟原虫；疑中毒性菌痢时可行冷盐水灌肠，洗出大便查常规；疑肾盂肾炎时应查尿常规；对于第一次发作特别是 2 岁以下小儿且伴发热者应常规查脑脊液，对怀疑颅内感染的年长儿亦应查脑脊液常规和检菌；必要时做脑脊液培养。

2.头颅超声波和 CT 检查有助于发现颅内占位性病变及发现脑结构异常；脑电图对癫痫、颅内感染和颅内占位性病变的诊断都有帮助；胸部 X 线检查可发现肺炎、结核病灶，对结核性脑膜炎的诊断不可缺少。

三、病情判断

在癫痫持续状态中，因热性惊厥引起者占小儿的 20%～30%；而癫痫本身引起者均占15%～30%；而症状性占 40%～60%，多由急性疾病引起，其病死率及致残率较高。SE 预后还与原发病、持续时间、发作类型及病儿年龄有关。近年由于诊治的进步和提高，SE 的病死率已从过去的 20%～30%下降到 5%～10%。原发病、呼吸功能不全、循环衰竭和用药不当均可成为病儿的死亡原因。一般来说，年龄越小，发生严重神经系统后遗症的可能性就越大，如新生儿预后严重。惊厥持续时间越长，预后越差。大发作持续状态在 10h 以上常留有严重的神经系统后遗症，平均持续时间 13h 可致死亡。实验证明，惊厥持续 20min 后大脑皮层氧分压降低，细胞色素酶减少，引起局部供氧不足；若持续 60min 以上，海马、扁桃体、小脑、丘脑、杏仁核、大脑皮层中间层发生永久性细胞损害，并可出现继发性代谢障碍合并症，发生明显的乳酸性酸中毒、电解质紊乱、低血糖、颅内高压和自主神经功能紊乱，包括高热、大汗、脱水、腺体分泌增加、呼吸道梗阻、血压变化，终致休克，因肌肉极度抽搐，发生肌细胞溶解，肌球蛋白尿，并导致下肾单位肾变性，最终发生呼吸、循环及肾、脑功能衰竭而死亡，存活者可因惊厥性脑损害存留严重的后遗症。癫痫持续状态的预后还与发作类型有关，全身强直-阵挛性癫痫持续状态病死率较高，而全身性失神持续状态及复杂性部分性癫痫持续状态预后较好，而其他类型的发作预后不定，取决于原发病。

四、治疗

（一）一般处理

1.病儿平卧床上，头取侧位，防止呕吐物吸入，解松衣领、裤带，减少一切不必要的刺激，要专人守护，防止舌咬伤和摔伤，保证呼吸道通畅及氧吸入。

2.监测生命体征，观察心功能状态。

3.简要采集病史及体格检查，并取血、尿、粪做必要的化验检查。

（二）初步治疗

1.50%葡萄糖液 2mL/kg 静脉注射，若无效可再给 10%葡萄糖酸钙 1～2mL/kg（最大量20mL）稀释 1 倍后缓慢静注以治疗可能存在的低钙血症。经上处理仍未停止发作，若为新生儿可继续静脉注射维生素 B_6 25～100mg。

2.伴有高热者应予头置冰袋、酒精擦浴（新生儿不宜应用）等物理方法降温，肌注退热药如赖氨匹林等。

(三)抗癫痫药物应用

1. 地西泮 为首选药物,其作用机制是抑制癫痫灶活动扩散,抑制杏仁核、海马、丘脑的后放电阈值。

(1)静脉推注:剂量 0.25～0.5mg/(kg·次),速度 1mg/min,不经稀释,可将浓度为 5mg/mL 的地西泮直接静脉注射。为减轻对血管的刺激作用,可选择较大的血管注射。儿童用量不得超过 10mg,用药 1min 后浓度即达高峰,约 20min 后浓度下降一半。一般 10～30min 后抽搐可复发,故 15～20min 后可重复应用。

(2)静脉滴注:可把地西泮 20mg 加于 5%～10%葡萄糖液 250mL 中,缓慢静脉滴注,以延长作用时间。

(3)直肠给药:当静脉用药困难时可用此法。剂量为 0.5mg/(kg·次),地西泮溶液在直肠中能迅速吸收,5min 后出现抗癫痫效果,10～20min 达高峰,亦可用地西泮栓剂,但作用效果缓慢。肌内注射地西泮效果差,此时一般不主张采用。地西泮的不良反应较少,有嗜睡,偶有血压下降及呼吸抑制,另外地西泮能被塑料导管所吸收,所以不要放到塑料注射器内。

2. 苯巴比妥 因其广谱、有效、低毒且价廉等已成为临床应用最广泛的抗癫痫药物之一,对大发作疗效较好。其机制为降低神经元的兴奋性,减轻兴奋性突触后电位,而不改变膜电位,并能阻止钾、钠离子穿透细胞膜,阻止神经元的去极化作用,从而提高了癫痫发作阈,并能抑制癫痫灶异常放电的扩散及保护脑组织免受损害。通常,地西泮能使 80%～90%的癫痫持续状态停止发作,但作用时间较短,用药后 10～30min 有相当部分病儿复发,而苯巴比妥起作用缓慢(肌注后 20～30min)但维持时间长,二药联合应用,互补不足,达到更好的解痉效果。因此,不论先用安定是否有效,均应在注射安定后即刻给苯巴比妥 10mg/kg 肌内注射,如未控制,可在 20min 或 40min 后重复应用,剂量同上。发作控制后,可改口服量 4mg/(kg·d)维持治疗。不良反应较少且轻,一般仅有嗜睡,偶有呼吸抑制及婴幼儿类似多动症样的过多活动,个别可出现皮疹、高热、血液危象及中毒性肝炎等。

3. 苯妥英钠 为较广谱的抗癫痫药物,能减少癫痫灶内异常放电的扩散,增加脑内 5-羟色胺及 7-氨基丁酸的含量,对大发作疗效较好。静脉注射 10～15mg/kg,速度不超过 1～3mg/(kg·min),静注后 15min 达高峰值,但浓度很快下降,对大多数病儿有效血浓度为 10～20mg/L,有人报道静脉注射速度过快或过量时可引起低血压、房室传导阻滞、心室纤颤、呼吸骤停等。此药毒性大且中毒剂量与治疗量相接近,故 1 岁内小儿不宜应用,即使较大儿童也不作为首选。也有人认为静脉注入负荷量能迅速获得疗效,安全,且对呼吸及觉醒水平抑制差,因此,竭力主张应用。只是对刚出生的新生儿用量要减少而已,一般为 5～10mg/kg,新生儿后期就可按 10～15mg/kg,本药可用盐水稀释后应用,本药与葡萄糖液或其他溶液混合后会发生沉淀,所以应注意。用药时应测血压、心率及做心电图,用毕应注入无菌生理盐水冲洗局部,以免引起静脉炎。口服吸收完全,用后 4～8h 达血浆高峰值,一般剂量为 5～10mg/(kg·d),分 2 次口服,肌内注射吸收缓慢,不宜采用。

4. 氯硝西泮 本药抗惊厥作用较地西泮强 5～10 倍,且安全有效,剂量小,维持时间长,有人认为它可取代地西泮作为癫痫持续状态的首选药物,对癫痫发作放电起传播作用的皮层下结构有抑制作用,使脑内单胺类神经递质增加,对全身性强直-阵挛性癫痫持续状态和肌阵挛性持续状态特别有效。其为高脂溶性药物,易透过血脑屏障,控制 SE 静注 0.02～

0.06mg/kg,如发作未能控制时,20min后可重复注射。必要时静脉缓慢滴注。大多数病例在几分钟内可停止发作,能维持24h;口服后亦吸收很快,30~60min后即可出现对脑功能的影响,1~2h达高峰血浓度,剂量0.1~0.3mg/kg,鼻饲效果亦好。较大剂量时对心脏及呼吸抑制作用较强,所以剂量要小,速度不宜过快。不可突然停药,以免诱发SE,故停用或改用其他抗癫痫药均应逐渐减量过渡。

5.丙戊酸钠　本药可以提高脑中γ—氨基丁酸的浓度,抑制脑部异常放电的扩散,脂溶性高,易于直肠吸收,口服或直肠栓剂给药10~20mg/kg,1~4h达高峰血浓度,有人应用此药栓剂治疗癫痫持续状态取得较好效果。

6.应用上述药物持续发作仍未控制,则可使用下述药物

(1)副醛:用生理盐水配成4%新鲜溶液3.75mL/kg静滴速度为0.15mL/(kg·h),停止发作后应将速度调至能维持不发作的最低速度。深部肌内注射0.15~0.3mL/(kg·次),每一部位不超过2.5mL,20~30min后血浆浓度达高峰。副醛是混悬油剂,直肠吸收缓慢,经光线与空气作用后能变成乙醛进一步变成乙酸,因此需要现用现配,可能对心、肺、肾、肝有毒性作用,但较少见。

(2)水合氯醛:10%溶液0.5mL/(kg·次),口服或灌肠。

7.麻醉疗法　经前述方法治疗30~60min癫痫持续状态不能控制,可选用硫喷妥钠,为快速作用的巴比妥类药物,有引起中枢性呼吸麻痹的不良反应,故要慎用。10~20mg/(kg·次)静脉或肌内注射,配成2.5%溶液,按0.5mg/(kg·min)静脉注射,发作停止后应立即停药。阿米妥钠5mg/(kg·次),速度不超过10mg/min,静脉或肌内注射。此二药止惊效果虽好,但均有抑制呼吸之弊,故用药前应做好抢救准备。

(四)对症处理

癫痫持续状态可出现许多并发症,如低血糖、水电解质紊乱、高热、脑水肿及肺水肿等,应及时诊断与处理,此处仅介绍肺水肿的诊断及处理。

癫痫发作后肺水肿多发生于难以控制的慢性全身性运动发作,可发生于首次、多次或长时间发作后,其发生原因有较多的假说,如声门关闭,脑缺氧及惊厥后颅内压增高,前者已由喉痉挛引起肺水肿所证实,后者由动物实验所显示,其体征有呼吸困难、紫绀、粉红色泡沫痰及肺部弥漫性啰音,而不伴有心脏病或心功能不全的病史及体征,胸片示弥漫性双侧性肺泡渗出,不伴有心脏扩大,且通常在24h内迅速消退,但需与吸入性肺炎鉴别。治疗首先是支持疗法,给氧,气管插管,间歇正压吸氧,限制液体入量并利尿,加强止惊药物应用。经以上处理,一般在48~72h缓解,因病儿无心功能不全,一般不需用强心药。及时有效地控制癫痫持续状态,可防止急性肺水肿的发生。

(五)病因治疗

小儿癫痫持续状态的病因有些可以治愈,如低血糖、低血钙、低血镁和硬脑膜下血肿等,应及时治疗,对中枢感染应根据不同病原选用有效抗生素,颅内占位性病变可进行手术切除,癫痫诊断明确者应根据不同发作类型,选择有效药物见表2—4。对难治性癫痫可用甲状腺素片。近年来有些研究者用胎脑移植加癫痫灶切除对继发性癫痫的治疗获得良好效果。

表 2—4 不同发作类型的抗癫痫药物选择

发作类型	选择药物
大发作,局限性运动性发作	苯巴比妥、苯妥英钠、扑米酮
部分性发作变为全身性发作	卡马西平、丙戊酸钠
精神运动性发作	卡马西平、苯妥英钠、苯巴比妥、扑米酮、氯硝西泮、丙戊酸钠
失神发作	乙琥胺、丙戊酸钠、氯硝西泮、苯巴比妥
肌阵挛性发作	硝西泮、氯硝西泮、丙戊酸钠
失张力性发作	卡马西平
婴儿痉挛症	激素(ACTH,肾腺皮质类固醇)、硝西泮、氯硝西泮、丙戊酸钠、苯妥英钠
自主神经性发作	苯巴比妥、苯妥英钠、扑米酮、卡马四平

(六)抗癫痫的正规治疗

癫痫持续状态一旦被控制后就应转入抗癫痫的正规治疗,除了采用综合疗法及去病因治疗外,要适当选择抗癫痫药物。用药原则先从一种药小剂量开始,逐渐调整药量,长期规律服药,一般服药至癫痫发作停止 2~4 年,并逐渐减药以至停药。注意用药的毒性作用,并定期复查,指导完成治疗方案。

(蒋静)

第十节 糖尿病昏迷

糖尿病昏迷是由糖尿病引起的一组以意识障碍为特征的临床综合征。它包括两种临床类型,即糖尿病酮症酸中毒及糖尿病非酮症昏迷(高渗性昏迷)。它们是糖尿病的最常见、最危险的并发症。若不及时处理,常导致死亡。

一、病因

糖尿病的基本原因是胰岛 β 细胞功能不足或胰岛素受体减少(或缺陷),常与遗传及肥胖有关。病毒感染或自身免疫可能共同促成糖尿病的发生。某些病毒,如腮腺炎病毒、风疹病毒、柯萨奇病毒等,可通过下列途径损害胰岛 β 细胞:①直接侵犯并损害胰岛 β 细胞。②长期存在于细胞内作为慢病毒损害胰岛 β 细胞。③触发体内免疫机制产生抗原抗体反应而损害胰岛细胞。病毒可能与 β 细胞有共同的抗原决定簇,因此,当病毒引起的免疫反应产生抗体时,该抗体可同时作用于病毒及胰岛 β 细胞而破坏 β 细胞。约 80%~90% 的新发病患儿可在血中找到胰岛细胞抗体。

糖尿病昏迷的促发因素包括感染、创伤、呕吐、精神创伤及原来使用胰岛素治疗的患儿,胰岛素用量突然减少等。

二、病理生理

胰岛 β 细胞的破坏可导致胰岛素分泌的进行性减少。胰岛素是一种合成代谢激素。它对进食的反应由神经、体液及食物调节以允许食物控制性储存或应用。胰岛素参与食物的分解及葡萄糖的利用。它的分泌可分为两个阶段,即低胰岛素阶段(分解代谢阶段)及高胰岛素阶段(合成代谢阶段)。空腹时为低胰岛素阶段,此时糖原分解、葡萄糖异生、脂肪动员;在进食后为高胰岛素阶段,此时糖原合成,脂肪分解停段,进食不能使患儿进入高胰岛素阶段,反而使之恶化。

胰岛素主要促进葡萄糖磷酸化过程。胰岛素缺乏时,葡萄糖磷酸化过程不能进行,葡萄糖不能进行三羧酸循环,此时,肠道吸收来的葡萄糖不能被利用而堆积于血中造成高血糖、糖尿及多饮、多尿等症状。同时,氨基酸、脂肪酸及甘油等合成糖原作用加强(糖原异生),于是,过多的脂肪代谢产物如乙酰乙酸、β羟丁酸、丙酮等酸性代谢产物大量进入血液循环中导致了代谢性酸中毒或酮症酸中毒。

正常人的血浆晶体渗透压为 $280\sim310mmol/L$,血浆晶体渗透压由下列因素决定:

血浆晶体渗透压$=2(Na^{+}+K^{+})+$血糖$/18+BUN/2.8$ 当血糖浓度显著高于正常时,就可影响血浆的晶体渗透压。大量尿糖排出体外时,可引起渗透性利尿。此时,水分的损失常常显著地大于盐的损失,使血钠浓度升高,从而大大地增加了血浆晶体渗透压,造成了高渗性脱水。当血糖大于 $33mmol/L(600mg/dL)$ 时,可造成严重的细胞内脱水,导致意识障碍、癫痫样抽搐、偏瘫、中枢性高热,这就是高渗性昏迷或糖尿病非酮症昏迷。

在糖尿病时应用激素如肾上腺素、肾上腺皮质激素、生长激素、高血糖素等也可加重或恶化糖代谢,这些激素又称为反调节激素。肾上腺素可抑制胰岛素的分泌;肾上腺素、肾上腺皮质激素、生长激素都可拮抗胰岛素的作用;高血糖素可促进糖原分解、糖原异生、脂肪分解、酮体形成而降低葡萄糖的利用及肾脏的清除。

胰岛素缺乏以及血浆肾上腺素、肾上腺皮质激素、生长激素、高血糖素等共同作用使葡萄糖的产生失去控制、利用而受到损害,因而发生高血糖及高渗状态。当血糖浓度超过肾阈时($9mmol/L$ 或 $160mg/dL$),尿中就可以出现糖,并由此而产生利尿、脱水及代偿性口渴。

三、临床表现

(一)糖尿病酮症酸中毒的临床表现

糖尿病酮症酸中毒的患儿早期症状多为非特异性,虽然部分患儿有三多症状,但儿童多不明显。原来排尿习惯良好的儿童,若突然出现夜尿常是一个有意义的线索,化脓性皮肤病、女童出现念珠菌性阴道炎也是常见的表现及有价值的线索。在儿童期,胃肠症状如恶心、呕吐、腹痛等症状往往很明显,有时可类似腹部疾病。患儿可有腹肌强直、白细胞增高而酷似阑尾炎,也可能有血淀粉酶增加,但这些症状一般不一定是外科急腹症的表现,绝大多数患儿的腹部症状都将随着胰岛素治疗及脱水、酸中毒、电解质紊乱的纠正而消失。

脱水、酸中毒常是糖尿病酮症酸中毒患儿的突出表现。严重时可有低血压、心动过速,但皮肤干燥、温暖、潮红都为其特点。酸中毒患者常出现呼吸急促,Kussmaul 呼吸,呼吸出现丙酮气味。酸中毒严重时 pH 可低至 7.0 以下。

患儿一般都有不同程度的意识改变,轻的只表现为淡漠、嗜睡,重的可发展为昏睡或昏迷。出现糖尿病酮症酸中毒昏迷时血糖常常$>16.7mmol/L(300mg/dL)$,$pH<7.30$,实际碳酸氢盐常$<15mmol/L$,血酮$>30mg/L$ 或血清 2 倍稀释时仍然阳性。

(二)糖尿病非酮症昏迷

非酮症高渗性昏迷的特征为严重的高血糖(常$>33mmol/L$ 或 $600mg/dL$)和意识障碍。患儿可有严重的脱水、酸中毒,但血及尿中没有酮体或很少酮体,也没有丙酮味,呼吸急促浅表与乳酸性酸中毒一致，也可出现 Kussmaul 呼吸。血清渗透压常高达 350mOsm/L 以上。这类情况常见于原有轻微糖尿病患儿。神经系统的症状与体征包括高热、癫痫样抽搐、偏瘫、巴宾斯基征阳性等。常可发生严重的神经系统损害。严重的高血糖可在几日内发生。患儿最初的高渗性利尿及脱水可由摄入更多的液体来代偿，但随着病情的进展，下丘脑的口渴中枢受到高渗的损害或者部分由于原来存在的下丘脑渗透压调节机制受损，口渴机制也受到损害，因而不能依靠口渴机制来调节水分的进出，从而加重了高渗状态。在高渗性昏迷中酮体产生较少，这主要是由于高渗状态可减弱肾上腺的调解作用。

四、诊断

诊断糖尿病昏迷必须根据临床症状、血糖、尿糖、血酮、尿酮、血电解质、渗透压、血气分析来确定。凡血糖>16.7mmol/L，血 pH<7.30，HCO_3^-<15mmol/L，伴有血酮阳性，尿酮阳性者，可诊断糖尿病酮症酸中毒。若血糖>33mmol/L，而尿酮轻微或阴性者，应考虑为高渗性昏迷。

糖尿病昏迷必须与其他原因引起的昏迷及酸中毒相鉴别，这些情况包括低血糖、尿毒症、胃肠炎引起的脱水及酸中毒、颅内压增高等。

五、治疗

在确定高血糖及酮血症之后应对患者的血 pH、电解质、ECG 进行监护，如果怀疑败血症是糖尿病昏迷的诱因应进行血、尿培养及常规检查。治疗开始后应记录出入量、血气、电解质的变化值及胰岛素的用量。

糖尿病昏迷的紧急治疗措施是扩张血容量、纠正水电解质及酸碱紊乱并开始胰岛素治疗。

分述如下：

(一)液体疗法

最初的补液量应以体重的 10% 为基础，然后根据实验室资料进行调整。由于糖尿病昏迷患儿都有高血糖及高渗状态，因此，即使 0.9% 的氯化钠对患儿的血浆渗透压而言也是相对低渗的，故对年长儿可给予 0.9% 的氯化钠或乳酸盐林格液，而对幼儿则可给予 0.45% 的氯化钠。损失液体总量的一半应予头 8h 内补充，而其余的一半则在余下的 16~24h 内补足。简易的补液法是第一小时内补给 0.9% 氯化钠 20mL/kg，第 2~8h 内平均 10mL/(kg·h)，溶液可为 0.9% 氯化钠也可给予 0.9% 氯化钠与 5% 葡萄糖各半的混合液。

应及早补钾，因为即使血钾正常甚或增高也必定有大量的钾盐丢失。当补充胰岛素，大量的钾从细胞外转向细胞内也可导致低血钾迅速发生。当补入首批 20mL/kg 液体之后，若无急性肾衰竭，就应有尿出现。此时应在液体中将钾盐浓度加至 20~40mmol/L(0.15%~0.30%)。应定期监测血钾浓度。心电图是简便的监测方法之一，血钾高时 T 波高尖，血钾低时 T 波低平，U 波出现。由于总的钾盐的丢失不可能在头 24h 内就全部纠正，因此在整个补液过程中都应给予钾的补充。

(二)纠正酸中毒

关于碱性药物的使用问题，目前认为：当给予足够的液体、电解质、葡萄糖、胰岛素之后，酮体生成停止，原来生成的酮体经代谢转变成为 CO_2 经肺排出或转变成 $NaHCO_3$ 在远端肾小管中排出,所以代谢性酸中毒可以自然纠正而不必过分强调使用碳酸氢钠。碳酸氢钠的使用有如下缺点:①给予碳酸氢钠后,碳酸氢根与氢离子结合变成碳酸而释放出 CO_2,CO_2 极易弥散通过血脑屏障而 $NaHCO_3$ 则不易通过血脑屏障,这样可加重脑组织的酸中毒。②根据公式计算出的碳酸氢钠值可能会使酸中毒纠正过度而造成碱中毒,碱中毒可以使氧离解曲线左移,使血红蛋白不易将氧释放给组织,这对严重的脱水、酸中毒、休克患者是极端不利的;另外,碱中毒可促使细胞外钾进入细胞内从而加重了低血钾的程度。但反过来说,当血 pH 降至 7.1 或更低时,它可降低每分钟呼吸量,降低血管对儿茶酚胺的敏感性而产生低血压并使心搏出量降低,它还可增加对胰岛素的抵抗。因此,建议当 pH 降低至 7.2 时才使用碳酸氢钠。当 pH 在 7.1~7.2 时,给予 $NaHCO_3$ 1mmol/kg,当 pH 低于 7.1 时给予 2.0mmol/kg,然后再根据 pH、碱缺乏来调整。碳酸氢钠应在 2h 内缓慢滴入,否则可加重高渗状态,也可能引起心律失常。碳酸氢钠用量可根据下列公式:

碳酸氢钠的毫克分子数＝碱缺乏×0.3×体重或＝(22－实际 HCO_3^- 含量)×0.3×体重

在使用碳酸氢钠时按计算值先给予一半,然后再根据血气值给予第二剂。

(三)胰岛素治疗

在酮中毒伴有昏迷、低血压的患者,应立即静脉注入胰岛素 0.1U/kg,然后以 0.1U/(kg·h)持续滴入。这是一种简单、有效、得到普遍公认的方法,它可以提供持续而稳定的血浓度,其血浆浓度可达正常人作口服葡萄糖耐量时所能达到的高峰胰岛素浓度。曾经一度认为胰岛素可吸附在玻璃瓶及胶管上,但目前已证明这并不存在。只要不与白蛋白及明胶制剂混合,胰岛素滴注是极为有效的。胰岛素应与氯化钠或葡萄糖分别以不同的管道及速度滴入,以免各自互相影响滴入速度。当血糖下降至 16.7mmol/L(300mg/dL)时就应给予 5% 的葡萄糖滴入,同时,胰岛素剂量也应降至 0.05U/(kg·h)或改为 0.25~0.50U/kg 皮下注射,每 6~8h 一次并结合葡萄糖滴注直至患儿能耐受正常食物为止。在治疗的头 12h 内,至少应每 2h 监测血糖一次,其后的 24h 内应每 4h 监测一次。对于高渗性昏迷患者,胰岛素负荷量及维持量应各减少一半即 0.05U/kg 及 0.05U/(kg·h),以免血糖急剧下降而造成脑水肿。

(四)其他治疗

昏迷患者应进行气管插管以控制呼吸、防止分泌物、呕吐物吸入。休克患者应放置中心静脉导管及导尿管以监测中心静脉压及肾脏血流量。对高渗性昏迷患者的处理应十分小心,务必使血糖下降速度维持在 3~4mmol/(L·h)[50~70mg/(dL·h)],血糖下降过快引起的血浆渗透压的急剧偏移可造成急性脑水肿。有时即使十分小心,但由于脑血管壁的通透性增加(低血压的影响),也可能发生脑水肿及脑病,此时应按脑水肿及脑病处理,如给予高渗甘露醇、过度通气并进行颅内压监测。

应该着重指出:在治疗过程中,低血钾、低血糖也随时可能发生,因此,一旦有尿之后就应在输液内加入钾盐使其浓度在 20~40mmol/L(0.15%~0.30%)。一旦血糖下降至 16.7mmol/L(300mg/dL)之后,补入液体就应是含 0.45% 氯化钠及 2.5% 葡萄糖的混合溶液以免发生低血糖。

(蒋静)

第十一节 肾上腺危象

急性肾上腺危象(Adrenal crisis)是急性肾上腺皮质功能不全的一种表现,肾上腺皮质功能不全系由于许多先天或后天原因引起的肾上腺皮质分泌氢化可的松(皮质醇)和(或)醛固酮不足或缺乏产生的一系列临床表现。如恶心、呕吐、腹泻、消瘦、肌无力、低血压、低血糖、喜食盐及饮水等,并出现皮肤色素沉着。在感染、创伤、手术或由于盐缺失、腹泻或呕吐引起的脱水等应激状态时可表现原有症状加重,并出现发热、惊厥、昏迷,甚至休克,即急性肾上腺危象。本症可发生于原有肾上腺皮质功能不全患儿,亦可发生于肾上腺皮质功能良好的患儿。急性肾上腺危象为儿科常见急症之一,病情进展急剧,如不及时治疗,常于 24～48h 内死亡,故常需紧急处理。

一、病因

肾上腺皮质功能不全可有以下病因:

1. 自身免疫。

2. 恶性肿瘤或淋巴瘤转移。

3. 肾上腺出血 新生儿窒息、白血病、血小板减少性紫癜、抗凝药物过量等。

4. 感染 细菌感染(脑膜炎双球菌、金黄色葡萄球菌、肺炎双球菌、溶血性链球菌及革兰氏阴性杆菌败血症)、病毒感染(流行性感冒、流行性出血热)、结核感染、真菌感染(组织胞浆菌病、球孢子菌病)。

5. 肾上腺脑白质营养不良。

6. 浸润性病变。

7. 淀粉样变。

8. 先天性肾上腺激素缺乏症。

9. 药物 长期应用肾上腺皮质激素或促皮质素治疗的患儿,突然中断或撤药过快。酮康唑、甲吡丙酮等药物。

其中由肾上腺破坏性病变引起的阿狄森病,结核、自身免疫性疾病、组织胞浆菌病。球孢子菌柄等均可能是其发病因素。急性肾上腺危象的病因较过上发生了不少变化。以前以感染引起的肾上腺皮质功能不全较多见,如严重细菌感染、双侧肾上腺皮质出血坏死所致的华-弗氏综合征。近年来成人 AIDS 患者继发于机会感染(真菌、结核)的肾上腺疾病增多已引起人们的关注,估计儿童已有类似情况。而且新近以肾上腺萎缩、自身免疫性肾上腺炎引起,如先天性肾上腺皮质增生症患儿出现的慢性肾上腺皮质功能减退在应激状态下可出现,长期应用肾上腺皮质激素或促皮质素治疗的患儿,如突然中断用药或撤药过快,或严重应激情况未及时加量,可诱发肾上腺皮质危象。

腺皮质激素分泌不足,包括糖皮质激素和盐皮质激素分泌不足,可在短时间内发生代谢紊乱和脏器功能衰竭。

二、临床表现

由于引起危象的病因不同,可有各自的临床特点,但有其共同的临床表现,累及多个系统。其临床特征是原发病的临床表现加上全身多系统功能损害。

1. 全身多系统表现

(1)全身症状:发热(多为高热)、脱水、血容量减少。

(2)循环系统:心率加快,手足凉,脉细弱,循环衰竭,低血压及休克。

(3)消化系统:恶心、呕吐、厌食、腹痛、腹泻。

(4)神经系统:虚弱、淡漠、抑郁、惊厥、昏迷。有低血糖者出现乏力、多汗、视物不清甚至低血糖昏迷。

2. 泌尿系统表现　少尿、氮质血症,严重者肾衰竭。慢性肾上腺皮质功能不全可出现色素沉着,这也可提示诊断。

三、诊断及鉴别诊断

由于本症临床表现缺乏特征性,因此在疾病早期即考虑到肾上腺危象之诊断是挽救生命的关键。凡有严重败血症特别是脑膜炎双球菌败血症;长期应用肾上腺皮质激素的患儿或慢性肾上腺皮质功能减退、垂体功能减退者遇有感染、创伤、手术等应激情况或严重缺氧的情况,出现高热、中毒症状、胃肠道症状、循环衰竭、皮肤黏膜出血等现象即应考虑肾上腺危象的可能,肾上腺危象常发生低血容量性休克,因此在任何患者出现无法解释的脱水等循环衰竭表现时应考虑其可能,须给予必要的检查同时应积极治疗。诊断主要根据血和尿中的皮质激素降低而确定。

主要的临床辅助检查:①血生化检查:低钠血症、低氯血症、高钾血症、高钙血症,血钠/钾比例低于30,血尿素氮升高,空腹血糖降低,血气分析示代谢性酸中毒,碳酸氢根、血 pH 值、二氧化碳分压降低,血皮质激素浓度降低。②尿液检查:尿 17－羟、17－酮降低,尿排钠增加。③凝血时间延长、凝血酶原时间延长。④血象检查:伴有严重感染的患儿白细胞总数和中性粒细胞升高,嗜酸性粒细胞计数可增高,血小板计数减低。⑤其他检查如心电图可出现心率增快、心律失常、低电压、QT 间期延长等,X 线检查部分患儿可发现肾上腺钙化影。

下述试验用于测定肾上腺皮质功能:①促肾上腺皮质激素(ACTH)刺激试验:是最有意义的有确诊价值的试验,能检测肾上腺皮质储备功能,鉴别原发或继发性肾上腺皮质功能减退。②血浆 ACTH 水平增高,而氢化可的松水平降低,用 ACTH 刺激也不增高。③尿游离皮质醇和 17 羟皮质醇水平下降。④甲吡酮试验:用于诊断继发于垂体功能不全的肾上腺功能不全,但对已知有肾上腺功能受损者该试验可诱发急性肾上腺功能不全。

急性肾上腺危象应与感染性休克、糖尿病昏迷、中枢神经系统感染、急性中毒相鉴别。在新生儿期应与呼吸窘迫、颅内出血、败血症相鉴别。注意肾上腺危象与感染性休克两者在临床上有时难以区分,但治疗原则相同,因此诊断治疗同时进行。

四、急救处理

急性肾上腺危象的治疗原则为补充肾上腺皮质激素,纠正水电解质失衡,纠正酸碱紊乱,抗休克治疗,治疗原发病,抗感染及其他对症治疗。

(一)糖皮质激素的替代治疗

1. 氢化可的松　第 1d 100～200mg,于 1～2h 内静脉注射,然后每 4～6h 50～100mg/m² 持续静脉滴入。第 2d 病情好转或休克改善可减为 50～100mg/m²,每 6h 1 次,连续 2～3d。

到 4~5d 直至症状缓解逐渐减量而改为口服维持量。

2.盐皮质激素　必要时加用。醋酸去氧皮质酮每日 1 次 1~2mg。肌注或醋酸氟氢可的松 0.01~0.2mg/d 口服。依据水钠潴留调整。若并发症持续存在或出现并发症,氢化可的松可增量至 30~50mg/(m² · d)。

(二)液体疗法

静脉输入生理盐水和葡萄糖,纠正低血容量,脱水及低血糖。葡萄糖等渗盐水 20mL/kg,30~60min 内输入,再用葡萄糖盐水(有钠∶无钠为 2∶1)80~100mL/kg,24h 内滴入,第二天补液量根据病情调整,纠正电解质及酸碱平衡紊乱。

五、肾上腺危象的预防

在已诊断和治疗的肾上腺皮质功能不全患儿,如果合作,急性肾上腺功能不全的发生几乎完全可避免,基本环节是家长及患儿教育及在疾病期间增加糖皮质激素用量。

(蒋静)

第十二节　低血糖

低血糖症是由代谢、内分泌等多种因素引起血糖水平降至生理低限以下,并出现一系列临床症状的一个临床综合征。血中葡萄糖几乎是新生儿脑耗氧代谢的全部物质。生后第一年脑发育最快,葡萄糖的利用率最大,当发生低血糖时对大脑损伤的程度也最重,月龄越小婴儿低血糖的危害性越大,对脑发育和脑功能的损害也更为严重。因此必须引起临床重视。

一、病因及发病机制

维持血糖平衡的多个环节及其调节机制的紊乱都可导致低血糖的发生。如葡萄糖产生过少和需要增加、葡萄糖消耗增加等。

二、临床表现

无症状性低血糖多见,此在新生儿尤其明显,有症状时主要是脑葡萄糖利用减少引起的脑功能障碍及交感神经兴奋两类症状。需注意低血糖症临床表现多种多样,且常无特异性。

交感神经兴奋症状有苍白、出汗、无力、摄入不足感、心悸、心动过速、收缩压增高、舒张压降低等。

脑功能障碍症状有头痛、头晕、焦虑、注意力不集中、定向障碍、视力模糊、复视、发音含糊或不连贯、意识不清、昏迷、抽搐。

需要注意的是新生儿和小婴儿低血糖的症状模糊、不明显,常易被忽略并无特异性。小婴儿低血糖可表现为发绀发作、呼吸暂停、呼吸困难、拒奶、肌阵挛、衰弱、嗜睡、惊厥、体温不升。

高胰岛素血症病儿常反复发生低血糖惊厥或发作性的衰弱无力或紧张不安。酮症性低血糖、糖原代谢病和糖异生障碍的疾病多发生在空腹时间,同时可有糖代谢紊乱。

三、诊断与鉴别诊断

本病诊断不难,其诊断标准是:①低血糖的临床症状(主要是交感神经兴奋和脑部症状)。②血糖值下降。由于采集血标本和检测血液中葡萄糖方法的差异,低血糖症特别是新生儿低血糖症的低血糖诊断指标比较混乱。原来有人定义是凡足月儿最初 3d 血糖低于 1.65mmol/L(30mg/dL),3d 后低于 2.2mmol/L(40mg/dL),低出生体重儿最初 3d 低于 1.1mmol/L(20mg/dL),出生 1 周后低于 2.2mmol/L(40mg/dL),称为低血糖,现有人提出不论是足月儿或低出生体重儿,全血血糖低于 2.2mmol/L(40mg/dL),均称为新生儿低血糖,并主张给予积极治疗。较大婴儿和儿童空腹血糖<2.8mmol/L(<50mg/dL)即是低血糖。出生婴儿血糖<2.24mmol/L(40mg/dL)时就应该开始积极治疗。③给予葡萄糖补充后症状缓解。临床上如遇到惊厥或昏迷患儿,应常规检测血糖水平,强调立即采血,如取血延迟,可因神经激素等调节作用使血糖迅速增高而延误诊断。本病诊断需与非低血糖引起的具有类似症状的疾病鉴别,如低钙惊厥、中枢神经系统疾病、瑞氏综合征等。

为明确低血糖的病因,详细的病史询问、体格检查和实验室检查是必要的。对低血糖病儿体格检查时注意身高、肝脏大小、皮肤有无色素沉着,取血同时应测血糖、血胰岛素、酮体、乳酸、丙酮酸、血 pH 值,必要时还需测胰高糖素、氢化可的松、肾上腺素、甲状腺素及生长激素等反调节激素,疑先天性氨基酸代谢缺陷可测尿氨基酸。疑有胰岛细胞增生症或胰岛腺瘤存在时,可做腹部 B 超或 CT 检查,疑有糖原累积病时应选择性进行刺激试验和肝活检送肝糖原和酶活力测定。表 2-5 是低血糖病因鉴别诊断。

表 2-5　低血糖病因鉴别诊断

	先天性代谢障碍(碳水化合物/氨基酸)	激素缺乏	高胰岛素症
低血糖症病史			
摄入不足	有	有	有
摄入乳糖后	半乳糖血症	无	无
摄入蔗糖后	遗传性果糖不耐受	无	无
摄入蛋白质后	氨基酸,有机酸	无	无
家族史	有	有或无	有或无
体格检查			
肝脏大	有	无	无
生长发育迟缓	有	有或无	有或无
实验室检查			
酮症	有	有或无	无
酸中毒	有	无	无
高血氨症	氨基酸,有机酸		
肝功能异常	有	无	无

四、治疗

低血糖的治疗原则是迅速提高血糖水平,缓解症状,防止神经系统器质性损伤,针对低血糖的病因给予病因治疗。对于低血糖症患儿,特别是新生儿低血糖,强调不管有无症状,均应给予积极治疗。

1. 新生儿低血糖生糖基质不足时,应尽早喂养,生后 4～6h 开始给糖水及奶;不能进食时用 5%～10% 葡萄糖,按每分钟 6～10mg/kg 静脉输入,4～6h 后根据血糖结果调节输注速率,使血糖维持于 40～120mg/dL(2.2～6.7mmol/L),稳定 24h 后停用。如低血糖复发应增加葡萄糖的输入量,直至采用 15%～20% 葡萄糖。对补充葡萄糖无明显效应者可加服泼尼松每日 2mg/kg,或肌注氢化可的松 2.5mg/kg,每 6～8h 1 次,一旦血糖恢复即逐渐减量。仍无效,可考虑加用生长激素 1μg/24h,肌注。

2. 对患糖尿病的母亲在孕期内应对糖尿病加强控制,使其血糖水平接近正常;糖尿病母亲婴儿有高胰岛素血症时,输入葡萄糖后又刺激胰岛素分泌致低血糖的反跳,因此葡萄糖的输入应维持到高胰岛素症状消失才停止。

3. 糖原代谢病及其他低血糖时应调整饮食:糖原代谢病时应日夜每 3～4h 进食一次,或夜间胃管连续滴注食物。食物按 60%～70% 的糖和淀粉,少食果糖及半乳糖,蛋白质 12%～15%,脂肪 12%～25%。夜间食量给全日食物总量的 1/3。食物总热量的需要按婴儿年龄的生理需要计算。

4. 酮症性低血糖是以高蛋白、高糖饮食为主。

5. 不具备输液条件时,可用胰高血糖素 0.03mg/kg(最大量 1mg)或 1:1000 肾上腺素 0.01mg/kg,肌肉或皮下注射。此类药物作用短暂。一旦清醒即改经口进食,以维持血液浓度。肝糖原分解或糖异生障碍者则胰高血糖素不能使血糖升高。

(蒋静)

第三章　小儿神经系统疾病

第一节　小儿癫痫

癫痫是一组反复发作的神经元异常放电(paradoxical discharge)所致的暂时性中枢神经系统功能失常的慢性疾病。癫痫的患病率,发达国家为5.0‰(4‰~8‰),发展中国家为7.2‰,不发达国家为11.2‰,估计全球约有5千万癫痫患者,中国在3.6‰~7.0‰。儿童是癫痫的发病高峰年龄,其中男性最为明显,9岁以前发病者接近50%,以后发病率随年龄升高而下降。癫痫的发病率与性别有关,男性的患病率与发病率均明显高于女性。我国6城市调查表明,男女发病率和患病率之比均为1.3:1。

癫痫的死亡率明显高于非癫痫患者,多死于并发症肺炎;由癫痫发作直接导致死亡的约占6%~9%;死于意外事故,特别是溺水占10%~20%;原因不明的突然死亡,约占10%。国内报道癫痫的死亡率为(2.42/10万)~(7.82/10万),真正因癫痫死亡(死于癫痫持续状态)的只占所有死因的20%,40.2%因意外事件死亡,死于自杀者占5.51%,不明原因死亡为4.13%。癫痫的发病率,城市略高于农村。不同地区之间患病率存在明显差异,不同种族之间的患病率也存在差异。

一、癫痫发作与分类

癫痫发作是大脑神经元异常放电引起的发作性脑功能异常。发作大多短暂并有自限性、重复性。由于异常放电所累及的脑功能区不同,临床可有多种发作表现,包括局灶性或全身性的运动、感觉异常,或行为认知、自主神经功能障碍。全身性发作时涉及较大范围皮层功能障碍,往往伴有程度不同的意识障碍。结合发作时的临床表现和相伴随的脑电图特征,国际抗癫痫联盟于1981年提出对发作类型的国际分类,迄今仍是临床工作的重要指南。1983年我国小儿神经学术会议将其简化,如表3-1所示。

表3-1　痫性发作的国际分类

Ⅰ.局灶性发作	Ⅱ.全部性发作	Ⅲ.不能分类的发作
单纯局灶性(不伴意识障碍)	强直-阵挛发作	
运动性发作	强直性发作	
感觉性发作	阵挛性发作	
自主神经性发作	失神发作	
精神症状发作	典型失神	
复杂局灶性(伴有意识障碍)	不典型失神	
单纯局灶性发作继发意识障碍	肌阵挛发作	
发作起始即对意识障碍的局灶性发作	失张力发作	
局灶性发作继发全身性发作	痉挛发作	

二、分类与病因

(一)分类

根据病因,可粗略地将癫痫分为三大类。

1.**特发性癫痫** 又称原发性癫痫。是指由遗传因素决定的长期反复癫痫发作,不存在症状性癫痫可能性者。

2.**症状性癫痫** 又称继发性癫痫。痫性发作与脑内器质性病变密切关联。

3.**隐原性癫痫** 虽未能证实有肯定的脑内病变,但很可能为症状性者。

(二)病因

随着脑的影像学和功能影像学技术发展,近年对癫痫的病因有了重新认识。与遗传因素相关者约占癫痫总病例数的 20%~30%,故多数(70%~80%)患儿为症状性或隐原性癫痫,其癫痫发作与脑内存在或可能存在的结构异常有关。国内有报道 0~9 岁小儿症状性癫痫的病因是:围产期损伤 21.0%,脑发育不良 18.9%,颅内感染 10.5%,脑外伤 9.1%,颅内软化灶 8.4%,海马病变 4.9%,脑肿瘤 2.8%,脑血管病 2.1%,其他 22.4%。

1.**脑内结构异常** 先天或后天性脑损伤可产生异常放电的致痫灶或降低了痫性发作阈值,如各种脑发育畸形、染色体病和先天性代谢病引起的脑发育障碍、脑变性和脱髓鞘性疾病、宫内感染、肿瘤、颅内感染、产伤或脑外伤后遗症等。

2.**遗传因素** 包括单基因遗传、多基因遗传、染色体异常伴癫痫发作、线粒体脑病等。过去主要依赖连锁分析和家族史来认定其遗传学病因。近年依靠分子生物学技术,至少有 10 种特发性癫痫或癫痫综合征的致病基因得到克隆确定,其中大多数为单基因遗传,系病理基因致神经细胞膜的离子通道功能异常,降低了痫性发作阈值而患病。

3.**诱发因素** 许多体内、外因素可促发癫痫的临床发作,如遗传性癫痫常好发于某一特定年龄阶段,有的癫痫则主要发生在睡眠或初醒时;女性患儿青春期来临时节易有癫痫发作或加重等。此外,饥饿、疲劳、睡眠不足、过度换气、预防接种等均可能成为某些癫痫的诱发因素。

三、临床表现

(一)局灶性(部分性、局限性)发作

1.**单纯局灶性发作** 发作中无意识丧失,也无发作后不适现象。持续时间平均 10~20s,其中以局灶性运动性发作最常见,表现为面、颈或四肢某部分的强直或阵挛性抽动,特别易见头、眼持续性同侧偏斜的旋转性发作。年长儿可能会诉说发作初期有头痛、胸部不适等先兆。有的患儿于局限性运动发作后出现抽搐后肢体短暂麻痹,持续数分钟至数小时后消失,称为 Todd 麻痹。局灶性感觉发作(躯体或特殊感觉异常)、自主神经性发作和局灶性精神症状发作在小儿时期少见,部分与其年幼无法表达有关。

2.**复杂局灶性发作** 见于颞叶和部分额叶癫痫发作。可从单纯局灶性发作发展而来,或一开始即有意识部分丧失伴精神行为异常。50%~75%的儿科病例表现为意识浑浊情况下自动症,如吞咽、咀嚼、解衣扣、摸索行为或自言自语等。少数患者表现为发作性视物过大或过小、听觉异常、冲动行为等。

3.**局灶性发作演变为全部性发作** 由单纯局灶性或复杂局灶性发作扩展为全部性发作。

（二）全部性发作

指发作中两侧半球同步放电，均伴有程度不等的意识丧失。

1.强直—阵挛发作　强直—阵挛发作是临床常见的发作类型。包括原发性以及从局灶性扩展而来的继发性全面性强直—阵挛发作。发作主要分为两期：①开始为全身骨骼肌伸肌或屈肌强直性收缩伴意识丧失、呼吸暂停与发绀，即强直期。②紧接着全身反复、短促的猛烈屈曲性抽动，即阵挛期。常有头痛、嗜睡、疲乏等发作后现象。发作中 EEG 呈全脑棘波或棘慢复合波放电，继发性者从局灶放电扩散到全脑。部分年长儿能回忆发作前先有眼前闪光、胸中一股气向上冲等先兆，直接提示继发性全面性癫痫的可能性。

2.失神发作　发作时突然停止正在进行的活动，意识丧失但不摔倒，手中物品不落地，两眼凝视前方，持续数秒钟后意识恢复，对刚才的发作不能回忆，过度换气往往可以诱发其发作。EEG 有典型的全脑同步 3Hz 棘—慢复合波。

3.非典型失神发作　与典型失神发作表现类似，但开始及恢复速度均较典型失神发作慢，EEG 为 1.5～2.5Hz 的全脑慢—棘慢复合波。多见于伴有广泛性脑损害的患儿。

4.肌阵挛发作　为突发的全身或部分骨骼肌触电样短暂（<0.35s）收缩，常表现为突然点头、前倾或后仰，而两臂快速抬起。重症者致跌倒，轻症者感到患儿"抖"了一下。发作中通常伴有全脑棘—慢或多棘—慢波爆发。大多见于有广泛性脑损伤的患儿。

5.阵挛性发作　仅有肢体、躯干或面部肌肉节律性抽动而无强直发作成分。

6.强直性发作　突发的全身肌肉强直收缩伴意识丧失，使患儿固定于某种姿势，但持续时间较肌阵挛长，约 5～60s。常见到角弓反张、伸颈、头仰起、头躯体旋转或强制性张嘴、睁眼等姿势。通常有跌倒和发作后症状。发作间期 EEG 背景活动异常，伴多灶性棘—慢或多棘—慢波爆发。

7.失张力性发作　全身或躯体某部分的肌肉张力突然短暂性丧失伴意识障碍。全身性失张力发作者表现为患儿突然跌倒、头着地甚至头部碰伤。部分性失张力发作者表现为点头样或肢体突然下垂动作。EEG 见节律性或不规则、多灶性棘慢复合波。

8.痉挛　这种发作最常见于婴儿痉挛，表现为同时出现点头、伸臂（或屈肘）、弯腰、踢腿（或屈腿）或过伸样等动作，其肌肉收缩的整个过程大约 1～3s，肌收缩速度比肌阵挛发作慢，持续时间较长，但比强直性发作短。

（三）癫痫（或惊厥）持续状态和癫痫综合征

1.癫痫（或惊厥）持续状态　凡一次性癫痫发作（或惊厥发作）持续 30min 以上，或反复发作而间歇期意识无好转超过 30min 者，均称为癫痫或惊厥持续状态（SE）。各种癫痫发作均可发生持续状态，但临床以强直—阵挛持续状态最常见。

2.小儿时期常见的几种癫痫和癫痫综合征　大多数癫痫患儿均以前述某一种发作类型为其主要临床表现。全身性发作中，以原发性或继发性强直—阵挛发作或阵挛性发作最常见。局灶性发作中以局灶性运动和复杂局灶性发作居多，后者又称颞叶癫痫。部分患儿因具有一组相同发作症状与体征，同属于某种特殊癫痫综合征，在治疗和预后的估计上有其特殊性。为此，国际抗癫痫联盟于 1989 年进一步提出了癫痫和癫痫综合征的分类。以下介绍儿科常见的几种癫痫综合征。

（1）伴中央颞区棘波的儿童良性癫痫：是儿童最常见的一种癫痫综合征，占小儿时期癫痫的 15%～20%。约 30%患者有类似家族史。多认为属常染色体显性遗传，但外显率低且有年龄依赖性。通常于 2~14 岁间发病,9~10 岁为发病高峰期,男孩略多于女孩。3/4 的发作在入睡后不久及睡醒前。发作大多起始于口面部,呈局灶性发作,如唾液增多、喉头发声、不能主动发声或言语以及面部抽搐等,但很快继发全身性强直一阵挛发作伴意识丧失,此时才被家人发现,因此经常被描述为全身性抽搐。体检无异常。发作间期 EEG 背景正常,在中央区和颞中区可见棘、尖波或棘一慢复合波,一侧、两侧或交替出现,30% 的患儿仅在睡眠记录中出现异常(图 3—1)。本病预后良好,药物易于控制,生长发育不受影响,大多在 15~19 岁前停止发作,但不到 2% 的病例可能继续癫痫发作。

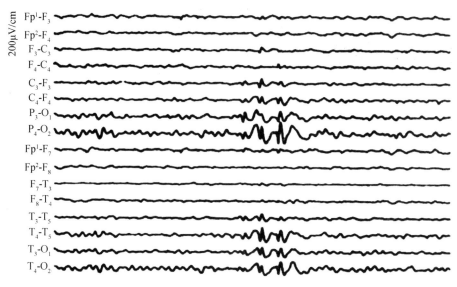

图 3—1 伴中央颞棘波的小儿良性癫痫脑电图

(2)儿童失神癫痫:大多于 3~13 岁间发病,6~7 岁为高峰,近 2/3 为女孩,有明显遗传倾向。表现为频繁的失神发作,一日数次甚至上百次。每次发作数秒钟,不超过 30s,因而不跌倒,也无明显体位改变。患儿对发作中情况不能回忆,无头痛、嗜睡等发作后症状,体格检查无异常。EEG 为特征性全部性棘慢复合波爆发,过度换气常可诱发特征 EEG 爆发图形和临床发作(图 3—2)。药物易于控制,预后大多良好。

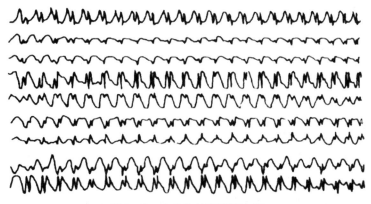

图 3—2 小儿失神癫痫脑电图

(3)婴儿痉挛(又称 West 综合征):本病以 1 岁前婴儿期起病(生后 4~8 月为高峰)、频繁的痉挛发作、特异性高幅失律 EEG 图形以及病后精神运动发育倒退为其基本临床特征。痉挛发作主要表现为屈曲型、伸展型和混合型 3 种形式,但以混合型和屈曲型居多。屈曲型痉挛发作时,婴儿呈点头哈腰屈(或伸)腿状。伸展型发作时婴儿呈角弓反张样。痉挛多成串地发作,每串连续数次或数十次,动作急速,可伴有婴儿哭叫。常于思睡和睡醒时加重。高幅失律 EEG 对本病诊断有价值,在不同步、不对称,并有爆发抑制交替倾向的高波幅慢波背景活动中,混有不规则的、多灶性棘、尖与多棘慢波爆发(图 3-3)。睡眠记录更易获得典型高幅失律图形。其病因复杂,大致可分为隐原性和症状性两大类。后者是指发病前已有宫内、围产期或生后脑损伤证据,如精神运动发育迟缓、异常神经系统体征或头颅影像学改变等,治疗效果差,80%以上存在遗留智力低下。约 20%的婴儿痉挛病例属隐原性,病前无脑损伤证据可寻,若早期治疗 40%患儿可望获得基本正常的智能和运动发育。

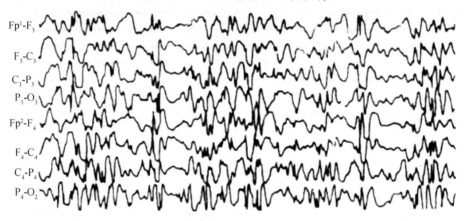

图 3-3　婴儿痉挛脑电图

(4)Lennox—Gastaul 综合征(简称 LGS):本综合征以儿童期(1~8 岁)起病、频繁而多样的发作形式、EEG 呈慢棘慢(<3Hz)复合波及智力运动发育倒退为基本特征。25%以上有婴儿痉挛病史。一天内可同时有多种形式发作,其中以强直性最多见,次为肌阵挛或失张力发作,还可有强直-阵挛、不典型失神等。非快速眼动(NREM)睡眠期较清醒时有更频繁发作。多数患儿的智力和运动发育倒退。EEG 显示在异常慢波背景活动上重叠 1.5~2.5Hz 慢—棘慢复合波(图 3-4)。治疗困难,1/3 以上患儿对多种抗癫痫药物无效,是儿童期一种主要的难治性癫痫。

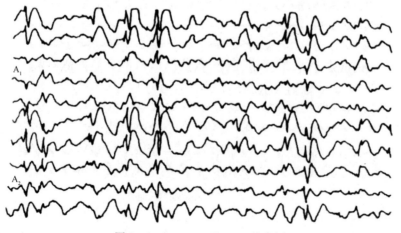

图 3-4　Lennox—Gastaut 综合征

(5)全面性癫痫伴热性惊厥附加征(GEFS+)：近年,国际多数学者建议不再把热性惊厥(FS)诊断为癫痫,但认定为一种儿童时期常见的癫痫综合征 GEFS+。然而,与一般 FS 不同,GEFS+患儿于 6 岁后继续有频繁的、伴发热或无热的痫性发作,总发作次数超过一般FS,甚至可达数十次(二至百余次)。小于 3Hz 的慢棘－慢复合波为本病的 EEG 特征。GEFS+常有癫痫或 FS 家族史,一个家族中可有多种发作形式,多数仅表现为一般 FS,但部分于 6 岁后继续频繁的 FS(强直－阵挛性发作)发作,称为 FS+。

GEFS+的发生受遗传因素影响,一些人根据家系分析认定属常染色体显性遗传,由于不完全外显率,导致了临床各种表型。但有学者主张为复杂性多基因遗传,以此解释 GEFS+的表型异质性。近年初步锁定本病的两个基因座分别在 19q 和 2q 上。

四、诊断

确立癫痫诊断,应力求弄清以下 3 个问题：①其发作究竟是否为痫性发作。②若系痫性发作,进一步弄清是什么发作类型,抑或属于某一特殊的癫痫综合征。③尽可能明确或推测癫痫发作的病因。

(一)相关病史

1.发作史　癫痫患儿可无明显异常体征,详细而准确的发作史对诊断特别重要。癫痫发作应具有发作性和重复性这一基本特征。问清楚从先兆、发作起始到发作全过程,有无意识障碍,是局限性还是全身性发作,发作次数及持续时间,有无任何诱因,以及与睡眠的关系等。

2.提示与脑损伤相关的个人与过去史　如围产期异常、运动及智力发育落后、颅脑疾病与外伤史等。

3.家族病史　癫痫、精神病及遗传代谢病家族史。

(二)体格检查

尤其是与脑部疾患相关的阳性体征,如头围、智力低下、瘫痪、锥体束征或各种神经皮肤综合征等。

(三)辅助检查

癫痫定位检查的方法分为 3 大类,即：①脑电生理检查,如各种 EEG。②脑形态学检查,如 CT、MRI 等。③脑功能显像,如 MAR、DSA、脑代谢显像及脑神经受体显像。

1.脑电图(EEG)　EEG 是诊断癫痫最重要的实验室检查,不仅对癫痫的确诊,而且对临床发作分型和转归分析均有重要价值。EEG 中出现棘波、尖波、棘－慢复合波等痫样放电者,有利癫痫的诊断。多数痫样波的发放是间歇性的,EEG 描记时间越长,异常图形发现率越高。若仅做常规清醒描记,EEG 阳性率不到 40%,加上睡眠等各种诱发试验可增至 70%。故一次常规 EEG 检查正常不能排除癫痫的诊断。必要时可进一步做动态脑电图(AEEG)或录像脑电图(VEEG),连续做 24h 或更长时程记录,可使阳性率提高至 80%～85%。若在长时程记录中出现“临床发作”,不仅能获得发作期痫性放发图形,还可弄清楚癫痫波发放的皮层起源区,区分原发与继发性癫痫。实时的观察“临床发作”录像,能更好确认发作类型。若“临床发作”中无癫痫发作 EEG 伴随,癫痫发作的可能性就很小了。

2.影像学检查　当临床表现或脑电图提示为局灶性发作或局灶－继发全身性发作的患儿,应做颅脑影像学包括 CT、MRI 甚至功能影像学检查。

五、鉴别诊断

(一)婴幼儿擦腿综合征

发作时婴儿双腿用劲内收,或相互摩擦,神情贯注,目不转睛,有时两上肢同时用劲,伴出汗。本病发作中神志始终清楚,面红而无苍白青紫,可随时被人为中断,发作期和发作间期EEG正常,可与癫痫区别。

(二)婴幼儿屏气发作

多发生于6～18个月婴儿。典型表现是当遇到不愉快而引起啼哭时,立即出现呼吸停止,青紫和全身肌张力低下,可有短暂意识障碍,一般不超过1min。再现自主呼吸后随即一切恢复正常。与癫痫的区别在于本病明显以啼哭为诱因,意识丧失前先有呼吸暂停及青紫,EEG无异常,随年龄增大发作逐渐减少,5岁以后不再发作。

(三)睡眠障碍

1.夜惊　常见于4～7岁儿童,属非动眼睡眠期(NREM)的睡眠障碍。深睡中患儿突然坐起哭叫,表情惊恐,伴有瞳孔散大、出汗、呼吸急促等交感神经兴奋表现,不易唤醒。数分钟后即再度安静入睡。次日对发作无记忆。根据其发作的自限性,EEG正常,可与癫痫区别。

2.梦魇　以学龄前或学龄期儿童居多。常发生在后半夜和动眼睡眠期(REM),患儿因噩梦而引起惊恐状发作。与夜惊不同,梦魇中患儿易被唤醒,醒后对刚才梦境能清楚回忆,并因此心情惶恐无法立即再睡。根据其EEG正常,对发作中梦境的清楚回忆,可与癫痫鉴别。

3.梦游症　梦游症也是NREM深睡期障碍。患儿从睡中突然起身,从事一些无目的的活动,如穿衣、搜寻、进食甚至开门窗等。发作中表情呆滞,自言自语地说一些听不懂的言词。醒后对发作无记忆。与精神运动性癫痫发作的区别在于各次发作中梦游症的异常行为缺少一致性,发作中EEG正常,患儿易被劝导回床,也无发作后意识恍惚或乏力等表现。

(四)偏头痛

本病是小儿时期反复头痛发作的主要病因。典型偏头痛主要表现为视觉先兆、偏侧性头痛、呕吐、腹痛和嗜睡等。儿童以普通型偏头痛多见,无先兆,头痛部位也不固定。常有偏头痛家族史,易伴恶心、呕吐等胃肠道症状。实际上临床极少有单纯的头痛性或腹痛性癫痫者,偏头痛决不会合并惊厥性发作或自动症,EEG中也不会有局灶性痫性波放电。

(五)抽动性疾患

抽动是指突发性不规则肌群重复而间断的异常收缩(即所谓运动性抽动)或发声(即声音性抽动)。大多原因不明,精神因素可致发作加剧。主要表现为以下3种形式:①简单性抽动:仅涉及一组肌肉的短暂抽动如眨眼、头部抽动或耸肩等,或突然爆发出含糊不清的单音如吸气、清喉、吸吮、吹气甚至尖叫声。②复杂性抽动:多组肌群的协同动作,如触摸、撞击、踢腿、跳跃等,缺乏目的性,成为不适时机的异常突发动作,或模仿性姿势。③Tourette综合征:是指多种运动性和语声性抽动症状持续1年以上的21岁以下儿童及青少年患者。可能与遗传因素有关。发作程度时轻时重,形式常有变化。5～10岁之间发病,男孩更多见。初期可能仅为简单性抽动,以后发展为复杂性抽动,病情波动,并反复迁延不愈,甚至持续到成年。

(六)晕厥

是暂时性脑血流灌注不足引起的一过性意识障碍。年长儿多见,尤其青春期。常发生在患儿持久站立,或从蹲位骤然起立以及剧痛、劳累、阵发性心律不齐、家族性QT间期延长等情况中。晕厥前,患儿常有眼前发黑、头晕、苍白、出汗、无力等先兆,继而短暂意识丧失,偶有肢体强直或抽动,清醒后对发作情况不能回忆,并有疲乏感。与癫痫不同,晕厥患者意识丧失和倒地均逐渐发生,发作中少有躯体损伤,EEG 正常,头竖直一平卧倾斜试验呈阳性反应。

(七)癔病性发作

可与多种癫痫发作类型混淆。但癔病发作并无真正意识丧失,发作时慢慢倒下不会有躯体受伤,无大小便失禁或舌咬伤。抽搐动作杂乱无规律,瞳孔散大,深、浅反射存在,发作中面色正常,无神经系统阳性体征,无发作后嗜睡,常有夸张色彩。发作期与发作间期 EEG 正常,暗示治疗有效,与癫痫鉴别不难。

六、治疗

早期合理的治疗,能使 90% 以上癫痫患儿的发作得到完全或大部分控制,多数患儿可不再复发。家长、学校及社会应树立信心,批驳"癫痫是不治之症"这一错误观念。在帮助患儿接受正规治疗同时,应安排规律的生活、学习、作息,并注意其安全。

(一)药物治疗

合理使用抗癫痫药物是当前治疗癫痫的主要手段。

1. 早期治疗 反复的癫痫发作将导致新的脑损伤,早期规则治疗者成功率高。但对首次发作轻微,且无其他脑损伤伴随表现者,也可待第二次发作后再用药。抗癫痫药物的使用可参考表 3-2。

表 3-2 传统抗癫痫药物与抗癫痫新药

	药物	剂量(mg/kg·d)	有效血度(μg/mL)	消除半衰期(h)	主要不良反应
传统抗癫痫药物	丙戊酸钠(VPA)	15~40	50~100	11~20	食欲和体重增加,肝功能损害等
	卡马西平(CBZ)	15~30	4~12	8~20	头晕、皮疹、白细胞减少、肝功能损害等
	苯妥英钠(PHT)	3~8	10~20	22	齿龈增生、共济失调、皮疹、白细胞减少
	苯巴比妥(PB)	3~5	20~40	48	多动、注意力不集中、皮疹
	乙琥胺(ESX)	20	40~120	55	胃肠道反应、头痛、白细胞减少
	氯硝基安定(CZP)	0.02~0.2	20~80	20~60	嗜睡、共济失调、流涎、全身松软
	物硝基安定(NZP)	0.2~1	—	8~36	同 CZP
	促肾上腺皮质(ACTH)	25~40 单位	—	—	肾上腺皮质功能亢进
抗癫痫药物	妥泰(托吡酯)(TPM)	3~6		15	嗜睡、思维慢、食欲减退、体重减低、少汗
	拉莫三嗪(LTG)	5~15	1.5~3.0	20~30	皮疹、嗜睡头痛、共济失调、胃肠反应
	氨基烯酸(VGB)	40~80		5~6	嗜睡、精神压抑、视野缺失
	奥卡西平(OCBZ)	10~30		8~15	同 CBZ,但较 CBZ 轻

2. 根据发作类型选药 常用药物中,丙戊酸(VPA)与氯硝基安定(CZP)是对大多数发作类型均有效的广谱抗癫痫药;而抗癫痫新药中,主要是妥泰(托吡酯,TPM)和拉莫三嗪(LTG),这两种药物具有较广谱抗癫痫作用(表 3-3)。

表 3-3　不同癫痫发作类型的药物选择

发作类型	抗癫痫药物	
	常用抗癫痫药物	抗癫痫新药
强直-阵挛性发作(原发和继发)	VAP、CBZ、PB、PHT、CZP	TPM、LTG
肌阵挛、失张力、强直性或不典型失神发作	VPA、CZP、NZP	TPM、LTG
失神发作	ESM、VPA、CZP	LTG
局灶性发作,继发性强直-阵挛发作	CBZ、VPA、PHT、PB、CZP	TPM
婴儿痉挛	ACTH、CZP、VPA、NZP	VGB、TPM、LTG

3.单药或联合用药的选择　近 3/4 的病例仅用一种抗癫痫药物即能控制其发作。对于应用一种药物不能控制着,应考虑选择 2～3 种作用机理互补的药物联合治疗。

4.用药剂量个体化　从小剂量开始,依据疗效、患者依从性和药物血浓度逐渐增加并调整剂量,达最大疗效或最大血浓度时为止。一般经 5 个半衰期服药时间可达该药的稳态血浓度。

5.长期规则服药以保证稳定血药浓度　一般应在服药后完全不发作 2～4 年,又经 3～6 月逐渐减量过程才能停药。婴幼儿期发病、不规则服药、EEG 持续异常以及同时合并大脑功能障碍者,停药后复发率高。青春期来临易致癫痫复发、加重,故要避免在这个年龄期减量与停药。

6.定期复查　密切观察疗效与药物不良反应。除争取持续无临床发作外,至少每年应复查一次常规 EEG 检查。针对所用药物主要副作用,定期监测血常规、血小板计数或肝肾功能。在用药初期、联合用药、病情反复或更换新药时,均应监测药物血浓度。

(二)手术治疗

约有 20%～30% 的患儿对各种抗癫痫药物(AEDS)治疗无效而被称为难治性癫痫,对其中有明确局灶性癫痫发作起源的难治性癫痫,可考虑手术治疗。手术适应证:①难治性癫痫,有缓慢发展的认知障碍及神经功能受损表现。②病灶切除后不致引起难于接受的新病灶。③证实无代谢性疾病。④体检发现有定位及定侧的皮质功能障碍。⑤MRI 定位在一个半球的局部病变。⑥三大常规检查(MRI、PET、V-EEG)有一致性定侧及定位表现。

手术禁忌证包括:伴有进行性大脑疾病、严重精神智能障碍($IQ < 70$),或活动性精神病,或术后会导致更严重脑功能障碍的难治性癫痫患者。

(三)癫痫持续状态(ES)的急救处理

1.尽快控制 ES 发作　立即静脉注射有效而足量的抗癫痫药物,通常首选地西泮,大多在 1～2min 内止惊,每次剂量 0.3～0.5mg/kg,一次总量不超过 10mg。原液可不稀释直接静脉推注,速度不超过 1～2mg/min(新生儿 0.2mg/min)。必要时 0.5～1h 后可重复一次,24h 内可用 2～4 次。静脉注射困难时同样剂量经直肠注入比肌注见效快,5～10min 可望止惊。静脉推注中要密切观察有无呼吸抑制。与地西泮同类的有效药物还有劳拉西泮或氯硝西泮。此外,苯妥英钠、苯巴比妥都属于抢救 ES 的第一线药物,其作用各有特色,可单独或联合应用。

2.支持治疗　主要包括:①生命体征监测,重点注意呼吸循环衰竭或脑疝体征。②保持呼吸道通畅,吸氧,必要时人工机械通气。③监测与矫治血气、血糖、血渗透压及血电解质异常。④防治颅压增高。

（四）其他

1.干细胞移植　人类颞叶癫痫的主要病理改变是海马硬化，即选择性神经细胞丢失和胶质细胞增生。用移植细胞替代丢失的神经元，可修复损伤的神经系统，阻断颞部癫痫的发生与发展，并克服药物治疗和手术治疗的缺点，从根本上治愈癫痫。供体细胞主要是胚胎细胞，如将绿色荧光蛋白（GFP）转基因骨髓基质干细胞（BMSCS）移植至致痫鼠后能够存活、迁移，并能够改善癫痫鼠的脑细胞功能。这可成为一种有效的癫痫治疗手段。

2.神经肽 Y（NPY）　在中枢神经系统中，有相当数量的不同类型的中间神经元以它们各自所表达的一系列神经肽的不同而被区分，而中间神经元在调节中枢神经兴奋性的过程中，神经肽起着非常关键的作用。神经肽 Y（NPY）能够强有力地抑制人类齿状回的兴奋性突触传递，在动物模型中具有强大的抗痫作用。

（徐青雨）

第二节　注意缺陷与多动障碍

注意缺陷与多动障碍（儿童多动症）（attention deficit and hyperactivity disorder，ADHD）是指发生于儿童时期，主要表现为与患儿年龄不相称的过度活动、注意力不集中、冲动任性、情绪不稳并伴有认知障碍和学习困难的一组综合征。注意缺陷与多动障碍是最常见的一种儿童行为问题，其患病率一般报道为 3%～5%，男女比例为 4∶1～9∶1。

一、病因

注意缺陷与多动障碍病因复杂，可能与以下因素有关。

（一）遗传因素

多项研究表明 ADHD 是具有复杂遗传特征的家族性疾病，遗传度平均为 0.76，提示遗传因素在 ADHD 病因学方面起主要作用。

（二）器质性因素

母孕期、围生期及出生后各种原因所致的轻微脑损伤可能是部分患儿发生该障碍的原因，但没有一种脑损伤存在于所有该障碍患儿，也不是所有有此损伤的儿童都患该障碍，而且许多患儿并没有脑损伤的证据。

（三）神经解剖学因素

磁共振研究报道该障碍患儿存在胼胝体和尾状核体积的减小，功能磁共振研究尚报道该障碍患儿尾状核、额区、前扣带回代谢减少。

（四）神经生理学因素

该障碍患儿脑电图异常率高，主要为慢波活动增加。脑电图功率谱分析发现慢波功率增加，α 波功率减小、平均频率下降。提示该障碍患儿存在中枢神经系统成熟延迟或大脑皮质的觉醒不足。

（五）神经生化因素

有研究表明该障碍可能与中枢神经递质代谢障碍和功能异常有关，包括：多巴胺和肾上腺素更新率降低,多巴胺和去甲肾上腺素功能低下等。

（六）心理社会因素

早期智力开发过度,学习负担过重,不良的社会环境、家庭环境,如经济过于贫穷、父母感情破裂、教育方式不当等均可增加儿童患该障碍的危险性。

（七）其他因素

该障碍可能与锌、铁缺乏,血铅增高有关。食物添加剂可能增加儿童患本病的危险性。

二、临床表现

注意缺陷与多动障碍的主要临床表现为活动过度、注意障碍、冲动任性,并常伴有学习困难、情绪和行为方面的障碍。

（一）活动过度

活动过度是指与同年龄、同性别大多数儿童比,儿童的活动水平超出了与其发育相适应的应有的水平。活动过度多起始于幼儿早期,但也有部分患儿起始于婴儿期。在婴儿期,患儿表现为格外活泼,爱从摇篮或小车里向外爬,当开始走路时,往往以跑代步;在幼儿期后,患儿表现好动,坐不住,爱登高爬低,翻箱倒柜,难以安静地玩耍。上学后,因受到纪律等限制,患儿表现更为突出。患儿上课坐不住,在座位上扭来扭去,小动作多,常常玩弄铅笔、橡皮甚至书包带,与同学说话,甚至下座位;下课后招惹同学,话多,好奔跑喧闹,难以安静地玩耍。进入青春期后,患儿小动作减少,但可能主观感到坐立不安。

（二）注意障碍

该障碍患儿注意很易受环境的影响而分散,因而注意力集中的时间短暂。他们在玩积木或其他游戏时,往往也显得不专心。他们在上课时,专心听课的时间短暂,老师布置的作业常听不清,以致做作业时常出现遗漏,倒置和解释错误。他们对来自各方的刺激几乎都起反应,不能滤过无关刺激,所以注意力难以集中。

（三）情绪不稳、冲动任性

患儿自我克制能力差,容易激惹,在遇到一些不愉快的刺激时,往往过分激动,或作出愤怒反应,常因一些小事与同学争吵打架。他们在行动之前,不经大脑考虑,也不顾后果,以致感情用事,小题大做,甚至在冲动之下伤人毁物。患儿情绪不稳,哭笑无常,要求必须立刻满足,显得很任性,否则会哭闹发脾气。

（四）认知障碍和学习困难

部分该障碍患儿存在空间知觉障碍、视听转换障碍等。虽然患儿智力正常或接近正常,但由于注意障碍、活动过度和认知障碍,患儿常常出现学习困难,学业成绩常明显落后于智力应有的水平。

三、诊断与鉴别诊断

应综合病史、躯体和神经系统检查、精神检查、辅助检查的结果予以诊断。在此过程中,采集详细而正确的病史非常重要,因病情较轻的患儿在短暂的精神检查过程中,症状表现可能并不突出。

（一）诊断要点

1.起病于 7 岁前,满足以下(2)、(3)条至少 6 个月。

2.以注意障碍、活动过度、好冲动为主要临床表现。

3.对社会功能(学业或人际关系等)产生不良影响。

4.排除精神发育迟滞、广泛发育障碍、情绪障碍等。

(二)鉴别诊断

1.精神发育迟滞　该障碍患儿可伴有多动和注意障碍,如能上学,学习困难也相当突出,因此易与注意缺陷与多动障碍相混淆。但追溯病史,可发现该障碍患儿自幼生长发育较同龄正常儿童迟缓,社会适应能力低下,学业水平与智力水平多相当,智测智商低于70。以上有助于鉴别。

2.儿童孤独症　虽然该症患儿常存在多动、注意障碍,但患儿还存在儿童孤独症的三大类核心症状,即:社会交往障碍、交流障碍、兴趣狭窄和刻板重复的行为方式,因此,不难与注意缺陷与多动障碍进行鉴别。

3.品行障碍　品行障碍和注意缺陷与多动障碍同病率较高。如患儿不伴有多动和注意障碍,只诊断品行障碍。如患儿同时伴有多动、注意障碍,并符合注意缺陷与多动障碍诊断标准,则两个诊断均需作出。

4.儿童情绪障碍或心境障碍　儿童在焦虑、抑郁或躁狂状态下可能出现活动过多、注意力不集中、学习困难等症状,注意缺陷与多动障碍患儿因为经常受到老师和家长的批评及同伴的排斥等也可出现焦虑和抑郁,因此两者需要鉴别。两者的鉴别要点如下:①注意缺陷与多动障碍起病于7岁之前,而儿童情绪障碍或心境障碍的起病时间则可早可晚。②注意缺陷与多动障碍为慢性持续性病程,而情绪障碍的病程则长短不一,心境障碍则为发作性病程。③注意缺陷与多动障碍的首发和主要症状为注意障碍、活动过度和冲动,而情绪障碍或心境障碍的首发和主要症状是情绪问题。④情绪障碍或心境障碍儿童通过治疗改善情绪后,多动和注意障碍将消失。而注意缺陷与多动障碍患儿服用抗焦虑药或抗抑郁药改善情绪后,过度活动、注意障碍和冲动可能有所改善,但仍持续存在。

5.儿童精神分裂症　本病起病时间较注意缺陷与多动障碍晚,发病高峰时间为青春前期和青春期,在早期出现注意力不集中、学习成绩下降的同时,常伴有其他情绪、行为或个性方面的改变,且随着病情的发展,会逐渐出现感知觉障碍、思维障碍、情感淡漠和不协调、行为怪异、意向缺乏等精神分裂症症状,据此可与注意缺陷与多动障碍相鉴别。

四、治疗

应采用综合治疗的方法治疗注意缺陷与多动障碍。

(一)药物治疗

1.中枢兴奋药　主要用于6～14岁患儿,可减轻多动、冲动,改善注意力。常用:①哌甲酯,又名利他林。该药有效率为75%～80%,起始剂量为每晨5mg,如症状改善不明显,无明显药物不良反应,可每3～7d增加5mg。一般日量不超过40mg。哌甲酯控释剂,商品名为专注达,每天晨间服用一次,疗效可维持12h。此类药物服用初期有口干、食欲缺乏、恶心、上腹不适、心悸、血压轻度升高、焦虑、烦躁等不良反应,但随治疗时间延长或减量可减轻或消失。大剂量可能诱发癫痫或抽动障碍,因此,癫痫或抽动障碍患儿不宜服用。长期大量服用可能抑制生长发育,儿童中尚未见成瘾报道。②匹莫林,又名苯异妥英。该药有效率基本同盐酸哌醋甲酯,起始剂量为每晨10～20mg,因该药作用时间长,每日服用1次即可。如症状改善不明显,无明显药物不良反应,可每周增加 10～20mg。一般日量不超过 100mg,周末及节假日宜停药。该药不良反应较轻,部分患儿服用后可出现失眠、食欲减退、恶心、胃部不适、头痛等,约 3％患儿出现肝脏损害,故应定期检查肝功。个别患儿尚可出现抽动。该药是否抑制生长发育尚不清楚。儿童无成瘾报道。

2.其他药物　最近获准应用的非兴奋剂药物——托莫西汀,是一种选择性去甲肾上腺素重摄取抑制剂,同时具有对额叶中多巴胺的抑制作用。它是目前唯一获美国食品和药物管理局(FDA)批准用于 ADHD 儿童、青少年与成人患者的非兴奋剂药物,已有超过 10 项的对照研究证实其在改善 18 岁以下 ADHD 患儿的核心症状方面,疗效显著。

如患儿经上述治疗无效,或不适于选用上述药,或伴有明显情绪问题,可选用可乐定、抗抑郁药。抗抑郁药可选用丙米嗪、地昔帕明、舍曲林等。

(二)非药物治疗

1.认知行为治疗　该治疗可改善多动、冲动和攻击行为,并使患儿学会适当的社交技能。

2.家庭治疗　家庭治疗的目的在于:①协调和改善家庭成员间关系,尤其是亲子关系。②给父母必要的指导,使他们了解该障碍,正确地看待患儿的症状,有效地避免与孩子之间的矛盾和冲突,和谐地与孩子相处和交流,掌握行为矫正的方法,并用适当的方法对患儿进行行为方面的矫正。

3.学校教育　应给老师提供咨询和帮助,使老师了解该障碍,运用适合于患儿的方法对患儿进行教育,采取适当的行为矫正方法改善患儿症状,针对患儿的学习困难给予特殊的辅导和帮助。

4.感觉统合治疗、脑电生物反馈治疗　对该障碍也均有一定治疗作用。

五、预后

随着多种治疗方法的应用,多数患儿的症状到少年期后逐渐缓解,但约 30％的患儿症状持续到成年,在成人中约有 1％～2％存在注意缺陷障碍。如不治疗,注意缺陷与多动障碍儿童到成年时,大约有 1/3 符合 DSM－Ⅲ－R 轴Ⅰ上的诊断,主要包括:①注意缺陷与多动障碍的残留症状。②反社会人格障碍。③酒和药物依赖。④癔症、焦虑症和类精神分裂症。

预后不良的因素包括:童年期合并品行障碍、智力偏低和学习困难、合并情绪障碍(如抑郁、焦虑)、不良的家庭和社会因素。

(徐青雨)

第三节　急性感染性多发性神经根神经炎

急性感染性多发性神经根神经炎又称格林－巴利综合征(CBS)。本病多见于儿童,夏秋季好发,男略多于女,农村多于城市。其主要临床特征是急性进行性对称性弛缓性麻痹,多为上行性进展,重者可出现呼吸肌麻痹甚至危及生命;腱反射消失;脑脊液呈蛋白－细胞分离现象。

一、病因和发病机制

CBS 的病因及发病机制尚未阐明。但近年的相关研究取得很大进展,国内外学者一致认为本病是与感染有关的一种急性免疫性周围神经病。多种因素均能诱发本病,除与感染因素,如呼吸道病毒、肠道病毒、空肠弯曲菌等前驱感染有关外,尚与疫苗接种、免疫遗传因素有关。本病的基本发病过程可能是:前驱感染激发变态反应,损伤脊神经根,造成神经纤维脱髓鞘。

二、病理

脊神经根及近、远端神经均可受累,部分病例颅神经也可受累。主要病理改变为水肿、神经内膜淋巴细胞浸润、节段性髓鞘脱失。部分患者可见神经轴突变性。

三、临床表现

病前 1～3 周多有上呼吸道和肠道感染症状。多数患儿起病急,1～2 周内神经系统症状达高峰,持续数日后开始缓慢恢复。主要临床表现如下。

1.运动障碍 多数患儿自下肢开始出现肌肉无力,逐渐向上发展。少数自脑神经麻痹开始,由上向下发展。麻痹可为完全性或不完全性。麻痹的特点为弛缓性、对称性,远端重于近端。腱反射及腹壁反射减弱或消失。

2.脑神经麻痹 约半数患儿累及后组颅神经(Ⅸ、Ⅹ、Ⅻ)时,患者表现为声音低哑、吞咽困难、进食呛咳、易发生误吸。面神经麻痹表现为表情缺失。

3.呼吸肌麻痹 当病变波及颈胸段脊神经根时,可出现轻重不等的呼吸肌麻痹。根据表现,一般分为三度。

(1)一度麻痹:语音较小,轻度咳嗽无力,无呼吸困难,肋间肌和(或)膈肌运动减弱,无矛盾呼吸,X 射线透视下肋间肌和(或)膈肌运动减弱。

(2)二度麻痹:语音小,中度咳嗽无力,有呼吸困难,除肋间肌和(或)膈肌运动减弱外,稍深吸气时可见矛盾呼吸,X 射线透视下肋间肌和(或)膈肌运动明显减弱。

(3)三度麻痹:语音明显小,咳嗽重度无力或消失,有重度呼吸困难,除有肋间肌和(或)膈肌运动减弱外,于平静呼吸时可见矛盾呼吸,X 射线透视下肋间肌和(或)膈肌运动严重减弱,深吸气时膈肌下降小于一个肋间,平静呼吸时膈肌下降小于 1/3 肋间,甚至不动。

4.感觉障碍 感觉障碍症状相对轻微,且主观感觉障碍明显多于客观检查发现。主要表现为神经根痛和皮肤感觉过敏。一些年长儿体检可见手套、袜套样感觉功能减退。

5.自主神经功能障碍 症状也较轻微,主要表现为多汗、便秘、不超过 12～24h 的一过性尿潴留。少数患儿可出现血压波动及严重的心律失常,这可能因支配心脏的自主神经受累所致。

四、实验室检查

1.脑脊液检查 80％～90％的 GBS 患者脑脊液中蛋白增高但白细胞计数和其他均正常,乃本病特征。然而,这种蛋白一细胞分离现象一般要到起病后第 2 周才出现。

2.肌电图检查 显示下运动神经元受累,运动及感觉神经传导减慢。

五、诊断

典型病例不难诊断。以下几点可作为诊断的参考:①急性起病,不发热,可见上行性、对称性、弛缓性瘫痪,少数患儿为下行性瘫痪。②四肢主观有麻木或酸痛等异常感觉,或呈手套、袜套样感觉障碍。③可伴有脑神经麻痹。④严重者常有呼吸肌麻痹。⑤脑脊液可有蛋白—细胞分离和神经传导功能异常。

六、鉴别诊断

要注意和其他急性弛缓性瘫痪疾病鉴别,主要是以下几种。

1.肠道病毒引起的急性弛缓性麻痹　我国已基本消灭野生型病毒脊髓灰质炎的发生,但仍有柯萨奇病毒、埃可病毒等其他肠道病毒引起的急性弛缓性瘫痪。根据其肢体瘫痪多为单侧肢体,脑脊液中可有白细胞增多,周围神经传导功能正常以及急性期粪便病毒分离,容易与GBS鉴别。

2.急性横贯性脊髓炎　在脊髓休克期易与GBS混淆,但急性横贯性脊髓炎有尿潴留等持续括约肌功能障碍和感觉障碍平面,而且急性期周围神经传导功能正常。

3.脊髓肿瘤　起病呈慢性渐进性,多有根性痛,呈不对称性上运动神经元瘫痪,有明显的感觉障碍,脑脊液检查有梗阻性改变。CT 和 MRI 可确定诊断。

七、治疗

本病虽缺少特效治疗,但病程自限,大多可望完全恢复。积极的支持治疗和护理措施,是顺利康复的关键。

1.保持呼吸道通畅,勤翻身,防止坠积性肺炎或褥疮。

2.吞咽困难者要鼻饲,以防吸入性肺炎。

3.保证足量的水分、热量和电解质供应。

4.尽早对瘫痪肌群康复训练,防止肌肉萎缩,促进恢复。

5.呼吸肌麻痹的抢救　保持呼吸道通畅,正确掌握气管切开及机械通气的指征。对三度呼吸肌麻痹、二度呼吸肌麻痹合并舌咽、迷走神经麻痹或合并肺炎、肺不张;发病 48h 内已出现二度呼吸肌麻痹者均应及时作气管插管或切开,并根据病情需要适时进行机械通气。目前经喉气管插管多用,气管切开已很少应用。

6.药物治疗　对病情进行性加重,尤其有呼吸肌或后组颅神经麻痹者,可试用静脉注射大剂量免疫球蛋白(IVIG),400mg/(kg·d),连用 5d。也可按 2g/kg 一次负荷剂量静脉滴注,效果较好。有效者 24～48h 内可见麻痹不再进展,但也有不见效者。多数专家认为皮质激素对本病治疗无效。

7.恢复期治疗　宜采用功能训练、物理治疗促进肢体功能恢复。

(徐青雨)

第四节　化脓性脑膜炎

化脓性脑膜炎简称化脑,是由各种化脓菌感染所引起的以脑膜炎症为主的中枢神经系统感染性疾病。临床以急性发热、惊厥、意识障碍、颅内压增高和脑膜刺激征以及脑脊液脓性改变为特征。随着诊断治疗水平不断发展本病预后已有明显改善,但病死率和后遗症发生率仍较高早期诊断和恰当治疗是改善预后的关键。

一、病因和发病机制

引起化脑的细菌种类依年龄不同而异。但 2/3 以上患儿是由脑膜炎球菌、肺炎链球菌和流感嗜血杆菌三种细菌引起。新生儿出生后 1 周内的感染以大肠杆菌、B 组溶血链球菌及绿脓杆菌为主；日龄 7d 以上。通过皮肤或脐部感染者以金黄色葡萄球菌、表皮葡萄球菌为主；2 个月以上的小儿以流感嗜血杆菌、脑膜炎球菌及肺炎链球菌为主；年长儿以脑膜炎球菌及肺炎链球菌多见。细菌进入颅内的途径以血行为主，少数通过邻近组织器官感染而蔓延，如中耳炎、鼻窦炎、乳突炎及脊柱窦道等。小儿较成人易患化脓性脑膜炎，原因是：①小儿免疫功能不完善，易于感染，且感染易于突破原感染部位而扩散。②小儿血脑屏障通透性高，细菌易于通过血行进入颅内。

二、病理

在细菌毒素和多种炎症相关细胞因子作用下形成以软脑膜、蛛网膜和表层脑组织为主的炎症反应，表现为广泛性血管充血、大量中性粒细胞浸润和纤维蛋白渗出，伴有弥漫性血管源性和细胞毒性脑水肿。在早期或轻型病例，炎性渗出物主要在大脑顶部表面，逐渐蔓延至大脑基底部和脊髓表面。严重者可有血管壁坏死和灶性出血，或发生闭塞性小血管炎而致灶性脑梗死。

三、临床表现

大多急性起病。病初常有上呼吸道或胃肠道感染病史。典型临床表现可简单概括为以下三个方面。

（一）感染中毒症候群

包括发热、烦躁、精神萎靡等。金葡菌感染者可有猩红热样皮疹。

（二）颅内压增高和急性脑功能障碍

症状包括头痛、呕吐、意识障碍、惊厥等。婴儿则有前囟饱满与张力增高、头围增大等。合并脑疝时，则有呼吸不规则、突然意识障碍加重或瞳孔不等大等征兆。

（三）脑膜刺激征

以颈强直最常见，其他如 Kernig 征和 Brudzinski 征阳性。

年龄小于 3 个月的幼婴和新生儿化脑表现多不典型，主要差异在：①体温可高可低，或不发热，甚至体温不升。②颅压增高表现可不明显，幼婴不会诉头痛，可能仅有吐奶、尖叫或颅缝开裂。③惊厥可不典型，如仅见面部、肢体局灶或多灶性抽动、局部或全身性肌阵挛或各种不显性发作。④脑膜刺激征不明显。与婴儿肌肉不发达，肌力弱和反应低下有关。

四、并发症

（一）硬脑膜下积液

30%～60% 的化脑并发硬脑膜下积液。多见于 1 岁以下流感嗜血杆菌及肺炎链球菌引起的化脑患儿，特别是治疗较晚和治疗过程不顺利者。其表现特点为：①治疗中体温不退或退而复升。②治疗后脑脊液已明显好转，但前囟饱满不见明显好转。③病程中进行性前囟饱满、颅缝分离、头围增大。诊断靠头颅透光试验、CT 扫描及硬膜下穿刺（如穿出液量超过

2mL,蛋白定量大于 0.4g/L 则可确诊)。

(二)脑室管膜炎

细菌沿脑脊液循环通路逆行进入脑室引起脑室膜及脉络膜丛炎症,产生脑室管膜炎。多见于革兰氏阴性杆菌感染且治疗不及时、治疗方案不合理者,是造成严重后遗症的原因之一。诊断线索主要是患儿在强力抗生素治疗下发热不退,惊厥、意识障碍不改善,进行性加重的颈项强直甚至角弓反张,脑脊液始终无法正常化以及 CT 见脑室扩大。确诊依赖侧脑室穿刺,如穿刺液白细胞数>50×10^6/L,糖<1.6mmol/L,蛋白>0.4g/L 即可诊断。

(三)脑积水

炎症渗出物粘连堵塞脑室内脑脊液流出通道引起梗阻性脑积水;也可因炎症破坏蛛网膜颗粒,或颅内静脉窦堵塞致脑脊液重吸收障碍造成变通性脑积水。发生脑积水后,患儿出现烦躁不安,嗜睡,呕吐,惊厥发作,头颅进行性增大,骨缝分离,前囟扩大饱满、头颅破壶音和头皮静脉扩张。晚期出现落日眼、进行性智力减退和其他神经功能倒退。

(四)抗利尿激素异常分泌综合征

炎症刺激垂体后叶致抗利尿激素过量分泌,引起低钠血症和血浆低渗透压,可能加剧脑水肿,致惊厥和意识障碍加重,或直接因低钠血症引起惊厥发作。

(五)其他

脑实质受累可继发癫痫及智力障碍。脑神经受损可致失明、耳聋等。

五、辅助检查

(一)外周血象

白细胞总数大多明显增高,中性粒细胞为主。但在感染严重或不规则治疗者,又可能出现白细胞总数的减少。

(二)脑脊液检查

脑脊液检查是确诊本病的重要依据。典型病例表现为压力增高。外观混浊似米汤样。白细胞总数显著增多达 1000×10^6/L 以上甚至超过 10000×10^6/L,分类以中性粒细胞为主。糖含量常有明显降低,常<1.1mmol/L。蛋白含量增高,多在 1g/L 以上。涂片革兰染色检查,部分可找到致病菌。脑脊液培养是确定病原菌的主要方法。

需要注意的几个问题:①暴发性脑膜炎起病 24h 内脑脊液检查结果可以正常,须重复检查。②经抗生素治疗后,化脑的脑脊液改变变得不典型,细胞数不甚高,糖可正常,蛋白增高不明显。③涂片查菌阳性率不高,反复检查可提高阳性率。④经抗生素治疗后,脑脊液培养阳性率不高。

(三)血培养

对所有疑似化脑的病例均应做血培养以帮助寻找致病菌。

(四)头颅 CT 及磁共振(MRI)检查

有助于了解脑损伤情况及并发症的诊断。

六、诊断

早期诊断是保证患儿获得早期治疗的前提。典型病例根据病史、临床表现及脑脊液改变诊断较容易。应强调的是脑脊液检查是本病诊断不可缺少的手段,没有其他方法可以代替。

对有明显颅压增高者,最好先适当降低颅压后再行腰椎穿刺,以防腰穿后脑疝的发生。婴幼儿和不规则治疗者临床表现常不典型,后者的脑脊液改变也可不明显,诊断时应结合临床资料及治疗过程等综合分析。

七、鉴别诊断

除化脓菌外,结核杆菌、病毒、真菌等皆可引起脑膜炎,并出现与化脑某些相似的临床表现而需注意鉴别。脑脊液检查,尤其病原学检查是鉴别诊断的关键。

(一)病毒性脑炎

起病急,中毒症状相对较轻,但脑功能障碍常较化脑严重且常有局灶性损伤症状。脑脊液外观清亮透明,白细胞数每毫升至几十万,淋巴为主,糖和氯化物含量正常,蛋白含量正常或稍高,细菌学检查阴性。脑脊液中特异性抗体和病毒分离有助诊断。

(二)结核性脑膜炎

该病呈亚急性起病,不规则发热 1～2 周才出现脑膜刺激征、惊厥或意识障碍等表现,或于昏迷前先有颅神经或肢体麻痹。具有结核接触史、PPD 阳转或肺部等其他部位结核病灶者支持结核诊断。脑脊液外观呈毛玻璃样,白细胞数多<$5000×10^6$/L,分类以淋巴细胞为主,糖和氯化物同时降低,蛋白增高,薄膜涂片抗酸染色和结核菌培养可帮助诊断确立。

(三)流行性脑脊髓膜炎

由脑膜炎球菌引起,属法定传染病。本病多在冬春季流行,社区内的流行史可提供重要的鉴别依据。皮肤多有出血点及淤斑。脑脊液改变与化脓性脑膜炎相同。确定诊断须靠细菌学检查。

(四)感染中毒性脑病

表现为严重感染情况下出现抽搐、昏迷,缺少脑膜刺激征,脑脊液检查正常或仅有蛋白轻度增高。

八、治疗

(一)抗生素治疗

1.用药原则 化脑预后严重,应早期、足量、足疗程,选用能透过血脑屏障的药物、静脉用药。

2.病原菌明确前的抗生素选择 包括诊断初步确立但致病菌尚未明确,或院外不规则治疗者。应选用对肺炎链球菌、脑膜炎球菌和流感嗜血杆菌三种常见致病菌皆有效的抗生素。目前主要选择能快速在患者脑脊液中达到有效灭菌浓度的第三代头孢菌素,包括头孢噻肟 200mg/(kg·d)或头孢三嗪 100mg/(kg·d),疗效不理想时可联合使用万古霉素 40mg/(kg·d)。对 β—内酰胺类药物过敏的患儿,可改用氯霉素 60～100mg/(kg·d),分两次静脉点滴。

3.病原菌明确后的抗生素选择 应根据药敏实验结果选药。对多发耐药的金葡菌及肺炎球菌宜用万古霉素;阴性杆菌多耐药菌感染者可选用美平、三代头孢和 β—内酰胺酶抑制剂的复合制剂或四代头孢类抗生素。

4.抗生素疗程 目前国内要求严格掌握停药指征,即症状消失,热退 1 周以上,脑脊液完全恢复正常后方可停药。一般认为流感嗜血杆菌脑膜炎和肺炎链球菌脑膜炎治疗不少于 2～

3周,脑膜炎双球菌者7～10d,而金黄色葡萄球菌和革兰氏阴性杆菌脑膜炎疗程应选3～4周以上。若有并发症,还应适当延长。

（二）肾上腺皮质激素的应用

细菌释放大量内毒素,可促进细胞因子介导的炎症反应,加重脑水肿和中性粒细胞浸润,使病情加重。抗生素迅速杀死致病菌后,内毒素释放尤为严重,此时使用肾上腺皮质激素不仅可抑制多种炎症因子的产生,还可降低血管通透性,减轻脑水肿和颅内高压,减轻颅内炎症粘连,减少脑积水、颅神经麻痹等后遗症,同时还可减轻中毒症状,有利于退热。常用地塞米松 0.4～0.6mg/(kg·d),分 4 次静脉注射。一般连续用 2～3d,过长使用并无益处。

（三）并发症的治疗

1.硬膜下积液　少量积液无须处理。如积液量较大引起颅压增高症状时,应作硬膜下穿刺放出积液,放液量每次每侧不超过 15mL。有的患儿须反复多次穿刺,大多逐渐减少而治愈。个别迁延不愈者,需外科手术治疗。

2.脑室管膜炎　进行侧脑室穿刺引流以缓解症状。同时,针对病原菌并结合用药安全性选择适宜抗生素脑室内注入。

3.脑积水　主要依赖手术治疗,包括正中孔粘连松解、导水管扩张和脑脊液分流术。

（四）对症和支持治疗

1.急性期严密监测生命体征,定期观察患儿意识、瞳孔和呼吸节律改变。

2.低颅内压。

3.控制惊厥发作,并防止再发。

4.有高热者及时给予降温措施。

5.保证足量营养,监测并维持体内水、电解质、血浆渗透压和酸碱平衡。能进食者适当进食,呕吐频繁者应禁食,给予静脉营养。昏迷者给予鼻饲。对有抗利尿激素异常分泌综合征表现者,积极控制脑膜炎同时,适当限制液体入量对低钠症状严重者酌情补充钠盐。

（王红）

第五节　病毒性脑炎

病毒性脑炎简称脑病,是由多种病毒引起的脑实质的炎症,如果脑膜同时受累明显则称为病毒性脑膜炎脑炎。根据其流行情况可分为流行性和散发性两类。前者如流行性乙型脑炎,后者主要指一般肠道、呼吸道病毒引起者。本节重点介绍散发性脑炎。

一、病因及感染途径

临床工作中,目前仅能在1/3～1/4的中枢神经病毒感染病例中确定其致病病毒,其中,80%为肠道病毒,其次为虫媒病毒、腺病毒、单纯疱疹病毒、腮腺炎病毒和其他病毒等。病毒侵犯中枢神经系统主要有两种途径:病毒感染呼吸道、消化道等,在局部复制、增殖后进入血液,透过血脑屏障而引起脑膜及(或)脑实质损伤;病毒先在靠近中枢神经的区域形成感染,而后沿神经组织潜入颅内,引起脑组织损伤,如口周疱疹后引起的疱疹病毒性脑炎。

二、病理

脑膜和(或)脑实质广泛性充血、水肿,伴淋巴细胞和浆细胞浸润。可见炎症细胞在小血管周围呈袖套样分布,血管周围组织神经细胞变性、坏死和髓鞘崩解。病理改变大多弥漫分布,但也可在某些脑叶突出,呈相对局限倾向。单纯疱疹病毒常引起颞叶为主的脑部病变。在有的脑炎患者,见到明显脱髓鞘病理表现,但相关神经元和轴突却相对完好。此种病理特征,代表病毒感染激发的机体免疫应答,提示"感染后"或"过敏性"脑炎的病理学特点。

三、临床表现

由于病脑的病变部位和轻重程度差异很大,因此临床表现多种多样且轻重不一。

(一)前驱症状

神经系统症状出现前1~3d可有发热、咳嗽、腹泻、腹痛、恶心、呕吐、嗜睡等前驱感染症状。

(二)神经系统症状体征

1.颅内压增高 主要表现为头痛、呕吐、血压升高、婴儿前囟饱满等,严重时可呈去大脑强直状态,甚至发生脑疝危及生命。

2.意识障碍 轻者无意识障碍,重者可出现不同程度意识障碍、精神症状和异常行为。

3.惊厥 惊厥大多呈全身性,但也可有局灶性发作,严重者呈惊厥持续状态。

4.病理征和脑膜刺激征 均可阳性。

5.局灶性症状体征 如肢体瘫痪、失语、失明、面神经麻痹等。一侧大脑血管病变为主者可出现小儿偏瘫;小脑受累明显时可出现共济失调;脑干受累明显可出现交叉性偏瘫和中枢性呼吸衰竭;后组颅神经受累明显则出现吞咽困难、声音低微;基底神经节受累则出现手足徐动、舞蹈动作和扭转痉挛等。

(三)其他系统症状

若单纯疱疹病毒脑炎可伴有口唇或角膜疱疹;肠道病毒脑炎可伴有心肌炎和不同类型皮疹;腮腺炎病毒性脑炎常伴有腮腺肿大等。

病毒性脑炎病程大多2~3周。多数完全恢复但少数遗留癫痫、肢体瘫痪、智能发育迟缓等后遗症。

四、辅助检查

(一)血常规

白细胞总数正常或降低,分类淋巴细胞比例增高。

(二)脑脊液检查

外观清亮,压力正常或增加。白细胞数正常或轻度增多,分类计数以淋巴细胞为主,蛋白质大多正常或轻度增高,糖和氯化物含量正常。涂片和培养无细菌发现。

(三)脑电图

以弥漫性或局限性异常慢波背景活动为特征,少数伴有棘波、棘-慢综合波。慢波背景活动只能提示异常脑功能,不能证实病毒感染性质。某些患者脑电图也可正常。

(四)病毒学检查

部分患儿脑脊液病毒培养及特异性抗体测试阳性。恢复期血清特异性抗体滴度高于急性期 4 倍以上有诊断价值。

（五）影像学检查

严重病例 CT 和 MRI 均可显示炎性病灶形成的大小不等、界限不清、不规则的低密度灶，但早期多不能发现明显异常改变。如 CT 显示单侧颞叶损害，常说明为单纯疱疹病毒性脑炎。

五、诊断和鉴别诊断

病脑的诊断主要依靠病史、临床表现、脑脊液检查和病原学鉴定。本病应与下列疾病鉴别。

（一）颅内其他病原感染

主要根据脑脊液外观、常规、生化和病原学检查，与化脓性、结核性、隐球菌脑膜炎鉴别。此外合并硬膜下积液者支持婴儿化脓性脑膜炎。发现颅外结核病灶和皮肤 PPD 阳性有助于结核性脑膜炎诊断。

（二）Reye 综合征

因急性脑病表现和脑脊液无明显异常使两病易相混淆，但依据 Reye 综合征常有肝脏轻中度肿大伴肝功明显异常、起病后 3～5d 病情不再进展、血氨明显增高并常有血糖降低等特点，可与病毒性脑膜炎或脑炎鉴别。

六、治疗

本病缺乏特效治疗。主要采用对症支持治疗。主要治疗原则包括以下几方面。

（一）维持水、电解质平衡与合理营养供给

因意识障碍长期不能进食者应给予鼻饲或静脉营养。高热者及时降温。

（二）降低颅内压

一般用脱水剂如 20％甘露醇降低颅压，每次 0.5～1g/kg，每 4～6h 一次。必要时再给予速尿每次 1～2g/kg，每日 2～3 次。出现脑疝症状者可用人工机械过度换气，降低 $PaCO_2$ 并将其控制于 20～25kPa，一般在数分钟内即可使颅压显著降低。

（三）控制惊厥

可适当应用止惊剂如安定、苯巴比妥等。

（四）抗病毒药物

无环鸟苷，主要对单纯疱疹病毒作用最强，每次 5～10mg/kg，每 8h 一次，疗程 10～14d，静脉滴注给药。更昔洛韦，5～10mg/(kg·d)，分两次静脉滴注。利巴韦林，5～10mg/(kg·d)，每日 1 次静脉滴注。

（五）抗生素应用

合并细菌感染和昏迷患儿应用抗生素治疗或预防细菌感染。

（六）康复治疗

脑损伤明显者，可在恢复期给予神经生长因子、脑活素等药物，以改善脑细胞功能。按摩、针灸、电刺激、功能训练均可用于康复治疗。

（徐青雨）

第六节 重症肌无力

重症肌无力(MG)是神经肌肉接头间传递功能障碍所致的慢性疾病,与其自身的免疫异常有关,所以又认为是一种自身免疫疾病,患病者轻则眼睑下垂、复视或斜视,眼球转动不灵;重则四肢无力,合身倦怠,颈软头倾,吞咽困难,饮水反呛,咀嚼无力,呼吸气短,语言障碍不清,生活不能自理,甚至呼吸困难发生危象。

一、诊断

(一)病史

与遗传因素、免疫功能异常等因素有关。

(二)临床表现

1. 症状

(1)眼睑下垂,晨轻晚重,眼睑下垂多伴有复视、斜视、视物不清,眼睛闭合不全,眼球活动受限。

(2)四肢无力,难以连续高举双臂或难以连续蹲下与站起,或难以连续握拳与舒展开,故生理功能下降。

(3)颈软抬头无力或咀嚼无力,呼吸气短、无力,吞咽不顺利等症状互相关联,而吞咽困难与之相关的症状有发音不清,声音嘶哑,饮水呛咳,咀嚼无力等。

2. 体征 眼外肌麻痹、肢体肌耐力减弱,疲劳试验阳性,对受累肌肉反复作同一动作或连续叩击某一反射,可见反应逐渐减弱或消失。

3. 儿童重症肌无力(MG)分型

(1)少年型重症肌无力(JMG):临床最常见,除发病年龄不同外,与成人 MG 病理及发病机制均相同。起病多在 2 岁以后,最小年龄 6 个月,平均年龄 3 岁。女多于男。肌无力特点为休息后好转,重复用力则加重,并有晨轻暮重现象。JMG 分为以下几种。①眼肌型:最多见,患儿仅表现眼外肌受累症状,而无其他肌群受累的临床和电生理表现。首发症状是单侧或双侧上睑下垂,可伴眼球活动障碍,从而引起复视、斜视。重症者双眼几乎不动。②全身型:躯干及四肢受累,可伴眼外肌或球肌麻痹。轻者步行或上阶梯极易疲劳,重症者肢体无运动功能,常有呼吸肌及球肌麻痹。患儿腱反射多减弱或消失,无肌纤颤及明显肌萎缩,感觉正常。③脑干型:有明显吞咽、咀嚼及言语障碍,除伴眼外肌受累外,无躯干及肢体受累。

(2)新生儿暂时性重症肌无力:患重症肌无力母亲所生新生儿约 1/7 患本病。母亲的乙酰胆碱受体抗体(AchR-Ab)通过血-胎盘屏障进入胎儿血循环,作用于新生儿神经肌肉接头处 AchR 而表现 MG 临床特征。患儿生后数小时至 3d 内,出现全身肌张力低下、哭声弱,吸吮、吞咽、呼吸均显困难,腱反射减弱或消失;患儿很少有眼外肌麻痹。如未注意家族史,易与围生期脑损伤、肌无力综合征等相混淆。肌内注射甲基硫酸新斯的明后,症状明显减轻。重复神经刺激(RNS)检测对确诊有重要意义。患儿血中 AchR-Ab 可增高。轻症可自行缓解,2~4 周内完全恢复。重症者如不治疗,可在数小时内死于呼吸衰竭。

(3)先天性重症肌无力(CMG):发生于母亲未患重症肌无力所娩出的新生儿或小婴儿。血中无 AchR-Ab,常有阳性家族史。患儿在宫内胎动减少,出生后表现肌无力,哭声微弱,喂养困难,双上睑下垂,眼球活动受限。早期症状并不严重,故确诊较困难。少数患儿可有呼吸肌受累。病程一般较长,对胆碱酯酶抑制药有效,但对眼外肌麻痹效果较差。CMG 主要有四种缺陷即乙酰胆碱合成缺陷、乙酰胆碱释放障碍、胆碱酯酶缺乏、终板 AchR 缺陷。

（三）辅助检查

1. 新斯的明试验　是目前诊断重症肌无力的最简单方法。新斯的明,每次 0.04mg/kg,肌肉注射。新生儿 0.1～0.15mg,儿童常用量 0.25～0.5mg,最大量不超过 1mg。观察 30min,肌力改善为阳性。一旦发现新斯的明的毒蕈碱样反应,可肌内注射阿托品 0.5～1mg。

2. 免疫功能检查　可有异常。

3. 血清胆碱酯酶、免疫球蛋白、乙酰胆碱受体抗体效价测定升高。

4. 胸部 X 线片或 CT 检查　可有胸腺肿大或肿瘤。

5. 心电图可异常。

6. 电生理检查　感应电持续刺激受累肌肉反应迅速消失。EMG 重复频率刺激,低频刺激有波幅递减,高频刺激有波幅递增现象,如递减超过起始波幅 10% 以上或递增超过 50% 以上为阳性。肌电图检查是诊断重症肌无力的重要依据,尤其延髓型,不以眼睑下垂为首发症状的患者,新斯的明无法观察眼睑的变化,因此进行肌电图检查十分必要。

（四）诊断标准

1. 受累骨骼肌无力,朝轻暮重。

2. 肌疲劳试验阳性。

3. 药物试验阳性　新斯的明,每次 0.04mg/kg,肌内注射。新生儿 0.1～0.15mg,儿童常用量 0.25～0.5mg,最大量不超过 1mg。观察 30min,肌力改善为阳性。

4. 肌电图重复电刺激　低频刺激(通常用 3Hz)肌肉动作电位幅度很快地递减 10% 以上为阳性。

5. 血清抗乙酰胆碱抗体阳性。

6. 单纤维肌电图　可见兴奋传导延长或阻滞,相邻电位时间差(Jitter)值延长。

以上 6 项标准中,第 1 项为必备条件,其余 5 项为参考条件,必备条件加参考条件中的任何一项即可诊断。

二、治疗

（一）抗胆碱酯酶(ChE)药物

1. 新斯的明

(1)溴化新斯的明,5 岁以内 0.5mg/(kg·d),5 岁以上 0.25mg/(kg·d),每 4h1 次,逐渐加量,一旦出现不良反应则停止加量。10～20min 生效,持续 3～4h,极量为 0.1g/d。作用时间短,胃肠道不良反应明显。

(2)甲基硫酸新斯的明,每岁 0.05～0.1mg 或每次 0.0125mg/kg,皮下注射、肌内注射、静脉滴注。作用较迅速,但持续时间短(2～3h)。一般用于诊断和急救。

2. 溴吡斯的明(吡啶斯的明)　化学结构类似新斯的明,但毒性仅为其 1/8～1/4,治疗量与中毒量距离大,作用时间 3.5～4.5h。且对延髓支配肌、眼肌的疗效比新斯的明强。新生儿每次 5mg,婴幼儿每次 10～15mg,年长儿 20～30mg,最大量每次不超过 60mg,每日 3～4 次。根据症状控制需求及有无不良反应,适当增减每次剂量及间隔时间。

3.依酚氯铵(腾喜龙)　0.2mg/(kg·d),静脉注射,先注射 1/5 量,如无反应再注射余量。20~30s 发生作用,持续 2~4min。仅用于诊断及确定危象的性质。

(二)免疫治疗

1.胸腺摘除术　术后有效率(完全缓解与好转)44%~90%。特别对非胸腺瘤术后缓解好转率较高;但 75%~80%胸腺瘤可恶变,仍应尽早切除。对 15 岁以上的全身型 MG,胸腺摘除术是常规治疗方法,术后继续用泼尼松 1 年。有胸腺瘤者可静脉滴注地塞米松或环磷酰胺后进行手术切除,但疗效比胸腺增生和正常者差,术后需进行放射治疗和长期免疫抑制药治疗。无胸腺瘤的眼肌型 MG,即使肢体肌电图(EM)阳性,也非胸腺切除术适应证。

2.激素疗法　激素疗法的适应证为①病程在 1 年以内各型 MG。②单纯用抗 ChE 药物不能控制 MG。③单纯眼肌型 MG。④已行胸腺摘除术,但疗效不佳或恶化的 MG。⑤MG 胸腺摘除术前准备。

具体疗法:①泼尼松长期维持疗法。泼尼松 1~2mg/(kg·d)小剂量开始逐渐增加,症状明显缓解后,持续服用 8~12 周后逐渐减量,至每日或隔日顿服,总疗程 2 年。②大剂量甲泼尼龙冲击疗法。甲泼尼龙 20mg/(kg·d),静脉滴注 3d;再以泼尼松维持治疗。其优点是起效时间和达最佳疗效时间比泼尼松长期维持疗法短。适用于肌无力危象,胸腺摘除术前准备。应有气管切开和辅助呼吸的准备。如病情严重,应服用大剂量抗 ChE 药物,在开始大剂量激素治疗时适当减少抗 ChE 药剂量,以减少一过性肌无力加重现象。

3.其他免疫抑制疗法

(1)环磷酰胺,2mg/(kg·d)分 2 次服用。多半于 2 个月内见效,有效率为 73%。EMG 证明治疗有效。应注意白细胞减少、出血性膀胱炎、口腔炎、恶心、呕吐、皮疹和脱发等不良反应,疗程不超过 12 周,以免损伤性腺。

(2)嘌呤拮抗药,6-巯基嘌呤 1.5mg/(kg·d),分 1~3 次。硫唑嘌呤 1.5~3mg/(kg·d),分 2 次。

(3)环孢素(环孢霉素 A),5mg/(kg·d),8~16 周后增至 10mg/(kg·d),分 2 次服。4 周见效,8~12 周明显改善。

(4)血浆置换法,去除 Ach 受体抗体,见效快,显效率几乎是 100%,但疗效持续短,价格昂贵,仅用于重症。不良反应有低血压、出血和电解质紊乱。

(5)大剂量静脉注射丙种球蛋白,0.4~0.6g/(kg·d)静脉滴注,4~6h 输完,连续 5d 为 1 个疗程。急性或复发病例有效率 75%~100%。显效较快,绝大多数在 3~10d 见效,最短者次日即见效;缓解后维持 20~120d,大多 40~60d。间断 3~4 周重复用药,可能有更长的缓解期。因价格昂贵,主要用于 MG 危象,或其他治疗无效者。

(三)辅助性药物

1.氯化钾片剂或 10%氯化钾溶液　2~3g/d,分 2~3 次。

2.螺旋内酯胶囊　2mg/(kg·d),分 2~4 次。

3.麻黄碱片剂　每次 0.5~1.0mg/kg,3 次/d。

4.换血疗法　对新生儿一过性肌无力有呼吸困难者可考虑换血疗法。

(五)肌无力危象与胆碱能危象的处理

各种危象发生时,首要的抢救措施是设法保持呼吸道通畅,必要时气管切开辅以人工辅助呼吸。同时根据危象的类型予以处理,如为肌无力危象需用新斯的明1mg肌内注射或静脉滴注,然后在依酚氯铵(腾喜龙)试验的监护下每隔半小时注射 0.5mg,至病情好转后改为口服。如考虑为胆碱能危象,立即停用抗胆碱酯酶药物,并静脉注射阿托品直至症状消失,以后在依酚氯铵试验阳性后再慎用抗胆碱酯酶药。

(蒙晶)

第七节　肝豆状核变性

肝豆状核变性,又称 Wilson 病,是一种常染色体隐性遗传的铜代谢缺陷病,发病率约为 1/(50 万～100 万),以不同程度的肝细胞损害、脑退行性病变和角膜边缘有铜盐沉着环为临床特征。发病机制迄今未阐明,已知其基本代谢缺陷是肝不能正常合成铜蓝蛋白和自胆汁中排出铜量减少,尿铜排泄量增加,许多器官和组织中有过量的铜沉积尤以肝、脑、角膜、肾等处为明显,过度沉积的铜可损害这些器官的组织结构和功能而致病。

一、诊断步骤

(一)病史采集要点

1.家族史　父母是否近亲婚配,家族中有无同样病患者。

2.发病　一般病起缓渐,大多在 10～25 岁间出现症状,男稍多于女,同胞中常有同病患者。有时仅因体检发现肝功能异常,或肝大而就诊。

3.症状表现　临床表现多种多样,由于症状的出现与组织器官铜的沉积有关,因此不同症状出现的年龄亦不同。

从出生后开始的无症状期,患儿除有轻度尿铜增高外一切正常,甚少被发现。至 6～8 岁以后,随着肝细胞中铜沉积量的增加,逐渐出现肝脏受损症状,发病隐袭。初时因症状轻微,易被忽视,或可反复出现疲乏,食欲不振、呕吐、黄疸、浮肿或腹水等就诊。其中有部分病例可能并发病毒性肝炎,多数与慢性活动性肝炎不易鉴别,亦有少数病情迅速发展至急性肝功能衰退者。约 15% 本病患儿在出现肝病症状前可发生溶血性贫血,这种溶血过程常常是一过性的,是由于铜向血液内释放过多损伤红细胞而发生。溶血可与其他症状同时存在或单独发生,由于患儿此时常无 K-F 环出现,因此,对凡是非球形红细胞性溶血性贫血、且 Coombs 试验阴性的患儿都应注意除外本病的可能性。患儿在本阶段内尿铜明显增高,血清铜蓝蛋白含量低下,一般尚无 K-F 环。

继而,铜开始在脑、眼、肾和骨骼等肝外组织中沉积日趋严重,尿铜更高,血清铜蓝蛋白明显低下。患儿在 12 岁以后逐渐出现其他器官功能受损的症状。神经系统的早期症状主要是构语困难(讷痴)、动作笨拙或不自主运动、表情呆板、吞咽困难、肌张力改变等,发展到晚期时精神症状更为明显,常见行为异常和智能障碍;肾病症状包括肾结石、蛋白尿、糖尿、氨基酸尿和肾小管酸中毒表现;角膜色素环常伴随神经系统症状出现,开始时铜在角膜周缘的上、下方沉积为主,逐渐形成环状,呈棕黄色,初期需用裂隙灯检查;约 20% 患儿发生背部或关节疼痛症状,X 线检查常见骨质疏松,关节间隙变窄或骨赘生等病变。

少数本病患者尚可并发甲状旁腺功能减低、葡萄糖不耐症、胰酶分泌不足、体液或细胞免疫功能低下等情况。

（二）体格检查要点

1.注意患儿的生长发育情况可有生长发育迟缓。

2.皮肤 颜色铜色，水肿；合并溶血时面色苍白。

3.注意肝脾有无肿大 本病肝脏肿大，质较硬而有触痛。

4.神经系统体征 首发表现为细微的震颤、轻微的言语不清或动作缓慢。典型者以锥体外系表现为主，四肢肌张力强直性增高，运动缓慢，面具样脸，语言低沉含糊，流涎，咀嚼和吞咽常有困难。不自主动作以震颤最多见，常在活动时明显，严重者除肢体外头部及躯干均可波及，此外也可有扭转痉挛、舞蹈样动作和手足徐动症等。精神症状以情感不稳和智能障碍较多见，严重者面无表情，口常张开、智力衰退。少数可有腱反射亢进和锥体束征，有的可出现癫痫样发作。

5.眼科检查 角膜边缘可见宽约2～3mm左右的棕黄或绿褐色色素环，用裂隙灯检查可见细微的色素颗粒沉积，为本病重要体征，一般于7岁之后可见。

（三）门诊资料分析

1.血常规 可有贫血（溶血时），正细胞正色素性贫血，网织红细胞增加。白细胞和血小板可减少。

2.尿常规 肾脏受累时可有蛋白尿、糖尿。

3.Coombs 试验 阴性。

4.肝功能 异常，肝酶显著升高。

5.B超 示肝脏增大，回声异常。晚期肝硬化表现。可能有肾结石。

6.脑电图 异常。

（四）进一步检查项目

1.血清铜蓝蛋白测定 显著低于正常。

2.血清铜检查 血清铜总量降低。

3.尿铜排出量 增高。青霉胺负荷试验有助于诊断，尤适用于症状前期及早期患者的检出。

4.肾小管功能 异常，有氨基酸尿、糖尿、蛋白尿。

5.颅脑CT检查 双侧豆状核区可见异常低密度影，尾状核头部、小脑齿状核部位及脑干内也可有密度减低区，大脑皮层和小脑可示萎缩性改变。

6.组织微量铜测定 体外培养的皮肤成纤维细胞和肝、肾活检组织中含铜量增高。肝细胞含铜量显著增高，要排除胆汁淤积性肝铜增加。

二、诊断对策

（一）诊断要点

本病是可治性的，治疗开始愈早，预后愈好，但由于本病的早期症状常较隐匿，容易延误诊断。因此，对有本病家庭史、原因不明的肝病（包括肝功能异常）、溶血性贫血、肾脏病变或精神神经症状的患儿，都要考虑本病的可能性，采取必要的实验室检查。

（二）鉴别诊断要点

1.神经系统方面 本病须与震颤麻痹、舞蹈病、扭转痉挛、手足徐动症及肝性脑病等相鉴别。后者临床表现可与肝豆状核变性相似，但发病年龄较晚，伴原发肝病，无家族史铜代谢障碍的相应表现。

2.儿童单纯肝病表现　应与肝炎、其他代谢病如糖原累积病等鉴别。

3.单纯溶血性贫血　应与其他原因如免疫性、红细胞酶缺陷等相鉴别。

4.肾脏改变　与肾炎等鉴别。

(三)临床类型

根据受累的器官可分为:

1.肝型　以肝脏功能损害为首发症状。该型隐匿,症状轻微,易被忽视。有时仅因体检发现肝功能异常,或肝大而就诊。其中的暴发性肝衰竭型,是一种较为少见且极为严重的类型。主要是肝细胞急性坏死,临床表现为乏力、纳差、恶心、腹痛、黄疸进行性加深,多伴有急性溶血,可并发肝性脑病、出血倾向、自发性腹膜炎、肾功能衰竭等。该型一旦发病预后很差,患者可在数日至2个月内死亡,不进行肝移植者病死率几乎为100%。死亡原因主要为肝衰竭、肝性脑病、出血和继发感染。

2.神经型　以神经系统症状如锥体外系症状为首发表现。

3.肝神经型　以肝脏功能损害和神经系统症状为主要表现。该型多见,由于肝脏表现隐匿,很多患者到出现神经症状后才作出诊断。

三、治疗对策

(一)治疗原则

治疗的原则是减少铜的摄入和增加铜的排出,以改善其症状。

(二)治疗计划

终身治疗,包括低铜饮食、铜络合剂促进尿铜排出、锌剂减少肠铜吸收、其他支持治疗、肝移植等。

(三)治疗方案的选择

1.低铜高蛋白饮食　每日食物中含铜量不应>1mg,不宜进食动物内脏、鱼虾海鲜和坚果等含铜量高的食物。避免食用含铜量高的食物如甲壳鱼类、坚果类、巧克力、瘦肉、猪肝、羊肉等。禁用龟板、鳖甲、珍珠、牡蛎、僵蚕、地龙等高铜药物。

2.使用驱铜剂

(1)D-青霉胺(D-Penicillamine):是目前最常用的药物,为铜络合剂,能与铜离子络合,且可促进细胞合成金属硫因。应长期服用,每日20~30mg/kg,分3~4次于饭前半小时口服。用前先作青霉素过敏试验,副作用可有发热、皮疹、关节疼痛、白细胞和血小板减少、蛋白尿、视神经炎等,但发生率不高,必要时可短期合并应用糖皮质激素治疗。一般在服药数周后神经系统症状可见改善,而肝功能好转则常需经3~4个月治疗。长期治疗也可诱发自身免疫性疾病,如免疫复合体肾炎、红斑狼疮等。应并服维生素 B_6 20mg,3 次/d。

(2)三乙基四胺(triethyl tetramine):对青霉胺有不良反应时可改服本药,0.2~0.4g,3次/d,长期应用可致铁缺乏。

(3)二巯基丙醇(BAL):2.5~5mg/kg,肌注,1~2 次/d,10d 为一疗程。副作用有发热、皮疹、恶心、呕吐、黏膜烧灼感、注射局部硬结等,不宜久用。也可用二巯基丙酸钠,2.5~

5mg/kg,以5%浓度的溶液肌注,1~2次/d,10次一疗程,或二巯基丁二酸钠,每次1~2g(成人),配成5%浓度溶液缓慢静注,10次为一疗程。后两药作用与BAL相似,驱酮作用较BAL强,副作用较小。以上三种药物可间歇交替使用。

(4)近年应用另一高效铜络合剂,连四硫代钼酸铵(TTM),可与铜络合成$Cu(MoS_4)_2$自尿液排出,短期内即可改善症状。

3.锌剂 口服锌制剂可促进肠黏膜细胞分泌金属硫因,与铜离子结合后减少肠铜吸收。常用者为硫酸锌或醋酸锌,后者胃肠反应较少,每日口服量以相当于50mg锌为宜。分2~3次,餐间服用。毒性较低,可长期服用。硫酸锌餐前半小时服200mg,3次/d,并可根据血浆锌浓度不超过30.6μmol/L加以调整,与D-青霉胺合用时,两者至少相距2h服用,以防锌离子在肠道内被D-青霉胺络合。

4.对症治疗

(1)护肝治疗:多种维生素,能量合剂等。针对肝功能受损、高铜血症可给予清蛋白输入。

(2)针对锥体外系症状,可选用安坦2mg,3次/d;或东莨菪碱0.2mg,3次/d,口服。左旋多巴可用以改善神经系统症状。

(3)如有溶血发作时,可用肾上腺皮质激素或血浆替换疗法。

5.肝移植术 对本病所致的急性肝功能衰竭或失代偿性肝硬化患儿经上述各种治疗无效者可考虑进行肝移植。

(蒙晶)

第八节 脑性瘫痪

脑性瘫痪(CP)简称脑瘫,自1843年—1862年间Little提出并不断完善了作为CP雏形的痉挛性强直概念以来(后称Little's病),CP的定义变得更为复杂。2006年中国康复医学会儿童康复专业委员会和中国残疾人康复协会小儿脑瘫康复专业委员会定义CP为:自受孕开始至婴儿期非进行性脑损伤和发育缺陷所致的综合征,主要表现为运动障碍及姿势异常。该定义强调了CP的脑源性、脑损伤非进行性,症状在婴儿期出现,可有较多并发症,并排除进行性疾病所致的中枢运动障碍及正常儿童暂时性运动发育迟缓。本病并不少见,发达国家患病率在1‰~3‰间,我国在2‰左右。脑瘫患儿中男孩多于女孩,男:女在(1.13:1)~(1.57:1)之间。

一、分型与病因

(一)根据临床特点CP分为5型

1.痉挛型 最常见,约占全部病例的50%~60%。主要因锥体系受累,表现为上肢、肘、腕关节屈曲,拇指内收,手紧握拳;下肢内收交叉呈剪刀腿和尖足(图3—5)。

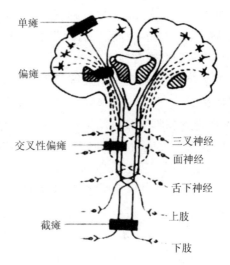

单瘫

偏瘫

交叉性偏瘫

三叉神经

面神经

舌下神经

上肢

截瘫

下肢

图 3-5 椎体束病损图解

2.不随意运动型 以锥体外系受损为主,不随意运动增多,表现为手足徐动、舞蹈样动作、肌张力不全、震颤等。

3.共济失调型 以小脑受损为主。

4.肌张力低下型 往往是其他类型的过渡形式。

5.混合型。

(二)根据瘫痪部位(指痉挛型)分为 5 型

1.单瘫 单个肢体受累。

2.双瘫 四肢受累,上肢轻,下肢重。

3.三肢瘫 三个肢体受累。

4.偏瘫 半侧肢体受累。

5.四肢瘫 四肢受累,上、下肢受累程度相似。

(三)根据病因病理学分 4 型

1.脑损伤型 CP 指围生期及生后以脑损伤为主,包括异常妊娠、异常分娩、围生期感染、缺氧、窒息、惊厥、低血糖等导致脑损伤。诊断必备下列条件,即妊娠早、中期胚胎发育无异常;围生期有明显的导致脑损伤的物理、化学或生物学等致病因素;影像学存在脑损伤及损伤后遗症的依据。

2.脑发育异常型 CP 主要指妊娠早、中期感染或妊娠期间持续存在的各种环境、遗传、心理和社会等因素导致。诊断必备下列条件:孕早、中期持续存在导致神经发育阻滞或发育异常的因素;围生期无明显导致脑损伤的物理、化学或生物等致病因素;影像学存在脑发育异常的依据。

3.混合型 CP 指既有妊娠期间各种环境、遗传因素、心理社会因素等导致胚胎神经发育阻滞或发育异常,又有围生期各种致病因子对脑组织的损害。

4.原因不明 CP 指妊娠期和围生期均没有任何明确导致 CP 的危险因素,此型可能与遗传和某些原因不明的先天性因素有关。脑性瘫痪要与下运动神经元性瘫痪鉴别(表 3-4)。

表3-4　上、下运动神经元性瘫痪的鉴别

	上运动神经元性(中枢性)瘫痪	下运动神经元性(周围性)瘫痪
病变部位	皮层运动投射区或锥体束	脊髓前角、前根和周围神经的运动纤维
瘫痪的范围	常为广泛的	常为局限的
肌张力	张力过强,痉挛	张力减退,弛缓
肌萎缩	晚期废用性肌萎缩	有
反射	深反射增强,浅反射减弱或消失	深、浅反射均减弱或消失
病理反射	阳性	阴性
连带运动	有	无
肌电变性反应	无	有

二、临床表现

(一)基本表现

脑瘫以出生后非进行性运动发育异常为特征,一般都有以下4种表现。

1.运动发育落后和瘫痪肢体主动运动减少　患儿不能完成相同年龄正常小儿应有的运动发育进程,包括竖颈、坐、站立、独走等粗大运动,以及手指的精细动作。

2.肌张力异常　因不同临床类型而异,痉挛型表现为肌张力增高;肌张力低下型则表现为瘫痪肢体松软,但仍可引出腱反射;而手足徐动型表现为变异性肌张力不全。

3.姿势异常　受异常肌张力和原始反射消失等不同情况影响,患儿可出现多种肢体异常姿势,并因此影响其正常运动功能的发挥。体检中将患儿卧位、直立位以及由仰卧牵拉成坐位时,即可发现瘫痪肢体的异常姿势和非正常体位。

4.反射异常　多种原始反射消失延迟。痉挛型脑瘫患儿腱反射活跃,可引出踝阵挛和阳性 Babinski 征(图3-6)。

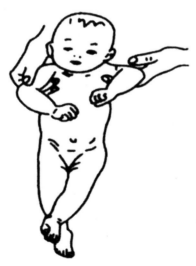

图3-6　痉挛型脑瘫直立位姿

(二)伴随症状和疾病

作为脑损伤引起的共同表现,一半以上脑瘫患儿可能合并智力低下、听力和语言发育障碍,其他如视力障碍、过度激惹、小头畸形、癫痫等。有的伴随症状如流涎、关节脱位则与脑瘫自身的运动功能障碍相关。

（三）头颅影像学检查

脑发育不全最常见部位以颞叶、额叶及脑室周围多见;脑萎缩、头颅出血、胼胝体发育不良、脑积水等较常见;白质软化、巨脑回、皮质裂等少见。头颅影像学无特异性,且严重程度与脑瘫临床表现的严重程度并不一致,不能仅以头颅影像作为脑瘫治疗效果和预后的评价指标。

近年来,国外学者利用 MRI 技术对脑瘫患儿进行影像学研究,报道其 MRI 异常在 80%～100%之间,MRI 异常表现与脑瘫类型、病因、出生胎龄等均有密切关系。不随意运动型脑瘫异常率 68.2%。早产儿仍以脑室周围 TW_2 相低信号(PVL)改变为主,阳性率达 87%;而足月儿则以双侧丘脑、壳核和苍白球改变为主,与窒息和黄疸有关,异常率仅有 17%。胆红素脑病引起的不随意运动型脑瘫患儿,颅脑 MRI 特征与缺氧性损伤所致者有所不同,前者主要损伤苍白球,后者则主要损伤丘脑和壳核。

三、诊断与鉴别诊断

脑瘫有多种类型,使其临床表现复杂,容易与婴幼儿时期其他神经肌肉性瘫痪相混淆。然而,只要认真问清病史和体格检查,遵循脑瘫的定义,正确确立诊断并不困难。1/2～2/3 的患儿可有头颅 CT、MRI 异常,但正常者不能否定本病的诊断。脑电图可能正常,也可表现异常背景活动,伴有痫性放电波者应注意合并癫痫的可能性。诊断脑瘫同时,需对患儿同时存在的伴随症状和疾病如智力低下、癫痫、语言听力障碍、关节脱位等做出判断,为本病的综合治疗创造条件。

诊断条件:①引起脑瘫的脑损伤为非进行性。②引起运动障碍的病变部位在脑部。③症状在婴儿期出现。④有时合并智力障碍、癫痫、感知觉障碍及其他异常。⑤除外进行性疾病所致的中枢性运动障碍及正常小儿暂时性的运动发育迟缓。

四、治疗

采用损伤、残能、残障的国际分类(ICIDH)和粗大运动功能分类系统(GMFCS)对脑瘫患儿进行评价,运动障碍与肌张力障碍型脑瘫属于中、重度残疾,患儿的移动运动、手功能、言语、社交技能等随意运动都受到不同程度的影响。目前的治疗措施仍以神经发育学治疗为主,以运动康复为主流,兼顾所有受累功能区以及相关障碍。不但应及早进行物理治疗、作业治疗,而且应重视口运动、进食技能、语言与言语功能的早期干预。

（一）治疗原则

1.早期发现和早期治疗　婴儿运动系统正处发育阶段,早期治疗容易取得较好疗效。

2.促进正常运动发育　抑制异常运动和姿势。

3.采取综合治疗手段　除针对运动障碍外,同时控制其癫痫发作,以阻止脑损伤的加重。对同时存在的语言障碍、关节脱位、听力障碍等也需同时治疗。

4.医师指导和家庭训练相结合　以保证患儿得到持之以恒的正确治疗。

（二）主要治疗措施

物理治疗(PT)主要通过制定治疗性训练方案来实施,常用的技术包括:软组织牵拉、抗异常模式的体位性治疗、调整肌张力技术、功能性运动强化训练、肌力和耐力训练、平衡和协调控制、物理因子辅助治疗等等。具体治疗方法有作业治疗、支具或矫形器的应用、语言治疗、心理行为治疗、特殊教育。

（三）药物治疗

目前还没发现治疗脑瘫的特效药物，可用小计量安坦缓解手足徐动症的多动，改善肌张力；注射肉毒毒素 A 可缓解肌肉痉挛，配合物理治疗可治疗痉挛性脑瘫。

（四）手术治疗

主要用于痉挛型，目的是矫正畸形，恢复或改善肌力与肌张力的平衡。

（五）其他

如高压氧舱、水疗、电疗等。

（蒙晶）

第四章 小儿心血管系统疾病

第一节 先天性心脏病

先天性心脏病(congenital heart disease)的发病率约为 0.7%。轻症可无任何症状或症状不明显,一般是在体格检查时发现心脏杂音(heart murmur)的。多数患儿在 3 岁以前,特别是 1 岁以内出现症状,包括体重和身长增长缓慢,活动耐受差,易患肺炎,口唇和甲床发绀,婴儿时期喂养困难、气急、多汗、声音嘶哑等。先天性心脏病可根据有无青紫分成三大类:无青紫型、潜在青紫型和青紫型。

一、室间隔缺损

室间隔缺损(ventricular septal defect)是先天性心脏病中最常见的类型,约占总数的 25%。

(一)血流动力学

由于左心室的收缩压显著高于右心室,分流方向为左心室到右心室,室间隔缺损的血流动力学改变与缺损大小及肺血管床状况有关。缺损小时,左向右分流量很小,血流动力学改变不明显。中等大小的室间隔缺损时,有明显的左向右分流,肺动脉压正常或轻度升高;大型的室间隔缺损时,分流量大,肺循环的血流量可为体循环的 3~5 倍。随着病程进展,肺小动脉痉挛,产生动力性肺动脉高压,渐渐引起继发性肺小动脉内膜增厚及硬化,形成阻力性肺动脉高压。左向右分流量显著减少,继而呈现双向分流,甚至反向分流,临床上出现发绀,发展成为艾森曼格综合征。

(二)临床表现

1. 症状 中型及大型室间隔缺损在新生儿后期及婴儿期即可出现喂养困难、多汗、体重不增、反复呼吸道感染,出生后半年内常发生充血性心力衰竭。

2. 体格检查 发现胸骨左缘下方响亮、粗糙的全收缩期杂音,向心前区及后背传导,并有震颤(thrill),心尖部伴随较短的舒张期隆隆样杂音。肺动脉第二心音可增强,提示肺动脉高压(pulmonary hypertension)。当有明显肺动脉高压或艾森曼格综合征时,临床上出现发绀,并逐渐加重。此时心脏杂音往往减轻,肺动脉第二心音显著亢进。小型室间隔缺损多无临床症状。40%左、右室间隔缺损可能在 3~4 岁自行关闭。膜周部、肌部缺损容易自然愈合。

(三)诊断

根据病史及临床表现和心脏杂音特点多可作出临床诊断,进一步可做心电图、X 线胸片、超声心动图确诊。如有重度肺动脉高压需做心导管检查。

1. 心电图 大型缺损为左心室、右心室肥大。

2. X 线检查 大型室间隔缺损,心影呈中度或中度以上增大,肺动脉段明显突出,血管影增粗,搏动强烈,左心室、右心室增大,左心房也增大,主动脉影正常或较小,肺动脉高压以右心室增大为主。

3. 超声心动图 二维超声心动图可探查室间隔缺损的部位、大小和数目,结合叠加彩色多普勒心动图还可以明确分流方向、速度。在无肺动脉口狭窄的病例,尚可利用多普勒技术无创性估测肺动脉压力。

4.心导管检查及选择性左心室造影 单纯性室间隔缺损者不需施行创伤性心导管检查。如有重度肺动脉高压、主动脉瓣脱垂、继发性右心室漏斗部狭窄或合并其他心脏畸形时,才需要做心导管检查。

(四)治疗原则

婴儿期间发生的心力衰竭,应用洋地黄、利尿剂、扩血管药物等内科治疗。任何年龄的大型缺损内科治疗无效、婴儿期已出现肺动脉高压、Qp/Qs>2∶1,以及脊上型室间隔缺损等均为外科手术指征。小型室间隔缺损因是感染性心内膜炎(infective endocarditis,IE)的危险因素,也应在学龄前手术修补。如出现艾森曼格综合征则无手术指征。

二、房间隔缺损

房间隔缺损(atrial septal defect)约占先天性心脏病发病总数的 10%,是成人时期最常见的先天性心脏病。根据解剖病变部位的不同,可分为 3 种类型:第 1 孔型(原发孔)(ostium primum)缺损、第 2 孔型(继发孔)(foramen secundum)缺损和静脉窦(vein sinus)型缺损。房间隔缺损可单独存在,也可合并其他畸形,较常见的为肺静脉异位引流(anomalous venous connection)、肺动脉瓣狭窄(pulmonary valve stenosis)及二尖瓣裂缺(mitral valve cleavage)。

(一)血流动力学

房间隔缺损时左向右分流量取决于缺损的大小,两侧心室的相对顺应性和体循环、肺循环的相对阻力。小型房间隔缺损时,两心房压相差无几,分流量小;大型房间隔缺损时,左心房水平大量含氧量高的血流向右心房分流,右心房接受腔静脉回流血量加上左房分流的血量,导致右心室舒张期容量负荷过重,小部分病例当分流量已超过肺血管床容量的限度,可产生动力性肺动脉高压。

(二)临床表现

1.症状 婴儿期房间隔缺损大多无症状。一般由常规体格检查时闻及心脏杂音而发现此病。儿童期可表现为乏力,活动后气促,易患呼吸道感染。大分流量病例在成人可能发生心力衰竭(heart failure)和发绀(cyanosis)。

2.体征 心前区较饱满,右心搏动增强,胸骨左缘第 2~3 肋间可闻收缩中期Ⅱ~Ⅲ级喷射性杂音(ejection systolic murmur)。肺动脉瓣区第二心音固定分裂,分流量大时,造成三尖瓣相对狭窄,胸骨左缘下方可闻及舒张期隆隆样杂音。如同时合并二尖瓣脱垂,心尖区可闻及全收缩期或收缩晚期杂音,并向腋下传导。

(三)诊断和鉴别诊断

1.诊断 根据病史及临床表现和心脏杂音特点多可作出临床诊断。进一步可做心电图、X 线胸片、超声心动图确诊。一般无需心导管检查。

(1)心电图:电轴右偏,右心室肥大,右侧心前区可有不完全右束支传导阻滞,P-R 间期延长,少数可有 P 波高尖。如果电轴左偏,提示原发孔型房间隔缺损。

(2)X 线检查:右心房、右心室、肺动脉均可扩大,肺门血管影增粗,搏动强烈。

(3)超声心动图:右心房、右心室流出道扩大,室间隔与左心室后壁呈矛盾运动或室间隔于收缩期呈异常向前运动。大多数单纯房间隔缺损经超声心动图诊断后,无需心导管检查而可直接行矫治手术。

(4)心导管检查:当临床资料与诊断不一致,或怀疑有肺动脉高压时,需做心导管检查。

2.鉴别诊断　需与其他类型先天性心脏病相鉴别。

(四)治疗

单纯性房间隔缺损有明显临床症状或无症状,但肺循环血流量(Qp)为体循环血流量(Qs)的1倍以上者,均应在2~6岁行手术修补治疗,或应用蘑菇伞装置堵闭缺损。婴儿症状明显或并发心力衰竭者可早期施行手术治疗,手术死亡率<1%。

三、动脉导管未闭

动脉导管未闭(patent ductus arteriosus,PDA)为小儿先天性心脏病常见类型之一,占先天性心脏病发病总数的15%。出生后,动脉导管渐渐关闭,经数月到1年,在解剖学上也完全关闭。若持续开放,并产生病理、生理改变,即称动脉导管未闭。

(一)血流动力学

左向右分流量的大小与导管的粗细及主动脉、肺动脉的压差有关。由于主动脉在收缩期和舒张期的压力均超过肺动脉,因而通过未闭动脉导管的左向右分流的血液连续不断,使肺循环及左心房、左心室、升主动脉的血流量明显增加,左心负荷加重。长期大量血流向肺循环的冲击,肺小动脉可有反应性痉挛,形成动力性肺动脉高压;继之管壁增厚硬化导致阻力性肺动脉高压、右心室肥厚,甚至衰竭。当肺动脉压力超过主动脉压时,产生肺动脉血流逆向分流入主动脉,患儿出现差异性发绀(differential cyanosis),即两下肢发绀较显著,左上肢有轻度青紫,右上肢正常。

(二)临床表现

1.症状　动脉导管细小者临床上可无症状,导管粗大者可有咳嗽、气急、喂养困难及生长发育落后等。

2.体征　胸骨左缘上方有一连续性"机器"样杂音,占整个收缩期与舒张期,于收缩末期最响,杂音向左锁骨下、颈部和背部传导。分流量大者因相对性二尖瓣狭窄而在心尖部可闻及较短的舒张期杂音。肺动脉瓣区第二心音增强,由于舒张压降低,脉压增宽,可出现周围血管体征,如水冲脉、指甲床毛细血管搏动等。

(三)诊断和鉴别诊断

1.诊断　根据病史、临床表现和心脏杂音特点多可作出临床诊断。进一步可做心电图、X线胸片、超声心动图确诊。一般无需心导管检查。

(1)心电图:分流量大者可有不同程度的左心室、左心房肥大,显著肺动脉高压者左心室、右心室肥厚,严重者甚至仅见右心室肥厚。

(2)X线检查:动脉导管细者心血管影可正常。分流量大者示心胸比率增大,左心室增大,心尖向下扩张,左心房亦轻度增大,肺血增多,肺动脉段突出,肺门血管影增粗。肺动脉高压时肺门处肺动脉总干及其分支扩大,而远端肺野肺小动脉狭小,主动脉弓正常或凸出。

(3)超声心动图:对诊断极有帮助。可以直接探查到未闭合的动脉导管,脉冲多普勒也可探测到典型的收缩期与舒张期连续性湍流频谱。彩色多普勒可见红色流柱出自降主动脉。

(4)心导管检查:当肺血管阻力增加或疑有其他合并畸形时有必要施行心导管检查,它可发现肺动脉血氧含量较右心室为高。有时心导管可以从肺动脉通过未闭导管插入降主动脉。

(5)心血管造影:逆行主动脉造影对复杂病例的诊断有重要价值,在主动脉根部注入造影剂可见主动脉与肺动脉同时显影,未闭动脉导管也能显影。

2.鉴别诊断 需与其他类型先天性心脏病相鉴别。

(四)并发症

感染性动脉炎、充血性心力衰竭、心内膜炎等是常见的并发症。

(五)治疗原则

为防止心内膜炎,有效治疗和控制心功能不全和肺动脉高压,不同年龄、大小的动脉导管均应手术或经介入方法予以关闭。早产儿动脉导管未闭伴有症状者,生后1周内使用吲哚美辛(消炎痛)治疗。采用介入疗法可选择弹簧圈(coil)、蘑菇伞等堵闭动脉导管。

四、肺动脉狭窄

肺动脉狭窄(pulmonary stenosis,PS)是先天性心脏病之一,占先天性心脏病的10%～20%,包括肺动脉瓣狭窄(pulmonary valve stenosis)、漏斗部狭窄(infundibular stenosis)和肺动脉分支狭窄(branch pulmonary artery stenosis)。其中,以肺动脉瓣狭窄最常见。

(一)血流动力学和病理生理变化

肺动脉狭窄,右心室排血受阻,收缩期负荷加重,致右心室压力增高,右心室出现代偿性增厚,狭窄后的肺动脉压力降低,形成右心室与肺动脉之间的压力阶差。右心室代偿失调后可出现右心衰竭,右心房压力增高。如合并房间隔缺损或卵圆孔未闭,可产生右向左分流,出现发绀。

(二)临床表现

1.症状 症状和狭窄的严重程度及年龄有关。早期可无症状,狭窄较轻者可无症状。主要表现为劳累后气急、乏力、心悸,少数发生水肿、晕厥。

2.体征 轻度狭窄者一般不影响生长、发育。心脏可见心前区隆起,胸骨左缘下方搏动较强。肺动脉瓣区可扪及收缩期震颤,并可闻及Ⅱ～Ⅳ级收缩期喷射性杂音,向颈部传导。肺动脉瓣区第二心音减低。如发生右心室衰竭,可有颈静脉怒张、肝大、下肢水肿。

(三)诊断和鉴别诊断

1.诊断 根据临床表现,X线、心电图、超声心动图检查,一般可明确诊断。右心导管检查可测定右心室与肺动脉之间的压力阶差,结合右心室造影可鉴别有无漏斗部狭窄。

2.鉴别诊断 需与其他类型先天性心脏病相鉴别。

(四)治疗原则

轻度狭窄一般可以随访,中重度狭窄首选经心导管球囊扩张肺动脉瓣多可以获得满意疗效。介入治疗效果不佳,合并漏斗部狭窄者可用外科手术治疗。

五、法洛四联症

法洛四联症(tetralogy of Fallot)是存活婴儿中最常见的青紫型先天性心脏病,占先天性心脏病的10%～15%。法洛四联症由以下4种畸形组成。

①肺动脉狭窄(pulmonary stenosis):以漏斗部狭窄多见,其次为漏斗部和瓣膜合并狭窄。

②室间隔缺损(VSD):多属高位膜周部缺损。

③主动脉骑跨(over-riding of aorta):主动脉骑跨于左右两心室之上。

④右心室肥厚(right ventricular hypertrophy)：为肺动脉狭窄后右心室收缩期阻力负荷增大的结果。

以上4种畸形中以肺动脉狭窄最重要。

(一)血流动力学

由于肺动脉口狭窄，血液从右心室进入肺循环受阻，引起右心室的肥厚，右心室压力增高。右心室的静脉血部分射入骑跨的主动脉，导致青紫。同时因肺循环的血流减少，更加重了青紫的程度。由于进入肺循环的血流减少，增粗的支气管动脉与血管间常形成侧支循环。

(二)临床表现

1.症状　在动脉导管关闭前，肺循环血流量减少程度较轻，青紫可不明显。动脉导管的关闭和漏斗部狭窄随年龄增长而逐渐加重，青紫日益明显，并出现杵状指(趾)(clubbing)。因血含氧量下降，活动耐力差，啼哭、情绪激动、体力活动时即可出现气急及青紫加重。患儿多有蹲踞(squatting)症状，蹲踞时下肢屈曲，使静脉回心血量减少，减轻了心脏负荷。同时下肢动脉受压，体循环阻力增加，使右心室流向主动脉的血流量减少，从而缺氧症状暂时得以缓解。1岁以内婴儿则喜欢取蜷曲卧位，其道理与蹲踞症状相同。长期缺氧致使指、趾端毛细血管扩张增生，局部软组织、骨细胞、骨组织也增生肥大，随后指(趾)端膨胀如鼓槌状。年长儿常诉头痛、头昏，与脑缺氧有关。婴儿有时在吃奶或哭闹后出现阵发性呼吸困难，严重者可引起突然昏厥、抽搐。这是由于在肺动脉漏斗部狭窄的基础上，突然发生该处肌部痉挛，引起一时性肺动脉口梗阻，使脑缺氧加重所致，称为缺氧发作(hypoxic spells)。此外，可因红细胞增加，血黏稠度高，血流变慢而引起脑血栓，若为细菌性血栓，则易形成脑脓肿。法洛四联症常见并发症为脑血栓、脑脓肿及感染性心内膜炎。

2.体征　体格发育多落后。体格检查时胸骨左缘中部可闻及Ⅱ～Ⅲ级喷射性收缩期杂音，其响度取决于肺动脉狭窄程度。漏斗部痉挛时，杂音暂时消失。肺动脉第二心音均减弱或消失。但主动脉骑跨时位置靠近胸壁，故有时在肺动脉瓣区仅可听到来自主动脉瓣关闭时响亮而单一的第二心音。

(三)诊断和鉴别诊断

1.诊断　根据病史及临床表现和心脏杂音特点多可作出临床诊断，进一步可做心动图、X线胸片、超声心动图确诊。必要时施行心导管检查。

(1)心电图检查：电轴右偏，右心室肥大，狭窄严重者往往出现S—T段和T波异常，亦可见右心房肥大。

(2)X线胸片：心脏大小正常或稍增大，心尖圆钝上翘，肺动脉段凹陷，构成"靴状"心影，肺门血管影缩小，两侧肺野透亮度增加。侧支循环丰富者两肺野呈现网状血管影。

(3)超声心动图：主动脉骑跨于室间隔之上，内径增宽。右心室内径增大，流出道狭窄，右心室壁和室间隔呈对称性增厚。左心室内径缩小。多普勒彩色血流显像可见右心室直接将血液注入骑跨的主动脉。

(4)心导管检查：可测定右心室与肺动脉之间的压力差。将造影剂注于右心室，可见主动脉与肺动脉几乎同时显影。主动脉阴影增粗，且位置偏前、稍偏右。此外，尚可显示肺动脉狭窄的部位和程度以及肺动脉分支的形态。造影对制定手术方案有较大帮助。

2.鉴别诊断　需与其他类型先天性心脏病相鉴别。

(四)治疗

须行根治手术。

(李杰)

第二节　病毒性心肌炎

病毒性心肌炎是病毒侵犯心脏所致的以心肌炎性病变为主要表现的疾病,可伴有心包或心内膜炎症改变。近年来国内发病有增多趋势,是小儿常见的心脏疾患。本病临床表现轻重不一,预后大多良好,少数可发生心力衰竭、心源性休克,甚至猝死。

一、病因

近年来动物实验及临床观察表明,可引起心肌炎的病毒有 20 余种,其中以柯萨奇 B 组病毒(1～6 型)最常见。另外,柯萨奇 A 组病毒、埃可病毒、脊髓灰质炎病毒、腺病毒、传染性肝炎病毒、流感和副流感病毒、麻疹病毒、单纯疱疹病毒及流行性腮腺炎病毒等也可引起本病。

二、发病机制

本病的发病机制尚不完全清楚。一般认为与病毒直接侵犯心脏和免疫反应有关。

1.疾病早期,病毒及其毒素可经血液循环直接侵犯心肌细胞,产生变性、坏死。临床上可从心肌炎患者的鼻咽分泌物或粪便中分离出病毒,并在恢复期血清中检出相应的病毒中和抗体有 4 倍以上升高;从心肌炎死亡病例的心肌组织中可直接分离出病毒,用荧光抗体染色技术可在心肌组织中找到特异性病毒抗原,电镜检查可发现心肌细胞有病毒颗粒。这些均强有力地支持病毒直接侵犯心脏的学说。

2.病毒感染后可通过免疫反应造成心肌损伤。临床观察,往往在病毒感染后经过一定潜伏期才出现心脏受累征象,符合变态反应规律;患者血清中可测到抗心肌抗体增加;部分患者表现为慢性心肌炎,部分可转成扩张性心肌病,符合自身免疫反应;尸体解剖病例免疫荧光检查在心肌组织中有免疫球蛋白(IgG)及补体沉积。以上现象说明本病的发病机制中还有变态反应或自身免疫参与。

三、临床表现

发病前 1～3 周常有呼吸道或消化道病毒感染史,患者多有轻重不等的前驱症状,如发热、咽痛、肌痛等。

临床表现轻重不一,轻型患儿一般无明显自觉症状,仅表现心电图异常,可见早搏或 ST－T 改变。心肌受累明显时,可有心前区不适、胸闷、气短、心悸、头晕及乏力等症状,心脏有轻度扩大,伴心动过速、心音低钝或奔马律,心电图可出现频发早搏、阵发性心动过速或Ⅱ度以上房室传导阻滞,可导致心力衰竭及昏厥等。反复心衰者,心脏明显扩大,可并发严重心律失常。重症患儿可突然发生心源性休克,表现为烦躁不安、面色苍白、皮肤发花、四肢湿冷、末梢发绀、脉搏细弱、血压下降、闻及奔马律等,可在数小时或数天内死亡。

体征主要为心尖区第一音低钝,心动过速,部分有奔马律,一般无明显器质性杂音,伴心

— 141 —

包炎者可听到心包摩擦音,心界扩大。危重病例可有脉搏微弱、血压下降、两肺出现啰音及肝脏肿大,提示循环衰竭。

四、辅助检查

(一)心电图检查

常有以下几种改变:①ST 段偏移,T 波低平、双向或倒置。②QRS 低电压。③房室传导阻滞或窦房阻滞、束支传导阻滞。④各种早搏,以室性早搏最常见,也可见阵发性心动过速、房性扑动等。

(二)X 线检查

轻者心脏大小正常,重者心脏向两侧扩大,以左侧为主,搏动减弱,可有肺淤血或肺水肿。

(三)心肌酶测定

血清肌酸磷酸激酶(CK)早期多有增高,其中以来自心肌的同工酶(CK-MB)特异性强,且较敏感。血清谷草转氨酶(AST)、α-羟丁酸脱氢酶(α-HBDH)、乳酸脱氢酶(LDH)在急性期也可升高,但恢复较快,其中乳酸脱氢酶特异性较差。

(四)病原学诊断

疾病早期可从咽拭子、咽冲洗液、粪便、血液、心包液中分离出病毒,但需结合血清抗体测定才有意义。恢复期血清抗体滴度比急性期增高 4 倍以上或病程早期血中特异性 IgM 抗体滴度在 1:128 以上均有诊断意义。应用聚合酶链反应(PCR)或病毒核酸探针原位杂交法自血液中查到病毒核酸可作为某一型病毒存在的依据。

五、诊断

1999 年 9 月在昆明召开的全国小儿心肌炎心肌病学术会议对病毒性心肌炎诊断标准进行了重新修订。

(一)临床诊断依据

1.心功能不全、心源性休克或心脑综合征。

2.心脏扩大(X 线、超声心动图检查具有表现之一)。

3.心电图改变　以 R 波为主的 2 个或 2 个以上主要导联(Ⅰ、Ⅱ、aVF,V_5)ST-T 改变持续 4 周以上伴动态变化,出现窦房、房室传导阻滞,完全性右束支或左束支传导阻滞,成联律、多形、多源、成对或并行早搏,非房室结及房室折返引起的异位心动过速,低电压(新生儿除外)及异常 Q 波。

4.血清 CK-MB 升高或心肌肌钙蛋白(cTnI 或 cTnT)阳性。

(二)病原学诊断依据

1.确诊指标　自患儿心内膜、心肌、心包(活检、病理)或心包穿刺液中发现以下之一者可确诊为病毒性心肌炎:①分离到病毒。②用病毒核酸探针查到病毒核酸。③特异性病毒抗体阳性。

2.参考指标　有以下之一者结合临床可考虑心肌炎系病毒引起。①自患儿粪便、咽拭子或血液中分离到病毒,且恢复期血清同型抗体滴度较第 1 份血清升高或降低 4 倍以上。②病程早期患儿血清型特异性 IgM 抗体阳性。③用病毒核酸探针自患儿血中查到病毒核酸。

如具备临床诊断依据 2 项,可临床诊断。发病同时或发病前 2~3 周有病毒感染的证据支持诊断。①同时具备病原学确诊依据之一者,可确诊为病毒性心肌炎。②具备病原学参考依据之一者,可临床诊断为病毒性心肌炎。③凡不具备确诊依据,应给予必要的治疗或随诊,根据病情变化,确诊或除外心肌炎。④应除外风湿性心肌炎、中毒性心肌炎、先天性心脏病、结缔组织病以及代谢性疾病的心肌损害、甲状腺功能亢进症、原发性心肌病、原发性心内膜弹力纤维增生症、先天性房室传导阻滞、心脏自主神经功能异常、β—受体功能亢进及药物引起的心电图改变。

六、治疗

本病目前尚无特效疗法,可结合病情选择下列处理措施。

（一）休息

急性期至少应休息到热退后 3～4 周,有心功能不全及心脏扩大者应绝对卧床休息,以减轻心脏负担。

（二）营养心肌及改善心肌代谢药物

1. 大剂量维生素 C 和能量合剂　维生素 C 能清除氧自由基,增加冠状动脉血流量,增加心肌对葡萄糖的利用及糖原合成,改善心肌代谢,有利于心肌炎恢复,一般每次 100～150mg/kg 加入 10％葡萄糖液静脉滴注,1/d,连用 15d。能量合剂有加强心肌营养、改善心肌功能的作用,常用三磷腺苷（ATP）、辅酶 A、维生素 B_6 与维生素 C 加入 10％葡萄糖液中一同静脉滴注。因 ATP 能抑制窦房结的自律性,抑制房室传导,故心动过缓、房室传导阻滞时禁用。

2. 泛癸利酮（辅酶 Q_{10}）　有保护心肌作用,每次 10mg,3 岁以下 1/d,3 岁以上 2/d,肥胖年长儿 3/d,疗程 3 个月。部分患者长期服用可致皮疹,停药后可消失。

3. 1,6－二磷酸果糖（FDP）　FDP 是一种有效的心肌代谢酶活性剂,有明显保护心肌代谢作用。150～250mg/(kg·d) 静脉滴注,1/d,10～15d 为 1 个疗程。

（三）维生素 E

为抗氧化剂,小剂量短疗程应用,每次 5mg,3 岁以下 1/d,3 岁以上 2/d,疗程 1 个月。

（四）抗生素

急性期应用青霉素清除体内潜在细菌感染病灶,20 万 U/(kg·d)静脉滴注,疗程 7～10d。

（五）肾上腺皮质激素

在病程早期(2 周内),一般病例及轻型病例不主张应用,因其可抑制体内干扰素的合成,促进病毒增殖及病变加剧。对合并心源性休克、心功能不全、心脏明显扩大、严重心律失常(高度房室传导阻滞、室性心动过速)等重症病例仍需应用,有抗炎、抗休克作用,可用地塞米松 0.2～1mg/kg 或氢化可的松 15～20mg/kg 静脉滴注,症状减轻后改用泼尼松口服,1～1.5mg/(kg·d),逐渐减量停药,疗程 3～4 周。对常规治疗后心肌酶持续不降的病例可试用小剂量泼尼松治疗,0.5～1mg/(kg·d),每 2 周减量 1 次,共 6 周。

（六）积极控制心力衰竭

由于心肌炎患者对洋地黄制剂极为敏感,易出现中毒现象,故多选用快速或中速制剂,如毛花苷（西地兰）或地高辛等,剂量应偏小,饱和量一般用常规量的 1/2～2/3,洋地黄化量时间不能短于 24h,并需注意补充氯化钾,因低钾时易发生洋地黄中毒和心律失常。

（七）抢救心源性休克

静脉推注大剂量地塞米松 0.5～1mg/kg 或大剂量维生素 C 200～300mg/kg 常可获得较

好效果。及时应用血管活性药物,如多巴胺[(1mg/kg 加入葡萄糖液中用微泵 3～4h 内输完,相当于 5～8mg/(kg·min)]、间羟胺(阿拉明)等可加强心肌收缩力、维持血压及改善微循环。持续氧气吸入,烦躁者给予苯巴比妥、地西泮(安定)或水合氯醛等镇静剂。适当输液,维持血液循环。

(八)纠正心律失常

对严重心律失常除上述治疗外,应针对不同情况及时处理。

1. 房性或室性早搏 可口服普罗帕酮(心律平)每次 5～7mg/kg,每隔 6～8h 服用 1 次,足量用 2～4 周。无效者可选用乙胺碘呋酮(可达龙),5～10mg/(kg·d),分 3 次口服。

2. 室上性心动过速 普罗帕酮每次 1～1.5mg/kg 加入葡萄糖液中缓慢静脉推注,无效者 10～15min 后可重复应用,总量不超过 5mg/kg。

3. 室性心动过速 多采用利多卡因静脉滴注或推注,每次 0.5～1.0mg/kg,10～30min 后可重复使用,总量不超过 5mg/kg。对病情危重,药物治疗无效者,可采用同步直流电击复律。

4. 房室传导阻滞 可应用肾上腺皮质激素消除局部水肿,改善传导功能,地塞米松 0.2～0.5mg/kg,静注或静滴。心率慢者口服山莨菪碱(654－2)、阿托品或静脉注射异丙肾上腺素。

(李杰)

第三节 原发性心肌病

原发性心肌病分为扩张(充血)型心肌病、肥厚型心肌病和限制型心肌病。扩张型以心肌细胞肥大、纤维化为主,心脏和心腔扩大,心肌收缩无力。肥厚型以心肌肥厚为主,心室腔变小,舒张期容量减少。若以心室壁肥厚为主,为非梗阻性肥厚型心肌病;以室间隔肥厚为主,左室流出道梗阻,为梗阻性肥厚型心肌病。限制型以心内膜及心内膜下心肌增厚、纤维化,心室以舒张障碍为主,此型小儿少见。

一、诊断要点

(一)扩张(充血)型心肌病

1. 临床表现 多见于学龄前及学龄儿童,部分病例可能是病毒性心肌炎发展而来。缓慢起病,早期活动时感乏力,头晕,进而出现呼吸困难、咳嗽、心慌、胸闷、浮肿、肝大等心力衰竭症状。心动过速,心律失常,心尖部第一心音减弱,有奔马律,脉压低。易出现脑、肺及肾栓塞。

2. X 线 心影增大如球形,心搏减弱,肺淤血。

3. 心电图 左室肥大最多,ST 段、T 波改变,可有室性期前收缩、房室传导阻滞等。

4. 超声心动图 心腔普遍扩大,左室为著。左室壁运动幅度减低。

(二)肥厚型心肌病

1. 临床表现 可有家族史,缓慢起病,非梗阻型症状较少,以活动后气喘为主。梗阻型则有气促、乏力、头晕、心绞痛或昏厥,可致猝死。心脏向左扩大,胸骨左缘 2～4 肋间有收缩期杂音。

2. X 线　心影稍大,以左室增大为主。

3. 心电图　左室肥厚及 ST 段、T 波改变,I、aVL 及 V$_5$、V$_6$ 导联可出现 Q 波(室间隔肥厚所致),室性期前收缩等心律失常。

4. 超声心动图　心肌非对称性肥厚,向心腔突出;室间隔厚度与左室后壁厚度的比值大于 1.3∶1;左室流出道狭窄,左室内径变小;收缩期二尖瓣前叶贴近增厚的室间隔。

(三)限制型心肌病

1. 临床表现　缓慢起病,活动后气促。以右室病变为主者,出现类似缩窄性心包炎表现,如肝大、腹水、颈静脉怒张及浮肿;以左室病变为主者,有咳嗽、咳血、端坐呼吸等。

2. X 线　心影扩大,肺淤血。

3. 心电图　P 波高尖,心房肥大,房性期前收缩,心房纤颤,ST－T 改变,P－R 间期延长及低电压。

4. 超声心动图　示左右心房扩大;心室腔正常或略变小;室间隔与左室后壁有向心性增厚;心内膜回声增粗;左室舒张功能异常。

二、鉴别诊断

1. 扩张(充血)型心肌病应与风湿性心脏病、先天性心脏病、心包积液相鉴别。风心病有风湿热及瓣膜性杂音;先心病常较早出现症状,心脏杂音大多较响;心包积液在超声心动图检查时可见积液。

2. 肥厚型心肌病应与主动脉瓣狭窄相鉴别。主动脉瓣狭窄有主动脉瓣区收缩期喷射性杂音,第二心音减弱,X 线升主动脉可见主动脉瓣狭窄后扩张,超声心动图检查示主动脉瓣开口小。

3. 限制型心肌病应与缩窄性心包炎相鉴别。缩窄性心包炎有急性心包炎病史,X 线心包膜钙化,超声心动图示心包膜增厚。

三、治疗方法

1. 有感染时应积极控制感染。

2. 促进心肌能量代谢药如三磷腺苷、辅酶 A、细胞色素 C、辅酶 Q$_{10}$、维生素 C、极化液(10％葡萄糖注射液 250mL、胰岛素 6U、10％氯化钾 5mL),有辅助治疗作用。

3. 心力衰竭时按心力衰竭处理,但洋地黄类药剂量宜偏小(用一般量的 1/2～2/3),并宜长期服用维持量。

4. 对发病时间较短的早期患儿,或并发心源性休克、严重心律失常或严重心力衰竭者,可用泼尼松开始量 2mg/(kg·d),分 3 次口服,维持 1～2 周逐渐减量,至 8 周左右减量至 0.3mg/(kg·d),并维持此量至 16～20 周,然后逐渐减量至停药,疗程半年以上。

5. 梗阻性肥厚型心肌病,可用 β－受体阻滞药降低心肌收缩力,以减轻流出道梗阻,并有抗心律失常作用,可选用普萘洛尔 3～4mg/(kg·d),分 3 次口服,根据症状及心律调节剂量,可增加到每日 120mg,分 3 次服。一旦确诊,调节适当剂量后,应长期服用。因洋地黄类药及异丙肾上腺素等可加重流出道梗阻,应避免使用,利尿药和血管扩张药物均不宜用。流出道梗阻严重的可行手术治疗或心脏移植。

(李杰)

第四节 高血压

小儿血压超过该年龄组平均血压的 2 个标准差以上,即在安静情况下,若动脉血压高于以下限值并确定无人为因素所致,应视为高血压(表4-1)。

表4-1 各年龄组血压正常值

年龄组	正常值(kPa)	限值(kPa)
新生儿	10.7/6.7(80/50mmHg)	13.4/8(100/60mmHg)
婴儿	12.1/8(90/60mmHg)	14.7/9.4(110/70mmHg)
≤8 岁	(12.1~13.4)/(8~9.4)[(90~100)/(60~70)mmHg]	16.1/10.2(120/70mmHg)
>8 岁	(13.4~14.7)/(9.4~10.2)[(100~110)/(70~80)mmHg]	17.4/12.1(130/90mmHg)

小儿高血压主要为继发性,肾脏实质病变最常见。其中尤以各种类型的急慢性肾小球肾炎多见,其次为慢性肾盂肾炎、肾脏血管疾病。此外,皮质醇增多症、嗜铬细胞瘤、神经母细胞瘤及肾动脉狭窄等亦是小儿高血压常见的病因。高血压急症系指血压(特别是舒张压)急速升高引起的心、脑、肾等器官严重功能障碍甚至衰竭,又称高血压危象。高血压危象发生的决定因素与血压增高的程度、血压上升的速度以及是否存在合并症有关,而与高血压的病因无关。危象多发生于急进性高血压和血压控制不好的慢性高血压患儿。如既往血压正常者出现高血压危象往往提示有急性肾小球肾炎,而且血压勿需上升太高水平即可发生。如高血压合并急性左心衰,颅内出血时即使血压只有中度升高,也会严重威胁患儿生命。

一、病因

根据高血压的病因,分为原发性高血压和续发性高血压。小儿高血压80%以上为继发性高血压。

(一)继发性高血压

小儿高血压继发于其他病因者为继发性高血压。继发性高血压中80%可能与肾脏疾病有关,如急性和慢性肾功能不全、肾小球肾炎、肾病综合征、肾盂肾炎。其他涉及心血管疾病,如主动脉缩窄、大动脉炎;内分泌疾病,如原发性醛固酮增多症、库欣综合征、嗜铬细胞瘤、神经母细胞瘤等;中枢神经系统疾病及铅、汞中毒等。

(二)原发性高血压

病因不明者为原发性高血压,与下列因素有关。

1.遗传 根据国内外有关资料统计,高血压的遗传度在60%~80%,随着年龄增长,遗传效果更明显。检测双亲均患原发性高血压的正常血压子女的去甲肾上腺素、多巴胺浓度明显高于无高血压家族史的相应对照组,表明原发性高血压可能存在有遗传性交感功能亢进。

2.性格 具有 A 型性格(A 型性格行为的主要表现是具有极端竞争性、时间紧迫性、易被激怒或易对他人怀有进攻倾向)行为类型的青少年心血管系统疾病的发生率高于其他类型者。

3.饮食 钠离子具有一定的升压作用,而食鱼多者较少患高血压病。因此,对高危人群应限制高钠盐饮食,鼓励多食鱼。

4.肥胖　肥胖者由于脂肪组织的堆积,使毛细血管床增加,引起循环血量和心输出量增加,心脏负担加重,日久易引起高血压和心脏肥大。另外高血压的肥胖儿童,通过减少体重可使血压下降,亦证明肥胖对血压升高有明显影响。

5.运动　对少儿运动员的研究表明,体育锻炼使心输出量增加、心率减慢、消耗多余的热量,从而有效地控制肥胖、高血脂、心血管适应能力低下等与心脑血管疾病有关的危险因素的形成与发展,为成人期心脑血管疾病的早期预防提供良好的基础。

二、临床表现

轻度高血压患儿常无明显症状,仅于体格检查时发现。血压明显增高时可有头晕、头痛、恶心、呕吐等,随着病情发展可出现脑、心脏、肾脏、眼底血管改变的症状。脑部表现以头痛、头晕常见,血压急剧升高常发生脑血管痉挛而导致脑缺血,出现头痛、失语、肢体瘫痪;严重时引起脑水肿、颅内压增高,此时头痛剧烈,并有呕吐、抽搐或昏迷,这种情况称为高血压脑病。心脏表现有左心室增大,心尖部可闻及收缩期杂音,出现心力衰竭时可听到舒张期奔马律。肾脏表现有夜尿增多、蛋白尿、管型尿,晚期可出现氮质血症及尿毒症。眼底变化,早期见视网膜动脉痉挛、变细,以后发展为狭窄,甚至眼底出血和视神经乳头水肿。某些疾患有特殊症状:主动脉缩窄,发病较早,婴儿期即可出现充血性心力衰竭,股动脉搏动明显减弱或消失,下肢血压低于上肢血压;大动脉炎多见于年长儿,有发热、乏力、消瘦等全身表现,体检时腹部可闻及血管性杂音;嗜铬细胞瘤有多汗、心悸、血糖升高、体重减轻、发作性严重高血压等症状。

三、实验室检查

①尿常规、尿培养、尿儿茶酚胺定性。②血常规和心电图、胸部正侧位照片。③血清电解质测定,特别是钾、钠、钙、磷。④血脂测定。总胆固醇、三酰甘油、高密度脂蛋白胆固醇、低密度脂蛋白胆固醇、载脂蛋白A、载脂蛋白B。⑤血浆肌酐、尿素氮、尿酸、空腹血糖测定。⑥肾脏超声波检查。如血压治疗未能控制,或有继发性高血压的相应特殊症状、体征,经综合分析,可选择性进行下列特殊检查。

(一)静脉肾盂造影

快速序列法,可见一侧肾排泄造影剂迟于对侧,肾轮廓不规则或显著小于对侧(直径相差1.5cm以上),造影剂密度大于对侧,或输尿管上段和肾盂有压迹(扩张的输尿管动脉压迫所致)。由于仅能半定量估测肾脏大小和位置,且有假阳性和假阴性,目前已多不用。

(二)放射性核素肾图

^{131}I—Hippuran(^{131}I—马尿酸钠)肾图,测^{131}I—Hippuran从尿中排泄率,反映有效肾血流量。^{99m}Tc—DTPA(^{99m}锝—二乙烯三胺戊乙酸)肾扫描,反映肾小球滤过率。肾动脉狭窄时双肾血流量不对称,一侧大于对侧40%~60%;一侧同位素延迟出现;双肾同位素浓度一致,排泄一致。

(三)卡托普利—放射性核素肾图

卡托普利为血管紧张素转换酶(ACEI)抑制剂,由于阻止血管紧张素Ⅱ介导的肾小球后出球小动脉的收缩,因此服用卡托普利后行放射性核素肾图检查,可发现患侧肾小球滤过率急剧降低,而血浆流量无明显改变。

（四）肾动脉造影

可明确狭窄是双侧或单侧，狭窄部位在肾动脉或分支，并可同时行球囊扩张肾动脉成型术。如患儿肌酐超过 119mmol/L，则造影剂总量应限制，并予适当水化和扩充容量。

（五）肾静脉血浆肾素活性比测定

手术前准备：口服呋塞米，成人每次 40mg，1d，2 次，小儿每次 1mg/kg，1d，2 次，共 1～2d，并给予低钠饮食，停用 β 受体阻滞剂，30min 前给予单剂卡托普利，口服。结果患侧肾静脉肾素活性大于对侧 1.5 倍以上。

（六）血浆肾素活性测定

口服单剂卡托普利 60min 后测定血浆肾素活性，如大于 12mg/(mL·h)，可诊断肾血管性高血压，注意不能服用利尿剂等降压药物。

（七）内分泌检查

血浆去甲肾上腺素、肾上腺素和甲状腺功能测定。

四、诊断

目前我国小儿血压尚缺乏统一的标准，判断儿童高血压的标准常有三种。

1. 国内沿用的标准　学龄前期高于 14.6/9.3kPa（110/70mmHg），学龄期高于 16/10.7kPa（120/80mmHg），13 岁及以上则 18.7/12.0kPa（140/90mmHg）。

2. WHO 标准　小于 13 岁者为高于 18.7/12kPa，13 岁及以上者为 18.7/12kPa（140/90mmHg）。

3. 按 Londe 建议，收缩压和舒张压超过各年龄性别组的第 95 百分位数。目前倾向于应用百分位数。百分位是 1996 年美国小儿血压监控工作组推荐的，根据平均身高、年龄、性别组的标准，凡超过第 95 百分位为高血压。具体标准见表 4—2。

表4—2　小儿高血压的诊断标准 kPa(mmHg)

年龄（岁）	男	女
3	14.5/8.7(109/65)	14.2/9.1(107/68)
5	14.9/9.5(112/71)	14.7/9.5(110/71)
7	15.3/10.1(115/76)	15.1/9.9(113/74)
9	15.3/10.5(115/79)	15.6/10.3(117/77)
11	16.1/10.7(121/80)	16.2/10.5(121/79)
15	17.4/11.1(131/83)	17.1/11.1(128/83)
17	18.1/11.6(136/87)	17.2/11.2(129/84)

诊断高血压后进一步寻找病因，小儿高血压多数为继发性。通过详细询问病史，仔细体格检查，结合常规检查和特殊检查，常能做出明确诊断。经过各种检查均正常，找不出原因者可诊断为原发性高血压。

五、高血压急症处理原则

1. 处理高血压急症时，治疗措施应该先于复杂的诊断检查。

2. 对高血压脑病、高血压合并急性左心衰等高血压危象应快速降压，旨在立即解除过高血压对靶器官的进行性损害。恶性高血压等长期严重高血压者需比正常略高的血压方可保证靶器官最低限度的血流灌注,过快过度地降低血压可导致心、脑、肾及视网膜的血流急剧减少而发生失明、昏迷、抽搐、心绞痛或肾小管坏死等严重持久的并发症。故对这类疾病患儿降压幅度及速度均应适度。

3.高血压危象系因全身细小动脉发生暂时性强烈痉挛引起的血压急骤升高所致。因此,血管扩张剂如钙拮抗剂、血管紧张素转换酶抑制剂及α—受体、β—受体抑制剂的临床应用,是治疗的重点。这些药物不仅给药方便(含化或口服),起效迅速,而且在降压同时,还可改善心、肾的血流灌注。尤其是降压作用的强度随血压下降而减弱,无过度降低血压之虑。

4.高血压危象常用药物及高血压危象药物的选择参考,见表4－3和表4－4。

表4－3 高血压危象常用药物

药物	剂量及用法	起效时间	持续时间	不良反应	相对禁忌
硝苯吡啶(NF)	0.3～0.5mg/kg	含化5min;口服30min	6～8h	心动过速,颜面潮红	
巯甲丙脯酸(CP)	1～2mg/(kg·d)	口服30min	4～6h	皮疹、高钾血症,发热	肾动脉狭窄
柳胺苄心定(LB)	20～80mg加入糖水中,2mg/min静滴(成人剂量)	5～1.0min		充血性心衰、哮喘心动过速,AVB二度以上	
硝普钠(NP)	1μg/(kg·min)开始静滴,无效可渐增至8μg/(kg·min)	即时	停后2min	恶心,精神症状,肌肉痉挛	高血压、脑病
氯苯甲噻二嗪(diazoxide)	每次5mg/kg静注,无效30min可重复	1～2min	4～24h	高血糖呕吐	
肼苯哒嗪(HD)	每次0.1～0.2mg/kg静注或肌注	10min	2～6h	心动过速,恶心呕吐	充血性心衰,夹层主动脉瘤

表4－4 高血压急症药物选择

高血压危象	药物选择	高血压危象	药物选择
高血压脑病	NF、CP、LB、diazoxide、NP	急性左心衰	NP、CP、NF
脑出血	LB、CP、NF	急进性高血压	CP、NF、HD
蛛网膜下隙出血	NF、LB、CP、diazoxide	嗜铬细胞瘤	PM(酚妥拉明)、LB

六、高血压急症的表现

在儿童期高血压急症的主要表现为:①高血压脑病。②急性左心衰。③颅内出血。④嗜铬细胞瘤危象等。现分析如下。

(一)高血压脑病

高血压脑病为一种综合征,其特征为血压突然升高伴有急性神经系统症状。虽任何原因引起的高血压均发生本病,但最常见为急性肾炎。

1.临床表现 头痛并伴有恶心、呕吐,出现精神错乱,定向障碍,谵妄,痴呆;亦可出现烦躁不安,肌肉阵挛性颤动,反复惊厥甚而呈癫痫持续状态。也可发生一过性偏瘫,意识障碍如嗜睡、昏迷;严重者可因颅内压明显增高发生脑疝。眼底检查可见视网膜动脉痉挛或视网膜出血。脑脊液压力可正常亦可增高,蛋白含量增加。

本症应与蛛网膜下隙出血、脑肿瘤、癫痫大发作等疾病鉴别。蛛网膜下隙出血常有脑膜刺激症状,脑脊液为血性而无严重高血压。脑肿瘤、癫痫大发作亦无显著的血压升高及眼底出血。临床确诊高血压脑病最简捷的办法是给予降压药治疗后病情迅速好转。

2.急症处理 一旦确诊高血压脑病,应迅速将血压降至安全范围之内为宜(17.4/12.1kPa左右),降压治疗应在严密的观察下进行。

(1)降压治疗:①常用的静脉注射药物为:柳胺苄心定。是目前唯一能同时阻滞 α、β 肾上腺素受体的药物,不影响心排出量和脑血流量。因此,即使合并心脑肾严重病变亦可取得满意疗效。本品因独具 α 和 β 受体阻滞作用,故可有效地治疗中毒性甲亢和嗜铬细胞瘤所致的高血压危象。氯苯甲噻二嗪。因该药物可引起水钠潴留,可与速尿并用增强降压作用。又因本品溶液呈碱性,注射时勿溢到血管外。硝普钠。也颇为有效,但对高血压脑病不做首选。该药降压作用迅速,维持时间短,应根据血压水平调节滴注速度。使用时应避光并新鲜配置,溶解后使用时间不宜超过 6h,连续使用不要超过 3d,当心硫氰酸盐中毒。②常用口服或含化药物为:硝苯吡啶。通过阻塞细胞膜钙离子通道,减少钙内流,从而松弛血管平滑肌使血压下降。神志清醒、合作患儿可舌下含服,意识障碍或不合作者可将药片碾碎加水 0.5～1mL 制成混悬剂抽入注射器中缓慢注入舌下。琉甲丙脯酸。为血管紧张素转换酶抑制剂,对于高肾素恶性高血压和肾血管性高血压降压作用特别明显,对非高肾素性高血压亦有降压作用。

(2)保持呼吸道通畅,镇静,制止抽搐。可用苯巴比妥钠(8～10mg/kg,肌内注射,必要时 6h 后可重复)、安定(0.3～0.5mg/kg 肌肉或静脉缓注,注射速度在 3mg/min 以下,必要时 30min 后可重复)等止惊药物,但须注意呼吸。

(3)降低颅内压:可选用 20％甘露醇(每次 1g/kg,每 4h 或 6h1 次)、速尿(每次 1mg/kg)以及 25％血清清蛋白(20mL,每日 1～2 次)等,减轻脑水肿。

(二)颅内出血(蛛网膜下隙出血或脑实质出血)

1.临床表现及诊断 蛛网膜下隙出血起病突然,伴有严重头疼、恶心呕吐及不同程度意识障碍。若出血量不大,意识可在几分钟到几小时内恢复,但最后仍可逐渐昏睡或谵妄。若出血严重,可以很快出现颅内压增高的表现,有时可出现全身抽搐,颈项强直是很常见的体征,甚至是唯一的体征,伴有脑膜刺激症。眼底检查可发现新鲜出血灶。腰椎穿刺脑脊液呈均匀的血性,但发病后立即腰穿不会发现红细胞,要等数小时以后红细胞才到达腰部的蛛网膜下隙。1～3d 后可由于无菌性脑膜炎而发热,白细胞增高似与蛛网膜下隙出血的严重程度呈平行关系,因此,不要将诊断引向感染性疾病。CT 脑扫描检查无改变。

脑实质出血起病时常伴头痛呕吐,昏迷较为常见,腰椎穿刺脑脊液压力增高,血性者占 80％以上。除此而外,可因出血部位不同伴有如下不同的神经系统症状。

(1)壳核—内囊出血:典型者出现"三偏症",出血对侧肢体瘫痪和中枢性面瘫;出血对侧偏身感觉障碍;出血对侧的偏盲。

(2)脑桥出血:初期表现为交叉性瘫痪,即出血侧面瘫和对侧上、下肢瘫痪,头眼转向出血侧。后迅速波及两侧,出现双侧面瘫痪和四肢瘫痪,头眼位置恢复正中,双侧瞳孔呈针尖大小,双侧锥体束征。早期出现呼吸困难且不规则,常迅速进入深昏迷,多于 24～48h 内死亡。

(3)脑室出血:表现为剧烈头痛呕吐,迅速进入深昏迷,瞳孔缩小,体温升高,可呈去大脑强直,双侧锥体束征。四肢软瘫,腱反射常引不出。

(4)小脑出血:临床变化多样,但是走路不稳是常见的症状。常出现眼震颤和肢体共济失调症状。

颅内出血可因颅内压增高发生心动过缓,呼吸不规则,严重者可发生脑疝。多数颅内出血的患儿心电图可出现巨大倒置 T 波,QT 期间延长。血常规可见白细胞升高,尿常规可见蛋白、红细胞和管型,血中尿素氮亦可见升高。在诊断中尚需注意,颅内出血本身可引起急性高血压,即使患儿以前并无高血压史。此外,尚需与癫痫发作、高血压脑病以及代谢障碍所致昏迷相区别。

2. 急症处理

(1)一般治疗:绝对卧床,头部降温,保持气道通畅,必要时做气管内插管。

(2)控制高血压:对于高血压性颅内出血的患儿,应及时控制高血压。但由于颅内出血常伴颅内压增高,因此,投予降压药物应避免短时间内血压下降速度过快和幅度过大,否则脑灌注压将受到明显影响。一般低压不宜低于出血前水平。舒张压较低,脉压差过大者不宜用降压药物。降压药物的选择以硝苯吡啶、巯甲丙脯酸和柳胺苄心定较为合适。

(3)减轻脑水肿:脑出血后多伴脑水肿并逐渐加重,严重者可引起脑疝。故降低颅内压,控制脑水肿是颅内出血急性期处理的重要环节。疑有继续出血者可先采用人工控制性过度通气、静脉注射速尿等措施降低颅内压,也可给予渗透性脱水剂如 20% 甘露醇(1g/kg,每 4～6h 1 次)以及 25% 的血清清蛋白(20mL,每日 1～2 次)。短程大剂量激素有助于减轻脑水肿,但对高血压不利,故必须要慎用,更不宜长期使用。治疗中注意水电解质平衡。

(4)止血药和凝血药:止血药对脑出血治疗尚有争议,但对蛛网膜下隙出血,对羧基苄胺及 6－氨基己酸能控制纤维蛋白原的形成,有一定疗效,在急性期可短时间使用。

(5)其他:经检查颅内有占位性病灶者,条件允许时可手术清除血肿,尤其对小脑出血、大脑半球出血疗效较好。

(三)高血压合并急性左心衰竭

1. 临床表现及诊断 儿童期血压急剧升高时,造成心脏后负荷急剧升高。当血压升高到超过左心房所能代偿的限度时就出现左心衰竭及急性水肿。急性左心衰竭时,动脉血压,尤其是舒张压显著升高,左室舒张末期压力、肺静脉压力、肺毛细血管压和肺小动脉楔压均升高,并与肺淤血的严重程度呈正相关。当肺小动脉楔压超过 4kPa(30mmHg)时,血浆自肺毛细血管大量渗入肺泡,引起急性肺水肿。急性肺水肿是左心衰竭最重要的表现形式。患儿往往面色苍白、口唇青紫、皮肤湿冷多汗、烦躁、极度呼吸困难,咯大量白色或粉红色泡沫痰,大多被迫采取前倾坐位,双肺听诊可闻大量水泡音或哮鸣音,心尖区特别在左侧卧位和心率较快时常可闻及心室舒张期奔马律等。在诊断中应注意的是,即使无高血压危象的患儿,急性肺水肿本身可伴有收缩压及舒张压升高,但升高幅度不会太大,且肺水肿一旦控制,血压则自行下降。而急性左心衰竭肺水肿患儿眼底检查如有出血或渗出时,考虑合并高血压危象。

2. 急症处理

(1)体位:患儿取前倾坐位,双腿下垂(休克时除外),四肢结扎止血带。止血带压力以低于动脉压又能阻碍静脉回流为度,相当于收缩压及舒张压之间,每 15min 轮流将一肢体的止血带放松。该体位亦可使痰较易咳出。

(2)吗啡:吗啡可减轻左心衰竭时交感系统兴奋引起的小静脉和小动脉收缩,降低前、后负荷。对烦躁不安、高度气急的急性肺水肿患儿,吗啡是首选药物,可皮下注射盐酸吗啡 0.1～0.2mg/kg,但休克、昏迷及呼吸衰竭者忌用。

(3)给氧:单纯缺氧而无二氧化碳潴留时,应给予较高浓度氧气吸入,活瓣型面罩的供氧效果比鼻导管法好,提供的 FiO_2 可达 $0.3\sim0.6$。肺水肿时肺部空气与水分混合,形成泡沫,妨碍换气。可使氧通过含有乙醇的雾化器,口罩给氧者乙醇浓度为 $30\%\sim40\%$,鼻导管给氧者乙醇浓度为 70%,1 次不宜超过 20min。但乙醇的去泡沫作用较弱且有刺激性。近年有报道用二甲基硅油消泡气雾剂治疗,效果良好。应用时将瓶倒转,在距离患儿口腔 $8\sim10cm$ 处,于吸气时对准咽喉或鼻孔喷雾 $20\sim40$ 次。一般 5min 内生效,最大作用在 $15\sim30min$。必要时可重复使用。如低氧血症明显,又伴有二氧化碳潴留,应使用间歇正压呼吸配合氧疗。间歇正压呼吸改善急性肺水肿的原理,可能由于它增加肺泡压与肺组织间隙压,降低右心房充盈压与胸腔内血容量;增加肺泡通气量,有利于清除支气管分泌物,减轻呼吸肌工作,减少组织氧耗量。

(4)利尿剂:宜选用速效强效利尿剂,可静注速尿(每次 $1\sim2mg/kg$)或利尿酸钠(1mg/kg,20mL 液体稀释后静注),必要时 2h 后重复。对肺水肿的治疗首先由于速尿等药物有直接扩张静脉作用,增加静脉容量,使静脉血自肺部向周围分布,从而降低肺静脉压力,这一重要特点在给药 5min 内即出现,其后才发挥利尿作用,减少静脉容量,缓解肺淤血。

(5)洋地黄及其他正性肌力药物:对急性左心衰竭患儿几乎都有指征应用洋地黄。应采用作用迅速的强心剂如西地兰静脉注射,1 次注入洋地黄化量的 1/2,余 1/2 分为 2 次,每隔 $4\sim6h1$ 次。如需维持疗效,可于 24h 后口服地高辛维持量。如仍需继续静脉给药,每 6h 注射 1 次 1/4 洋地黄化量。毒毛旋花子甙 K,1 次静脉注射 $0.007\sim0.01mg/kg$,如需静脉维持给药,可 $8\sim12h$ 重复 1 次。使用中注意监护,以防洋地黄中毒。

多巴酚丁胺为较新、作用较强、不良反应较小的正性肌力药物。用法:静脉点滴 $5\sim10mg/(kg\cdot min)$。

(6)降压治疗:应采用快速降压药物使血压速降至正常水平以减轻左室负荷。硝普钠为一种强力短效血管扩张剂,直接使动脉和静脉平滑肌松弛,降低周围血管阻力和静脉贮血。因此,硝普钠不仅降压迅速,还能减低左室前、后负荷,改善心脏功能,为高血压危象并急性左心衰竭较理想的首选药物。一般从 $1\mu g/(kg\cdot min)$ 开始静滴,在监测血压的条件下,无效时每 $3\sim5min$ 调整速度渐增至 $8\mu g/(kg\cdot min)$。此外,也可选用硝苯吡啶或巯甲丙脯酸,但忌用柳胺苄心定和肼苯哒嗪,因柳胺苄心定对心肌有负性肌力作用,而后者可反射性增快心率和心输出量,加重心肌损害。

(任雪云)

第五节　心力衰竭

心力衰竭(HF)简称心衰,是临床上的一个综合征,指因心肌收缩或舒张功能下降,导致心排血量绝对或相对不足而不能满足机体组织代谢需要的病理状态,是各种心脏病的严重阶段,也是儿童时期危重症之一。各个年龄均可发生,以 1 岁内发病率最高。

一、诊断步骤

(一)病史采集要点

1.病史　先天性心脏病、心肌炎、心肌病、风湿性心脏病、感染性心内膜炎、川崎病、严重心律失常、心脏手术后、甲状腺功能亢进、急性肾炎等常是心衰的病因。心衰往往有诱发因素,注意了解有无以下常见诱因:①感染。②过度劳累或情绪激动。③贫血。④心律失常。⑤摄入钠过多。⑥停用洋地黄过早或洋地黄过量。

2.主要临床表现　依年龄、病因、起病缓急而有所不同。新生儿表现可不典型,应注意有无嗜睡、淡漠或烦哭,吃奶费力困难、呕吐、呼吸浅速、呼吸困难、哭声弱、面色灰白、皮肤冷湿。婴儿起病常较急,发展迅速,可突然出现烦躁哭闹、呼吸急促费力、发绀、肢端冷,起病稍缓者喂养困难,吸乳费劲气促、体重不增、多汗、哭声变弱或声嘶。年长儿与成人相似,乏力、体力活动能力减退、头晕、心慌、气促、呼吸困难、端坐呼吸、食欲不振、长期咳嗽、体重短期内增加、少尿、下肢水肿、发绀等。

(二)体格检查要点

1.一般表现　慢性心衰患儿生长发育迟缓,体格瘦小、疲乏、面色苍白。患儿烦躁、多汗、哭声低弱。

2.心血管体征　心界增大,心率增快,婴儿>160 次/min。学龄儿童>100 次/min,心音减弱,呈奔马律,心前区可闻 2/6 级收缩期杂音。血压偏低、脉搏细弱、奇脉、皮肤花纹、四肢冷、口唇、肢端发绀。

3.其他系统　呼吸急促、浅表,三凹征,端坐呼吸,叹息,肺部喘鸣音、湿性啰音,颈静脉充盈或怒张,肝脏肿大、边缘较钝,双下肢水肿,重者有胸腔、腹腔积液。

4.原发病的体征。

(三)门诊资料分析

1.血常规　可有贫血改变。

2.尿常规　可有轻度蛋白尿和镜下血尿。

3.血心肌酶谱　可升高,提示心肌缺血征象。

4.心电图　除原发性心脏病心电图改变外,心力衰竭无特异性改变,可有左右心室肥厚和 ST-T 改变,心电图改变不能表明有心衰,但对心律失常及心肌缺血引起的心衰有诊断及指导治疗意义。

5.X 线胸片　心尖搏动减弱,心影多增大,心胸比例增大,1 岁内超过 0.55,1 岁后超过 0.5。可见肺淤血或肺水肿、胸腔积液表现。

(四)进一步检查项目

1.补充门诊未做的项目　心肌肌钙蛋白、肝肾功能、电解质生化。

2.超声心动图　超声可估量心腔的大小和左室射血分数。心衰者射血分数(EF)降低,左室短轴缩短率(FS)下降,左室每搏量减少,心排指数减低,心室内径增大。超声心动图对心衰的病因诊断有重要作用,如诊断先心病的结构,彩超可显示心内分流、瓣膜反流及狭窄,还可估量狭窄前后的压差,体、肺循环的流量比及心排量等。

3.血气分析　心衰时不同血流动力学改变可有相应的血气及 pH 变化。容量负荷增加,肺静脉充血,影响肺内通气,氧分压降低;心排血量绝对或相对不足,组织灌注不足致组织代谢异常,易导致血氧降低、代谢性酸中毒及电解质紊乱。血气分析可反映病情严重的程度。

4.血压、体温、呼吸、心律心率和经皮血氧饱和度监测。

5.中心静脉压　与右室舒张末压一致,正常 588~1177Pa(6~12cmH$_2$O),增高提示右心衰竭或补液过多过快;<588Pa(6cmH$_2$O)说明血容量不足。

6.肺毛细血管楔嵌压(肺楔压)　正常 588～1177Pa(6～12cmH₂O)，反映左心房压，左心房压一般反映左室舒张末压。主要反映心脏前负荷，压力增高提示左心衰竭。>1961Pa(20cmH₂O)示轻～中度肺淤血，>2452Pa(25cmH₂O)为重度，>2942Pa(30cmH₂O)提示肺水肿。

7.记录 24h 出入量　避免液体入量过多而加重心脏负担。

二、诊断对策

(一)诊断要点

1.具备以下四项考虑心力衰竭

(1)呼吸急促:婴儿>60 次/min;幼儿>50 次/min;儿童>40 次/min。

(2)心动过速:婴儿>140 次/min;幼儿>140 次/min;儿童:>120 次/min。

(3)心脏扩大:体检、X 线、胸片或超声心动图证实。

(4)烦躁、哺喂困难、体重增加、尿少、水肿、多汗、青紫、呛咳、阵发性呼吸困难(2 项以上)。

2.具备上述 4 项加以下 1 项或上述 2 项加以下 2 项即可确诊心力衰竭

(1)肝大:婴幼儿在肋下≥3cm,儿童≥1cm,有进行性肝大或伴有触痛者更有意义。

(2)肺水肿。

(3)奔马律。

(4)周围循环障碍。

3.心功能评级

Ⅰ级　仅有心脏病的体征(如杂音),但体力活动不受限制。

Ⅱ级　一般体力活动无症状,但较重的劳动后可引起疲乏,心悸及呼吸急促。

Ⅲ级　能耐受较轻的体力活动,短程平路尚能健步而行,但步行时间稍长,快步或常速登三楼时,发生呼吸急促、心悸等。

Ⅳ级　体力活动能力完全丧失,休息时仍有心力衰竭的症状和体征,如呼吸困难,水肿和肝大等,活动时症状加剧。

对婴儿心功能评价按以下分级:

0 级　无心衰表现。

Ⅰ级　即轻度心衰。其指征为每次哺乳量<105mL,或哺乳时间需 30min 以上,呼吸困难,心率>150 次/min,可有奔马律,肝脏肿大肋下 2cm。

Ⅱ级　即中度心衰。指征为每次哺乳量<90mL,或哺乳时间需 40min 以上,呼吸>60 次/min,呼吸形式异常,心率>160 次/min,肝大肋下 2～3cm,有奔马律。

Ⅲ级　即重度心衰。指征为每次哺乳量<75mL,或哺乳时间需 40min 以上,呼吸>60 次/min,呼吸形式异常,心率>170 次/min,肝大肋下 3cm 以上,有奔马律。并有末梢灌注不良。

(二)鉴别诊断要点

婴儿心力衰竭应与毛细支气管炎、支气管肺炎相鉴别。后两病有感染史,表现发热、咳嗽咳痰、气促气喘症状,肺部满布湿性啰音,胸片表现肺部有片状阴影,血像有炎症改变支持肺部炎症改变。吸氧后发绀可以减轻或消失,血氧分压升高,氧饱和度正常;抗感染治疗有效。但病情严重可出现心力衰竭,可进行心脏超声检查,按心力衰竭治疗。

（三）临床类形

1. 按起病急缓　分为急性和慢性心力衰竭。
2. 按受累部位　分为左、右心及全心衰竭。
3. 按心输出量　分为高输出量和低输出量心衰。
4. 按心脏收缩或舒张功能　分为收缩功能衰竭和舒张功能衰竭。

三、治疗对策

（一）治疗原则

1. 消除病因及诱因。
2. 减轻心脏负荷,改善心脏功能,改善血流动力学。
3. 保护衰竭心脏。
4. 对症治疗。

（二）治疗计划

1. 一般治疗　保证患儿休息,防止躁动,必要时用镇静剂。严重心衰患儿常不能平卧,年长儿可取半坐位,年小婴儿可抱起,使下肢下垂,减少静脉回流。供给湿化氧,并做好护理工作,避免便秘及排便用力。婴儿吸吮费力,宜少量多次喂奶。给予营养丰富、易于消化的食品。急性心力衰竭或严重浮肿者,应限制入量及食盐,每日入液量大约为 $1200mL/m^2$ 或 $50\sim60mL/kg$。

2. 洋地黄类药物　迄今为止洋地黄类仍是儿科临床上广泛使用的强心药物,其作用于心肌细胞上的 $Na^+ - K^+ - ATP$ 酶抑制其活性,使细胞内 Na^+ 浓度升高,细胞内 Ca^{2+} 升高,增强心肌收缩。强心甙通过正性肌力作用、负性传导作用及负性心率作用而起效应,以往强调洋地黄对心肌的正性肌力作用,近年认识到它对神经内分泌和压力感受器的影响。心衰时,洋地黄能改善压力感受器的敏感性和功能,亦可直接抑制过度的神经内分泌活性,降低去甲肾上腺素的分泌,降低血浆肾素活性,减少血管紧张素Ⅱ的量等。洋地黄的治疗量与正性肌力作用呈线性关系,小剂量小作用,大剂量大作用。

（1）洋地黄制剂的剂量及用法:①地高辛:有口服和静脉制剂。口服负荷量早产儿 0.02mg/kg,足月儿 $0.02\sim0.03mg/kg$,婴儿及儿童 $0.025\sim0.04mg/kg$;维持量为 $1/5\sim1/4$ 负荷量,分 2 次,每 12h/次。②西地兰:仅有静脉剂型。负荷量<2 岁 $0.03\sim0.04mg/kg$,>2 岁 $0.02\sim0.03mg/kg$。

急性心衰常用快速洋地黄类制剂,常用西地兰 $0.02\sim0.03mg/kg$（2 岁以上）,先给半量,余下半量分 2 次给予（间隔 $4\sim6h$）,第二天开始用地高辛维持量。慢性心衰可直接用慢饱和法强心治疗,即每天口服地高辛维持量（1/4 饱和量）,分 2 次口服,经 $5\sim7d$ 后达到稳定的血浓度。必须注意洋地黄的不良反应,密切观察临床表现并定期查心电图和（或）地高辛浓度。用药前应了解患儿近 2 周内洋地黄使用的情况,用药时根据具体情况使用合理剂量,并注意个体化。

（2）洋地黄中毒的治疗:首先应立即停药,并测定患儿血清地高辛、钾、镁浓度及肾功能,建立静脉输液并监测心电图。若中毒较轻,血清钾正常,一般在停药后 $12\sim24h$ 后中毒症状消失。若中毒较重可:①静滴氯化钾,以每小时 $0.3\sim0.5mmol/kg$ 的速度缓慢滴注,浓度≤0.3%,总量不超过 2mmol/kg;有Ⅱ度以上房室传导阻滞者禁用。②苯妥英钠（大仑丁）$1\sim$

2mg/kg,缓慢注射(>20min)。

3.利尿剂 利尿剂可改善心力衰竭的临床症状,是心衰治疗的重要措施之一。利尿剂主要通过作用于肾小管不同部位,阻止钠和水的再吸收而产生利尿作用,可减轻水肿,减少血容量,降低回心血量;降低左室充盈压,减轻心脏前负荷。使用利尿剂应根据病情轻重、利尿剂的作用机制及效应力,合理选择或联合应用。急性、重症心衰可静脉用袢利尿剂,如呋塞米(速尿),利尿作用强大迅速。慢性心衰可用噻嗪类利尿剂,如氢氯噻嗪(HCT),对改善症状有益。需注意利尿后可能发生电解质失衡,尤其是低钾血症,一般联合保钾利尿剂如螺内酯、氨苯喋啶等口服,必要时补充钾剂并调整利尿药物的种类和剂量。用法用量:①呋塞米(速尿):静脉注射每次1~2mg/kg,口服每次1~2mg/kg,每天2~3次。②氢氯噻嗪:口服每次1~2mg/kg,每天2~3次。③螺内酯(安体舒通):口服每次1~2mg/kg,每天2~3次。

4.血管紧张素转换酶抑制剂(ACEI)类药物 ACEI类药物具有阻断肾素-血管紧张素系统及抑制缓激肽分解的作用,从而逆转心肌重构及减轻心脏前后负担,改善心功能,是治疗慢性心力衰竭的基本用药。儿科常用①卡托普利(开搏通):1~6mg/(kg·d),分2~3次;从小剂量开始,根据情况调整剂量,一般隔3~5d加量,逐渐增加至合适剂量。②苯那普利:长效制剂,初始剂量0.1mg/kg,每日1次口服,每周递增1次,每次增加0.1mg/kg,最大耐受量0.3mg/(kg·d)。③依那普利:长效制剂,初始剂量0.05mg/(kg·d),每日1次口服,根据患儿情况增量,最大耐受量0.1mg/(kg·d)。

5.血管紧张素Ⅱ受体拮抗剂 可以阻断来自不同途径的血管紧张素Ⅱ(AngⅡ)作用,用于患者对ACEI不耐受或效果不佳者,常用洛沙坦、缬沙坦,口服有效,高选择性。

6.血管扩张药物 通过扩张静脉容量血管和动脉阻力血管,减轻心室前后负荷,提高心输出量;并使室壁应力下降,心肌耗氧减低而改善心功能。

(1)硝普钠:剂量为每分钟0.2μg/kg,以5%葡萄糖稀释后静脉点滴,以后每隔5min,可每分钟增加0.1~0.2μg/kg,直到获得疗效或血压有所降低。最大剂量不超过每分钟3~5μg/kg。如血压过低则立即停药,并给新福林0.1mg/kg。

(2)硝酸甘油:增加一氧化氮的产生和输送,主要对静脉血管有扩张作用,作用较硝普钠弱,但对肺静脉作用明显。常用剂量0.25~10μg/(kg·min)。

(3)酚妥拉明:是α1受体阻滞剂。在组织内产生一氧化氮,使动静脉血管扩张,以扩张小动脉为主,减轻心脏前后负荷,常与多巴胺类药物合用。常用剂量2~10μg/(kg·min),用5%葡萄糖稀释后静脉点滴。

7.非洋地黄类正性肌力药物

(1)β受体激动剂:洋地黄药物治疗效果不好时,可用肾上腺素能受体(β受体)激动剂如多巴胺及多巴酚丁胺。多巴胺和多巴酚丁胺可增加心肌收缩力、扩张血管。常常是多巴胺和多巴酚丁胺各7.5μg/(kg·min)联合应用,取得较好效果,一般主张短期内使用。常用于低输出量性急性心衰及心脏手术后低心排血量综合征。①多巴胺:常用剂量5~10μg/(kg·min)。②多巴酚丁胺:2~5μg/(kg·min)。

(2)磷酸二酯酶抑制剂:通过抑制磷酸二酯酶,减少细胞内cAMP降解,增加钙浓度,加强心肌收缩力,同时扩张外周血管,减轻心室前后负荷。①氨力农:静脉注射,首剂负荷量0.5mg/kg,继以3~10μg/(kg·min)输入。②米力农:静脉注射,首剂负荷量50μg/kg,继以0.25~1μg/(kg·min)输入。

8.β受体阻滞剂 经镇静、洋地黄、利尿、血管扩张药物治疗后,症状改善不明显,可用β受体阻滞剂。β受体阻滞剂可以阻断交感神经系统过度激活,减少心肌耗氧,改善心脏舒张功能,可使β受体密度上调,恢复心脏对β受体激动剂的敏感性,并可抑制心肌肥厚及细胞凋亡和氧化应激反应,改善心肌细胞生物学特性,从而增强心脏功能,是治疗慢性心衰的重要药物。常用:①倍他洛克:初始量为 0.5mg/(kg·d),分 2 次口服,根据情况调整剂量,最大耐受量 3mg/(kg·d),持续至少 6 个月,直至心脏缩小接近正常。②普萘洛尔:1～4mg/(kg·d),分 2～3 次用。③卡维地洛:为非选择性β受体阻滞剂,并有α受体阻滞作用,故兼有扩血管作用,可降低肺楔压。初始剂量为 0.1g/(kg·d),分 2 次口服,每周递增 1 次,每次增加 0.1mg/(kg·d),最大耐受量 0.3～0.8mg/(kg·d),分 2 次口服。

9.抗心律失常药物 心衰时常伴有心律失常,如室性早搏、室性心动过速等,应抗心律失常治疗,抗心律失常药多有负性肌力作用,可加重心衰。一般认为胺碘酮较安全有效,但用量宜小。

10.护心药物

(1)1,6-二磷酸果糖(FDP):可调节葡萄糖代谢,促进磷酸果糖激酶活性,刺激无氧糖酵解,增加心肌组织磷酸肌酸及 ATP 含量;改善心肌细胞线粒体能量代谢;稳定细胞膜和溶酶体膜,保持其完整性;通过抑制中性粒细胞氧自由基生成,减轻心衰所致的组织损伤。静滴 FDP 用量每次 100～250mg/kg,1～2 次/d,静注速度为 10mL/min,7～10d 为一疗程。

(2)肌酸磷酸钠:是一种高效供能物质,外源性肌酸磷酸钠可维持心肌细胞的磷酸水平,稳定细胞膜,保护心肌细胞免受氧自由基的过氧化损害。婴幼儿 1g/d,年长儿 2g/d。

(3)中成药:如参麦注射液或黄芪注射液,每日 10～20mL 加入葡萄糖中点滴。

(4)辅酶 Q_{10}(Co-Q_{10}):能增强线粒体功能,改善心肌的能量代谢,改善心肌的收缩力。口服剂量为 1mg/(kg·d),大多数患者在 3 个月内显效。

(5)能量合剂:ATP20mg+维生素 C 100～200mg/(kg·d),加入葡萄糖液中滴注。

(6)其他:γ脑钠肽等。

11.肾上腺皮质激素 用于急性重症心衰。可改善心肌代谢,降低周围血管张力,降低毛细血管通透性,解除支气管痉挛改善通气。常用静滴地塞米松,每次 0.3～1mg/kg,短期使用。

12.病因治疗 手术根治先天性心脏病,抗生素控制感染性心内膜炎,纠正贫血,抗心律失常治疗,治疗甲状腺功能亢进、心肌炎、心肌病、风湿性心脏病等。并注意去除诱因。

13.心脏移植 心脏移植是心衰终末期的治疗方法。对各种心脏病所致心衰,药物不能控制时,均可做心脏移植,改善生命质量,延长生命。近年来小儿心脏移植的治疗效果显著提高,5 年存活率超过 80%,10 年存活率超过 60%。供体来源困难、排斥反应及费用昂贵是其重要缺点。

(三)治疗方案的选择

1.所有心衰患儿都要作病因治疗及对症治疗。

2.急性心衰的治疗重点是循环重建和挽救生命,慢性心衰还应包括提高运动耐量,改善生活质量。

3.心脏移植是心衰终末期的治疗方法。

(任雪云)

第五章　小儿呼吸系统疾病

第一节　急性上呼吸道感染

急性上呼吸道感染（AURI）简称上感，俗称"感冒"，是小儿最常见的疾病。系由各种病原引起的上呼吸道炎症，主要侵犯鼻、咽、扁桃体及喉部。一年四季均可发病。若炎症局限在某一组织，即按该部炎症命名，如急性鼻炎、急性咽炎、急性扁桃体炎、急性喉炎等。急性上呼吸道感染主要用于上呼吸道局部感染定位不确切者。

一、病因

各种病毒和细菌均可引起，以病毒感染为主，可占原发性上呼吸道感染的90％以上，主要有鼻病毒、呼吸道合胞病毒、流感病毒、副流感病毒、腺病毒、单纯疱疹病毒、柯萨奇病毒、埃可病毒、冠状病毒、EB病毒等。少数可由细菌引起。由于病毒感染，上呼吸道黏膜失去抵抗力而继发细菌感染，最常见到致病菌为A组溶血性链球菌、肺炎链球菌、流感嗜血杆菌、葡萄球菌等。近年来肺炎支原体亦不少见。

婴幼儿时期由于上呼吸道的解剖生理特点及免疫特点易患本病。营养障碍性疾病，如维生素D缺乏性佝偻病、锌或铁缺乏症，以及护理不当、过度疲劳、气候改变和不良环境因素等，给病毒、细菌的入侵造成了有利条件，则易致反复上呼吸道感染或使病程迁延。

二、临床表现

本病多发于冬春季节，潜伏期1～3d，起病多较急。由于年龄大小、体质强弱及病变部位的不同，病情的缓急、轻重程度也不同。年长儿症状较轻，而婴幼儿症状较重。

（一）一般类型上感

1.症状

（1）局部症状：流清鼻涕、鼻塞、打喷嚏，也可有流泪、微咳或咽部不适。患儿多于3～4d内不治自愈。

（2）全身症状：发热、烦躁不安、头痛、全身不适、乏力等。部分患儿有食欲不振、呕吐、腹泻、腹痛等消化系统的症状。有些患儿病初可出现脐部附近阵发性疼痛，多为暂时性，无压痛。可能是发热引起反射性肠痉挛或蛔虫骚动所致。如腹痛持续存在，多为并发急性肠系膜淋巴结炎应注意与急腹症鉴别。

婴幼儿起病急，全身症状为主，局部症状较轻。多有发热，有时体温可达39～40℃，热程2～3d至1周左右不等，起病1～2d由于突发高热可引起惊厥，但很少连续多次，退热后，惊厥及其他神经症状消失，一般情况良好。

年长儿以局部症状为主，全身症状较轻，无热或轻度发热，自诉头痛、全身不适、乏力。极轻者仅鼻塞、流稀涕、喷嚏、微咳、咽部不适等，多于3～4d内自愈。

2.体征　检查可见咽部充血，咽后壁滤泡肿大，如感染蔓延至鼻咽部邻近器官，可见相应的体征，如扁桃体充血肿大，可有脓性分泌物，下颌淋巴结肿大，压痛。肺部听诊多数正常，少数呼吸音粗糙或闻及痰鸣音。肠病毒感染者可见不同形态的皮疹。

（二）两种特殊类型上感

1.疱疹性咽峡炎　由柯萨奇 A 组病毒引起，多发于夏秋季节，可散发或流行。临床表现为骤起高热，咽痛，流涎，有时呕吐、腹痛等。体查可见咽部充血，在咽腭弓、腭垂、软腭或扁桃体上可见数个至十数个 2～4mm 大小灰白色的疱疹，周围有红晕，1～2d 后疱疹破溃形成小溃疡。病程一周左右。

2.咽－结合膜热　由腺病毒 3、7 型引起，多发生于春夏季，可在集体儿童机构中流行。以发热、咽炎和结膜炎为特征。临床表现为多呈高热、咽痛、眼部刺痛、结膜炎，有时伴有消化系统的症状。体查可见咽部充血、有白色点块状分泌物，周边无红晕，易于剥离，一侧或两侧滤泡性眼结膜炎，颈部、耳后淋巴结肿大。病程 1～2 周。

三、并发症

婴幼儿上呼吸道感染波及临近器官，引起中耳炎、鼻窦炎、咽后壁脓肿、颈部淋巴结炎，或炎症向下蔓延，引起气管炎、支气管炎、肺炎等。年长儿若患 A 组溶血性链球菌性咽峡炎可引起急性肾小球肾炎、风湿热等。

四、实验室检查

病毒感染者血白细胞计数在正常范围内或偏低，中性粒细胞减少，淋巴细胞计数相对增高。病毒分离、血清反应、免疫荧光、酶联免疫等方法，有利于病毒病原体的早期诊断。细菌感染者血白细胞可增高，中性粒细胞增高，在使用抗菌药物前进行咽拭子培养可发现致病菌。链球菌引起者可于感染 2～3 周后血中 ASO 滴度增高。

五、诊断和鉴别诊断

根据临床表现不难诊断，但应与以下疾病相鉴别。

（一）流行性感冒

由流感病毒、副流感病毒所致，有明显的流行病史。局部症状轻，全身症状重，常有发热、头痛、咽痛、四肢肌肉酸痛等，病程较长。

（二）急性传染病早期

上呼吸道感染常为急性传染病的前驱症状，如麻疹、流行性脑脊髓膜炎、脊髓灰质炎、猩红热、百日咳、伤寒等，应结合流行病史、临床表现及实验室资料等综合分析，并观察病情演变加以鉴别。

（三）急性阑尾炎

上呼吸道感染同时伴有腹痛应与急性阑尾炎鉴别，本病腹痛常先于发热，腹痛部位以右下腹为主，呈持续性，有肌紧张和固定压痛点，白细胞及中性粒细胞增高。

六、治疗

（一）一般治疗

1.注意适当休息，多饮水，发热期间宜给流质或易消化食物。

2.保持室内空气新鲜及适当的温度、湿度。

3.加强护理,注意呼吸道隔离,预防并发症。

(二)抗感染治疗

1.抗病毒药物应用　病毒感染时不宜滥用抗生素。常用抗病毒药物:

(1)利巴韦林:具有广谱抗病毒作用,10～15mg/(kg·d),口服或静脉滴注,或2mg含服,1次/2h,6次/d,疗程为3～5d。

(2)双嘧达莫(潘生丁):有抑制RNA病毒及某些DNA病毒的作用,3～5mg/(kg·d),疗程为3d。

(3)双黄连针剂:60mg/(kg·d),加入5%或10%的葡萄糖液中静脉滴注,采用其口服液治疗也可取得良好的效果。

局部可用1%的利巴韦林滴鼻液,4次/d;病毒性结膜炎可用0.1%的阿昔洛韦滴眼,1次/1～2h。

2.抗生素类药物　如果细菌性上呼吸道感染、病情较重、有继发细菌感染、或有并发症者可选用抗生素治疗,常用者有青霉素、复方新诺明和大环内酯类抗生素,疗程3～5d。如证实为溶血性链球菌感染或既往有风湿热、肾炎病史者,青霉素疗程应为10～14d。

(三)对症治疗

1.退热　高热应积极采取降温措施,通常可用物理降温如冷敷、冷生理盐水灌肠、温湿敷或35%～50%的酒精(乙醇)溶液擦浴等方法,或给予阿司匹林、对乙酰氨基酚、布洛芬制剂口服或20%的安乃近肌内注射或滴鼻、小儿退热栓(吲哚美辛栓)肛门塞入,均可取得较好的降温效果。非超高热最好不用糖皮质激素类药物治疗。

2.高热惊厥者可给予镇静、止惊等处理。

3.咽痛者可含服咽喉片。

4.鼻塞者可在进食前或睡前用0.5%的麻黄素液滴鼻。用药前应先清除鼻腔分泌物,每次每侧鼻孔滴入1～2滴,可减轻鼻黏膜充血肿胀,使呼吸道通畅,便于呼吸和吮乳。

七、预防

1.加强锻炼,以增强机体抵抗力和防止病原体入侵。

2.提倡母乳喂养,经常到户外活动,多晒阳光,防治营养不良及佝偻病。

3.患者应尽量不与健康小儿接触,在呼吸道发病率高的季节,避免去人多拥挤的公共场所。

4.避免发病诱因,注意卫生,保持居室空气新鲜,在气候变化时注意增减衣服,避免交叉感染。

5.对反复呼吸道感染的小儿可用左旋咪唑每日2.5mg/kg,每周服2d,3个月一疗程。或用转移因子,每周注射1次,每次4U,连用3～4月。中药黄芪每日6～9g,连服2～3个月,对减少复发次数也有一定效果。

(张华)

第二节　反复呼吸道感染

一、定义和诊断标准

呼吸道感染是儿童尤其婴幼儿最常见的疾病,据统计发展中国家每年每个儿童患 4.2～8.7 次的呼吸道感染,其中多数是上呼吸道感染,肺炎的发生率则为每年每 100 个儿童 10 次。反复呼吸道感染是指一年内发生呼吸道感染次数过于频繁,超过一定范围。根据反复感染的部位可分为反复上呼吸道感染和反复下呼吸道感染(支气管炎和肺炎),对于反复上呼吸道感染或反复支气管炎国外文献未见有明确的定义或标准,反复肺炎国内外较为一致的标准是 1 年内患 2 次或 2 次以上肺炎或在任一时间框架内患 3 次或 3 次以上肺炎,每次肺炎的诊断需要有胸部 X 线的证据。我国儿科学会呼吸学组于 1987 年制订了反复呼吸道感染的诊断标准,并于 2007 年进行了修订,如表 5—1。

表 5—1　反复呼吸道感染判断条件

年龄(岁)	反复上呼吸道感染(次/年)	反复下呼吸道感染(次/年)	
		反复气管支气管炎	反复肺炎
0～2	7	3	2
3～5	6	2	2
6～14	5	2	2

注:①两次感染间隔时间至少 7d 以上。②若上呼吸道感染次数不够,可以将上、下呼吸道感染次数相加,反之则不能。但若反复感染是以下呼吸道为主,则应定义为反复下呼吸道感染。③确定次数须连续观察 1 年。④反复肺炎指 1 年内反复患肺炎≥2 次,肺炎须由肺部体征和影像学证实,两次肺炎诊断期间肺炎体征和影像学改变应完全消失。

二、病因和基础疾病

小儿反复呼吸道感染病因复杂,除了与小儿时期本身的呼吸系统解剖生理特点以及免疫功能尚不成熟有关外,微量元素和维生素缺乏、环境因素、慢性上气道病灶等是反复上呼吸道感染常见原因。对于反复下呼吸道感染尤其是反复肺炎患儿,多数存在基础疾病,我们对北京儿童医院 106 例反复肺炎患儿回顾性分析发现其中 88.7% 存在基础病变,先天性或获得性呼吸系统解剖异常是最常见的原因,其次为呼吸道吸入、先天性心脏病、哮喘、免疫缺陷病和原发纤毛不动综合征等。

(一)小儿呼吸系统解剖生理特点

小儿鼻腔短,后鼻道狭窄,没有鼻毛,对空气中吸入的尘埃及微生物过滤作用差,同时鼻黏膜嫩弱又富于血管,极易受到损伤或感染,由于鼻道狭窄经常引起鼻塞而张口呼吸。鼻窦黏膜与鼻腔黏膜相连续,鼻窦口相对比较大,鼻炎常累及鼻窦。小儿鼻咽部较狭小,喉狭窄而且垂直,其周围的淋巴组织发育不完善,防御功能较弱。婴幼儿的气管、支气管较狭小,软骨柔软,缺乏弹力组织,支撑作用薄弱,黏膜血管丰富,纤毛运动较差,清除能力薄弱,易引起感染,并引起充血、水肿、分泌物增加,易导致呼吸道阻塞。小儿肺的弹力纤维发育较差,血管丰富,间质发育旺盛,肺泡数量较少,造成肺含血量丰富而含气量相对较少,故易感染,并易引起间质性炎症或肺不张等。同时,小儿胸廓较短,前后径相对较大呈桶状,肋骨呈水平位,膈肌位置较高,使心脏呈横位,胸腔较小而肺相对较大,呼吸肌发育不完善,呼吸时胸廓活动范围小,肺不能充分地扩张、通气和换气,易因缺氧和 CO_2 潴留而出现面色青紫。以上特点容易引起小儿呼吸道感染,分泌物容易堵塞且感染容易扩散。

(二)小儿反复呼吸道感染的基础病变

1. 免疫功能低下或免疫缺陷病　小儿免疫系统在出生时发育尚未完善,随着年龄增长逐渐达到成人水平,故小儿特别是婴幼儿处于生理性免疫低下状态,是易患呼吸道感染的重要因素。新生儿外周血 T 细胞数量已达成人水平,其中 CD4 细胞数较多,但 CD4 辅助功能较低且具有较高的抑制活性,一般 6 个月时 CD4 的辅助功能趋于正常。与细胞免疫相比,体液免疫的发育较为迟缓,新生儿 B 细胞能分化产生 IgM 的浆细胞,但不能分化为产生 IgG 和 IgA 的浆细胞,有效的 IgG 类抗体应答需在生后 3 个月后才出现,2 岁时分泌 IgG 的 B 细胞才达成人水平,而分泌 IgA 的 B 细胞 5 岁时才达成人水平。婴儿自身产生的 IgG 从 3 个月开始增多,1 岁时达成人的 60%,6~7 岁时接近成人水平。IgG 有 IgG1、IgG2、IgG3 和 IgG4 四个亚类,在正常成人血清中比率为 70%、20%、6% 和 4%,其中 IgG1、IgG3 为针对蛋白质抗原的主要抗体,而 IgG2、IgG4 为抗多糖抗原的重要抗体成分,IgG1 在 5~6 岁,IgG3 在 10 岁左右,IgG2 和 IgG4 在 14 岁达成人水平。新生儿 IgA 量极微,1 岁时仅为成人的 20%,12 岁达成人水平。另外,婴儿期非特异免疫如吞噬细胞功能不足,铁蛋白、溶菌酶、干扰素、补体等的数量和活性不足。

除了小儿时期本身特异性和非特异性免疫功能较差外,许多研究表明反复呼吸道感染患儿(复感儿)与健康对照组相比多存在细胞免疫、体液免疫或补体某种程度的降低,尤其是细胞免疫功能异常在小儿反复呼吸道感染中起重要作用,复感儿外周血 CD3+ 细胞、CD4+ 细胞百分率及 CD4+/CD8+ 比值降低,这种异常标志着辅助性 T 细胞功能相对不足,不利于对病毒等细胞内微生物的清除,也不利于抗体产生,因只有在抗原和辅助性 T 细胞信号的协同作用下,B 细胞才得以进入增殖周期。在 B 细胞应答过程中,辅助性 T 细胞(Th)除提供膜接触信号外,还分泌多种细胞因子,影响 B 细胞的分化和应答特征。活化的 Th1 细胞可通过分泌白细胞介素 2(IL-2),使 B 细胞分化为以分泌 IgG 抗体为主的浆细胞;而活化的 Th2 细胞则通过分泌白细胞介素 4(IL-4),使 B 细胞分化为以分泌 IgE 抗体为主的浆细胞。活化的抑制性 T 细胞(Ts)可通过分泌白细胞介素 10(IL-10)而抑制 B 细胞应答,就功能分类而言,CD8T 细胞属于抑制性 T 细胞。反复呼吸道感染患儿 CD8 细胞百分率相对升高必然会对体液免疫反应产生不利影响,有报道复感儿对肺炎链球菌多糖抗原产生抗体的能力不足。分泌型 IgA(SIgA)是呼吸道的第一道免疫屏障,能抑制细菌在气道上皮的黏附及定植,直接刺激杀伤细胞的活性,可特异性或非特异性地防御呼吸道细菌及病毒的侵袭,因此对反复呼吸道感染患儿注意 SIgA 的检测。IgM 在早期感染中发挥重要的免疫防御作用,且 IgM 是通过激活补体来杀死微生物的。补体系统活化后可通过溶解细胞、细菌和病毒发挥抗感染免疫作用,补体成分降低或缺陷时,机体的吞噬和杀菌作用明显减弱。

呼吸系统是免疫缺陷病最易累及的器官,因此需要特别注意部分反复呼吸道感染患儿不是免疫功能低下或紊乱,而是存在各种类型的原发免疫缺陷病,最常见的是 B 淋巴细胞功能异常导致体液免疫缺陷病,如 X 连锁无丙种球蛋白血症(XLA),常见变异型免疫缺陷病(CVID)、IgG 亚类缺乏症和选择性 IgA 缺乏症等。106 例反复肺炎患儿发现 6 例原发免疫缺陷病,其中 5 例为体液免疫缺陷病,年龄均在 8 岁以上,反复肺炎病程在 2~9 年,均在 2 岁后发病,表现间断发热、咳嗽和咳痰,肝脾大 3 例,胸部 X 线合并支气管扩张 3 例,诊断根据血清免疫球蛋白的检查,2 例常见变异性免疫缺陷病反复检查血 IgG、IgM 和 IgA 测不出或明显降低。1 例 X 链锁无丙种球蛋白血症为 11 岁男孩,2 岁起每年肺炎 4～5 次,其兄 3 岁时死于多发性骨结核;查体扁桃体未发育,多次测血 IgG、IgM 和 IgA 含量极低,外周血 B 淋巴细胞明显减少,细胞免疫功能正常。1 例选择性 IgA 缺乏和 1 例 IgG 亚类缺陷年龄分别为 10 岁和 15 岁,经检测免疫球蛋白和 IgG 亚类诊断,这例 IgG 亚类缺陷患儿反复发热、咳嗽 6 年半,每年患肺炎住院 7～8 次。查体:双肺可闻及大量中等水泡音,杵状指(趾)。免疫功能检查 IgG 略低于正常低限,IgG2,IgG4 未测出。肺 CT 提示两下肺广泛支气管扩张。慢性肉芽肿病是一种原发吞噬细胞功能缺陷病,由于遗传缺陷导致吞噬细胞杀菌能力低下,临床表现婴幼儿期反复细菌或真菌感染(以肺炎为主)及感染部位肉芽肿形成,四唑氮蓝(NBT)试验可协助诊断,近年来我们发现多例反复肺炎和曲霉菌肺炎患儿存在吞噬细胞功能缺陷。

继发性免疫缺陷多考虑恶性肿瘤、免疫抑制剂治疗和营养不良,目前 HIV 感染已成为获得性免疫缺陷的常见原因,2 例艾滋病患儿年龄分别为 4 岁和 6 岁,病程分别为 3 月和 2 年,均表现间断发热、咳嗽,1 例伴腹泻和营养不良,2 例均有输血史,X 线表现为两肺间质性肺炎,经查血清 HIV 抗体阳性确诊。

2.先天气道和肺发育畸形　气道发育异常包括喉气管支气管软化、气管性支气管、支气管狭窄和支气管扩张,其中以喉气管支气管软化症最为常见,软化可发生于局部或整个气道,气道内径正常,但由于缺乏足够的软骨支撑这些患儿在呼气时气道发生内陷,气道阻力增加,气道分泌物排出不畅,易于感染,41 例反复肺炎患儿中 16 例经纤维支气管镜诊断为气管支气管软化症,其中 1 例 2 岁男孩,1 年内患"肺炎"5 次,纤支镜检查提示左总支气管软化症。气管性支气管是指气管内额外的或异常的支气管分支,通常来自气管右侧壁,这种异常损害了右上肺叶分泌物的排出或造成气管的严重狭窄。先天性支气管狭窄导致的肺部感染可发生于主干支气管或中叶支气管,而肺炎和肺不张后的支气管扩张发生于受累支气管狭窄部位的远端。

支气管扩张是先天或获得性损害。获得性支气管扩张多是由于肺的严重细菌感染后导致的局部气道损害,麻疹病毒、腺病毒、百日咳杆菌、结核分枝杆菌是最常见的病原,近年发现支原体感染也是支气管扩张的常见病原。支气管扩张分为柱状和囊状扩张,早期柱状扩张损害仅涉及弹性和气道肌肉支撑组织,积极治疗可部分或完全恢复。晚期囊状扩张损害涉及气道软骨,这时支气管形成圆形的盲囊,不再与肺泡组织交流。抗菌药物不能渗入到扩张区域的脓汁和潴留的黏液中,囊状支气管扩张属于不可逆性,易形成反复或持续的肺部感染。

肺发育异常包括左或右肺发育不良、肺隔离症、肺囊肿和先天性囊性腺瘤畸形均可引起反复肺炎。肺隔离症是一块囊实性成分组成的非功能性肺组织团块异常连接到正常肺,其血供来自主动脉而不是肺血管,通常表现为学龄儿童反复肺炎。支气管源性肺囊肿常位于气管周围或隆突下,囊肿被覆纤毛柱状上皮、平滑肌、黏液腺和软骨,感染可发生于囊肿本身或被囊肿压迫的周围肺。很多患者在婴儿期表现呼吸困难,这些患儿肺炎的发生往往是邻近正常肺蔓延而来,而一旦感染发生由于与正常的支气管树缺乏连接使感染难于清除。先天性囊性腺瘤畸形约 80％出生前的经超声诊断,表现为生后不久出现的呼吸窘迫,一小部分表现为由于支气管压迫和分泌物清除障碍引起的反复肺炎。

3.原发纤毛不动综合征　本病是由于纤毛先天结构异常导致纤毛运动不良,气道黏液纤毛清除功能障碍,表现反复呼吸道感染和支气管扩张,可同时合并鼻窦炎、中耳炎。部分病例有右位心或内脏转位称为 Kartagener 综合征。

4.囊性纤维化　囊性纤维化属遗传性疾病,遗传缺陷引起跨膜传导调节蛋白功能障碍,气道和外分泌腺液体和电解质转运失衡,呼吸道分泌稠厚的黏液并清除障碍,在儿童典型表现为反复肺炎、慢性鼻窦炎、脂肪痢和生长落后。囊性纤维化是欧洲和美洲白人儿童反复肺炎的常见原因,在我国则很少见。

5.先天性心脏病　先心病的患儿易患反复肺炎有几个原因:心脏扩大的血管或房室压迫气管,引起支气管阻塞和肺段分泌物的排出受损,导致肺不张和继发感染;左向右分流和肺血流增加增加了反复呼吸道感染的易感性,其机制尚不清楚;长期肺水肿伴肺静脉充血使小气道直径变小,肺泡通气减少和分泌物排出减少易于继发感染等。

(三)反复呼吸道感染的原因

1.反复呼吸道吸入　许多原因可以造成反复呼吸道吸入,可能是由于结构或功能的原因不能保护气道,或由于不能把口腔分泌物(食物、液体和口腔分泌物)传送到胃,或由于不能防止胃内容物反流。肺浸润的部位取决于吸入发生时患儿的体位,立位时多发生于中叶或肺底,而仰卧位时则易累及上叶。

吞咽功能障碍可由中枢神经系统疾病、神经肌肉疾病或环咽部的解剖异常引起。闭合性脑损伤或缺氧性脑损伤形成的完全性中枢神经系统功能障碍经常发生口咽分泌物控制不良,通常伴有严重的智能落后和脑性瘫痪。慢性反复发作的癫痫也可导致反复吸入发生。外伤、肿瘤、血管炎、神经变性等引起的脑神经损伤或功能障碍也与吞咽功能受损有关。某些婴儿吞咽反射成熟延迟可以引起环咽肌肉不协调导致反复吸入。神经肌肉疾病如肌营养不良可以有吞咽功能异常,气道保护反射如咳嗽呕吐反射减弱或缺乏,易于反复的微量吸入和感染。上气道的先天性或获得性的解剖损害如腭裂、喉裂和黏膜下裂引起吸入与吞咽反射不协调、气道清除能力下降和喂养困难有关。

食管阻塞或动力障碍也可引起呼吸道反复的微量吸入,血管环是外源性的食管阻塞最常见的原因,经肺增强 CT 和血管重建可确诊。其他较少见原因有肠源性的重复畸形、纵隔囊肿、畸胎瘤、心包囊肿、淋巴瘤和神经母细胞瘤等。食管异物是内源性食管阻塞的最常见原因,最重要的主诉是吞咽困难、吞咽痛和口腔分泌物潴留,部分患儿表现为反复喘鸣和胸部感染。食管蹼和食管狭窄也可引起食管内容物的吸入,表现为反复下呼吸道感染。

气管食管瘘与修复前和修复后的食管运动障碍有关,多数的气管食管瘘在出生后不久诊断,但小的 H 型的瘘可引起慢性吸入导致儿童期反复下呼吸道感染。许多儿童在气管食管瘘修复后仍有吸入是由于残留的问题如食管狭窄、食管动力障碍、胃食管反流和气管食管软化持续存在。胃食管反流的儿童可表现慢性反应性气道疾病或反复肺炎。

2.支气管腔内阻塞或腔外压迫

(1)腔内阻塞:异物吸入是儿科患者腔内气道阻塞最常见的原因。常发生于 6 个月～3岁,窒息史或异物吸入史仅见于 40% 的患者,肺炎可发生于异物吸入数日或数周,延迟诊断或异物长期滞留于气道是肺炎反复或持续的原因。例如 1 例 2 岁女孩,临床表现反复发热、咳嗽 4 个月,家长否认异物吸入史,外院反复诊断左下肺炎。查体左肺背部可闻及管状呼吸音及细湿啰音,杵状指(趾)。胸片:左肺广泛蜂窝肺改变,右肺大叶气肿,纤维支气管镜检查为左下异物(瓜子壳)。造成腔内阻塞的其他原因有支气管结核、支气管腺瘤和支气管内脂肪瘤等。

(2)腔外压迫:肿大的淋巴结是腔外气道压迫最常见的原因。感染发生是由于管外压迫导致局部气道狭窄引起黏液纤毛清除下降,气道分泌物在气道远端至阻塞部位的潴留,这些分泌物充当了感染的根源,同时反复抗生素治疗可引起耐药病原菌的感染。

气道压迫最常见原因是结核分枝杆菌感染引起的淋巴结肿大,肿大淋巴结可以发生在支气管旁、隆突下和肺门周围区域。在某些地区真菌感染如组织胞浆菌病或球孢子菌病也可引起气道压迫和继发细菌性肺炎。

非感染原因引起的肺淋巴结肿大也可导致外源性气道压迫。结节病可引起淋巴组织慢性非干酪性肉芽肿样损害,往往涉及纵隔淋巴结。纵隔的恶性疾病如淋巴瘤偶然引起腔外气道压迫,但以反复肺炎为主要表现并不常见。

心脏和大血管的先天异常也可导致大气道的管外压迫,压迫导致气道狭窄或引起局部的支气管软化,感染的部位取决于血管压迫的区域。这些异常包括双主动脉弓、由右主动脉弓组成的血管环、左锁骨下动脉来源异常、动脉韧带、无名动脉压迫和肺动脉索,其中最常见的是双主动脉弓包围气管和食管,症状通常始于婴儿早期,除了感染并发症外,可能包括喘息、咳嗽和吞咽困难。肺动脉索为一实体,左肺动脉缺如,供应左肺的异常血管来自右肺动脉,这一血管压迫了右支气管。

3.支气管哮喘 支气管肺炎是哮喘的一个常见并发症,同时也有部分反复肺炎患儿实际上是未诊断的哮喘,这在临床并不少见。造成哮喘误诊为肺炎原因是部分哮喘患儿急性发作时,临床表现不典型,如以咳嗽为主要表现,无明显的喘息症状,由于黏液栓阻塞胸部 X 线表现为肺不张,也有部分原因是对哮喘的认识不够。

4.营养不良、微量元素及维生素缺乏 营养不良能引起广泛免疫功能损伤,由于蛋白质合成减少,胸腺、淋巴结萎缩,各种免疫激活剂缺乏,免疫功能全面降低,尤其是细胞免疫异常,营养不良引起免疫功能低下容易导致感染;反复感染又可引起营养吸收障碍而加重营养不良,造成恶性循环。

钙剂能增强气管、支气管纤毛运动,使呼吸道清除功能增强,同时又可提高肺巨噬细胞的吞噬能力,加强呼吸道防御功能。因此血钙降低必然会影响机体免疫状态导致机体抵抗力下降以及易致呼吸道感染。当患维生素 D 缺乏性佝偻病时,患儿可出现肋骨串珠样改变、赫氏沟、肋骨外翻、鸡胸等骨骼的改变,能使胸廓的生理活动受到限制而影响小儿呼吸,并加重呼吸肌的负担。

微量元素锌、铁缺乏可影响机体的免疫功能与反复呼吸道感染有关。锌对免疫系统的发育和免疫功能的正常会产生一定的影响。锌参与体内 40 多种酶的合成,并与 200 多种酶活性有关。缺锌可引起体内相关酶的活性下降,导致核酸、蛋白、糖、脂肪等多种代谢障碍。同时缺锌可使机体的免疫器官胸腺、脾脏和全身淋巴器官重量减轻、甚至萎缩,致使 T 细胞功能下降,体液免疫功能受损而削弱机体免疫力而导致反复呼吸道感染。

铁是人体中最丰富的微量元素,婴幼儿正处在生长发育的黄金时期,对铁的需要相对增多,如体内储蓄铁减少,不及时补充,可导致铁缺乏。铁也与多种酶的活性有关,如过氧化氢酶、过氧化物酶、单氨氧化酶等。缺铁时这些酶的活性降低,影响机体的代谢过程及肝内 DNA 的合成,儿茶酚胺的代谢受抑制,并且铁能直接影响淋巴组织的发育和对感染的抵抗力。缺铁性贫血或铁缺乏症儿童的特异性免疫功能(包括细胞和体液免疫功能)和非特异性免疫功能均有一定程度的损害,故易发生反复呼吸道感染。有研究表明反复呼吸道感染患儿急性期血清铁水平明显低于正常,感染发生频度与血清铁下降程度有关,补充铁剂后感染次数明显减少,再感染症状也明显减轻。

铅暴露对儿童及青少年健康可产生多方面危害,除了对神经系统、精神记忆功能、智商及行为能力等方面的影响外,铅暴露对幼儿免疫系统功能也有影响,且随着血铅水平的增高,这种影响越显著;有研究表明铅能抑制某些免疫细胞的生长和分化,削弱机体的抵抗力,使机体对细菌、病毒感染的易感性增加;血铅含量与血 IgA、IgG 水平存在较明显的负相关,因此血铅升高也是反复呼吸道感染的一个原因。

维生素 A 对维持呼吸道上皮细胞的分化及保持上皮细胞的完整性具有重要的作用。正常水平的维生素 A 对维持小儿的免疫功能具有重要的作用。而当维生素 A 缺乏时,呼吸道黏膜上皮细胞的生长和组织修复发生障碍,带纤毛的柱状上皮细胞的纤毛消失,上皮细胞出现角化、脱落阻塞气道管腔,而且腺体细胞功能丧失,分泌减少,呼吸道局部的防御功能下降。此时病毒和细菌等微生物易于侵入造成感染。有研究表明反复呼吸道感染患儿血维生素 A 的水平降低,且降低水平与疾病严重程度呈正相关,回升情况与疾病的恢复水平平行,补充维生素 A 可降低呼吸道感染的发生率。

5.环境因素　环境的变化与呼吸道的防卫有密切关系,尤其是小儿对较大的气候变化的调节能力较差,在北方多见于冬春时,南方多见于夏秋两季气温波动较大时。当白天与夜间温差加大、气温多变、忽冷忽热时,小儿机体内环境不稳定,对外界适应力差,很易患呼吸道感染。此外空气污染程度与小儿的呼吸道感染密切相关,居住在城镇比在农村儿童发病率高,与城镇内汽车尾气、工业污水、废气等对空气污染有关,家庭内化纤地毯、室内装修、油漆和被动吸烟等,有害气体吸入呼吸道,直接破坏支气管黏膜的纤毛上皮,降低呼吸道黏膜抵抗力,易患呼吸道感染。居住人口密集,人员流动多,空气流动差,也会增加发病率。

家庭中有呼吸系统病患者、入托、家里饲养宠物也是易患反复呼吸道感染的环境因素,原因是这些情况下儿童易受生活环境中病原体的传染、过敏原刺激以及脱离家庭进入陌生的环境(托儿所)发生心理、生理、免疫方面的改变和缺少了家里父母的悉心照顾。

6.上呼吸道慢性病灶　小儿上呼吸道感染如治疗不及时,可形成慢性病灶如慢性扁桃体炎、鼻炎和鼻窦炎,细菌长期处于隐伏状态,一旦受凉、过劳或抵抗力下降时,就会引起反复发病。小儿鼻窦炎症状表现不典型,常因鼻涕倒流入咽以致流涕症状不明显,而以咳嗽为主要症状。脓性分泌物流入咽部或吸入支气管导致咽炎、腺样体炎、支气管炎等疾病。因此慢性扁桃体炎,慢性鼻—鼻窦炎和过敏性鼻炎是部分患儿反复呼吸道感染的原因。

三、诊断思路

对于反复呼吸道感染患儿首先是根据我国儿科呼吸组制订的标准确定诊断,然后区分该患儿是反复上呼吸道感染,还是反复下呼吸道感染(支气管炎,肺炎),或者是二者皆有。

对于反复上呼吸道感染患儿,多与免疫功能不成熟或低下、护理不当、入托幼机构的起始阶段、环境因素(居室污染和被动吸烟)、营养因素(微量元素缺乏,营养不良)有关,部分儿童与慢性病灶有关,如慢性扁桃体炎、慢性鼻窦炎和过敏性鼻炎等,进一步检查包括血常规、微量元素和免疫功能检查,摄鼻窦片,请五官科会诊等。

对于反复支气管炎的学前儿童,多由于反复上呼吸道感染治疗不当,使病情向下蔓延,少数有潜在基础疾病,如先天性喉气管支气管软化症,伴有反复喘息的患儿尤其应与婴幼儿哮喘、支气管异物相鉴别。反复支气管炎的学龄儿童,多与反复上呼吸道感染治疗不当、鼻咽部慢性病灶、咳嗽变应性哮喘和免疫功能低下引起一些病原体反复感染有关;进一步的检查包括血常规、免疫功能、过敏原筛查、病原学检查(咽培养,支原体抗体等)、肺功能、五官科检查(纤维喉镜),必要时行支气管镜检查。

对于反复肺炎患儿多数存在基础疾病,应进行详细检查,首先根据胸部 X 线平片表现区分是反复或持续的单一部位肺炎还是多部位肺炎,在此基础上结合病史和体征选择必要的辅助检查。对于反复单一部位的肺炎,诊断第一步应进行支气管镜检查,对于支气管异物可达到诊断和治疗目的。也可发现其他的腔内阻塞如结核性肉芽肿、支气管腺瘤或某些支气管先天异常如支气管软化、狭窄,开口异常或变异。如果支气管镜正常或不能显示,胸部 CT 增强和气管血管重建可以明确腔外压迫造成支气管阻塞(纵隔肿物、淋巴结或血管环),支气管扩张和支气管镜不能发现的远端支气管腔阻塞以及先天性肺发育异常如肺发育不良、肺隔离症、先天性肺囊肿和先天囊腺瘤样畸形等。

对于反复或持续的多部位的肺炎,如果患儿为婴幼儿,以呛奶、溢奶或呕吐为主要表现,考虑呼吸道吸入为反复肺炎的基础原因,应进行消化道造影、24h 食管 pH 检测。心脏彩超检查可以除外有无先天性心脏病。免疫功能检查除了常规的 CD 系列和 Ig 系列外,应进行 IgG 亚类、SIgA、补体以及 NBT 试验检查。年长儿自幼反复肺炎伴慢性鼻窦炎或中耳炎,应考虑免疫缺陷病、原发纤毛不动综合征或囊性纤维化,应进行免疫功能检查、纤毛活检电镜超微结构检查或汗液试验。反复肺炎伴右肺中叶不张,应考虑哮喘,应进行过敏原筛查、气道可逆性试验或支气管激发试验有助于诊断。有输血史,反复间质性肺炎应考虑 HIV 感染进行血 HIV 抗体检测。反复肺炎伴贫血应怀疑特发性肺含铁血黄素沉着症,应进行胃液或支气管肺泡灌洗液含铁血黄素细胞检查。

四、鉴别诊断

(一)支气管哮喘

哮喘常因呼吸道感染诱发,因此常被误诊为反复支气管炎或肺炎。鉴别主要是哮喘往往有家族史、患儿多为特应性体质如易患湿疹、过敏性鼻炎,肺部可多次闻及喘鸣音,过敏原筛查阳性,肺功能检查可协助诊断。

(二)特发性肺含铁血黄素沉着症

急性出血等易误诊为反复肺炎,特点为反复发作的小量咯血,往往为痰中带血,同时伴有小细胞低色素性贫血,咯血和贫血不成比例,胸片双肺浸润病灶短期内消失。慢性反复发作后胸片呈网点状或粟粒状阴影,易误诊为粟粒型肺结核。例如,男,4 岁,反复咳嗽 6 月,咯血1 次。反复诊断为肺炎,入院前 10d 儿咯血 1 次,查体:面色苍白,双肺可闻及痰鸣音和中等水泡音,胃液含铁血黄素细胞阳性,诊断肺含铁血黄素沉着症。

(三)闭塞性毛细支气管炎并(或)机化性肺炎

闭塞性毛细支气管炎(BO)、闭塞性毛细支气管炎并机化性肺炎(BOOP)多为特发性,感染、有毒气体或化学物质吸入等也可诱发,临床表现为反复咳嗽、喘息、肺部听诊可闻及喘鸣音和固定的中小水泡音。肺功能提示严重阻塞和限制性通气障碍。肺片和高分辨 CT 表现为过度充气,细支气管阻塞及支气管扩张。BOOP 并发肺实变,有时呈游走性。男,4 岁,反复咳喘1年。1年前曾患渗出性多形性红斑,此后反复咳喘。查体:双肺可闻及中等水泡音及哮鸣音。CT提示双肺散在毛玻璃影,外周支气管扩张,部分区域过度充气,诊断闭塞性毛细支气管炎。

（四）肺结核

小儿肺结核临床多以咳嗽和发热为主要表现,如纵隔淋巴结明显肿大可压迫气管、支气管出现喘息症状,易于误诊为反复肺炎和肺不张。鉴别主要通过结核接触史、卡介苗接种史和结核菌素试验,以及肺CT上有无纵隔和肺门淋巴结肿大等。

五、治疗

小儿反复呼吸道感染病因复杂,因此积极寻找病因,进行针对性的病因治疗是这类患儿的基本的治疗原则。

（一）免疫调节治疗

当免疫功能检查,发现患儿存在免疫功能低下时,可使用免疫调节剂进行免疫调节治疗。所谓免疫调节剂泛指调节、增强和恢复机体免疫功能的药物。此类药物能激活一种或多种免疫活性细胞,增强机体的非特异性和特异性免疫功能,包括增强淋巴细胞对抗原的免疫应答能力,提高机体内IgA、IgG水平,从而使患儿低下的免疫功能好转或恢复正常,以达到减少呼吸道感染的次数。目前常用的免疫调节剂有以下几种,在临床中可以根据经验和患儿具体情况选用。

1.细菌提取物

（1）必思添:含有两个从克雷白肺炎杆菌中提取的糖蛋白,能增强巨噬细胞的趋化作用和使白细胞介素－1(IL－1)分泌增加,从而提高特异性和非特异性细胞免疫及体液免疫,增加T、B淋巴细胞活性,提高NK细胞、多核细胞、单核细胞的吞噬功能。用法为每月服用8d,停22d,第1个月为1mg,2次/d;第2,3个月为1mg,1次/d,空腹口服,连续3个月为1疗程。这种疗法是通过反复刺激机体免疫系统,使淋巴细胞活化,并产生免疫回忆反应,达到增强免疫功能的作用。

（2）泛福舒:自8种呼吸道常见致病菌(流感嗜血杆菌、肺炎链球菌、肺炎和臭鼻克雷白杆菌、金黄色葡萄球菌、化脓性和绿色链球菌、脑膜炎奈瑟菌)提取,具有特异和非特异免疫刺激作用,能提高反复呼吸道感染患儿T淋巴细胞反应性及抗病毒活性,能激活黏膜源性淋巴细胞,刺激补体及细胞活素生成及促进气管黏膜分泌分泌型免疫球蛋白。实验表明,口服泛福舒后能提高IgA在小鼠血清中的浓度及肠、肺中的分泌。用法为每日早晨空腹口服1粒胶囊(3.5mg/cap),连服10d,停20d,3个月为1个疗程。

（3）兰菌净(lantigen B):为呼吸道常见的6种致病菌(肺炎链球菌、流感嗜血杆菌b型、卡他布兰汉姆菌、金黄色葡萄球菌、A组化脓性链球菌和肺炎克雷白菌)经特殊处理而制成的含有细菌溶解物和核糖体提取物的混悬液,抗原可透过口腔黏膜,进入白细胞丰富的黏膜下层,通过刺激巨噬细胞,释放淋巴因子,激活T淋巴细胞和促进B淋巴细胞成熟,并向浆细胞转化产生IgA。研究证实,舌下滴入兰菌净可提高唾液分泌型IgA(SIgA)水平,尤适用于婴幼儿RRI。用法为将药液滴于舌下或唇与牙龈之间,<10岁7滴/次,早晚各1次,直至用完1瓶(18mL),≥10岁15滴/次,早晚各1次,直至用完2瓶(36mL)。用完上述剂量后停药2周,不限年龄再用1瓶。

　　(4)卡介苗:系减毒的卡介苗及其膜成分的提取物,能调节体内细胞免疫、体液免疫、刺激单核－吞噬细胞系统,激活单核－巨噬细胞功能,增强 NK 细胞活性,诱生白细胞介素、干扰素来增强机体抗病毒能力,可用于 RRI 治疗。2～3 次/周,0.5mL/次(0.5mg/支),肌注,3 个月为 1 个疗程。

　　2. 生物制剂

　　(1)丙种球蛋白(IVIG):其成分 95% 为 IgG 及微量 IgA、IgM。IgG 除能防止某些细菌(金葡菌、白喉杆菌、链球菌)感染外,对呼吸道合胞病毒(RSV)、腺病毒(ADV)、埃可病毒引起的感染也有效。IVIG 的生物功能主要是识别、清除抗原和参与免疫反应的调节。用于替代治疗性连锁低丙种球蛋白血症或 IgG 亚类缺陷症,血清 IgG<2.5g/L 者,常用剂量为 0.2～0.4g/(kg·次),1 次/月,静滴。也可短期应用于继发性免疫缺陷患儿,补充多种抗体,防治感染或控制已发生的感染。但选择性 IgA 缺乏者禁用。另外需注意掌握适应证,避免滥用。

　　(2)干扰素(IFN):能诱导靶器官的细胞转录出翻译抑制蛋白(TIP)－mRNA 蛋白,它能指导合成 TIP,TIP 与核蛋白体结合使病毒的 mRNA 与宿主细胞核蛋白体的结合受到抑制,因而妨碍病毒蛋白、病毒核酸以及复制病毒所需要的酶合成,使病毒的繁殖受到抑制。其还具有明显的免疫调节活性及增强巨噬细胞功能。1 次/d,10 万～50 万 U/次,肌注,3～5d 为 1 个疗程。也可用干扰素雾化吸入防治呼吸道感染。

　　(3)转移因子:是从健康人白细胞、脾、扁桃体提取的小分子肽类物质,作用机制可能是诱导原有无活性的淋巴细胞合成细胞膜上的特异性受体,使之成为活性淋巴细胞,这种致敏淋巴细胞遇到相应抗原后能识别自己,排斥异己而引起一系列细胞反应,致敏的小淋巴细胞变为淋巴母细胞,并进一步增殖、分裂,并释放出多种免疫活性介质,以提高和触发机体的免疫防御功能,改善机体免疫状态。1～2 次/周,2mL/次,肌内注射或皮下注射,3 个月为 1 个疗程。转移因子口服液含有多种免疫调节因子,与注射制剂有相似作用,且无明显不良反应,更易被患儿接受。

　　(4)胸腺肽:从动物(小牛或猪)或人胚胸腺提取纯化而得。可使由骨髓产生的干细胞转变成 T 淋巴细胞,它可诱导 T 淋巴细胞分化发育,使之成为效应 T 细胞,也能调节 T 细胞各亚群的平衡,并对白细胞介素、干扰素、集落刺激因子等生物合成起调节作用,从而增强人体细胞免疫功能,用于原发或继发细胞免疫缺陷病的辅助治疗。

　　(5)分泌型 IgA(SIgA):对侵入黏膜中的多种微生物有局部防御作用,当不足时,可补充 SIgA 制剂。临床应用的 SIgA 制剂如乳清液,为人乳初乳所制成,富含 SIgA。SIgA 可防止细菌、病毒吸附、繁殖,对侵入黏膜中的细菌、病毒、真菌、毒素等具有抗侵袭的局部防御作用。5mL/次,2 次/d 口服,连服 2～3 周。

　　3. 其他免疫调节剂

　　(1)西咪替丁:为 H_2 受体阻断剂,近年发现其有抗病毒及免疫增强作用。15～20mg/(kg·d),分 2～3 次口服,每 2 周连服 5 日,3 个月为 1 个疗程。

　　(2)左旋咪唑:为小分子免疫调节剂,可激活免疫活性细胞,促进 T 细胞有丝分裂,长期服用可使 IgA 分泌增加,增强网状内皮系统的吞噬能力,因此能预防 RRI。2～3mg/(kg·d),分 1～2 次口服,每周连服 2～3d,3 个月为 1 个疗程。

　　(3)卡慢舒:又名羧甲基淀粉,可使胸腺增大,胸腺细胞增多,选择性刺激 T 细胞,提高细胞免疫功能,增加血清 IgG、IgA 浓度。3 岁以下 5mL/次;3～6 岁 10mL/次;7 岁以上 15mL/

次,口服,3 次/d,3 个月为 1 个疗程。

(4)匹多莫德:是一种人工合成的高纯度二肽,能促进非特异性和特异性免疫反应,可作用于免疫反应的不同阶段,在快反应期,它可刺激非特异性自然免疫,增强自然杀伤细胞的细胞毒作用,增强多形性中性粒细胞和巨噬细胞的趋化作用、吞噬作用及杀伤作用;在免疫反应中期,它可调节细胞免疫,促进白介素—2 和 γ—干扰素的产生;诱导 T 淋巴细胞母细胞化,调节 TH/TS 的比例使之正常化;在慢反应期,可调节体液免疫,刺激 B 淋巴细胞增殖和抗体产生。该药本身不具有抗菌活性,但与抗生素治疗相结合,可有效地改善感染的症状和体征,缩短住院日,因此该药不仅可用于预防感染,也可用于急性感染发作的控制。

(二)补充微量元素和各种维生素

铁、锌、韩以及维生素 A、B、C、D 等,可促进体内各种酶及蛋白的合成,促进淋巴组织发育,维持体内正常营养状态和生理功能,增强机体的抗病能力。

(三)去除环境因素,注意加强营养

合理饮食;避免被动吸烟及异味刺激,保持室内空气新鲜,适当安排户外活动及身体锻炼;治疗慢性鼻窦炎和过敏性鼻炎,手术治疗先天性肺囊性病和先心病等。

(四)合理使用抗病毒药以及抗菌药物

应严格掌握各种抗菌和抗病毒药的适应证、应用剂量和方法,防止产生耐药性或混合感染。避免滥用激素导致患儿免疫功能下降继发新的感染。

(张华)

第三节　急性支气管炎

急性支气管炎为儿科常见病,常继发于上呼吸道感染之后,也为肺炎的早期表现。气管常同时受累,故诊断应为急性气管、支气管炎。是某些急性传染病如麻疹、百日咳、白喉等的常见并发症。

一、病因

病原体多为病毒、细菌,临床多见为细菌和病毒混合感染。凡能引起上呼吸道感染的病原体均可引起支气管炎。

二、临床表现

起病可急可缓。发病早期常有上呼吸道症状,最常见的症状是发热、咳嗽。体温多波动在 38.5℃左右,可持续 3~5d。咳嗽初为干咳,以后随分泌物增多而出现咳痰,初期为白色黏痰,随着病情进展渐转成脓痰。婴幼儿晨起时或兴奋时咳嗽加剧,偶有百日咳样阵咳。全身症状表现为精神不振,食欲低下,呼吸急促、呕吐、腹泻等,年长儿全身症状较轻,但可诉有头痛、乏力、咽部不适、胸痛等。体征可有咽部充血,肺部听诊早期为呼吸音粗糙,随病情进展可闻及散在干啰音及粗湿啰音,但啰音的部位多不固定.随着咳嗽及体位改变啰音可减少或消失。

婴幼儿时期有一种特殊类型的支气管炎,称为哮喘性支气管炎,是指婴幼儿时期有哮喘表现的支气管炎。多发生在 2 岁以下,体质虚胖以及有湿疹或过敏史的小儿。患儿除有急性支气管炎临床表现外,往往伴有哮喘症状及体征,如呼气性呼吸困难,三凹征阳性,口唇发绀,双肺可闻哮鸣音及少量湿性啰音,以哮鸣音为主,肺部叩诊呈鼓音。本病有反复发作倾向,每次发作症状、体征类同,但一般随年龄增长而发作减少,仅有少数至年长后发展为支气管哮喘。

三、辅助检查

胸片显示正常,或者肺纹理增强,肺门阴影增深。病毒感染者周围血白细胞总数正常或偏低,细菌感染或混合感染者周围血白细胞总数及中性粒细胞均可增高。

四、诊断与鉴别诊断

根据临床症状与体征主要为发热、咳嗽及肺部不固定粗的干、湿啰音,诊断不难。婴幼儿急性支气管炎病情较重时与肺炎早期不易鉴别,应按肺炎处理。哮喘性支气管炎应与支气管哮喘鉴别,后者多见于年长儿,起病急骤,反复发作,用皮质激素等气雾剂可迅速缓解或用肾上腺素皮下注射有效。

五、治疗

(一)一般治疗

同上呼吸道感染,需经常改变体位,使呼吸道分泌物易于排出。

(二)控制感染

对考虑为细菌感染或混合感染者可使用抗生素,首选青霉素类抗生素,如青霉素、氨苄西林、阿莫西林(羟氨苄青霉素),病原菌明确为百日咳杆菌或肺炎支原体、衣原体者选用大环内酯类,如红霉素、罗红霉素、阿奇霉素等。

(三)对症治疗

对频繁干咳者可给镇咳药,而呼吸道分泌物多者一般尽量不用镇咳剂或镇静剂,以免抑制咳嗽反射,影响黏痰咳出。常用止咳祛痰药有复方甘草合剂、急支糖浆、川贝枇杷露。对痰液黏稠者可行超产雾化吸入[含 α-糜蛋白酶、庆大霉素、利巴韦林、肾上腺皮质激素等],亦可用 10%氯化铵,每次 0.1~0.2mL/kg 口服。对哮喘性支气管炎,可口服氨茶碱,每次 2~4mg/kg,每 6h1 次,伴有烦躁不安者可与异丙嗪合用,每次 1mg/kg,每 6h1 次,哮喘严重者可口服泼尼松或用氢化可的松(或地塞米松)加入 10%葡萄糖溶液中静脉滴注,疗程 1~3d。

六、预防

与上呼吸道感染的预防相同。对反复发作者可用气管炎疫苗,在发作间歇期开始注射,每周 1 次,每次 0.1mL,若无不良反应,以后每次递增 0.1mL,至每次 0.5mL 为最大量,10 次为 1 疗程。效果显著者可再用几个疗程。

(王红)

第四节 急性毛细支气管炎

急性毛细支气管炎是 2 岁以下婴幼儿特有的一种呼吸道感染性疾病,尤其以 6 个月内的婴儿最为多见,是此年龄最常见的一种严重的急性下呼吸道感染。以呼吸急促、三凹征和喘鸣为主要临床表现。主要为病毒感染,50%以上为呼吸道合胞病毒(RSV),其他副流感病毒、腺病毒亦可引起,RSV是本病流行时唯一的病原。寒冷季节发病率较高,多为散发性,也可成为流行性。发病率男女相似,但男婴重症较多。早产儿、慢性肺疾病及先天性心脏病患儿为高危人群。

一、诊断

(一)表现

1.症状

(1)2岁以内婴幼儿,急性发病。

(2)上呼吸道感染后2～3d出现持续性干咳和发作性喘憋,咳嗽和喘憋同时发生,症状轻重不等。

(3)无热、低热、中度发热,少见高热。

2.体征

(1)呼吸浅快,60～80次/min,甚至100次/min以上;脉搏快而细,常达160～200次/min。

(2)鼻扇明显,有三凹征;重症面色苍白或发绀。

(3)胸廓饱满呈桶状胸,叩诊过清音,听诊呼气相呼吸音延长,呼气性喘鸣。毛细支气管梗阻严重时,呼吸音明显减低或消失,喘憋稍缓解时,可闻及弥漫性中、细湿啰音。

(4)因肺气肿的存在,肝脾被推向下方,肋缘下可触及,合并心力衰竭时肝脏可进行性增大。

(5)因不显性失水量增加和液体摄入量不足,部分患儿可出现脱水症状。

(二)辅助检查

1.胸部X线检查　可见不同程度的梗阻性肺气肿(肺野清晰,透亮度增加),约1/3的患儿有肺纹理增粗及散在的小点片状实变影(肺不张或肺泡炎症)。

2.病原学检查　可取鼻咽部洗液做病毒分离检查,呼吸道病毒抗原的特异性快速诊断,呼吸道合胞病毒感染的血清学诊断,都可对临床诊断提供有力佐证。

二、鉴别诊断

患儿年龄偏小,在发病初期即出现明显的发作性喘息,体检及X线检查在初期即出现明显肺气肿,故与其他急性肺炎较易区别。但本病还需与以下疾病鉴别:

(一)婴幼儿哮喘

婴儿的第一次感染性喘息发作,多数是毛细支气管炎。毛细支气管炎当喘憋严重时,毛细支气管接近于完全梗阻,呼吸音明显降低,此时湿啰音也不易听到,不应误认为是婴幼儿哮喘发作。如有反复多次喘息发作,亲属有变态反应史,则有婴幼儿哮喘的可能。婴幼儿哮喘一般不发热,表现为突发突止的喘憋,可闻及大量哮鸣音,对支气管扩张药及皮下注射小剂量肾上腺素效果明显。

(二)喘息性支气管炎

发病年龄多见于1～3岁幼儿,常继发于上感之后,多为低至中等度发热,肺部可闻及较多不固定的中等湿啰音、喘鸣音。病情多不重,呼吸困难、缺氧不明显。

（三）粟粒性肺结核

有时呈发作性喘憋,发绀明显,多无啰音。有结核接触史或家庭病史,结核中毒症状,PPD 试验阳性,可与急性毛细支气管炎鉴别。

（四）可发生喘憋的其他疾病

如百日咳、充血性心力衰竭、心内膜弹力纤维增生症、吸入异物等。

①因肺脏过度充气,肝脏被推向下方,可在肋缘下触及,且患儿的心率与呼吸频率均较快,应与充血性心力衰竭鉴别。②急性毛细支气管炎一般多以上呼吸道感染症状开始,此点可与充血性心力衰竭、心内膜弹力纤维增生症、吸入异物等鉴别。③百日咳为百日咳鲍特杆菌引起的急性呼吸道传染病。人群对百日咳普遍易感。目前我国百日咳疫苗为计划免疫接种,发病率明显下降。百日咳典型表现为阵发、痉挛性咳嗽,痉咳后伴 1 次深长吸气,发出特殊的高调鸡啼样吸气性吼声俗称"回勾"。咳嗽一般持续 2～6 周。发病早期外周血白细胞计数增高,以淋巴细胞为主。采用鼻咽拭子法培养阳性率较高,第 1 周可达 90％。百日咳发生喘憋时需与急性毛细支气管炎鉴别,典型的痉咳、鸡啼样吸气性吼声、白细胞计数增高以淋巴细胞为主、细菌培养百日咳鲍特杆菌阳性可鉴别。

三、治疗

该病最危险的时期是咳嗽及呼吸困难发生后的 48～72h。主要死因是过长的呼吸暂停、严重的失代偿性呼吸性酸中毒、严重脱水。病死率为 1％～3％。

（一）对症治疗

吸氧、补液、湿化气道、镇静、控制喘憋。

（二）抗生素

考虑有继发细菌感染时,应想到金黄色葡萄球菌、大肠杆菌或其他院内感染病菌的可能。对继发细菌感染的重症患儿,应根据细菌培养结果选用敏感抗生素。

（三）并发症的治疗

及时发现和处理代谢性酸中毒、呼吸性酸中毒、心力衰竭及呼吸衰竭。并发心力衰竭时应及时采用快速洋地黄药物,如毛花苷 C。对疑似心力衰竭的患儿,也可及早试用洋地黄药物观察病情变化。

1. 监测心电图、呼吸和血氧饱和度,通过监测及时发现低氧血症、呼吸暂停及呼吸衰竭的发生。一般吸入氧气浓度在 40％以上即可纠正大多数低氧血症。当患儿出现吸气时呼吸音消失,严重三凹征,吸入氧气浓度在 40％仍有发绀,对刺激反应减弱或消失,血二氧化碳分压升高,应考虑做辅助通气治疗。病情较重的小婴儿可有代谢性酸中毒,需做血气分析。约 1/10 的患者有呼吸性酸中毒。

2. 毛细支气管炎患儿因缺氧、烦躁而导致呼吸、心跳增快,需特别注意观察肝脏有无在短期内进行性增大,从而判断有无心力衰竭的发生。小婴儿和有先天性心脏病的患儿发生心力衰竭的机会较多。

3. 过度换气及液体摄入量不足的患儿要考虑脱水的可能。观察患儿哭时有无眼泪,皮肤及口唇黏膜是否干燥,皮肤弹性及尿量多少等,以判断脱水程度。

（四）抗病毒治疗

利巴韦林、中药双黄连。

1.利巴韦林　常用剂量为每日 10～15mg/kg，分 3～4 次。利巴韦林是于 1972 年首次合成的核苷类广谱抗病毒药，最初的研究认为，它在体外有抗 RSV 作用，但进一步的试验却未能得到证实。目前美国儿科协会不再推荐常规应用这种药物，但强调对某些高危、病情严重患儿可以用利巴韦林治疗。

2.中药双黄连　北京儿童医院采用双盲随机对照方法的研究表明，双黄连雾化吸入治疗 RSV 引起的下呼吸道感染是安全有效的方法。

（五）呼吸道合胞病毒（RSV）特异治疗

1.静脉用呼吸道合胞病毒免疫球蛋白（RSV－IVIG）　在治疗 RSV 感染时，RSV－IVIG 有两种用法：①一次性静脉滴注 RSV－IVIG1500mg/kg。②吸入疗法，只在住院第 1d 给予 RSV－IVIG 制剂吸入，共 2 次，每次 50mg/kg，约 20min，间隔 30～60min。两种用法均能有效改善临床症状，明显降低鼻咽分泌物中的病毒含量。

2.RSV 单克隆抗体　用法为每月肌内注射 1 次，每次 15mg/kg，用于整个 RSV 感染季节，在 RSV 感染开始的季节提前应用效果更佳。

（六）支气管扩张药及肾上腺糖皮质激素

1.支气管扩张药　过去认为支气管扩张药对毛细支气管炎无效，目前多数学者认为，用 β 受体兴奋药治疗毛细支气管炎有一定的效果。综合多个研究表明，肾上腺素为支气管扩张药中的首选药。

2.肾上腺糖皮质激素　长期以来对糖皮质激素治疗急性毛细支气管炎的争议仍然存在，目前尚无定论。但有研究表明，糖皮质激素对毛细支气管炎的复发有一定的抑制作用。

四、疗效分析

1.病程　一般为 5～15d。恰当的治疗可缩短病程。

2.病情加重　如果经过合理治疗病情无明显缓解，应考虑以下方面：①有无并发症出现，如合并心力衰竭者病程可延长。②有无先天性免疫缺陷或使用免疫抑制剂。③小婴儿是否输液过多，加重喘憋症状。

五、预后

预后大多良好。婴儿期患毛细支气管炎的患儿易于在病后半年内反复咳喘，随访 2～7 年有 20%～50%发生哮喘。其危险因素为过敏体质、哮喘家族史、先天小气道等。

（王红）

第五节　腺病毒肺炎

腺病毒肺炎是小儿发病率较高的病毒性肺炎之一，其特点为重症患者多，病程长，部分患儿可留有后遗症。腺病毒上呼吸道感染及肺炎可在集体儿童机构中流行，出生 6 个月～2 岁易发本病，我国北方发病率高于南方，病情亦较南方为重。

一、病因

病原体为腺病毒。我国流行的腺病毒肺炎多数由 3 型及 7 型引起，但 11、5、9、10、21 型亦有报道。临床上 7 型重于 3 型。

二、病理

腺病毒肺炎病变广泛，表现为灶性或融合性、坏死性肺浸润和支气管炎，两肺均可有大片实变坏死，以两下叶为主，实变以外的肺组织可有明显气肿。支气管、毛细支气管及肺泡有单核细胞及淋巴细胞浸润，上皮细胞损伤，管壁有坏死、出血，肺泡上皮细胞显著增生，细胞核内有包涵体。

三、临床表现

潜伏期为 3～8d，起病急骤，体温在 1～2d 内升高至 39～40℃，呈稽留不规则高热，轻症者 7～10d 退热，重者持续 2～3 周。咳嗽频繁，多为干咳；同时出现不同程度的呼吸困难及阵发性喘憋。疾病早期即可呈现面色灰白、精神萎靡、嗜睡，伴有纳呆、恶心、呕吐、腹泻等症状，疾病到第 1～2 周可并发心力衰竭，重症者晚期可出现昏迷及惊厥。

肺部体征常在高热 4～7d 后才出现，病变部位出现湿啰音，有肺实变者出现呼吸音减低，叩诊呈浊音，明显实变期闻及管状呼吸音。肺部体征一般在病程第 3～4 周渐渐减少或消失，重症者至第 4～6 周才消失，少数病例可有胸膜炎表现，出现胸膜摩擦音。

部分病儿皮肤出现淡红色斑丘疹，肝、脾肿大，DIC 时表现皮肤、黏膜、消化道出血症状。

四、辅助检查

早期胸部 X 线摄片无变化，一般在 2～6d 出现，轻者为肺纹理增粗或斑片状炎症影，重症可见大片状融合影，累及节段或整个肺叶，以两下肺为多见，轻者 3～6 周，重者 4～12 周病变才逐渐消失。部分病儿可留有支气管扩张、肺不张、肺气肿、肺纤维化等后遗症。

周围血象在病变初期白细胞总数大多减少或正常，以淋巴细胞为主，后期有继发感染时白细胞及中性粒细胞可增多。

五、诊断

主要根据典型的临床表现、抗生素治疗无效、肺部 X 线摄片显示典型病变来诊断。病原学确诊要依据鼻咽洗液病毒检测、双份血清抗体测定，目前采用免疫荧光法及免疫酶技术作快速诊断有助于及时确诊。

六、治疗

对腺病毒肺炎尚无特效治疗方法，以综合治疗为主。对症治疗、支持疗法有镇静、退热、吸氧、雾化吸入，纠正心力衰竭，维持水、电解质平衡。若发生呼吸衰竭应及早进行气管插管，并使用人工呼吸机。有继发感染时应适当使用抗生素，早期患者可使用利巴韦林（三氮唑核苷）。

腺病毒肺炎病死率为 5%～15%，部分患者易遗留迁延性肺炎、肺不张、支气管扩张等后遗症。

（王红）

第六节　金黄色葡萄球菌肺炎

金黄色葡萄球菌肺炎是儿科临床常见的细菌性肺炎之一，病情重，易发生并发症。由于耐药菌株的出现，治疗亦较为困难。全年均可发病，以冬春季为多。近年来发病率有下降。

一、病因与发病机制

病原菌为金黄色葡萄球菌，具有很强的毒力，能产生溶血毒素、血浆凝固酶、去氧核糖核酸分解酶、杀白细胞素。病原菌由人体体表或黏膜进入体内，由于上述毒素和酶的作用，使其不易被杀灭，并随血液循环播散至全身，肺脏极易被累及。尚可有其他迁徙病灶，亦可由呼吸道感染后直接累及肺脏导致肺部炎症。

二、病理

金黄色葡萄球菌肺炎好发于胸膜下组织，以广泛的出血坏死及多个脓肿形成特点。细支气管及其周围肺泡发生的坏死使气道内气体进入坏死区周围肺间质和肺泡，由于脓性分泌物充塞细支气管，成为活瓣样堵塞，使张力渐增加而形成肺大泡（肺气囊肿）。邻近胸膜的脓肿破裂出现脓胸、气胸或脓气胸。

三、临床表现

本病多见于婴幼儿，病初有急性上呼吸道感染的症状，或有皮肤化脓性感染。数日后突然高热，呈弛张型，新生儿或体弱婴儿可低热或无热。病情发展迅速，有较明显的中毒症状，面色苍白，烦躁不安或嗜睡，呼吸急促，咳嗽频繁伴气喘，伴有消化道症状如纳呆、腹泻、腹胀，重者可发生惊厥或休克。

患儿有发绀、心率增快。肺部体征出现较早，早期有呼吸音减低或散在湿啰音，并发脓胸、脓气胸时表现呼吸音减低，叩诊浊音，语颤减弱。伴有全身感染时因播散的部位不同而出现相应的体征。部分患者皮肤有红色斑丘疹或猩红热样皮疹。

四、辅助检查

实验室检查白细胞总数及中性粒细胞均增高，部分婴幼儿白细胞总数可偏低，但中性粒细胞百分比仍高。痰液、气管吸出物及脓液细菌培养获得阳性结果，有助于诊断。

X线摄片早期仅为肺纹理增多，一侧或两侧出现大小不等、斑片状密度增深影，边缘模糊。随着病情进展可迅速出现肺大泡、肺脓肿、胸腔积脓、气胸、脓气胸。重者可有纵隔积气、皮下积气、支气管胸膜瘘。病变持续时间较支气管肺炎为长。

五、诊断与鉴别诊断

根据病史起病急骤、有中毒症状及肺部 X 线检查显示，一般均可作出诊断，脓液培养阳性可确诊病原菌。临床上需与肺炎链球菌、溶血性链球菌及其他革兰氏阴性杆菌引起的肺部化脓性病变相鉴别,主要依据病情和病程及病原菌培养阳性结果。

六、治疗

金黄色葡萄球菌肺炎一般的治疗原则与支气管肺炎相同,但由于病情均较重,耐药菌株增多,应选用适当的抗生素积极控制感染并辅以支持疗法。及早、足量使用敏感的抗生素,采用静脉滴注以维持适当的血浓度,选用青霉素 P_{12} 或头孢菌素如头孢唑啉加用氨基糖苷类药物,用药后应观察 3～5d,无效再改用其他药物。对耐甲氧西林或耐其他药物的菌株(MRSA)宜选用万古霉素。经治疗症状改善者,需在热降、胸片显示病变吸收后再巩固治疗 1～2 周才能停药。

并发脓胸需进行胸腔闭合引流,并发气胸当积气量少者可严密观察,积气量多或发生高压气胸应即进行穿刺排出气体或闭合引流。肺大泡常随病情好转而吸收,一般不需外科治疗。

七、预后

由于近年来新的抗生素在临床应用,病死率已有所下降,但仍是儿科严重的疾病,体弱儿及新生儿预后较差。

(王红)

第七节　衣原体肺炎

衣原体是一类专一细胞内寄生的微生物,能在细胞中繁殖,有独特的发育周期及独特的酶系统,是迄今为止最小的细菌,包括沙眼衣原体、鹦鹉热衣原体、肺炎衣原体和猪衣原体四个种。其中,肺炎衣原体和沙眼衣原体是主要的人类致病原。鹦鹉热衣原体偶可从动物传给人,而猪衣原体仅能使动物致病。衣原体肺炎主要是指由沙眼衣原体和肺炎衣原体引起的肺炎,目前也有鹦鹉热衣原体引起肺炎的报道,但较为少见。

衣原体都能通过细菌滤器,均含有 DNA、RNA 两种核酸,具有细胞壁,含有核糖体,有独特的酶系统,许多抗生素能抑制其繁殖。衣原体的细胞壁结构与其他的革兰阴性杆菌相同,有内膜和外膜,但都缺乏肽聚糖或胞壁酸。衣原体种都有共同抗原成分脂多糖(LPS)和独特的发育周期,包括具有感染性、细胞外无代谢活性的原体(elementary body,EB)和无感染性、细胞内有代谢活性的网状体(reticular body,RB)。具有感染性的原体可通过静电吸引特异性的受体蛋白黏附于宿主易感细胞表面,被宿主细胞通过吞噬作用摄入胞质。宿主细胞膜通过空泡(vacuole)将 EB 包裹,接受环境信号转化为 RB。EB 经摄入 9～12h 后,即分化为 RB,后者进行二分裂,形成特征性的包涵体,约 36h 后,RB 又分化为 EB,整个生活周期为 48～72h。释放过程可通过细胞溶解或细胞排粒作用或挤出整个包涵体而离开完整的细胞。RB 在营养不足、抗生素抑制等不良条件下并不转化为 EB,从而不易感染细胞,这可能与衣原体感染不易清除有关。这一过程在不同衣原体种间存在着差异,是衣原体长期感染及亚临床感染的生物学基础。

衣原体在人类致病是与免疫相关的病理过程。人类感染衣原体后,诱发机体产生细胞和体液免疫应答,但这些免疫应答的保护作用不强,因此常造成持续感染、隐性感染及反复感染。衣原体在人类致病是与迟发型超敏反应相关的病理过程。有关衣原体感染所造成的免疫病理损伤,现认为至少存在两种情况:①衣原体繁殖的同时合并反复感染,对免疫应答持续刺激,最终表现为迟发型超敏反应(DTH)。②衣原体进入一种特殊的持续体(PB),PB形态变大,其内病原体的应激反应基因表达增加,产生应激反应蛋白,而应激蛋白可参与迟发型超敏反应,且在这些病原体中可持续检到多种基因组。当应激条件去除,PB可转换为正常的生长周期,如EB。现发现宿主细胞感染愈合后,可像正常未感染细胞一样,当给予适当的环境条件,EB可再度生长。有关这一衣原体感染的隐匿过程,尚待阐明。

一、沙眼衣原体肺炎

沙眼衣原体(Chlamydia trachomatis,CT)用免疫荧光法可分为12个血清型,即A~K加B$_6$型,A、B、B6、C型称眼型,主要引起沙眼,D~K型称眼-泌尿生殖型,可引起成人及新生儿包涵体结膜炎(副沙眼)、男性及女性生殖器官炎症、非细菌性膀胱炎、胃肠炎、心肌炎及新生儿肺炎、中耳炎、鼻咽炎和女婴阴道炎。

(一)发病机制

所有沙眼衣原体感染均可趋向于持续性、慢性和不显性的形式。CT主要是人类沙眼和生殖系统感染的病原,偶可引起新生儿、小婴儿和成人免疫抑制者的肺部感染。分娩时胎儿通过CT感染的宫颈可出现新生儿包涵体性结膜炎和新生儿肺炎。CT主要经直接接触感染,使易感的无纤毛立方柱状或移行的上皮细胞(如结膜、后鼻咽部、尿道、子宫内膜和直肠黏膜)发生感染。常引起上皮细胞的淋巴细胞浸润性急性炎症反应。一次感染不能产生防止再感染的免疫力。

(二)临床表现

活动性CT感染妇女分娩的婴儿有10%~20%出现肺炎。出生时CT可直接感染鼻咽部,以后下行至肺引起肺炎,也可由感染结膜的CT经鼻泪管下行到鼻咽部,再到下呼吸道。大多数CT感染表现为轻度上呼吸道症状,而症状类似流行性感冒,而肺炎症状相对较轻,某些患者表现为急性起病伴一过性的肺炎症状和体征,但大多数起病缓慢。上呼吸道症状可自行消退,咳嗽伴下呼吸道症状感染体征可在首发症状后数日或数周出现,使本病有一个双病程的表现。CT肺炎有非常特征性的表现,常见于6个月以内的婴儿,往往发生在1~3个月龄,通常在生后2~4周发病。但目前已经发现有生后2周即发病者。常起病隐匿,大多数无发热,起始症状通常是鼻炎,伴鼻腔黏液分泌物和鼻塞。随后发展为断续的咳嗽、也可表现为持续性咳嗽、呼吸急促,听诊可闻及湿啰音,喘息较少见。一些CT肺炎病例主要表现为呼吸增快和阵发性单声咳嗽。有时呼吸增快为唯一线索,约半数患儿可有急性包涵体结膜炎,可同时有中耳炎、心肌炎和胸腔积液。

与成熟儿比较,极低出生体重儿的CT肺炎更严重,甚至是致死性的,需要长期辅以机械通气,易产生慢性肺部疾病,从免疫力低下的CT下呼吸道感染患者体内,可在感染后相当一段时间仍能分离到CT,现发现毛细支气管炎患者CT感染比例较多,CT是启动抑或加重了毛细支气管炎症状尚待研究。已发现新生儿CT感染后,在学龄期发展为哮喘。对婴幼儿CT感染7~8年再进行肺功能测试,发现大多数表现为阻塞性肺功能异常。CT与慢性肺部疾病间的关系有待阐明。

（三）实验室检查

CT肺炎患儿外周血的白细胞总数正常或升高,嗜酸性粒细胞计数增多,超过$400/\mu l$。

CT感染的诊断为从结膜或鼻咽部等病损部位取材涂片或刮片(取材要带柱状上皮细胞,而不是分泌物)发现CT或通过血清学检查确诊。新生儿沙眼衣原体肺炎可同时取眼结膜刮屑物培养和(或)涂片直接荧光法检测沙眼衣原体。经吉姆萨染色能确定患者有否特殊的胞质内包涵体,其阳性率分别为:婴儿中可高达90%,成人包涵体结膜炎为50%,但在活动性沙眼患者中仅有10%～30%。对轻症患者做细胞检查无帮助。

早在20世纪60年代已经开展了CT的组织细胞培养,采用组织培养进行病原分离是衣原体感染诊断的金标准。一般都是将传代细胞悬液接种在底部放有玻片的培养瓶中,待细胞长成单层后,将待分离的标本种人。经在CO_2温箱中孵育并进行适当干预后再用异硫氰酸荧光素标记的CT特异性单克隆抗体进行鉴定。常用来观察细胞内形成特异的包涵体及其数目、CT感染细胞占细胞总数的百分率或折算成使50%的组织细胞出现感染病变的CT量(TCID50)等指标。研究发现,因为取材木杆中的可溶性物质可能对细胞培养有毒性作用。用以取样的拭子应该是塑料或金属杆,如果在24h内不可能将标本接种在细胞上,应保存在4℃或置-70℃储存待用。用有抗生素的培养基作为衣原体转运培养基能最大限度地提高衣原体的阳性率和减少其他细菌过度生长。培养CT最常用的细胞为用亚胺环己酮处理的McCoy或Hela细胞。离心法能促进衣原体吸附到细胞上。培养48～72h用CT种特异性免疫荧光单克隆抗体和姬姆萨或碘染色可查到胞浆内包涵体。

血清抗体水平的测定是目前应用最广泛的诊断衣原体感染的依据。

1.衣原体微量免疫荧光法(micro－immunofluoresxence,MIF) 衣原体最敏感的血清学检测方法,最常作为回顾性诊断。该试验先用鸡胚或组织细胞培养衣原体,并进一步纯化抗原,将浓缩的抗原悬液加在一块载玻片上,按特定模式用抗原进行微量滴样。将患者的血清进行系列倍比稀释后加在抗原上,然后用间接免疫荧光方法测定每一种衣原体的特异抗原抗体反应。通用的诊断标准是:①急性期和恢复期的两次血清抗体滴度相差4倍,或单次血清标本的IgM抗体滴度≥1≥1:16和(或)单次血清标本的IgG抗体滴度＞1:512为急性衣原体感染。②IgM滴度＞1:16且1:16＜IgG＜1:512为既往有衣原体感染。③单次或双次血清抗体滴度＜1:16为从未感染过衣原体。

2.补体结合试验 可检测患者血清中的衣原体补体结合抗体,恢复期血清抗体效价较急性期增高4倍以上有确诊意义。

3.酶联免疫吸附法(ELISA) 可用于血清中CT抗体的检测,由于衣原体种间有交叉反应,不主张单独应用该方法检测血清标本。

微量免疫荧光法(micro－immunofluoresxence,MIF)检查衣原体类抗体是目前国际上标准的且最常用的衣原体血清学诊断方法,由于可检测出患儿血清中存在的高水平的非母体IgM抗体,尤其适用于新生儿和婴儿沙眼衣原体肺炎的诊断。由于不同的衣原体种间可能存在着血清学交叉反应,血清标本应同时检测三种衣原体的抗体并比较抗体滴度,以滴度最高的作为感染的衣原体种,但是不能广泛采用这种检查法。新生儿肺炎患者IgM增高,而结膜炎患儿则无IgM抗体增高。

分子生物学方法正成为诊断CT感染的主要技术手段之一,采用荧光定量聚合酶链反应技术(real time PCR)和巢式聚合酶链反应技术(nested PCR)是诊断CT感染的新途径,可早期快速、特异地检测出标本中的 CT 核酸。

（四）影像学表现

胸片和肺 CT 表现为肺气肿伴间质或肺泡浸润影，多为间质浸润和肺过度充气，也可见支气管肺炎或网状、结节样阴影，偶见肺不张。

（五）诊断

根据患儿的年龄、相对特异的临床症状以及 X 线非特异性征象，并有赖于从结膜或鼻咽部等分离到 CT 或通过血清学检查等实验室手段确定诊断。

临床病例：女，1 个月 20d，生后 2 周出现眼结膜炎，28d 起咳嗽、呛奶、无热，应用多种抗生素无效，查体一般情况好，双肺可闻及中小水疱音，血常规 WBC18.0×10^9/L，L78%，N22%，血清沙眼衣原体 IgM 阳性，IgG 阴性，予红霉素治疗一周血象正常。胸部影像学变化见图 5—1。

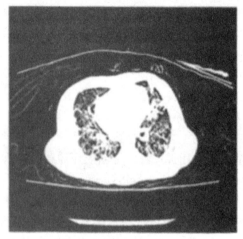

图 5—1　双肺广泛间、实质浸润

（六）鉴别诊断

RSV 肺炎：多见于婴幼儿，大多数病例伴有中高热，持续 4～10d，初期咳嗽、鼻塞，常出现气促、呼吸困难和喘憋，肺部听诊多有细小或粗、中啰音。少数重症病例可并发心力衰竭。胸片多数有小点片状阴影，可有不同程度的肺气肿。

粟粒性肺结核：多见于婴幼儿初染后 6 个月内，特别是 3 个月内，起病可急可缓，缓者只有低热和结核中毒症状，多数急性起病，症状以高热和严重中毒症状为主，常无明显的呼吸道症状，肺部缺乏阳性体征，但 X 线检查变化明显，可见在浓密的网状阴影上密度均匀一致的粟粒结节，婴幼儿病灶周围反应显著及易于融合，点状阴影边缘模糊，大小不一而呈雪花状，病变急剧进展可形成空洞。

白色念珠菌肺炎：多发生在早产儿、新生儿、营养不良儿童、先天性免疫功能缺陷及长期应用抗生素、激素以及静脉高营养患者，常表现为低热、咳嗽、气促、发绀、精神萎靡或烦躁不安，胸部体征包括叩诊浊音和听诊呼吸音增强，可有管音和中小水泡音。X 线检查有点状阴影、大片实变，少数有胸腔积液和心包积液，同时有口腔鹅口疮，皮肤或消化道等部位的真菌病。可同时与大肠埃希菌、葡萄球菌等共同致病。

（七）治疗

治疗药物主要为红霉素，新生儿和婴儿的用量为红霉素每日 40mg/kg，疗程 2～3 周，或琥乙红霉素每日 40～50mg/kg，分 4 次口服，连续 14d；如果对红霉素不能耐受，度过新生儿期的小婴儿应立即口服磺胺类药物，可用磺胺异噁唑每日 100mg/kg，疗程 2～3 周；有报道应用阿莫西林、多西环素治疗，疗程 1～2 周；或有报道用氧氟沙星，疗程 1 周。但国内目前不主张此类药物用于小儿。

现发现，红霉素疗程太短或剂量太小，常使全身不适、咳嗽等症状持续数日。单用红霉素治疗的失败率是 10%～20%，一些婴儿需要第 2 个疗程的治疗。有研究发现阿奇霉素短疗程 20mg/(kg·d)，每日顿服连续 3d 与红霉素连续应用 14d 的疗效是相同的。

此外，要强调呼吸道管理和对症支持治疗也很重要。

由于局部治疗不能消灭鼻咽部的衣原体，不主张对包涵体结膜炎进行局部治疗，这种婴儿仍有发生肺炎或反复发生结膜炎的危险。对 CT 引起的小婴儿结膜炎或肺炎均可用红霉素治疗 10～14d，红霉素用量为每日 50mg/kg，分 4 次口服。

对确诊为衣原体感染患儿的母亲（及其性伴）也应进行确定诊断和治疗。

（八）并发症和后遗症

衣原体能在宿主细胞内长期处于静止状态。因此多数患者无症状，如果未治疗或治疗不恰当，衣原体结膜炎能持续数月，且发生轻的瘢痕形成，但能完全吸收。慢性结膜炎可以单独发生，也可作为赖特尔（Reiter）综合征的一部分，赖特尔（Reiter）综合征包括尿道炎、结膜炎、黏膜病和反应性关节炎。

（九）预防

为了防止孕妇产后并发症和胎儿感染应在妊娠后 3 个月做衣原体感染筛查，以便在分娩前完成治疗。对孕妇 CT 生殖道感染应进行治疗。产前进行治疗是预防新生儿感染的最佳方法。红霉素对胎儿无毒性，可用于治疗。新生儿出生后，立即涂红霉素眼膏，可有效预防结膜炎。

美国 CDC 推荐对于 CT 感染孕妇可阿奇霉素 1 次 1g 或阿莫西林 500mg Po tid 连续 7d 作为一线用药，也可红霉素 250mg qid 连续 14d，或乙酰红霉素 800mg qid 连续 14d 是一种可行的治疗手段。

二、肺炎衣原体肺炎

肺炎衣原体（Chlamydia pneumoniae，CP）仅有一个血清型，称 TWAR 型，是 1986 年从患急性呼吸道疾病的大学生呼吸道中分离到的。目前认为 CP 是一个主要的呼吸道病原，CP 感染与哮喘及冠心病的发生存在着一定的关系。CP 在体内的代谢与 CT 相同，在微生物学特征上与 CT 不同的是，其原体为梨形，原体内没有糖原，主要外膜蛋白上没有种特异抗原。

CP 可感染各年龄组人群，不同地区 CP 感染 CAP 的比例是不同的，在 2%～19% 波动，与不同人群和选用的检测方法不同有关。大多数研究选用的是血清学方法，儿童下呼吸道感染率的报道波动在 0～18%，一个对 3～12 岁采用培养方法的 CAP 多中心研究发现的 CP 感染率为 14%，而 MP 感染率是 22%，其中小于 6 岁组 CP 感染率是 15%。大于 6 岁组 CP 感染率是 18%，有 20% 的儿童同时存在 CP 和 MP 感染，有报道 CP 感染镰状细胞贫血患者 10%～20% 出现急性胸部综合征，10% 支气管炎症和 5%～10% 儿童出现咽炎。

（一）发病机制

CP 广泛存在于自然界，但迄今感染仅见于人类。这种微生物能在外界环境生存 20～

30h,动物实验证明:要直接植入才能传播,空气飞沫传播不是CP有效的传播方式。临床研究报道发现,呼吸道分泌物传播是其主要的感染途径,无症状携带者和长期排菌状态可能促进这种传播。其潜伏期较长,传播比较缓慢,平均潜伏期为30d,最长可达3个月。感染没有明显的季节性,儿童时期其感染的性别差异不明显。现已发现,在军队、养老院等同一居住环境中出现人之间的CP传播和CP感染暴发流行。在某些家庭内CP的暴发流行中,婴幼儿往往首先发病,并占发患者数中的多数,甚至有时感染仅在幼儿间传播。初次感染多见于5～12岁小儿,但从抗体检查证明整个青少年期和成人期可以又有新的或反复感染,老年期达到顶峰,其中70%～80%血清为阳性反应。血清学流行病学调查显示学龄儿童抗体阳性率开始增加,青少年达30%～45%,提示存在无症状感染。大约在15岁前感染率无性别差异。15岁以后男性多于女性。流行周期为6个月到2～3年,有少数地方性流行报道。大概成年期感染多数是再感染,同时可能有多种感染。也有研究发现:多数家庭或集体成员中仅有一人出现CP感染,这说明不易发生传播。

在CP感染的症状期及无症状期均可由呼吸道检出CP。已经证明在症状性感染后培养阳性的时间可长达1年,无症状性感染时常见抗体反应阳性。尚不清楚症状的存在是否会影响病原的传播。

与CT仅侵犯黏膜上皮细胞不同,CP可感染包括巨噬细胞、外周血细胞、动脉血管壁内皮细胞及平滑肌在内的几种不同的细胞。CP可在外周血细胞中存活并可通过血液循环及淋巴循环到达全身各部位。CP感染后,细胞中有关炎细胞因子IL－1、IL－8、IFN－a等以及黏附因子ICAM－1表达增多,并可诱导白细胞向炎症部位趋化,既可有利于炎症反应的局部清除,同时也会造成组织的损伤。

(二)临床表现

青少年和年轻成人CP感染可以为流行性,也可为散发性,CP以肺炎最常见。青少年中约10%的肺炎、5%的支气管炎、5%的鼻窦炎和1%的喉炎和CP感染有关。Saikku等在菲律宾318名5岁以下的急性下呼吸道感染患者中,发现6.4%为急性CP感染,3.2%为既往感染。Hammerschlag等对下呼吸道感染的患者,经培养确定5岁以下小儿CP感染率为24%,5～18岁为41%,最小的培养阳性者仅为14个月大。CP感染起病较缓慢,早期多为上呼吸道感染症状,类似流行性感冒,常合并咽喉炎、声音嘶哑和鼻窦炎,无特异性临床表现。1～2周后上感症状逐渐减轻而咳嗽逐渐加重,并出现下呼吸道感染征象,肺炎患者症状轻到中等,包括发热、不适、头痛、咳嗽,常有咽炎,多数表现为咽痛、发热、咳嗽,以干咳为主,可出现胸痛、头痛、不适和疲劳。听诊可闻及湿啰音并常有喘鸣音。CP肺炎临床表现相差悬殊,可从无症状到致死性肺炎。儿童和青少年感染大部分为轻型病例,多表现为上呼吸道感染和支气管炎,肺炎患者较少。而成人则肺炎较多,尤其是在已有慢性疾病或CP(TWAR)重复感染的老年患者。CP在免疫力低下的人群中可引起重症感染,甚至呼吸衰竭。

CP感染的潜伏期为15～23d,再感染的患者呼吸道症状往往较轻,且较少发展为肺炎。

与支原体感染一样,CP感染也可引起肺外的表现,如结节性红斑、甲状腺炎、脑炎和Gullain－Barre综合征等。

CP可激发哮喘患者喘息发作,囊性纤维化患者病情加重,有报道从急性中耳炎患者的渗液中分离出CP,CP往往与细菌同时致病。有2%～5%的儿童和成人可表现为无症状呼吸道感染,持续1年或1年以上。

（三）实验室检查

诊断 CP 感染的特异性诊断依据组织培养的病原分离和血清学检查。CP 在经亚胺环己酮处理的 HEP－2 和 HL 细胞培养基上生长最佳。标本的最佳取材部位为鼻咽后部，如检查 CT 那样用金属丝从胸水中也分离到该病原。有报道经胰酶和（或）乙二胺四乙酸钠（EDTA）处理后的标本 CP 培养的阳性率高。已有从胸水中分离到 CP 的报道。

用荧光抗体染色可能直接查出临床标本中的衣原体，但不是非常敏感和特异。用 EIA 法可检测一些临床标本中的衣原体抗原，因 EIAs 采用的是多克隆抗体或属特异单克隆抗体，可同时检测 CP 和 CT。而微量免疫荧光法（MIF），可使用 CP 单一抗原，而不出现同时检测其他衣原体种。急性 CP 感染的血清学诊断标准为：

患者 MIF 法双份血清 IgG 滴度 4 倍或 4 倍以上升高或单份血清 IgG 滴度≥1：512；和（或）IgM 滴度≥1：16 或以上，在排除类风湿因子所致的假阳性后可诊断为近期感染；如果 IgG≥1：16 但≤1：512 提示曾经感染。这一标准主要根据成人资料而定。肺炎和哮喘患者的 CP 感染研究显示有 50％测不到 MIF 抗体。不主张单独应用 IgG 进行诊断。IgG 滴度 1：16 或以上仅提示既往感染。IgA 或其他抗体水平需双份血清进行回顾分析才能进行诊断，不能提示既往持续感染。

MIF 和补体结合试验方法敏感性在各种方法不一致，CDC 建议应严格掌握诊断标准。

由于与培养的结果不一致，不主张血清酶联免疫方法进行 CP 感染诊断，有关 CP 儿童肺炎和哮喘儿童 CP 感染的研究发现，有 50％儿童培养证实为 CP 感染，而并无血清学抗体发现。而且，单纯应用血清学方法不能进行临床微生物评价。

采用各种聚合酶链反应技术（PCR）如荧光定量 PCR 和 Nested PCR 等可早期快速并特异地进行 CP 感染的诊断，已有不少关于其应用并与培养和血清学方法进行对比的研究，有研究报道以 16SrRNA 特异靶序列为目的基因的荧光定量 PCR 方法诊断 CP 感染具有较好的特异性，操作较为简单，且能将标本中的病原体核酸量化，但目前尚无此 PCR 商品药盒。

（四）影像学表现

开始主要表现为单侧肺泡浸润，位于肺段和亚段，可见于两肺的任何部位，下叶及肺的周边部多见。以后可进展为双侧间质和肺泡浸润。胸部 X 线表现多较临床症状重。胸片示肺叶浸润影，并可有胸腔积液。

（五）诊断及鉴别诊断

临床表现上不能与 MP 等引起的非典型肺炎区分开来，听诊可发现啰音和喘鸣音，胸部影像常较患儿的临床表现重，可表现为轻度、广泛的或小叶浸润，可出现胸腔积液，可出现白细胞稍高和核左移，也可无明显的变化。培养是诊断 CP 感染的特异方法，最佳的取材部位是咽后壁标本，也可从痰、咽拭子、支气管灌洗液、胸水等标本中取材进行培养。

CP 感染的表现与 MP 不好区分，CP 肺炎患者常表现为轻到中度的全身症状，如发热、乏力、头痛、咳嗽、持续咽炎，也可出现胸腔积液和肺气肿，重症患者常出现肺气肿。

MP 肺炎：多见于学龄儿童及青少年，婴幼儿也不少见，潜伏期 2～3 周，症状轻重不等，主要特点是持续剧烈咳嗽，婴幼儿可出现喘息，全身中毒症状相对较轻，可伴发多系统、多器官损害，X 线所见远较体征显著，外周血白细胞数大多数正常或增高，血沉增快，血清特异性抗体测定有诊断价值。

（六）治疗

与肺炎支原体肺炎相似，但不同之处在于治疗的时间要长，以防止复发和清除存在于呼吸道的病原体。体外药物敏感试验显示四环素、红霉素及一些新的大环丙酯类（阿奇霉素和克拉红霉素）和喹诺酮类（氟嗪酸）抗生素有活性。对磺胺类耐药。首选治疗为红霉素，新生儿和婴儿的用量为红霉素每日 40mg/kg，疗程 2～3 周，一般用药 24～48h 体温下降，症状开始缓解。有报道单纯应用一个疗程，部分病例仍可复发，如果无禁忌，可进行第二疗程治疗。也可采用克拉霉素和阿奇霉素治疗，其中阿奇霉素的疗效要优于克拉霉素，用法为克拉霉素疗程 21d，阿奇霉素疗程 5d，也可应用利福平、罗红霉素、多西环素进行治疗。

有研究发现，选用红霉素治疗 2 周，甚至四环素或多西环素治疗 30d 者仍有复发病例。可能需要 2 周以上长期的治疗，初步资料显示 CP 肺炎患儿服用红霉素悬液 40～50mg/（kg·24h），连续 10～14d，可清除鼻咽部病原的有效率达 80％以上。克拉霉素每日 10mg/kg，分 2 次口服，连续 10d，或阿奇霉素每日 10mg/kg，口服 1 日，第 2～5 日阿奇霉素每日 5mg/kg，对肺炎患者的鼻咽部病原的清除率达 80％以上。

（七）预后

CP 感染的复发较为常见，尤其抗生素治疗不充分时，但较少累及呼吸系统以外的器官。有再次治疗出现持续咳嗽的患者。

（八）预防

CP 肺炎按一般呼吸道感染预防即可。

三、鹦鹉热衣原体肺炎

鹦鹉热衣原体（Chlamydia psittaci，CPs），CPs 和 CT 沙眼衣原体仅有 10％的 DNA 同源。可通过 CPs 包涵体不含糖原、包涵体形态和对磺胺类药物的敏感性与 CT 沙眼衣原体相鉴别。CPs 有多个不同的种，可感染大多数的鸟类和包括人在内的哺乳动物，目前认为 CPs 菌株至少有 5 个生物变种，单克隆抗体测定显示鸟生物变种至少有 4 个血清型，其中鹦鹉和火鸡血清型是美国鸟类感染的最重要血清型。

（一）发病机制

虽然原先命名为鹦鹉热（psittacosis），实际上所有的鸟类，包括家鸟和野鸟均是 CPs 的天然宿主。对人类威胁最大的是家禽加工厂（特别是火鸡加工厂）、饲养鸽子和笼中宠鸟。近几年在美国通过对家禽喂含四环素的饲料和对进口鸟在检疫期用四环素治疗，这种感染率已经降低。这种病原体可存在于鸟排泄物、血、腹腔脏器和羽毛内。引起人类感染的主要机制大概是由于吸入干的排泄物；吸入粪便气溶胶、粪尘和含病原的动物分泌物是感染的主要途径。作为感染源的鸟类可无症状或表现拒食、羽毛竖立、无精打采和排绿水样便。受染的鸟类可以是无症状或仅有轻微症状，但在感染后仍能排菌数月。易患鹦鹉热的高危人群包括养鸟者、鸟的爱好者、宠物店的工作人员。人类感染常见于长期或密切接触者，但据报道约 20％的鹦鹉热患者无鸟类接触史。但是在家禽饲养场发生鹦鹉热流行时，也有仅接触死家禽、切除死禽内脏者发病。已有报道人类发生反复感染者可持续携带病原体达 10 年之久。

鹦鹉热几乎只是成人的疾病，可能因为小儿接触鸟类或加工厂或在家庭内接触的可能性较少。

病原体吸入呼吸道，经血液循环侵入肝、脾等单核－吞噬细胞系统，在单核吞噬细胞内繁殖后,再血行播散至肺和其他器官。肺内病变常开始于肺门区域,血管周围有炎症反应,并向周围扩散小叶性和间质性肺炎,以肺叶或肺段的下垂部位最为明显,细支气管及支气管上皮引起脱屑和坏死。早期肺泡内充满中性粒细胞及水肿渗出液,不久即被多核细胞所代替,病变部位可产生实变及少量出血,肺实变有淋巴细胞浸润,可出现肺门淋巴结肿大。有时产生胸膜炎症反应。肝脏可出现局部坏死,脾常肿大,心、肾、神经系统以及消化道均可受累产生病变。

有猜测存在人与人之间的传播,但尚未证实。

（二）临床表现

鹦鹉热既可以是呼吸道感染,也可以是以呼吸系统为主的全身性感染。儿童鹦鹉热的临床表现可从无症状感染到出现肺炎、多脏器感染不等。潜伏期平均为 15d,一般为 5～21d,也可长达 4 周。起病多隐匿,病情轻时如流感样,也可突然发病,出现发热、寒战、头痛、出汗和其他许多常见的全身和呼吸道症状,如不适无力、关节痛、肌痛、咯血和咽炎。发热第一周可达 40℃以上,伴寒战和相对缓脉,常有乏力,肌肉关节痛,畏光,鼻出血,可出现类似伤寒的玫瑰疹,常于病程 1 周左右出现咳嗽,咳嗽多为干咳,咳少量黏痰或痰中带血等。肺部很少有阳性体征,偶可闻及细湿啰音和胸膜摩擦音,双肺广泛受累者可有呼吸困难和发绀。躯干部皮肤可见一过性玫瑰疹。严重肺炎可发展为谵妄、低氧血症甚至死亡。头痛剧烈,可伴有呕吐,常被疑诊为脑膜炎。

（三）实验室检查

白细胞常不升高,可出现轻度白细胞升高,同时可有门冬氨酸氨基转移酶（谷丙转氨酶）、碱性磷酸酶和胆红素增高。

有报道 25%鹦鹉热患者存在脑膜炎,其中半数脑脊液蛋白增高（400～1135mg/L）,未见脑脊液中白细胞增加。

（四）影像学表现

CPs 肺炎胸片常有异常发现,肺部主要表现为不同程度的肺部浸润,如弥漫性支气管肺炎或间质性肺炎,可见由肺门向外周放射的网状或斑片状浸润影,多累及下叶,但无特异性。单侧病变多见,也可双侧受累,肺内病变吸收缓慢,偶见大叶实变或粟粒样结节影及胸膜渗出。可出现胸腔积液。肺内病变吸收缓慢,有报道治疗 7 周后有 50%的患者病灶不能完全吸收。

（五）诊断

由于临床表现各异,鹦鹉热的诊断困难。与鸟类的接触史非常重要,但 20%的鹦鹉热患者接触史不详。尚无人与人之间传播的证据。出现高热、严重头痛和肌痛症状的肺炎患者,结合患者有鸟接触史等阳性流行病学资料和血清学检查确定诊断。

从胸水和痰中可培养出病原体,CPs 与 CP、CT 的培养条件是相同的,由于其潜在的危险,鹦鹉热衣原体除研究性实验室外一般不能培养。

实验室检查诊断多数是靠特异性补体结合性抗体检测。特异性补体结合试验或微量免疫荧光试验阳性,恢复期（发病第 2～3 周）血清抗体效价比急性期增高 4 倍或单次效价为 1：32 或以上即可确定诊断。诊断的主要方法是血清补体结合试验,是种特异性的。

补体结合（complement fixation,CF）抗体试验不能区别是 CP 还是 CPs,如小儿抗体效价增高,更多可能是 CP 感染的血清学反应。

CDC 认为鹦鹉热确诊病例需要符合临床疾病过程、鸟类接触病史，采用以下三种方法之一进行确定：呼吸道分泌物病原学培养阳性；相隔 2 周血 CF 抗体 4 倍上升或 MIF 抗体 4 倍以上升高；MIF 单份血清 IgM 抗体滴度大于或等于 16。

可疑病例必须在流行病学上与确诊病例密切相关，或症状出现后单份 CF 或 MIF 抗体在 1∶32 以上。

由于 MIF 也用于诊断 CP 感染，用 MIF 检测可能存在与其他衣原体种或细菌感染间的交叉反应，早期针对鹦鹉热采用四环素进行治疗，可减少抗体反应。

（六）鉴别诊断

1.MP 肺炎　多见于学龄儿童及青少年，婴幼儿也不少见，潜伏期 2～3 周，症状轻重不等，主要特点是持续剧烈咳嗽，婴幼儿可出现喘息，全身中毒症状相对较轻，可伴发多系统、多器官损害，X 线所见远较体征显著，外周血白细胞数大多数正常或增高，血沉增快，血清特异性抗体测定有诊断价值。

2.结核病　小儿多有结核病接触史，起病隐匿或呈现慢性病程，有结核中毒症状，肺部体征相对较少，X 线所见远较体征显著，不同类型结核有不同特征性影像学特点，结核菌素试验阳性、结核菌检查阳性，可较早出现全身结核播散病灶等明确诊断。

3.真菌感染　不同的真菌感染的临床表现多样，根据患者有无免疫缺陷等基础疾患、长期应用抗生素、激素等病史、肺部影像学特征、病原学组织培养、病理等检查，经试验和诊断性治疗明确诊断。

（七）治疗

CPs 对四环素、氯霉素和红霉素敏感，但不主张四环素在 8 岁以下小儿应用。新生儿和婴儿的用量为红霉素每日 40mg/kg，疗程 2～3 周。也有采用新型大环内酯类抗生素，应注意鹦鹉热的治疗显效较慢，发热等临床症状一般要在 48～72h 方可控制，有报道红霉素和四环素这两种抗生素对青少年的用量为每日 2g，用 7～10d 或热退后继续服用 10d。复发者可进行第二个疗程，发生呼吸衰竭者，需氧疗和进一步机械呼吸治疗。

多西环素 100mg bid 或四环素 500mg qid 在体温正常后再继续服用 10～14d，对危重患者可用多西环素 4.4mg/(kg·d) 每 12h 口服 1 次，每日最大量是 100mg。对 9 岁以下不能用四环素的小儿，可选用红霉素 500mg Po qid。由于初次感染往往并不能产生长久的免疫力，有治疗 2 个月后病情仍复发的报道。

（八）预后

鹦鹉热患者应予隔离，痰液应进行消毒；应避免接触感染的鹦鹉等鸟类或禽类可预防感染；加强国际进口检疫和玩赏鸟类的管理。未经治疗的死亡率是 15%～20%，若经适当治疗的死亡率可降至 1% 以下，严重感染病例可出现呼吸衰竭，有报道孕妇感染后可出现胎死宫内。

（九）预防

病原体对大多数消毒剂、热等敏感，对酸和碱抵抗。严格鸟类管理，应用鸟笼，并避免与病鸟接触；对可疑鸟类分泌物应进行消毒处理，并对可疑鸟隔离观察 30～45d；对眼部分泌物多、排绿色水样便或体重减轻的鸟类应隔离；避免与其他鸟类接触，不能买卖。接触的人应严格防护，穿隔离衣，并戴 N95 型口罩。

（张华）

第八节 支原体肺炎

一、病因

支原体是细胞外寄生菌,属暗细菌门、柔膜纲、支原体目、支原体科（Ⅰ、Ⅱ）、支原体属（Ⅰ、Ⅱ）。支原体广泛寄居于自然界,迄今已发现支原体有 60 余种,可引起动物、人、植物等感染。支原体的大小介于细菌与病毒之间,是能独立生活的病原微生物中最小者,能通过细菌滤器,需要含胆固醇的特殊培养基,在接种 10d 后才能出现菌落,菌落很小,病原直径为 125～150nm,与黏液病毒的大小相仿,含 DNA 和 RNA,缺乏细胞壁,呈球状、杆状、丝状等多种形态,革兰染色阴性。目前肯定对人致病的支原体有 3 种,即肺炎支原体（mycoplasma pneumoniae,MP）、解脲支原体及人型支原体。其中肺炎支原体是人类原发性非典型肺炎的病原体。

二、流行病学

MP 是儿童时期肺炎或其他呼吸道感染的重要病原之一。本病主要通过呼吸道飞沫传染。全年都有散发感染,秋末和冬初为发病高峰季节,每 2～6 年可在世界范围内同时发生流行。MP 感染的发病率各地报道差异较大,一般认为 MP 感染所致的肺炎在肺炎总数中所占的比例可因年龄、地区、年份以及是否为流行年而有所不同。

三、发病机制

直接损害:肺炎支原体缺乏细胞壁,且没有其他与黏附有关的附属物,故其依赖自身的细胞膜与宿主靶细胞膜紧密结合。当肺炎支原体侵入呼吸道后,借滑行运动定位于纤毛毡的隐窝内,以其尖端特殊结构（即顶器）牢固的黏附于呼吸道黏膜上皮细胞的神经氨酸受体上,抵抗黏膜纤毛的清除和吞噬细胞的吞噬。与此同时,MP 会释放有毒代谢产物,如氨、过氧化氢、蛋白酶及神经毒素等,从而造成呼吸道黏膜上皮的破坏,并引起相应部位的病变,这是 MP 的主要致病方式。P1 被认为是肺炎支原体的主要黏附素。

免疫学发病机制:人体感染 MP 后体内先产生 IgM,后产生 IgG、SIgA。由于 MP 膜上的甘油磷脂与宿主细胞有共同抗原成分,感染后可产生相应的自身抗体,形成免疫复合物,如在出现心脏、神经系统等并发症的患者血中,可测到针对心肌、脑组织的抗体。另外,人体感染 MP 后炎性介质、酸性水解酶、中性蛋白水解酶和溶酶体酶、氧化氢等产生增加,导致多系统免疫损伤,出现肺及肺外多器官损害的临床症状。

肺炎支原体多克隆激活 B 淋巴细胞,产生非特异的与支原体无直接关联的抗原和抗体,如冷凝集素的产生。比较而言,肺炎支原体引起非特异性免疫反应比特异的免疫反应明显。

由于肺炎支原体与宿主细胞有共同抗原成分,可能会被误认为是自身成分而允许寄生,逃避了宿主的免疫监视,不易被吞噬细胞摄取,从而得以长时间寄居。

肺炎支原体肺炎的发病机制尚未完全阐明,目前认为肺炎支原体的直接侵犯和免疫损伤均存在,是二者共同作用的结果,但损害的严重程度及作用时间长短不清。

四、病理表现

支原体肺炎主要病理表现为间质性肺炎和细支气管炎，有些病例病变累及肺泡。局部黏膜充血、水肿、增厚，细胞膜损伤，上皮细胞纤毛脱落，有淋巴细胞、嗜酸性粒细胞、中性粒细胞、巨噬细胞浸润。

五、临床表现

潜伏期 2～3 周，高发年龄为 5 岁以上，婴幼儿也可感染，目前认为肺炎支原体感染有低龄化趋势。起病一般缓慢，主要症状为发热、咽痛和咳嗽。热度不一，可呈高热、中等度热或低热。咳嗽有特征性，病程早期以干咳为主，呈阵发性，较剧烈，类似百日咳，影响睡眠和活动。后期有痰，黏稠，偶含小量血丝。支原体感染可诱发哮喘发作，一些患儿伴有喘息。若合并中等量以上胸腔积液，或病变广泛尤其以双肺间质性浸润为主时，可出现呼吸困难。婴幼儿的临床表现可不典型，多伴有喘鸣和呼吸困难，病情多较严重，可发生多系统损害。肺部体征少，可有呼吸音减低，病程后期可出现湿性啰音，肺部体征与症状以及影像学表现不一致，为支原体肺炎的特征。我们在临床上发现，肺炎支原体可与细菌、病毒混合感染，尤其是与肺炎链球菌、流感嗜血杆菌、EB 病毒等混合感染，使病情加重。

六、影像学表现

胸部 X 线表现如下：①间质病变为主：局限性或普遍性肺纹理增浓，边界模糊有时伴有网结状阴影或较淡的斑点阴影，或表现单侧或双侧肺门阴影增大，结构模糊，边界不清，可伴有肺门周围斑片阴影（图 5-2）。②肺泡浸润为主：病变的大小形态差别较大，以节段性浸润常见，其内可夹杂着小透光区，形如支气管肺炎。也可呈肺段或大叶实变，发生于单叶或多叶，可伴有胸膜积液（图 5-3、图 5-4）。③混合病变：同时有上两型表现。

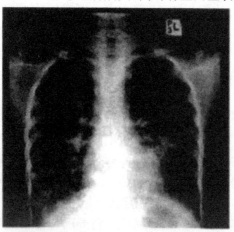

双肺纹理增浓，边界模糊，伴有网结状阴影和左肺门周围片状阴影

图 5-2　支原体肺炎（间质病变为主）

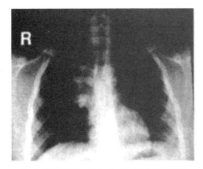

右上肺浸润,其内夹杂着小透光区

图5-3 支原体肺炎(肺泡浸润为主)

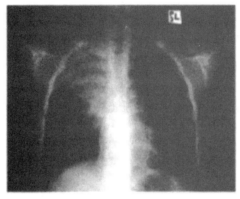

图5-4 右上肺实变

由于支原体肺炎的组织学特征是急性细支气管炎,胸部CT除上述表现外,可见网格线影、小叶中心性结节、树芽征以及支气管管壁增厚、管腔扩张(图5-5)。树芽征表现反映了有扩大的小叶中心的细支气管,它们的管腔为黏液、液体所嵌顿。在HRCT上除这些征象外,还可见马赛克灌注、呼气时空气潴留的气道阻塞。

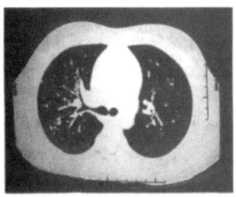

图5-5 小叶中心性结节、树芽征、支气管管壁增厚、管腔扩张

重症支原体肺炎可发生坏死性肺炎,胸部CT强化扫描后可显示坏死性肺炎。影像学完全恢复的时间长短不一,有的肺部病变恢复较慢,病程较长,甚至发生永久性损害。国外文献报道以及临床发现,在相当一部分既往有支原体肺炎病史的儿童中,HRCT上有提示为小气道阻塞的异常表现,包括马赛克灌注、支气管扩张、支气管管壁增厚、血管减少、呼气时空气潴留,病变多累及两叶或两叶以上(图5-6),即遗留BO或单纯支气管扩张征象,其部位与全部

急性期时胸片所示的浸润区位置一致,这些异常更可能发生于支原体抗体滴度较高病例。

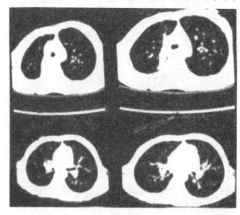

图 5-6 CT 显示马赛克灌注、右肺中叶支气管扩张

　　难治性或重症支原体肺炎:根据我们的病例资料分析,肺炎支原体肺炎的临床表现、病情轻重、治疗反应以及胸部 X 线片表现不一。一些病例发病即使早期应用大环内酯类抗生素治疗,体温持续升高,剧烈咳嗽,胸部 X 线片示一个或多个肺叶高密度实变、不张或双肺广泛间质性浸润(图 5-7,图 5-8),常合并中量胸腔积液,支气管镜检查发现支气管内黏稠分泌物壅塞,或伴有坏死黏膜,病程后期亚段支气管部分或完全闭塞,致实变、肺不张难于好转,甚至出现肺坏死,易遗留闭塞性细支气管炎和局限性支气管扩张。双肺间质性改变严重者可发生肺损伤和呼吸窘迫,并可继发间质性肺炎。这些病例为难治性或重症支原体肺炎。

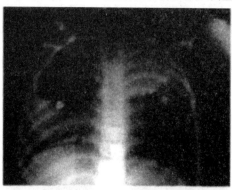

图 5-7 双肺实变

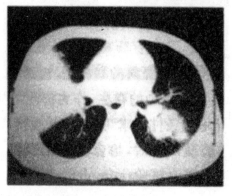

图 5-8 双肺实变

肺外并发症有如下几种:

神经系统疾病:在肺炎支原体感染的肺外并发症中,无论国内国外,报道最多的为神经系统疾病。发生率不明。与肺炎支原体感染相关的神经系统疾病可累及大脑、小脑、脑膜、脑血管、脑干、脑神经、脊髓、神经根、周围神经等,表现有脑膜脑炎、急性播散性脑脊髓膜炎、横断性脊髓炎、无菌性脑膜炎、周围神经炎、吉兰—巴雷综合征、脑梗死、Reye综合征等。我们在临床发现,肺炎支原体感染引起的脑炎最常见。近期我们收治1例肺炎支原体肺炎合并胸腔积液患儿,发生右颈内动脉栓塞,导致右半侧脑组织全部梗死,国外有类似的病例报道。神经系统疾病可发生于肺炎支原体呼吸道感染之前、之中、之后,少数不伴有呼吸道感染而单独发生。多数病例先有呼吸道症状,相隔1～3周出现神经系统症状。临床表现因病变部位和程度不同而异,主要表现为发热、惊厥、头痛、呕吐、神志改变、精神症状、脑神经障碍、共济失调、瘫痪、舞蹈—手足徐动等。脑脊液检查多数正常,异常者表现为白细胞升高、蛋白升高、糖和氯化物正常,类似病毒性脑炎。脑电图可出现异常。CT和MRI多数无明显异常。病情轻重不一,轻者很快缓解,重者可遗留后遗症。

泌尿系统疾病:在与肺炎支原体感染相关的泌尿系统疾病中,最常见的为急性肾小球肾炎综合征,类似链球菌感染后急性肾小球肾炎,表现为血尿、蛋白尿、水肿、少尿、高血压,血清补体可降低。与链球菌感染后急性肾小球肾炎相比,潜伏期一般较短,血尿恢复快。文献认为与肺炎支原体感染相关的肾小球肾炎的发生率有升高趋势,预后与其病理损害有关,病理损害重,肾功能损害也重,病程迁延,最终可进展为终末期肾衰竭。病理类型可多种多样,有膜增生型、系膜增生型、微小病变型等。肺炎支原体感染也可引起IgA肾病,小管性—间质性肾炎,少数患者可引起急性肾衰竭。

心血管系统疾病:肺炎支原体感染可引起心肌炎和心包炎,甚至心功能衰竭。常见的表现为心肌酶谱升高、心律失常(如传导阻滞、室性期前收缩等)。肺炎支原体肺炎可合并川崎病或肺炎支原体感染单独引起川崎病,近年来有关肺炎支原体感染与川崎病的关系已引起国内的关注。此外,肺炎支原体肺炎可引起心内膜炎,我们曾收治肺炎支原体肺炎合并心内膜炎的患儿,心内膜出现赘生物。

血液系统:以溶血性贫血多见。另外,也可引起血小板数减少、粒细胞减少、再生障碍性贫血、凝血异常,出现脑、肢体动脉栓塞以及DIC。国外文献有多例报道肺炎支原体感染合并噬血细胞综合征、类传染性单核细胞增多征。由于目前噬血细胞综合征、传染性单核细胞增多征的发病率有增多趋势,除与病毒感染相关外,肺炎支原体感染的致病作用不容忽视。由于肺炎支原体可与EB病毒混合感染,当考虑肺炎支原体为传染性单核细胞增多征的病因时,应慎重。

皮肤黏膜表现:皮疹多见,形态多样,有红斑、斑丘疹、水疱、麻疹样或猩红热样丘疹、荨麻疹及紫癜等,但以斑丘疹和疱疹为多见,常发生在发热期和肺炎期,持续1～2周。最严重的为Stevens—Johnson综合征。

关节和肌肉病变:表现为非特异性肌痛、关节痛、关节炎。非特异性肌痛多为腓肠肌疼痛。有时关节痛明显,关节炎以大中关节多见,可游走。

胃肠道系统:可出现腹痛、腹泻、呕吐、肝损害。肺炎支原体肺炎引起的肝功能损害较常见,经保肝治疗,一般能恢复,目前尚未见肝坏死的报道。也可引起上消化道出血、胰腺炎、脾大。

七、实验室检查

目前国内外采用的 MP 诊断方法主要包括经典的培养法、血清学抗体检测和核酸检测方法。

MP 的分离培养和鉴定可客观反映 MP 感染的存在,作为传统的检测手段,至今仍是支原体鉴定的金标准。其缺点是费时耗力,由于 MP 对培养条件要求苛刻,生长缓慢,做出判定需 3~4 周。当标本中 MP 数量极少、培养基营养标准不够或操作方法不当时,均会出现假阴性。由于 MP 培养困难、花费时间长,多数实验室诊断均采用血清学方法,如补体结合试验(complement fixation test,CFT 或 CF)、颗粒凝集试验(particle agglutination test,PAT 或 PA)、间接血凝试验(indirect hemagglutination test,IHT)和不同的 ELISA 法等。近年多采用颗粒凝集法(PA)测定 MP 抗体,值得注意其所测得的抗体 90% 为 MP IgM,但也包含了 10% 左右的 MP IgG,PA 法阳性为滴度>1∶80。除 MP IgM 外还可检测 MP IgA 抗体,其出现较 IgM 稍晚,但持续时间长,特异性强,测定 MP IgA 可提高 MP 感染诊断的敏感性和特异性。

PCR 的优点在于可检测经过处理用于组织学检测的组织,或已污染不能进行分离培养的组织。只需一份标本,1d 内可完成检测,与血清学方法比较,可检测更早期的感染,并具有高敏感性的优势,检测标本中的支原体无须是活体。已有报道将实时 PCR(real time PCR)技术应用于 MP 感染诊断,该技术将 PCR 的灵敏性和探针杂交的特异性合二为一,是目前公认的准确性和重现性最好的核酸分子技术。Mat-ezou 等应用此方法在痰液中检测 MP,发现 22%MP IgM 阴性的 MP 感染病例。笔者认为如果将实时 PCR 和 EIA 检测 MP IgM 相结合,则在 MP 感染急性期可达到 83% 阳性检出率。Daxboeck 等对 29 例 MP 感染致 CAP 患者的血清用实时 PCR 技术与常规 PCR 技术作对比研究显示:所有标本常规 PCR 均阴性,但实时 PCR 检出 15 例 MP 感染(52% 阳性率),该研究不仅证明实时 PCR 的敏感性,更对传统观念做了修正,即 MP 感染存在支原体血症。

八、诊断

血清 IgG 抗体呈 4 倍以上升高或降低,同时 MP 分离阳性者,有绝对诊断意义。血清 IgM 抗体阳性伴 MP 分离阳性者,也可明确 MP 感染诊断。如仅有 4 倍以上抗体改变或下降至原来的 1/4,或 IgM 阳性(滴度持续>1∶160),推测有近期感染,应结合临床表现进行诊断。目前国内在阳性标准上并不统一,这直接影响到对 MP 流行病学的评估和资料间比较。

九、鉴别诊断

(一)细菌性肺炎

重症支原体肺炎患儿影像学表现为大叶实变伴胸腔积液,外周血中性粒细胞升高,CRP 明显升高,与细菌性肺炎难于鉴别。支原体肺炎的肺泡炎症与间质炎症常混合存在,即在大片实变影周围或对侧有网点状、网结节状阴影,常有小叶间隔增厚、支气管血管束增粗和树芽征等间质性改变,这在细菌性肺炎少见。另外,支原体肺炎的胸水检查常提示白细胞轻度升高,以淋巴细胞为主。病原学检查如支原体抗体阳性,痰液和胸水细胞培养是可靠的鉴别诊断依据。

（二）肺结核

浸润性肺结核见于年长儿,临床表现为发热、咳嗽,肺部体征不多,重者可出现肺部空洞和支气管播散。支气管播散表现为小叶中心结节、树芽征、支气管壁增厚、肺不张等征象。由于浸润性肺结核和支原体肺炎的发病年龄、临床和影像表现相似,二者易混淆。鉴别点如下:浸润性肺结核出现支气管播散表现病程相对较长,起病缓慢,浸润阴影有空洞形成。支原体肺炎支原体抗体阳性,而浸润性肺结核 PPD 皮试阳性、痰液结核分枝杆菌检查阳性。支原体肺炎经大环内酯类抗生素有效。另外,因支原体肺炎可引起肺门淋巴结肿大,易误诊为原发性肺结核,但原发性肺结核除肺门淋巴结肿大外,往往伴有气管或支气管旁淋巴结肿大,并彼此融合、PPD 皮试阳性。支原体肺炎也可引起双肺类似粟粒样阴影,易误诊为急性血行播散性肺结核,但支原体肺炎粟粒阴影的大小、密度、分布不均匀,肺纹理粗乱、增多或伴网状阴影,重要的鉴别依据仍是 PPD 皮试、支原体抗体检测以及对大环内酯类抗生素的治疗反应。

十、后遗症

国外文献报道,支原体肺炎后可以导致长期的肺部后遗症,如支气管扩张、肺不张、闭塞性细支气管炎（bronchiolitis obliterans,BO）、闭塞性细支气管炎伴机化性肺炎（bronchiolitis obliterans organising pneumonia,BOOP）、单侧透明肺、肺间质性纤维化。

十一、治疗

小儿 MPP 的治疗与一般肺炎的治疗原则基本相同,宜采用综合治疗措施。包括一般治疗、对症治疗、抗生素、糖皮质激素等。

（一）抗生素

大环内酯类抗生素、四环素类抗生素、氟喹诺酮类等,均对支原体有效,但儿童主要使用的是大环内酯类抗生素。

大环内酯类药物中的红霉素仍是治疗 MP 感染的主要药物,红霉素对消除支原体肺炎的症状和体征明显,但消除 MP 效果不理想,不能消除肺炎支原体的寄居。常用为 50mg/（kg·d）,轻者可分次口服,重症可考虑静脉给药,疗程一般主张不少于 2～3 周,停药过早易于复发。红霉素对胃肠道刺激大,并可引起血胆红素及转氨酶升高,以及有耐药株产生的报道。

近年来使用最多的不是红霉素而是阿奇霉素,阿奇霉素在人的细胞内浓度高而在细胞外浓度低。阿奇霉素口服后 2～3h 达血药峰质量浓度,生物利用率为 37%,具有极好的组织渗透性,组织水平高于血药浓度 50～100 倍,而血药浓度只有细胞内水平的 1/10,服药 24h 后巨噬细胞内阿奇霉素水平是红霉素的 26 倍,在中性粒细胞内为红霉素的 10 倍。其剂量为 10mg/（kg·d）,1 次/d。

文献中有许多关于治疗 MPP 的疗效观察文章,有学者认为红霉素优于阿奇霉素;有学者认为希舒美（阿奇霉素）可代替红霉素静脉滴注;有学者认为克拉霉素在疗程、依从性、不良反应上均优于阿奇霉素;也有学者认为与红霉素比较,阿奇霉素可作为治疗 MPP 的首选药物,但目前这些观察都不是随机、双盲、对照研究,疗效标准几乎都是临床症状的消失,无病原清除率的研究。

（二）肾上腺糖皮质激素的应用

目前认为在支原体肺炎的发病过程中,有支原体介导的免疫损伤参与,因此,对重症 MP

肺炎或肺部病变迁延而出现肺不张、支气管扩张、BO 或有肺外并发症者,可应用肾上腺皮质激素治疗。根据国外文献以及临床总结,糖皮质激素在退热、促进肺部实变吸收,减少后遗症方面有一定作用。可根据病情,应用甲泼尼龙、氢化可的松、地塞米松或泼尼松。

(三)支气管镜治疗

根据临床观察,支原体肺炎病程中呼吸道分泌物黏稠,支气管镜下见黏稠分泌物阻塞支气管,常合并肺不张。因此,有条件者,可及时进行支气管镜灌洗。

(四)肺外并发症的治疗

目前认为并发症的发生与免疫机制有关。因此,除积极治疗肺炎、控制 MP 感染外,可根据病情使用激素,针对不同并发症采用不同的对症处理办法。

(王红)

第九节　支气管哮喘

支气管哮喘简称哮喘,是儿童时期最常见的呼吸道慢性疾病之一,是由嗜酸性粒细胞、肥大细胞和 T 淋巴细胞等多种炎性细胞参与的气道慢性炎症。这种炎症使易感者对各种激发因子具有气道高反应性,并可引起气道缩窄。近 10 年来儿童哮喘的发病率有增加的趋势,且趋向于婴幼儿期起病。

一、诊断

(一)病史

发病诱因本病是一种多基因遗传病,其中过敏体质与本病关系密切,应询问患儿既往有无婴儿湿疹、过敏性鼻炎、食物或药物过敏史及家族史。有无接触或吸入过敏原,近十几年调查表明,过敏原排在前六位的是螨、室内尘土、棉絮、真菌、烟和花粉。呼吸道感染、气候变化也是哮喘的诱发因素。

(二)临床表现

1.先兆期表现　常有胸闷、咳嗽、喷嚏、鼻塞、流涕、鼻痒、咽痒、眼痒和流泪等。

2.发作期表现　婴幼儿起病常较缓慢,年长儿多呈急性过程。发病时往往先有刺激性干咳,接着可咳大量白黏痰,伴有呼气性呼吸困难和哮吼声,出现烦躁不安或被迫坐位,咳喘剧烈时还可出现腹痛。哮喘发作以夜间更为严重,可自行或经治疗缓解。若哮喘急剧严重发作,经合理应用拟交感神经药物仍不能在 24h 内缓解,称为哮喘持续状态。随病情变化,患儿由呼吸困难的挣扎状态转为软弱、咳嗽无力、血压下降,出现发绀,甚至死于急性呼吸衰竭。

(三)体格检查

胸廓饱满,呈吸气状,叩诊呈过清音,听诊全肺布满哮鸣音。重症患儿呼吸困难加重时,呼吸音可明显减弱,哮鸣音随之消失。病程长而反复发作者可出现桶状胸,伴营养障碍和生长发育落后。

(四)辅助检查

1.过敏原检查　目的在于发现和明确诱发哮喘的原因,以便在日常生活中避免与之接触,以防哮喘发作。

2.激发试验　对于症状与哮喘一致,但肺功能检查正常的患者,乙酰胆碱和组胺的气道反应性测定或运动激发试验有助于确定哮喘诊断。

3.肺功能测定　哮喘患儿用力肺活量(FVC)和一秒用力呼气容积(FEV$_1$)降低,FEV$_1$/FVC减低,PEFR减低,肺功能残气量(FRC)增加。

4.测定气道炎症的无创性标志物　可以通过检查自发生成痰液中或高渗盐水诱发痰液中的嗜酸细胞和异染细胞来评估与哮喘相关的气道炎症。

5.其他检查　X线胸片显示肺过度充气;血嗜酸性粒细胞增多(0.05~0.15)或绝对值增多(>300×10^6/L);T淋巴细胞亚群包括Th$_1$/Th$_2$测定;嗜碱性粒细胞脱颗粒试验;嗜碱性粒细胞计数等。有些检查虽可符合哮喘诊断,但无特异性。

二、诊断标准

1.婴幼儿哮喘诊断标准

(1)年龄<3岁,喘息发作≥3次。

(2)发作时双肺闻及呼气相哮鸣音,呼气相延长。

(3)具有特应性体质,如过敏性湿疹、过敏性鼻炎等。

(4)父母有哮喘病等过敏史。

(5)除外其他引起喘息的疾病。

凡具有以上(1)(2)(3)条即可诊断哮喘。如喘息发作2次,并具有第(2)(5)条,诊断为可疑哮喘或喘息性支气管炎。如同时具有第(3)和(或)第(5)条时,可考虑给予哮喘治疗性诊断。

2.3岁以上儿童哮喘诊断标准

(1)年龄≥3岁,喘息呈反复发作者或可追溯与某种变应原或刺激因素有关。

(2)发作时双肺闻及以呼气相为主的哮鸣音,呼气相延长。

(3)支气管舒张药有明显的疗效。

(4)除外其他引起喘息、胸闷和咳嗽的疾病。

对各年龄组疑似哮喘同时肺部有哮鸣音者,可做以下任何一项支气管舒张试验:①用β$_2$受体激动药的气雾剂或溶液雾化吸入。②0.1%肾上腺素0.01mL/kg皮下注射,每次最大量不超过0.3mL。在做以上任何一项试验后15min,如果喘息明显缓解及肺部哮鸣音明显减少,或一秒钟用力呼气容积(FEV$_1$)上升率≥15%,支管舒张试验阳性,可作哮喘诊断。

3.咳嗽变异性哮喘诊断标准(年龄不分大小)

(1)咳嗽持续或反复发作>1个月,常在夜间或清晨发作、痰少、运动后加重,临床无感染征象,或经较长期抗生素治疗无效。

(2)用支气管扩张药可使咳嗽发作缓解(基本诊断条件)。

(3)有个人过敏史或家族过敏史,变应原试验阳性可作辅助诊断。

(4)气道呈高反应性特征,支气管激发试验阳性可作辅助诊断。

(5)除外其他原因引起的慢性咳嗽。

三、在婴幼儿诊断中注意事项

1.一些婴幼儿发病的最初症状是反复或持续性咳嗽,或在呼吸道感染时伴有喘息,经常被误诊为支气管炎、喘息性支气管炎或肺炎,因此,应用抗生素或镇咳药物治疗无效,此时给予抗哮喘药物治疗是有效的,具有以上特点的婴幼儿可以考虑沿用"婴幼儿哮喘"的诊断名称。

2.如果患儿的"感冒"反复地发展到下呼吸道,持续 10d 以上,使用抗哮喘药物治疗后才好转,则应考虑哮喘。

3.目前婴幼儿喘息常分为两种类型:有特应性体质(如湿疹),其喘息症状常持续整个儿童期直至成人。无特应性体质及特应性家族史,反复喘息发作与急性呼吸道病毒感染有关,喘息症状通常在学龄前期消失。不论以上哪一类型的喘息均可增加支气管反应性,部分出现特应性炎症。至今尚无一种确切方法可以预测哪些患儿会有持续性喘息。由于 80%以上哮喘开始于 3 岁前,早期干预是有必要的。尽管一部分患儿存在过度应用抗哮喘药物的可能,但有效使用抗变应性炎症药物及支气管舒张药比应用抗生素能更好地缩短或减轻喘息的发作,亦符合儿童哮喘早期诊断和防治的原则。

四、鉴别诊断

(一)毛细支气管炎

主要是由呼吸道合胞病毒及副流感病毒感染所致,好发于 2~6 个月婴儿,常于冬春季流行。喘息是急性呼吸道感染最常见的症状,尤其以病毒感染为著。第 1 次婴幼儿喘息可能是毛细支气管炎,而 1 岁时出现多次喘息就可能是哮喘,如根据哮喘治疗有效,则有助于诊断。

(二)喘息性支气管炎

发生在 3 岁以内,临床表现为支气管炎伴喘息,常有发热、喘息,随炎症控制而消失,一般无呼吸困难,病程约 1 周。大部分到 4~5 岁时发作停止。现一般倾向如有典型呼气相喘息,发作 3 次,并除外其他引起喘息疾病,即可诊断为哮喘;如喘息发作 2 次,有特应性体质、家族哮喘病史、血清 IgE 升高,应及早进行抗哮喘治疗。许多国家已经取消此名称,我国的儿童哮喘常规将其纳入可疑哮喘。

(三)先天性喉喘鸣

先天性喉喘鸣是因喉部发育较差引起喉软骨软化,在吸气时喉部组织陷入声门而发生喘鸣及呼吸困难。于出生时或生后数天出现持续吸气性喘鸣,重者吸气困难,并有胸骨上窝及肋间凹陷。在俯卧位或被抱起时喘鸣有时可消失。喘鸣一般在 6 个月到 2 岁消失。

(四)异物吸入

好发于幼儿及学龄前期,有吸入异物史,呛咳可有可无,有时胸部 X 线摄片检查无异常,应作吸气及呼气相透视或摄片,可有纵隔摆动,或由于一侧气体滞留而两肺透光度不一致。如 X 线检查阴性,仍不能除外异物,可作支气管镜检查。

(五)支气管淋巴结核

支气管淋巴结核可由肿大淋巴结压迫支气管或因结核病变腐蚀和侵入支气管壁导致部分或完全阻塞,出现阵发性痉挛性咳嗽伴喘息,常伴有疲乏、低热、盗汗、体重减轻。可做 PPD 及 X 线检查、痰结核菌检查、测定血清抗体,疑有支气管内膜结核引起的气道阻塞应做支气管镜检。

(六)环状血管压迫

为先天性畸形,多发生于主动脉弓处,有双主动脉弓或有环状血管畸形。由一前一后血管围绕气管和食管,随后两者又合并成降主动脉,某些病例右侧主动脉弓和左侧主动脉韧带形成一个环，前者压迫气管及食管。

（七）胃食管反流

多数婴儿进食后发生反流，食管黏膜有炎症改变，反流可引起反射性气管痉挛而出现咳嗽、喘息，可行吞钡 X 线检查，近年来用食管 24h pH 监测以助诊断。

（八）先天性气管畸形

如喉蹼、血管瘤、息肉等，先天性气道发育异常造成喉部狭窄，若喉部完全阻塞者生后可因窒息而死亡。如喉部部分阻塞，哭声减弱、声音嘶哑或失声，有吸气及呼气时呼吸困难及发绀。体检局部无炎症表现，喉镜检查可见喉蹼；对息肉及血管瘤，X 线检查及支气管镜检查有助诊断。

五、治疗

（一）治疗原则

坚持长期、持续、规范、个体化的治疗原则：①发作期：快速缓解症状、抗炎、平喘。②缓解期：长期控制症状、抗炎、降低气道高反应性、避免触发因素、自我保健。

（二）治疗方法

1.去除病因　避免接触过敏源，积极治疗和清除感染病灶，去除各种诱发因素。

2.控制发作　主要是解痉和抗感染治疗，药物缓解支气管平滑肌痉挛，减轻气道黏膜水肿和炎症，减少黏痰分泌。

（1）拟肾上腺素类药物：β_2 受体激动药是目前临床应用最广的支气管舒张药。

短效 β_2 受体激动药：常用的有沙丁胺醇和特布他林。

长效 β_2 受体激动药：沙美特罗、福莫特罗、盐酸丙卡特罗、班布特罗。

目前推荐联合吸入糖皮质激素和长效办受体激动药治疗哮喘，联合应用具有协同抗炎和平喘作用，可获得相当于（或优于）吸入加倍剂量的糖皮质激素时的疗效，并可以增加患儿的依从性、减少较大剂量糖皮质激素的不良反应，尤其适用于中重度哮喘患儿的长期治疗。

（2）茶碱类药物：不是舒张支气管的首选药物。重症患者、24h 内未用过茶碱，首剂负荷量为 4～6mg/kg，加入葡萄糖注射液中 20～30min 静脉滴完，然后以 0.75～1mg/(kg·h)维持。<2 岁及 6h 内用过茶碱或病史问不清是否用过茶碱制剂者，不给负荷剂量，而直接以 1mg/(kg·h)静脉滴注。长时间使用者，最好监测茶碱的血药浓度。

（3）抗胆碱能药物：临床应用以气雾剂及雾化吸入为主。爱喘乐气雾剂剂量为每揿 20μg，每次 1～2 揿，3～4 次/d。

（4）糖皮质激素：儿童吸入丙酸倍氯松或丁地去炎松每日 200～400μg 是很大的安全剂量，重度年长儿亦可达 600～800μg/d，一旦病情控制、稳定则应降至常规吸入剂量。对于年幼儿哮喘及吸入定量气雾剂有困难或重症患儿可用丁地去炎松（普米克）悬液，0.5～1mg/次，1～2 次/d，可合用 β_2 激动药及（或）抗胆碱类药物（爱喘乐）溶液一起雾化吸入。如病情能较快控制，则可停用平喘药，普米克悬液吸入可达数周至数月或更长时间，或酌情改用气雾剂吸入。吸入激素疗程偏长，达 1 年以上，现亦有主张轻、中患者疗程可达 3～5 年。

（5）硫酸镁：每次 0.1mL/kg 加 10%葡萄糖注射液 20mL 在 20min 内静脉滴注，1～3d，可连续使用 2～3d，能取得支气管解痉及镇静作用。

3.哮喘持续状态的处理　可选用吸氧及药物等治疗。

(1)吸氧:所有危重哮喘患儿均存在低氧血症,需用密闭面罩或双鼻导管提供高浓度湿化氧气,以维持氧饱和度≥0.95,初始吸氧浓度以40%为宜,流量4～5L/min。在无慢性肺部疾患者,高浓度吸氧并不会导致呼吸抑制。

(2)β_2受体激动药:是儿童危重哮喘的首要治疗药物。首选吸入治疗,使用射流式雾化装置,如缺氧严重,应使用氧气作为驱动气流,以保证雾化治疗时的供氧,氧气流量6～8L/min。第1h可每20min吸入1次,以后每2～4h可重复吸入。药物量:每次沙丁胺醇2.5～5mg或特布他林5～10mg,亦可作连续雾化吸入。部分危重症或无法使用吸入治疗者,可静脉应用β_2受体激动药,药物剂量:沙丁胺醇15μg/kg静脉注射10min以上;病情严重需静脉维持滴注时剂量为1～2μg/(kg·min),最大不超过5μg/(kg·min)。静脉应用β_2受体激动药时容易出现心律失常和低钾血症等严重不良反应,使用时要严格掌握指征及剂量,并作必要的心电图、血气及电解质等监护。

(3)肾上腺能受体激动药:没有条件使用吸入型β_2受体激动药时,可考虑使用肾上腺素皮下注射,但应加强临床密切观察,预防心血管等不良反应的发生。药物剂量:每次皮下注射0.1%肾上腺素0.01mL/kg,儿童最大量不超过0.3mL。必要时可每20min使用1次,不能超过3次。

(4)糖皮质激素:全身应用糖皮质激素作为儿童危重哮喘治疗的一线药物,应尽早使用。常用琥珀酸氢化可的松4～8mg/kg或甲泼尼龙0.5～2mg/kg,静脉注射,每4～6h使用1次,好转后可口服泼尼松1～2mg/(kg·d),每天最大量60mg。治疗时间依病情而定,如连续用药超过7d应逐渐减量。儿童危重哮喘时大剂量吸入糖皮质激素可能有一定帮助,选用雾化吸入布地奈德悬液0.5～1mg/次。但病情严重时不能以吸入治疗替代全身糖皮质激素治疗,以免延误病情。

(5)抗胆碱药:是儿童危重哮喘联合治疗的组成部分,其临床安全性和有效性已明确,对β_2受体激动药治疗反应不佳的重症者应尽早联合使用。药物剂量:溴化异丙托品250pg,加入β_2受体激动药溶液作雾化吸入,治疗时间同β_2受体激动药。

(6)氨茶碱静脉滴注:氨茶碱可作为儿童危重哮喘一种附加治疗的选择,负荷量4～6mg/kg,最大250mg,静脉滴注20～30min,继之持续滴注维持剂量0.8～1.0mg/(kg·h)。如已用口服氨茶碱者,直接使用维持剂量持续静脉滴注。亦可采用间歇给药方法,每6h缓慢静脉滴注4～6mg/kg,治疗时应注意不良反应的发生,有条件应做血药浓度监测。

(7)硫酸镁:硫酸镁是一种安全的危重哮喘治疗药物,有助于危重哮喘症状的缓解。剂量:25～40mg/(kg·d),最大剂量≤2g/d,分1～2次,加入10%葡萄糖注射液20mL缓慢静脉滴注(20min以上),酌情使用1～3d。不良反应包括一过性面色潮红、恶心等,通常在药物输注时发生。如过量可静脉注射10%葡萄糖酸钙注射液拮抗。

(8)辅助机械通气:儿童危重哮喘经氧疗、全身应用糖皮质激素、β_2受体激动药等治疗后病情继续恶化者,应及时给予辅助机械通气治疗。指征:持续严重的呼吸困难;呼吸音减低到几乎听不到哮鸣音及呼吸音;因过度通气和呼吸肌疲劳而使胸廓运动受限;意识障碍、烦躁或抑制,甚至昏迷;吸氧状态下发绀进行性加重;$PaCO_2$≥8.66kPa(65mmHg)。通气模式以定容型为宜,呼吸频率略慢于正常值,潮气量8～12mL/kg,吸气峰压一般不宜超过3.92kPa(40cmH$_2$O),必要时酌情加用呼气末正压通气。

(9)其他治疗:注意维持水电解质平衡,纠正酸碱紊乱。由于液体摄入量减少、呕吐及呼吸道非显性液体丢失增多,大多数哮喘患儿在就诊时已有不同程度的脱水,应予以及时纠正。但由于危重哮喘患儿多存在抗利尿激素分泌异常,故继续治疗时应注意避免因液体过多而导致的肺水肿加重,一般用 2/3 的生理需要量维持。危重哮喘时左右心室的后负荷明显增加,合并心力衰竭时慎用正性肌力药物,如确需使用,应作适当剂量调整。儿童哮喘发作主要由病毒引发,抗生素不作为常规应用,如同时发生下呼吸道细菌感染则选用病原体敏感的抗菌药物。

4.预防复发　可选用免疫治疗和抗过敏药物治疗。

(1)免疫治疗:目前通过正规应用各种药物及采取必要的预防措施基本上可以满意地控制哮喘,在无法避免接触过敏源或药物治疗无效时,可以考虑针对过敏原进行特异性免疫治疗,因反复呼吸道感染诱发喘息发作者可酌情加用免疫调节剂。

(2)色甘酸钠:为抗过敏药,能稳定肥大细胞膜,抑制肥大细胞释放组胺及白三烯类过敏介质,抑制细胞外钙离子内流和抑细胞内储存的结合钙离子释放,阻止迟发反应和抑制非特异性支气管高反应性。在哮喘发作前给药,能防止Ⅰ型变态反应和运动诱发哮喘。

(3)酮替芬:为碱性抗过敏药,对儿童哮喘疗效较成人稍好,其不良反应为口干、困倦、头晕等。年幼儿口服 0.5mg,1～2/d;儿童 1mg,2 次/d。若困倦明显者可 1mg 每晚 1 次,对经激素吸入疗法能使哮喘缓解的患儿,应继续吸入维持量糖皮质激素,至少 6 个月至 2 年或更长时间。

六、注意事项

哮喘为气道慢性炎症,常急性发作,治疗的目的在于规范用药,控制或减少发作,也是哮喘治疗的根本。这不但需要医护人员的正确指导,更需要患者的积极配合。但临床上常见很多患者缓解后或一段时间不发作,家长即误认为已痊愈,或担心药物不良反应,自行停药,以致哮喘反复发作。所以如何对哮喘患儿和家长进行积极的宣传教育,使其自我管理,坚持用药,正确用药对有效控制哮喘非常重要。

1.加强宣传教育　通过多种方式对患儿及其家长进行哮喘知识的普及,使之对哮喘这个慢性疾病有较为全面正确的了解,消除患儿家长对哮喘的错误看法,消除对吸入性糖皮质激素不良反应的担心,增强治疗的信心,提高其经常就诊的自觉性及坚持长期治疗的依从性,从而减少严重哮喘的发生,保证正常的生活,减少哮喘引起的死亡。

2.制定个体化的治疗方案。

3.指导患儿正确掌握吸药技术。

4.指导患儿家长做好家庭管理和监测。

5.婴幼儿哮喘的护理　急性发作期的护理要注意,婴幼儿的气道窄,很小的变化,如轻微阻塞、痰栓和支气管痉挛都很容易引起气道阻力增加,因此要密切观察病情。婴幼儿喘息的发作常与病毒感染有关,因此,平时应注意与环境中呼吸道病毒感染患者的隔离,同时应加强户外活动增强体质,并注意营养及维生素补充。

6.预防哮喘发作　应给小儿勤洗被罩褥单;采用湿式清扫,制作拉锁式卧具;改善居室环境,通风防潮;提倡无烟环境,减少被动吸烟;室内不养花鸟;发病高峰适当减少户外活动。一定要找出确切的过敏原,回避或控制哮喘的过敏原及其触发因素,是防治哮喘的重要手段,也是自身科学管理的重要内容。

(王红)

第六章　小儿消化系统疾病

第一节　口炎

口炎是指口腔黏膜的炎症,可单独发病也可继发于急性感染、腹泻、营养不良以及维生素B、C缺乏等全身性疾病,可由病毒、细菌、真菌引起,亦可因局部受理化刺激而引起,若病变仅局限于舌、牙龈、口角,亦可称为舌炎、牙龈炎、口角炎。婴幼儿时期口腔黏膜薄嫩、血管丰富,唾液分泌少,口腔黏膜较干燥,有利于微生物繁殖;不注意食具及口腔卫生、不适当擦拭口腔、食物过高温度刺激或各种疾病导致机体抵抗力下降等因素均可导致口腔炎的发生。

一、鹅口疮

鹅口疮又名雪口病,为白色念珠菌感染所致的口炎。多见于新生儿和婴幼儿,营养不良、腹泻、长期应用广谱抗生素或激素的患儿。大多通过不洁食具感染,新生儿在出生时亦可经产道感染。

(一)临床表现

在口腔黏膜上出现白色奶块样点状或片状物,可融合成片,略高于黏膜表面,不易拭去,强行擦拭剥落后,局部黏膜潮红粗糙,可有渗血。患处不痛,不流涎,一般不影响吃奶,也无全身症状。常见于颊黏膜、舌、齿龈、上腭、唇内黏膜等处,可蔓延至咽部,偶可累及消化道或呼吸道,引起真菌性肠炎或真菌性肺炎。取白膜涂片,加10%氢氧化钠1滴,镜检可见真菌菌丝和孢子。

(二)治疗

用2%的碳酸氢钠溶液清洗口腔每日2~4次,以餐后1h左右为宜,动作应轻、快、准,以免引起呕吐。局部可涂抹10万~20万U/mL制霉菌素混悬液或1%甲紫溶液,每日2~3次。

二、疱疹性口炎

疱疹性口炎为单纯疱疹病毒感染所致,多见于1~3岁的小儿,冬、春季多见,传染性强,常在卫生条件差的托幼机构引起小范围流行。

(一)临床表现

起病时发热体温达38~40℃,1~2d后唇红部及邻近口周皮肤和口腔黏膜出现散在或成簇的小水疱,直径2~3mm,周围有红晕,可很快破裂形成浅溃疡,溃疡表面覆盖黄白色膜样渗出物,多个小溃疡可融合成不规则的较大溃疡。局部疼痛明显,出现流涎、拒食、烦躁、颌下淋巴结肿大。病程1~2周,发热可持续5~7d,局部淋巴结肿大可持续2~3周。本病应与疱疹性咽峡炎鉴别,后者由柯萨奇病毒引起,多发生于夏季,常骤起发热及咽痛,疱疹主要发生在咽部和软腭,有时见于舌面,但不累及齿龈和颊黏膜。

(二)治疗

多饮水,用3%过氧化氢溶液或0.1%依沙吖啶(利凡诺)溶液清洁口腔,较大儿童可含漱等保持口腔清洁和黏膜湿润。局部可涂碘苷(疱疹净),亦可喷洒西瓜霜、锡类散、冰硼散等。为预防感染可涂 2.5%~5%金霉素鱼肝油软膏;伴口唇干裂可涂液状石蜡或抗生素软膏。疼痛重者,进食前用 2%利多卡因涂抹局部,同时避免摄入刺激性食物。

三、溃疡性口炎

由链球菌、金黄色葡萄球菌、肺炎链球菌、铜绿假单胞菌或大肠杆菌等感染引起。多见于婴幼儿,常发生于急性感染、长期腹泻等体弱患儿,在口腔不洁时有利于细菌繁殖而致病。

(一)临床表现

口腔各部均可发生,常见于舌、唇内及颊黏膜处,可蔓延到唇及咽喉部。初起时口腔黏膜充血、水肿,继而形成大小不等的糜烂和浅溃疡,溃疡表面有纤维素性炎症渗出物形成的灰白色或黄色假膜,边界清楚,易拭去,拭去后遗留溢血的创面,但不久又被假膜覆盖。患儿常因局部疼痛而哭闹、烦躁、拒食、流涎。常有发热,体温可达 39~40℃,伴颌下淋巴结肿大。溃疡性口炎假膜涂片染色可见大量细菌,血常规检查可有白细胞和中性粒细胞增高。

(二)治疗

1.控制感染　注意口腔卫生,可用 0.1%~0.3%依沙吖啶溶液等清洁口腔后涂 2.5%~5%金霉素鱼肝油软膏,或用中药养阴生肌散等,1~2 次/d。病情较重者可选择敏感的抗生素控制感染。

2.止痛　疼痛明显,可局部涂 2%利多卡因。

3.饮食　给予温凉半流食或流食,富含足够营养和 B 族维生素及维生素 C,有利于疮口愈合。

4.对症治疗　对发热者给予对症处理,烦躁者可酌情给予镇静剂,有脱水、酸中毒者应予以积极纠正。

(任雪云)

第二节　胃食管反流病

胃食管反流是指由于全身或局部原因引起胃内容物,包括从十二指肠流入胃的胆盐和胰酶反流入食管。易发生于新生儿期,尤其是早产儿更多见。近年来受到广泛重视。

1947 年 Neuhaser 和 Berenberg 首先报道了本病,由于胃-食管连接部松弛,引起食后呕吐,当时称为松弛症,1959 年 Carte 强调患儿常伴有解剖学异常,称为胸骨或食管裂孔疝。以后许多学者发现大多数松弛症患儿,经体位治疗即可痊愈,并无裂孔疝存在。也有学者称为先天性短食管,实际上大多数短食管患者为严重反流后食管缩窄、纤维化及挛缩的结果,而并非的反流的原因,1974 年 Randolph 强调下端食管括约肌的作用,近年来将此种患儿命名为胃食管反流更能反映本病的发生是由于食管的功能性病变所致。

一、病因及发病机制

(一)防止反流屏障失常

包括下端食管括约肌、横膈右脚肌、膈食管韧带、食管和胃之间的 His 角和食管末端的纵行黏膜皱壁的瓣膜样作用等,其中以下端食管括约肌为防止胃食管反流的最重要屏障,起主导作用。下端食管括约肌具有特殊的结构,由环状肌组成,位于食管穿越膈肌处,形成一长约 1~4cm 高压带,将胃和食管分膈。在静息状态下保持有一定的压力,使下端食管关闭,在吞咽时,下端食管括约肌反射性的舒张,压力下降,使食物进入胃内,阻止胃内容物反流到食管。下端食管括约肌的环状平滑肌对药理剂量下的许多神经介质较为敏感。具有使下端食管括约肌的环状平滑肌对药理剂量下的许多神经介质较为敏感。具有使下端食管括约肌收缩而压力升高的物质包括胃泌素、血清素、组胺和胰多肽等;使括约肌松弛而致压力下降的物质则有胰泌素、胰高血糖素、胆囊收缩素和血管活性肠肽等。任何影响上述神经介质的因素均可造成胃食管反流,如消化性溃疡、胃肠手术、恶性贫血、电解质紊乱等。如果下端食管括约肌肌肉数量减少或肌细胞有缺陷,静息时下端食管括约肌张力低,且不能随胃内压力改变而变化,遂发生胃食管反流。如初生婴儿、早产儿下端食管括约肌发育不健全,易发生胃食反流。2 周以内新生儿下端食管括约肌压力较低[<0.3325kPa(2.5mmHg)],早产儿则需 2~3 个月胃食管功能才能较成熟,建立起有效的抗反流屏障。此外下端食管括约肌到咽部的距离相对短,卧位时间亦较长,多哭闹而使腹压升高,这些因素均导致胃食管反流更多见于新生儿期,甚至 40% 的正常新生儿可发生胃食管反流。另外某些因素可影响下端食管括约肌的功能,如肥胖、进食过多的脂肪、巧克力等均能降低下端食管括约肌张力,助长胃食管反流的发生。

(二)食管蠕动功能障碍

食管蠕动是第二屏障。当食物进入食管,由吞咽产生的原发性蠕动波可使食物进入胃中。当食物由胃反流入食管时,则食管上端又出现向下的继发性蠕动波,迅速地将反流食物送入胃中,若食管功能有障碍,继发性蠕动波减弱,反流的内容物则继续上溢。

(三)食管及胃解剖学异常

食管裂孔疝常出现胃食管反流。正常的下端食管括约肌近端位于胸腔,中部位于横膈食管裂孔,远端位于腹腔内。腹腔内的正压作用于下端食管括约肌,可部分抵消胃内容物反流入食管的压力,在食管裂孔疝时,下端食管括约肌均在胸腔内,处于负压环境中,易出现反流。但胃食管反流与食管裂孔疝不能等同,Curci 报道了 41 例胃食管反流,有食管裂孔疝者仅 5例;又如食管闭锁患儿,术后 50%~60% 可发生胃食管反流。

(四)激素的影响

某些激素可影响下端食管括约肌压力,如促胃液素、乙酰胆碱、胃动素可增加下端食管括约肌张力;胰泌素、前列腺素,缩胆囊素、高血糖素、加压素、胃抑制多肽可降低下端食管括约肌张力。

无论以上哪一种保护机制发生障碍,均可发生胃食管反流:由于酸性胃液反流,食管长期处于酸性环境中,食管黏膜是鳞状上皮组织,对胃酸和胃消化酶缺乏抵抗力,可发生食管炎、食管溃疡、食管狭窄;反流物吸入气管及肺内,可引起反复发作的支气管炎、肺炎、肺不张;也可引起窒息,甚至猝死综合征。

二、临床表现

小儿的胃食管反流症多在生后 6 周内开始,至 18 个月时约有 60% 的患儿症状消失,其余 30% 持续存在某些症状直至 4 岁。约有 5% 的症状的病儿发生食管狭窄,该部分病儿如果未治疗,其中 5% 患者死亡,多死于营养不良与吸入性肺炎。

（一）呕吐

最常见的症状是呕吐，见于90％以上的患儿。出生后第1周即可出现，表现为溢乳、轻度呕吐或喷射性呕吐。呕吐较顽固，多数类似幽门痉挛。其发生常在进食后，有时在夜间或空腹时。在成人患者中呕吐少见，可能与成人的食管体积大，可保留的胃内容物多有关。

（二）营养不良

第二个最常见的症状是体重不增，见于80％患儿。患儿营养不良，体重常在第10百分位以下。

（三）食管炎

频繁的胃酸反流可致食管炎。患儿表现为不安、易激惹或拒食、流涎，如发生糜烂或溃疡，可出现呕吐及便血，导致缺铁性贫血，发生率约为28％。食管炎常是慢性的，并行缓解期和加重期。成年人最常见的症状是烧心，在婴儿则极少观察到。大多数有症状的病儿因年龄太小而叙述不清。

（四）呕吐物被吸入

可引起窒息、呼吸暂停、发绀，可突然死亡。早产儿更为常见，是早产儿呼吸暂停中一个不可忽视的原因，其机制为胃食管反流引起反射性中枢性窒息。

（五）呼吸道疾病

胃食管反流可引起呼吸道疾病，如复发性肺炎、难治性哮喘、慢性支气管炎、窒息、肺脓肿、婴儿猝死综合征等。据记载49％的胃食管反流患儿有呼吸道症状。有患儿呕吐并不严重，而夜咳等肺部症状为仅有表现。胃食管反流治愈后，肺部症状随之消失。①吸入：呼吸道和消化道在喉部有一共用通道，机体通过神经、肌肉调节防止分泌物和食物进入气管或支气管。有胃食管反流时，胃内容物易吸入肺内，可引起肺炎和支气管痉挛性肺部症状。②反射性的支气管痉挛：有研究表明哮喘儿童中25％～80％有胃食管反流。夜间哮喘、有咳嗽症状者，应警惕胃食管反流的可能。夜间机体多处仰卧位，唾液分泌、吞咽活动减少，发生反流后的食管接触酸性物质的时间延长，食管炎发生机会增加，这对激发反流性支气管痉挛可能起重要作用。③反射性喉痉挛：喉痉挛可突然发生并可完全阻塞空气进入支气管树，表现为完全或不完全性上呼吸道梗阻。

（六）其他表现

可有精神运动发育迟缓（约占15％）、食管气管瘘、唇腭裂、心脏畸形等。有材料表明，因严重反流需外科治疗者，其中1/3～1/2合并有其他严重的先天性疾患。

三、实验室检查

（一）食管钡餐造影

食管钡餐造影是检查食管功能最有用的诊断方法之一，简便易行。可观察钡剂是否从胃反流到食管，同时还可观察食管有无缩窄，是否并发食管炎。需注意钡剂量应与平时进食量相等。检查时头低位，腹部加压可提高检出阳性率。应观察5min，有3次以上反流才能肯定诊断。反流到食管下端即有诊断意义，如达到食管中段或上段则意义更大。检出阳性率为25％～80％不等，假阴性14％，假阳性31％，故可作为初筛。

（二）食管内窥镜检查及黏膜活检

通过内镜及活组织检查可以确定是否有反流性食管炎的病理改变，并能确定其程度，本检查法较灵敏,符合率达 95%,仅有 3% 假阳性。可同时发现有无食管缩窄。如内镜检查正常,不能排除胃食管反流,需做活检进行组织学检查。在某些慢性食管炎患者,上皮再生能力强者,正常黏膜外观可掩盖其下的炎症。活检时可发现食管基底层鳞状上皮细胞增生、肥厚,黏膜厚度可增加 65%。本法为损伤性检查,不适应于新生儿及小婴儿。

(三)食管 pH 值测定

将一置入胃内的 pH 电极,逐渐向外位入食管内,并位于食管下端括约肌之上 3~5cm 处。正常情况下,胃内 pH 值甚低,进入食管内 pH 迅速上升至 6。此时嘱患儿仰卧做增加腹部压力的动作(如闭口、捂鼻、深呼气或屈腿并用力擤鼻涕 3~4 次),如食管腔内 pH 值下降至 4 以下(正常为 5.0~6.8),说明有胃食管反流的存在。也可于胃腔内注入 300mL 0.1N 盐酸/1.73m^2,经鼻管注入胃内,注入盐酸前及注入 15min 后,分别嘱患者仰卧做增加腹部压力的动作,如有胃-食管反流的存在,则注入盐酸后,食管腔内 pH 值明显下降(<4),阳性率达 92%,但假阳性率可达 31%。24h 连续检测可提高阳性率,因反流是周期性的,常在睡眠时发生。Reys 提出在禁食、安静时监测婴儿食管 pH,仅须 3h 即能精解地诊断胃食管反流。

(四)食管压力测定

该检查主要测下端食管括约肌的压力,分析下端食管括约肌的功能状态,是近年来开展的一种检查新技术,广泛应用于胃食管反流的诊断。采用单孔的聚氯乙烯测压导管进行测压,长 8cm,新生儿用外径 0.3cm,内径 0.2cm 的导管,管上标有刻度,管端封闭,距管端 0.5cm 处开一直径 0.1cm 的侧孔。禁食 4h,测前半小时口服水合氯醛或肌注苯巴比妥。取仰卧位,将测压管自鼻腔插入胃内。用一般输液瓶,内含接近体温的生理盐水,连于测压管,用国产 YH-1 型微型压力换能器以 21mL/min 速度向管内注水,用国产 LMS-2A 型二道生理记录仪记录。正常值各家报道不一。华西医科大学报道新生儿下端食管括约肌压力为 1.07±0.24kPa(8±1.8mmHg),长度为 1.44±0.53cm;婴幼儿为 2.17±0.67kPa(16.27±5.0mmHg)和 2.4±0.93cm,随年龄逐增,当下端食管括约肌压力<1.33kPa(10mmHg)提示下端食管括约肌功能不全。下端食管括约肌压力的高低与病情轻重成正比,其压力低常有胃食管反流,其压力极低常伴有食管炎,但压力正常不能除外胃食管反流。本法操作简便、快速、安全,但灵敏度稍差,符合率为 87%。

(五)胃食管闪烁扫描

用胶体硫酸锝(锝的放射性核素)与牛乳混合喂入后做扫描检查,可测出食管反流量,并可观察食管功能,此法灵敏度甚高,气管吸入量仅为 0.025mL 时就可用闪烁摄影检出,从而证实呼吸道症状与胃食管反流有关、检出阳性率为 59%~90%。

四、诊断及鉴别诊断

1.病史与体征 患儿于出生后不久(多在 1 周内)频频发生进食后不久即呕吐、营养障碍以及胃液反流所致食管炎,引起食管溃疡、出血及贫血。

2.通过食管钡餐、食管 pH 值测定、食管压力测定、胃食管闪烁扫描等实验室检查以确定有无胃食管反流。

3.通过内镜检查及黏膜活检以确定有无食管炎。

4.分级根据反流的程度分为五级 Ⅰ级为反流至食管下端;Ⅱ级为反流至气管突平面以上,颈部食管以下;Ⅲ级为反流至颈部食管;Ⅳ级为由完全松弛的贲门反流至颈部食管;Ⅴ级为反流合并吸入气管或肺。

五、治疗

胃食管反流的治疗方法包括体位治疗、饮食治疗、药物治疗和外科手术治疗。反流的严重程度不一,可由比正常吐液稍多一点或打湿嗝,到经常呕吐或出现更严重的并发症,如食管炎形成狭窄,危及生命的呼吸问题和不能保持足够营养维持正常发育等,如能在患儿4~5个月时开始治疗,可取得良好效果;如治疗开始过晚,呕吐可停止,但营养不良、肺炎、食管炎现象持续存在。

（一）体位治疗

体位治疗是一种有效而简单的治疗方法,可用于所有的患者。婴儿常在哺乳后即刻打嗝或呕吐,可增加哺乳次数,缩短哺乳间隔时间,少量多餐。喂奶后小心地用拍背或摩背的方法使婴儿打嗝,使婴儿保持坐位或直立位2~3h,重症患儿需24h持续体位治疗,可采用以下装置:将患儿放于30°倾斜的木板上,取俯卧位,用背带固定、在两腿之间放一垫子,有助于婴儿保持正确位置,也可取仰卧位,应保持在50°角。俯卧位可防止反流物的吸入。体位治疗常需持续2~3周或更长(有人主张不少于1年),在呕吐量明显减少以前,常常已先有体重增加。对大一点的病儿,治疗原则是抬高床头,少量多餐,晚间不进餐;通过对食管PH值长时间监测证明,不同病儿反流发生的方式也不尽相同。可发生在清醒时,也可在入睡时,有的在仰卧位时较俯卧时更易发生反流、所以仔细询问患儿的治疗反应是很重要的。总的说来,清醒与焦虑不安时,比安静与睡眠时更易反流,在1岁或更大些的患儿,如果某种体位造成明显激动与挣扎时,应考虑到这种体位可导致反流的发生。必要时可监测食管pH 18~24h,注意患者清醒、活动或进食时的反流情况,有助于制订出最有效的体位疗法。

（二）饮食疗法

少食、增加喂奶次数、缩短喂奶间隔时间、喂以稠厚的乳汁可改善症状。稠食反流要比牛奶少,可在牛奶中加入干麦片或谷类加工食品,使其尽量变稠。浓稠食物可减少有呼吸道症状的胃食管反流,治疗作用较好。避免进食过多的巧克力、咖啡、柠檬酸、番茄汁,因其能降低下端食管括约肌的张力,易引起反流。

（三）药物治疗

治疗反流的药物主要有2类,一类是减低胃内容物的酸度,另一类则是影响上部胃肠道的运动功能。

1.制酸剂　影响胃酸的药物包括抗酸剂和抑制胃酸分泌药如 H_2 受体阻滞药,这些药物主要是用于治疗食管炎,但对食管的运动功能的恢复可能有辅助效应,因为严重食管炎患者常有食管下端括约肌张力减低和食管运动功能改变,可能由炎症所致。致酸剂还能使幽门窦胃泌素增加,也能增加下端食管括约肌的张力。甲氯咪胍 20~40mg/(kg·d),分4次服,每餐1h,睡前加服一次。氢氧化铝凝胶每次3~5mL,饭后1h服,近期研究藻元酸盐为一种黏着性泡沫样物质,能漂浮于胃内容物的表面,可防止胃酸反流,与制酸剂合用的疗效较单用制酸剂为佳。

2.改善食管与胃的运动功能　作用可靠、应用广泛的胃复安和乌拉胆碱。近几年新型胃动力药吗丁啉亦应用于临床,且疗效可靠。最近的研究已证明,约有2/3的反流患者有胃排空延缓。这些药物的作用机制尚不明确,可能是直接作用于压力低的下端食管括约肌使其增高,也可能是促进胃排空来减少反流。此类药物的另一作用是增强上部胃肠包括食管的运动功能。

乌拉胆碱是一种类似胆碱的酯类化合物,主要有毒蕈碱样作用与弱的烟碱作用,可增强下端食管括约肌的张力。常用的剂量是 $8.7mg/(m^2 \cdot d)$,分 3 次于饭前 20min 服下。如果患儿能耐受,必要时可以每次剂量不变增加次数至每日服 4~5 次。儿童可用 5mg 或 10mg 的片剂,婴儿则可把注射安瓿稀释至 1mg/mL,按计算剂量服用。如果剂量合适,很少有腹泻、尿频、肠绞痛、烦躁、面红、多汗等不良反应发生。如果患者有肺部并发症,特别是支气管炎时,用药要特别慎重,以免诱发气喘。

胃复安能促进上胃肠道的运动但不刺激分泌,它可松弛幽门括约肌与十二指肠球部,兴奋原有的收缩和增加下端食管括约肌张力;另外还有中枢性止吐作用。剂量是每次 0.1mg/kg,每日 3~4 次,饭前及睡前服用。部分患者可发生锥体外系反应。在用乌拉胆碱无效或有禁忌证时,特别在合并呼吸道疾病时,应用胃复安。

吗丁啉与胃复安疗效相似,其增强胃蠕动、促进胃排空和协助胃十二指肠运动的功效优于胃复安,因其水溶性,不易透过血脑屏障,极少产生锥体外系反应,临床上有取而代之趋势。

普鲁本辛、阿托品、哌替啶、安定都可降低下端食管括约肌的张力,应禁用。

有呼吸道症状的胃食管反流,其治疗基本与一般胃食管反流相同,但有些特殊的要求,在用药上宜慎重。氨茶碱和咖啡因可刺激胃酸分泌,降低下端食管括约肌张力,使反流次数明显增多,临床上常用的药物 β 肾上腺素能激动剂、酚妥拉明、多巴胺、安定和部分新的钙拮抗剂可降低下端食管括约肌张力和损害抗反流屏障,对有呼吸道症状的胃食管反流应尽量避免使用。

(四)外科治疗

恰当地应用体位及药物治疗,而且本病的自然转归较好,约大多数患儿可不用手术治疗,1 岁左右可能自行改善。下述情况下可考虑手术治疗:①保守治疗 6~8 周和严格的药物治疗无效,有严重的并发症(消化道出血、营养不良、生长迟缓)。②严重的食管炎或缩窄形成。③有呼吸道并发症如呼吸道梗阻、吸入或复发性窒息者或伴支气管肺发育不良,用药物无效并需长期机械通气者。约有 5%~10% 患儿需手术治疗。

由于窒息、心动过速或持续呕吐等严重症状可因多种原因所致,手术前必须要仔细确定这些症状确有胃食管反流所致,应特别注意除外癫痫发作、十二指肠套叠或扭转所致的部分肠梗阻、电解质紊乱或由于吞咽障碍造成的呼吸道吸入等。

现多采用 Nissen 胃底折叠术,加强下端食管括约肌的功能。95% 患儿症状消失,体重增加,肺部症状改善,有食管狭窄者先扩张再行胃底折叠术。手术死亡率为 0.6%,合并症为 5%(复发、胃食管狭窄、胀气综合征等)。

总之,大多数胃食管反流患儿应用内科治疗可很快减轻症状,特别是在婴幼儿期开始治疗者。对那些内科方法不能控制的反流,特别有严重的合并症者,外科手术可立即控制反流,远期追踪效果亦好。大约有 1/3 患者会有某些不适,如不能打嗝或不能呕吐、胀气或进食慢等。

(任雪云)

第三节　胃炎

胃炎是由于物理性、化学性及生物性有害因子作用于人体，引起胃黏膜发生的炎症性病变，占小儿胃病80%左右，年龄不同，临床症状表现不同，一般结合病史及胃镜检查确诊，个别病例依据病理检查确诊。可分为急性和慢性两种。

一、急性胃炎

起病较急，症状以腹痛多见，食欲不振，恶心，呕吐；重者可出现呕血、黑便、水电解质紊乱，酸碱失衡等。有感染者常伴有发热等全身中毒症状。

（一）诊断

1. 病史　多为继发性，可由急性重症感染、休克、呼吸衰竭、严重烧伤、创伤等其他危重疾病所导致的应激反应。服用对胃黏膜有损害的药物，如保泰松、吲哚美辛（消炎痛）、阿司匹林或肾上腺皮质激素，胃内异物，食物过敏，误服腐蚀剂，摄入细菌或毒素污染物等。

2. 查体　主要具有原发病的体征。腹部触诊剑突下，脐周围或全腹有明显压痛。如果因吞服或误服强酸、强碱而引起的急性腐蚀性胃炎，可见唇、口咽、食管黏膜损伤。不同腐蚀剂可见不同颜色的灼痂，硫酸可致黑色痂，盐酸可致灰棕色痂，硝酸可致深黄色痂，醋酸可致白色痂，强碱可致透明性水肿。

3. 辅助检查

（1）胃镜检查：胃黏膜充血、水肿、糜烂、出血。

（2）病理组织学检查：上皮细胞变性，坏死，固有膜中性粒细胞浸润。没有或极少淋巴细胞、浆细胞，腺体细胞变性坏死。

（二）治疗要点

1. 一般治疗　去除病因，治疗原发病，避免刺激性药物和食物。纠正水、电解质紊乱及酸碱失衡。

2. 药物治疗　使用抗酸药，胃黏膜保护药及止血药。

（1）抗酸药：以H_2受体阻断药为最常用。西咪替丁（甲氰咪胍），雷尼替丁或法莫替丁静脉滴注或口服。病情严重者可用质子泵抑制药如奥美拉唑、兰索拉唑。

（2）胃黏膜保护药：氢氧化铝凝胶10～30mL/次，3次/d，口服；枸橼酸铋钾（三钾二枸橼酸铋）药120mg，4次/d或240mg，2次/d，口服；十六角蒙脱石（secta）加水调成糊状，口服；十六角蒙脱石用量：<1岁，1袋/d；1～2岁，1～2袋/d；2～3岁，2～3袋/d；>3岁，3袋/d。以上均分为3次，于每次饭前1h口服，重者首剂加倍。

（3）止血药：出血量大者，在抗酸药的同时加用止血药。

去甲肾上腺素：4℃500mL盐水中加6～8mg去甲肾上腺素，混匀后取50～100mL，口服。凝血酶，巴曲酶（立止血）静脉滴注或口服。

（4）其他：对于误服腐蚀剂的患儿，必须及早抢救，立即饮蛋清或牛乳，强酸在牛乳稀释后可用制酸剂。强碱不用酸中和，因酸碱反应所产生的热能加剧损伤。如损伤不重或来诊很及时，可试用细软的硅胶管洗胃、抽出腐蚀剂，但应慎用，防止穿孔。同时给输液、镇静、止痛，维持呼吸道通畅，密切观察病情变化。有胃穿孔者及时外科治疗。

二、慢性胃炎

慢性胃炎是有害因子长期反复作用于胃黏膜引起损伤的结果,小儿慢性胃炎中以浅表性胃炎最常见,占90%~95%以上,萎缩性胃炎极少。病因迄今尚未完全明确。可能与以下因素有关:①幽门螺杆菌(HP)感染:活动性、重度胃炎 HP 检出率高达90%~100%。②胆汁反流。③长期服用刺激性食物和药物,如粗糙、过硬、过冷、过热、辛辣的食品,经常暴饮、暴食、饮浓茶、咖啡及阿司匹林等非甾体抗炎药及类固醇激素类药物。④精神神经因素:持续精神紧张、压力过大,可使消化道激素如促胃液素等分泌异常。⑤慢性系统性疾病。⑥其他因素:如 X 线照射,胃窦内容物滞留,遗传、免疫、营养等因素。

(一)诊断

1.病史 患儿食欲不振、恶心、呕吐、腹胀、反酸等症状;持续或间断慢性腹痛,上腹或脐周痛多见,多与进食有关,进食和饭后腹痛多见,轻者为间歇性隐痛或钝痛,严重者为剧烈绞痛。胃黏膜糜烂出血者有呕血、黑便。

2.查体 腹部触痛多数位于上腹部、脐周,部分患儿部位不固定。

3.辅助检查

(1)胃镜检查:这是最有价值的安全、可靠的诊断手段。根据病变程度不同,可见黏膜广泛充血、水肿、糜烂、出血,有时可见黏膜表面的黏液斑或反流的胆汁。HP 感染胃炎时,可见到胃黏膜疣状结节样改变。同时可取病变部位组织进行幽门螺旋杆菌和病理学检查。

(2)X 线钡餐造影:多数胃炎病变在黏膜表面,钡餐造影难有阳性发现:胃窦部有浅表炎症者有时可呈现胃窦部激惹征,胃黏膜增粗、迂曲、锯齿状,幽门前区呈半收缩状态,可见不规则痉挛收缩。气、钡双重造影效果较好。

(3)病理组织学改变:上皮细胞变性,胃小凹上皮细胞增生,固有层黏膜炎症细胞浸润、腺体萎缩。炎症细胞主要是淋巴细胞、浆细胞。

①根据有无腺体萎缩诊断为慢性浅表性胃炎或慢性萎缩性胃炎。②根据炎症程度,慢性浅表性胃炎分为轻、中、重三级。轻度:炎症细胞浸润较多,多限于黏膜的浅表 1/3,其他改变均不明显;中度:病变程度介于轻、重之间,炎症细胞累及黏膜全层的浅表 1/3~2/3;重度:黏膜上皮变性明显,且有坏死、胃小凹扩张、变长变深、可伴肠腺化生,炎症细胞浸润较重,超过黏膜 2/3 以上,可见固有层黏膜内淋巴滤泡形成。③如固有膜炎症细胞浸润,应注明"活动性"。

(4)幽门螺杆菌(HP)感染检查:应常规检测有无 HP 感染。以下两项中任一项阳性可诊断:①胃窦黏膜组织切片染色见大量典型细菌。②胃黏膜 HP 培养阳性。以下四项中需有两项或两项以上阳性才能诊断:[13]C-尿素呼气试验阳性;胃窦黏膜组织切片染色见少量典型细菌;快速尿素酶试验阳性;血清学 HP-IgG 阳性;或粪便 HP 抗原测定阳性。

4.诊断要点 根据病史、体检、临床表现、胃镜和病理学检查基本可以确诊。

5.鉴别诊断 由于引起小儿腹痛的病因很多,急性发作的腹痛应该与外科急腹症和肝、胆、胰、肠等腹内脏器的器质性疾病以及腹型过敏性紫癜相鉴别。慢性反复发作的腹痛应该与肠道寄生虫、肠痉挛、自主神经性癫痫等疾病相鉴别。

(1)肠蛔虫症:经常有不固定的腹痛、偏食、异食癖、恶心、呕吐等消化功能紊乱的症状,有时出现全身过敏症状;往往有吐或排虫史;粪便查找虫卵、驱虫治疗有效等可以协助诊断,随着卫生条件的改善,肠蛔虫症在我国已经大为减少。

(2)肠痉挛:婴儿多见,可出现反复发作的阵发性腹痛,腹部无异常体征,排气、排便后腹痛缓解。

(3)自主神经性癫痫:反复发作不固定性腹痛,腹部无异常体征,脑电图多有异常改变。

(二)治疗

1.一般治疗　去除病因,积极治疗原发病。养成良好的饮食习惯和生活规律。合理饮食,按时、适量进餐,避免过凉、过硬、辛辣饮食,尽量少用或不用损害胃黏膜的药物。

2.药物治疗

(1)H$_2$受体拮抗药:用于腹痛明显及有上消化道出血者,治疗2周。

(2)解痉药:丙胺太林等。

(3)胃肠动力药:胃运动功能异常有呕吐或胆汁反流者,多潘立酮(吗丁啉)0.3mg/(kg·次),或西沙必利0.2mg/(kg·次),每日3~4次。有十二指肠胃食管反流者用药1个月。

(4)胃黏膜保护药:硫糖铝、麦滋林-S(marzulene-S)、十六角蒙脱石(用法同前)等。

(5)合并HP感染,应进行抗HP治疗:阿莫西林(羟氨苄青霉素)50mg/(kg·d),每日3次口服,服2~4周;甲硝唑片25~50mg/(kg·d),每日3次口服,铋制剂如枸橼酸铋钾(德诺)6~8mg/(kg·d),每日2~3次口服,4~6周为1个疗程。三联联合应用效果较佳。

(三)诊疗体会

1.诊断方面　对于长期反复发作性腹痛应该结合病史、临床表现、查体、放射线及胃镜检查综合进行判断和分析。胃镜检查是诊断小儿胃炎最直观、准确的诊断方法,既往由于缺少小儿胃镜这一可靠的检查手段,又因小儿胃炎症状不典型,被误诊为其他疾病的较多,如肠蛔虫症、肠痉挛。不同年龄组症状表现不同,重症感染性疾病及新生儿窒息时,胃体部发生广泛的应激性糜烂性炎症。出血甚至溃疡,主要临床表现是呕血,其次为便血。学龄前小儿表现脐周腹痛的较多。年长儿以剑突下疼痛为主且多与进食有关。小儿胃炎多为浅表性胃炎,有消化道溃疡家族史的患儿多为疣状胃炎,少数胃炎的患儿为糜烂性、出血性、腐蚀性、药物反应性胃炎。对于腹痛的患儿应该详细询问是否近期内服用解热镇痛药物及激素类的药物。

2.治疗方面　60%慢性胃炎的发生与HP感染有关,有消化性溃疡家族史的患儿,最好同时检查家人HP感染情况,在治疗患儿同时必须进行治疗,最好都根除HP,才能减少或避免小儿胃炎的复发。

(四)健康教育

应培养良好的生活习惯,饮食定时定量,避免过度疲劳和精神紧张,避免食用刺激性食物,有呕血应警惕大出血的可能,及时就医。

(任雪云)

第四节　消化性溃疡

消化性溃疡是指发生在胃及十二指肠的溃疡,儿童较成人少见。近年随着诊断技术的进步,如纤维和电子内镜的广泛开展,儿童发病率有明显增加的趋势。本病可见于小儿时期任何年龄段,包括新生儿期。

本病的病因及发病机制尚不十分清楚。目前多认为消化性溃疡是致溃疡因素与抗溃疡因素之间不平衡,致溃疡因素超过抗溃疡因素所引起的。致溃疡因素主要为胃酸和有活性的胃蛋白酶;抗溃疡因素包括胃黏液、黏膜屏障和黏膜下血液循环。胃溃疡主要由于胃黏膜抵抗力下降,十二指肠溃疡则与胃酸分泌增高有关。感染、气候、饮食习惯、情绪紧张、免疫、遗传等对本病的发生均有重要影响。幽门螺杆菌(HP)感染与本病发生有密切关系,尤其是十二指肠溃疡与 HP 感染的关系最为密切。HP 具鞭毛、易弯曲,在微氧环境中繁殖,能在黏膜上游动或侵入黏膜,主要定居在胃窦部,刺激胃窦部 G 细胞分泌更多的胃泌素,增加的胃泌素刺激壁细胞分泌更多的胃酸,因而促发本病。

一、诊断步骤

(一)病史采集要点

1.消化性溃疡一般病程较长,周期性发作和节律性疼痛是其特点。

2.秋末、冬季以及变天、变节气时容易发作。

3.主要症状 胃部(心窝部、上腹部)疼痛。胃溃疡疼痛多偏于左侧,十二指肠溃疡多偏于右侧。胃溃疡的疼痛节律是进食后半至 1h 舒适,接着开始疼痛,而胃完全排空后(约食后 4h)又感舒适,即进食→舒适→疼痛→舒适。十二指肠球部溃疡的疼痛节律是进食后 1.5h 至 4 个小时不疼痛,饥饿时(胃排空时)开始疼痛,直到下次进食才缓解,即进食→舒适→疼痛,称之为"空腹痛"。

4.其他症状 嗳气、反酸、流涎、恶心、呕吐等。

5.不同年龄段尚有不同特点

(1)新生儿和婴儿常为急性,以继发性多见,多因胃肠出血和穿孔就诊,且常与其他疾病同时发生,如败血症、心脏病、呼吸窘迫综合征。因症状易被原发病掩盖,故病情较复杂,较难确诊。

(2)幼儿主要症状为反复脐周疼痛,时间不固定,餐后常加重,或以反复呕吐、消化道出血为主要症状,往往伴食欲差、发育不良或消瘦。

(3)年长儿临床表现与成人相似,主要为上腹部疼痛,疼痛局限于胃或十二指肠部,有时放射至后背部和肩胛部。胃溃疡大多在进食后痛,十二指肠溃疡大多在餐前或夜间痛,进食后疼痛常可缓解。但应注意这些特点在许多小儿并不突出。有些患儿因伴有幽门痉挛,常有呕吐、嗳气。部分病例平时无腹痛,可表现为大便隐血阳性,并有贫血;亦可表现为消化道出血。当大量急性或慢性失血或溃疡穿孔时,则可引起休克、贫血、腹膜炎、胰腺炎。

(二)体格检查要点

剑突下压痛是主要的阳性体征。此外,尚有消瘦、面色苍白、慢性病容等表现。

(三)门诊资料分析

对疑诊病例应作 X 线钡餐检查,龛影是溃疡的直接证据。但一次检查阴性,不能排除本病的可能性,因有 25% 的龛影需多次检查才能发现。龛影常位于十二指肠球后壁或前壁及幽门窦部小弯侧。小儿的检出率常较成人低,胃溃疡的检出率更低,此与小儿消化性溃疡浅而小、易于愈合以及钡剂通过较快有关。球部变形是陈旧性溃疡的征象。球部痉挛、胃蠕动及张力增加、胃潴留、球部充盈不佳、黏膜粗糙、紊乱,局部压痛等,可提示溃疡,但应结合临床进行分析才能确诊。

(四)进一步检查项目

1.胃镜检查 可确诊本病。胃镜下可见到溃疡凹陷底部有一层黄色或白色的坏死苔,周边充血水肿,甚至有渗血。如果胃溃疡的直径大于 2cm 或溃疡形态不好,基底僵硬、黏膜变脆,则可能是恶性溃疡(癌)或容易转变成溃疡型癌,需要特别注意,必须经常复查。胃镜检查能直接观察病变,了解病变的部位、形态、大小,并可取活检标本,诊断较为可靠。

年长儿多为慢性溃疡,溃疡一般为圆形或卵圆形,直径约数毫米,多为单发,偶见胃及十二指肠同时发生溃疡。溃疡可较浅表,呈糜烂状,也可深及黏膜下或肌层,甚至引起穿孔或累及血管引起出血。胃溃疡多位于胃小弯或胃窦部,十二指肠溃疡多发生于球部后壁。胃溃疡多位于胃小弯,愈近幽门处愈多见,尤多见于胃窦部。在胃底及大弯侧十分罕见。溃疡通常只一个,呈圆形或椭圆形,直径多在 2.5cm 以内。溃疡边缘整齐,状如刀切,底部通常穿越黏膜下层,深达肌层甚至浆膜层。溃疡处黏膜下层至肌层可完全被侵蚀破坏,代之以肉芽组织及瘢痕组织。十二指肠溃疡的形态与胃溃疡相似,发生部位多在十二指肠起始部(球部),以紧接幽门环的前壁或后壁最为多见。溃疡一般较胃溃疡小而浅,直径多在 1cm 以内。

新生儿及婴儿多为急性溃疡,黏膜上有出血性糜烂和小出血点,常为多发性,易愈合也易穿孔。

2.幽门螺杆菌检查　方法很多,包括快速尿素酶试验、细菌培养或活检标本组织切片染色检查细菌、血清抗体检测,以及 ^{13}C 呼气试验等,均可用于 HP 感染的诊断。

3.胃液分析　显示胃酸偏高。

4.大便常规　活动性溃疡时,大便中常出现潜血。

二、诊断对策

(一)诊断要点

小儿消化性溃疡病的症状多不典型,诊断比较困难,如遇有下列表现者应考虑本病:

1.患儿出现反复呕吐,尤其与进食有关时。

2.反复上腹部痛,特别是夜间及清晨痛而又无寄生虫感染者。

3.大便隐血阳性者。

4.有溃疡病家族史且有胃肠道症状者。

5.原因不明的呕血、便血和胃穿孔者。

(二)临床类型

可分为原发与继发两类。

1.原发性溃疡　年长儿多见,病程多呈慢性经过。

2.继发性溃疡　又称应激性溃疡或急性溃疡,占婴幼儿溃疡病 80% 以上,发病与应激状态及药物相关。其是指机体受到重大伤害时,如严重脑损伤、烧伤、失血性休克或其他严重疾病,胃及十二指肠黏膜发生应激性损害。应激性溃疡病多见于新生儿及 5 岁以下的小儿。本病起病急剧,溃疡常系多发,其临床表现为无痛性大量失血。X 线检查时见不到慢性炎症或龛影。颅脑损伤后的溃疡常位于胃及十二指肠的远端部位,其他疾病所致的溃疡多见于胃的近端部位。烧伤后引起的溃疡病常位于胃及十二指肠的近端部位。治疗主要采取有力措施进行止血。可用冰生理盐水洗胃止血、输血等。如内科治疗无效者可采用手术治疗结扎血管,并做迷走神经切断及幽门成形术。

(三)鉴别诊断要点

消化性溃疡的主要临床表现为腹痛、呕血和便血。

1.腹痛 应与常见急腹症如肠痉挛、胆管蛔虫症及胆管痉挛鉴别。

2.便血 应与肠套叠、肠重复畸形、肠息肉、回肠远端憩室出血、过敏性紫癜相鉴别。

3.呕血 婴儿期的呕血应与维生素 K 缺乏症、食管裂孔疝鉴别;儿童期的呕血应与肝硬化时的胃及食管静脉曲张出血相鉴别。

三、治疗对策

(一)治疗原则

治疗目的是促进溃疡的愈合,解除疼痛,防止复发及并发症。治疗原则是有效地中和胃酸或抑制胃酸分泌,减低胃蛋白酶的活性,保护胃十二指肠黏膜,清除幽门螺杆菌及其他不良因素。

(二)治疗计划

1.诊断明确后,治疗分为抗酸、保护胃黏膜、对症治疗、抗 HP 治疗四个方面。

2.治疗措施还包括

(1)避免刺激性食物如酸、辣、生冷、油炸食物,避免应用损伤胃黏膜的药物,如红霉素、阿司匹林、非甾体类抗炎药(NSAID)等。牛奶、豆浆易引起胀气,应少吃。"少吃多餐"过多刺激胃酸和胃蛋白酶的分泌,对溃疡愈合不利。避免过度紧张、劳累,忌烟酒茶及汽水。

(2)对难治性溃疡者,应排除胃泌素瘤、胃癌或合并其他器质性病变,治疗上可改用抗 HP 四联疗法－质子泵抑制剂＋铋剂十阿莫西林＋甲硝唑,和/或联用不同作用环节的抑酸剂:M_1 受体阻断剂(如颠茄合剂)＋H_2 受体拮抗剂(西咪替丁)＋胃泌素受体阻滞剂(如丙谷胺)。

(3)手术治疗,有以下情况必须考虑手术治疗:溃疡合并穿孔;难以控制的溃疡大出血或反复出血经药物及内镜治疗不愈者;幽门完全梗阻,经胃肠减压等保守治疗 72h 仍无改善;慢性难治性疼痛,影响小儿正常的生活、营养和生长发育。

(三)治疗方案的选择

1.抗酸 H_2 受体拮抗剂在消化性溃疡的治疗中具有一定作用,但若单用,不再是主要的治疗措施,常作为抗幽门螺杆菌治疗方案中抗分泌药物。每种药物(西咪替丁、雷尼替丁、法莫替丁、尼扎替丁)虽具有不同的效力和半衰期,但都是组织胺 H_2 受体的竞争性拮抗剂。组织胺在迷走神经和胃泌素刺激的酸分泌中具有重要作用,使得 H_2 受体拮抗剂能有效抑制基础酸分泌和由食物、迷走神经和胃泌素刺激引起的酸分泌,胃液量和由组织胺引起的胃蛋白酶也相应下降。

H_2 受体拮抗剂可被胃肠道很好吸收,其生物利用度为 $37\%\sim90\%$,在服药后 $30\sim60$min 可发挥作用,其峰值在 $1\sim2$h,静脉给药的效应更为迅速,其作用持续时间与剂量呈正比,范围为 $6\sim20$h,可生成几种无活性或活性较小的肝脏代谢物,但大部分以原形经肾脏被清除,用药时应根据肾功能而调节剂量。血液透析可清除 H_2 受体拮抗剂。西咪替丁具有轻微的抗肾上腺素能作用,表现为可逆性的男性乳房发育。据报道应用各种 H_2 拮抗剂可出现神志改变,腹泻、皮疹、药物热、肌痛、血小板减少症、窦性心动过缓及在快速静脉给药后可出现低血压,这可见于<1%的患者。西咪替丁可与 P_{450} 微粒体酶相互作用,可延迟其他药物的代谢物(如苯妥英、华法林、茶碱、安定、利多卡因)从该系统的清除,其他 H_2 拮抗剂的这种作用较西咪替丁为小。

质子泵抑制剂是壁细胞顶端分泌膜上质子泵(酸)泵(即 H^+/K^-－ATP 酶)的强抑制剂。

它能完全抑制酸分泌,而且作用时间很长。质子泵抑制剂是许多抗幽门螺杆菌治疗方案中的主要成分。在活动性十二指肠溃疡或胃溃疡抗菌治疗结束后,继续口服奥美拉唑每日 20mg 或兰索拉唑 30mg,连续 2 周,可促进溃疡愈合。当非甾体类消炎药相关的胃溃疡或十二指肠溃疡患者需继续应用非甾体类抗炎药时,质子泵抑制剂对溃疡的愈合作用比 H_2 受体拮抗剂更有效。既往曾认为长期应用质子泵抑制剂易形成胃癌,但事实并非如此。同样服用质子泵抑制剂的幽门螺杆菌感染患者可出现胃萎缩,但并不引起化生,也不增加发生胃腺癌的危险性。理论上,长期的酸抑制可引起细菌过度生长、肠道感染和维生素 B_{12} 吸收障碍,但实际中并未观察到。

2. 保护胃黏膜

(1)硫糖铝:是一种蔗糖-铝复合物,可促进溃疡愈合,它对酸的分泌量和胃泌素分泌没有影响,其可能作用机制为抑制胃蛋白酶与其底物的相互作用,刺激黏膜前列腺素的合成和结合胆盐。硫糖铝对已发生溃疡的黏膜具有营养作用,这可能与其结合多种生长因子并促进其在溃疡部位集中有关。在胃的酸性环境中,硫糖铝可以分解并在溃疡基底部形成屏障,保护胃黏膜免受酸、胃蛋白酶和胆盐的损害。硫糖铝的全身吸收极少,3%~5%的患者可发生便秘,硫糖铝可与其他药物结合,干扰其吸收。

(2)抗酸药:可缓解症状,促进溃疡愈合和减少复发。它价格相对低廉,但每天需服用5~7次,合理抗酸药方案为餐后 1h,3h 及临睡前服用。抗酸药有两种:①可吸收的抗酸药(如碳酸钠)产生快速、完全的中和作用,偶尔可短期使用以间歇性缓解症状,但因其可被吸收,持续应用可引起碱中毒。②不吸收的抗酸药(相对不溶解的弱碱)由于全身性副反应较少而常被选用,它可和盐酸相互作用,形成吸收差的盐,提高胃内 pH,当胃内 pH>4.0 时,胃蛋白酶活性下降,胃蛋白酶可被某些制酸药所吸附。制酸药可干扰其他药物(如四环素、地高辛、铁剂)的吸收。氢氧化铝是一种相对安全的常用制酸药。由于铝在胃肠道内可结合磷酸盐,长期应用偶尔可导致磷缺乏,在酒精中毒、营养不良、肾脏疾病,包括正在接受血液透析的患者中,发生磷缺乏的可能性增加。氢氧化铝可引起便秘。氢氧化镁较氢氧化铝的作用更强,但可引起腹泻。为了限制腹泻,许多专利的制酸药中含有氢氧化铝和氢氧化镁,有的则含有氢氧化铝和三硅酸镁,后者中和胃酸的能力较弱。因为少量的镁可被吸收,所以对有肾脏疾病的患者,应慎重使用镁制剂。

(3)前列腺素:某些前列腺素(特别是米索前列醇)可抑制酸分泌和提高黏膜的防御机制。前列腺素衍生物在治疗消化性溃疡病中主要是作用于非甾体类消炎药诱发的黏膜损伤区域。对非甾体类消炎药诱发的溃疡高危患者(如过去曾发生过溃疡或溃疡并发症者,同时正在服用皮质激素者),在服用非甾体类消炎药的同时,推荐口服米索前列醇 $200\mu g$,每日 4 次(成人剂量)。米索前列醇的常见不良反应是腹部痉挛和腹泻,可见于 30%患者。

3. 抗 HP 治疗 过去对胃和十二指肠溃疡的治疗集中于中和或降低胃液酸度,而现已转向根除幽门螺杆菌。对伴有急性溃疡的所有幽门螺杆菌感染的患者和过去经内镜或钡剂检查诊断为胃溃疡或十二指肠溃疡的患者,即使无症状或正在进行长期的抗酸治疗,也应考虑进行抗菌治疗,因为根除幽门螺杆菌可预防远期并发症,尤其对过去史中有并发症(如出血、穿孔)的患者,就更为重要。对幽门螺杆菌的抗菌治疗是不断发展的,因为没有一种抗生素能够治疗绝大多数的幽门螺杆菌感染,故不主张单一用药。最初推荐以铋剂为基础的三联疗法,现在受到其他疗法的挑战。不管应用何种疗法,抗生素的耐药性、医师的建议及患者的依从性是决定治疗成功的关键。

抗幽门螺杆菌治疗方案中,铋剂、甲硝唑和四环素联用治疗幽门螺杆菌感染是第一种也是最常应用的治疗方案之一,连用 2 周可治愈 80% 的患者。现多推荐同时给予抗酸分泌的药物,连续 4 周,以促进溃疡愈合。质子泵抑制剂可抑制幽门螺杆菌感染,并可使溃疡快速愈合。由质子泵抑制剂引起的胃内 pH 升高可提高组织抗生素的浓度和效力,并可创造不利于幽门螺杆菌感染生存的环境。持续 2 周应用奥美拉唑和克拉霉素的两联疗法根除率约为 80%。有结果提示奥美拉唑或兰索拉唑加用两种抗生素的三联疗法连用 7~14d 是一种疗效高的方案,可治愈约 90% 的患者。以质子泵抑制剂为基础的三联疗法的主要优点在于治疗周期短,每日只需 2 次给药,极好的耐受性和非常高的根除率,但价格较昂贵。

4. 对症治疗和辅助治疗 腹胀、呕吐或胆汁反流者加用多潘立酮(吗叮啉)每次 0.3~0.5mg/kg、每日 3 次,西沙必利(新络纳或加斯清)每次 0.1~0.2mg/kg、每日 3 次或铝碳酸镁(胃达喜)每次 10mg/kg、每日 3 次。胃剧痛时,可加服胃舒平 1~2 片、每日 3 次、餐前服;或加服抗胆碱能药物如澳化丙胺太林(普鲁本辛),1~2mg/(kg·d),分 3 次口服。由于普鲁本辛减慢胃排空,而多潘立酮作为胃动力药能促进胃排空及增加食管的蠕动,故两者不能同时使用。

尚无证据表明改变膳食能促进溃疡愈合或防止复发,因此许多医师推荐只要剔除饮食中能引起患者不适的食物(如果汁、香料和脂肪食物)即可。牛奶曾作为治疗的主要食物,但不能促进溃疡愈合,实际上它可促进胃酸分泌。

5. 手术 经过现行的药物治疗,需要手术的患者明显减少。适应证包括穿孔、内科治疗无效的梗阻,不能控制或反复的出血,胃溃疡恶变可能和内科治疗不能控制的顽固性症状。急性穿孔常需紧急手术,越是延迟,预后越差。手术后症状的发生率和类型随术式而异。

胃切除术包括胃窦切除术、半胃切除术、胃部分切除术及胃次全切除术(即切除胃的远端 30%~90%,并作胃十二指肠吻合术-Billroth Ⅰ 式或胃空肠吻合术-Billroth Ⅱ 式),伴或不伴有迷走神经切除。

在胃切除术后,30% 患者可出现明显症状,包括体重减轻、消化不良、贫血、倾倒综合征、反应性低血糖、胆汁性呕吐、动力障碍和溃疡复发等。体重减轻常见于胃次全切除术后,由于早饱感(因残胃腔小),为防止倾倒综合征的发生或其他餐后症状,患者可能会限制食物摄入。因为胃腔小,即使中等量进食,患者也会出现腹胀和不适,故应鼓励少食多餐。胰胆旁路导致的消化不良和脂肪泻,特别是在 Billroth Ⅱ 式吻合术后,也可引起体重减轻。常见贫血,常为缺铁所引起,偶尔可因内因子缺乏或细菌过度生长导致维生素 B_{12} 缺乏所致。另外也可发生骨软化。对全胃切除的患者,推荐每日肌内注射维生素 B_{12} 作补充治疗;对胃次全切除的患者,若怀疑有维生素 B_{12} 缺乏,也应作维生素 B_{12} 补充治疗。胃手术特别是切除术后可发生倾倒综合征,表现为进食后很快出现虚弱、头晕、出汗、恶心、呕吐和心悸,特别是在进食高渗食物后,这种现象被称为早期倾倒综合征,其病因学尚不清楚,但可能与自主反射、血管内容量收缩和小肠内血管活性物质的释放有关。改进膳食,包括少食多餐、低碳水化合物饮食常有帮助。反应性低血糖或晚期倾倒综合征是因为碳水化合物从胃腔内过快排空所引起。早期的血糖峰值可促进胰岛素的过多分泌,导致餐后数小时后发生症状性低血糖。患者宜摄入高蛋白、低碳水化合物和足够热量的饮食(采取少食多餐)。动力障碍包括胃轻瘫和粪石形成,可因胃运动收缩Ⅲ相降低所引起,见于胃窦部切除或迷走神经切断术后。腹泻常见于迷走神经切断术后。对十二指肠溃疡,最近推荐的术式是高选择性或壁细胞性迷走神经切断术(仅切断胃体部的传入神经,而不切断胃窦部的传入神经,使输出道功能不受限制),其死亡率低,并可预防由切除术和传统迷走神经切断术导致的疾病。高选择性迷走神经切断术的术后溃疡复发率为 5%～12%,切除术术后为 2%～5%。术后溃疡可为内镜检查所诊断,通常对质子泵抑制剂或 H_2 拮抗剂治疗有效。对复发性溃疡,应通过胃液分析以确定迷走神经切断的完整性,若存在幽门螺杆菌,应行抗菌治疗,并通过血清胃泌素测定以排除胃泌素瘤。

四、预后评估

(一)愈合

如果溃疡不再发展,渗出物及坏死组织逐渐被吸收、排除。已被破坏的肌层不能再生,底部的肉芽组织增生形成瘢痕组织充填修复,同时周围的黏膜上皮再生,覆盖溃疡面而愈合。临床表现为症状和体征完全消失。

(二)出现合并症

1.幽门狭窄 约发生于 3% 的患者,经久的溃疡易形成大量瘢痕。由于瘢痕收缩可引起幽门狭窄,使胃内容通过困难,继发胃扩张,患者出现反复呕吐。

2.穿孔 约见于 5% 的患者,十二指肠溃疡因肠壁较薄更易发生穿孔。穿孔后由于胃肠内容漏入腹腔而引起腹膜炎。

3.出血 因溃疡底部毛细血管破坏,溃疡面常有少量出血。此时患者大便内常可查出潜血,重者出现黑便,有时伴有呕血。溃疡底较大血管被腐蚀破裂则引起大出血,约占患者的 10%～35%。

4.癌变 仅报道于成人,多见于胃溃疡,十二指肠溃疡几乎不发生癌变。癌变多发生于长期胃溃疡病患者,癌变率在 1% 或 1% 以下。癌变来自溃疡边缘的黏膜上皮或腺体,因不断受到破坏及反复再生,在此过程中在某种致癌因素作用下细胞发生癌变。

(任雪云)

第五节 先天性肥厚性幽门梗阻

先天性肥厚性幽门狭窄是新生儿期常见的消化道畸形,由于新生儿幽门环肌肥厚、增生使幽门管腔狭窄而引起的上消化道不完全梗阻性疾病。发病率为 10/10 万～33/10 万,占消化道畸形的第 3 位。第一胎多见,男孩多于女孩,男女发病率之比约为 5:1,多为足月儿,未成熟儿较少见。

一、诊断

(一)临床表现

呕吐是本症主要的症状,一般在出生后 2～4 周,少数于生后 1 周发病,也有迟至生后 2～3 个月发病者。开始为溢乳,逐渐加重呈喷射性呕吐,几乎每次奶后均吐,多于喂奶后半小时内即吐,自口鼻中涌出;吐出物为带凝块的奶汁,不含胆汁,少数患儿因呕吐频繁使胃黏膜毛细血管破裂出血,吐出物含咖啡样物或带血。患儿食欲旺盛,呕吐后即饥饿欲食。呕吐严重时,大部分食物被吐出,致使大便次数减少,尿少。

（二）体格检查

1.胃蠕动波 常见,但非本症特有体征。蠕动波从左季肋下向右上腹部移动,到幽门即消失。在喂奶时或呕吐前较易看到,轻拍上腹部常可引出。

2.右上腹肿块 为本症特有体征,具有诊断意义。检查方法是用指端在右季肋下腹直肌外缘处轻轻向深部按摸,可触及橄榄大小、质地较硬的肿块,可以移动。

3.黄疸 少数患儿可以伴有黄疸。可能与饥饿和肝功能不成熟,胆红素肝肠循环增加等有关。

（三）并发症

1.消瘦 反复呕吐、营养物质及水分摄入不足,致使患儿体重不增,以后下降,逐渐出现营养不良、消瘦。

2.脱水和电解质紊乱 由于呕吐使 H^+ 和 Cl^- 大量丢失,造成脱水、酸碱平衡失调及电解质紊乱等。

3.继发感染 由于呕吐营养物质摄入不足使患儿免疫功能下降,同时呕吐易造成患儿胃内容物误吸,易出现反复感染,特别是下呼吸道感染等。

（四）辅助检查

1.腹部超声 腹部B超可发现幽门肥厚肌层为一环形低回声区,相应的黏膜层为高密度回声,并可测量肥厚肌层的厚度、幽门直径和幽门管长度,如果幽门肌层厚度≥4mm、幽门前后径≥13mm、幽门管长≥17mm,即可诊断为本症。

2.腹部 X 线检查及钡餐造影 透视下可见胃扩张,钡剂通过幽门排出时间延长,胃排空时间延长。仔细观察可见幽门管延长,向头侧弯曲,幽门胃窦呈典型的鸟嘴状改变,管腔狭窄如线状,为诊断本病特有的 X 线征象。

3.内镜检查 可见幽门管呈菜花样狭窄,镜头不能通过幽门管,有胃潴留等。

二、鉴别诊断

（一）幽门痉挛

多在出生后即出现间歇性不规则呕吐,非喷射性,量不多,无进行性加重,偶见幽门蠕动波,但右上腹摸不到肿块。一般情况较好,无明显脱水、营养不良,B超检查幽门层不肥厚,用阿托品、冬眠灵等解痉镇静药治疗有效。

（二）胃扭转

出生后数周内出现呕吐,移动体位时呕吐加剧。X 线钡餐检查可见:食管与胃黏膜有交叉现象;胃大弯位于小弯之上;幽门窦位置高于十二指肠球部;双胃泡、双液平面;食管腹段延长,且开口于胃下方。胃镜检查可达到诊断和治疗目的(胃镜下整复)。

（三）胃食管反流

呕吐为非喷射性,上腹无蠕动波,无可触及的右上腹橄榄样肿块。采用体位疗法和稠厚食物喂养可减轻症状。X 线钡餐检查、食管 24h pH 值监测和食管动力功能检查可协助确诊。

（四）贲门松弛和食管裂孔疝

出生后几天即出现呕吐,非喷射性、呕吐量不大,呕吐与体位有关,竖立位不吐。腹部无阳性体征,钡餐造影有助于诊断。

（五）喂养不当

由于喂奶过多、过急；人工喂养时将奶瓶倾斜将奶瓶内气体吸入胃内；喂奶后小儿放置不当等，均为新生儿呕吐的常见原因。

三、治疗

（一）外科治疗

诊断明确，早期行幽门环肌切开术。手术前应先纠正水、电解质紊乱，治疗贫血，改善全身状况。腹腔镜治疗创伤小、疗效好。

（二）内科治疗

对诊断未明确，或发病晚，有其他合并症暂时不能手术者，可试用内科治疗：①抗痉挛治疗：用 1：1000 新配制的阿托品溶液，奶前 30min 口服，每次自 1 滴增加到 2～6 滴，至皮肤发红为止，应注意其副作用。②适当减少奶量，使用稠厚奶汁。③纠正水、电解质紊乱。④预防感染。⑤内镜气囊扩张术治疗。

四、预后

1. 能及早诊断，未合并其他器官畸形，经手术治疗后预后良好。
2. 诊断治疗不及时，可合并营养不良及肺部感染，严重者可导致死亡。

（任雪云）

第六节　肠套叠

肠套叠系指部分肠管及其肠系膜套入邻近肠腔所致的一种绞窄性肠梗阻，是婴幼儿时期最常见的急腹症之一，是 3 个月至 6 岁期间引起肠梗阻的最常见原因。80％患儿年龄在 2 岁以内，男孩与女孩的发病率约为 4：1。健康肥胖儿多见，发病季节与胃肠道病毒感染流行相一致，以春秋季多见。常伴发于中耳炎、胃肠炎和上呼吸道感染。

一、病因和发病机制

肠套叠分原发和继发两种。95％为原发性，多为婴幼儿，病因迄今尚未完全清楚，有人认为婴儿回盲部系膜尚未完全固定、活动度较大是引起肠套叠的原因。5％继发性病例多为年长儿，发生肠套叠的肠管可见明显的机械原因，如梅克尔憩室翻入回肠腔内，成为肠套叠的起点；肠肿瘤、肠息肉、肠重复畸形、腹型紫癜致肠壁血肿等均可牵引肠壁而发生肠套叠。

有些促发因素可导致肠蠕动的节律发生紊乱，从而诱发肠套叠，如饮食改变和辅食刺激、腹泻及其病毒感染等均与之有关。病毒感染可引起末段回肠集合淋巴结增生，局部肠壁增厚，甚至凸入肠腔，构成套叠起点，加之肠道受病毒感染后蠕动增强而导致发病。

二、病理

肠套叠多为近端肠管套入远端肠管，绝大多数是单发性肠套叠，偶见多发性肠套叠同时发生者。

依据其套入部位不同分为以下几种。

1.回盲型 回盲瓣是肠套叠头部,带领回肠末端进入升结肠,盲肠、阑尾也随着翻入结肠内。此型最常见,占总数的 50%～60%。

2.回结型 回肠从距回盲瓣几厘米处起,套入回肠最末端,穿过回盲瓣进入结肠,约占 30%(图 6－1)。

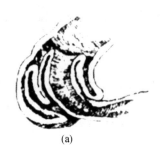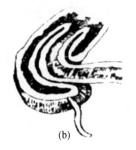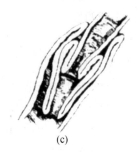

(a)　　　　　　　　　(b)　　　　　　　　　(c)

图 6－1　肠套叠纵剖面图解

(a)回结套叠(回盲瓣为顶点,阑尾套入);(b)回结套叠(回肠末端为顶点,阑尾未套入);(c)回结复套

3.回回结型 回肠先套入远端回肠内,然后整个再套入结肠内,约占 10%。

4.小肠型 小肠套入小肠,少见。

5.结肠型 结肠套入结肠,少见。

6.多发型 回结肠套叠和小肠套叠合并存在。

肠套叠多为顺行性套叠,与肠蠕动方向相一致。套入部随着肠蠕动不断继续前进,该段肠管及其肠系膜也一并套入鞘内,颈部束紧不能自动退出。由于鞘层肠管持续痉挛,致使套入部肠管发生循环障碍,初期静脉回流受阻,组织充血水肿,静脉曲张,黏膜细胞分泌大量黏液,进入肠腔内,与血液及粪质混合成果酱样胶冻状排出,肠壁水肿、静脉回流障碍加重,使动脉受累,供血不足,导致肠壁坏死并出现全身中毒症状,严重者可并发肠穿孔和腹膜炎。

三、临床表现

(一)急性肠套叠

1.腹痛 由于小儿不会述说腹痛,故表现为突然发作的阵发性哭闹不安、屈膝缩腹、面色苍白、拒食、出汗,持续数分钟或更长时间后,腹痛缓解,安静或入睡,间歇 10～20min 又反复发作。如此反复,久之患儿精神渐差,腹痛表现反而减轻,而以嗜睡、面色苍白为主。个别较小的患儿开始即以面色苍白伴有精神萎靡、嗜睡为主,随后即进入休克状态,而哭闹、腹痛等症状反而不明显,可称为无痛型肠套叠。阵发性腹痛系由于肠系膜受牵拉和套叠鞘部强烈收缩所致。

2.呕吐 初为乳汁、乳块和食物残渣,后可含胆汁,晚期可吐粪便样液体,说明有肠管梗阻。

3.血便 为重要症状。出现症状的最初几小时大便可正常,以后大便少或无便。约 85% 病例在发病后 6～12h 排出果酱样黏液血便,或做直肠指检时发现血便。

4.腹部包块 多数病例在右上腹季肋下可触及有轻微触痛的套叠肿块,呈腊肠样,光滑不太软,稍可移动。晚期病例发生肠坏死或腹膜炎时,出现腹胀、腹水、腹肌紧张和压痛,不易扪及肿块,有时腹部扣诊和盲肠指检双合检查可触及肿块。

5.全身情况 患儿在早期一般情况尚好,体温正常,无全身中毒症状。随着病情加重,并发肠坏死或腹膜炎时,全身情况恶化,常有严重脱水、高热、嗜睡、昏迷及休克等中毒症状,如不及时治疗可死亡。

(二)慢性肠套叠

年龄愈大,发病过程愈缓慢。病期较长,多在 10~15d。主要表现为阵发性腹痛,腹痛时上腹或脐周可触及肿块,不痛时腹部平坦柔软无包块。由于年长儿肠腔较宽阔可无梗阻现象,肠管亦不易坏死。呕吐少见,便血发生也较晚。

四、辅助检查

(一)腹部 B 超检查

在套叠部位横断扫描可见同心圆或靶环状肿块图像,纵断扫描可见"套筒征"(图 6-2)。

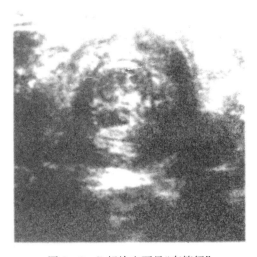

图 6-2 B 超检查可见"套筒征"

(二)B 超监视下水压灌肠

经肛门插入 Foley 管并将气囊充气 20~40mL。将"T"形管一端接 Foley 管,侧管接血压计监测注水压力,另一端为注水口,将 37~40℃等渗盐水匀速推入肠内,可见靶环状块影退至回盲部,"半岛征"由大到小,最后消失,诊断治疗同时完成。

(三)空气灌肠

由肛门注入气体,在 X 射线透视下可见钡柱或气体在结肠的套入部受阻,呈"杯口阴影",并可同时进行复位治疗(图 6-3)。

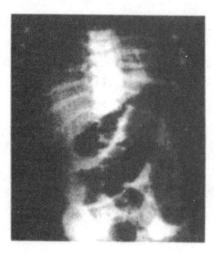
(a) 空气灌肠复位前

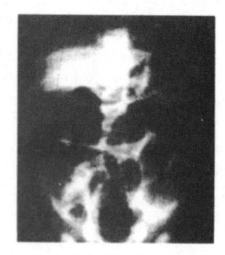
(b) 空气灌肠复位后

图 6－3　空气灌肠复位前后

（四）钡剂灌肠

可见套叠部位充盈缺损和钡剂前端的杯口影以及钡剂进入鞘部与套入部之间呈现的线条状或弹簧状阴影。只用于慢性肠套叠疑难病例。

五、诊断和鉴别诊断

凡健康婴幼儿突然发生阵发性腹痛或阵发性哭闹、呕吐、便血和腹部扪及腊肠样肿块时可确诊。肠套叠早期在未排出血便前应做直肠指检。本病应与以下疾病鉴别。

（一）急性痢疾

夏季多发，起病急，大便次数多，有脓血便，里急后重，多伴有高热等感染中毒症状。粪便检查可见成堆脓细胞，细菌培养阳性。但必须注意菌痢因肠功能紊乱亦可引起肠套叠，两种疾病可同时存在或肠套叠继发于菌痢后。

（二）梅克尔憩室出血

无腹痛或轻微腹痛，大量血便，开始为暗红色，以后为鲜红色，为突然发生，无前驱症状。亦可并发肠套叠。

（三）过敏性紫癜

有阵发性腹痛，呕吐，便血，左右下腹可触及肿块，但绝大多数患儿有出血性皮疹、关节肿痛，部分病例有血尿。该病由于肠功能紊乱和肠壁血肿，亦可并发肠套叠。

（四）蛔虫性肠梗阻

症状与肠套叠相似，婴儿少见，无便血。腹部肿块呈条状，多在脐周及脐下。

六、治疗

急性肠套叠是一种危及生命的急症，其复位是一个紧急的过程，一旦确诊须立即进行。

（一）非手术疗法灌肠疗法。

1.适应证　肠套叠在 48h 内，全身情况良好，腹部不胀，无明显脱水及电解质紊乱。

2.方法　包括：①B 超监视下水压灌肠。②空气灌肠。③钡剂灌肠复位。

3. 注意事项　灌肠复位时应做如下观察：①拔出肛管后排出大量带臭味的黏液血便和黄色粪水。②患儿很快入睡，不再哭闹及呕吐。③腹部平软，触不到原有的包块。④灌肠复位后给予 0.5～1g 活性炭口服，6～8h 后应有炭末排出，表示复位成功。

4. 禁忌证

(1)病程已超过 48h，全身情况差，如有脱水、精神萎靡、高热、休克等症状者，对 3 个月以下婴儿更应注意。

(2)高度腹胀，腹部腹膜刺激征者 X 射线腹部平片可见多数液平面者。

(3)套叠头部已达脾曲，肿物硬而且张力大者。

(4)多次复发疑有器质性病变者。

(5)小肠型肠套叠。

(二)手术治疗

手术复位比灌肠复位的复发率低。手术疗法指征：①发病超过 48h 或全身情况不良，有高热脱水、精神萎靡不振及休克等中毒症状。②腹胀明显，在透视下肠腔内有多个巨大液平面，腹部压痛肌紧张疑有肠坏死。③复发 3 次以上，或疑有器质性病变。④疑为小肠套叠。⑤气灌肠未能复位且有复套征象。根据患儿全身情况及套叠肠管的病理变化选择进行肠套叠复位、肠切除吻合术或肠造瘘术等。

(任雪云)

第七节　婴幼儿腹泻

婴幼儿腹泻病(diarrhea disease)，是一组由多病原、多因素引起的以腹泻为主要临床表现的消化道疾病。近年来本病发病率及病死率已明显降低，但仍是婴幼儿的重要常见病和死亡病因。2 岁以下多见，约半数为 1 岁以内。

一、病因

(一)易感因素

1. 婴幼儿期生长发育快，所需营养物质相对较多，胃肠道负担重，经常处于紧张的工作状态，易发生消化功能紊乱。

2. 消化系统发育不成熟，胃酸和消化酶分泌少，消化酶活性低，对食物质和量的变化耐受力差；胃内酸度低，胃排空较快，对进入胃内的细菌杀灭能力弱。

3. 血清免疫球蛋白(尤以 IgM 和 IgA)和肠道分泌型 IgA 均较低。

4. 正常肠道菌群对入侵的病原体有拮抗作用，而新生儿正常肠道菌群尚未建立，或因使用抗生素等引起肠道菌群失调，易患肠道感染。

5. 人工喂养　母乳中含有大量体液因子(SIgA、乳铁蛋白)、巨噬细胞和粒细胞、溶菌酶、溶酶体，有很强的抗肠道感染作用。家畜乳中虽有某些上述成分，但在加热过程中被破坏，而且人工喂养的食物和食具极易受污染，故人工喂养儿肠道感染发生率明显高于母乳喂养儿。

(二)感染因素

1. 肠道内感染　肠道内感染可由病毒、细菌、真菌、寄生虫引起，以前两者多见，尤其是病毒。

（1）病毒感染：人类轮状病毒（human rotavirus）是婴幼儿秋冬季腹泻的最常见的病原；诺沃克病毒（Norwalk virus）多侵犯儿童及成人；其他如埃可病毒、柯萨奇病毒、腺病毒、冠状病毒等都可引起肠道内感染。

（2）细菌感染（不包括法定传染病）。

1）大肠杆菌：①致病性大肠杆菌：近年来由此菌引起的肠炎已较少见，但仍可在新生儿室流行。②产毒性大肠杆菌：是较常见的引起肠炎的病原。③出血性大肠杆菌：可产生与志贺菌相似的肠毒素而致病。④侵袭性大肠杆菌：可侵入结肠黏膜引起细菌性痢疾样病变和临床症状。⑤黏附－集聚性大肠杆菌：黏附于下段小肠和结肠黏膜而致病。

2）空肠弯曲菌：又名螺旋菌或螺杆菌，是肠炎的重要病原菌，可侵入空肠、回肠、结肠。有些菌株可产生肠毒素。

3）耶尔森菌：为引起肠炎较常见的致病菌。

4）其他细菌和真菌：鼠伤寒杆菌、变形杆菌、绿脓杆菌和克雷伯杆菌等有时可引起腹泻，在新生儿较易发病。长期应用广谱抗生素引起肠道菌群失调，可诱发白色念珠菌、金葡菌、难辨梭状芽孢杆菌、变形杆菌、绿脓杆菌等引起的肠炎。长期用肾上腺皮质激素使机体免疫功能下降，易发生白色念珠菌或其他条件致病菌肠炎。

（3）寄生虫感染：如梨形鞭毛虫、结肠小袋虫等。

2.肠道外感染　患中耳炎、上呼吸道感染、肺炎、肾盂肾炎、皮肤感染、急性传染病等可出现腹泻。肠道外感染的某些病原体（主要是病毒）也可同时感染肠道引起腹泻。

（三）非感染因素

1.饮食因素

（1）喂养不当可引起腹泻，多为人工喂养儿。

（2）过敏性腹泻，如对牛奶或大豆过敏而引起腹泻。

（3）原发性或继发性双糖酶（主要为乳糖酶）缺乏或活性降低，肠道对糖的消化吸收不良而引起腹泻。

2.气候因素　腹部受凉使肠蠕动增加，天气过热使消化液分泌减少，而由于口渴、吃奶过多，增加消化道负担而致腹泻。

3.精神因素　精神紧张致胃肠道功能紊乱，也可引起腹泻。

二、发病机制

导致腹泻的机制有：①渗透性腹泻：因肠腔内存在大量不能吸收的具有渗透活性的物质而引起的腹泻。②分泌性腹泻：肠腔内电解质分泌过多而引起的腹泻。③渗出性腹泻：炎症所致的液体大量渗出而引起的腹泻。④动力性腹泻：肠道运动功能异常而引起的腹泻。但临床上不少腹泻并非由某种单一机制引起，而是在多种机制共同作用下发生的。

（一）非感染性腹泻

由于饮食量和质不恰当，食物消化、吸收不良，积滞于小肠上部，致酸度减低，肠道下部细菌上窜并繁殖（即内源性感染），使消化功能更加紊乱。在肠内可产生小分子短链有机酸，使肠腔内渗透压增高，加之食物分解后腐败性毒性产物刺激肠道，使肠蠕动增加，而致腹泻。

（二）感染性腹泻

1.细菌肠毒素作用　有些肠道致病菌分泌肠毒素，细菌不侵入肠黏膜组织，仅接触肠道表面,一般不造成肠黏膜组织学损伤。肠毒素抑制小肠绒毛上皮细胞吸收 Na^+、Cl^- 及水,促进肠腺分泌 Cl^-,使肠液中 Na^+、Cl^-、水分增加,超过结肠的吸收限度而导致腹泻,排大量无脓血的水样便,并可导致脱水、电解质紊乱。

2.细菌侵袭肠黏膜作用　有些细菌可侵入肠黏膜组织,造成广泛的炎症反应,如充血、水肿、炎症细胞浸润、溃疡、渗出。大便初为水样,后以血便或黏冻状大便为主。大便常规检查与菌痢同。可有高热、腹痛、呕吐、里急后重等症状。

3.病毒性肠炎　轮状病毒颗粒侵入小肠绒毛的上皮细胞,小肠绒毛肿胀缩短、脱落,绒毛细胞毁坏后其修复功能不全,使水、电解质吸收减少,而导致腹泻。肠腔内的碳水化合物分解吸收障碍,又被肠道内细菌分解,产生有机酸,增加肠内渗透压,使水分进入肠腔而加重腹泻。轮状病毒感染仅有肠绒毛破坏,故粪便镜检阴性或仅有少量白细胞。

三、临床表现

(一)各类腹泻的临床表现

1.轻型腹泻　多为饮食因素或肠道外感染引起。每天大便多在 10 次以下,呈黄色或黄绿色,稀糊状或蛋花汤样,有酸臭味,可有少量黏液及未消化的奶瓣。大便镜检可见大量脂肪球。无中毒症状,精神尚好,无明显脱水、电解质紊乱。多在数日内痊愈。

2.重型腹泻　多由肠道内感染所致。有以下 3 组症状。

(1)严重的胃肠道症状:腹泻频繁,每日大便 10 次以上,多者可达数十次。大便水样或蛋花汤样,有黏液,量多,倾泻而出。粪便镜检有少量白细胞。伴有呕吐,甚至吐出咖啡渣样物。

(2)全身中毒症状:发热,食欲低下,烦躁不安,精神萎靡,嗜睡,甚至昏迷、惊厥。

(3)水、电解质、酸碱平衡紊乱症状。

1)脱水:由于吐泻丧失体液和摄入量减少所致。由于体液丢失量的不同及水与电解质丢失的比例不同,可造成不同程度、不同性质的脱水。

2)代谢性酸中毒:重型腹泻都有代谢性酸中毒,脱水越重酸中毒也越重,原因是①腹泻时,大量碱性物质如 Na^+,K^+ 随大便丢失。②进食少和肠吸收不良,使脂肪分解增加,产生大量中间代谢产物——酮体。③失水时血液变稠,血流缓慢,组织缺氧引起乳酸堆积和肾血流量不足,排酸保碱功能低下。

3)低钾血症:胃肠道分泌液中含钾较多,呕吐和腹泻可致大量失钾;腹泻时进食少,钾的入量不足;肾脏保钾的功能比保留钠差,在缺钾时,尿中仍有一定量的钾排出;由于以上原因,腹泻患儿都有不同程度的缺钾,尤其是久泻和营养不良者。但在脱水、酸中毒未纠正前,体内钾的总量虽然减少,而血钾多数正常。其主要原因是①血液浓缩。②酸中毒时钾从细胞内向细胞外转移。③尿少使钾排出量减少。随着脱水、酸中毒的纠正,血钾被稀释,输入的葡萄糖合成糖原使钾从细胞外向细胞内转移;同时由于利尿后钾排出增加,腹泻不止时从大便继续失钾,因此血钾继续降低。

4)低钙和低镁血症:进食少,吸收不良,由大便丢失钙、镁,使体内钙、镁减少,但一般为轻度缺乏。久泻或有活动性佝偻病者血钙低。但在脱水时,由于血液浓缩,体内钙总量虽低,而血钙浓度不低;酸中毒可使钙离子增加,故可不出现低钙症状。脱水和酸中毒被纠正后,血液稀释,离子钙减少,可出现手足搐搦和惊厥。极少数久泻和营养不良者,偶见低镁症状,故当输液后出现震颤、手足搐搦或惊厥,用钙治疗无效时,应想到可能有低镁血症。

3.迁延性和慢性腹泻　病程连续超过 2 周者称迁延性腹泻,超过 2 个月者称慢性腹泻。多与营养不良和急性期未彻底治疗有关,以人工喂养儿多见。凡迁延性腹泻,应注意检查大便中有无真菌孢子和菌丝及梨形鞭毛虫。应仔细查找引起病程迁延和转为慢性的原因。

(二)不同病因所致肠炎的临床特点

1.轮状病毒肠炎　轮状病毒肠炎又称秋季腹泻。多发生在秋冬季节。多见于 6 个月至 2 岁小儿,起病急,常伴发热和上呼吸道感染症状,多先有呕吐,每日大便 10 次以上甚至数十次,量多,水样或蛋花汤样,黄色或黄绿色,无腥臭味,常出现水及电解质紊乱。近年报道,轮状病毒感染亦可侵犯多个脏器,偶可产生神经系统症状,如惊厥等;50% 左右患儿血清心肌酶谱异常,提示心肌受累。本病为自限性疾病,病程多为 3～8d。大便镜检偶见少量白细胞。血清抗体一般在感染后 3 周上升。

2.三种类型大肠杆菌肠炎

(1)致病性大肠杆菌肠炎:以 5～8 月份多见。年龄多小于 1 岁,起病较缓,大便每日 5～10 次,黄绿色蛋花汤样,量中等,有霉臭味和较多黏液。镜检有少量白细胞。常有呕吐,多无发热和全身症状。重者可有脱水、酸中毒及电解质紊乱。病程 1～2 周。

(2)产毒性大肠杆菌肠炎:起病较急。重者腹泻频繁,大便量多,呈蛋花汤样或水样,有黏液,镜检偶见白细胞。可发生脱水、电解质紊乱、酸中毒。也有轻症者。一般病程约 5～10d。

(3)侵袭性大肠杆菌肠炎:起病急,高热,腹泻频繁,大便黏冻状,含脓血。常有恶心、呕吐、腹痛,可伴里急后重。全身中毒症状严重,甚至休克。临床症状与大便常规化验不能与菌痢区别,需做大便细菌培养加以鉴别。

3.鼠伤寒沙门菌小肠结肠炎　鼠伤寒沙门菌小肠结肠炎是小儿沙门菌感染中最常见者。全年均有发生,以 6～9 月发病率最高。年龄多为 2 岁以下,小于 1 岁者占 1/2～1/3。很多家禽、家畜、鼠、鸟、冷血动物是自然宿主。蝇、蚤可带菌传播。经口感染。起病较急,主要症状为腹泻,有发热、厌食、呕吐、腹痛等。大便一般每日 6～10 次,重者每日可达 30 次以上。大便初为黄绿色稀水便或黏液便,病程迁延时呈深绿色黏液脓便或脓血便。大便镜检有大量白细胞及红细胞。轻症排出数次不成形大便后即痊愈。腹泻频繁者迅速出现严重中毒症状、明显脱水及酸中毒,甚至发生休克和 DIC。少数重者呈伤寒败血症症状,并出现化脓灶。一般病程约 2～4 周。

4.金黄色葡萄球菌肠炎　多因长期应用广谱抗生素引起肠道菌群失调,使耐药的金葡菌在肠道大量繁殖,侵袭肠壁而致病。腹泻为主要症状,轻症日泻数次,停药后即逐渐恢复。重症腹泻频繁,大便有腥臭味,水样,黄或暗绿似海水色,黏液较多,有假膜出现,少数有血便,伴有腹痛和中毒症状,如发热、恶心、呕吐、乏力、谵妄,甚至休克。大便镜检有大量脓细胞和成簇的革兰阳性球菌。大便培养有金葡菌生长,凝固酶阳性。

5.真菌性肠炎　多见于 2 岁以下,常为白色念珠菌所致。主要症状为腹泻,大便稀黄,有发酵气味,泡沫较多,含黏液,有时可见豆腐渣样细块(菌落),偶见血便。大便镜检可见真菌孢子和假菌丝,真菌培养阳性,常伴鹅口疮。

四、实验室检查

(一)轮状病毒检测

1.电镜检查　采集急性期(起病 3d 以内)粪便的滤液或离心上清液染色后电镜检查,可查见该病毒。

2.抗体检查

（1）补体结合反应：以轮状病毒阳性大便作抗原，做补体结合试验，阳性率较高。

（2）酶联免疫吸附试验（ELISA）：能检出血清中IgM抗体。较补体结合法更敏感。

（二）细菌培养

可从粪便中培养出致病菌。

（三）真菌检测

1.涂片检查 从大便中找真菌，发现念珠菌孢子及假菌丝则对诊断有帮助。

2.可做培养和病理组织检查。

3.免疫学检查。

五、诊断和鉴别诊断

根据发病季节、病史（包括喂养史和流行病学资料）、临床表现和大便性状可以做出临床诊断。必须判定有无脱水（程度和性质）、电解质紊乱和酸碱失衡。积极寻找病因。需要和以下疾病鉴别。

（一）生理性腹泻

多见于6个月以下婴儿，外观虚胖，常有湿疹。生后不久即腹泻，但除大便次数增多外，无其他症状，食欲好，生长发育正常，到添加辅食后便逐渐转为正常。

（二）细菌性痢疾

常有接触史，发热、腹痛、脓血便、里急后重等症状及大便培养可资鉴别。

（三）坏死性肠炎

中毒症状严重，腹痛、腹胀、频繁呕吐、高热。大便初为稀水黏液状或蛋花汤样，后为血便或"赤豆汤样"便，有腥臭味，隐血强阳性，重症常有休克。腹部X线检查有助于诊断。

六、治疗

治疗原则为：调整饮食，预防和纠正脱水，合理用药，加强护理，防治并发症。

（一）饮食疗法

应强调继续饮食，满足生理需要。轻型腹泻停止喂不易消化的食物和脂肪类食物。吐泻严重者应暂时禁食，一般不禁水。禁食时间一般不超过4～6h。母乳喂养者继续哺乳，暂停辅食。人工喂养者可先给米汤、稀释牛奶、脱脂奶等。

（二）护理

勤换尿布，冲洗臀部，预防上行性泌尿道感染和红臀。感染性腹泻注意消毒隔离。

（三）控制感染

病毒性肠炎不用抗生素，以饮食疗法和支持疗法为主。非侵袭性细菌所致急性肠炎除对新生儿、婴儿、衰弱儿和重症者使用抗生素外，一般也不用抗生素。侵袭性细菌所致肠炎一般需用抗生素治疗。

水样便腹泻患儿多为病毒及非侵袭性细菌所致，一般不用抗生素，应合理使用液体疗法，选用微生态制剂和黏膜保护剂。如伴有明显中毒症状不能用脱水解释者，尤其是对重症患儿、新生儿、小婴儿和衰弱患儿（免疫功能低下）应选用抗生素治疗。

黏液、脓血便患者多为侵袭性细菌感染,应根据临床特点,针对病原经验性选用抗菌药物,再根据大便细菌培养和药敏试验结果进行调整。针对大肠杆菌、空肠弯曲菌、耶尔森菌、鼠伤寒沙门菌所致感染选用庆大霉素、卡那霉素、氨苄青霉素、红霉素、氯霉素、头孢霉素、诺氟沙星、环丙沙星、呋喃唑酮、复方新诺明等。均可有疗效,但有些药如诺氟沙星、环丙沙星等喹诺酮类抗生素小儿一般禁用,卡那霉素、庆大霉素等氨基糖苷类抗生素又可致使耳聋或肾损害,故6岁以下小儿禁用。金黄色葡萄球菌肠炎、假膜性肠炎、真菌性肠炎应立即停用原使用的抗生素,根据症状可选用万古霉素、新青霉素、利福平、甲硝唑或抗真菌药物治疗。

(四)液体疗法

1.口服补液 世界卫生组织推荐的口服补液盐(ORS)可用于腹泻时预防脱水以及纠正轻、中度患儿的脱水。新生儿和频繁呕吐、腹胀、休克、心肾功能不全等患儿不宜口服补液。补液步骤除无扩容阶段外,与静脉补液基本相同。

(1)补充累积损失:轻度脱水约为50mL/kg,中度脱水约为80～100mL/kg,在8～12h内服完。

(2)维持补液阶段:脱水纠正后将ORS溶液加等量水稀释后使用。口服液量和速度根据大便量适当增减。

2.静脉补液 中度以上脱水或吐泻严重或腹胀者需静脉补液。

(1)第一天(24h)补液。

1)输液总量:包括补充累积损失量、继续损失量及生理需要量。按脱水程度定累积损失量,按腹泻轻重定继续损失量,将3项加在一起概括为以下总量,可适用于大多数病例,轻度脱水约90～120mL/kg,中度脱水约120～150mg/kg,重度脱水约150～180mL/kg。

2)溶液种类:按脱水性质而定。补充累积损失量等渗性脱水用1/2～2/3张含钠液,低渗性脱水用2/3张含钠液,高渗性脱水用1/3张含钠液,补充继续损失量用1/2～1/3张含钠液,补充生理需要量用1/4～1/5张含钠液。根据临床表现判断脱水性质有困难时,可先按等渗性脱水处理。

3)补液步骤及速度:主要取决于脱水程度和继续损失的量及速度。

扩容阶段:重度脱水有明显周围循环障碍者首先用2:1等张含钠液(2份生理盐水+1份1.4%NaHCO₃液)20mg/kg(总量不超过300mL),于30～60min内静脉注射或快速点滴,以迅速增加血容量,改善循环功能和肾功能。

以补充累积损失量为主的阶段:在扩容后根据脱水性质选用不同溶液(扣除扩容液量)继续静脉补液。中度脱水无明显周围循环障碍者不需扩容,可直接从本阶段开始。本阶段(8～12h)滴速宜稍快,一般为每小时8～10mL/kg。

维持补液阶段:经上述治疗,脱水基本纠正后尚需补充继续损失量和生理需要量。输液速度稍放慢,将余量于12～16h内滴完,一般约每小时5mL/kg。

各例病情不同,进水量不等,尤其是大便量难以准确估算,故需在补液过程中密切观察治疗后的反应,随时调整液体的成分、量和滴速。

4)纠正酸中毒:轻、中度酸中毒一般无需另行纠正,因在输入的溶液中已有一部分碱性液,而且经输液后循环和肾功能改善,酸中毒随即纠正。对重度酸中毒可另加碳酸氢钠等碱性液进行纠正。

5)钾的补充:一般患儿按3～4mmol/(kg·d)[约相当于氯化钾200～300mg/(kg·d)],

缺钾症状明显者可增至 4～6mmol/(kg·d)[约相当于氯化钾 300～450mg/(kg·d)]。必须在肾功能恢复较好(有尿)后开始补钾。含钾液体绝对不能静脉推注。若患儿已进食,食量达正常一半时,一般不会缺钾。

6)钙和镁的补充:一般患儿无需常规服用钙剂。对有营养不良或佝偻病者应早给钙。在输液过程中如出现抽搐,可给 10%葡萄糖酸钙 5～10mL 静脉缓注,必要时重复使用。若抽搐患儿用钙剂无效,应考虑低血镁的可能,可测血清镁,用 25%硫酸镁每次 0.1mL/kg,深部肌内注射,每 6h 一次,每日 3～4 次,症状缓解后停用。

(2)第二天以后(24h 后)的补液:经过 24h 左右的补液后,脱水、酸中毒、电解质紊乱已基本纠正。以后的补液主要是补充生理需要量和继续损失量,防止发生新的累积损失,继续补钾,供给热量。一般生理需要量按 60～80mL/(kg·d),用 1/5 张含钠液补充;继续损失量原则上丢多少补多少,如大便量一般,可在 30mL/(kg·d)以下,用 1/2～1/3 张含钠液补充。生理需要量和继续损失量可加在一起于 12～24h 内匀速静点。无呕吐者可改为口服补液。

(五)对症治疗

1.腹泻　对一般腹泻患儿不宜用止泻剂,应着重病因治疗和液体疗法。仅在经过治疗后一般状态好转、中毒症状消失、而腹泻仍频者,可用鞣酸蛋白、次碳酸铋、氢氧化铝等收敛剂。微生态疗法有助于肠道正常菌群的生态平衡,有利于控制腹泻。常用制剂有双歧杆菌、嗜酸乳酸杆菌和粪链球菌制剂。肠黏膜保护剂如蒙脱石粉能吸附病原体和毒素,维持肠细胞的吸收和分泌功能,增强肠道屏障功能,阻止病原微生物的攻击。

2.腹胀　多为肠道细菌分解糖产气而引起,可肌注新斯的明,肛管排气。晚期腹胀多因缺钾,宜及早补钾预防。若因中毒性肠麻痹所致腹胀除治疗原发病外可用酚妥拉明。

3.呕吐　多为酸中毒或全身中毒症状,随着病情好转可逐渐恢复。必要时可肌注氯丙嗪。

(六)迁延性和慢性腹泻的治疗

迁延性腹泻常伴有营养不良等症,应仔细寻找引起病程迁延的原因,针对病因治疗。

1.对于肠道内细菌感染,应根据大便细菌培养和药敏试验选用抗生素,切忌滥用,以免引起肠道菌群失调。

2.调整饮食不宜过快,母乳喂养儿暂停辅食,人工喂养儿可喂酸乳或脱脂乳,口服助消化剂如胃蛋白酶、胰酶等。应用微生态调节剂和肠黏膜保护剂。或辅以静脉营养,补充各种维生素。

3.有双糖酶缺乏时,暂停乳类,改喂豆浆或发酵奶加葡萄糖。

(任雪云)

第八节　肠痉挛

肠痉挛是由于肠壁平滑肌阵阵强烈收缩而引起的阵发性腹痛,是小儿急性功能性腹痛中最常见的情况。以小婴儿最多见,学龄前及学龄儿童亦可遇到。特点是发作突然,发作间歇时缺乏异常体征。外科急腹症所致的腹痛,不属本病范畴。

一、诊断

(一)病史

原因尚不完全明了,现在比较公认的是部分患儿是由于对牛乳过敏。诱因较多,如上呼吸道感染、局部受凉、暴食、大量冷食、食物中糖量过多,引致肠内积气、消化不良以及肠寄生虫毒素的刺激等。

(二)临床表现

肠痉挛的临床特点是平素健康小儿突然发作阵发性腹痛,有时从睡眠中突然哭醒,有些患儿过去有同样发作史。每次发作持续时间多不长,从数分钟至数十分钟,时痛时止,多反复发作数十分钟至数小时而自愈,个别患儿可延至数日。腹痛轻重不等,严重者哭闹不止、翻滚、出汗,重者面色苍白、手中发凉。不发作时能步行就诊,但如果继发于上呼吸道感染时,可有发热等原发病表现。典型病例痉挛多发生在小肠,腹痛部位以脐周为主,如果痉挛发生在远端大肠则疼痛位于左下腹,发生在胃部则疼痛以上腹部为主,常伴呕吐,吐出食物后精神好转。多数患儿偶发1~2次后自愈,亦有不少患儿时愈时发,甚至迁延数年,绝大多数患儿随年龄增长而自愈。

(三)辅助检查

有关实验室检查正常。

二、治疗

(一)一般治疗

消除诱因,注意饮食。

(二)对症治疗

以解痉止痛为主。复方颠茄片,>5岁半片,按情酌定;山莨菪碱片剂和注射剂,每次0.1~0.2mg/kg。<5岁服用片剂不方便者,可用颠茄酊,每次0.03~0.06mg/kg,口服,3次/d。

(任雪云)

第九节　急性胰腺炎

小儿急性胰腺炎比较少见,发病与胰液外溢入胰腺间质及其周围组织有关。

现多认为与病毒感染、药物、胰分泌管阻塞以及某些全身性疾病或暴饮暴食有关。至少半数以上是由腮腺炎病毒或上腹部钝伤引起,仍有30%病例找不到病因。

一、诊断

(一)病史

病前有饱餐等诱因,继发于身体其他部位的细菌或病毒感染:如急性流行性腮腺炎、肺炎、细菌性痢疾、扁桃体炎等。

(二)临床表现

多发生在4岁以上小儿,主要表现为上腹疼痛、恶心、呕吐及腹压痛。呕吐物为食物与胃、十二指肠分泌液。严重病例除急性重病容外,可有脱水及早期出现休克症状,并因肠麻痹而致腹胀。由于胰腺头部水肿压迫胆总管末端可出现黄疸,但在小儿则罕见。

轻度水肿型病例有上腹压痛(剑突下或略偏左侧),可能为腹部唯一体征。严重病例除腹胀外,腹部有压痛及肌紧张而以剑突下部为最明显。个别病儿的脐部或腰部皮肤呈发绀色,系皮下脂肪被外溢胰液分解,毛细血管出血所致。

(三)辅助检查

1.淀粉酶测定　常为主要诊断依据,若用苏氏(Somogyi)比色法测定,正常儿均在64U以下,而急性胰腺炎患儿则高达500U以上。血清淀粉酶值在发病3h后即可增高,并逐渐上升,24～28h达高峰以后又渐下降。尿淀粉酶也同样变化,但发病后升高较慢,病变缓解后下降的时间比血清淀粉酶迟缓,且受肾功能及尿浓度的影响,故不如血清淀粉酶准确。其他有关急腹症如肠穿孔、肠梗阻、肠坏死时,淀粉酶也可升高,很少超过300～500U。

2.血清脂肪酶测定　在发病24h后始升高,持续高值时间较长,可作为晚期患者的诊断方法。正常值为0.5～1U。

3.腹腔穿刺　严重病例有腹膜炎者,难与其他原因所致腹膜炎相鉴别,如胰腺遭到严重破坏,则血清淀粉酶反而不增高,更造成诊断上的困难。此时如腹腔渗液多,可行腹腔穿刺。根据腹腔渗液的性质(血性、混有脂肪坏死)及淀粉酶测定有助于诊断。

4.B型超声检查　对水肿型胰腺炎及后期并发胰腺囊肿者的确诊有价值,前者显示胰腺明显增大,后者显示囊性肿物与胰腺相连。

(四)诊断标准

1.急性腹痛发作伴有上腹部压痛或腹膜刺激征。

2.血、尿或腹水中胰酶升高。

3.影像学检查、手术或活检见到胰腺炎症、坏死、出血等间接或直接的改变。具有含第1项在内的2项以上标准并排除其他急腹症者即可诊断。

二、治疗

(一)一般治疗

轻者进低脂、低蛋白流食;较重者应禁食,以减少胰腺分泌。严重者则须胃肠减压,减少胃酸避免促进胰腺分泌。禁食及胃肠减压时,宜输入营养物质(如合成营养液)并根据胃肠减压及出液量补充水、电解质等,以维持水电解质平衡。

(二)非手术治疗

1.抑制胰腺外分泌

(1)禁食和胃肠减压。可以减少胰液分泌,还可减轻呕吐和肠胀气。

(2)应用抗胆碱能药物。山莨菪碱、阿托品等,可减少胃酸和胰液分泌。

(3)应用H_2受体拮抗药。此类药有西咪替丁、雷尼替丁、奥美拉唑等,可减少胃酸分泌,间接抑制胰腺分泌,同时防止应激性胃黏膜病变的发生。

(4)应用生长抑素。为治疗急性出血坏死型胰腺炎效果较好的药物。

(5)缩胆囊素受体拮抗药。丙谷胺可明显减轻急性胰腺炎的病理改变及改善症状。

2.镇痛解痉　阿托品每次0.01～0.02mg/kg,最大不超过0.4mg,必要时4～6h重复1次。

3.控制胰腺感染　急性胰腺炎多数由胆管疾病引起,故多数应用抗生素。选用抗生素时,既要考虑菌种的敏感性,又要求该药对胰腺有较好的渗透性。首选药如西拉司丁(泰能)、环丙沙星、氧氟沙星,厌氧菌感染可用甲硝唑。

4.维持水电解质平衡及抗休克　脱水严重或出现休克的患儿,应首先恢复血容量,可输 2：1 溶液、血浆或全血等,按 10~20mL/kg,于 30~60min 内输入,8~10h 纠正其累积损失量。应用多巴胺、多巴酚丁胺、山莨菪碱等抗休克治疗。有尿后补钾,并注意热量、维生素供给,同时要防治低钙血症、高糖血症等。

5.其他治疗

(1)应用抑制胰酶活性的药物。较重型的急性胰腺炎,在发病早期大量静脉给药。②应用肾上腺糖皮质激素。可引起胰腺炎一般不主张用,仅适用于合并呼吸窘迫综合征和出血坏死胰腺炎伴有休克者。

(2)腹膜灌洗。清除或减少大量有害的血管活性因子。

(三)手术治疗

只有在以下情况时考虑手术:①诊断为急性胰腺炎,经过内科治疗 24~48h,症状及体征进一步恶化,出现并发症者。②胆源性急性胰腺炎处于急性状态,需要外科手术解除梗阻者。③疑有出血性坏死性胰腺炎,经短时间治疗不缓解。④胰腺假性囊肿形成,尤其较巨大者,病情缓解后,可行引流手术。⑤不能排除其他急腹症者。

(任雪云)

第十节　肝脓肿

肝脓肿是溶组织阿米巴原虫或细菌感染所引起的肝组织内单个或多发的化脓性病变。本病是一种继发性病变,由细菌感染者称为细菌性肝脓肿,常见病原菌为大肠杆菌和葡萄球菌,链球菌和产酸杆菌等少见。多继发于胆管系统、门静脉系统、肝动脉、腹内邻近器官的感染以及肝外伤后继发感染;由阿米巴原虫引起者称为阿米巴肝脓肿,多继发于阿米巴肠病。

一、诊断

(一)阿米巴肝脓肿

1.病史　常伴有阿米巴痢疾或慢性腹泻史。

2.临床表现　不规则的长期发热,伴有恶寒、大汗、右上腹或右下胸疼痛,局部可有饱满及压痛,肝大而有压痛。

3.辅助检查

(1)实验室检查:白细胞数增加,嗜酸粒细胞增加较明显,粪便检查半数以上患儿可发现阿米巴滋养体或包裹。

(2)X 线检查:病侧膈肌升高,运动度受限,膈肌局部隆起者尤具诊断意义。

(3)超声波检查:肝大,脓肿区出现液平段。

(4)肝脏放射性核素扫描:可见局限性放射性缺损或密度减低。

(5)肝脓肿穿刺液呈红棕色(有继发感染时脓液呈黄白色)。

(二)细菌性肝脓肿

1.病史　可曾有疖肿或外伤感染致菌血症或败血症,或胆系感染,急性阑尾炎、肠炎所致门脉系统感染,以及膈下脓肿等邻近器官炎症直接蔓延到肝脏。

2.临床表现

(1)寒战、高热,呈弛张热型,右上腹痛,伴食欲缺乏、乏力。

(2)肝大,有明显触痛、叩击痛,有时可见右下胸肋间隙水肿。

3.辅助检查

(1)白细胞总数及中性粒细胞计数均增多。

(2)超声波检查显肝内液平段。

(3)X线检查右叶脓肿可见右膈升高,活动度受限,肝影增大,有时伴有反应性胸膜腔积液,左叶脓肿则常有胃小弯受压征象。

(4)肝穿刺有脓液,多为黄灰色或黄色,有臭味,做细菌学检查可确定致病菌。

二、治疗

(一)一般治疗

卧床休息,加强营养,补充热量、蛋白质及维生素等,必要时可少量输血。

(二)病因治疗

1.抗生素治疗 对细菌性肝脓肿,选用敏感抗生素治疗,对病原未明者,可选用两种抗生素联合应用,再根据药敏结果进行调整。往往需要多种有效药物交替长时间使用,一般用到8周,或热退后2～3周。

2.抗阿米巴原虫治疗 阿米巴肝脓肿应使用抗阿米巴原虫药物,如甲硝唑,剂量35～50mg/(kg·d),分3次口服,10d为1个疗程。也可选用磷酸氯喹,剂量为20mg/(kg·d),分2次口服,连服2d,以后减为10mg/(kg·d),1次服,连服2周以上。在排脓之前也应全身应用抗阿米巴原虫药治疗。

(三)外科治疗

1.穿刺引流 脓肿较大者应穿刺引流,尤其适用于单个脓肿。穿刺点应选择肋间隙饱满、压痛最明显的部位,或根据超声波定位。如脓液黏稠,可注入生理盐水冲洗,以利排脓。如引流不畅或无效,可切开引流。

2.切开引流 对于巨大脓肿、反复积脓的脓肿、局部胀痛明显或全身中毒症状严重的脓肿,脓肿已破或有穿破可能者,应进行切开引流。

(任雪云)

第十一节 急性阑尾炎

急性阑尾炎是儿童最常见的急腹症,可发生在小儿任何年龄,3岁以下婴幼儿的患病率为5.0%～9.6%,1岁以内的小儿阑尾炎很少见,随年龄增长,患病率逐渐增多。在小儿由于病情进展较快,加以早期诊断困难,年龄越小,症状越不典型,并以穿孔性阑尾炎的发生率较高,术后并发症多,因此,及时诊断和正确处理非常重要。男女患病率基本相等。

阑尾炎的主要原因是由于管腔梗阻、细菌感染、神经反射等因素相互影响和作用。急性阑尾炎分为四种类型:单纯性阑尾炎;化脓性阑尾炎;坏疽性阑尾炎;梗阻性阑尾炎。

一、诊断

（一）病史

由于小儿年龄和临床各型阑尾炎的病理表现不同，症状也有其特点和规律。

1. 腹痛　腹痛是最常见、最早出现的症状，腹痛为阵发性，从上腹部或脐部开始，由轻到重，数小时后疼痛渐转移至右下腹的阑尾部位，为持续性钝痛，阵发性加剧。当阑尾腔有阻塞时可表现为阵发性绞痛，阑尾发生穿孔形成弥漫性腹膜炎时，则全腹都有持续性的腹痛。活动时腹痛加重，患儿喜欢卧于右侧，双腿稍曲，并保持该体位以减少疼痛。如盲肠游离时，阑尾位置不固定，压痛点可偏离麦氏点，在其下方或脐部周围，有的疼痛可位于盆腔。

2. 恶心及呕吐　是常见的症状，较成人多见，呕吐常发生在腹痛开始后的数小时，也有的患儿先出现呕吐。早期的呕吐多是反射性的，呕吐物多为食物，晚期患儿呕吐系腹膜炎肠麻痹所致，呕吐物为黄绿色的胆汁及肠液，呕吐量多。

3. 腹泻及便秘　如阑尾病变侵及盆腔，炎症刺激乙状结肠促使排便次数增加，有的患儿开始仅表现为腹泻，易误诊为肠炎。

4. 发热　体温在38℃左右，大多为先腹痛后发热，并且随着病情加重而逐渐升高，如早期就有高热和腹痛的患儿，应注意是否有全身的感染。体温呈持续性不断升高，提示阑尾可能有穿孔。

5. 精神异常　由于腹痛和感染的刺激作用，大多患儿呈嗜睡状、活动减少、无力、反应迟钝、腹肌紧张减轻等。也有的表现为烦躁不安、哭闹等。

（二）查体

1. 全身体征　患儿喜右侧屈髋卧位，以减少腹壁的张力，选择疼痛最轻的位置。呈急性病容，有的患儿有脱水征。

2. 腹部体征

（1）腹部压痛：右下腹麦氏点固定压痛是急性阑尾炎的典型体征。但小儿阑尾位置不固定，故压痛点可在右中腹、脐部附近、下腹中部等。病初时压痛可能在右下腹，弥漫性腹膜炎时全腹均有压痛，腹部呼吸运动可不同程度的受限。盆腔位的阑尾炎压痛点在下腹部。

（2）腹肌紧张：是腹壁腹膜受刺激、腹肌反射性收缩所致。压痛部位出现腹肌紧张提示阑尾已化脓坏死而形成阑尾周围炎或腹膜炎。弥漫性腹膜炎时，全腹性腹肌紧张，但仍以右下腹最为明显。但小儿腹壁肌层薄弱，腹肌紧张不足以反应腹膜受刺激情况，即使阑尾穿孔腹肌仍可不紧张，尤其是婴幼儿。

（3）反跳痛：由于阑尾炎症对腹膜的刺激，可出现右下腹反跳痛，即轻压右下腹逐渐至深处，迅速抬手时患儿有剧痛，可波及下腹甚至全腹。

（4）腹部包块：阑尾周围脓肿的患儿右下腹可触及包块。

（5）皮肤过敏：急性阑尾炎合并梗阻时，右下腹皮肤可出现感觉过敏，蛲虫性阑尾炎时更明显。

（6）结肠充气试验：用手从左下腹推压降结肠移向横结肠，因气体压力传至盲肠，产生疼痛为阳性。

（7）腰大肌刺激征和举腿试验：盲肠后位阑尾炎时二者均可阳性，腰大肌刺激征即是患儿左侧卧位，右髋关节过伸，腰大肌受到刺激疼痛。

（8）肛门指诊：直肠右前方有炎性浸润和增厚，黏膜水肿、肥厚，甚至可触及索条状的尾，有盆腔脓肿形成时有触痛及波动感。

（三）辅助检查

1.血液检查　单纯性阑尾炎的白细胞总数和中性粒细胞增多，白细胞总数可升高到$(1.0 \sim 1.2) \times 10^9 /L$，化脓性阑尾炎可达$(1.2 \sim 1.4) \times 10^9 /L$以上，有脓肿形成或弥漫性腹膜炎时则在$2.0 \times 10^9 /L$以上，并且中性粒细胞占$85\% \sim 95\%$，如中性粒细胞增多至$85\%$以上多反应病情较重。也有少数阑尾炎患儿白细胞升高不明显。

2.尿及大便常规检查　一般无特殊改变。

3.B超检查　B超下正常阑尾无影像显示，当阑尾炎时可见阑尾显影，阑尾的直径增大，$\geqslant 6mm$则可以确定阑尾炎诊断，对异位阑尾也能做出正确诊断。有报道B超诊断符合率大于96%。

（四）诊断要点

1.患者有腹痛、呕吐、发热。

2.腹部查体表现为右下腹固定压痛、肌紧张及反跳痛。

3.血常规　白细胞升高，中性粒细胞升高。

（五）鉴别诊断

1.肠痉挛　小儿腹痛的常见原因，患病率高于阑尾炎。典型的症状是突然发生阵发性腹痛，但每次仅持续$10 \sim 20min$，无明显压痛点，疼痛可自行缓解，无发热，一般不需特殊治疗。

2.急性胃肠炎　有的患儿在腹泻出现前有腹痛、呕吐及发热，可误诊阑尾炎。胃肠炎有不洁饮食史，开始有发热、痉挛性腹痛和多次腹泻，腹痛多无固定部位，压痛和腹肌紧张不明显，便常规检查可见白细胞和脓球。

3.急性肠系膜淋巴结炎　该病的发生与上呼吸道感染有关，当回盲部的淋巴结受炎症累及时，可与急性阑尾炎相混淆。本病可有体温升高，胃肠道症状不明显，右下腹虽有不固定的轻微压痛，但无腹肌紧张。白细胞计数略有升高。

4.过敏性紫癜　早期有腹痛出现，但不局限在右下腹，随后可出现散在的斑点，关节肿胀，有时便血。腹部的压痛与腹壁的肌紧张相一致，有时要经过反复多次的检查方能确定。

5.卵巢囊肿扭转　右侧的卵巢囊肿扭转可引起右下腹疼痛、压痛、反跳痛及肌紧张，易误诊为阑尾炎。该病虽然腹部体征比较明显，但白细胞升高不明显。做腹部直肠双合诊可触及球形包块，右下腹穿刺抽出血性液体可确诊。B超可以协助诊断。

二、治疗

小儿阑尾炎穿孔率高，延误治疗可发生腹膜炎，特别是婴幼儿阑尾壁薄，大网膜短，穿孔时间短，可发生于腹痛后6h。所以不论何种类型的急性阑尾炎原则上均行早期手术治疗。有下列情况可试行保守治疗：①发病超过3d，病情比较稳定，局部有炎性包块，有阑尾脓肿形成者。②腹膜炎有局限趋势，下腹部压痛及右下腹炎性浸润已有减轻者。

对急性单纯性阑尾炎，炎症较轻，患儿家长不同意手术或阑尾周围脓肿已局限，可采用非手术疗法。

阑尾炎60%以上为需氧菌与厌氧菌混合感染，首选联合用药。先锋霉素及甲硝唑合用，亦可用氨苄西林、庆大霉素和甲硝唑。输液纠正脱水和电解质紊乱。密切观察病情的发展，如炎性包块不断扩大或软化,疼痛未见减轻,高热不退,中毒症状日趋严重,需手术将阑尾脓肿切开引流。

三、诊疗体会

(一)诊断方面

根据典型的转移性右下腹痛史,固定的右下腹压痛、肌紧张及反跳痛,可诊断为阑尾炎。但准确的查出有无腹部压痛、肌紧张,腹痛的部位和范围是非常重要的。所以查体时动作要轻柔,并随时注意患儿的面部表情。在触诊时对比检查两侧腹部,观察触不同部位时的患儿反应,有时要经过反复多次的检查方能确定。检查时从左侧腹→上腹部→右下腹,由浅到深,由轻到重。浅层触诊时了解腹部皮肤有无敏感区,中层触诊时可了解到腹部的压痛、反跳痛及肌紧张,深层检查可判断局部有无炎性包块和脓肿。对疑有阑尾炎而诊断困难,可试行腹部穿刺,穿刺麦氏点,将穿刺液做镜检,细菌涂片及生化检查。肛门指诊,在直肠右前方有炎性浸润和增厚,盆腔有脓肿时有触痛及包块。有的患者表现为腹泻为主,往往误诊为肠炎,经抗生素治疗也能有所好转,炎症局限,形成脓肿,所以当腹泻患者经治疗腹痛不见明显好转,应注意腹部查体,有无下腹压痛。有的患者表现为尿痛,腹部压痛位于脐下,这是阑尾与膀胱粘连所致。

(二)治疗方面

单纯性阑尾炎保守治疗多能治愈,化脓性和穿孔性阑尾炎抗生素治疗效果较差,主张早期手术治疗,以免抗生素治疗无效,形成阑尾周围脓肿和肠管粘连,增加手术难度。

四、患儿教育

该病早期治疗,尤其早期手术,并发症少,治疗效果良好。

(任雪云)

第十二节 上消化道出血

上消化道出血指屈氏韧带以上的消化道,包括食管、胃、十二指肠、上段空肠及肝、胆、胰腺等病变引起的出血,包括胃空肠吻合术后的空肠病变出血,排除口腔、鼻咽、喉部出血和咯血。上消化道出血是儿科临床常见的急症。其常见原因为消化性溃疡、急慢性胃炎、肝硬化合并食管或胃底静脉曲张破裂、胃痛、应激性溃疡等。消化道出血可发生在任何年龄。临床表现为呕血、便血,大量的消化道出血可导致急性贫血及出血性休克。

一、诊断步骤

(一)病史采集要点

上消化道出血可以是显性出血,也可以是隐性出血。其主要症状是呕血。呕血是指上消化道疾病(屈氏韧带以上的消化器官,包括食管、胃、十二指肠、肝、胆、胰疾病)或全身性疾病所致的急性上消化道出血,血液经口腔呕出。呕血或呕红色血液提示上消化道出血常为急性出血,通常来源于动脉血管或曲张静脉。呕咖啡样血系因出血缓慢或停止,红色的血红蛋白受胃酸作用变成褐色的正铁血红素所致。便血常提示下消化道出血,也可因活动性上消化道出血迅速经肠道排出所致。黑便通常提示上消化道出血,但小肠或右半结肠的出血也可有黑便。通常上消化道出血量达 100～200mL 时才会出现黑便,在一次严重的出血后黑便可持续数日之久,不一定表示持续性出血。隐血试验阴性的黑色粪便可能因摄入铁剂、铋剂或各种食物所致,不应误认为出血所致的黑便。长期隐性出血可发生于消化道的任何部位。

小儿各年龄组消化道出血的常见病因有所不同。新生儿期出血多为出生时咽下母血或新生儿出血症、新生儿败血症、新生儿坏死性小肠结肠炎、新生儿血小板减少性紫癜、胃坏死出血以及严重的酸中毒等。1 个月至 2 岁多为消化性溃疡、反流性食管炎等。2 岁以上多为消化道溃疡、胆管出血。此外,还见于血小板减少性紫癜、过敏性紫癜、血友病以及白血病、胃肠道畸形等,可发生于任何年龄。

有进食或服用制酸剂可缓解的上腹部疼痛史的患者,提示消化性溃疡病。然而许多溃疡病出血的患者并无疼痛史。出血前有呕吐或干呕提示食管的 Mallory－Weiss 撕裂(胃贲门黏膜撕裂综合征),然而有 50% 的撕裂症患者并无这种病史。出血史(如紫癜、淤斑、血尿)可能表明是一种出血素质(如血友病)。服药史可揭示曾使用过破坏胃屏障和损害胃黏膜的药物(如阿司匹林,非甾体类消炎药),服用这些药物的数量和持续时间是重要的。

(二)体格检查

在对患者的生命体征作出评估后,体格检查应包括检查鼻咽部以排除来自鼻和咽部的出血。应寻找外伤的证据,特别是头、胸及腹部。蜘蛛痣、肝脾肿大和腹水是慢性肝病的表现。动静脉畸形尤其是胃肠黏膜的动静脉畸形可能与遗传性出血性毛细血管扩张症(Rendu－Osler－Weber 综合征)有关,其中消化道多发性血管瘤是反复发作性血管瘤的原因。皮肤指甲床和消化道的毛细血管扩张可能与硬皮病或混合性结缔组织病有关。

(三)门诊资料分析

急性消化道出血时,门诊化验应包括血常规、血型、出凝血时间、大便或呕吐物的隐血试验,肝功能及血肌酐、尿素氮等。

对疑有上消化道出血的患者应作鼻胃吸引和灌洗,血性鼻胃吸引物提示上消化道出血,但约 10% 的患者鼻胃吸引物阴性;咖啡样吸引物表明出血缓慢或停止;持续的鲜红色吸引物提示活动性大量出血。鼻胃吸引还有助于监测出血状况。

(四)进一步检查项目

1.内镜检查 在急性上消化道出血时,胃镜检查安全可靠,是当前首选的诊断方法,其诊断价值比 X 线钡剂检查为高,阳性率一般达 80%～90% 以上。对一些 X 线钡剂检查不易发现的贲门黏膜撕裂症、糜烂性胃炎、浅溃疡,内镜可迅速作出诊断。X 线检查所发现的病灶(尤其存在两个病灶时),难以辨别该病灶是否为出血原因。而胃镜直接观察,即能确定,并可根据病灶情况作相应的止血治疗。

做纤维胃镜检查时应注意:

(1)胃镜检查的最好时机是在出血后 24～48h 内进行。如若延误时间,一些浅表性黏膜损害部分或全部修复,从而使诊断的阳性率大大下降。

(2)处于失血性休克的患者,应首先补充血容量,待血压有所平稳后做胃镜较为安全。

(3)事先一般不必洗胃准备,但若出血过多,估计血块会影响观察时,可用冰水洗胃后进行检查。

2.X 线钡剂造影 尽管内镜检查的诊断价值比 X 线钡剂造影优越,但并不能取而代之。

对已确定有上消化道出血而全视式内镜检查阴性或不明确的患者,也可考虑进行上消化道钡餐检查,因为一些肠道的解剖部位不能被一般的内镜窥见,而且由于某些内镜医师经验不足,有时会遗漏病变,这些都可通过 X 线钡剂检查得以补救。但在活动性出血后不宜过早进行钡剂造影,否则会引起再出血或加重出血。一般主张在出血停止、病情稳定 3d 后谨慎操作。注意残留钡剂可干扰选择性动脉造影及内镜的检查。

3.放射性核素扫描 经内镜及 X 线检查阴性的病例,可做放射性核素扫描。其方法是采用核素(例如^{99m}Tc)标记患者的红细胞后,再从静脉注入患者体内。当有活动性出血,而出血速度能达到 0.1mL/min,核素便可以显示出血部位。注射一次^{99m}Tc 标记的红细胞,可以监视患者消化道出血达 24h。经验证明,若该项检查阴性,则选择性动脉造影检查亦往往阴性。

4.选择性动脉造影 当消化道出血经内镜和 X 线检查未能发现病变时,应做选择性动脉造影。若造影剂外渗,能显示出血部位,则出血速度至少在 0.5~1.0mL/min(750~1500mL/d)。故最适宜于活动性出血时做检查,阳性率可达 50%~77%。而且,尚可通过导管滴注血管收缩剂或注入人工栓子止血。禁忌证是碘过敏或肾衰竭等。

二、诊断对策

(一)诊断要点

1.首先鉴别是否消化道出血 临床上常须鉴别呕血与咯血(详见表 6—1)。

表 6—1 呕血与咯血的鉴别

	咯血	呕血
病因	TB、支扩、肺炎、肺脓肿、肺癌、心脏病	消化性溃疡、肝硬化、胃癌
出血前症状	喉部痒感、胸闷、咳嗽	上腹不适、恶心、呕吐等
颜色	鲜红	棕黑、暗红、有时鲜红
出血方式	咯出	呕出
血中混合物	痰,泡沫	食物残渣、胃液
反应	碱性	酸性
黑便	除非咽下,否则没有	有,可为柏油便、呕血停止后仍持续数日
出血后痰性状	常有血痰数日	无痰

2.失血量的估计 对进一步处理极为重要。一般每日出血量在 5mL 以上,大便色不变,但隐血试验就可以为阳性,50~100mL 以上出现黑便。以呕血、便血的数量作为估计失血量的资料,往往不太精确。因为呕血与便血常分别混有胃内容与粪便,另一方面部分血液尚贮留在胃肠道内,仍未排出体外。因此可以根据血容量减少导致周围循环的改变,作出判断。

(1)一般状况:失血量少,血容量轻度减少,可由组织液及脾贮血所补偿,循环血量在 1h 内即得改善,故可无自觉症状。当出现头晕、心慌、冷汗、乏力、口干等症状时,表示急性失血量较大;如果有晕厥、四肢冰凉、尿少、烦躁不安时,表示出血量大,若出血仍然继续,除晕厥外,尚有气短、无尿。

(2)脉搏:脉搏的改变是失血程度的重要指标。急性消化道出血时血容量锐减、最初的机体代偿功能是心率加快。小血管反射性痉挛,使肝、脾、皮肤血窦内的储血进入循环,增加回心血量,调整体内有效循环量,以保证心、肾、脑等重要器官的供血。一旦由于失血量过大,机体代偿功能不足以维持有效血容量时,就可能进入休克状态。所以,当大量出血时,脉搏快而弱(或脉细弱),脉搏每分钟增至 100~120 次以上,再继续失血则脉搏细微,甚至扪不清。有些患者出血后,在平卧时脉搏、血压都可接近正常,但让患者坐或半卧位时,脉搏会马上增快,出现头晕、冷汗,表示失血量大。如果经改变体位无上述变化,测中心静脉压又正常,则可以排除有过大出血。

(3)血压:血压的变化同脉搏一样,是估计失血量的可靠指标。当急性失血占总血量的 20% 以上时,收缩压可正常或稍升高,脉压缩小。尽管此时血压尚正常,但已进入休克早期,应密切观察血压的动态改变。急性失血占总血量的 20%~40% 时,收缩压可降至 9.33~10.67kPa(70~80mmHg),脉压小。急性失血占总血量的 40% 时,收缩压可降至 6.67~9.33kPa(50~70mmHg),更严重的出血,血压可降至零。

(4)血象:血红蛋白测定、红细胞计数、血细胞压积可以帮助估计失血的程度。但在急性失血的初期,由于血浓缩及血液重新分布等代偿机制,上述数值可以暂时无变化。一般需组织液渗入血管内补充血容量,即 3~4h 后才会出现血红蛋白下降,平均在出血后 32h,血红蛋白可被稀释到最大限度。如果患者出血前无贫血,血红蛋白在短时间内下降至 7g 以下,表示出血量大。大出血后 2~5h,白细胞计数可增高,但通常不超过 15×10^9/L。然而在肝硬化、脾功能亢进时,白细胞计数可以不增加。

(5)尿素氮:上消化道大出血后数小时,血尿素氮增高,1~2d 达高峰,3~4d 内降至正常。如再次出血,尿素氮可再次增高。尿素氮增高是由于大量血液进入小肠,含氮产物被吸收。而血容量减少导致肾血流量及肾小球滤过率下降,则不仅尿素氮增高,肌酐亦可同时增高。如果肌酐在 133μmol/L(1.5mg%)以下,而尿素氮>14.28mmol/L(40mg%),则提示上消化道出血量大。

3.失血恢复的评价 绝大多数消化道出血患者可自动停止(如约 80% 无门脉高压的上消化道出血患者可自行停止)。大量出血常表现为脉率>110 次/min,收缩压<100mmHg(13.3kPa),直立位血压下降≥16mmHg(2.1kPa),少尿、四肢湿冷和由于脑血流灌注减少所致的精神状态的改变(精神混乱、定向力障碍、嗜睡、意识丧失、昏迷)。红细胞压积是失血的有价值指标,但若出血在几小时前发生,则不一定准确,因为通过血液稀释完全恢复血容量需要数小时。若有进一步出血的危险、血管并发症、合并其他病态或严重疾病者,通常需要输血使红细胞压积维持在 30 左右。在血容量适量恢复后,还需严密观察继续出血的征象(如脉搏加快、血压下降、呕新鲜血液、再次出现稀便或柏油样便等)。

(二)临床类型

消化道出血病因大致可归纳为四类:

1.出血性疾病 新生儿自然出血、过敏性出血(特别是过敏性紫癜)、血友病、白血病等。

2.感染性疾病 新生儿败血症、出血性肠炎、肠伤寒出血、胆管感染出血等。

3.胃肠道局部病变出血 常见病因有食管静脉曲张(门静脉压增高症)、婴幼儿溃疡病出血、异位或迷生胰、胃肠道血管瘤等。

(三)鉴别诊断要点

1.有严重消化道出血的患者 胃肠道内的血液尚未排出体外,仅表现为休克,此时应注意排除心源性休克(急性心肌梗死)、感染性或过敏性休克,以及非消化道的内出血(宫外孕或主动脉瘤破裂)。若发现肠鸣音活跃,肛检有血便,则提示为消化道出血。

2.出血的病因诊断 对消化道大出血的患者,应首先治疗休克,然后努力查找出血的部位和病因,以决定进一步的治疗方针和判断预后。上消化道出血的原因很多,大多数是上消化道本身病变所致,少数是全身疾病的局部表现。常见的病因包括溃疡病、肝硬化所致的食管、胃底静脉曲张破裂和急性胃黏膜损害。其他少见的病因有食管裂孔疝、食管炎、贲门黏膜撕裂症、十二指肠球炎、胃平滑肌瘤、胃黏膜脱垂、胆管出血等。

(1)消化性溃疡病:出血是溃疡病的常见并发症。溃疡病出血约占上消化道出血病例的50%,其中尤以十二指肠球部溃疡居多。致命性出血多属十二指肠球部后壁或胃小弯穿透溃疡腐蚀黏膜下小动脉或静脉所致。部分病例可有典型的周期性、节律性上腹疼痛,出血前数日疼痛加剧,出血后疼痛减轻或缓解。这些症状,对溃疡病的诊断很有帮助。但有30%溃疡病合并出血的病例并无上述临床症状。溃疡病除上腹压痛外,无其他特异体征,尽管如此,该体征仍有助于鉴别诊断。

(2)食管、胃底静脉曲张破裂:绝大部分病例是由于肝硬化、门脉高压所致。临床上往往出血量大,呕出鲜血伴血块,病情凶险,病死率高。如若体检发现有黄疸、肝掌、蜘蛛痣、脾大、腹壁静脉怒张、腹水等体征,诊断肝硬化不难。但确定出血原因并非容易。一方面大出血后,原先肿大的脾脏可以缩小,甚至扪不到,造成诊断困难;另一方面肝硬化并发出血并不完全是由于食管、胃底静脉曲张破裂,有1/3病例合并溃疡病或糜烂性胃炎出血。肝硬化合并溃疡病的发生率颇高。肝硬化合并急性糜烂性胃炎,可能与慢性门静脉瘀血造成缺氧有关。因此,当临床不能肯定出血病因时,应尽快作胃镜检查,以便及时作出判断。

(3)急性胃黏膜损害:急性胃黏膜损害包括急性应激性溃疡病和急性糜烂性胃炎两种疾病。而两者主要区别在于病理学,前者病变可穿透黏膜层,以致胃壁穿孔;后者病变表浅,不穿透黏膜肌层。以前的上消化道出血病例中,诊断急性胃黏膜损害仅有5%。自从开展纤维胃镜检查,使急性胃黏膜损害的发现占上消化道出血病例的15%~30%。①急性糜烂性胃炎:应激反应、酗酒或服用某些药物(如阿司匹林、消炎痛、利血平、肾上腺皮质激素等)可引起糜烂性胃炎。病灶表浅,呈多发点、片状糜烂和渗血。②急性应激性溃疡:这是指在应激状态下,胃和十二指肠以及偶尔在食管下端发生的急性溃疡。应激因素常见有烧伤、外伤或大手术、休克、败血症、中枢神经系统疾病以及心、肺、肝、肾衰竭等严重疾患。

严重烧伤所致的应激性溃疡称柯林(Curling)溃疡,颅脑外伤、脑肿瘤及颅内神经外科手术所引起的溃疡称库兴(Cushing)溃疡,应激性溃疡的发生机制是复杂的。严重而持久的应激会引起交感神经强烈兴奋,血中儿茶酚胺水平增高,导致胃、十二指肠黏膜缺血。在许多严重应激反应的疾病中,尤其是中枢神经系统损伤时,可观察到胃酸和胃蛋白酶分泌增高(可能是通过丘脑下部—垂体—肾上腺皮质系统兴奋或因颅内压增高直接刺激迷走神经核所致)从而使胃黏膜自身消化。至于应激反应时出现的胃黏膜屏障受损和胃酸的 H^+ 回渗,亦在应激性溃疡的发病中起一定作用。归结起来是由于应激反应造成神经—内分泌失调,造成胃、十二指肠黏膜局部微循环障碍,胃酸、胃蛋白酶、黏液分泌紊乱,结果形成黏膜糜烂和溃疡。溃疡面常较浅,多发,边缘不规则,基底干净。临床主要表现是难以控制的出血,多数发生在疾病的第2~15d。因患者已有严重的原发疾病,故预后多不良。

(4)食管—贲门黏膜撕裂症:本症是引起上消化道出血的重要病因,约占8%。有食管裂孔疝的患者更易并发本症。多数发生在剧烈干呕或呕吐后,造成贲门或食管下端黏膜下层的纵行性裂伤,有时可深达肌层。常为单发,亦可多发,裂伤长度一般0.3~2cm。出血量有时较大甚至发生休克。

(5)食管裂孔疝:多属食管裂孔滑动疝,食管胃连接处经横膈上的食管裂孔进入胸腔。由于食管下段、贲门部抗反流的保护机制丧失,易并发食管黏膜水肿、充血、糜烂甚至形成溃疡。食管炎以及疝囊的胃出现炎症可出血。以慢性渗血多见,有时大量出血。

(6)胆管出血:肝化脓性感染、肝外伤、胆管结石及出血性胆囊炎等可引起胆管出血。临床表现特点是出血前有右上腹绞痛,若同时出现发热、黄疸,则常可明确为胆管出血。出血后血凝块可阻塞胆管,使出血暂停。待胆汁自溶作用,逐渐增加胆管内压,遂把血凝块排出胆管,结果再度出血。因此,胆管出血有间歇发作倾向。此时有可能触及因积血而肿大的胆囊,积血排出后,疼痛缓解,肿大的胆囊包块亦随之消失。

三、治疗对策

(一)治疗原则

呕血、黑便或便血在被否定前应被视为急症。在进行诊断性检查之前或同时,应采用输血和其他治疗方法以稳定病情。所有患者需要有完整的病史和体格检查、血液学检查包括凝血功能检查(血小板计数、凝血酶原时间及部分凝血酶原时间),肝功能试验(胆红素、碱性磷酸酶、白蛋白、谷丙转氨酶、谷草转氨酶)以及血红蛋白和红细胞压积的反复监测。

1.一般治疗 加强护理,密切观察,安静休息,大出血者禁食。

2.补充有效循环血量

(1)补充晶体液及胶体液。

(2)中度以上出血,根据病情需要适量输血。

3.根据出血原因和性质选用止血药物

(1)炎症性疾患引起的出血:可用 H_2 受体拮抗剂,质子泵抑制剂。

(2)亦可用冰水加去甲肾上腺素洗胃。

(3)食管静脉曲张破裂出血:用三腔管压迫止血;同时以垂体后叶素静注,再静滴维持直至止血。

(4)凝血酶原时间延长者:可以静脉注射维生素 K_1,每日 1 次,连续使用 3～6d;安络血,肌注或经胃管注入胃腔内,每 2～4h 用 1 次。以适量的生理盐水溶解凝血酶,使成每毫升含50～500 单位的溶液,口服或经胃镜局部喷洒,每 1～6h 用 1 次。

4.内镜下止血

(1)食管静脉曲张硬化剂注射。

(2)喷洒止血剂。

(3)高频电凝止血。

(4)激光止血。

(5)微波组织凝固止血。

(6)热凝止血。

5.外科治疗 经保守治疗,活动性出血未能控制,宜及早考虑手术治疗。

(二)治疗计划

上消化道大出血的治疗原则是在积极抢救休克的同时进一步查明出血原因,随时按可能存在的病因做必要的检查和化验。一般是尽可能以非手术方法控制出血,纠正休克,争取条件确定病因诊断及出血部位,为必要的手术做好准备。在活动性消化道出血,特别是有咽反射功能不全和反应迟钝或意识丧失的患者中,由吸入血液所致的呼吸道并发症常可成为该病发病率和病死率的主要原因。为了防止意识改变患者的这种并发症,应考虑作气管内插管以保证呼吸道畅通。

除按照一般原则抢救休克外,大出血的抢救尚须从下列四方面考虑:

1. 镇静疗法 巴比妥类为最常用的镇静剂。吗啡类药物对出血效果较好,但须注意对小儿抑制呼吸中枢的危险性。应用冬眠合剂(降温或不降温方法),对严重出血患儿有保护性作用。但应特别注意对休克或休克前期患儿的特殊抑制作用,一般镇静剂均可使休克患儿中枢衰竭而致死亡,因此应先输液、输血、纠正血容量后,再给镇静剂。使用冬眠快速降温常可停止出血,延长生命,有利于抢救。

2. 输液、输血疗法 等量快速输液、输血为抢救大出血的根本措施。一般靠估计失血量,以半小时内 30～50mL/kg 速度加压输入。输完第一步血后测量血压如不升,可再重复半量为第二步,以后可再重复半量(20～30mL/kg),直至血压稳定为止。一般早期无休克之出血,可以输浓缩红细胞,有利于预防继续出血;晚期有休克时,应先输碱性等渗液及低分子右旋糖酐后再输浓缩红细胞,以免增加血管内凝血的机会。血红蛋白低于 60g/L 则需输浓缩红细胞。一般输血输液后即可纠正休克,稳定血压;如仍不能升压,则应考虑出血不止而进行必要的止血手术。大量出血有时较难衡量继续出血的速度、肠腔内存血情况及休克引起心脏变化等。血容量是否已恢复,是否仍需输血输液,可借助于中心静脉压的测定。静脉压低,就可大量快速加压输血(液)每次 20～30mL/kg,以后再测静脉压,如仍低则再输血或输液,直至动脉压上升,中心静脉压正常为止。如果动脉压上升而中心静脉压仍低,则需再输一份,以防血压再降,休克复发。如静脉压过高,则立刻停止静脉输血,此时如估计血容量仍未补足,动脉压不升,则应改行动脉输血或输液,一份血(液)量仍为 20～30mL/kg。同时根据周围循环情况使用多巴胺、654-2,山莨菪碱等血管舒张药,根据心脏功能迅速使用速效强心剂,如西地兰或毒毛旋花子甙等,使心脏迅速洋地黄化。这样可以比较合理地控制输血量、心脏与动静脉活动情况。

3. 止血药的应用 一般是从促进凝血方面用药。大出血,特别是曾使用大量代血浆或枸橼酸血者,同时给予 6-氨基己酸为宜(小儿一次剂量为 1～2g,静滴时浓度为 6-氨基己酸 2g 溶于 50mL 葡萄糖或生理盐水中);也可用对羟基苄胺,其止血作用与前药相同,但作用较强,每次 100mg 可与生理盐水或葡萄糖液混合滴入。新生儿出血宜使用维生素 K_1 肌注。出血患儿准备进行可能导致一些损伤的检查或手术以前,注射止血敏可减少出血。疑有其他凝血病或出血病者,按情况使用相应药物如凝血酶原。疑为门脉压高而出血者,可注射垂体后叶素,以葡萄糖水稀释滴入。疑为幽门溃疡出血者,可静脉注射阿托品 0.05mg/kg,或山莨菪碱等类似药物。局部用药如凝血酶及凝血质,中药云南白药等均可口服或随洗胃注入胃内;引起呕吐者,则应避免口服。

4. 止血术 对有局限出血病灶者,首先考虑内镜检查同时止血,一般食管、胃、十二指肠及胆管出血均可鉴别,并能进行必要的处理。如无内镜条件,或患儿不能耐受内镜,最可靠的止血术是外科手术止血。但外科手术需要一定的条件,最起码的条件是出血部位的大致确定,从而决定手术途径及切口的选择。至少要区别食管出血或胃肠出血,以决定进行开胸或开腹探查。使用气囊导尿管或三腔气囊管,成人用管也可用于小儿,但需根据食管的长度,适当减短食管气囊上方的长度,以防压迫气管。在止血的同时还可对出血部位进行鉴别。经鼻

(婴儿可经口)插入胃中,吹起气囊,拉紧后将管粘在鼻翼上或加牵引,使压住贲门,而把胃与食管分隔成两室。然后以另一鼻孔将另一导尿管插入食管,用盐水冲洗(注意小量冲洗,以免水呛入气管)。如果食管内无出血,则可很快洗清。如果冲洗时仍有不同程度的出血,则可判断为食管(静脉曲张)出血。查完食管后,还可再经过该管的胃管冲洗,如能很快冲洗成清水,则可说明胃内无出血。如始终有鲜血洗出,则不能排除胃、十二指肠段出血,则需开腹探查胃、十二指肠(切开探查)、胆管、胰腺。屈氏韧带下用肠钳闭合空肠后冲洗。如果洗胃证明出血不在胃、十二指肠,则可直接探查小肠。小肠出血一般透过肠壁可以看到,但大量出血时,常不易看出原出血灶,则需采取分段夹住肠管后穿刺冲洗肠腔的办法。

一般消化道大出血,绝大多数可经非手术治疗而止血,当呕血、便血停止,排出正常黄色大便,或留置胃管的吸出物已无血时,应立即检查大便及胃液有无潜血。出血停止后,一般情况恢复,条件许可时,应再做如下检查:①钡餐 X 线检查若怀疑为上消化道出血,如食管静脉曲张、胃及十二指肠溃疡,可行上消化道钡餐 X 线检查。②纤维内镜检查胃、十二指肠镜可诊断与治疗胃、十二指肠病变及逆行胆管造影诊断肝胆病变。不少大出血患儿一次出血后,查不出任何原因,并且也不再发生出血。即使有过一两次大出血发作,而无明确的局部出血灶病变者,均不宜采取手术探查。但宜努力检查,争取明确诊断。只有出血不止,威胁生命,或屡次出血,严重影响健康(贫血不能控制)时,才考虑诊断性探查手术。

(三)治疗方案的选择

1.迅速补充血容量 大出血后,患者血容量不足,可处于休克状态,此时应首先补充血容量。在着手准备输血时,立即静脉输液。强调不要一开始单独输血而不输液,因为患者急性失血后血液浓缩,血较黏稠,此时输血并不能更有效地改善微循环的缺血、缺氧状态。因此主张先输液,或者紧急时输液、输血同时进行。当收缩压在 6.67kPa(50mmHg)以下时,输液、输血速度要适当加快,甚至需加压输血,以尽快把收缩压升高至 10.67～12kPa(80～90mmHg)水平,血压能稳住则减慢输液速度。输入库存血较多时,每 600mL 血应静脉补充葡萄糖酸钙 10mL。对肝硬化或急性胃黏膜损害的患者,尽可能采用新鲜血。对于有心、肺、肾疾患者,要防止因输液、输血量过多、过快引起的急性肺水肿。因此,必须密切观察患者的一般状况及生命体征变化,尤其要注意颈静脉的充盈情况,最好通过测定中心静脉压来监测输入量。血容量已补足的指征有下列几点:四肢末端由湿冷、青紫转为温暖、红润;脉搏由快、弱转为正常、有力;收缩压接近正常,脉压差>4kPa(30mmHg);肛温与皮温差从>3℃转为<1℃;尿量>30mL/h;中心静脉压恢复正常(5～13cmH₂O)。

2.止血 应针对不同的病因,采取相应的止血措施

(1)非食管静脉曲张出血的治疗:①组胺 H₂ 受体拮抗剂和抗酸剂:胃酸在上消化道出血发病中起重要作用,因此抑制胃酸分泌及中和胃酸可达到止血的效果。消化性溃疡、急性胃黏膜损害、食管裂孔疝、食管炎等引起的出血,用该法止血效果较好。组胺 H₂ 受体拮抗剂有甲氰咪胍(Cimetidine)及雷尼替丁(Ranitidine)等,已在临床广泛应用。甲氰咪胍口服后小肠吸收快,1～2h 血浓度达高峰,抑酸分泌 6h。一般用口服,禁食者用静脉制剂。雷尼替丁抑酸作用比甲氰咪胍强 6 倍。抑酸作用最强的药是质子泵阻滞剂洛赛克(Losec)。②灌注去甲肾上腺素:去甲肾上腺素可以刺激 α—肾上腺素能受体,使血管收缩而止血。胃出血时可用去甲肾上腺素 8mg,加入冷生理盐水 100～200mL,经胃管灌注或口服,每 0.5～1h 灌注 1 次,必要时可重复 3～4 次。应激性溃疡或出血性胃炎避免使用。③内镜下止血法:内镜下直接对出

血灶喷洒止血药物;高频电凝止血:电凝止血必须确定出血的血管方能进行,决不能盲目操作。因此,要求病灶周围干净。如若胃出血,电凝止血前先用冰水洗胃。对出血凶猛的食管静脉曲张出血,电凝并不适宜。操作方法是用凝固电流在出血灶周围电凝,使黏膜下层或肌层的血管凝缩,最后电凝出血血管。单极电凝比双极电凝效果好,首次止血率为88%,第二次应用止血率为94%。激光止血:近年可供作止血的激光有氩激光(argon laser)及石榴石激光(Nd. YAG)两种。止血原理是由于光凝作用,使照射局部组织蛋白质凝固,小血管内血栓形成。止血成功率在80%~90%,对治疗食管静脉曲张出血的疗效意见尚有争议。激光治疗出血的合并症不多,有报道个别发生穿孔、气腹以及照射后形成溃疡,导致迟发性大出血等。局部注射血管收缩药或硬化剂经内镜用稀浓度即1/10000肾上腺素作出血灶周围黏膜下注射,使局部血管收缩,周围组织肿胀压迫血管,起暂时止血作用。继之局部注射硬化剂如1%十四烃基硫酸钠,使血管闭塞。有人用纯酒精作局部注射止血。该法可用于不能耐受手术的患者者。放置缝合夹子内镜直视下放置缝合夹子,把出血的血管缝夹止血,伤口愈合后金属夹子会自行脱落,随粪便排出体外。该法安全、简便、有效,可用于消化性溃疡或应激性溃疡出血,特别对小动脉出血效果更满意。动脉内灌注血管收缩药或人工栓子经选择性血管造影导管,向动脉内灌注垂体加压素,0.1~0.2U/min连续20min,仍出血不止时,浓度加大至0.4U/min。止血后8~24h减量。注入人工栓子一般用明胶海绵,使出血的血管被堵塞而止血。

(2)食管静脉曲张出血的治疗:①气囊填塞:一般用三腔二囊管或四腔二囊管填塞胃底及食管中、下段止血。其中四腔二囊管专有一管腔用于吸取食管囊以上的分泌物,以减少吸入性肺炎的发生。食管囊和胃囊注气后的压力要求在4.67~5.33kPa(35~40mmHg),使之足以克服门脉压。初压可维持12~24h,以后每4~6h放气一次,视出血活动程度,每次放气5~30min,然后再注气,以防止黏膜受压过久发生缺血性坏死。另外要注意每1~2h用水冲洗胃腔管,以免血凝块堵塞孔洞,影响胃腔管的使用。止血24h后,放气观察1~2d才拔管。拔管前先喝些花生油,以便减少气囊与食管壁的摩擦。气囊填塞对中、小量食管静脉曲张出血效果较佳,对大出血可作为临时应急措施。止血有效率在40%~90%不等。②垂体加压素:该药使内脏小血管收缩,从而降低门静脉压力以达到止血的目的。对中、小量出血有效,大出血时需配合气囊填塞。近年采用周围静脉持续性低流量滴注法,剂量0.2~0.3U/min,止血后减为0.1~0.2U/min维持8~12h后停药,当有腹痛出现时可减慢速度。③内镜硬化治疗:近年不少报道用硬化治疗食管静脉曲张出血,止血率在86%~95%。有主张在急性出血时做,但多数意见主张先用其他止血措施,待止血12h或1~5d后进行。硬化剂有1%十四烃基硫酸钠、5%鱼肝油酸钠及5%油酸乙醇胺等多种。每周注射1次,4~6周为一疗程。并发症主要有食管穿孔、狭窄、出血、发热、胸骨后疼痛等。一般适于对手术不能耐受的患者。胃底静脉曲张出血治疗较难,有使用血管黏合剂止血成功。④抑制胃酸及其他止血药虽然控制胃酸不能直接对食管静脉曲张出血起止血作用,但严重肝病时常合并应激性溃疡或糜烂性胃炎,故肝硬化发生上消化道出血时可给予控制胃酸的药物。雷尼替丁对肝功能无明显影响,较甲氰咪胍为好。

3.手术治疗 在消化道大出血时做急症手术往往并发症及病死率比择期手术高,所以尽可能先采取内科止血治疗。只有当内科止血治疗无效,而出血部位明确时,才考虑手术治疗止血。手术疗法在上消化道出血的治疗中仍占重要的地位,尤其是胃十二指肠溃疡引起的出血,如经上述非手术疗法不能控制止血,患者的病情稳定,手术治疗的效果是令人满意的。凡对出血部位及其病因已基本弄清的上消化道出血病例,经非手术治疗未能奏效者,可改用手术治疗。手术的目的是首先控制出血,然后根据病情许可对病变部位做彻底的手术治疗。如经各种检查仍未能明确诊断而出血仍不停止者,可考虑剖腹探查,找出病因,针对处理。

(任雪云)

第七章　小儿内分泌系统疾病

第一节　先天性甲状腺功能减退症

先天性甲状腺功能减退症（congenital hypothyroidism，先天性甲减）是由于先天性甲状腺激素合成不足或其受体缺陷所致的先天性疾病。

一、病因

先天性甲减按病变部位可分为原发性和继发性。

1.原发性甲减　即甲状腺本身的疾病所致。甲状腺先天性发育异常（甲状腺不发育、发育不全或异位）是最主要病因，约占90%；其他病因有甲状腺激素合成障碍、甲状腺或靶器官反应低下，前者为甲状腺对垂体促甲状腺激素（TSH）无反应，后者是因甲状腺激素受体功能缺陷所致，均较罕见。

2.继发性甲减（又称中枢性甲减）　较为少见，病变部位在下丘脑和垂体，是因垂体分泌TSH障碍所致，常见于特发性垂体功能低下或下丘脑、垂体发育缺陷，其中因促甲状腺激素释放激素（TRH）不足所致者较为多见。

3.母亲因素　母亲服用抗甲状腺药物或母亲患自身免疫性疾病，存在抗TSH受体抗体，均可通过胎盘而影响胎儿，致使出生时甲状腺激素分泌暂时性缺乏，通常在3个月后甲状腺功能可恢复正常，故亦称为暂时性甲减。

4.地方性先天性甲状腺功能减退症　多因孕妇饮食缺碘，使胎儿在胚胎期因碘缺乏而导致甲状腺功能减退。

二、诊断

诊断主要依据临床表现和实验室检查。

1.临床表现

（1）新生儿期症状：患儿常为过期产，出生体重超过正常新生儿，生理性黄疸期延长，一般自出生后即有腹胀、便秘，易被误诊为巨结肠。患儿常处于睡眠状态，对外界反应迟钝，喂养困难，哭声低，声音嘶哑。体温低，末梢循环差，皮肤出现斑纹或有硬肿现象。以上症状和体征均无特异性，极易被误诊为其他疾病。

（2）典型症状

1）特殊面容和体态：头大、颈短，皮肤苍黄、干燥，毛发稀少，面部黏液性水肿，眼睑水肿，眼距宽，鼻梁宽平，舌大而宽厚、常伸出口外。腹部膨隆，常有脐疝。患儿身材短小，躯干长而四肢短小，上部量/下部量>1.5。

2）神经系统：患儿动作发育迟缓，智能发育低下，表情呆板、淡漠，神经反射迟钝。

3）生理功能低下：精神、食欲差，不善活动，体温低而怕冷，安静少哭，对周围事物反应少，嗜睡，声音低哑。脉搏及呼吸均缓慢，心音低钝，心电图呈低电压、PR间期延长、T波平坦等改变。全身肌张力较低，肠蠕动减慢，腹胀和便秘多见。

(3)地方性甲状腺功能减退症

1)"神经性"综合征:以共济失调、痉挛性瘫痪、聋哑和智能低下为特征,但身体正常且甲状腺功能正常或仅轻度减低。

2)"黏液水肿性"综合征:以显著的生长发育和性发育落后、黏液性水肿、智能低下为特征,血清甲状腺素(T_4)降低,TSH升高。约25%患儿有甲状腺肿大,这两组症状有时会交叉重叠。

(4)多种垂体激素缺乏症状:TSH和TRH分泌不足的患儿常保留部分甲状腺激素分泌功能,因此临床症状较轻,但常有其他垂体激素缺乏的症状如低血糖(促肾上腺皮质激素缺乏)、小阴茎(促性腺激素缺乏)或尿崩症(精氨酸加压素缺乏)等。

2.辅助检查

(1)新生儿筛查:足月新生儿出生72h后,7d之内,并充分哺乳,足跟采血,滴于专用滤纸片上测定干血滤纸片TSH值,TSH>20mU/L时,再采集血清标本检测T_4和TSH以确诊。

(2)血清甲状腺激素和TSH测定:血清游离甲状腺素(FT_4)浓度不受甲状腺结合球蛋白(TBG)水平影响。若血TSH增高、FT_4降低者,诊断为先天性甲减。

(3)骨龄测定:多数患儿骨龄延迟。

(4)甲状腺B超:可评估甲状腺发育情况,但对异位甲状腺判断不如放射性核素显像敏感,甲状腺肿大常提示甲状腺激素合成障碍或缺碘。

(5)放射性核素检查:采用静脉注射^{99m}Tc后,以单光子发射计算机体层摄影术(SPECT)检查患儿甲状腺有无异位、结节及其发育情况等。

3.诊断标准 根据典型的临床症状和体征,若血TSH增高、FT_4降低者,诊断为先天性甲状腺功能减退症。若TSH正常或降低,FT_4降低,诊断为继发性或者中枢性甲减。若TSH增高、FT_4正常,可诊断为高TSH血症。高TSH血症的临床转归可能为TSH恢复正常、高TSH血症持续以及TSH进一步升高,FT_4水平下降,发展到甲减状态。

三、治疗

1.一般治疗 饮食需富含热能、蛋白质、维生素及微量元素,加强训练和教育。

2.特异性治疗 无论是原发性或者继发性先天性甲减,一旦确定诊断应该立即治疗。

(1)对于新生儿筛查初次结果显示干血滤纸片TSH值超过40mU/L,同时B超显示甲状腺缺如或发育不良者,或伴有先天性甲减临床症状与体征者,可不必等静脉血检查结果立即开始左旋甲状腺素钠(L—T_4治疗)。不满足上述条件的筛查阳性新生儿应等待静脉血检查结果后再决定是否给予治疗。

(2)治疗首选L—T_4,新生儿期先天性甲减初始治疗剂量10~15ug/(kg·d),每天1次口服,尽早使FT_4、TSH恢复正常,FT_4最好在治疗2周内,TSH在治疗后4周内达到正常。对于伴有严重先天性心脏病患儿,初始治疗剂量应减少。治疗后2周抽血复查,根据血FT_4、TSH浓度调整治疗剂量。在血清FT_4、TSH正常后,可改为每3个月1次;服药1~2年后可减为每6个月1次。随访中监测血清FT_4、TSH变化和发育情况,随时调整剂量。

(3)在随后的随访中,甲状腺激素维持剂量需个体化。血FT_4应维持在平均值至正常上限范围之内,TSH 应维持在正常范围内。L－T$_4$ 治疗剂量应随静脉血 FT$_4$、TSH 值调整,婴儿期一般在 5～10μg/(kg·d),1～5 岁 5～6μg/(kg·d),5～12 岁 4～5μg/(kg·d)。药物过量患儿可有颅缝早闭和甲状腺功能亢进临床表现,如烦躁、多汗等,需及时减量,4 周后再次复查。

(4)对于 TSH>10mU/L,而 FT$_4$ 正常的高 TSH 血症,复查后 TSH 仍然增高者应予治疗,L－T$_4$ 起始治疗剂量可酌情减量,4 周后根据 TSH 水平调整。

(5)对于 TSH 始终维持在 6～10mU/L 的婴儿的处理方案目前仍存在争议,在出生头几个月内 TSH 可有生理性升高。对这种情况的婴儿,需密切随访甲状腺功能。

(6)对于 FT$_4$ 和 TSH 测定结果正常,而总 T$_4$ 降低者,一般不需治疗。多见于 TBG 缺乏、早产儿或者新生儿有感染时。

(7)对于幼儿及年长儿下丘脑－垂体性甲减,L－T$_4$ 治疗需从小剂量开始。

(李慧)

第二节　生长激素缺乏症

生长激素缺乏症(growth hormone defidency,GHD)是由于腺垂体合成和分泌生长激素(growth hormone,GH)部分或完全缺乏,或由于 GH 分子结构异常等所致的生长发育障碍性疾病。患者身高处于同年龄、同性别正常健康儿童生长曲线第 3 百分位以下或低于其平均身高减两个标准差。

一、病因

1.原发性

(1)下丘脑－垂体功能障碍:垂体发育异常,如不发育、发育不良或空蝶鞍,其中有些伴有视中隔发育不全、唇裂、腭裂等畸形。

(2)遗传性生长激素缺乏:基因缺陷引起单纯性生长激素缺乏(IGHD),而垂体 Pit－1 转录因子缺陷导致多种垂体激素缺乏症(MPHD)。此外,还有少数是由于 GH 分子结构异常、GH 受体缺陷(Laron 综合征)或胰岛素样生长因子(IGF)受体缺陷(非洲 Pygmy 人)所致。

2.继发性　多为器质性,常继发于下丘脑、垂体或其他颅内肿瘤、感染、细胞浸润、放线性损伤和头颅创伤等。

3.暂时性　体质性生长及青春期延迟、社会心理性生长抑制等可造成暂时性 GH 分泌功能低下。

二、诊断

1.临床表现　新生儿出生时身长、体重正常,一般 2～3 岁后发现生长落后,自幼食欲缺乏,身材矮小、体形匀称,各部位比例正常,头围与身高比例适应,面容与年龄相比显幼稚,呈娃娃脸,皮下脂肪较丰满,特别在躯干部位,声音尖高,即使已达青春期,有的也无明显声调改变,男孩小阴茎、隐睾、小睾丸及阴囊发育不全,青春期明显延迟或无青春期,出牙换牙延迟,牙齿发育不全,骨龄延迟,比实际年龄落后 2～4 岁以上。智力常正常,有头晕及出汗等低血糖症状。

2.实验室检查

(1)生长激素刺激试验

1)方法:此项试验方法见表 7－1。

表 7－1 生长激素刺激试验

试验	药物剂量	给药方法	取血时间	试验要求	备注
胰岛素	0.05～0.1U/kg	静脉注射	0、30、60、90、120min	取血同时测 GH 及血糖,血糖应低于给药前的 50% 或 <50mg/dl 为有效的低血糖	可发生严重的低血糖,应床旁守候
精氨酸刺激	10% 精氨酸按 0.5g/kg 计算(最大量 30g)	于 30min 内静脉滴注完	同上	精氨酸用注射用水配制。取血测生长激素	
左旋多巴试验	10mg/kg	1 次口服	同上	取血测生长激素	少数人可轻度头晕、恶心,个别呕吐
可乐定试验	0.15mg/m²	1 次口服	同上	取血测生长激素	有困倦反应和轻度血压下降
吡啶斯的明	1mg/kg	1 次口服	同上	取血测生长激素	腹痛

2)结果判断:GH 峰值<5μg/L 即为完全性缺乏,5～10μg/L 为部分性缺乏,>10μg/L 则属正常。必须在两项刺激试验都异常时方能确诊 GHD。

(2)血清 IGF－1、IGFBP－3 测定:目前一般作为 5 岁到青春发育期前儿童 GHD 筛查项目。

(3)血总 T_3、总 T_4、TSH 测定:水平一般正常;若伴有重度垂体功能减退时,TT_3、TT_4 水平降低,TSH 下降。

(4)促性腺激素:主要检测促黄体生成激素(LH)、卵泡刺激素(FSH)。到青春期不出现第二性征,尿中促性腺激素很低者,可作黄体生成素释放激素(LHRH)刺激试验。

(5)手腕骨 X 线:骨龄延迟。

(6)头颅 X 线、CT、MRI 等影像学检查:可了解和证实疾病的相关改变。

(7)眼底检查。

3.诊断标准 根据身高低于同龄儿第 3 百分位数或低于两个标准差,临床表现特点,两种生长激素激发试验的峰值均<10μg/L,诊断便可成立。

三、治疗

1.一般治疗 加强运动、合理的营养和充足的睡眠。

2.特异性治疗 包括 GH 的补充治疗,有明显周围腺体功能减退者补充相应的激素治疗。

(1)GH 补充治疗

1)适应证:确诊为 GHD 同时骨干骺端没闭合的,或有部分 GH 缺乏均可应用 GH 治疗,开始治疗年龄愈小效果愈好。

2)用法:基因重组人生长激素(rhGH)0.1～0.15IU/kg,每晚睡前 1h 皮下注射 1 次,每周6～7 次,可持续至骨骺融合为止。

3)注意:治疗 1～3 个月应查血 T_3、T_4 水平,此时 T_4 向 T_3 转换增多,血中 T_4 下降,T_3 上升,在 T_4 一过性下降期间,身高发育进展顺利,不需补充甲状腺素。如治疗前 T_4 低下,应同时补充甲状腺素。

(2)肾上腺皮质激素:当伴有明显肾上腺皮质功能低下时才应用,氢化可的松 12.5～25mg/d,口服。

(3)性激素:同时伴有性腺功能轴障碍的 GHD 患儿在骨龄达 12 岁时即可开始用性激素治疗,以促使第二性征发育。男孩可用长效庚酸睾酮,每月肌内注射 1 次,25mg,每 3 个月增加剂量 25mg,直至每月 100mg;女孩可用妊马雌酮,剂量自每天 0.3mg 起,根据情况逐渐增加。

(李慧)

第三节　儿童糖尿病

糖尿病(DM)是体内胰岛素缺乏或胰岛素功能障碍所致糖、脂肪和蛋白质代谢异常的全身性慢性疾病。儿童期糖尿病是指＜15 岁的儿童发生糖尿病者,95％以上为 1 型 DM(T1DM),极少数为 2 型 DM(T2DM)。本节主要叙述 T1DM。T1DM 特指因胰岛 β 细胞破坏而导致胰岛素绝对缺乏,具有酮症倾向的糖尿病,患者需终身依赖胰岛素维持生命。

一、病因及发病机制

1 型糖尿病是在遗传易感性的基础上由于免疫功能紊乱引发的自身免疫性疾病。遗传、免疫、环境等因素在 1 型糖尿病的发病过程中都起着重要的作用。

1.遗传因素　家族集聚性,多基因疾病。在 6 号染色体上(6p21)的 HLA2 类分子编码基因。其中易感性基因:HLA—DR*0301;HLA—DQA1:HLA—DQB1;保护性基因:HLA—DQA1*0102;HLA—DQB1*0602。

2.免疫因素　1 型糖尿病发病的前提是针对 β 细胞分子(自身抗原)存在功能正常的 T淋巴细胞,但平时受到免疫调节机制的限制,处于自身耐受状态。当某种免疫调节机制失调时,引起直接针对胰岛 β 细胞的自身反应性 T 细胞活化、增殖,进入炎性/免疫性阶段.导致 β细胞破坏,发生 1 型糖尿病。

3.环境因素　较为复杂。包括:饮食因素;病毒感染,如柯萨奇病毒、巨细胞病毒、流行性腮腺炎病毒、风疹病毒等。

二、诊断

1.临床表现　儿童 1 型 DM 起病多较急骤,部分患儿常因感染或饮食不当而诱发。多数患儿有多尿、多饮、多食和体重下降(三多一少)等典型症状。多尿常为首发症状,如夜尿增多,甚至发生夜间遗尿而就诊者,较大儿童突然出现遗尿应考虑有糖尿病的可能性。

以酮症酸中毒为首发症状者占 20％～30％,年龄越小发生率越高。酮症酸中毒主要表现为皮肤黏膜干燥,皮肤弹性差,眼窝凹陷,甚至休克等。呼吸深长,节律不整,有酮味,口唇樱红,两颊潮红。精神萎靡、意识模糊甚至昏迷等。其他如恶心、呕吐,腹痛等。

2.辅助检查

(1)血糖(BS)测定:包括空腹血糖、餐后 2h 血糖、任意血糖测定。

(2)尿糖:任意尿糖呈阳性反应,根据含糖多少可分为(+)、(++)、(+++)及(++++)。

(3)尿酮体:糖尿病酮症酸中毒时尿酮体呈阳性。

(4)葡萄糖耐量试验(OGTT):对临床无症状、尿糖阳性,但空腹和任意血浆葡萄糖阳性而不能确诊为 DM 时才需行此实验。通常采用口服葡萄糖法:试验当天 0 时起禁食,清晨口服葡萄糖 1.75g/kg(最大量为 75g),每克加水 2.5mL,于 5～15min 内服完;在口服前(0 分钟)和服后 30、60、120 和 180min,各采静脉血测定血糖和胰岛素含量。正常人血糖 0min<6.2mmol/L,60 和 120min 分别低于 10.0mmol/L 和 7.8mmol/L;糖尿病患儿 120min 血糖值>11.1mmol/L,且血清胰岛素低下。

(5)血气分析和电解质测定:有酮症酸中毒时可见代谢性酸中毒和电解质紊乱等变化。

(6)血脂:血清胆固醇、甘油三酯和游离脂肪酸等可增加,经适当治疗后可使之降低,故定期检测血脂水平有助于判断病情控制情况。

(7)血胰岛素及 C-肽:可用于 T1DM、T2DM 的鉴别诊断。T1DM 早期可见血胰岛素轻度降低,随病程延长而愈趋明显。C-肽在血中半衰期较长,测定值较稳定,在酮症酸中毒纠正后检测餐前及餐后 2h 的 C-肽值,以了解患儿残余 B 细胞功能,对指导胰岛素治疗有帮助。

(8)血清抗体测定:T1DM 时血中可测得胰岛素抗体、胰岛细胞抗体、谷氨酸脱羧酶抗体,对 T1DM、T2DM 的鉴别有一定帮助。

(9)糖化血红蛋白(HbA1c)测定:可作为患儿病情在近 2～3 个月期间是否获得满意控制的指标:正常 HbA1c<7%;治疗良好的糖尿病患儿应<7.5%,如>9%,表明治疗不当。

3.诊断标准　我国采用世界卫生组织(WHO)1999 年糖尿病诊断标准和糖代谢分类标准。

(1)有糖尿病症状(多饮、多尿、多食、体重减轻等),符合下列任何一条即可诊断为糖尿病。

1)空腹血糖≥7.0mmol/L(≥126mg/dl)。

2)随机血糖≥11.1mmol/L(≥200mg/dl)。

3)葡萄糖耐量试验(OGTT)2h 血糖多 11.1mmol/L(≥200mg/dL)。值得注意的是,糖尿病的临床诊断应根据静脉血浆血糖,而不是毛细血管血的血糖检测结果。

2014 年美国糖尿病协会关于糖尿病诊治指南中把 A1c≥6.5% 作为糖尿病诊断标准之一。但指南中指出其 A1c 的测定应按国家糖化血红蛋白标准程序(national glyoohemoglobin standardization program,NGSP)

(2)糖调节受损(impaired glucose regulation,IGR)有两种状态:空腹血糖受损(IFG)和糖耐量减低(IGT)。IFG 及 IGT 可单独或合并存在:IFG 即空腹血糖≥6.1mmol/L 而<7.0mmol/L;IGT 即糖负荷后 2h 血糖≥7.8mmol/L 而<11.1mmol/L。

(3)糖尿病酮症酸中毒(DKA)的诊断标准:当血酮或尿酮显著阳性,血糖升高或糖尿病患者,血清 HCO_3^- 降低和(或)血 pH<7.3 即可诊断。儿童青少年 DKA 具体分级诊断标准见表 7-2。

表 7-2 儿童青少年 DKA 具体分级诊断标准

DKA 分度	血糖(mmol/L)	血 pH	HCO$_3^-$(mmol/L)	尿酮	血酮
轻度	>11.1	<7.3	<15	阳性	阳性
中度	>11.1	<7.2	<10	阳性	阳性
重度	>11.1	<7.1	<5	阳性	阳性

三、糖尿病的治疗

1. 饮食治疗

(1)每天所需热量=4184+年龄×(290~420)kJ 或 1000+年龄×(70~100)kcal,总热量 ≤2000kcal/d。括号中的系数 70~100,即 1~3 岁儿童按 100,3~6 岁按 90,7~10 岁按 80,>10 岁按 70。

(2)热量分配:碳水化合物占 50%~55%,蛋白质占 15%~20%,脂肪占 25%~30%。每天每餐热量分配:早餐 1/5,午餐和晚餐各 2/5,每餐中留少量作为餐间点心,定时定量进餐。

2. 运动治疗　初诊的糖尿病患儿在代谢紊乱阶段,必须在血糖控制良好的情况下,根据年龄、运动能力安排适当的项目,如球类运动、游泳、跳舞等,每天定时定量进行运动。应避免攀高和潜水,因此时如发生低血糖则有危险。运动前可减少胰岛素用量或加餐以防低血糖。

3. 其他治疗

(1)糖尿病健康教育及心理治疗:糖尿病教育及心理治疗应贯穿于糖尿病诊治的整个过程,对患儿进行糖尿病知识的普及及心理教育,使患儿树立战胜疾病的信心。住院期间应对家长进行糖尿病知识的教育,首先是治疗的必须技能,如胰岛素注射、饮食安排、血糖及尿糖监测等,针对患儿及家长的焦虑、恐惧、紧张情绪等进行细致的解释和安慰,长期治疗控制好血糖的重要性等。

(2)自我监测:出院患儿应做好家庭记录,包括饮食、胰岛素用量、血糖、尿糖及参加活动等情况。

4. 特异性治疗　胰岛素治疗是控制 1 型糖尿病(T1DM)患儿血糖的主要手段。临床以 DNA 重组人胰岛素为主要剂型。近年有新的胰岛素类似物用于糖尿病治疗,为临床治疗提供了更多的选择。

(1)临床常用的胰岛素按照其作用时间分为速效、短效、中效、长效剂型(表 7-3)。

表 7-3 胰岛素种类及作用特点

胰岛素种类	起效时间(h)	峰浓度时间(h)	作用时间(h)
速效胰岛素类似物	0.15~0.35	1~3	3~5
短效胰岛素(常规/可溶性)	0.5	3~4	6~8
中效胰岛素锌混悬液	1~2	4~10	8~16
基础长效胰岛素类似物			
甘精胰岛素	2~4	无	24
地特胰岛素	2~3	相对无峰	24
长效胰岛素			
特慢胰岛素	4~8	12~24	20~30

（2）常用的治疗方案

1）每天2次方案：速效胰岛素类似物或短效胰岛素与中效胰岛素混合，在早晚餐前使用。

2）每天3次/多次方案：早餐前速效胰岛素类似物或短效胰岛素与中效胰岛素混合，于下午加餐前或晚餐前使用速效或短效胰岛素，睡前使用中效胰岛素进行治疗。

3）基础－餐时方案：一般每天总体胰岛素需要量中的40%～60%（对胰岛素使用经验不足者，建议从较低比例开始）应当由基础胰岛素提供，余量分次餐前给予速效或短效胰岛素。餐时的速效胰岛素通常在每餐前或餐后立即注射，但餐前15min注射可能效果更好，尤其早餐前；短效胰岛素通常餐前20～30min注射以保证充分发挥作用；而中效胰岛素或基础/胰岛素类似物通常在睡前或者每天2次早晚注射，偶尔也可在早餐或中餐前注射。

除上述常用方案外，尚有各类变通的胰岛素治疗方案。强化治疗方案也可以通过胰岛素泵实施。

（3）胰岛素剂量及剂量的调节

1）胰岛素剂量：初始胰岛素剂量为0.5～1IU/(kg·d)。部分缓解期儿童每天胰岛素总剂量<0.5IU/(kg·d)。青春期前儿童（部分缓解期外）通常需要0.7～1.0IU/(kg·d)，青春期儿童常>1IU/(kg·d)，甚至达2IU/(kg·d)。剂量与以下多种因素有关，包括年龄、体重、发育阶段、糖尿病病程、注射部位的状态、运动、日常生活、血糖控制情况以及有无合并其他疾病情况等。正确的剂量为使用后可达到最好的血糖控制而不引起严重低血糖，同时保证患儿的生长发育。

2）胰岛素剂量的分配：对使用每天2次方案的儿童，早餐前通常给予胰岛素总量的2/3，晚餐前给予总量的1/3。总量中大约1/3为短效胰岛素，2/3为中效胰岛素，其后的比例根据血糖监测结果调节。采用基础－餐时方案时，若速效胰岛素作为餐前大剂量，则基础胰岛素的用量要高一些。如基础胰岛素为中效胰岛素，当餐前使用速效胰岛素类似物，则所用基础胰岛素剂量约占总需要量的50%；若餐前使用短效胰岛素，则基础胰岛素为30%，因为短效胰岛素具有一定的拖尾效应。胰岛素总量减掉基础剂量后，余量分3～4次餐前注射。长效胰岛素类似物一般每天1次注射，必要时可2次。其在早餐前、晚餐前或睡觉前皮下注射，治疗效果是相似的。但在早餐前使用时，夜间低血糖的发生率明显降低。当由其他基础胰岛素换为长效胰岛素类似物治疗后，基础胰岛素的总用量可能需要减少以避免低血糖的发生。此后用药剂量再根据血糖监测情况进行个体化调整。

3）胰岛素用量的调整：根据血糖（早晨空腹BS，早餐、午餐及晚餐后2h及睡前的BS）检测结果调整次天胰岛素剂量。

短效及速效胰岛素剂量调整：

早餐前用量：参照前一天早餐后2h血糖进行调整。

午餐前用量：参照前一天午餐后2h血糖进行调整。

晚餐前用量：参照前一天晚餐后2h血糖进行调整。

睡前用量：参照前一天夜间及当天早餐前空腹血糖进行调整。

中效胰岛素剂量调整：

早餐前用量：参照前一天午餐后2h及晚餐前血糖进行调整。

晚餐前或睡前用量：参照前一天夜间及当天早餐前空腹血糖进行调整。

每2～3d调整剂量一次，住院患儿可适当加快调节频率。每次增加或减少胰岛素的剂量不宜过大,不超过原剂量的10%～15%。以1～2U为宜。

为即时降低血糖可以使用矫正剂量:根据"100法则"计算,例如,用100除以每天总的胰岛素剂量得到1U速效胰岛素可以降低血糖的mmoL/L数;若短效胰岛素则为"83法则"。然而,校正剂量的使用应根据患儿个体情况进行调整,因其会受到胰岛素抵抗等其他因素如运动的影响。

(4)注射部位:腹壁、双上臂外侧、大腿前外侧、臀部的外上1/4等部位,必须轮换注射,每针每行间距均为2cm。

(5)注射装置:包括注射器、注射笔、高压喷射注射器和胰岛素泵等。优良的注射装置可保证一定的注射深度和剂量以及药效的稳定发挥。胰岛素笔使注射更加方便、灵活,便于外出使用。特殊的注射笔针头长度仅有5～6mm,直径小,不适反应少,对多次注射或固定比例的预混胰岛素注射的儿童患儿有益。一次性注射装置使用后须按照生物安全规定处理。

胰岛素泵(持续皮下胰岛素输注,CSII)是目前模拟生理性胰岛素分泌方式的最好选择。它按照预设的胰岛素输注程序进行工作(包括基础胰岛素用量、餐前泵入量等)。速效胰岛素类似物是泵中使用最多的胰岛素类型,短效胰岛素也可在胰岛素泵中应用。与NPH作为基础胰岛素的每天多次胰岛素皮下注射治疗对比,CSII的低血糖发生率较低,血糖控制水平较好。

(6)注射局部反应:局部反应包括过敏反应、脂肪增生、脂肪萎缩等。局部过敏可换用另外一种胰岛素制剂;也可使用"脱敏"法或在胰岛素中添加小剂量皮质醇,或从厂商获得解决方案。轮换注射部位以尽量避免脂肪增生、脂肪萎缩等。勿反复使用针头以减少注射部位疼痛。瘀斑及出血在儿童常见且较难避免,通常可以自愈而不必过分关注。

(7)美国糖尿病协会(ADA)推荐的儿童糖尿病的控制目标见表7-4。

表7-4 ADA血糖控制目标

年龄	餐前血糖(mmol/L)	睡前/夜间血糖(mmol/L)	HbA1c水平(%)
学龄前(0～6岁)	5.6～10	6.1～11.1	<8.5但>7.5
学龄儿(6～12岁)	5～10	5.6～10	<8
青少年(13～19岁)	5～7.2	5～8.3	<7.5

四、糖尿病酮症酸中毒(DKA)的治疗

1.治疗目标

(1)以等张液或稀释盐溶液保持血流动力学稳定。

(2)应逐渐降低血糖,血糖下降速度每小时<4～5mmol/L,以保护脑组织,避免因血渗透压的急速改变加重中枢神经系统病变。

(3)酮症酸中毒急性期初24h内的治疗目标不是要求血糖正常,而应保持正常的血流动力学状态、正常的酸碱平衡。慢慢纠正血糖,使血糖维持在8～12mmol/L。

2.中心内容 是补液和小剂量胰岛素应用等降低血糖、纠正酮症酸中毒的相关处理。应特别注意正确补充水、电解质及合理应用胰岛素。开放两条静脉通道,分别用于纠正脱水、酸中毒和小剂量胰岛素的输入。

3.补液治疗 补充累积丢失以恢复有效血容量,保证肾脏血流灌注,纠正高血糖和酮症,同时注意尽量减少脑水肿危险。

(1)补液量包括累积丢失量和生理维持量:估计脱水程度计算累积丢失,轻度脱水累积丢失量为 50mL/kg 可口服补液;中度脱水按体重 5%~7%补充累积丢失,重度脱水按体重 7%~10%补充累积丢失。生理维持量每天 1200~1500mL/(m² · d)。

(2)补液疗法:目前国际上推荐采用 48h 均衡补液法,此种方法一般不需要额外考虑继续丢失,补液总量=累积丢失量+生理维持量,液体复苏所补入的液体量(扩容)一般无须从总量中扣除,总液体张力约 1/2~2/3 张。

1)快速补液:中重度脱水的患儿,尤其休克者,最先给予生理盐水 10~20mL/kg 于 30~60min 以内快速输注扩容。据外周循环情况可重复,但第 1h 一般不超过 30mL/kg。

2)序贯补液:48h 均衡补入累积丢失液及维持液体。须强调,纠正 DKA 脱水的速度应较其他原因所致者缓慢,因为过快地输入张力性液体可能加重脑水肿进程。

4. 小剂量胰岛素的应用　胰岛素一般在补液后 1h 开始应用,特别是对有休克的患儿,只有当休克恢复、扩容结束后,胰岛素才可应用。小剂量胰岛素最初剂量为 0.1U/(kg · h),胰岛素输注速度一般不低于 0.05U/(kg · h),血糖下降速度一般为 2~5mmol/(L · h),小剂量胰岛素静脉输注应持续至酮症酸中毒纠正(连续 2 次尿酮阴性,血 pH>7.3,血糖下降至 12mmol/L 以下)。在使用胰岛素后应注意低血糖的发生,防止血糖的大幅波动,当血糖下降至 12~17mmol/L 时,可输入含糖液,2%~5%(浓度<12.5%),以维持血糖水平为 8~12mmol/L。当患儿清醒,可以进食时,停止静脉输注胰岛素,停止前 30min 皮下注射短效胰岛素每次 0.25U/kg。

5. 治疗中的评估内容

(1)生命体征:呼吸、脉搏、血压、体温等。

(2)意识状态:建议采用 Glasgow 评分法。

(3)严格记录出入量:包括静脉入量及口服量,随时记录尿量,注意小剂量胰岛素的静脉输入速度和总量。

(4)每小时检查尿糖和酮体及微量血糖。

(5)每 2~4h 重复一次血电解质、血糖和血酮、血气分析,直至酸中毒纠正。

(6)要注意血浆渗透压和 Na^+ 的变化,预防脑水肿等合并症的发生。

(7)部分患儿合并高糖高渗状态(HHS),处理中应该特别注意。

(8)血浆渗透压的计算:$mOsm/L=2\times(K^++Na^+)mmol/L+$葡萄糖 $mmol/L+BUN$ $mmol/L$。

(9)校正后的血清钠浓度 $mmol/L$:校正血清钠$=2\times[($血糖$-5.6)/5.6]mmol/L+Na^+$ $mmol/L$ 实测值。

(10)注意补钾、补磷。

6. 碱性液的使用　碳酸氢钠的使用可加重中枢神经系统酸中毒和组织缺氧,可加重低钾血症和改变钙离子浓度而发生危险,还可增加血浆渗透压,因此应该慎用。只有当动脉血气 pH<6.9,可以考虑使用。用 5% $NaHCO_3$ 1~2mL/kg 稀释后在 1h 以上缓慢输入,必要时可以重复。

7. 脑水肿　脑水肿的临床表现均为非特异性,与其他原因的神经系统症状和体征无法区分。DKA 脑水肿发生率:0.5%~0.9%,其中约 21%~24%死亡。脑水肿少数发生在治疗之前,常发生在开始治疗的 4~12h 之内,治疗后 24~48h 发生者更少见。

一旦考虑脑水肿则应限制液量,给予甘露醇 20％ 1.0g/kg,20min 输入,如治疗无反应可于 30min～2h 后重复甘露醇无效且血钠低者可予 3％NaCl 5～10mL/kg,30min 输入。同时液体输入速度降低 1/3,抬高床头,必要时呼吸支持等。颅脑影像学检查有助于脑栓塞和脑出血的诊断,如果确实存在,则给予相应治疗。

8.感染的治疗　DKA 时常伴感染,根据可能诱发感染的病因选用适当的抗生素治疗。

9.在整个治疗过程中必须严密观察,随时修正治疗方案。

糖尿病病情及慢性并发症的监测:

定期门诊随访,出院后 1～2 周复诊,病情稳定,可 2～3 个月复诊一次,每次复诊行血糖和 HbA1c 测定。开始诊断及治疗后每 6 个月监测血脂 1 次,以防止大血管并发症的发生。

糖化血红蛋白 A1c(HbA1c)是评价血糖控制方案的金标准,血糖控制未达到目标或治疗方案调整后,糖尿病患儿应每 3 个月检查一次 HbA1c,血糖控制达到目标的糖尿病患儿应每年至少检查 2 次 HbA1c。

糖尿病病情＞2 年且＞12 岁的患者应每年检查微量白蛋白尿。青春期前诊断的患者应在诊断时开始筛查糖尿病视网膜病变;青春期后诊断的患者在病情 5 年时应进行第一次眼底筛查,之后每年复查 1 次。

(李慧)

第四节　性早熟

性早熟是指在青春期以前,即过早出现与年龄不相应的第二性征,一般认为女孩 8 岁以前、男孩 9 岁以前出现第二性征为性早熟。性早熟分为促性腺激素释放激素(GnRH)依赖性性早熟,又称为中枢性性早熟(CPP);非促性腺激素释放激素依赖性性早熟,又称为外周性性早熟;部分性性早熟又称为不完全性性早熟或变异型青春发育,包括单纯乳房早发育、单纯阴毛早发育、单纯性早初潮。本节主要叙述中枢性性早熟。

一、病因

1.中枢性性早熟　病因主要归类为中枢神经系统器质性病变,未能发现器质性病变的特发性性早熟(ICPP)及外周性性早熟转化而来三大类。女孩以 ICPP 为多,占 CPP 的 90％以上;而男孩则相反,80％以上是器质性的。

(1)中枢神经系统器质性病变:有中枢神经系统肿瘤如视神经与下丘脑胶质瘤、下丘脑错构瘤、室管膜细胞瘤、松果体瘤等;中枢神经系统损害如脑积水、视中隔发育异常、蛛网膜囊肿、大脑萎缩、脑损伤、癫痫等;中枢神经系统感染性疾病如脑炎、脑膜炎、脑脓肿等及其他如颅内放疗与化疗、胎儿酒精综合征、甲状腺功能减退等。

(2)外周性性早熟转化而来:如先天性肾上腺皮质增生症、自律性卵巢囊肿、激素分泌性肿瘤等。

2.外周性性早熟的病因　有肾上腺疾病如先天性肾上腺皮质增生症、肾上腺腺瘤或癌;性腺肿瘤或卵巢囊肿;分泌绒毛膜促性腺激素的肿瘤;误服雌激素;遗传性疾病,如 McCune－Albright 综合征、家族性高睾酮血症等。

二、诊断

1. 临床表现

(1)中枢性性早熟:是缘于下丘脑提前增加了促性腺激素释放激素(GnRH)的分泌和释放量,提前激活性腺轴功能,导致性腺发育和分泌性激素,使内、外生殖器发育和第二性征呈现。其过程呈进行性发展,直至生殖系统发育成熟。其临床表现特点为:女性最初症状是乳房发育,男性为睾丸和阴茎的发育,继之阴毛、腋毛出现。随第二性征出现,体格发育加速,生长速度加快,骨龄增速。其发育过程正常,但是在不正常的时间出现的患儿骨骺闭合过早,造成最终身材矮小,其智力发育与实际年龄相符,但精神发育与体格发育之间有明显的不均衡性。

(2)外周性性早熟:亦称假性性早熟,是指副性征提前出现,但并不是受控于下丘脑-垂体-性腺轴的真正青春发动,而是与下丘脑 GnRH 无关的内、外源性甾体激素水平升高有关。其性发育过程不按正常发育规律出现,可出现部分第二性征,但性腺不发育,如男童睾丸不增大,无排精;女童无排卵。

(3)部分性性早熟(不完全性性早熟):单纯乳房早发育、阴毛早现、月经早发生等。是指患儿有第二性征的早现,其控制机制也在于下丘脑-垂体-性腺轴的发动,但它的性征发育呈自限性;最常见的类型为单纯性乳房早发育,若发生于 2 岁以内女孩,可能是由于下丘脑-性腺轴处于生理性活跃状态,又称为"小青春期"。

2. 辅助检查

(1)基础性激素测定:基础促黄体生成激素(LH)有筛查意义,如 LH<0.1IU/L 提示未有中枢性青春发动,LH>3.0~5.0IU/L 可肯定已有中枢性发动。凭基础值不能确诊时需进行 GnRH 激发试验。雌激素和睾酮水平升高有辅助诊断意义。β-hCG 和甲胎蛋白(AFP)应当纳入基本筛查,是诊断分泌 hCG 生殖细胞瘤的重要线索。

(2)促性腺激素释放激素(LHRH 或 GnRH)刺激试验:

1)方法:GnRH(戈那瑞林)每次 $100\mu g/m^2$,或每次 $2.5\mu g/kg$,最大量每次 $100\mu g$,用生理盐水 2mL 溶解后静脉注射,于 0、30、60、90min 取血同时测定 LH、FSH。

2)判断:如用化学发光法测定,激发峰值 LH>3.3~5.0IU/L 是判断真性发育界点,同时 LH/FSH 比值>0.6 时可诊断为中枢性性早熟。目前认为以激发后 30~60min 单次的激发值,达到以上标准也可诊断。如激发峰值以 FSH 升高为主,LH/FSH 比值低下,结合临床可能是单纯性乳房早发育或中枢性性早熟的早期,后者需定期随访,必要时重复检查。

(3)24h 尿 17-酮类固醇、17-羟类固醇测定:增高则提示肾上腺疾病。

(4)血 T_3、T_4、TSH 水平测定:鉴别是否由于甲状腺功能减退所致性早熟。

(5)骨龄:是预测成年身高的重要依据,但对鉴别中枢和外周性性早熟无特异性。

(6)头颅鞍区 MRI 或 CT 检查:确诊为中枢性性早熟后需做头颅鞍区 MRI 或 CT 检查,尤其是以下情况:①确诊为 CPP 的所有男孩。②6 岁以下发病的女孩。③性成熟过程迅速或有其他中枢病变表现者。

(7)子宫卵巢 B 超:单侧卵巢容积≥1~3mL,并可见多个直径≥4mm 的卵泡,可认为卵巢已进入青春发育状态;子宫长度 3.4~4cm 可认为已进入青春发育状态,可见子宫内膜影提示雌激素呈有意义的升高。但单凭 B 超检查结果不能作为 CPP 诊断。

3.诊断标准　中枢性性早熟的诊断标准。

(1)第二性征提前出现:女孩不足 8 岁、男孩不足 9 岁即出现第二性征。

(2)血清促性腺激素水平升高达青春期水平。

1)促性腺激素基础值:LH>5.0IU/L 可肯定已有中枢性发动,不必再进行 GnRH 兴奋试验。

2)GnRH 兴奋试验支持中枢性性早熟诊断。

(3)性腺增大:女孩在 B 超下见卵巢容积>1mL,并可见多个直径>4mm 的卵泡;男孩睾丸容积>4mL,并随病情延长进行性增大。

(4)线性生长加速。

(5)骨龄超过实际年龄 1 岁或 1 岁以上。

(6)血清性激素水平升高至青春期水平。

以上诊断依据中(1)、(2)、(3)条是最重要而且是必备的。

病因诊断:对所有确诊为 CPP 的男孩和 6 岁以下发病的女孩或成熟过程迅猛、怀疑鞍区肿瘤者,须作 MRI 或 CT 检查以发现病灶。MRI 对下丘脑和垂体器质性病变的分辨率优于 CT。

三、治疗

1.特发性中枢性性早熟的治疗

(1)目的:以改善成年身高为核心,同时防止早熟和早初潮带来的心理问题。

目前国际上对 CPP 治疗主要应用 GnRH 类似物(GnRHa)。国内目前可供应用的 Gn-RHa 缓释型制剂有醋酸亮丙瑞林和曲普瑞林。GnRHa 能有效抑制 LH 分泌,使性腺暂停发育、性激素分泌回到青春前期状态,从而延缓骨龄增长和骨骺融合,延长生长年限,改善最终身高。

(2)GnRHa 应用指征:①骨龄:女孩≤11.5 岁,男孩≤12.5 岁,骨龄大于实际年龄 2 岁或以上。②预测成年身高:女孩<150cm,男孩<160cm。③以骨龄判断的身高标准差积分(SDS)≤-2(按正常人群参照值或遗传靶身高判断)。④发育进程迅速,骨龄增长/年龄增长>1。

(3)慎用的指征:有以下情况时,GnRHa 改善成年身高的疗效差,应酌情慎用:①开始治疗时骨龄:女孩>11.5 岁,男孩>12.5 岁。②遗传把身高低于同性别、同年龄正常身高均值减两个标准差。

(4)不宜应用的指征:有以下情况不宜单独应用 GnRHa,因为治疗几乎不能改善成年身高:①骨龄:女孩≥12.5 岁,男孩≥13.5 岁。②女孩初潮或男孩遗精后 1 年。

(5)不需应用的指征:①性发育进程缓慢(骨龄进展不超越年龄进展)而对成年身高影响不大的 CPP 不需要治疗。②骨龄虽提前,但身高生长速度快,使身高年龄大于骨龄,预测成年身高不受损。但对初评认为暂时不需治疗者均需定期复查身高和骨龄变化,定期再评估治疗的必要性,按需制订治疗方案。

(6)GnRHa 应用方法:剂量:首剂 80~100μg/kg,2 周后加强 1 次,以后每 4 周 1 次,剂量 60~80μg/kg,剂量需个体化,根据性腺轴功能抑制情况而定,最大量每次 3.75mg。

(7)治疗监测:首剂 3 个月末复查 GnRH 激发实验,LH 激发值在青春前期值则表示剂量合适,以后对女孩只需定期复查基础 E_2 和子宫、卵巢 B 超;对男孩复查基础 T。治疗过程中每 2～3 个月测量身高以及检查副性征。每 6 个月复查骨龄。

(8)疗程:为改善成年身高,GnRHa 的疗程至少 2 年。女孩在骨龄 12～12.5 岁时宜停止治疗,此时如延长疗程常难以继续改善成年身高。对开始治疗是年龄较小者,如年龄已追赶上骨龄,且骨龄已达正常青春期启动年龄(≥8 岁),预测成年身高满意时可以停药,使其性腺轴功能重新启动,应定期追踪。

2.非特发性 CPP 的治疗　应强调同时进行病因治疗。

(李慧)

第五节　中枢性尿崩症

中枢性尿崩症是由于多种原因引起的抗利尿激素(ADH,又名精氨酸加压素,AVP)缺乏所致,其特征为患儿完全或部分丧失尿浓缩功能,临床主要表现为多尿、多饮和排出低比重尿。

一、病因

中枢性尿崩症的病因有三大类,即:①特发性:系因下丘脑视上核或室旁核神经元发育不全或退行性病变所致。②器质性:任何侵犯下丘脑、垂体柄或神经垂体的病变都可发生尿崩症状,如颅内肿瘤、中枢神经系统损伤、感染及朗格汉斯组织细胞增生症或白血病细胞浸润等。③家族性:极少数患儿是由于编码 AVP 的基因或编码运载蛋白Ⅱ的基因突变所造成,呈常染色体显性或隐性遗传。

二、诊断

1.临床表现

(1)可突然起病,也可呈渐进性。

(2)烦渴、多饮,尿比重低且固定,每天饮水或尿量＞3000mL/m^2。

(3)常因饮水过多影响食欲;夜尿增多,出现遗尿,影响睡眠。

(4)体重不增或明显消瘦,病程长者可出现生长障碍。

(5)皮肤干燥,饮水不足时可出现脱水征,年幼儿可出现烦躁、高热甚至抽搐等症状。

(6)出现斜视、复视、视野改变、性早熟、颅压高等症状时需排除颅内占位性病变。

2.辅助检查

(1)常规检查:血电解质、CO_2CP、ALP、肾功能、尿常规、血渗透压、尿渗透压及血气分析,必要时查血糖不能测血渗透压时以公式计算:血渗透压＝2×(血钠＋血钾)＋血糖＋血尿素氮,计算均用 mmol/L 为单位。

(2)眼底检查、头颅 X 线正侧位片,必要时做头颅 CT 或 MRI 检查。

(3)禁水试验:用于鉴别真性尿崩症与精神性多饮多尿。

1)方法:①实验前一天晚 8 时起禁食直至实验结束。②实验当天 8 时先排空膀胱后测体重、采血测血钠和血浆渗透压。③每小时留尿 1 次,记录尿量、尿比重、尿渗透压,测量体重及血压。同时观察患儿口渴感、皮肤弹性及精神状态等。④当连续 2 次尿比重相近不变或反而降低时,可结束实验,复测血钠、血渗透压。⑤若试验中患者排尿多,尿比重上升不明显且体重下降>3%～5%或血压下降明显,出现头痛、烦躁不安等表现应停止试验,复测血钠、血渗透压。

2)结果判断:①正常人:禁水后,尿量明显下降,尿比重>1.016,尿渗透压>300mmol/L,且尿渗透压/血渗透压>2,血清钠和血渗透压正常。②真性尿崩症:限水后尿量仍多,尿比重<1.010,血钠>145mmol/L,尿渗透压/血渗透压<1,体重下降>3%～5%或血压下降,若尿比重在1.010～1.016为部分ADH缺乏。③精神性多饮患者:反应与正常人相同,但病程较长时需逐渐减少饮水一段时间后再重复试验。

(4)加压素试验:用于鉴别中枢性尿崩症与肾性尿崩症(一般与禁水试验联合进行)。

1)方法:①单独进行时试验前工作同禁水试验1)、2)项。②当禁水试验连续2次尿比重不变或相近时,取血测血渗透压、血钠、ADH及尿渗透压。③注射加压素0.1μg/kg(3U/m²),注射后每30min留尿1次,共4次,测尿量、尿比重及尿渗透压,结束时测血钠及血渗透压。

2)结果判断:①中枢性尿崩症:注射ADH后尿量明显下降,尿比重上升至>1.016,且尿渗透压>300mmol/L,超过血渗透压。②肾性尿崩症:尿量及尿比重无明显变化。③精神性多饮:注射ADH后尿渗透压可升高,可被误诊为真性尿崩症。

(5)血浆AVP测定:直接测定血浆AVP有助于鉴别诊断,血中AVP浓度为1.0～1.5pg/mL。中枢性尿崩症者AVP降低,肾性尿崩症者正常或升高。

3.诊断标准 根据临床表现,尿比重<1.005,尿渗透压<200mmol/L,禁水试验阳性,加压素试验阳性可诊断为中枢性尿崩症。对所有中枢性尿崩症患儿必须注意寻找可能存在的原发病灶,并与其他具有多尿症状的疾病相鉴别。

三、治疗

1.一般治疗 给予低盐、适量蛋白质饮食。

2.特异性治疗

(1)激素补充治疗

1)去氨加压素(1－脱氨－8－D－精氨酸加压素,DDAVP):是目前治疗中枢性尿崩症的首选药物。鼻腔滴剂,剂量5～15μg/d,每天2次滴鼻(浓度为100μg/mL),婴儿自0.5μg,儿童自2.5μg起,逐渐加量直至疗效满意即作为维持量;如用口服片剂(弥凝,每片0.1mg),每次0.05～0.1mg,每天2次,剂量个体化,如日间排尿次数可耐受,仅于睡前服药1次,可根据疗效调整剂量,一般一次服药作用8～12h。

2)鞣酸加压素:剂量为每次0.1～0.3mL(2～5U),深部肌内注射,每次疗效可维持3～7d,一般至多尿症状复现时才第2次给药,用药期间应注意患儿水分摄入量以防止发生水中毒。

(2)对器质性病变所致者,应治疗原发病。

(3)非激素类药:

1)氯磺丙脲(每片0.25g):每天150mg/m²,1次或分2次口服。有效后酌情减量,副作用为低血糖、低血钠。

2)卡马西平(每片0.2g):每天10～15mg/kg,分2～3次与氯磺丙脲合用,加强药效。

3）氯贝丁酯：每天 15～25mg/kg，分次口服。

4）氢氯噻嗪（双氢克尿噻）：2～4mg/(kg·d)，分 2～3 次口服，同时补充钾，对部分性尿崩症及肾性尿崩症有效。

5）吲哚美辛（消炎痛）：1～2mg/(kg·d)，分 3 次服，治疗肾性尿崩症。

（李慧）

第八章　小儿泌尿外科疾病

第一节　肾及输尿管异常

一、肾盂输尿管连接部梗阻

肾盂输尿管连接部梗阻（ureteropelvic junction obstruction，UPJO）又称先天性肾积水（congenital hydronephrosis），指肾盂输尿管连接部梗阻致尿液从肾脏排出受阻，引起肾盂内压力升高，肾盂、肾盏逐渐扩张，肾实质受压萎缩，肾分泌功能减退。先天性肾积水是小儿泌尿生殖系统畸形中常见的一种疾病，其发病率仅次于隐睾和尿道下裂而居第三位，在泌尿系统梗阻中居首位。男性多于女性，左侧多于右侧，双侧同时发病亦不少见。

（一）病因

近年来其发病率有明显上升趋势，病因至今仍不十分清楚。梗阻的常见原因有肾盂、输尿管连接部狭窄，肾盂、输尿管连接处瓣膜，输尿管近端炎性息肉，迷走血管压迫，高位输尿管和输尿管起始部扭曲或粘连折叠等。肾盂、输尿管连接部管壁肌肉发育异常是先天性肾积水的主要病理因素。一般认为狭窄是由于肾盂、输尿管起始段肌层增厚或纤维组织增生，并无明显炎性变化。但也有病例显示为肌肉发育不全，甚至缺如，而妨碍正常蠕动波的传递。

肾盂、输尿管连接部平滑肌细胞发育异常是导致肾积水的重要原因。近年来经电子显微镜检查发现，肾盂输尿管连接处有大量胶原纤维介于肌细胞之间，堆积在平滑肌细胞间的大量胶原纤维阻碍了细胞间的信息传递，不能传递来自起搏细胞的电活动。这种胶原纤维和平滑肌异常不仅存在于肾盂、输尿管连接处，也存在于扩张的肾盂壁上，术中要尽可能切除扩张的肾盂组织。有人研究了肾盂输尿管连接处梗阻段神经的分布，显示梗阻段神经分布明显减少，使肾盂输尿管连接处蠕动紊乱，从而导致机械性和功能性梗阻。

（二）病理

由于肾盂内尿液排出受阻，尿液潴留，可继发肾内感染，严重者可形成脓肾；梗阻、感染可继发结石，而结石又可加重梗阻、感染和肾功能损害。肾盂压力升高，肾盂、肾盏扩大，致肾实质内血管牵拉断裂而引起肾内出血，临床上出现血尿；肾实质受压、缺血，致肾素分泌增加而引起高血压；另外，肾实质缺血可致实质萎缩、分泌减少，最后导致肾功能受损，两侧病变则发生肾衰竭。

（三）诊断

常见症状有腹部包块、腹痛、血尿、尿路感染。大多为无症状肾积水，往往是筛查时发现肾积水。大龄儿童输尿管上段炎性息肉所致肾积水多表现为腰腹部疼痛不适和尿路感染。随着产前超声技术的提高与普及，50％以上的病例在产前已查出有胎儿肾积水。

①腹部包块：为最常见的体征，包块位于一侧腰腹部，呈囊性、光滑、界限清楚（张力不高的肾积水界限不清楚），稍活动，婴幼儿透光试验阳性。

②腰腹部疼痛：较大儿童可诉说疼痛的部位和性质，有时大量饮水后可诱发腹痛发作。

③消化道功能紊乱：表现为原因不明的食欲缺乏、厌食、恶心、呕吐。

④尿路感染:以脓尿和发热等全身症状为主,婴幼儿多见。

⑤血尿:20%～30%的病例可伴有血尿,一般为镜下血尿,发生于腰部轻微损伤后或肾盂压力增高,髓质血管破裂所致,继发结石、感染也可产生血尿。

对经常出现消化道症状、不规则上腹部疼痛且又不能用消化道疾病或急腹症解释、反复尿路感染、药物治疗效果不佳时应考虑先天性肾积水的可能;腹部可触及囊性包块,尤其包块有张力变化时应是先天性肾积水的特有体征,需进一步检查明确诊断。

1.特殊检查

(1)B超:可了解肾轮廓增大、实质变薄,集合系统出现液性暗区。其方法简单、安全、无损伤,可反复进行,是肾积水首选的筛查方法。

(2)静脉肾盂造影(IVP):为主要的诊断手段之一。主要用于轻中度积水及年龄较大的儿童。一般采用大剂量延缓摄片法,可了解患肾功能、形态以及肾盂、肾盏扩张程度,同时可了解对侧肾功能。电视监视静脉尿路造影(IVU)对轻中度肾积水的诊断具有重要的价值。

(3)磁共振水成像(MRU):为诊断肾积水最新、无创伤的检查方法之一,无须造影剂即可显示肾盏、肾盂、输尿管的结构和形态。尤其适用于婴幼儿、严重肾功能不全和碘过敏者。缺点是不能评估肾功能及扫描时间长。

(4)放射性核素肾图(SPECT):放射性核素肾图利用单位时间达到肾脏的标志物来估计肾脏的血运情况以及吸收、分泌、排泄功能,为MRU检查不足的补充。

(5)CT:具有较高的分辨率,图像清晰直观,可以了解包块的具体解剖位置、范围、形态、大小及性质。延时CT尿路造影(CTU)技术即在IVU后直接CT检查,是近年来泌尿系统影像领域中一项新的检查方法,方法简单易行,结果准确,解决了IVU不显影,诊断不明确的临床难题。CT平扫、增强、三维重建不仅能提供双肾形态学资料,了解梗阻部位,而且可根据患肾有无强化、强化程度、肾盂内对比剂的浓度等判断肾功能,为治疗方案的确定和预后的判断提供可靠的依据。可以获得MRU和SPECT检查的双重效果。

本病应与肾母细胞瘤、腹膜后畸胎瘤、先天性巨输尿管症、肾囊肿、腹膜后含尿假性囊肿等疾病鉴别。

2.诊断要点

(1)腰腹部包块:腰腹部可触及囊性包块,其包块大小和张力变化是诊断肾积水的重要体征。

(2)B超检查:肾轮廓增大,集合系统出现液性暗区,肾实质变薄。

(3)静脉肾盂造影检查:患肾显影延迟,肾盂、肾盏明显扩张,输尿管未显影。

(4)CTU或MRU加SPECT:可明确梗阻部位、积水程度,同时可以判断肾功能,为治疗方案提供影像学依据。

(四)治疗

治疗原则:解除梗阻,尽可能保留患肾,行离断式肾盂、输尿管成形术。

1.手术时间的选择

(1)暂观察、定期复查:对没有症状的轻度肾积水可暂不手术,严密观察、定期复查。

(2)尽早手术:凡是中度以上的肾积水或观察病例经定期复查发现肾积水加重,并发感染、结石者均应尽早手术治疗。

对学龄儿童如出现反复发作性腰腹部疼痛伴尿路感染,B超和影像学检查提示为轻度肾积水或有输尿管上段扩张,往往是输尿管炎性息肉,应尽快手术。

(3)新生儿肾积水:其手术时间及必要性仍存在争议,目前比较一致的意见为产前诊断的胎儿肾积水出生后7~10d应做超声检查,出生后仍有肾积水者,应进一步检查、评价其预后及决定处理措施。

对于肾盂直径较大、积水程度严重(3~4级)、肾实质变薄、相对肾功能降低或者症状十分明显者则应尽快手术。目前的手术技巧和麻醉水平在新生儿期均可顺利完成肾盂成形手术。而对于肾积水程度较轻者,不急于手术干预,定期门诊复查(2~3个月复查一次B超),在随访过程中积水无加重者,应继续观察至积水减轻或消失。

(4)重度肾积水合并严重感染:经药物治疗仍不能控制,可先行肾穿刺造瘘,待感染控制后再行肾盂成形术。

2.手术方法 离断性肾盂成形术,即切除扩张肾盂大部分和肾盂输尿管连接部,将残留肾盂最下方与纵行切开的近端输尿管进行端端斜吻合,其方法简单、效果好,被誉为治疗PUJO的"金标准"。

(1)开放性手术:开放手术方法简单、直接、吻合准确,疗效肯定,近年来对婴幼儿采用小切口同样能顺利完成手术操作。

(2)腹腔镜手术:是治疗PUJO的微创外科新技术,与开放手术相比,具有创伤小和术后恢复快等优点,但腹腔镜手术既要有腹腔镜的设备、熟练的腹腔镜技术,且费用较高,操作较复杂,尤其是重度肾积水处理较困难,其手术效果需长期随访观察,目前仍没有完全普及。

3.双侧肾积水的处理 处理方法:①原则上先治疗积水程度较轻的一侧。②如一侧积水严重,同时伴有感染,可行该侧肾造瘘,同时对积水轻的一侧做肾盂成形术。③在患儿情况和技术条件允许的情况下,目前主张双侧肾盂成形术同期完成。④原则上不做肾切除术。

4.患肾切除指征

(1)严重肾积水:患肾功能基本丧失,肾实质极薄、色泽灰白、厚度在2mm以下,尿液日引流量小于100mL。

(2)积水肾失去正常形态,为长条形(似结肠状)。

(3)反复感染,肾实质有多处溃疡形成或并发严重的肾积脓者。

(4)当患肾功能在10%以下或有明显发育不良时(肾实质呈分散片状,并可见很多小囊泡)。

(5)对侧肾功能正常。

(五)预后

单侧肾积水术后预后良好,即使患肾切除,也不影响患儿的生长、发育和成年后的学习和工作。孤立肾或双侧肾积水,如在1岁前接受了成功的手术治疗,多数病例肾功能可望恢复正常,1~2岁手术仅能保存或稳定原有的肾功能,2岁以后手术到成年后可能造成肾功能不全或肾衰竭。

(六)随诊

肾盂成形术后应定期复查尿常规、B超,3~6个月后复查静脉肾盂造影,以了解术后患肾的形态变化和功能情况。

肾积水术后经定期B超及影像学检查显示肾体积较术前变小、积水量减少,无腰腹部疼痛、无尿路感染等症状即达到治疗目的。大部分病例术后B超检查仍提示有积水存在,不应视为手术失败。

二、输尿管囊肿

输尿管囊肿(ureterocele)又称输尿管膨出,是指输尿管膀胱壁段肌层发育缺陷,输尿管末端逐渐膨大而形成囊肿突入膀胱腔。囊肿外层是膀胱黏膜,内层是输尿管黏膜,中间为菲薄的输尿管肌层,囊肿大小差异大,小者直径仅 1cm,大者几乎可占据膀胱腔大部分。80％伴有重肾双输尿管畸形,女性发病率是男性的 4～7 倍,左侧略多于右侧,双侧约占 10％。

(一)病理分型

1.异位输尿管囊肿(又称婴儿型)　临床上多见,且女孩发病率高。绝大多数伴有重肾、双输尿管畸形,一般囊肿所引流的输尿管属于重肾的上肾段,而囊肿的位置都在正常输尿管开口的内下方。囊肿较大,并可伸延至尿道内,女孩用力排尿时,可见部分囊肿从尿道口脱出。

2.原位输尿管囊肿(又称单纯型或成人型)　临床上少见,且多见于成年人及男性。囊肿较小,完全在膀胱内,囊肿开口位置正常或接近正常,一般不阻塞膀胱颈部,无重肾及双输尿管畸形。

(二)诊断

排尿时肿物自尿道外口脱出是诊断输尿管囊肿的重要依据,需进一步检查明确:①囊肿来自何侧。②是否伴有重肾、双输尿管畸形。③异位输尿管囊肿所引流的输尿管属于重肾的上肾段还是下肾段。④是单侧病变还是双侧输尿管囊肿。

1.临床表现

(1)排尿困难,表现为排尿费力、哭闹,尿线中断。

(2)尿路感染,表现为尿频、尿急、脓尿及反复发热。

(3)女孩排尿时常有囊性肿物脱出,能还纳。

2.特殊检查

(1)B超检查:可探查囊肿在膀胱内的位置和大小,同时可了解有无重肾和重肾来自何侧,重肾及其输尿管扩张、积水的程度。

(2)静脉肾盂造影:是最主要的检查方法。可了解双侧肾脏的形态和功能。异位输尿管囊肿所引流的上肾段常因积水、功能不良而不显影,正常下肾段肾盂、肾盏显影良好,但因受压向外、向下方移位,呈低垂状的花朵样。当造影剂进入膀胱后可发现膀胱内有圆形或椭圆形的充盈缺损阻塞尿道内口,部分病例囊肿进入尿道。当膀胱内造影剂排空后,潴留在囊肿内的造影剂则可形成一孤立性的阴影。

(3)膀胱造影:有时可补充静脉尿路造影之不足,但造影剂不宜注入过多,否则膀胱内压过高,囊肿被压瘪后显示不清楚。膀胱造影还可了解有无膀胱、输尿管反流。

(4)近年来多采用双肾、双输尿管、膀胱 CT 检查:CT 平扫、增强、三维重建,不仅能提供肾、输尿管、膀胱形态学资料,了解重肾来自何侧、是上组肾还是下组肾、肾积水程度及功能、重复输尿管扩张程度、膀胱内囊肿的大小等,为治疗方案的确定提供可靠的依据。

3.诊断

(1)女孩多见,排尿困难,反复尿路感染。

(2)女孩在排尿时部分病例在尿道外口可见囊性肿物脱出,呈紫葡萄状,能还纳。

(3)B超检查。

(4)双肾、双输尿管、膀胱 CT 检查。

(三)治疗

解除梗阻、防止反流。

1.原位输尿管囊肿　若囊肿小、无症状,一般不需治疗。若出现临床症状,行膀胱囊肿切除、输尿管膀胱再移植术。

2.异位输尿管囊肿　目前多采用重肾切除和重复输尿管低位切除术;术后仍有症状者,再行囊肿和输尿管残端切除;若重肾功能较好、积水较轻,可采用囊肿切除、重复输尿管膀胱再移术;如果为双侧患病,患儿情况允许时可同期做双侧重肾和重复输尿管切除。

3.如患儿年龄小、感染严重、一般情况差,可先使用膀胱电切镜切除囊肿,2～3个月后行膀胱尿道造影检查,若有严重反流,再根据患肾功能情况做重肾及重复输尿管切除或抗反流手术。

4.若囊肿出尿道外口不能还纳致急性尿潴留,可行囊肿穿刺抽液(尿液),囊肿潴留的尿液抽空后,囊肿可自行回复至膀胱内,然后留置导管进一步处理。

三、异位输尿管口

异位输尿管口(ectopic ureteral orifice)指输尿管开口位于膀胱三角区两侧输尿管嵴以外,而位于尿道、生殖道或会阴等处,为小儿常见的泌尿系统畸形。女性多见,且在女性中80%以上伴有重肾、双输尿管畸形,而男性则多为单一输尿管畸形。

(一)病因

异位输尿管口为先天性发育异常,在胚胎发育过程中,中肾管下段向膀胱伸张并形成膀胱三角区,两侧输尿管口位于膀胱三角之左右底角。由于膀胱迅速发育,输尿管被牵引向上外方,若输尿管没有随膀胱向上移动,则形成异位输尿管口。

(二)病理

异位输尿管口的位置男性和女性不同。男性异位输尿管开口位于后尿道、输精管、射精管及精囊等处,仍在尿道括约肌的近端,无"尿失禁"症状;而女性则开口于尿道远端、前庭、阴道及子宫等处,均在尿道括约肌的远端,故有"尿失禁"症状。

由于异位输尿管口神经、肌肉发育不良,开口处往往有狭窄,因此异位口的输尿管有扩张、积液和重肾积水。此种畸形变异比较复杂,Malgras 将异位输尿管口分为 11 种类型。一般来说,异位输尿管口单侧多见,也可两侧同时发病,既可发生在重肾、双输尿管,也可发生在正常肾的输尿管上,临床上多见于单侧重肾、双输尿管畸形,且开口异位的输尿管引流重肾的上肾段,而单侧发育不良肾合并异位输尿管口也并非少见。

(三)诊断

1.临床表现

(1)"尿失禁":女性有正常分次排尿,又有持续滴尿,内裤或尿垫昼夜被尿液浸湿,外阴及大腿内侧潮红,甚至出现尿疹或糜烂。通常夜间平卧时症状轻,而白天直立位滴尿更明显。

(2)部分病例因输尿管口狭窄,致输尿管迂曲扩张及肾积水、反复尿路感染症状。

(3)男性一般无"尿失禁",主要表现为尿频、尿急、尿痛及脓尿等尿路感染症状,有时伴有腰骶部疼痛及附睾炎。

2.特殊检查

(1)对有点滴性"尿失禁"的患儿,应仔细检查外阴,寻找开口。在前庭发现有异常小孔滴尿时,插入细硅胶管做逆行造影,可显示异位开口的输尿管及肾脏的形态;开口于尿道或阴道不能与尿失禁鉴别时,经导尿管向膀胱内注入亚甲蓝后拔出导尿管,在会阴部放置一块干纱布或棉球,若数分钟后纱布或棉球浸湿而不带蓝色,是诊断异位输尿管口的重要依据;如异位输尿管开口的肾脏功能极差,尿量少,不易观察,可快速输液,同时给予利尿剂,有利于观察。

(2)静脉尿路造影是重要的诊断方法,既可以了解异位输尿管口的类型,还可以了解异位输尿管口及其相关肾脏的功能,有利于手术方法的选择。由于异位输尿管口的相关肾脏功能低下,一般要采用大剂量延缓拍片。

(3)B超检查:可见正常肾图像的上方有囊性包块和扩张的输尿管,与静脉肾盂造影互为补充,甚为重要。

(4)目前多采用双肾、双输尿管、膀胱 CT 检查(平扫、增强、三维重建),能提供更为清晰的影像学资料。

3.诊断

(1)女孩多见,有正常分次排尿,但在两次正常排尿之间还有尿液滴出,内裤潮湿,会阴皮肤湿疹。

(2)女孩在前庭或尿道外口周围有异常小孔滴尿,若发现异位开口,插管做逆行造影可确诊。

(3)男性患儿,无"尿失禁",可有反复尿路感染、腰骶部疼痛或附睾炎。

(4)经导尿管向膀胱内注入亚甲蓝后拔管,会阴部于纱布浸湿后不着色。

(5)B超和静脉尿路造影提示有重肾、双输尿管畸形,膀胱 CT 检查可进一步明确诊断。

(四)治疗

1.重肾切除、重复输尿管低位切除是治疗异位输尿管口的主要方法,其疗效确切,预后良好,适用于异位输尿管口伴有重肾、双输尿管畸形的病例。

2.肾切除术 用于单侧肾发育不良伴异位输尿管口者。目前采用腹腔镜技术切除发育不良,具有操作简单、创伤小、术后恢复快的优点,尤其对发育不良肾脏体积太小,术前定位困难者更具有优越性。

3.输尿管膀胱移植术 具有保留患肾功能的优点,用于异位开口的输尿管来自不伴重复肾的病例,且肾发育正常、积水不重、功能尚好,有保留肾脏的价值时。

四、输尿管、膀胱连接部狭窄

输尿管、膀胱连接部狭窄(ureterocystic junction stenosis)指输尿管、膀胱连接部由于先天性因素致输尿管远端狭窄、梗阻。临床上并不少见。

(一)病因及病理

病因目前尚不十分清楚,可能为连接部输尿管壁肌层纤维化或胶原组织增生,也有认为胚胎期输尿管发生过程中假性肌肉增生或血管压迫所致。由于狭窄致输尿管内尿液潴留,继发尿路感染,使输尿管继发性扩张,其扩张多局限在输尿管中下 1/3。

(二)诊断

1.腰腹部疼痛,有尿路感染史。

2.B超检查提示患侧肾及输尿管扩张。

3.静脉肾盂造影或肾穿刺顺行造影显示肾及输尿管扩张,造影剂在输尿管远端潴留。

4.双肾、双输尿管、膀胱CT检查可进一步明确诊断。

此病应与原发性巨输尿管、严重膀胱输尿管反流及其他原因所致的输尿管下段梗阻性病变(如结石、瓣膜、肿瘤、损伤)相鉴别。

(三)治疗

1.有严重感染者,先行抗感染治疗。

2.输尿管、膀胱移植术 用于反复尿路感染、诊断明确者。如输尿管过度扩张,应将输尿管下1/3裁剪修正使管腔变小后再经膀胱黏膜下隧道与膀胱吻合(Cohen 手术)。术中要注意保留输尿管壁的血循环。

五、原发性巨输尿管

原发性巨输尿管(primary megaureter)又称先天性巨输尿管,常是膀胱以上的全输尿管扩张,但无机械性梗阻和反流性病变。

(一)病因

病因目前尚不十分清楚,多数学者认为是由于输尿管远端局部动力学失调所致。Mackinoon 认为是输尿管末端肌肉缺损,Swensen 认为在输尿管末端缺乏副交感神经分布。有人研究证明,末端输尿管内完全是环环肌而缺乏纵行肌成分,是造成功能性阻塞的因素,也有人认为是输尿管发育过程中的异常或输尿管梗阻解除后残留输尿管扩张。

(二)诊断

1.女孩多见,有反复尿路感染史。

2.腰腹部疼痛,有时在腹部一侧可触及囊性包块。

3.B超检查 可提示腰腹部长圆形囊性包块。

4.静脉肾盂造影检查 可见病变侧巨大输尿管,但无扭曲,输尿管排空时间长,肾积水程度较轻。

5.排尿性膀胱尿道造影 无膀胱、输尿管反流。

6.双肾、双输尿管、膀胱CT检查可进一步明确诊断。

(三)治疗

是否早期手术尚有争论。

1.保守治疗 巨输尿管属轻中度,肾功能好,无反复严重尿路感染,可对症处理,严密观察。

2.手术治疗

(1)输尿管膀胱吻合术:切除末端病变输尿管再与膀胱吻合并建立抗反流措施。对于输尿管直径超过1.5cm时,需裁剪修整后再与膀胱吻合。

(2)小肠代输尿管术:适用于全程输尿管严重扩张,但其肾功能尚好者。切除全部扩张的输尿管,中间置一段带血管的空肠分别与肾盂和膀胱吻合。

(3)肾及输尿管切除:重症巨输尿管,其肾功能基本丧失,对侧肾功能良好者,应行患侧肾及输尿管切除。

六、输尿管息肉

输尿管息肉(ureteral polyp)临床上常见于学龄期儿童,多为纤维上皮息肉或炎性息肉,常发生于输尿管上段或肾盂输尿管连接部,呈圆柱或球茎形,有一较细的蒂茎与输尿管壁相连,具有一定的活动度。病因尚不清楚,息肉可导致慢性不全性尿路梗阻,造成病变上段输尿管及肾积水。

(一)诊断

1.反复发作性腰腹部疼痛。

2.间隙性血尿及尿路感染。

3.静脉肾盂造影和 B 超检查显示输尿管上段扩张及肾积水。

4.膀胱镜逆行造影能显示出输尿管腔内有球茎形充盈缺损和输尿管上段扩张及肾积水。

5.双肾、双输尿管、膀胱 CT 检查进一步明确诊断。

(二)治疗

本病术前定性诊断较困难,只要影像学检查提示有输尿管梗阻、扩张,即应手术探查。

1.切除病变段输尿管及息肉,再行输尿管端端斜吻合或输尿管、肾盂吻合。

2.剖开扩张的输尿管后电灼息肉:适用于多发性病变,累及输尿管范围广泛者。

3.肾及输尿管切除:用于病程长、积水和感染严重,肾功能基本丧失,对侧肾功能正常者。

4.对疑有恶变者,术中应送快速冰冻切片检查,待病理报告结果出来后再决定手术方案。

七、下腔静脉后输尿管

下腔静脉后输尿管(retrocaval ureter)是指右侧输尿管绕过腔静脉之后,走向中线,再从内向外沿正常途径至膀胱,是一种少见的畸形。

(一)病因及病理

由于下腔静脉发育异常,使输尿管位于下腔静脉后方,造成肾盂及输尿管上段伸长扩张,但不一定都发生梗阻。临床上可分两型:I型常见,有肾积水和典型的梗阻症状,梗阻近端输尿管呈鱼钩样扩张;II型没有肾积水或仅有轻度积水,此型输尿管在更高的位置绕过下腔静脉。

(二)诊断

1.患侧腰部可发生钝痛,甚至发生绞痛。

2.可伴有血尿和尿路感染。

3.静脉肾盂造影或膀胱逆行造影,显示输尿管呈典型的 S 形或镰刀形弯曲,肾盂及输尿管上段扩张。

4.如在做下腔静脉造影前行右侧输尿管插管,注入造影剂,可见输尿管包绕下腔静脉。此检查术设备要求较高,且是一种创伤性检查方法,应尽量避免。必要时可选用 B 超、CT 扫描或 MRI 协助诊断。

(三)治疗

1.若无明显临床症状、积水轻,可先随诊观察,如积水及症状加重再手术。

2.手术治疗 适用于临床症状明显、积水较重者。在下腔静脉外侧离断扩张的输尿管,将远端输尿管复位到腔静脉前,再将两断端输尿管用可吸收缝线间断斜吻合。

(曾岚)

第二节　原发性膀胱输尿管反流

原发性膀胱输尿管反流(primary vesicoureteral reflux)指由于膀胱输尿管连接部活瓣功能先天性发育不全,排尿时膀胱内部分尿液反流入输尿管和肾盂,无下尿路梗阻和神经源性膀胱等病变。其发生率在有尿路感染的小儿中为29%～50%,年龄越小,发生反流越多。1岁以内婴儿发生率为70%,4岁小儿为25%,12岁为15%,成人为5.2%。一般男孩多见于婴幼儿期,女孩则多见于学龄期。

一、病因

膀胱三角区肌发育不良,黏膜下段输尿管纵行肌纤维有缺陷,使输尿管开口外移,而黏膜下段输尿管过短是其主要原因。正常小儿黏膜下输尿管的长度与输尿管直径的比例为5:1,有反流者为1.4:1。也有人认为输尿管开口形态异常也是反流的原因。反流与遗传之间的关系亦有报道。

二、病理

尿液反流至输尿管、肾盂使其压力升高,致肾盂和输尿管扩张积水,同时反流使部分尿液在膀胱排空后仍停留在尿路内,为细菌从膀胱上行到肾内提供了通路,因此反流常并发尿路感染,表现为急性肾盂肾炎过程。其病理过程为反流→尿路感染、肾内反流→肾瘢痕。单侧肾瘢痕可致对侧肾代偿性肥大,若为双侧肾瘢痕可造成肾衰竭。

三、诊断

(一)临床表现

与反流程度和并发感染有关。

1.反复发生急性尿路感染症状,如尿频、尿急、尿痛、寒战、高热、嗜睡、无力、厌食、恶心、呕吐、肾区疼痛等。

2.双侧反流损害肾实质,有肾瘢痕者可出现高血压和尿毒症。

3.严重反流和反复尿路感染、肾功能受损者,可导致生长发育障碍。

(二)特殊检查

1.B超检查　可计算肾实质厚度及肾脏生长情况。

2.排尿性膀胱尿道造影　可见造影剂反流至输尿管和肾内,是明确诊断和判断反流程度的主要检查方法。凡遇有反复尿路感染的婴幼儿均应做此项检查。

3.静脉尿路造影或CT尿路造影(CTU)　可显示肾脏的轮廓和形态,肾盂、肾盏及输尿管的扩张情况,计算肾实质的厚度和了解肾脏生长发育情况。

4.膀胱镜检查　可了解输尿管口的形态和位置,输尿管膀胱黏膜下段的长度,输尿管口旁憩室及输尿管口是否位于膀胱憩室内或异位输尿管开口。有反流的输尿管口呈马蹄形、高尔夫球洞形或运动场形。

5.肾放射性核素扫描　可显示肾瘢痕情况,用于随诊患儿有无新瘢痕形成,比较术前、术后的肾功能。

（三）诊断

1.反复尿路感染，药物治疗效果不佳。

2.排尿性膀胱尿道造影，见造影剂反流至输尿管和肾盂内。

国际反流研究所将其分为五度：

Ⅰ度：反流仅达输尿管下段。

Ⅱ度：反流至肾盂、肾盏，但无扩张。

Ⅲ度：输尿管轻度扩张和（或）弯曲，肾盂轻度扩张和穹隆轻度变钝。

Ⅳ度：输尿管中度扩张和弯曲，肾盂、肾盏中度扩张，但多数肾盏仍维持乳头形态。

Ⅴ度：输尿管严重扩张和弯曲，肾盂、肾盏严重扩张，多数肾盏中乳头形态消失。

四、治疗

1.非手术治疗　适用于Ⅰ～Ⅲ度反流。

原发性膀胱、输尿管反流可随着年龄的增长，膀胱三角区肌肉的发育逐渐成熟，输尿管膀胱黏膜下段的增长，许多小儿的反流可自然消失，无菌尿反流不引起肾脏损伤，可长期服用抗生素预防尿路感染。

（1）排尿训练：能合作的患儿，采用"三次排尿"法，即排尿完毕，行走或活动2～3min，待反流至肾内尿液回至膀胱内接着第二次排尿，再过2～min后第三次排尿，其目的是使反流至上尿路的尿液尽量排空，以减少尿路感染的机会。

（2）药物治疗：所选择的药物应当是广谱、口服、价廉、毒性低、尿内浓度高，并且对体内正常菌群影响极小的抗生素。药物治疗期间应定期复查、随诊。实验室检查包括尿液分析、肾功能测定、尿细菌培养，每6～12个月复查一次排尿性膀胱尿道造影，18～24个月重复静脉肾盂造影，同时注意观察患儿的生长、发育情况。

2.手术治疗　适用于：①不能消失的Ⅳ度以上的反流。②难以用药物控制的反复尿路感染。③显著的肾生长抑制，进行性肾瘢痕形成。④输尿管口的形态和位置异常。⑤同时合并梗阻存在。

手术原则是通过外科手术增加输尿管在膀胱黏膜下的长度以达到抗反流目的。常用的术式有Cohen输尿管、膀胱再吻合术，Politano－Leadbetter输尿管、膀胱吻合术和Glenn－Anderson输尿管、膀胱吻合术。

3.内镜下药物注射疗法　适用于Ⅱ～Ⅲ度反流，保守治疗无效者。将特制针头经内镜插入患侧输尿管开口6点处下方3～4mm膀胱黏膜下，针尖向前推进约8mm至输尿管黏膜层固有膜下，然后注入0.2～0.5ml Teflon糊剂或其他生物合成微粒悬液，使输尿管开口下方呈乳头状隆起，以达到抗反流作用。

（曾岚）

第三节　先天性膀胱疾病

一、膀胱不发育或发育不全

膀胱不发育（agenesis of the bladder）极为罕见，是由于尿生殖窦发育反常产生膀胱不发育。这类患婴常伴有上尿路及其他系统严重畸形,出生时多为死胎或生后不久因肾盂肾炎而死亡,其临床意义不大。男婴可有前列腺、精囊腺缺如,输尿管开口于直肠或通达脐尿管引流,女婴输尿管可直接开口于前庭、阴道,产生完全性尿失禁,而暂存活者与两侧输尿管异位开口相似。

小膀胱可以是发育异常或发育不全。发育异常见于重复膀胱外翻或半膀胱外翻,膀胱小、纤维化,不易扩张。另外,小膀胱也可见于先天性膀胱、阴道瘘或双侧输尿管开口异位。

二、重复膀胱

重复膀胱(duplication of bladder)极为罕见,可分为全部重复、部分重复和多房性重复三类。

1.膀胱全部重复   两个膀胱完全分开,有进入各自膀胱的输尿管,常伴有外生殖器及下消化道的异常。男性伴有重复阴茎和尿道,女性伴有重复直肠、重复子宫、重复阴道。

2.膀胱部分重复   可分为左右、前后或上下两个膀胱,膀胱中部有横隔,每个膀胱有自己的输尿管,两个膀胱相通进入同一尿道。

3.多房性膀胱   膀胱内出现矢状位或额状位分隔,其形状各异,形成多房性或葫芦状膀胱。

重复膀胱除合并其他畸形外,可继发感染、梗阻和结石。静脉尿路造影、排尿性膀胱尿道造影可获得诊断。B超和膀胱镜检查也是有效的检查方法。手术是唯一的治疗方法,根据畸形情况选择不同的方法,包括切除膀胱中隔、解除梗阻,如有输尿管开口异位或狭窄者,需做输尿管、膀胱再吻合术,如肾无保留价值,可行患肾切除。

三、脐尿管异常

脐尿管异常(urachal abnormality)指胎儿出生后脐尿管闭锁或仅部分闭锁、脐尿管窦道和膀胱顶部憩室等畸形。脐尿管瘘和脐尿管囊肿是常见的脐部疾病。

(一)诊断

1.脐尿管瘘(patent urachus)   脐尿管完全未闭,脐部与膀胱相通。脐部有清亮的尿液溢出,在哭闹、咳嗽等腹内压增高时明显。需与脐肠瘘鉴别,脐肠瘘溢出的为肠液,呈浑浊带色的液体。经排尿性膀胱尿道造影一般可显示脐尿管。静脉内注入靛胭脂或将亚甲蓝经导尿管注入膀胱,若脐部溢出的液体着色即可明确诊断。

2.脐尿管囊肿(urachal cyst)   脐尿管两端均闭锁,而中间部分未闭。囊肿位于脐下正中腹壁深层,介于腹横筋膜和腹膜之间。囊肿内液体为囊壁上皮的渗出物。囊肿大小不等,多无症状。巨大囊肿可在下腹正中触及囊性包块,可引起腹痛和局部压迫症状。如囊肿合并感染,则有局部肿痛、发热。若形成脓肿,可向腹壁外穿破,偶尔向膀胱或盆腔方向穿破。应与卵巢囊肿、卵黄管囊肿相鉴别。B超检查可以协助诊断,膀胱造影显示膀胱顶部受压,下腹部CT扫描可明确诊断。

(二)治疗

1.脐尿管瘘一旦确诊后应尽快手术切除全部瘘管,如果有下尿路梗阻存在,应同时解除梗阻。

2.脐尿管囊肿诊断确定后行囊肿切除,术中应注意避免切开腹膜。如有急性感染,应先切开引流,待炎症消退后再行囊肿切除。

3.脐尿管窦道和膀胱顶部憩室,常无症状,经造影证实后宜手术切除,以免日后发生癌变。

四、膀胱憩室

膀胱憩室(diverticulum of the bladder)是指先天性膀胱壁肌层局限性薄弱而膨出或继发于下尿路梗阻的膀胱壁自分离的逼尿肌之间突出而形成憩室。

（一）病因

先天性膀胱憩室是先天性膀胱壁肌层局限性薄弱,膀胱壁向外呈囊状突出,多为单发,憩室壁含有肌层;继发性憩室主要病因为下尿路梗阻,由于膀胱内压长期增高,使膀胱壁自分离逼尿肌束之间突出而形成憩室,憩室呈多发性,其壁不含肌层,最常见于尿道瓣膜、尿道憩室、瘢痕性尿道狭窄及梗阻性神经源性膀胱等;发生于膀胱顶部的憩室一般为脐尿管的残留。

（二）病理

憩室为圆形或卵圆形、大小不一,有一小口与膀胱相通憩室内尿潴留可继发感染、结石和恶变,巨大憩室可压迫输尿管使之移位产生梗阻。

（三）诊断

1.如有梗阻、感染,可出现排尿困难、尿频、尿急、尿路感染等症状。

2.巨大憩室可出现两段排尿症状,排尿时憩室内潴留的尿液不能排出,当膀胱内尿液排空后憩室内的尿液进入膀胱,第二次排尿。

3.憩室内伴有感染,可形成结石,出现血尿。

4.静脉尿路造影显示膀胱内憩室和输尿管受压移位。

5.排尿性膀胱尿道造影取斜位或侧位在膀胱注入造影剂和膀胱排空后分别摄片,可见憩室大小、形态和位置。

6.在膀胱充盈和排空后 B 超检查有利于诊断。

7.膀胱镜检查,可了解憩室开口与输尿管开口的关系。

（四）治疗

1.解除下尿路梗阻、控制感染,行憩室切除。

2.憩室较小时,不必切除,对症处理。

3.若憩室大,输尿管口靠近憩室或位于憩室内,则需做憩室切除,输尿管、膀胱移植术。

五、膀胱外翻

膀胱外翻(extrophy of the bladder)指尿生殖窦及其覆盖的骨骼系统在腹侧完全缺损的一种严重畸形,临床上较少见,发病率为 1/(10000～50000),男性为女性的 1.7～2.3 倍。如不治疗,约 50%于 10 岁左右死亡,而 2/3 病例于 20 岁前死亡,通常死于肾积水和尿路感染。

（一）病因

目前尚不十分清楚,有人认为由于泄殖腔膜向前移位,使下腹壁的中胚层结构不发育。主要病变有:①下腹壁及膀胱前壁缺损,膀胱后壁外翻突出于腹壁外。②耻骨联合分离。③伴有尿道上裂。另外,部分病例伴有隐睾、肛门直肠畸形、脊柱裂、腹股沟斜疝等。

（二）诊断

1.临床表现 临床上分为完全性和不完全性膀胱外翻两类,前者多见。

(1)完全性膀胱外翻:下腹壁中部、膀胱前壁及尿道背侧缺损,被外翻的膀胱后壁所占据。

(2)膀胱黏膜显露呈暗红色,其边缘与皮肤融合,触之易出血。

(3)在外翻的膀胱黏膜上可见尿液从输尿管口喷出,下腹、会阴及大腿内侧受尿液浸渍而潮红,周围皮肤常发生皮炎。

(4)男性阴茎短而扁阔上翘,女性除有尿道上裂外,阴蒂对裂、阴唇阴阜分开,阴道显露。

(5)因耻骨分离,股骨外旋,步态摇摆。

(6)不完全性膀胱外翻时,腹壁缺损小,膀胱黏膜突出不多。耻骨在中线正常联合。

(7)常伴有尿路感染。

2.特殊检查

(1)骨盆平片,了解耻骨联合分离程度。

(2)静脉尿路造影或 CT 扫描,了解上尿路有无畸形、梗阻、积水。

(三)治疗

保护肾功能、控制排尿、修复腹壁及外生殖器。

1.重建膀胱和尿道　出生后72h 以内做膀胱内翻缝合、腹壁修补,不需做髂骨截骨术,待3～4 岁时再行膀胱颈重建、尿道上裂修复术;有人主张 8～18 个月龄时做双侧髂骨截骨、膀胱内翻缝合、腹壁修补;也有人主张一期完成髂骨截骨、膀胱内翻缝合、腹壁修补、抗反流输尿管移植、膀胱颈重建和尿道上裂修复术。

2.对无法施行修复重建手术或修复失败、严重反复尿路感染伴肾积水者,可考虑行尿流改道术。

(四)随访

术后应定期随访,了解排尿情况和有无尿路感染。B超检查、排尿性膀胱尿道造影或静脉尿路造影检查,了解有无上尿路扩张、反流,膀胱容量及残余尿量。若膀胱容量过小,需做膀胱扩容手术,若严重失禁则需做尿流改道术。

(曾岚)

第四节　神经源性膀胱

神经源性膀胱(neuropathic bladder disorder)指支配膀胱的神经系统受损,使储尿和排尿功能破坏,造成排尿障碍。小儿神经源性膀胱在临床上较常见,其病因多为先天性因素,也有后天的原因,病理变化复杂,临床表现各异,分类也极其繁多而杂乱,治疗方法甚多,但治疗效果令人沮丧。近年来,随着尿流动力学的发展和神经泌尿学与神经药理学等方面的进步,在很大程度上改变了过去治疗上的消极态度。现在的治疗目标逐步转移到建立膀胱低压储尿和尿液控制能力上。

一、病因

小儿神经源性膀胱主要病因为脊膜膨出、脊髓脊膜膨出、隐性脊柱裂、骶椎发育不良、脊髓纵裂、脊髓栓系综合征、神经肠囊肿、椎管内皮样囊肿等,也见于脊髓损伤、脑炎、脊髓肿瘤和盆腔或会阴手术后。

二、分类

神经源性膀胱是分类方法最多、也是最复杂和概念最混淆的一种疾病。根据尿流动力学的测定和便于临床上的诊治,通常将其分为两大类。

1.逼尿肌反射亢进(痉挛型) 特点是膀胱充盈引起无抑制性收缩,排尿间断、不随意。膀胱容量小,内压高,壁肥厚,有小梁、小房,常伴有膀胱、输尿管反流。膀胱颈扩大,外括约肌挛缩造成梗阻。

2.逼尿肌无反射(弛张型) 逼尿肌失张力,无随意收缩,膀胱内压低、膀胱容量大,膀胱壁有小梁,外括约肌张力低,呈充盈性尿失禁。

三、诊断

(一)临床表现

1.排尿异常 表现为排尿无力、射程短、尿线中断或无尿意、不能自主控制排尿、经常滴尿、湿裤、会阴皮肤湿疹。

2.反复尿路感染,尿频、尿急,发热、乏力,厌食、恶心、呕吐等。

3.充盈性尿失禁者,在耻骨上可触及扩张的膀胱。

4.排便功能障碍 部分病例表现为大便干结、便秘,稀便时则大便失禁。

5.下肢及足畸形,步态异常。

6.腰骶部包块或有手术瘢痕、皮肤凹陷或有毛发。

7.肛门括约肌反射和球海绵体肌反射亢进、减退或消失。

(二)实验室检查

神经源性膀胱常并发尿路感染,其症状不如其他原因的尿路感染明显,尿液分析和尿细菌培养对诊断有一定价值。血生化检查如尿素氮、肌酐、血钾、钠、氯和二氧化碳结合力的测定,可了解上尿路损害程度。

(三)特殊检查

1.腰骶部拍片 了解有无隐性脊柱裂。

2.尿流动力学检查 包括膀胱尿道测压、尿流率、括约肌肌电图测定等。可判断神经源性膀胱的类型,以利于制订治疗方案。

3.测定残余尿量 B超或置导尿管可测定膀胱内残存的尿量。

4.可选择静脉尿路造影、MRU、CTU 和排尿性膀胱尿道造影 了解上尿路的形态、扩张程度及其功能;膀胱的形态、大小、黏膜是否光滑,有无假性憩室,有无膀胱输尿管反流及下尿路有无梗阻。

5.放射性核素检查 对了解分肾功能受损程度很有价值,可判断有无膀胱输尿管反流,并在膀胱排空后测量残余尿内放射性物质的存留状况。

(四)诊断

1.排尿功能障碍(尿失禁) 可单独存在,也可同时伴有大便失禁、下肢步态异常。

2.腰骶部包块、皮肤凹陷、毛发或有腰骶部脊膜膨出、脊髓损伤、脑炎、脊髓肿瘤、盆腔及会阴部手术史。

3.神经系统检查,马鞍区感觉减退或消失,肛门括约肌反射和球海绵体肌反射减退或消失。

4.X 线脊柱摄片显示脊柱畸形或隐性脊柱裂。

5.排尿性膀胱尿道造影　双侧膀胱,输尿管反流,膀胱形态呈"圣诞树"样。

6.静脉尿路造影或 CT 扫描　显示上尿路有无扩张、积水。

7.MRI 检查　了解有无脊神经和马尾神经受损情况。

8.尿流动力学检查　是诊断神经源性膀胱的重要方法。包括膀胱尿道测压、尿流率测定、外括约肌肌电测定。

四、治疗

神经源性膀胱常需综合治疗,各种治疗方法都有一定的适应证和优缺点,需根据不同病情选择治疗方案。但迄今为止,尚无十分满意的治疗方法。治疗目的是:①保存和改善上尿路功能。②消除和控制尿路感染。③低压储尿,保存一个有储尿功能的膀胱,既能控制尿失禁又能基本排空尿液。④避免留置导尿管及尿流改道。⑤社会可以接受等。选用最简单、安全、破坏性小且能达到治疗目的的方法。

1.逼尿肌亢进型　改善膀胱储尿功能。

(1)膀胱训练:定时排空膀胱,逐渐延长排尿间隙时间。

(2)药物治疗:给予抗胆碱能药物或 α—肾上腺素受体调节药,抑制膀胱逼尿肌收缩或增加膀胱出口阻力。常用药物有丙胺太林、溴甲胺太林、阿托品、丙米嗪等。

(3)电刺激:抑制膀胱收缩,增加括约肌阻力以促进膀胱储尿。

(4)手术治疗:①去神经术包括阴部神经阻滞术、骶神经根阻滞术、阴部神经切断术及骶神经根切断术,可降低膀胱逼尿肌、膀胱颈和近侧尿道的异常收缩。②膀胱颈悬吊术、尿道延长。③膀胱扩容术。

2.逼尿肌无反射型　改善膀胱排空功能。

(1)清洁间隙自家导尿术,简单、有效,是目前应用最多的方法。

(2)药物治疗:应用增强逼尿肌收缩的拟副交感神经药物,如氨基甲酰甲基胆碱和甲氨氯普胺等,也可用酚苄明等 α—肾上腺素受体阻断药,可减少膀胱出口阻力,促进盆神经节的传递,从而增强膀胱收缩。

(3)手术治疗:①膀胱颈切开或 Y—V 成形术。②后尿道手术(内括约肌切开术、外括约肌切开术和尿道扩张术)。③去黏膜回肠浆肌层包绕膀胱术或腹直肌转位术,以增加膀胱逼尿肌的收缩。④双侧髂腰肌转移、会阴悬吊术,以加强盆底肌。

3.经上述综合治疗仍不能解决排尿功能,肾功能进行性损害时,应行暂时性或永久性尿流改道。由于间隙性清洁导尿在临床上广泛应用,并能获得较满意的效果,永久性尿流改道在神经源性膀胱的患儿中目前很少采用,也很难被家长接受。

(曾岚)

第五节　尿道上裂

尿道上裂(epispadias)指尿道背侧部分或全部缺损,尿道开口于阴茎背侧,同时伴有阴茎上翘畸形。尿道上裂常与膀胱外翻并发,男女均可发生,男女之比为 5∶1。

一、诊断

先天性尿道上裂为体表显露性疾病，凭体检即可诊断。根据尿道外口在阴茎背侧的位置分为阴茎头型、阴茎体型和完全型。

1.尿道上裂的共同特点 为阴茎短而上翘，阴茎头扁平，尿道口至阴茎头顶部为被覆黏膜的尿道沟。

2.阴茎头型 少见，尿道口位于阴茎头背侧或冠状沟背侧，包皮多覆盖整个阴茎头，无尿失禁，有时误诊为隐匿阴茎。

3.阴茎体型 尿道外口位于阴茎体背侧，多近阴茎根部，阴茎明显上翘，包皮悬垂于阴茎腹侧，多数病例无尿失禁。

4.完全型 尿道外口在膀胱颈部，呈漏斗状。完全性尿失禁多伴有不同程度的耻骨联合分离和膀胱外翻。

5.女性尿道上裂 表现为阴蒂对裂，阴唇分开，间距增大及耻骨联合分离。分为部分型和完全型，完全型多见并伴有尿失禁。

6.尿道上裂有尿失禁者 膀胱容量小，应注意检查膀胱颈及尿道括约肌功能。

7.骨盆X线片 确定有无耻骨联合分离及其程度。

8.静脉尿路造影或CT扫描 了解上尿路形态及其功能，有无其他尿路畸形。

二、治疗

手术目的是重建尿道，控制排尿，在男性要求阴茎外形和功能接近正常。

1.无尿失禁者，在2岁前完成阴茎上翘矫正、一期尿道成形术。

2.有尿失禁者，需行尿生殖板延长、膀胱颈重建、阴茎上翘矫正和尿道成形术。手术难度较大，根据具体情况可分期手术，也可同期完成。

（曾岚）

第六节 尿道下裂

尿道下裂（hypospadias）是指由于胚胎发育过程障碍，尿道沟没有完全融合到阴茎头的远端，尿道口位于冠状沟至会阴之间的任何部位，同时伴有阴茎下弯畸形。尿道下裂是小儿泌尿生殖系统中最常见的先天性畸形之一，近年来发病率有明显上升趋势。据文献报道发病率达3‰～4‰，不仅造成排尿和生殖功能的障碍，而且严重影响患儿心理发育，也给其家长带来巨大的精神压力。

一、病因

其病因至今仍不十分清楚。可能与遗传、内分泌缺陷、雄激素受体有关，近年来工农业高速发展，环境污染也可能是高发病率的因素。

二、分型

据尿道外口所在位置不同，一般将尿道下裂分为冠状沟型、阴茎体型、阴茎阴囊型和会阴型四种类型,也有的分为八型。目前认为术中阴茎下弯矫正后再根据尿道外口所在的位置分类较合理。其共同的解剖特点为:①尿道外口异常。②阴茎有不同程度下弯。③系带缺如,包皮位于阴茎头的背侧。

1.阴茎头、冠状沟型 尿道外口位于冠状沟腹侧,系带缺如,包皮位于阴茎头背侧呈帽状包皮。阴茎发育正常,阴茎头有轻度下弯,偶有尿道外口狭窄而排尿困难。

2.阴茎体型 尿道外口位于阴茎体腹侧,阴茎向腹侧弯曲。若尿道外口位于阴茎体近端,阴茎下弯明显,多不能站立排尿,成年后不能性交。

3.阴茎阴囊型 尿道外口位于阴茎、阴囊交界处,阴茎严重向腹侧弯曲,不能站立排尿。

4.会阴型 尿道外口位于会阴,阴茎发育不良、严重下弯,阴囊对裂,同时伴有阴茎、阴囊转位,外生殖器酷似女性,有少数家长误当女孩哺养。如合并双侧隐睾,术前要做性别鉴定。

近年来多数多主张将尿道下裂分为轻、中、重型,以利于手术方法的选择。

三、诊断与鉴别诊断

先天性尿道下裂为常见的体表显露性疾病,一般视诊可知,诊断容易。但严重会阴型尿道下裂合并双侧隐睾时需鉴别有无性别异常。

1.体检 仔细观察和检查外生殖器,注意有无阴道、睾丸,直肠指检了解有无子宫。

2.性染色体测定 了解有无染色体异常,正常性染色体男性为 46,XY,女性为 46,XX。

3.B超检查、CT扫描或腹腔镜检查 了解有无子宫、卵巢或睾丸等组织。

4.尿 17-酮类固醇排泄量测定 排泄量显著增高时可能是女性肾上腺性征异常症。

5.尿生殖窦造影或尿道镜检查 了解有无阴道。

6.腹腔镜性腺探查 在不能决定性别时,必须行腹腔镜探查和性腺活检明确性别诊断。

四、治疗

手术是治疗尿道下裂唯一有效的手段,但术式繁多、手术难度较大。其手术方法达 200余种,但仍没有一种十全十美的方法。不管采用何种手术方法,最终应达到以下目的:①阴茎下弯完全矫正,术后无痛性阴茎勃起。②尿道外口位于阴茎头正常位。③无尿瘘和排尿困难。④阴茎外观满意、外形接近正常,能站立排尿,成年后能进行正常性生活。

1.一般以 1～2 岁接受手术为宜,有作者主张在 1.5 岁前完成手术,以免成年后遗留心灵上的创伤。最迟应在 3 岁前完成尿道下裂手术治疗。

2.若阴茎短小、发育不良,术前可试用 1～2 个疗程绒毛膜促性腺激素治疗,待阴茎增大后再手术。

3.阴茎头型尿道下裂,若无排尿困难,阴茎头无明显下弯,一般不需手术治疗。

4.目前一般均采用显微外科技术,正位尿道口一期尿道成形术。

5.通常根据以下条件选择手术方法:尿道下裂的类型,尿道外口的位置及阴茎下弯程度;阴茎的发育及尿生殖板的发育情况;帽状包皮是否丰富;是否已接受过手术治疗,是单纯阴茎下弯矫正术后还是手术失败所产生的各种并发症以及术者的经验。一般来说,能一次完成的手术就不要分次进行,能通过简单手术达到治疗目的就不要选择复杂手术。对阴茎发育不良、会阴型尿道下裂不应强求一期完成手术,而分期手术可能会获得更好的效果。

(曾岚)

第七节 阴茎异常

一、包茎和嵌顿包茎

包茎(phimosis)是指包皮口狭窄,包皮不能向上翻转显露阴茎头。嵌顿包茎(paraphimosis)是包茎的一种并发症,即包皮被强力翻至阴茎头近端后未及时复位,包皮环将阻塞静脉和淋巴回流引起水肿,致使包皮嵌顿无法复位。

(一)诊断

1.包皮口细小有时仅针尖大小,用手握住阴茎上推包皮不能显露阴茎头。

2.包皮炎 包皮口红肿,可见脓性分泌物排出,阴茎瘙痒、疼痛。

3.排尿困难 因包皮口狭小,尿流不畅,包皮呈球状膨起并且排尿费力。

4.包皮垢 分泌物与脱落表皮形成包皮垢,乳白色的包皮垢积聚在阴茎头的冠状沟处,包皮外呈白色肿块。

5.包茎嵌顿后见包皮肿胀发亮,冠状沟处包皮口呈环状狭窄。患儿疼痛难忍,排尿困难。部分病例包皮发生点片状坏死,局部有脓性分泌物及溃烂。

(二)治疗

1.非手术治疗 经常上翻包皮清洁阴茎头及包皮,除去包皮垢。注意清洁后包皮一定要复位,防止包皮嵌顿。婴幼儿包茎为生理性,无异常表现时可暂不处理。

2.手术治疗 包皮环切术。其适应证为:①包皮口狭小导致排尿困难者。②反复发生包皮炎者,甚至包皮口瘢痕性狭窄。③4~5岁以后阴茎头仍不能显露者。

3.嵌顿包茎

(1)手法复位:用0.5%的活力碘消毒包皮和阴茎头并涂液状石蜡,双手食指和中指夹在包皮狭窄环近端,两拇指将阴茎头稍用力推向包皮内即可复位。水肿明显时可用无菌针头刺破包皮,轻柔挤压包皮,待水肿好转后再行复位。

(2)手术复位:手法复位失败者应行包皮背侧切开术,手术主要是解决环状狭窄,使包皮复位,待以后再行包皮环切术。

(3)包皮环切术:手法复位失败者亦可直接行包皮环切术。

二、隐匿阴茎(埋藏阴茎)

隐匿阴茎(concealed or buried penis)是由于阴茎皮肤不附着于阴茎体,使阴茎隐匿于皮下的一种先天性畸形。小儿肥胖时,阴茎短小是由于皮下脂肪堆积,阴茎部分埋藏于皮下所致,不是隐匿阴茎。

(一)诊断

1.阴茎短小,有时体表仅见包皮,无阴茎形态。

2.触摸阴茎提示发育好,位于皮下,用手握住阴茎同时向后推可显示阴茎,手放松后再缩回。

3.包皮内板多、外板少,包皮包住阴茎呈鸟嘴状,部分阴茎干隐匿于皮下。包皮口向前上方,应注意并发不完全性尿道上裂。

（二）治疗

1.肥胖儿因为耻骨前脂肪堆积,使阴茎呈隐匿状;以控制饮食、锻炼以减轻肥胖为主。

2.阴茎固定术　适于阴茎皮肤不附着于阴茎体者。

3.Shirika手术　适于包皮外板过短者。

三、阴茎阴囊转位

阴茎阴囊转位(penoscrotal transposition)是指阴茎阴囊的异位畸形。

（一）诊断

1.完全性阴茎阴囊转位　阴茎异位于阴囊下方,亦称阴茎前阴囊。

2.部分性阴茎阴囊转位　阴囊呈现对裂,阴茎位于对裂的阴囊之间,亦称阴囊分裂。

3.大多数与会阴型或阴囊型等严重尿道下裂同时存在。

（二）治疗

合并尿道下裂者先矫正尿道下裂,同时或分期行阴囊成形术。单纯阴茎阴囊转位者行阴囊成形术。

四、阴茎扭转

阴茎扭转(penile torsion)是指阴茎干沿其纵轴发生的旋转,一般阴茎发育正常,有的合并轻度尿道下裂或包皮呈帽状分布。许多患儿阴茎腹侧中线扭向一侧。外翻包皮显露阴茎头后见包皮系带偏离阴茎腹侧,大多数转向左侧,扭转角度一般小于90°。对合并尿道下裂者在行一期尿道成形术时矫正阴茎扭转;轻度阴茎扭转即扭转角度小于60°不影响功能者不必治疗;扭转角度达到甚至超过90°者需手术治疗。

五、蹼状阴茎

蹼状阴茎(webbed penis)是由于阴茎腹侧皮肤与阴囊皮肤未完全分离而形成的畸形,故又称阴茎阴囊融合。儿童期无明显不适,成年后不能勃起,导致性生活困难。治疗应在儿童时进行,一般行皮肤整形术即可。

六、无尿道下裂阴茎下弯畸形

阴茎下弯畸形(chordee without hypospadias)一般指阴茎向腹侧弯曲而尿道开口正常的一种先天性畸形。

（一）诊断

1.临床表现

(1)尿道开口正常或几乎接近正常位置,阴茎向腹侧弯曲,阴茎勃起时尤其明显。年长患儿出现痛性阴茎勃起。

(2)排尿异常:阴茎下弯使排尿尿线方向不能向前,而是向下、向后尿湿衣裤,多不能站立排尿。

(3)阴茎包皮:大多数有正常包皮覆盖阴茎头,少数情况亦可见头巾状包皮。

(4)经尿道外口插入导管见部分患者前尿道尿道壁菲薄如纸,没有正常的尿道海绵体;而部分患者前尿道尿道壁正常,尿道海绵体发育正常。

2.诊断 阴茎向腹侧弯曲、尿线方向异常,但尿道外口位置正常者即可明确诊断。

(二)治疗

一经诊断即可进行手术治疗,手术必须矫正阴茎下弯畸形。部分患者需同时行尿道成形术。

(曾岚)

第八节 隐睾

隐睾(cryptorchidism or undescended testis)是指睾丸未能按正常发育过程自腰部腹膜后下降至阴囊,亦称睾丸下降不全。是小儿泌尿生殖系统最常见的一种畸形,早产儿、低体重儿发生率达30%,正常新生儿发生率为3%左右,3个月后为1%左右,说明出生后3个月睾丸下降仍在进行。绝大多数隐睾为单侧,约15%为双侧。有研究表明,下降不全的睾丸不仅自身发育障碍,而且导致健侧睾丸的继发性病变。

一、病因

隐睾的病因尚不十分清楚,目前认为可能与下列因素有关:

1.内分泌失衡 下丘脑—垂体—睾丸轴失衡,使睾酮减少,延缓了胚胎的睾丸下降。

2.解剖因素 睾丸下降过程无腹膜紧随其后,或下降过程中有机械性梗阻均能阻碍睾丸下降。

3.睾丸自身缺陷 如果睾丸在胚胎发育过程中已受损,也不能正常下降。

4.神经因素 在妊娠最后3个月时,阴部股神经产生降钙素使睾丸引带有节律地收缩,引导睾丸经腹股沟管降至阴囊内。因此,神经因素对隐睾的发生可能起一定的作用。

二、病理

1.肉眼观 睾丸发育差,小于健侧且质地松软,有时可见睾丸附睾分离,个别见睾丸萎缩,失去睾丸形态甚至仅仅残留输精管盲端。

2.组织学检查 以生精小管变细、精原细胞减少及生精小管周围胶原组织增生为主,睾丸停留位置越高、时间越长,其病理变化更趋明显。有的未发育的睾丸无生精小管及精原细胞结构。

三、诊断

(一)临床表现

阴囊空虚。单侧者阴囊发育不对称,患侧阴囊发育差,空虚。双侧者表现为阴囊发育差,甚至无明显阴囊,阴囊内无睾丸。

(二)特殊检查

1.B超检查 在腹股沟管内可探测到睾丸组织,因睾丸发育差,其准确性不高。

2.腹腔镜检查 腹腔镜能较准确地判断睾丸位置及其发育,尤其是对不能触及的隐睾意义大,能发现隐匿于内环口处或腹腔内的睾丸。

(三)诊断

阴囊内空虚,不能扪及睾丸时可明确诊断。应注意回缩性睾丸和滑动性睾丸的鉴别。回缩性睾丸是指睾丸可推入阴囊内,松手后可在阴囊内停留一段时间,属生理现象。滑动性睾丸是指睾丸虽可推入阴囊内,松手后立即退回原位,属隐睾。

四、治疗

隐睾诊断明确时应尽早治疗。

1.激素治疗　绒毛膜促性腺激素(HCG),每次 1000～1500IU 肌内注射,每周 2 次,共 9 次;或者每次 1000IU 肌内注射,隔日 1 次,共 10 次。总量控制在 10000～15000IU。激素治疗适用于 1 岁以内患儿,6 个月后即可开始使用;在术前未使用者术后仍可使用,能改善睾丸血循环,促进睾丸发育。因该激素有可能影响骨骼发育,运用时需谨慎。

2.手术治疗　激素治疗无效和就诊年龄已超过 1 岁者应进行手术治疗,即隐睾治疗必须在 2 岁以前完成。手术方式有:①睾丸下降固定术。②自体睾丸移植术,实际操作难度大,很少运用。③萎缩睾丸切除术,此术式不宜用于双侧隐睾患儿。

3.腹腔镜在隐睾诊断及治疗中的应用　对于高位隐睾,应用腹腔镜不仅可明确诊断,还可以进行手术治疗。并且有手术操作精细,分离范围小,最大限度地松解精索血管、输精管,减少损伤血供等优点。

(曾岚)

第九节　阴囊疾病

一、鞘膜积液

鞘膜积液(hydroceles)是指未闭的鞘膜腔内液体积聚而形成的病变,包括睾丸鞘膜积液、精索鞘膜积液。

(一)病因

胚胎发育过程中,腹膜鞘突随睾丸下降进入阴囊,然后先后从两端向中间闭塞,与腹膜腔不通。若此闭塞过程发生异常,使鞘状突与腹腔保持不同程度的通畅即形成鞘膜积液。

(二)病理

1.睾丸鞘膜积液　鞘突未闭,腹腔液体经鞘突管流入睾丸鞘膜腔内。

2.精索鞘膜积液　睾丸处鞘突闭塞,而精索部未闭,并与腹腔保持通畅。

3.睾丸精索鞘膜积液　鞘状突完全未闭与腹腔相通,液体积聚于睾丸鞘膜腔及精索鞘突管。

(三)诊断

1.临床表现

(1)阴囊内肿物:肿物呈囊性,边界清楚,无压痛。若为睾丸鞘膜积液,则仅可扪及阴囊内肿物,不能触及睾丸。精索鞘膜积液肿物位于睾丸上方,牵拉睾丸时肿物随之上下移动。

(2)肿物透光试验呈阳性。

(3)肿物不能还纳,通常晨起肿块缩小,但很少能完全消失。白天行走活动后肿块增大,张力高。

2.诊断　阴囊内无痛性囊肿,边界清楚,可时大时小或有张力变化,透光试验阳性即可诊断。注意触诊时明确睾丸位置。

（四）治疗

手术是唯一的治疗方法，仅行鞘状突高位结扎即可达到治疗目的，方法简单，效果可靠。不宜采用穿刺抽液和行鞘膜腔内注射药物。若囊肿张力高，则应尽快手术，以避免睾丸萎缩。

二、精索静脉曲张

精索静脉曲张（varicocele）是指精索蔓状静脉丛扩张、伸长、迂曲形成血管性肿块。

（一）病因

1. 左精索内静脉较长，几乎垂直汇入左肾静脉，回流困难。故绝大多数病变发生在左侧。

2. 继发性因素，如腹膜后占位性病变及肾积水压迫，导致精索静脉回流受阻。

（二）病理

1. 精索静脉伸长、扩张且迂曲呈团块状，逐渐出现血栓，而后形成静脉石。

2. 睾丸发育延缓，组织学上表现为生精小管增厚，生精细胞脱落，甚至睾丸萎缩。

（三）诊断

1. 临床表现

（1）一般无症状，直立活动时间较长时可有阴囊部不适及坠胀感。

（2）查体见患侧阴囊低垂，阴囊上部可见凹凸不平、迂曲的静脉团。

（3）体位关系，平卧后静脉曲张肿块缩小甚至消失。

2. 特殊检查

（1）彩色 Doppler 超声检查：显示静脉迂曲扩张，回流障碍。

（2）静脉肾盂造影及 B 超检查：排除腹膜后占位性病变。

3. 诊断　根据症状和体征，结合彩色 Doppler 检查可明确诊断，但应排除腹膜后占位性病变和肾积水。

（四）治疗

1. 无症状的精索静脉曲张，并且平卧后曲张静脉很快消失者可暂观察，不需治疗。推荐穿透气弹力内裤，促进血液回流。

2. 继发性病变引起的精索静脉曲张，应先治疗继发病变。

3. 手术治疗　经腹股沟管行精索内静脉结扎术。其适应证为：①患侧阴囊有坠胀感者。②静脉曲张明显，平卧后不能消失。③已形成血栓甚至静脉石。④合并腹股沟斜疝、鞘膜积液者。

4. 经腹腔镜行精索内静脉结扎术。因腹腔内结扎位置高，可将精索静脉一同结扎。

三、急性睾丸扭转

急性睾丸扭转（torsion of testis）亦称精索扭转，是由于精索扭转同时精索内血管血流障碍，常导致睾丸和附睾的缺血坏死。

（一）病理

1. 扭转程度　大多数扭转 90°～360°，个别可扭转 900°。扭转程度越严重，睾丸扭转后发生坏死的时间越短。

2. 扭转方向　绝大多数由外侧向中线扭转，即左侧为逆时针方向，右侧为顺时针方向。

3.睾丸缺血坏死　精索扭转后睾丸血供中断,生精细胞和间质细胞受损,最后导致睾丸坏死。

（二）诊断

1.临床表现

（1）疼痛：患儿多为突发患侧阴囊部剧烈疼痛,可反射性呕吐。很多人睡梦中痛醒,多与活动无关。

（2）阴囊肿胀：初期无肿胀,逐渐出现肿胀、充血,触痛明显。

（3）精索增粗、压痛,提睾反射减弱或消失。

2.特殊检查

（1）Doppler 超声检查：显示精索血管血流减少甚至消失。

（2）放射性核素检查：用进行睾丸扫描,表现为血管期减低,实质期减退或消失。

3.诊断　依据症状和局部体征,结合 Doppler 超声检查可诊断。

4.鉴别诊断

（1）急性睾丸炎：起病稍缓慢,疼痛较睾丸扭转轻,抬高阴囊可使疼痛减轻,精索无增粗及压痛。

（2）睾丸附件扭转：精索不增粗,Doppler 超声检查示精索血管供血良好。有时可见扭转的附件。

（3）嵌顿性腹股沟疝：结合病史及仔细查体可区别。

（三）治疗

疑有睾丸扭转者应尽早行阴囊探查术。手术中见睾丸已坏死者应切除,对有活力的睾丸行睾丸扭转复位及睾丸固定术。

四、急性睾丸附件扭转

急性睾丸附件扭转（acute torsion of testicular appendages）的原因尚不明确,往往与体位变动有关。睾丸附件是中肾旁管或中肾管发育过程中的残留结构,其包括睾丸附件、附睾附件、输精管附件及精索附件。

（一）诊断

1.临床表现

（1）疼痛：突然发生睾丸疼痛,可放射到腹股沟区,反射性恶心、呕吐。

（2）阴囊红肿,睾丸及精索无肿胀及压痛,位置正常,睾丸上极可扪及痛性小结节。

2.特殊检查　Doppler 超声检查：精索血循环良好,睾丸血供正常。

3.诊断　依据病史和体征,辅以彩色 Doppler 超声检查有助于诊断。

（二）治疗

睾丸附件属残留结构,扭转坏死后无严重后果,但是一般主张行阴囊探查术,这是因为：①睾丸附件扭转与睾丸扭转有时很难鉴别。②睾丸附件坏死液化可引起鞘膜腔内炎症反应及附睾继发性炎症,从而影响附睾功能。

五、急性睾丸炎

急性睾丸炎（acute testitis）大多为病毒感染所致,是小儿阴囊肿痛较常见的原因。

（一）病因

1.细菌性感染 睾丸的急性化脓性炎症不多见,感染细菌以金黄色葡萄球菌、链球菌及大肠杆菌为主。感染途径有3种:①直接感染,后尿道炎症经输精管引起睾丸炎。②血行感染,身体其他部位的化脓性病灶经血流引发睾丸炎。③长期导尿管留置及经尿道的器械检查,细菌经输精管引起睾丸感染。

2.病毒性感染 小儿较多见于腮腺炎后,是流行性腮腺炎常见的泌尿生殖系统的并发症。

（二）病理

1.细菌性感染 表现为睾丸肿胀,白细胞浸润,睾丸实质逐渐出现灶状坏死,甚至化脓形成脓肿。

2.病毒性感染 主要为细胞浸润,精曲小管变细,睾丸纤维化呈实性变,质坚如石。

（三）诊断

1.临床表现

(1)小儿急性睾丸炎以流行性腮腺炎后引发的病毒性睾丸炎多见,细菌感染引起的化脓性睾丸炎较少。

(2)全身反应:寒战、高热,白细胞计数增高,尤以化脓性炎症明显,有时出现呕吐及下腹部疼痛。

(3)睾丸肿痛:患侧睾丸疼痛、肿胀,触痛明显,同时阴囊肿胀明显,精索无压痛,托起睾丸疼痛缓解。

2.特殊检查 Doppler检查精索血管血流无异常。

3.诊断

(1)大多数有流行性腮腺炎病史或腮腺炎患者接触史。

(2)感染的全身表现及白细胞增高。

(3)睾丸肿痛,触痛明显,精索正常。

（四）治疗

1.卧床休息 用丁字带或三角裤托起阴囊缓解症状,同时对症处理。

2.药物治疗 以抗病毒药物为主,辅以抗生素治疗。

3.局部处理 化脓性睾丸炎行患侧阴囊热敷,病毒性炎症则行冷敷;均可用1%普鲁卡因行患侧精索局部封闭。

4.手术治疗 已形成脓肿者应行脓肿切开引流,若睾丸已完全破坏则行患侧睾丸切除术。

六、急性附睾炎

急性附睾炎(acute epididymitis)小儿较少见,近年有增多趋势,多并发于尿路感染,也可继发于血源性播散。

（一）病因

1.尿道的感染经输精管扩散到附睾,引起附睾炎。

2.在射精管开口异位时,若长期留置导尿管或尿道瓣膜电切术后可引起尿道输精管反流,导致感染。

3.逼尿肌的非抑制性收缩、尿道狭窄及肛门闭锁伴发的直肠尿道瘘亦可引起尿道输精管反流引发附睾炎。

4.全身性感染经血行播散引起附睾炎。

(二)诊断

1.临床表现

(1)突起寒战、高热,偶有尿频、尿痛等尿道刺激症状,甚至排尿困难。

(2)阴囊肿胀充血伴疼痛,附睾压痛,呈硬结状,可逐渐发展为附睾脓肿。

2.实验室检查

(1)尿常规可见白细胞。

(2)尿培养可检出大肠杆菌等细菌。

(3)血常规显示白细胞升高。

3.特殊检查

(1)Doppler听诊示患侧精索血管音增强。

(2)放射性核素^{99m}Tc阴囊扫描显示附睾血流量增加。

4.诊断

(1)有泌尿系统感染、导尿管长期留置病史,以及局部解剖异常。

(2)症状和体征。

(3)Doppler听诊患侧血管音增强。

5.鉴别诊断　睾丸扭转:其精索增粗、压痛,Doppler听诊和放射性核素^{99m}Tc阴囊核素扫描显示精索血管血流减少或中断,睾丸和附睾血流量减少或消失。在诊断有困难时,应该行阴囊探查手术,以免延误睾丸扭转的诊治。

(三)治疗

1.保守治疗

(1)卧床休息,托起阴囊及局部冷敷;可以用药物予以镇痛。

(2)抗生素治疗。

2.手术治疗　阴囊探查术的适应证有急性附睾炎与睾丸扭转不能鉴别者;抗生素治疗效果不佳,附睾肿胀疼痛明显者;已形成脓肿者。

(曾岚)

第十节　两性畸形

两性畸形(hermaphroditism,intersex),目前国际上又叫性别发育异常(disorders of sexual development,DSD),是指各种因性染色体异常、性腺发育异常及其相关的内分泌混乱所引起的内、外生殖器官和第二性征的发育畸形。外生殖器表现为模棱两可或非男非女。

一、病因

两性畸形是一种内、外生殖器和性腺的综合畸形,病因复杂,目前尚不十分清楚。可能与下列因素有关:①性染色体基因突变、缺乏或丢失。②胚胎发育障碍所致的性腺发育异常。③内分泌紊乱。④相关酶的缺乏。

二、分类

1.传统的分类主要根据性腺的功能,将两性畸形划分为三类。

(1)真两性畸形:患儿体内同时存在有睾丸和卵巢两种性腺组织。染色体核型多数为46,XX,少数为46,XY或46,XX/46,XY嵌合体。

(2)男性假两性畸形:染色体为46,XY,性腺为睾丸。

(3)女性假两性畸形:染色体为46,XX,性腺为卵巢。

2.随着对病因研究的深入,目前国际上根据两性畸形发病机制,对其进行了新的分类。

(1)性染色体DSD:如45,X Turner综合征,47,XXY Klinefelter综合征,45X/46XY混合型性腺发育异常,以及46XX/46XY嵌合体等。

(2)46,XY DSD:如睾丸发育不良,雄激素不敏感综合征,雄激素合成障碍等。

(3)46,XX DSD,如卵巢发育不良,卵睾畸形,肾上腺皮质增生症等。

但因为两性畸形的发病机制研究较复杂,并且新分类方法对临床治疗的指导意义没有传统分类大,因此国内目前尚未广泛应用。

三、诊断

(一)临床表现

外生殖器可从单纯阴蒂肥大到基本为正常阴茎,但多数处于模棱两可之间,常伴有尿道下裂和尿生殖窦。

1.真两性畸形　患儿体内同时存在有睾丸和卵巢两种性腺,临床上较少见。根据性腺的情况分三种类型。①交替型:一侧为睾丸,另一侧为卵巢。②双侧型:两侧各有一个卵睾(即睾丸和卵巢的混合体)。③单侧型:一侧是卵睾,另一侧是睾丸或卵巢,此型多见。外生殖器介于两性之间。多数被认为男性,亦有少数接近女性。部分病例到青春期后有周期性血尿(月经),血及尿内雌激素、雄激素及17－酮类固醇值低于正常诊断需腹腔镜或剖腹探查及性腺组织活检。

2.男性假两性畸形　性染色体为46,XY,有睾丸,但内外生殖器发育不正常,分三型。

(1)外生殖器为女性(睾丸女性化综合征):是一种连锁隐性遗传,又是限性常染色体显性遗传。性腺为睾丸,常位于腹股沟或大阴唇内。外生殖器为女性,阴蒂小,小阴唇发育差,阴道短浅呈盲闭,无子宫颈、子宫和输卵管。表现型为女性,青春期乳房发育,无腋毛、阴毛,无月经。

(2)外生殖器完全为男性:性腺为睾丸,约半数有隐睾,有发育幼稚的子宫和输卵管。表现型为男性,成年后多能结婚、生育。

(3)外生殖器模棱两可:性腺为睾丸,但外生殖器反常,从几乎接近正常男性到几乎正常女性之间。青春期有或无乳腺发育,无月经,不育。依外生殖器的不同表现,有的当男性、也有的当女性抚养。

3.女性假两性畸形　染色体为46,XX,性腺为卵巢,有女性内生殖器。畸形主要为外生殖器,表现为不同程度的男性化阴蒂肥大,酷似男性的阴茎。最常见的原因为先天性肾上腺皮质增生,是一种常染色体隐性遗传病。由于皮质激素合成中有酶的缺陷,使皮质激素,尤其是氢化可的松的合成不足,使激素分泌过多,尿17－酮类固醇和孕三酮均增高。最常见的类型为单纯男性化,缺少 21－羟化酶抑制了促性腺激素,从而影响青春期发育,乳房不发育,提前出现生长高峰。其他类型有男性化合并高血压型,男性化合并失盐型。

(二)实验室检查

1.染色体检查　抽血做血细胞性染色体检查,了解性染色体核型,男性为 46,XY,女性为 46,XX。

2.生化测定　测定尿 17－酮类固醇和 17－羟类固醇。

3.内分泌检查　对较复杂的病例应抽血查雄性激素和雌性激素的水平以及相关酶的测定。

(三)特殊检查

1.尿生殖窦造影　用金属尿道探小心探查会阴部开口的走向及深度,注入造影剂做尿生殖窦造影。

2.盆腔 B 超和 CT 扫描检查　了解内生殖器和性腺情况。

3.腹腔镜检查　可直接观察内生殖器和性腺,必要时同时取性腺组织送病理检查。

四、治疗

1.决定性别的手术应在 1.5 岁前完成,以免给患儿日后遗留心灵上的创伤或发生心理变态。

2.性别的选择主要依据性腺、外生殖器的发育情况、心理性别、社会性别、双亲的愿望等综合考虑决定。但从外科手术的角度上考虑,做人工阴道手术比人造阴茎容易且功能较好。

3.真两性畸形　通常选择女性,切除睾丸,婴幼儿期或青春期做人工阴道手术。若阴茎发育好,选择男性者,则切除卵巢、保留睾丸,但性腺为卵睾无论选择何种性别均应切除,以防恶变。到青春发育期前给予相应的性激素补充体内的缺乏与不足。

4.男性假两性畸形　外生殖器为男性者,可切除子宫和输卵管。估计手术后不能有男性功能者,应使之向女性发展,尽快作睾丸切除和外阴整形,必要时作人工阴道手术。人工阴道手术有人主张在婴幼儿期施行,但失败率较高,多数主张在青春期后手术。到青春期给予雌性激素以维持第二性征。

5.女性假两性畸形　一般选择女性,切除肥大的阴蒂或做整形手术,有生育可能,需长期给予糖皮质激素,尿 17－酮类固醇降至正常后,继续给最小维持量。

(曾岚)

第十一节　女孩外生殖器发育异常

一、双子宫双阴道

胚胎发育过程中,左右中肾旁管头段发育为输卵管,中段及尾段则融合为一个管道形成子宫、子宫颈和阴道的大部分。双子宫双阴道(duplication of the vagina and uterus)是由于左右中肾旁管的中、尾段融合不全所致,以双角子宫或双子宫伴阴道重复畸形多见。

(一)病理

1.中肾旁管部分融合不全所致畸形

(1)双角子宫:在子宫体和底部分裂为两角,轻者为一个子宫腔,重者形成两个子宫腔。

两个子宫角可呈对称性;大多为一侧大、另一侧小,呈发育不良的残角子宫。

(2)子宫纵隔膜:中肾旁管融合后子宫内纵隔膜未消失形成。

2.中肾旁管完全不融合 呈双子宫并双阴道畸形;重复子宫和阴道可在中线两侧对称分布;大多数位于中线一侧,前后分布。

(二)诊断

双子宫及双阴道畸形若无梗阻、畸形,儿童期多无症状,往往进入青春期后出现周期性腹部疼痛,下腹部包块;尿生殖窦造影、B超及CT可明确诊断。

(三)治疗

合并生殖道梗阻者行手术治疗。

二、子宫阴道积液

子宫阴道积液是由于处女膜和(或)阴道闭锁所引起的先天性生殖道疾病。

(一)病因

1.生殖道梗阻 中肾旁管胚胎期要经历填塞充实到吸收空化的过程形成生殖道。若空化过程受阻,则形成处女膜闭锁或阴道闭锁。

2.子宫腺体分泌 受母体雌激素刺激,胎儿子宫颈及阴道腺体过度分泌;合并生殖道梗阻时,则大量的分泌液积聚于子宫、阴道腔形成子宫阴道积液。

(二)诊断

1.临床表现

(1)下腹部肿块:出生后腹部膨隆,下腹部扪及肿块;肿块位于耻骨联合上方,表面光滑,易误为充盈的膀胱,但导尿后肿块不消失。

(2)外阴部肿物:外阴部未见阴道开口,在小阴唇之间见一囊性膨出物,呈青紫色,按压腹部肿块尤为明显;如果闭锁于阴道中上段则无此表现。

(3)排尿及排便困难:膨胀的子宫和阴道压迫膀胱尿道引起排尿困难;压迫直肠导致肠梗阻。

(4)腹膜炎:极少数情况子宫内积液经输卵管进入腹腔,导致腹膜炎。

2.特殊检查

(1)X线检查:X线平片示下腹部致密阴影,膀胱造影及钡剂灌肠显示膀胱及直肠受压。

(2)B超检查:子宫阴道明显扩张,内为无回声区。

3.诊断

(1)下腹部出生后肿块。

(2)阴道外口闭锁及囊性膨出物。

(3)穿刺可抽出乳白色黏液,镜检有上皮细胞、白细胞及红细胞。

(4)阴道镜检可发现阴道高位闭锁。

(5)B超提示子宫阴道积液。

(三)治疗

1.会阴部闭锁膜切开术 适应于处女膜闭锁和阴道下段膜状闭锁。

2.经腹会阴隔膜切开术 阴道中上段闭锁,闭锁膜较厚者经腹将阴道前壁切开,吸出积液,然后经此切口指引在会阴部行阴道隔膜切开。

三、子宫阴道积血

子宫阴道积血(hematometra and hematocolpos)与上述的子宫阴道积液病理基础相同,发病年龄不同。其特点有:①患儿进入青春期,第二性征已开始发育,但无月经。②周期性腹痛,疼痛间隔时间或疼痛加重的间隔时间为1个月左右。③下腹部肿块逐渐明显增大。④外阴部可见紫色突出物,穿刺为陈旧性血液。其治疗包括:①闭锁隔膜或处女膜切开术,原则和方法同子宫阴道积液。②广谱抗生素治疗。

四、小阴唇粘连

小阴唇粘连(adherent labia minora)是两侧小阴唇的内侧缘因局部炎症导致粘连,仅在阴蒂下方有一小孔排尿。多见于婴幼儿,临床上主要表现为尿线方向异常,常被误认为阴道闭锁;部分患儿有排尿时哭闹,家长发现排尿时小阴唇粘连处稍隆起。查体见小阴唇在中间粘连,阴道口被遮掩,阴蒂下方有一小孔。

治疗:小阴唇粘连分离术。方法是用血管钳尖插入阴蒂下方的小孔向下分离显露尿道口和阴道口,局部涂少许抗生素药膏。

五、尿道黏膜脱垂

尿道黏膜脱垂(prolapse of urethral mucosa)主要见于女性患儿,是由于尿道黏膜过多,黏膜下组织结构疏松,加上长期严重咳嗽及便秘所导致;部分患儿有腹内压剧烈升高的病史。

(一)诊断

1.临床表现

(1)症状:外阴部疼痛、出血,有时排尿困难。

(2)体征:阴道口上方暗红色肿块、水肿,肿块中央有孔,可插入导尿管。

2.鉴别诊断

(1)输尿管囊肿:肿块位于尿道一侧,导尿管经肿块周围插入膀胱;手法复位后膀胱造影显示膀胱内负影。

(2)膀胱葡萄状肉瘤:经尿道脱出物为灰白色,极易脱落,病理检查明确诊断。

(二)治疗

1.保守治疗 症状轻微,经温水坐浴后易复位者;针对病因治疗,同时局部用1∶5000高锰酸钾溶液坐浴,以及复位后卧床休息。

2.手术治疗 尿道黏膜严重脱垂、反复发作和手法复位失败甚至已嵌顿坏死者应手术治疗。

(1)尿道黏膜环形切除术:将脱垂的尿道黏膜提起,边切边缝做环形切除,术后留置导尿管。

(2)尿道黏膜环扎术:置导尿管,然后在脱垂黏膜基底部用丝线结扎,待其坏死脱落。一般较少使用此术式。

(曾岚)

第十二节　小儿尿路结石

小儿尿路结石(urolithiasis)包括肾结石、输尿管结石、膀胱结石、尿道结石,以男性较为多见。

一、肾结石

小儿肾结石(renal calculi)较成人少见,治疗上多以手术为主,体外冲击波碎石术需谨慎,因不仅易导致肾脏损伤,而且易损伤周围组织及脏器,如肺、性腺等;此外,体外冲击波碎石术后易导致输尿管内"石街"形成,引起急性肾衰竭,故此术式在小儿肾结石治疗中有一定的局限性。

(一)病因

1.代谢性疾病　许多代谢性疾病使尿液的成分及 pH 发生变化,易形成结石,如肾小管性酸中毒。

2.感染因素　泌尿系统感染可形成结石,同时结石亦可引发泌尿系统感染。

3.先天性畸形　小儿因先天性畸形导致尿路梗阻,尿流动力学发生变化,形成结石。

4.生活环境因素　饮食习惯及食物结构、居住环境及饮用水质等因素对尿路结石形成均有影响。

5.食品或药物　一些特殊有毒食品如问题奶粉中的三聚氰胺易形成肾结石;一些药物如头孢曲松在特定条件下易形成尿路泥沙样结石,引起急性肾后性无尿。

(二)诊断

1.临床表现

(1)血尿:多为镜下血尿,有时为肉眼血尿。

(2)疼痛:腰部钝痛,也可为剧烈的绞痛,疼痛时往往伴有血尿。

(3)查体:肾区明显叩痛,若有肾积水则可扪及包块。

(4)急性尿闭:一侧肾结石导致梗阻时可反射性引起对侧上段输尿管水肿,出现尿闭。

2.特殊检查

(1)B超检查:肾盂内强光团回声,并可判断结石大小及部位急性尿闭有时仅有轻度肾盂积水征象,输尿管、肾盂光点分布不均。

(2)X线检查:X线平片能发现绝大多数肾结石,并明确结石多少;静脉肾盂造影可了解双肾功能,是否存在肾积水;逆行插管造影可准确知道结石部位。

3.诊断

(1)症状及体征。

(2)辅助检查:尿常规示血尿;B超、腹部平片及静脉肾盂造影可明确诊断。

(三)治疗

1.保守治疗

(1)适应证:①单发肾结石且直径小于 0.5cm 者。②位于肾盏的单发结石。③继发于代谢性疾病的肾结石。

(2)治疗方法:①治疗原发病变如代谢性疾病。②鼓励多饮水,服用排石利尿的中成药。

2.手术治疗

(1)适应证:①多发肾结石引起梗阻者。②反复泌尿系统感染者。③巨大肾结石无法自行排出者。④合并先天性畸形者。⑤体外冲击波碎石失败者。

(2)手术方法:①肾盂切开取石术。②肾窦切开取石术。③肾实质切开取石术。④肾部分切除术。

3.体外冲击波碎石术　小儿时期慎用体外冲击波碎石术,肾脏、肾盂输尿管连接部小于20mm、单发或少量结石可试行该方法,应严格掌握适应证。

4.膀胱镜、输尿管镜　可行膀胱内结石碎石、输尿管下段钬激光碎石,急性尿闭者可行输尿管逆行插管冲洗、引流;输尿管软镜可解除输尿管中段甚至上段的结石梗阻。

5.经皮肾穿内镜取石　肾盂、肾盏、输尿管上段钬激光碎石、取石,目前这一技术已被广泛运用。

二、输尿管结石

输尿管结石(ureteric stone)大多来自肾脏,结石一般停留在输尿管的三处生理性狭窄部位,即肾盂输尿管交界处、输尿管髂动脉交界处和输尿管膀胱壁段。

(一)诊断

1.临床表现

(1)疼痛:输尿管结石多为明显的绞痛,同时疼痛向腹股沟区和会阴部放射。

(2)血尿:绞痛时可见肉眼血尿或镜下血尿。

(3)膀胱刺激症状:输尿管结石无法通过膀胱壁段时则可出现尿频、尿急、尿痛等膀胱刺激症状。

(4)中下段输尿管结石下腹部深压痛。

2.特殊检查

(1)B超检查:可发现引起积水的梗阻部位有强光团回声,准确度易受肠气干扰。

(2)X线检查:平片及膀胱镜检查逆行性造影可显示结石位置。

3.诊断

(1)症状和体征。

(2)镜下或肉眼血尿。

(3)X线检查:包括静脉肾盂造影、X线平片及逆行肾盂造影。

(4)B超:对X线不显影的结石诊断意义更大。

(二)治疗

1.保守治疗　同肾结石治疗方法。需密切观察,随时处理梗阻加重或感染。

2.手术治疗　结石较大无法通过输尿管狭窄处者、结石近端已出现积水者应行输尿管镜下钬激光碎石,也可行输尿管切开取石术。

三、膀胱结石

膀胱结石(bladder stone)大部分是由于背及输尿管结石下降到膀胱后逐渐增大形成。另外,膀胱憩室、异物、膀胱内感染及尿道梗阻引起尿潴留等也可形成膀胱结石。

（一）诊断

1.临床表现

（1）尿线中断：尿频、尿痛，排尿困难，排尿过程中尿线突然中断且疼痛剧烈，患儿痛苦异常，牵拉阴茎、改变体位后可得到缓解。

（2）血尿：血尿常出现于排尿末期。

2.特殊检查

（1）B超检查：膀胱内可见强光团回声，随体位改变而移动。

（2）X线检查：骨盆X线平片可显示结石影。

3.诊断

（1）症状与体征。

（2）X线检查显示结石影。

（二）治疗

1.较小结石可自行排出。

2.较大结石不能自行排出者需行耻骨上膀胱切开取石术。

3.有条件者可行膀胱镜下气压弹道碎石或钬激光碎石。

四、尿道结石

尿道结石（urethral stone）均来自膀胱结石，常位于后尿道；有时可停留于尿道舟状窝部。

（一）诊断

1.临床表现

（1）排尿困难：结石导致排尿困难及尿痛，严重时出现尿潴留。

（2）会阴部和前尿道可扪及结石。

（3）金属尿道探进入尿道能触及结石。

2.特殊检查　X线平片示结石影。前尿道结石可在会阴部B超显示，后尿道结石需经直肠B超探头检查发现。

3.诊断　典型的症状和体征一般可明确诊断；必要时用金属尿道探伸入尿道即能确诊。

（二）治疗

1.后尿道结石用金属尿道探将其推入膀胱后行膀胱切开取石或膀胱镜下碎石术。

2.前尿道结石经尿道外口注入液状石蜡后将其推挤到尿道外口后取出，若失败则经尿道钬激光碎石后取出，必要时需行尿道切开取石术。

（曾岚）

第十三节　泌尿生殖系统损伤

一、肾损伤

肾损伤（renal trauma）是小儿泌尿系统损伤中最多见的损伤，腹部受伤时较成人易发生肾损伤，小儿肾损伤中穿通伤少见，75％为钝挫伤，大多数为交通事故所致。

(一)病因

1.解剖因素　①小儿肾脏的相对体积较成人大。②肾周脂肪少。③肾脏位置较低得不到肋骨及腹肌的保护。

2.暴力损伤　由于解剖上的关系,小儿在受到直接暴力(如车祸)和间接暴力(如坠落伤)时极易导致肾损伤。

(二)病理

1.肾挫伤　肾实质挫伤,肾被膜及集合系统完整。

2.肾撕裂伤　肾实质挫伤,肾被膜破裂,形成包膜下血肿。

3.肾实质全层裂伤　肾实质裂伤通向肾盂,肾被膜及集合系统完整性中断,出现尿外渗。

4.肾断裂伤　断裂伤的肾组织缺血坏死。

5.肾蒂损伤　肾蒂血管或肾血管部分或全部撕裂。

(三)诊断

1.临床表现

(1)休克:创伤造成大出血,血容量减少,血压下降,面色苍白,脉搏快而微弱。

(2)血尿:镜下或肉眼血尿,血凝块若阻塞输尿管则出现肾绞痛;若膀胱血凝块较多则出现排尿困难。肾蒂血管断裂可无血尿,因而血尿程度不能表示肾损伤的严重程度。

(3)疼痛:腰部疼痛,若合并腹部其他损伤可出现腹痛,肾区叩痛阳性。

(4)包块:若肾损伤后有尿外渗或肾周血肿,可出现肾区肿块。

2.实验室检查　化验检查:尿常规发现镜下血尿;血常规出现红细胞及血红蛋白下降。

3.特殊检查

(1)超声波检查:可发现肾损伤部位及肾周血肿和肾周积液。

(2)放射性核素肾扫描:显示放射性核素分布不均匀,血管损伤处肾皮质血流灌注差;有利于明确损伤部位及程度,了解肾蒂血管受损情况。

(3)X线检查

1)静脉肾盂造影:判断肾脏功能,了解肾集合系统形态和造影剂外渗情况。

2)CT增强扫描＋三维重建:可以准确了解肾损伤、肾区血肿和尿外渗情况,可代替静脉肾盂造影检查。

3)选择性肾动脉造影:对肾蒂血管损伤意义较大,部分病例可进行栓塞治疗。

4.诊断

(1)明显外伤病史,腰部疼痛,同时镜下或肉眼血尿可作出初步诊断。

(2)辅助诊断:①B超了解有无肾周血肿和尿外渗。②CT增强扫描＋三维重建,了解肾功能及损伤情况,并了解是否有尿外渗。③放射性核素肾扫描明确肾血流灌注情况。

(四)治疗

1.保守治疗　适应于轻度肾外伤,包括:①绝对卧床休息。②使用止血药物和抗生素治疗。③B超监测患肾情况。④必要时复查CT,了解损伤修复情况。

2.手术治疗

(1)适应证:①肾蒂血管撕裂。②严重尿外渗。③肾周血肿逐渐增大。④无法控制的肉眼血尿。

(2)手术方法:包括7个方面。①肾周引流术:用于尿外渗及肾周血肿。②肾修补术:用于肾皮质撕裂者。③部分肾切除术:用于肾上、下极断裂者。④血管吻合术:用于肾蒂血管撕裂伤者。⑤自体肾移植术:用于血管断裂无法吻合者。⑥单侧肾切除术:用于健侧肾功能正常,患肾广泛碎裂伤或肾蒂撕裂严重血管无法吻合者。⑦双J管置入术:集合系统破裂后,肾盂部分撕裂者可行双J管置入,避免术后狭窄。

二、输尿管损伤

小儿输尿管损伤(ureteral trauma)大多数为肾盂输尿管连接处撕裂伤,尿液外渗形成包块,表现隐匿,及时诊断困难,晚期输尿管断端可闭锁,继而导致肾积水和肾功能损害。

(一)病因

1.间接暴力　坠落时脊柱过度伸直或侧弯导致输尿管肾盂撕脱伤;车祸时车轮压伤腹部,将肾向上推挤也可导致输尿管起始部断裂,常为双侧。

2.穿通伤　锐器或火器穿通伤,直接导致输尿管断裂,断裂部位为受伤处,小儿较少见。

3.医源性损伤　多为行盆腔手术时的误伤,如巨结肠根治术中分离乙状结肠和直肠时。

(二)病理

小儿输尿管损伤大多数为肾盂输尿管连接处撕脱伤,尿液外渗形成包块,晚期输尿管断端可闭锁,继而导致肾积水和肾功能损害。

(三)诊断

1.临床表现

(1)输尿管损伤早期可无明显不适,容易被家长忽视病情而不能及时就诊。

(2)腰部疼痛,往往受伤数周后腰部钝痛、发热;查体时在腰部可扪及包块,有时有压痛。

2.特殊检查

(1)B超检查:肾下极可见无回声包块,同时发现肾盂积水扩张。

(2)静脉肾盂造影:大剂量延迟摄片见肾盂扩张、输尿管中断,有时可显示肾下极下方团块状密度增高阴影。

(3)CT扫描:见输尿管中断,肾下极下方囊性肿块。

(4)膀胱镜逆行造影:可显示输尿管损伤部位。

3.诊断

(1)外伤史,应详细询问受伤情况。

(2)患侧腰部可扪及囊性肿块。

(3)B超检查及静脉肾盂造影辅助诊断。

(四)治疗

1.输尿管一期吻合术　受伤时即明确诊断者和手术中当即发现损伤者。

2.囊肿切除和肾盂输尿管成形术　对就诊时间晚,已形成局限性囊肿者可同时进行。若局部感染严重应先行囊肿引流,延期行肾盂输尿管成形。

3.输尿管膀胱再植术　用于手术中输尿管下段损伤,将输尿管游离后直接植入膀胱壁。

4.小肠代输尿管手术　用于输尿管缺损段长、肾功能良好者。

三、膀胱损伤

小儿膀胱损伤(bladder trauma)较成人多见,因为小儿膀胱未完全降至盆腔,位置较高,腹部损伤时易损伤膀胱。

（一）病因

1.间接暴力　小儿膀胱尚未完全下降到盆腔,下腹部发生的钝性损伤可导致膀胱破裂;另外,骨盆骨折也能引起膀胱损伤。

2.穿透伤　小儿少见,主要为坠落时尖物直接刺破膀胱。

3.病理性膀胱破裂　梗阻性膀胱尿潴留使膀胱极度扩张可发生破裂。

（二）病理

1.膀胱挫伤　损伤局限在黏膜或肌层,膀胱完整性良好。

2.腹腔内膀胱破裂　膀胱完全充盈时受损伤,尿液进入腹腔。

3.腹膜外膀胱破裂　膀胱空虚或轻微充盈时破裂,尿液渗到腹膜外膀胱周围。

（三）诊断

1.临床表现

(1)血尿:主要为膀胱挫伤和小裂伤所致。大多数为肉眼血尿,甚至排出血凝块。

(2)腹膜炎:腹腔内破裂使尿液进入腹腔导致腹膜炎,逐渐加重,出现肠麻痹甚至败血症。

(3)尿外渗:尿液经破裂口渗至下腹壁、阴囊、耻骨联合处后方及大腿内侧,按压疼痛,可见明显水肿。

(4)排尿障碍:尿液外渗后患儿有尿急,但无尿排出,置入导尿管示膀胱空虚或少许血尿,经导尿管注入一定量无菌生理盐水,片刻后抽出液体量明显少于注入液体量。

2.特殊检查　X线检查:膀胱造影显示造影剂进入腹腔或腹膜外膀胱周围。X线平片示骨盆骨折。

3.诊断　结合外伤病史及体征可作出初步判断;导尿管内无尿液流出,经导尿管注入无菌生理盐水到膀胱后回抽明显减少或消失基本可明确诊断;必要时进行膀胱造影。

（四）治疗

1.留置导尿管　适用于膀胱挫伤。

2.手术治疗　膀胱破裂者均需手术治疗。手术包括膀胱修补、膀胱周围外渗尿液引流、耻骨上膀胱造瘘。

3.抗生素治疗。

四、尿道外伤

尿道外伤(urethral trauma)较多见,且大多数为后尿道损伤合并骨盆骨折,处理较困难;若处理不当会导致尿道狭窄,严重者需再次手术。

（一）病因

1.车祸　车祸导致骨盆骨折,合并尿道膜部断裂;往往合并肛门直肠及膀胱损伤及会阴部广泛皮肤撕脱伤。

2.骑跨伤　多在玩耍时发生,损伤尿道球部,合并伤少。

（二）诊断

1.临床表现

(1)尿潴留:受伤后尿液不能排出,膀胱充盈,下腹部可扪及膨胀的膀胱。

(2)尿道口出血:多为全血或血尿,有时为血凝块;导尿管不能进入膀胱。

（3）尿外渗：尿道膜部损伤,尿液渗到腹膜外膀胱周围,逐渐到会阴及阴囊。尿道球部损伤首先表现为阴囊及会阴部肿胀。

（4）会阴部检查：肛门直肠撕裂伤,若在女孩常合并有阴道损伤。

2.特殊检查

（1）骨盆平片：提示骨盆骨折。

（2）膀胱尿道造影：导尿管放置于尿道外口,注入造影剂见造影剂外逸到膀胱周围,而膀胱不能显影。

3.诊断

（1）外伤后排尿困难,同时尿道口出血。

（2）导尿管不易插入膀胱,经尿道外口注入造影剂可明确诊断。

（三）治疗

1.抗休克治疗　尿道损伤往往合并严重骨盆骨折,出血量大;故应补充血容量及给予抗生素抗感染治疗。

2.手术治疗

（1）择期尿道修补术：患儿损伤严重,如合并复杂的骨盆骨折、膀胱损伤和肛门直肠及阴道撕裂伤,以及医师经验不足等情况,单纯行耻骨上膀胱造瘘手术,待3～6个月后行尿道修补术。

（2）一期尿道吻合术：完全性尿道断裂,膀胱回缩明显,医师技术成熟时,在行耻骨上膀胱造瘘手术同时游离尿道断端,经耻骨后或会阴部行尿道吻合术,尿道内留置导尿管4～6周。

（曾岚）

临床儿科疾病诊治与康复

（下）

任雪云等◎主编

吉林科学技术出版社

第九章　小儿血液疾病

第九章　小儿血液疾病

第一节　营养性贫血

一、缺铁性贫血

缺铁性贫血是由于体内贮铁不足致使血红蛋白合成减少而引起的一种低色素小细胞性贫血,又称为营养性小细胞性贫血。这是小儿时期最常见的一种贫血,多见于6个月至2岁的婴幼儿。

（一）病因及发病机制

1. 铁在体内的代谢　铁是合成血红蛋白的重要原料,也是多种含铁酶(如细胞色素C、单胺氧化酶、琥珀酸脱氢酶等)中的重要物质。人体所需要的铁来源有两个:①衰老的红细胞破坏后所释放的铁,约80%被重新利用,20%贮存备用。②自食物中摄取:肉、鱼、蛋黄、肝、肾、豆类、绿叶菜等含铁较多。食物中的铁以二价铁形式从十二指肠及空肠上部被吸收,进入肠黏膜后被氧化成三价铁,一部分与细胞内的去铁蛋白结合成铁蛋白,另一部分通过肠黏膜细胞入血,与血浆中的转铁蛋白结合,随血液循环运送到各贮铁组织,并与组织中的去铁蛋白结合成铁蛋白,作为贮存铁备用。通过还原酶的作用,铁自铁蛋白中释出,并经氧化酶作用氧化成为三价铁,再与转铁蛋白结合,转运至骨髓造血,在幼红细胞内与原卟啉结合形成血红素,后者再与珠蛋白结合形成血红蛋白。正常小儿每日铁的排泄量极微,不超过 $15\mu g/kg$。小儿由于不断生长发育,铁的需要量较多,4个月至3岁每日约需由食物补充元素铁 $0.8\sim1.5mg/kg$。各年龄小儿每日摄入元素铁总量不宜超过 $15mg$。

2. 导致缺铁的原因

(1)先天贮铁不足:足月新生儿自母体贮存的铁及出生后红细胞破坏释放的铁足够出生后 $3\sim4$ 个月造血之需,如因早产、双胎、胎儿失血(如胎儿向母体输血,或向另一孪生胎儿输血)以及母亲患严重缺铁性贫血均可使胎儿贮铁减少。出生后延迟结扎脐带,可使新生儿贮铁增多(约增加贮铁 $40mg$)。

(2)食物中铁摄入量不足:为导致缺铁的主要原因。人乳、牛乳中含铁量均低(小于 $0.2mg/dL$)。长期以乳类喂养、不及时添加含铁较多的辅食者,或较大小儿偏食者,易发生缺铁性贫血。

(3)铁自肠道吸收不良:食物中铁的吸收率受诸多因素影响,动物性食物中铁约 $10\%\sim25\%$ 被吸收,人乳中铁50%、牛乳中铁10%被吸收,植物性食物中铁吸收率仅约1%。维生素C、果糖、氨基酸等有助于铁的吸收。但食物中磷酸、草酸、鞣酸(如喝浓茶)等可减少铁的吸收。此外,长期腹泻、呕吐、胃酸过少等均可影响铁的吸收。

(4)生长发育过快:婴儿期生长快,早产儿速度更快,随体重增长血容量也增加较快,较易出现铁的不足。

(5)铁的丢失过多:如因对牛奶过敏引起小量肠出血(每天可失血约 $0.7mL$),或因肠息肉、膈疝、肛裂、钩虫病等发生慢性小量失血,均可使铁的丢失过多而导致缺铁(每失血 $1mL$

损失铁 0.5mg)。

(6)铁的利用障碍：如长期或反复感染可影响铁在体内的利用,不利于血红蛋白的合成。

3.缺铁对各系统的影响

(1)血液：不是体内一有缺铁即很快出现贫血,而是要经过 3 个阶段:①铁减少期(ID):体内贮铁虽减少,但供红细胞合成血红蛋白的铁尚未减少。②红细胞生成缺铁期(IDE):此期红细胞生成所需铁已不足,但血红蛋白尚不减少。③缺铁性贫血期(IDA):此期出现低色素小细胞性贫血。

(2)其他：肌红蛋白合成减少。由于多种含铁酶活力降低,影响生物氧化、组织呼吸、神经介质的分解与合成等,使细胞功能紊乱,引起皮肤黏膜损害、精神神经症状以及细胞免疫功能降低等。

(二)临床表现

1.一般表现　起病缓慢。逐渐出现皮肤黏膜苍白,甲床苍白,疲乏无力,不爱活动,年长儿可诉头晕、耳鸣。易患感染性疾病。

2.髓外造血表现　常见肝、脾、淋巴结轻度肿大。

3.其他系统症状　食欲减退,易有呕吐、腹泻、消化功能不良,可有异嗜癖(如喜食泥土、墙皮等)。易发生口腔炎。常有烦躁不安或萎靡不振,精力不集中,智力多低于同龄儿。明显贫血时呼吸、心率加快,甚至引起贫血性心脏病。

(三)实验室检查

1.血象　血红蛋白降低比红细胞减少明显,呈小细胞低色素性贫血,血涂片可见红细胞大小不等,以小细胞为主,中心浅染区扩大。网织红细胞、白细胞、血小板大致正常。

2.骨髓象　幼红细胞增生活跃,以中、晚幼红细胞增生为主。各期红细胞均较小,胞浆量少,染色偏蓝。其他系列细胞大致正常。

3.铁代谢检查

(1)血清铁蛋白(SF):缺铁的 ID 期即降低(小于 $12\mu g/L$,IDE、IDA 期更明显。

(2)红细胞游离原卟啉(FEP):IDE 期增高(大于 $0.9\mu mol/L$ 或大于 $50\mu g/dL$)。

(3)血清铁(SI)、总铁结合力(TIBC):IDA 时 SI 降低(小于 $9.0\sim10.7\mu mol/L$ 或小于 $50\sim60\mu g/dL$),TIBC 增高(大于 $62.7\mu mol/L$ 或大于 $350g/dL$)。

(4)骨髓可染铁：骨髓涂片用普鲁蓝染色镜检,细胞外铁颗粒减少,铁粒幼细胞减少(小于 15%)。

(四)诊断

根据临床表现、血象特点结合喂养史,一般可做出诊断。必要时可做骨髓检查。铁代谢的生化检查有确诊意义。铁剂治疗有效可证实诊断。异常血红蛋白病、地中海贫血、铁粒幼红细胞性贫血等也可表现为低色素小细胞性贫血,应注意鉴别。

(五)治疗

1.一般治疗　加强护理,改善喂养,合理安排饮食,纠正不合理的饮食习惯。避免感染,治疗引起慢性失血的疾病。

2.铁剂治疗　为特效疗法。口服铁剂宜选用二价铁盐,因其比三价铁易于吸收。常用铁剂有硫酸亚铁(含元素铁 20%)、富马酸铁(含元素铁 33%)、葡萄糖酸亚铁(含元素铁 11%)等。每日口服元素铁 4~6mg/kg,分 3 次于两餐之间口服。同时服用维生素 C 以促进铁的吸收。一般于服药3~4d后网织红细胞上升,7~10d达高峰,其后血红蛋白上升,约3~4周内贫血可望纠正,但仍需继续服药2个月左右,以补充贮存铁。

个别重症病例或由于伴有严重胃肠疾病不能口服或口服无效者可应用铁剂(如右旋糖酐铁、山梨醇枸橼酸铁复合物等)肌内注射。总剂量按2.5mg元素铁/kg可增加血红蛋白1g/kg计算,另加10mg/kg以补足贮铁量。将总量分次深部肌注,首次量宜小,以后每次剂量不超过5mg/kg,每1~3d注射1次,于2~3周内注射完。

3.输血治疗　重症贫血并发心功能不全或重症感染者可予输血。

(六)预防

缺铁性贫血主要预防措施如下。

1.做好喂养指导,提倡母乳喂养,及时添加富含铁的辅助食品,纠正偏食习惯。

2.对早产儿、低体重儿可自出生后2个月给予铁剂预防,约给元素铁0.8~1.5mg/kg,也可食用铁强化奶粉。

3.积极防治慢性胃肠病。

二、营养性巨幼细胞性贫血

营养性巨幼细胞性贫血又称营养性大细胞性贫血,主要是由于缺乏维生素 B_{12} 或(和)叶酸所致。多见于喂养不当的婴幼儿。

(一)病因及发病机制

1.发病机制　维生素 B_{12} 和叶酸是DNA合成过程中的重要辅酶物质,缺乏时因DNA合成不足,使细胞核分裂时间延长(S期和 G_1 期延长),细胞增殖速度减慢,而胞浆中RNA的合成不受影响,红细胞中血红蛋白的合成也正常进行,因而各期红细胞变大,核染色质疏松呈巨幼样变,由于红细胞生成速度减慢,成熟红细胞寿命较短,因而导致贫血。粒细胞、巨核细胞也有类似改变。此外,维生素 B_{12} 缺乏尚可引起神经系统改变,可能与神经髓鞘中脂蛋白合成不足有关。

2.维生素 B_{12} 、叶酸缺乏的原因

(1)饮食中供给不足:动物性食物如肉、蛋、肝、肾中含维生素 B_{12} 较多;植物性食物如绿叶菜、水果、谷类中含叶酸较多,但加热后被破坏。各种乳类中含维生素 B_{12} 及叶酸均较少,羊乳中含叶酸更少。婴儿每日需要量维生素 B_{12} 为0.5~1μg,叶酸为0.1~0.2mg。长期母乳喂养不及时添加辅食容易发生维生素 B_{12} 缺乏;长期羊乳、奶粉喂养不加辅食易致叶酸缺乏。

(2)吸收障碍:见于慢性腹泻、脂肪下痢、小肠切除等胃肠疾病时。慢性肝病可影响维生素 B_{12} 、叶酸在体内的贮存。

(3)需要量增加:生长发育过快的婴儿(尤其是早产儿),或患严重感染(如肺炎)时需要量增加,易致缺乏。

(二)临床表现

本病约2/3病例见于6~12个月,2岁以上少见。急性感染常为发病诱因。临床表现特点如下。

1.贫血及一般表现　面色蜡黄,虚胖,易倦,头发稀黄发干,肝脾可轻度肿大,重症可出现心脏扩大,甚至心功能不全。

2.消化系统症状　常有厌食、恶心、呕吐、腹泻、舌炎、舌面光滑。

3.神经系统症状　见于维生素 B_{12} 缺乏所致者。表现为表情呆滞、嗜睡、反应迟钝、少哭不笑、哭时无泪、少汗、智力体力发育落后,常有倒退现象,不能完成原来已会的动作。可出现唇、舌、肢体震颤,腱反射亢进,踝阵挛阳性。

(三)实验室检查

1.血象　红细胞数减少比血红蛋白降低明显。红细胞大小不等,以大者为主,中央淡染区不明显。重症白细胞可减少,粒细胞胞体较大,核分叶过多(核右移),血小板亦可减少,体积变大。

2.骨髓象　红系细胞增生活跃,以原红及早幼红细胞增多相对明显。各期幼红细胞均有巨幼变,表现如胞体变大,核染色质疏松,副染色质明显,显示细胞核发育落后于胞浆。粒细胞系及巨核细胞系也可有巨幼变表现。

3.生化检查　血清维生素 B_{12} 及叶酸测定低于正常含量(维生素 B_{12} 小于 100ng/L,叶酸小于 $3\mu g/L$)。

(四)诊断

根据贫血表现、血象特点,结合发病年龄、喂养史,一般不难做出诊断。进一步做骨髓检查有助于确诊。少数情况下须注意与脑发育不全(无贫血及上述血象、骨髓象改变,自出生后不久即有智力低下)及少见的非营养性巨幼细胞性贫血相鉴别。

(五)治疗与预防

1.加强营养和护理,防治感染。

2.维生素 B_{12} 及叶酸的应用维生素 B_{12} 缺乏所致者应用维生素 B_{12} 肌注,每次 $50\sim100\mu g$,每周 2~3 次,连用 2~4 周,或至血象恢复正常为止。应用维生素 B_{12} 2~3d 后可见精神好转,网织红细胞增加,6~7d 达高峰,约 2 周后降至正常。骨髓内巨幼红细胞于用药 6~72h 内即转为正常幼红细胞,精神神经症状恢复较慢。由于叶酸缺乏所致者给予叶酸口服每次 5mg,每日 3 次,连服数周。治疗后血象、骨髓象反应大致如上所述。维生素 C 能促进叶酸的利用,宜同时口服。须注意单纯由于缺乏维生素 B_{12} 所致者不宜加用叶酸,以免加重精神神经症状。重症贫血于恢复期应加用铁剂,以免发生铁的相对缺乏。

3.输血的应用原则同缺铁性贫血。

4.预防措施主要是强调改善乳母营养,婴儿及时添加辅食,避免单纯羊奶喂养,年长儿要注意食物均衡,防止偏食习惯。

三、营养性混合性贫血

营养性缺铁性贫血与营养性巨幼细胞性贫血同时存在时称为营养性混合性贫血,较常见于婴幼儿期。

(一)临床表现

具有两种贫血的混合表现,贫血程度一般较重。

(二)实验室检查

1.血象　血红蛋白及红细胞近于平行降低,红细胞大小不等更明显,大者大于正常,小者小于正常,大红细胞中央浅染区扩大为本病红细胞典型表现。白细胞、血小板常减少。

2.骨髓象　红细胞系具有两种贫血的表现,例如可见巨幼红细胞而胞浆嗜碱性强,粒细胞、巨核细胞也可见巨幼细胞性贫血时的形态改变。

（三）治疗

需同时应用铁剂及维生素 B_{12} 或叶酸治疗。

（李杰）

第二节　溶血性贫血

一、遗传性球形细胞增多症

遗传性球形细胞增多症(HS)是因红细胞膜有先天性缺陷,导致膜表面积减少,红细胞变为球形而引起的溶血性贫血。其临床特点为慢性溶血过程而有急性发作的溶血性贫血和黄疸,在循环血液中球形红细胞增多,红细胞渗透脆性增高,脾肿大。本病属常染色体显性遗传性疾病,其异常基因位于第 8 或第 12 号染色体上。但有 15%～20%患者无家族史,可能与基因突变有关。

（一）诊断

1.临床表现　贫血、黄疸和肝脾肿大是三大主要临床特征,且在慢性溶血性贫血过程中易有急性发作的溶血。发病年龄越早,症状越重。

(1)贫血:在慢性过程中,贫血多为轻至中度。当感染、劳累时可诱发溶血危象。溶血危象表现为发热、乏力、腹痛、贫血和黄疸加重。再生障碍性贫血危象多由于并发感染引起骨髓造血功能暂时性抑制所致。表现为贫血骤然加重,血像似再生障碍性贫血,因无溶血加重,临床一般不出现黄疸。

(2)黄疸:在疾病的慢性期,大部分患者有黄疸,多较轻,为间歇性,当出现溶血危象时黄疸可骤然明显。近半数患儿在新生儿期有高胆红素血症病史。

(3)肝脾肿大:为常见体征,脾在肋下 2～10cm 不等,多数为中度肿大,脾脏的大小与疾病的严重程度不成正比。肝肿大程度不如脾脏,如肝肿大较明显者则应考虑其他疾病或有并发症。

(4)其他表现:新生儿可出现畸形,如尖头、马鞍鼻、多或短指、趾等。年长儿可发生胆石症,原因可能与长期红细胞破坏及胆红素在胆道内沉积有关。

2.实验室检查　除共同具有的实验室检查如贫血、网织红细胞增加、血清未结合胆红素增加等外,可有以下对诊断本病较特异的实验室检查。

(1)血常规:球形红细胞增多为本病血液形态的主要特征,球形红细胞增多,占红细胞20%～40%,少数可高达 80%以上。网织红细胞增多,常达 5%～20%,但发生再障危象时降低。

(2)红细胞渗透脆性增高:多数患者红细胞渗透脆性试验在 0.52%～0.72%盐水内开始溶血,大多于 0.40%盐水内全溶,有少部分患者用此方法无法检查出异常,需在孵育后(37℃,24h)红细胞脆性显示明显增高。

(3)红细胞自溶试验:此法是检测 37℃无菌条件下,将去纤维蛋白血温培 48h,离心后可发现溶血加重。正常人溶血低于 2%,本病患者可有 20%～30%的红细胞发生溶解,加入葡萄糖后溶血可明显纠正。

(4)红细胞膜蛋白分析:应用 SDS 聚丙烯酰胺凝胶电泳进行红细胞膜蛋白分析,可见收缩蛋白等膜骨架蛋白缺少。

3.诊断标准

(1)慢性过程伴急性发作的溶血性贫血、黄疸和脾肿大。

(2)球形红细胞增多,超过正常值的15%。

(3)红细胞脆性增加,尤其孵育脆性增加。

(4)脾切除疗效佳。

(5)排除继发性球形红细胞增多,可确诊。阳性家族史有助于诊断。

4.鉴别诊断　球形红细胞并非本病所特有,它可因外来因素损伤红细胞膜而产生,也可见于其他类型的溶血性贫血,如新生儿 ABO 溶血病、自身免疫性溶血性贫血、脾功能亢进症、溶血性输血反应、地中海贫血、G－6－PD 缺乏症以及化学物质、感染、烧伤等引起的溶血性贫血等。但上述疾病时,血片中除可见到球形红细胞外,常同时有多种红细胞形态异常,而本病血片中所见之球形红细胞形态及大小一致,分布均匀。

(二)治疗

目前虽无纠正 HS 基本缺陷的方法,但脾切除对纠正贫血及消除症状具有良好的治疗效果。脾切除后仍然存在红细胞膜的缺陷和球形细胞增多,红细胞渗透脆性仍然增高,但脾切除后临床症状和血常规改善明显。对于无明显症状、骨髓造血代偿良好、无危象发作史者,可暂时不做脾切除,继续观察。因脾切除后机体免疫功能下降,严重感染率明显增高,对幼儿的影响尤为严重,故脾切除以大于 6 岁时手术为宜,如病情许可,手术最好延迟至 10 岁以后。但如表现重度贫血,反复发生溶血危象和再障危象或有胆结石存在,则应及时手术,而不应该单纯考虑年龄。感染是脾切除术后的主要并发症,以肺炎链球菌感染居多,往往呈暴发性,进展迅速而险恶。术前应接种肺炎链球菌疫苗,术后应每月肌内注射 1 次长效青霉素 60 万～120 万 U,至少应持续至青春期。

本病在慢性溶血过程中叶酸的需求增加,易出现叶酸缺乏,治疗中应注意补充叶酸。如发生溶血危象或再障危象,则予输血及控制感染等治疗。

二、遗传性椭圆形红细胞增多症

遗传性椭圆形红细胞增多症(HE)是一种因红细胞膜缺陷所致的溶血性疾病。其临床特征是外周血椭圆形红细胞增多。本病属常染色体显性遗传性疾病,杂合子可以发病,纯合子发病往往较重。椭圆形红细胞的控制基因位于第 1 染色体短臂 3 区 2 带(1p3.2),遗传基因与 Rh 基因相连。

(一)诊断

1.临床表现　最常见的症状是贫血和黄疸。临床表现差异较大,轻者可无症状,严重者有明显溶血,但大多数患者表现为轻度溶血。

根据临床溶血程度,可分为 3 型:

(1)Ⅰ型(隐匿型):外周血中椭圆形红细胞增多,在 15% 以上但临床无明显症状,脾脏不大,无明显溶血的证据。

(2)Ⅱ型(溶血代偿型):患者红细胞寿命较短,有慢性溶血的表现,但骨髓红系细胞生成良好,能代偿而不发生明显的贫血,脾可轻度肿大,一般无黄疸。

(3)Ⅲ型(溶血性贫血型):纯合子易出现慢性溶血,由于红细胞破坏多于生成而发生贫血。患者表现为全身乏力、头晕、头痛,可有黄疸、脾大。

2.实验室检查　外周血片中椭圆形红细胞一般在 25％以上,常达 50％～90％。椭圆形红细胞的轴率(短径/长径)低于 0.78,部分患者血片中可见少数球形、棒状或卵圆形红细胞等异形红细胞。渗透脆性、孵育脆性及自血溶解试验一般正常,只在溶血发作时增高。网织红细胞在贫血时可增高,骨髓涂片可见红系细胞增生活跃。

3.诊断与鉴别诊断　本病的主要诊断依据是血片中发现较多椭圆形红细胞(25％以上),家族史阳性者更可确诊。需排除珠蛋白生成障碍性贫血、缺铁性贫血、巨幼细胞性贫血、骨髓纤维化、骨髓增生异常综合征及丙酮酸激酶缺乏症等可伴有少数椭圆形红细胞增多的疾病。

(二)治疗

无症状或仅有轻度贫血、对健康影响不大者不需特殊治疗,但要注意防治感染。对常有溶血发作者,可考虑做脾切除。

三、葡萄糖-6-磷酸脱氢酶缺乏症

(一)概述

红细胞内葡萄糖-6-磷酸脱氢酶(G-6-PD)缺乏症是一种常见的伴性不完全显性遗传性酶病。红细胞内 G-6-PD 缺乏时,还原型辅酶Ⅱ(NADPH)生成减少,不能维持生理浓度的还原型谷胱甘肽(GSH),在外源性药物、蚕豆、感染、酸中毒和内源性过氧化物等氧化应激作用下,损伤红细胞膜蛋白、血红蛋白和其他酶,使红细胞寿命缩短,出现溶血性贫血。

本病是遗传性疾病,目前无根治方法。治疗需去除病因对症处理:

1.停用易导致溶血的药物,纠正缺氧、酸中毒及防治感染。

2.控制高胆红素血症,方法与新生儿溶血病同。光疗时应补充维生素 B_2,因为维生素 B_2 在光疗过程中降解,致谷胱甘肽还原酶活性降低,加重溶血。

3.溶血性贫血　注意避免发生溶血危象,严重者应输洗涤红细胞。

4.遗传咨询

(1)夫妇双方或任一方为 G-6-PD 缺乏者的孕妇,于产前 2～4 周,每晚服鲁米那 0.03～0.06g,可减轻新生儿高胆红素血症或降低其发病率。

(2)分娩时取脐血做常规筛选以发现 G-6-PD 缺乏新生儿;母产前及婴儿忌用氧化性药物或使用樟脑丸贮存衣服,母忌吃蚕豆及其制品。

(3)积极防治新生儿感染。

(二)蚕豆病

蚕豆病是由于 G-6-PD 缺乏者食用蚕豆、蚕豆制品或接触蚕豆花粉后而发生的急性溶血性贫血。一般认为蚕豆中含有大量左旋多巴,在酪氨酸酶作用下,可变为多巴醌,后者可使 GSH 含量减少而发生溶血,与免疫等因素亦可能有关。该病国内多见于广东、四川等地,常发生于蚕豆成熟季节。常见于儿童,以 5 岁以下儿童为主。

1.诊断

(1)临床表现:多于吃蚕豆(量不定)后数小时至数天内发生急骤的血管内溶血性贫血,一般溶血为非自限性,溶血持续 1～2d 至 1 周。①前驱症状:全身不适、头晕、倦怠、乏力、纳差、恶心、呕吐、腹痛、发热等,持续 1～2d。②急性溶血性贫血:继前驱症状,出现急剧面色苍黄、黄疸、尿色深黄或酱油样尿,部分病例脾肿大。③严重病例:全身衰竭、重度贫血、嗜睡、休克、

惊厥、昏迷及急性肾功能衰竭。

（2）实验室检查：①血常规：血红蛋白下降，重者 Hb<30g/L。网织红细胞升高可>0.20，可见有核红细胞。白细胞升高，达（10~20）×10⁹/L 以上，甚至呈类白血病反应，血小板正常或增高。②骨髓象：粒细胞、红细胞系均增生，年龄愈小粒细胞系增生愈显著。③尿常规：肉眼观察呈酱油色、浓茶色、茶色、黄色，尿隐血阳性率60%~70%。肾功损害时出现蛋白、红细胞及管型，尿胆原和尿胆素增加。④血清游离血红蛋白增加，结合珠蛋白降低。⑤G-6-PD活性的筛选试验及特异性试验与新生儿G-6-PD缺乏所致溶血性黄疸相同。

2.防治

（1）对高发区应进行普查，G-6-PD缺乏者应禁食蚕豆及其制品。

（2）输血：Hb>60g/L 可不输血，贫血重者均应输血1~2次。

（3）扩充血容量，纠正休克，纠正酸中毒，注意高血钾的处理。

（三）药物诱导的溶血性贫血

G-6-PD缺乏患者服用某些药物后可出现药物诱导的溶血性贫血。具体某一药物对G-6-PD缺乏患者诱发溶血的作用不一致，如服用氯霉素可诱发地中海沿岸重度G-6-PD缺乏患者出现溶血，而对A型或广东型的G-6-PD缺乏患者则不引起溶血。药物诱导的溶血性贫血临床表现与蚕豆病相似。

1.诊断

（1）临床表现：①服用诱发溶血的药物后1~3d内出现溶血性贫血。②急性溶血期：为10~14d，1周左右贫血最重，7~10d开始好转，贫血减轻。③恢复期：为20~30d，网织红细胞增多后渐降至正常，血红蛋白渐上升至正常。④血涂片：红细胞轻度大小不等，球形、碎片、多嗜性红细胞等。

2.鉴别诊断

（1）不稳定血红蛋白病：包括HhH病，亦可因服用伯氨喹啉型药物诱发与G-6-PD缺乏症相似的急性溶血性贫血。但该病不稳定血红蛋白筛选试验阳性和血红蛋白电泳可见异常区带（如HbH）等可资鉴别。

（2）免疫性溶血性贫血：某些药物（如奎宁等）可诱发免疫性溶血性贫血，但其直、间接Coombs试验阳性。

3.治疗

（1）停止应用可诱发溶血的药物（见表9-1、表9-2）。

表9-1　G-6-PD缺乏者禁用的药物和化学品

乙酰苯胺	伯氨喹
呋喃唑酮	乙酰磺胺
甲基美蓝	磺胺甲基异噁唑
萘啶酮酸	对氨基苯磺酰胺
萘	磺胺吡啶
硝咪唑	噻唑砜
亚硝酸异丁酯	甲苯胺蓝
呋喃旦啶	三硝基甲苯
苯基偶氮二氨基吡啶	尿酸氧化酶苯肼

表9-2 G-6-PD缺乏者在治疗剂量下可能是安全的药物(无非球型细胞溶血性贫血者)

对乙酰氨基酚	氨基苯甲酸
(扑热息痛)	保泰松
乙酰水杨酸	苯妥英钠
(阿司匹林)	丙磺舒
安塔唑啉	普鲁卡因酰胺
安替比林	乙胺嘧啶
维生素C	奎尼丁
苯海素(安坦)	奎宁
氯霉素	链霉素
氯胍	维生素 K_3
磺胺嘧啶	磺胺胍
氯喹	磺胺甲基嘧啶
秋水仙素	磺胺甲氧嗪
苯海拉明	磺胺二甲基异噁唑
异烟肼	tiaprofenic acid
左旋多巴	三甲氧苄氨嘧啶
水溶性维生素K	吡甲胺

(2)其他对症治疗与蚕豆病相同。

(四)感染诱发的溶血性贫血

感染诱发的溶血性贫血是G-6-PD缺乏者因感染诱发的急性溶血性贫血。感染病原包括病毒和细菌,如急性传染性肝炎、上呼吸道炎、肺炎、小儿肠炎、败血症、伤寒、菌痢、传染性单核细胞增多症、水痘及接种牛痘等。由于感染病程中体内氧化性代谢产物(如 H_2O_2、O_2)堆积,引起与伯氨喹啉型药物相似的溶血性贫血。

1.诊断

(1)临床表现:①原发病病程第1~3d内,急性黄疸型病毒性肝炎于第1~2周内急剧出现皮肤、黏膜苍白,乏力,头晕,心悸等贫血症状,继之排浓茶色或酱色尿,伴轻、中度黄疸,黄疸型病毒性肝炎者则黄疸急剧加深、迁延。②严重溶血者可并发酸中毒、急性肾功能衰竭、胆汁淤积综合征,病毒性肝炎者可呈急性或亚急性肝坏死,导致死亡。

2.实验室检查

(1)血常规:血红蛋白60~110g/L,可<30g/L,网织红细胞增加,可达0.18,可见中、晚幼粒细胞。

(2)Coombs试验阴性。

(3)胆红素:未结合胆红素轻度升高,溶血严重者结合胆红素可升高,黄疸型肝炎者二者均升高。

(4)筛选试验与特异性确诊检查同新生儿高胆红素血症。

3.鉴别诊断 需做Coombs试验以排除自身免疫性溶血性贫血,血红蛋白电泳及异丙醇试验以排除异常血红蛋白病。非病毒性肝炎感染诱发者易误诊为"急性黄疸型病毒性肝炎",

必要时需做肝活检以排除之。

4.治疗

(1)积极治疗原发病。

(2)忌用氧化性药物。

(3)足量输液,使用高渗利尿剂、碱化液以促进肾脏排泄血红蛋白。

(4)严重贫血应输注洗涤红细胞。

(5)急性黄疸型肝炎诱发严重溶血并肝昏迷,可试用换血疗法。

四、丙酮酸激酶缺乏症

红细胞丙酮酸激酶(PK)缺乏症是另一较常见的引起溶血性贫血的原因,属常染色体隐性遗传,发病率仅次于 G－6－PD 缺乏,但在我国少见。

(一)诊断

1.临床表现

(1)新生儿溶血性黄疸:约 36% 病例于新生儿期发病,出生后数天内(75% 于第 1d)出现轻重度溶血,多表现为重度黄疸,胆红素升高,可发生胆红素脑病,重者宫内胎儿水肿。

(2)CNSHA:呈代偿性溶血过程,直至发生重度溶血,急性感染可加重溶血,可发生溶血危象;一般表现为轻、中度肝脾肿大,可合并胆石症。

2.实验室检查

(1)血常规:多为中、重度贫血,血红蛋白 50～120g/L,网织红细胞及有核红细胞增多。血涂片可见红细胞明显大小不等、异形、皱缩红细胞和棘状细胞。红细胞寿命明显缩短。

(2)孵育脆性试验阳性。

(3)未结合血清胆红素增高。

(4)代谢产物测定:ATP 多减少,PK 缺陷的近端中间产物 2,3－DPG 浓度持续增加,达正常的 2～3 倍。

(5)PK 活性测定:PK 荧光斑点试验呈中间值至完全缺陷,PK 活性定量测定活性降低,小于 1.2～2.2U,对本病有确诊意义。

3.诊断标准　凡不明原因的早期新生儿溶血性黄疸,有下列情况者提示 PK 缺陷:①Coombs 试验阴性。②MetHb 还原率或 G－6－PD 活性直接测定正常。③Hb 电泳无异常区带及异丙醇试验阴性。④正细胞正色素性贫血,红细胞形态基本正常或有皱缩、棘状红细胞。⑤双亲无同样病史,同胞中可有同样病史。可测定 PK 活性加以证实,但需排除获得性 PK 缺陷。当 PK 活性正常或增加而临床高度提示红细胞 PK 缺乏可能时,可测定上述糖酵解中间代谢产物或进行 PK 的酶动力学检查,以助诊断。

(二)治疗

1.新生儿溶血性黄疸,多需换血及反复输血以防胆红素脑病及纠正贫血。

2.脾切除,一般于 5 岁后施行。

3.可试用腺嘌呤、鸟苷、肌苷,每天静注,或异基因造血干细胞移植根治贫血。

五、地中海贫血

地中海贫血又称海洋性贫血,地中海贫血是因遗传上的缺陷,血红蛋白中一条或多条珠蛋白肽链合成异常而导致贫血的遗传性溶血性疾病。本病在地中海地区和东南亚地区较常见,我国以华南和西南地区多见。

(一)α地中海贫血

α地中海贫血是α珠蛋白链基因缺失或功能缺陷导致α链合成受抑制所致。根据α肽链基因缺失或缺陷的不同,α地中海贫血可分4型:血红蛋白Bart胎儿水肿综合征、血红蛋白H病、标准型α地中海贫血和静止型α地中海贫血。

1.诊断

(1)临床表现:①血红蛋白Bart胎儿水肿综合征:胎儿常于妊娠28~34周早产、死产,或出生后不久死亡。胎儿发育不良,体重不足,全身水肿,贫血严重,可有黄疸,皮肤可有出血点,心脏增大,胸腺萎缩,肺发育不良,肝脾肿大,尤以肝大为主,胸腔、心包和腹腔有积液。②血红蛋白H病:出生时一般无贫血,肝脾不肿大,但红细胞形态异常。血红蛋白H病的临床表现常于半岁以后才明显,贫血渐加重。主要的表现是轻至中度贫血,肝、脾肿大,以脾大为主,可出现黄疸。当继发感染或服用氧化性药物后可出现溶血使贫血加重。少数患儿由于骨髓造血功能代偿较好,贫血可以较轻。骨骼和面容无明显改变,发育基本正常。③标准型α地中海贫血(α_1地中海贫血):临床症状轻微,可有轻度贫血和血常规改变,易误诊为低色素性营养性贫血。④静止型α地中海贫血(α_2地中海贫血):一般没有任何临床症状及血常规改变,只有在做家系调查或脐血的血红蛋白普查中才被发现。

(2)实验室检查:①血常规:血红蛋白Bart胎儿水肿综合征的Hb<30g/L,红细胞大小不均,多见靶形、异形及多嗜性红细胞,外周血有大量的有核红细胞,网织红细胞显著增加。血红蛋白H病其血红蛋白一般为70~100g/L,严重者可低至30g/L以下,红细胞大小不等,中心浅染区扩大,有异形红细胞,靶形红细胞多见,外周血中可见有核红细胞,网织红细胞轻度增加。标准型和静止型α地中海贫血患者的血红蛋白多正常或稍降低,可呈小细胞低色素性贫血,红细胞形态轻微改变,可有少量靶形红细胞。②血红蛋白分析:应用pH8.6 Hb电泳,在血红蛋白Bart胎儿水肿综合征中几乎所有的Hb均为Hb Bart,可有微量的HbH,没有HbA、HbA_2及HbF。血红蛋白H病患者初生时的Hb Bart约为25%,HbH量很少量,以后Hb Bart减少,HbH增多。在年长儿中,Hb Bart微量,HbH为5%~30%,HbA和HbA_2相应减少,HbF大多正常。标准型和静止型α地中海贫血在新生儿期或用脐血检测,Hb以后用常规的Hb电泳无异常,如应用敏感的方法可查出微量的Hb Bart。③细胞变性珠蛋白小体(Heinz小体):在血红蛋白Bart胎儿水肿综合征和血红蛋白H病的红细胞中,变性珠蛋白小体含量增加,血红蛋白H病患者含变性珠蛋白小体的红细胞平均为40%~50%。在标准型和静止型α地中海贫血中亦偶见红细胞内含变性珠蛋白小体。④热不稳定试验与异丙醇试验:血红蛋白Bart胎儿水肿综合征和血红蛋白H病均为阳性,标准型和静止型α地中海贫血患者也可出现异丙醇试验阳性。⑤红细胞盐水渗透脆性试验:几乎所有的血红蛋白Bart胎儿水肿综合征和血红蛋白H病患者的红细胞盐水渗透脆性明显降低,标准型α地中海贫血患者的红细胞盐水渗透脆性也可降低。⑥α、β珠蛋白肽链合成比:血红蛋白Bart胎儿水肿综合征者完全无链合成,故α、β链合成比为0。α/β比在血红蛋白H病患儿为0.3~0.6,在标准型α地中海贫血患儿为0.7~0.95,在静止型α地中海贫血者则接近于1。

(3)诊断:α地中海贫血的诊断,主要根据临床表现、实验室检查和家族史来综合分析。标准型和静止型α地中海贫血不易诊断,需检查脐血或新生儿的Hb Bart含量来诊断。当血红蛋白电泳出现 HbH 区带,可做出血红蛋白 H 病的诊断;若 Hb Bart 含量>80%,结合临床可诊断为血红蛋白 Bart 胎儿水肿综合征。

2.治疗 α地中海贫血的轻症病例不需治疗,重症者的治疗可参考β地中海贫血的治疗。血红蛋白 H 病的脾切除疗效较好。

(二)β地中海贫血

β地中海贫血是β肽链合成受到部分或完全抑制所致,但α肽链合成正常。根据临床表现一般分为 3 型:重型、中间型和轻型。

1.诊断

(1)临床表现:①重型β地中海贫血:又称库利贫血。初生时无贫血,与正常婴儿无异。自出生几个月起至 1 岁出现贫血并很快加重。典型的症状和体征是:腹部逐渐膨隆,肝脾进行性肿大,脾脏肿大较显著;生长发育障碍,但智力不低;易于感染,特别是腹泻和呼吸道感染;常见特殊面容,表现为头大、额、顶、枕部隆起,鼻梁凹陷,颧部突出,两眼距离增宽;骨骼的X 线检查示颅骨皮质变薄,板障增宽,骨小梁条纹清晰,有人以"怒发冲冠"来形容这种形态改变。②中间型β地中海贫血:中间型β地中海贫血的贫血程度和临床症状介于重型和轻型之间,病情的轻重差异很大。生长发育常正常,可有中度贫血,骨骼变化较轻,可有骨痛、黄疸、脾脏可肿大。性发育较迟但仍能成熟,患者可活至成年甚至老年。较重的中间型β地中海贫血,血红蛋白可低至 60g/L 以下,脾脏明显肿大,常需要输血。③轻型β地中海贫血:症状和体征轻微,可以完全没有贫血或任何症状,一般在做家系调查时才被发现。临床所见前来求医的患者大多为轻度贫血,脾脏轻度肿大。贫血可因妊娠或感染而加重,可有轻度黄疸,但无骨骼畸形和劳动力丧失,寿命也不受影响。

(2)实验室检查:①血常规:重型β地中海贫血的血红蛋白大多在 50g/L 以下,甚至低于20~30g/L。血片中红细胞低色素非常明显,很多红细胞呈粉红色环状。靶形细胞占所有红细胞的 10%~35%,红细胞大小不均、异形、嗜碱性点彩都比较明显。有核红细胞几乎必存在,网织红细胞占 2%~15%,大多在 10%以上。白细胞一般正常,有感染时常增多。可以出现类白血病反应。脾功能亢进时,白细胞、血小板可减少。轻型地中海贫血的血红蛋白可以正常,有贫血者血红蛋白也大多在 80~90g/L 以上。血片中红细胞有低色素和轻度大小不均、异形等改变,靶形细胞常可见到。网织红细胞轻度增高,一般不超过 5%。白细胞及血小板正常。②血红蛋白分析:重型β地中海贫血患者的血红蛋白电泳结果显示,HbF 大多显著增高,一般在 60%以上,也可只有 15%。HbA 相应减少,最严重的患者可以不存在。HbA2可以增高或正常,HbA2的绝对含量不增加,但 A2/A 比率增高。HbF 及 HbA2可受输血影响而改变其含量,故在临床上符合重型β地中海贫血,而 HbF 不高,应注意近期是否输过血,并应在输血后 2 周左右复查 HbF 含量。中间型β地中海贫血血红蛋白电泳主要的发现是HbA2正常或增高,可达 4%~5%,HbF 含量增高轻型β地中海贫血血红蛋白电泳主要的发现是 HbA。轻度增高,平均约 5%。HbF 可以正常或轻度增高,大多为 1%~3%,一般不超过 5%。HbA 仅极轻度减少。应注意如同时有缺铁的轻型β地中海贫血儿 HbA2可以不增高,但铁剂治疗后仍会增高。③红细胞盐水渗透脆性试验:重型β地中海贫血的红细胞盐水渗透脆性显著减低,特别是完全溶血的盐水浓度降低更为明显,可在 0.1%的盐水中红细胞也不完全溶血。轻型β地中海贫血者的红细胞盐水渗透脆性也明显减低,即使无贫血者也可呈现红细胞盐水渗透脆性降低。④β、α珠蛋白肽链合成比重型β地中海贫血者的α链合成量

显著多于 β 链加 γ 链的总和，轻型 β 地中海贫血者的 β 链合成量只有 α 链的一半左右。

（3）诊断标准：在有临床表现的基础上，HbF 明显增高（30% 以上），可以诊断为重型 β 地中海贫血。中间型和轻型 β 地中海贫血的诊断，除结合家族史及临床表现外，中间型常有 HbF 及 HbA_2 增高，轻型者只有 HbA_2 增高。

2.治疗

（1）治疗原则：轻型病例，如无明显症状，不需治疗。中型病例（血红蛋白 H 病、中间型 β 地中海贫血）平时一般也不需做特殊治疗，当贫血严重或出现溶血危象时，应做对症治疗。地中海贫血的治疗重点是重型病例，目的是维持一定量血红蛋白浓度，保持患者较好地生长发育，同时防治铁过度负荷，减少继发性铁色病的危害。

（2）一般治疗：地中海贫血患者平时应注意预防感染，饮食宜富有营养。由于地中海贫血时造血过度旺盛，适当补充叶酸可预防巨幼细胞性贫血。当患儿出现急性溶血危象时，首先要除去溶血的诱因，积极采用输血、输液、纠正电解质紊乱和酸碱失衡，临床状况常能得以改善。应避免服用氧化性药物，如磺胺类药物等，特别是血红蛋白 H 病患者。

（3）输血：输血是治疗重型 β 地中海贫血的最主要的方法。

只有在贫血严重时才输血，只要血红蛋白能维持在 60～70g/L 即暂停输血，这主要是为了减轻缺氧。

（4）加速铁的排出：为了减轻铁负荷，防止或延迟继发性铁色病的发生，必须及时应用铁螯合剂以加速体内铁的排出。目前认为效果较可靠的是去铁胺（DF），每日 25～40mg/kg，每周给药 5d，采取大腿或腹壁皮下缓慢输注或静滴 12h 以上（可于晚上睡眠时进行），亦可将 1 次剂量溶解于 2～4mL 注射用水中作肌内注射，也可每次输血时在血中加入 500～1000mg。

（5）药物治疗：①γ 基因活化治疗：一些药物刺激 β 地贫患儿的 γ 珠蛋白基因表达增加，增加 HbF 的合成，改善临床症状。临床常用的药物有羟基脲。羟基脲（HU）是抑制二磷酸核苷还原酶的 S 期特异性细胞毒性药物。HU 主要是通过诱导红系细胞分化动力学改变导致红系祖细胞分化加速和直接影响 HbF 的合成程序，使 γ 链合成速率明显增加、HbF 水平增高。适用于有症状而 HbF 不很高的 β 地中海贫血患者，特别是中间型 β 地中海贫血需频繁输血者。而重型 β 地中海贫血者疗效不显著。在临床上，有不同剂量和不同方案可供选择。经典的 5d 疗法：剂量为每日 50mg/kg，在治疗后第 5～7d，含 HbF 的网织红细胞计数和 HbF 水平增加，随后网织红细胞迅速下降。温和持续疗法：剂量为每日 10～30mg/kg，疗程 3 周左右。国内的方案：剂量每日 25～50mg/kg，5～7d 为一疗程。有人认为可用小剂量，每日 15～20mg/kg，每周连用 3d，长期应用，可望产生较佳的效果。有效者在用药后 1 个月内肝脾肿大缩小，以后输血间隔时间延长。用药 1 个月后无效者，无需继续用药，如有效，在无副作用情况下可长期用药。HU 治疗 β 地中海贫血毒性轻微，仅见轻微恶心、呕吐等胃肠刺激症状，宜同时服用护肝药。红细胞生成素（EPO）是一种能刺激人体骨髓造血细胞产生 HbF 的药物。用于治疗镰状细胞性贫血患者，EPO 刺激产生 HbF 水平高于治疗前 2～4 倍。HU 与 EPO 联用治疗 G 地中海贫血的方案，尚待临床的进一步研究。②α 肽链合成抑制剂：相对过剩的 α 肽链是 β 地中海贫血发生无效造血、溶血和贫血的根本原因。有研究发现，异烟肼（INH）能明显抑制 β 地中海贫血患者网织红细胞内 α 链的合成，纠正失衡的 β/α 链合成速率，故已在临床上试用 INH 治疗 β 地中海贫血患儿。剂量为每日 20～30mg/kg，14d 为一疗程。治疗后轻、中度贫血患儿的血红蛋白、红细胞、网织红细胞均显著增加，贫血减轻，肝脾肿大缩小，临床表现改善。重度贫血者 Hh 上升不明显,但输血间隔时间较明显延长,可由原来的每月 1 次延长至 2~3 个月 1 次。

(6)造血干细胞移植:造血干细胞移植是目前根治重型地中海贫血的最佳方法。①骨髓移植:地中海贫血患儿作骨髓移植成功后,血红蛋白可保持在 100~140g/L,α/β 链比值正常,外周血及骨髓见供体的分裂细胞。植入后骨髓造血的遗传缺陷得以纠正,但仍遗留移植前铁超负荷而引起器官损害及功能障碍。目前多主张骨髓移植后应使用去铁胺或放血以促进铁排出,减少因血清铁高水平所致的并发症。②脐血造血干细胞移植:脐血含丰富的原始造血细胞,且增殖潜能强。脐血移植最大的优点是能克服 HLA 不全相合的障碍,GVHD 发生率及程度低于骨髓移植。已有多家医院用脐血移植治疗重型地贫成功的报道。③宫内造血干细胞移植:1996 年,Touraine 报道首次进行胎肝造血细胞宫内移植治疗宫内确诊地中海贫血胎儿获得成功。④外周血干细胞移植:与骨髓移植相似,有限的 HLA 相合供体限制其临床应用。

(7)脾切除:可以消除破坏红细胞场所,延长红细胞寿命,减少输血量,维持铁平衡。但 β 地中海贫血脾切除的效果不如 α 地中海贫血,重型 β 地中海贫血脾切除的疗效不如中间型。脾切除的适应证为:①明显脾功能亢进。②输血日渐增多,输血间隔的时间越来越短。③巨脾引起压迫症状,脾切除宜于 5 岁以后进行。

六、自身免疫性溶血性贫血

自身免疫性溶血性贫血(AIHA)是由于各种原因导致机体产生与自身红细胞抗原结合的自身抗体,造成红细胞破坏的溶血性疾病。小儿以病因不明的原发者较多,占 70%~80%。继发性者的原发病为病毒性感染(巨细胞病毒、肝炎病毒、疱疹病毒、腮腺炎病毒、EB 病毒等)、细菌性感染(伤寒、链球菌、金黄色葡萄球菌等)、支原体肺炎、风湿性疾病(系统性红斑狼疮、类风湿病等)、药物(青霉素、氯霉素、磺胺类、甲基多巴等)、免疫缺陷性疾病和肿瘤性疾病(如恶性淋巴瘤、慢性淋巴细胞白血病等)。冷凝集病可继发于传染性单核细胞增多症及支原体肺炎,阵发性寒冷性血红蛋白尿可见于病毒或梅毒感染。临床可分为温反应性抗体型和冷反应性抗体型。温反应性抗体(简称温抗体)主要是 IgG,是一种不完全抗体,与红细胞发生反应最适宜温度为 37℃,主要引起血管外溶血,临床上温抗体型 AIHA 占 80%以上。冷反应性抗体(简称冷抗体)主要是 IgM,是一种完全抗体,与红细胞发生反应的最适宜温度为 4℃,主要引起血管内溶血。冷抗体又分为两种:一种在低温时使红细胞发生凝集者称为冷凝集素,可直接与循环中红细胞发生凝集,引起冷凝集素病;另一种直接使红细胞发生溶血者称为冷溶血素,见于阵发性冷性血红蛋白尿。

(一)诊断

1.临床表现

(1)温抗体型主要表现为发作性面色苍白,软弱乏力,血红蛋白尿(酱油色样,葡萄酒样或浓茶样),常伴有黄疸和肝脾肿大,以脾脏肿大为主。一般根据病情急缓分为两型。①急性型:常见于 3 岁以下,男性儿童占多数。发病前 1~2 周有前驱感染尤其是病毒感染史,起病急,发热、寒战、呕吐、腹痛、进行性贫血、黄疸、脾肿大,常发生血红蛋白尿,重者可出现急性肾功能不全。少数患者伴有血小板减少,出现皮肤黏膜出血,称为 Evans 综合征。急性型患者临床经过呈自限性,发病 1~2 周后溶血可自行停止,约 50%患者病程在 3 个月内。Evans 综合征患者可因出血而死亡。②慢性型：多见于年长儿，原发性者占多数。起病缓慢，可表现为进行性或间隙性溶血，主要临床表现为贫血、黄疸、肝脾肿大，常伴有血红蛋白尿，临床呈慢性经过，反复感染加重溶血、贫血及黄疸。慢性型者病程常在 3 个月以上，原发性者可迁延 10～20 年，Evans 综合征患者预后多较恶劣。如反复继发感染或并发免疫缺陷症，病死率为 11%～36%。

（2）冷抗体型：①冷凝集素病：多见于 5 岁以下儿童。常继发于传染性单核细胞增多症、巨细胞病毒感染、支原体肺炎等。起病急，主要表现为受冷后耳郭、鼻尖、足趾末端发绀和雷诺征象（指/趾皮肤的苍白－紫绀－潮红顺序性改变），随环境温度升高而消失。临床经过呈自限性，可有程度不同的黄疸和贫血，随原发疾病痊愈而消失。②阵发性寒冷性血红蛋白尿：多在 1 岁以后小儿发病，也有原发性患者。受冷后急骤起病，突出表现为发热、寒战、腹痛、腰背痛、贫血和血红蛋白尿，大多数持续数小时即可缓解，以后遇冷可再复发。

2. 实验室检查

（1）血常规：呈正细胞正色素性贫血。急性型患者多为重度或极重度贫血，慢性型患者贫血多较轻。网织红细胞在急性型患者可达 20%～30%，甚至高达 60%～80%，慢性者升高不明显，反可降低。合并肿瘤、SLE 或有感染时网织红细胞表现为不升高或下降。网织红细胞升高者在治疗有效时，常表现为网织红细胞下降或恢复到正常。外周血涂片红细胞大小不等，可见到多量的球形红细胞，也可见到有核细胞、嗜多彩红细胞及红细胞碎片，白细胞和血小板计数多为升高。

（2）骨髓：骨髓红细胞系统显著增生，以中晚幼红细胞增生为主，粒红比例降低甚至倒置。

（3）抗人球蛋白试验（Coombs 试验）：是检测吸附在红细胞膜上不完全抗体（IgG）和/或补体颇为灵敏的一种试验，是诊断 AIHA 最重要的实验手段。不完全抗体是一种单价抗体，只能与一个抗原（红细胞）相结合，故在盐水中不出现凝集反应，但如果红细胞混悬于介电常数较高的白蛋白溶液中，红细胞周围的离子层分散，使红细胞的 Zeta 电位减弱，IgG 也能使红细胞发生凝集。结合了不完全抗体的红细胞称为致敏红细胞。将用人体球蛋白免疫动物产生的抗人球蛋白血清加入致敏红细胞盐水悬液中，由于人球蛋白与抗人球蛋白的特异性反应而使致敏红细胞发生凝集，从而显示出不完全抗体的存在。Coombs 试验分为直接和间接两种。前者是检测患者红细胞表面的不完全抗体，后者是检测患者血清中游离的不完全抗体，这两种试验在 AIHA 患者大多呈阳性，尤其是直接试验阳性是诊断 AIHA 强有力的证据。但是有 2%～4% 的患者 Coombs 试验始终阴性，可能原因为：①抗人球蛋白试验的敏感性不够。②红细胞膜上抗体数目较少：一般而言，每个红细胞膜上的 IgG 分子达到 500 个以上时才能表现为阳性结果，如果具有 50～250 个 IgG 分子时已具有抗体的活力可产生溶血，但因抗体数目不足以使 Coombs 试验表现阳性反应。③抗人球蛋白试验的局限性：有 0.5%～2.5% 患者仅有 IgA 抗体（IgA 很少引起 AIHA）而无 IgG，故 Coombs 试验呈阴性反应。④IgG 分子在红细胞膜表面分布是否集中：如果抗体分布较分散，则试验结果为阴性。

用单株抗人球蛋白血清可将 AIHA 分为 3 种类型：①IgG 型：抗 IgG 阳性，占 20%，多为温抗体型，常见于继发性 AIHA 患者。②补体型：抗补体（C_3）阳性，占 13%，多见于急性型。③混合型（IgG＋C_3）：抗 IgG 阳性，抗补体 C_3 阳性，占 67%，多见于慢性型。

（4）冷凝集素试验和冷热溶血试验：冷凝集素病患者的血清中含有冷凝集素 IgM，在低温和补体参与下，冷凝集素与自身红细胞发生凝集，此试验阳性是诊断冷凝集素病的重要依据。

阵发性寒冷性血红蛋白尿患者体内含有依赖补体的溶血素,属于 IgG,其溶血的特点是需要冷和热两个条件,故有人称之为冷热溶血素。当患者全身或局部受冷后,溶血素即因补体的存在而固定在自身红细胞膜上,当温度恢复到 37℃ 时,红细胞溶解呈急性血管内溶血。据此发病机制 Donath 及 Landsteiner 设计了此试验故而得名冷热溶血试验(Donath－Landsteiner 试验),阳性结果是诊断阵发性寒冷性血红蛋白尿的重要依据。

(5)其他:检查红细胞盐水渗透脆性试验脆性增高,血清间接胆红素和总胆红素升高。

3. 诊断标准　根据 1988 年洛阳全国小儿溶血性贫血诊疗常规,温抗体型 AIHA 具备以下三项或第 1、3 两项即可确诊。

(1)婴儿时期即可起病,临床表现为急性或慢性溶血性贫血。多伴有肝脾肿大,脾大较明显。

(2)血常规可见球型红细胞增多。

(3)Coombs 试验阳性,抗体主要为 IgG,37℃ 时反应最活跃。

如不具备上述第三项,而临床表现符合 AIHA(肾上腺皮质激素或脾切除治疗有效),并排除其他溶血性贫血可能时,可诊断为 Coombs 试验阴性的 AIHA。

冷凝集素病和阵发性寒冷性血红蛋白尿的诊断应根据临床表现结合 Coombs 试验进行,前者冷凝集素试验阳性,后者冷热溶血试验阳性均具有确诊意义。

4. 鉴别诊断

(1)遗传性球形红细胞增多症:可有贫血,黄疸,脾肿大,外周血出现球形红细胞。但有阳性家族史,Coombs 试验阴性可作区别。

(2)G－6－PD 酶缺陷症:X 连锁不完全显性遗传,有进食蚕豆或氧化型药物史,Coombs 试验阴性,G－6－PD 酶活性显著降低。

(3)海洋性贫血:小细胞低色素性贫血,呈慢性经过,红细胞盐水渗透脆性试验脆性降低,血红蛋白电泳 HbF 或 HbH 异常升高,Coombs 试验阴性。

(二)治疗

1. 肾上腺皮质激素

(1)剂量与疗程:泼尼松每日 2mg/kg,如连续服用 4 周仍无效时应改用其他疗法;如有效则继续服药,直到维持血红蛋白稳定在正常水平 1 个月;以后每周从日量中减去 5mg,直到每日量减为 10mg 后再连续服 4 周;以后改为 5mg/d 连服 3 个月,如无复发则停药。在减量中如有复发,应恢复到最后一次有效剂量,直至再获得疗效为止。严重病例在治疗开始短程应用较大剂量激素静脉滴注,如氢化可的松每日 20mg/kg 或地塞米松(0.75～1.5mg)kg,或应用大剂量甲泼尼龙突击疗法。激素治疗后血红蛋白可在 2～4 周内升高(也有 1～2 天升高者),有效率为 32%～77%。

(2)副作用:主要表现为高血压、向心性肥胖、容易并发感染、诱发或加重溃疡等。尽管副作用较多,复发率高,但迄今为止肾上腺皮质激素仍然为治疗 AIHA 首选药物。

2. 免疫抑制剂适用于

(1)激素治疗无效或需较大剂量(泼尼松 10mg/d)维持者。

(2)脾切除无效或切脾术后复发者。可选用硫唑嘌呤 2～2.5mg/(kg·g)或环磷酰胺每日(1.5～2mg)kg,一般疗程 2～3 个月。免疫抑制剂可与小剂量激素联用。免疫抑制剂应用过程中要注意观察血常规和防治感染。长期烷化剂治疗可诱发恶性肿瘤,应予重视。

3.脾切除适用于

(1)对激素治疗有禁忌者。

(2)激素治疗无效者。

(3)需较大维持剂量者。

(4)激素与免疫抑制联合治疗仍不能控制溶血者。

(5)正规激素疗法仍经常反复发作者。温抗体型患者切脾后约50%的原发性者,30%的继发性者可缓解,冷抗体型患者切脾后仅有少数病例有效。

4.输血疗法 严重贫血危及患者生命时可输入红细胞制品。输注全血可输入大量补体而加重溶血应予注意,因此,除非必要,应当尽量避免输血。AIHA患者红细胞表面的抗原位点可被抗体阻断。因此血型鉴定及交叉配血会出现困难,遇到这种情况,应将患者红细胞用生理盐水充分洗涤去除表面的抗体后再确定血型。输血速度宜慢(儿童最初15～20min内输入5mL),输血量宜少(一般每次2～3mL/kg),并可加用小剂量地塞米松。输血其间应严密观察有无溶血现象发生。

5.静脉注射免疫球蛋白(IVIG) IVIG每日0.4g/kg,静脉滴注,连用5d为一疗程,隔3～5d可再用。

6.其他疗法 目前已有报告应用达那唑(DNZ)、环胞素A(CSA)、血浆置换疗法(PE)、抗淋巴细胞球蛋白(ALG)、抗胸腺细胞球蛋白(ATG)、胸腺切除、脾区放疗等方法治疗AIHA,其疗效及机制尚待进一步探索。

(李杰)

第三节 急性白血病

白血病是造血系统的恶性增生性疾病。其特点为造血组织中某一血细胞系统过度地增生、进入血流并浸润到各组织和器官,从而引起一系列临床表现。在我国,小儿的恶性肿瘤中以白血病的发病率最高。据调查,我国<10岁小儿的白血病发生率为3/100000～4/100000,男性发病率高于女性。任何年龄均可发病,新生儿亦不例外,但以学龄前期和学龄期小儿多见。小儿白血病中90%以上为急性白血病,慢性白血病仅占3%～5%。

一、病因和发病机制

尚未明确,可能与下列因素有关。

(一)病毒因素

人类白血病的病毒病因研究已日益受到重视。自1986年以来,发现属于RNA病毒的逆转录病毒(又称人类T细胞白血病病毒,HTLV)可引起人类T淋巴细胞白血病。这种白血病曾见于日本南方的岛屿、美国和以色列,在这种白血病高发地区的正常人血清中可测得HTLV抗体,证明病毒确可引起人类白血病。

病毒引起白血病的发病机制未明,近年来实验研究提示可能与癌基因有关;人类和许多哺乳动物以及禽类的染色体基因组中存在着癌基因,在正常情况时,其主要功能为控制细胞的生长和分化,而在某些致癌物质和病毒感染的作用下,癌基因可发生畸变,导致功能异常而引起细胞癌变。逆转录病毒的RNA中存在着病毒癌基因,它的结构与人类和许多哺乳动物的癌基因类似,这种病毒感染宿主的细胞后,病毒癌基因通过转导截断突变癌基因或使其畸变,激活了癌基因的癌变潜力,从而导致白血病的发生。癌基因学说为白血病的病因学研究开创了新的途径,但尚存在不少问题有待解决。

(二)物理和化学因素

电离辐射能引起白血病。小儿对电离辐射较为敏感,在曾经放射治疗胸腺肥大的小儿中,白血病发生率较正常小儿高 10 倍;妊娠妇女照射腹部后,其新生儿的白血病发病率比未经照射者高 17.4 倍。电离辐射引起白血病的机制未明,可能因放射线激活隐藏体内的白血病病毒使癌基因畸变,或因抑制机体免疫功能而致发病。

苯及其衍生物、氯霉素、保泰松和细胞毒药物均可诱发急性白血病。化学物质与药物诱发白血病的机制未明,有可能是这些物质破坏了机体免疫功能,使免疫监视功能降低,从而导致白细胞发生癌变。

(三)体质因素

白血病不属遗传性疾病,但在家族中却可有多发性恶性肿瘤的情况。少数患儿可能患有其他遗传性疾病,如 21-三体综合征、先天性睾丸发育不全症、先天性再生障碍性贫血伴有多发畸形、先天性远端毛细血管扩张性红斑症(Bloom 综合征)以及严重联合免疫缺陷病等,这些疾病患儿的白血病发病率比一般小儿明显增高。此外,同卵孪生儿中一个患急性白血病,另一个患白血病的概率为 20%,比双卵孪生儿的发病数高 12 倍。以上现象均提示白血病的发生与遗传素质有关。

二、分类和分型

急性白血病的分类或分型对于诊断、治疗和提示预后都有一定意义。根据增生的白细胞种类的不同,可分为急性淋巴细胞白血病(简称急淋)和急性非淋巴细胞白血病(简称急非淋)两大类,前者在小儿中的发病率较高。目前,常采用形态学(M)、免疫学(I)及细胞遗传学(C),即 MIC 综合分型,更有利于指导治疗和提示预后。本节重点对形态学分型(FAB 分型)和急淋的临床分型作以介绍。

(一)急性淋巴细胞白血病(ALL)

1.形态学分型(FAB 分型) 根据原淋巴细胞形态学的不同,分为三种类型。

(1)L_1 型:以小细胞为主,其平均直径为 6.6μm,核染色质均匀,按形规则;核仁很小,一个或无;胞浆少,胞浆空泡不明显。

(2)L_2 型:以大细胞为主,大小不一,其平均直径为 8.7,核染色质不均匀,核形不规则;核仁一个或数个,较大;胞浆量中等,胞浆空泡不定。

(3)L_3 型:以大细胞为主,细胞大小一致,核染色质细点状,均匀;核形规则,核仁一个或多个;胞浆量中等,胞浆空泡明显。

上述三型中以 L_1 型多见,占 80%以上;L_3 型最少,占 4%以下。

2.免疫学分型 应用单克隆抗体检测淋巴细胞表面抗原标记,一般可将急性淋巴细胞性白血病分为 T、B 两大系列。

(1)T 系急性淋巴细胞性白血病(T-ALL):具有阳性的 T 淋巴细胞标志,如 CD1、CD2、CyCD3、CD4、CD5、CD7、CD8 以及 TdT 等。

(2)B 系急性淋巴细胞性白血病(B-ALL):根据其对 B 系淋巴细胞特异的单克隆抗体标

志反应的表现,临床分为三个亚型。①早期前 B 型急性淋巴细胞性白血病,CD79a,CD19 和(或)CyCD22、CD10 及 HLA-DR 阳性,SmIg、CyIg 阴性。②前 B 型急性淋巴细胞性白血病,CyIg 阳性,SmIg 阴性,其他 B 系标志 CD79a、CD19、CD20、CD10、CyCD22 以及 HLA-DR 常为阳性。③成熟 B 型急性淋巴细胞性白血病(B-ALL),SmIg 阳性,其他 B 系标志 CD79a、CD19、CD22、CD20、CD10 以及 HLA-DR 常为阳性。

此外,尚可见伴有髓系标志的 ALL:具有淋巴系的形态学特征表现,以淋巴系特异的抗原标志表达为主,但伴有个别、次要的髓系特征的抗原标志(CD13、CD33 或 CD14 等)。

3.细胞遗传学改变

(1)染色体数量改变:有≤45 条染色体的低二倍体和≥47 条染色体的高二倍体。

(2)染色体核型改变:与 ALL 预后有利的核型异常有 t(12;21)/AML1-TEL(ETV6-CBFA2)融合基因;与 ALL 预后不利的核型异常有 t(9;22)/BCR-ABL 融合基因,t(4;11)/MLL-AF4 融合基因及其他 MLL 基因重排。

4.临床危险度分型

(1)与儿童急性淋巴细胞白血病预后确切相关的危险因素:①<12 个月的婴儿白血病或≥10 岁的年长儿童。②诊断时外周血白细胞计数>50×10^9/L。③诊断时已发生中枢神经系统白血病(CNSL)和(或)睾丸白血病(TL)者。④免疫表型为 T 细胞白血病。⑤不利的细胞遗传学特征:染色体数目为<45 的低二倍体,染色体核型为 t(4;11)/MLL-AF4 融合基因或其他 MLL 基因重排,或 t(9;22)/BCR-ABL 融合基因异常。⑥早期治疗反应不佳者:泼尼松试验 60mg/(m^2·d)×7d,第 8d 外周血白血病细胞≥1×10^9/L(1000/μL)。⑦初治诱导缓解治疗失败(标准诱导方案联合化疗 6 周不能获完全缓解)者。

(2)根据上述危险因素,临床危险度分型分为三型:

低危 ALL(LR-ALL):不具备上述任何一项危险因素者。

中危 ALL(MR-ALL):①年龄≥10 岁。②诊断时外周血白细胞计数>50×10^9/L。③诊断时已发生中枢神经系统白血病(CNSL)和(或)睾丸白血病(TL)。④免疫表型为 T 细胞白血病。⑤染色体数目为<45 的低二倍体,t(12;21)、t(9;22)核型以外的其他异常染色体核型,或 t(4;11)以外的其他 MLL 基因重排。

高危 ALL(HR-ALL):具备以下任何一项或多项者①<12 个月的婴儿白血病。②诊断时外周血白细胞计数>100×10^9/L。③染色体核型为 t(9;22),有 BCR-ABL 融合基因,t(4;11),有 MLL-AF4 融合基因。④早期治疗反应不佳者。⑤初治诱导缓解治疗失败。

(二)急性非淋巴细胞白血病(ANLL)

1.FAB 分型分类

(1)原粒细胞白血病未分化型(M_1):骨髓中原粒细胞≥90%,早幼粒细胞很少,中幼粒以下各阶段细胞极少见,可见 Auer 小体。

(2)原粒细胞白血病部分分化型(M_2):骨髓中原粒和早幼粒细胞共占 50%以上,可见多少不一的中幼粒、晚幼粒和成熟粒细胞,可见 Auer 小体;M_{2b}型即以往命名的亚急性粒细胞白血病,骨髓中有较多的核、浆发育不平衡的中幼粒细胞。

(3)颗粒增多的早幼粒细胞白血病(M_3):骨髓中颗粒增多的异常早幼粒细胞占 30%以上,胞浆多少不一,胞浆中的颗粒形态分为粗大密集和细小密集两类,据此又分为两型,即粗颗粒型(M_{3a})和细颗粒型(M_{3b})。

(4)粒—单核细胞白血病（M_4）：骨髓中幼稚的粒细胞和单核细胞同时增生，原始及幼稚粒细胞＞20％；原始、幼稚单核和单核细胞≥20％；或原始、幼稚和成熟单核细胞＞30％，原粒和早幼粒细胞＞10％。除以上特点外，骨髓中异常嗜酸粒细胞增多。

(5)单核细胞白血病（M_5）：骨髓中以原始、幼稚单核细胞为主。可分为两型：①未分化型，原始单核细胞为主，＞80％。②部分分化型，骨髓中原始及幼稚单核细胞＞30％，原始单核细胞＜80％。

(6)红白血病（M_6）：骨髓中有核红细胞＞50％，以原始及早幼红细胞为主，且常有巨幼样变；原粒及早幼粒细胞＞30％。外周血可见幼红及幼粒细胞；粒细胞中可见 Auer 小体。

(7)急性巨核细胞白血病（M_7）：骨髓中原始巨核细胞＞30％；外周血有原始巨核细胞。

2.免疫表型　髓系免疫标志 CD13、CD33、CD14、CD15、CDW65、CD45、MPO 等；红系免疫标志：CD71，血型糖蛋白；巨核系免疫标志：CD41、CD42、CD62、CD61。免疫表型常伴有淋系抗原表达，较常见的有 CD7、CD19 等，则诊断为伴有淋系标记的 AML。

3.细胞遗传学改变

(1)染色体数量改变：高二倍体（≥47），低二倍体（≤45），＋21，－7，－8，－11 等。

(2)染色体桉型改变：t(9;11)，MLL－AF9 融合基因（儿童急性白血病中该融合基因阳性者86％为 AML，其中75％为 M_5）；t(11;19)，ENL－MLL 融合基因（该基因阳性者儿童可为AML，也可为 ALL，成人则均为 AML）；t(8;21)，AML1－ETO 融合基因（是 M_{2b} 的特异标记，预后较好）；t(15;17)，PML－RARa 融合基因〔是急性早幼粒细胞白血病（APL，M_3）的特异标志〕；t(11;17)，PML－PLZF 融合基因（是 APL 变异型的特异标记）；inv16（多见于M_4Eo，预后良好）等。

4.AML 的危险因素及临床危险度分型

(1)与小儿 AML 预后相关的危险因素：①诊断时年龄≤1 岁。②诊断时 WBC≥100×10^9/L。③染色体核型－7。④MDS－AML。⑤标准方案一个疗程不缓解。

(2)临床危险度分型：低危 AML(LR－AML)：APL(M_3)，M_{2b}，M_4Eo 及其他伴 inv16 者；中危 AML(MR－AML)：非低危型以及不存在上述危险因素者；高危 AML(HR－AML)：存在上述危险因素中任何一项。

(三)特殊类型白血病

如多毛细胞白血病、浆细胞白血病、嗜酸粒细胞白血病等，在儿科均罕见。

三、临床表现

各型急性白血病的临床表现基本相同，主要表现如下。

(一)起病

大多较急，少数缓慢。早期症状有面色苍白、精神不振、乏力、食欲低下、鼻衄或齿龈出血等；少数患儿以发热和类似风湿热的骨关节痛为首发症状。

(二)发热

多数患儿起病时有发热，热型不定，可低热、不规则发热、持续高热或弛张热，一般不伴寒战。发热原因之一是白血病性发热，多为低热且抗生素治疗无效；另一原因是感染，多为高热，常见者为呼吸道炎症、齿龈炎、皮肤疖肿、肾盂肾炎、败血症等。

（三）贫血

出现较早，并随病情发展而加重，表现为苍白、虚弱无力、活动后气促等。贫血主要是由于骨髓造血干细胞受到抑制所致。

（四）出血

以皮肤和黏膜出血多见，表现为紫癜、淤斑、鼻衄、齿龈出血、消化道出血和血尿。偶有颅内出血，为引起死亡的重要原因之一。出血的主要原因是由于骨髓被白血病细胞浸润，巨核细胞受抑制使血小板的生成减少。血小板还可有质的改变而致功能不足，从而加剧出血倾向；白血病细胞浸润肝脏，使肝功能受损，纤维蛋白原、凝血酶原和第Ⅴ因子等生成不足，亦与出血的发生有关；感染和白血病细胞浸润使毛细血管受损，血管通透性增加，也可导致出血倾向；此外，当并发弥散性血管内凝血时，出血症状更加明显。在各类型白血病中，以 M_3 型白血病的出血最为显著。

（五）白血病细胞浸润引起的症状和体征

1. 肝、脾、淋巴结肿大　肿大的肝、脾质软，表面光滑，可有压痛。全身浅表淋巴结轻度肿大，但多局限于颈部、颌下、腋下和腹股沟等处。有时因纵隔淋巴结肿大引起压迫症状而发生呛咳、呼吸困难和静脉回流受阻。

2. 骨和关节浸润　约 25% 患儿以四肢长骨、肩、膝、腕、踝等关节疼痛为首发症状，其中部分患儿呈游走性关节痛，局部红肿现象多不明显，并常伴有胸骨压痛。骨骼 X 射线检查可见骨质疏松、溶解，骨骺端出现密度减低横带和骨膜下新骨形成等征象。

3. 中枢神经系统浸润　白血病细胞侵犯脑实质和（或）脑膜时即引起中枢神经系统白血病（CNSL）。由于近年联合化疗的进展，使患儿的寿命得以延长，但因多数化疗药物不能透过血脑屏障，故中枢神经系统便成为白血病细胞的"庇护所"，造成 CNSL 的发生率增高，急性淋巴细胞性白血病尤为多见。浸润可发生于病程中任何时候，但多见于化疗后缓解期。它是导致急性白血病复发的主要原因。常见症状为颅内压增高，出现头痛、呕吐、嗜睡、视乳头水肿等。浸润脑膜时，可出现脑膜刺激征；浸润脑神经核或神经根时，可引起脑神经麻痹；脊髓浸润可引起横贯性损害而致截瘫。此外，也可有惊厥、昏迷。检查脑脊液可以确诊：脑脊液色清或微混，压力增高；细胞数 $>10×10^6$/L，蛋白 >0.45g/L；将脑脊液离心沉淀做涂片检查可发现白血病细胞。

4. 睾丸浸润　白血病细胞侵犯睾丸时即引起睾丸白血病（TL），表现为局部肿大、触痛，质地变硬或缺乏弹性感，透光试验阴性，阴囊皮肤可呈现红黑色。由于化疗药物不易进入睾丸，在病情完全缓解时，该处白血病细胞仍存在，常成为导致白血病复发的另一重要原因。

5. 绿色瘤　绿色瘤是急性粒细胞白血病的一种特殊类型，白血病细胞浸润眶骨、颅骨、胸骨、肋骨或肝、肾、肌肉等，在局部呈块状隆起而形成绿色瘤。此瘤切面呈绿色，暴露于空气中绿色迅速消退，这种绿色素的性质尚未明确，可能是光紫质或胆绿蛋白的衍生物。

6. 其他器官浸润　少数患儿有皮肤浸润，表现为丘疹、斑疹、结节或肿块；心脏浸润可引起心脏扩大、传导阻滞、心包积液和心力衰竭等；消化系统浸润可引起食欲不振、腹痛、腹泻、出血等；肾脏浸润可引起肾肿大、蛋白尿、血尿、管型尿等；齿龈和口腔黏膜浸润可引起局部肿胀和口腔溃疡，这在急性单核细胞白血病较为常见。

四、实验室检查

为确诊白血病和观察疗效的重要方法。

（一）血象

红细胞及血红蛋白均减少，大多为正细胞正血色素性贫血。网织红细胞数大多较低，少数正常，偶在外周血中见到有核红细胞。白细胞数增高者约占50%以上，其余正常或减少，但在整个病程中白细胞数可有增减变化。白细胞分类示原始细胞和幼稚细胞占多数。血小板减少。

（二）骨髓象

骨髓检查是确立诊断和评定疗效的重要依据。典型的骨髓象为该类型白血病的原始及幼稚细胞极度增生；幼红细胞和巨核细胞减少。但有少数患儿的骨髓表现为增生低下，其预后和治疗均有特殊之处。

（三）组织化学染色

常用以协助鉴别细胞类型。

1.过氧化酶　在早幼阶段以后的粒细胞为阳性；幼稚及成熟单核细胞为弱阳性；淋巴细胞和浆细胞均为阴性。各类型分化较低的原始细胞均为阴性。

2.酸性磷酸酶　原始粒细胞大多为阴性，早幼粒以后各阶段粒细胞为阳性；原始淋巴细胞弱阳性；T细胞强阳性；B细胞阴性；原始和幼稚单核细胞强阳性。

3.碱性磷酸酶　成熟粒细胞中此酶的活性在急性粒细胞白血病时明显降低，积分极低或为0；在急性淋巴细胞白血病时积分增加；在急性单核细胞白血病时积分大多正常。

4.苏丹黑　此染色结果与过氧化酶染色的结果相似，原始及早幼粒细胞阳性；原淋巴细胞阴性；原单核细胞弱阳性。

5.糖原　原始粒细胞为阴性，早幼粒细胞以后各阶段粒细胞为阳性；原始及幼稚淋巴细胞约半数为强阳性，余为阳性；原始及幼稚单核细胞多为阳性。

6.非特异性酯酶（萘酚酯NASDA）　这是单核细胞的标记酶，幼稚单核细胞强阳性，原始粒细胞和早幼粒细胞以下各阶段细胞均为阳性或弱阳性，原始淋巴细胞为阴性或弱阳性。

（四）溶菌酶检查

血清中的溶菌酶主要来源于破碎的单核细胞和中性粒细胞，测定血清与尿液中溶菌酶的含量可以协助鉴别白血病细胞类型。正常人血清含量为4～20mg/L；尿液中不含此酶。在急性单核细胞白血病时，其血清及尿液的溶菌酶浓度明显增高；急性粒细胞白血病时中度增高；急性淋巴细胞白血病时则减少或正常。

五、诊断和鉴别诊断

典型病例根据临床表现、血象和骨髓象的改变即可做出诊断。发病早期症状不典型，特别是白细胞数正常或减少者，其血涂片不易找到幼稚白细胞时，可使诊断发生困难。须与以下疾病鉴别。

（一）再生障碍性贫血

本病血象呈全血细胞减少；肝、脾、淋巴结不肿大；骨髓有核细胞增生低下，无幼稚白细胞增生。

（二）传染性单核细胞增多症

本病肝、脾、淋巴结常肿大；白细胞数增高并出现异型淋巴细胞，易与急性淋巴细胞白血病混淆。但本病病程经过一般良好，血象多于1个月左右恢复正常；血清嗜异性凝集反应阳性;骨髓无白血病改变。

（三）类白血病反应

为造血系统对感染、中毒和溶血等刺激因素的一种异常反应,以外周血出现幼稚白细胞或白细胞数增高为特征。当原发疾病被控制后,血象即恢复正常。此外,血小板数多正常,白细胞有中毒性改变,如中毒颗粒和空泡形成;中性粒细胞碱性磷酸酶积分显著增高等,可与白血病区别。

（四）风湿性关节炎

有发热、关节疼痛症状易混淆,须注意鉴别。

六、治疗

急性白血病的治疗主要是以化疗为主的综合疗法,其原则是:①要早期诊断,早期治疗。②应严格区分患儿的白血病类型,按照类型选用不同的化疗药物联合治疗。③药物剂量要足,治疗过程要间歇。④要长期治疗,交替使用多种药物。同时要早期防治中枢神经系统白血病和睾丸白血病,注意支持疗法。持续完全缓解 2～3 年者方可停止治疗。

（一）支持疗法

1.防治感染　在化疗阶段,保护性环境隔离对防止外源性感染具有较好效果。用抗生素预防细菌性感染,可减少感染性并发症。并发细菌性感染时,应根据不同致病菌和药敏试验结果选用有效的抗生素治疗。长期化疗常并发真菌感染,可选用抗真菌药物,如制霉菌素、两性霉素 B 或氟康唑等治疗;并发疱疹病毒感染者可用阿昔洛韦治疗;怀疑并发卡氏囊虫肺炎者,应及早采用复方新诺明治疗;对疑似结核病者须用抗结核等保护性治疗。

2.输血和成分输血　明显贫血者可输给红细胞;因血小板减少而致出血者,可输浓缩血小板。有条件时可酌情静脉输注丙种球蛋白。

3.集落刺激因子　化疗期间如骨髓抑制明显者,可给予 G－CSF、GM－CSF 等集落刺激因子。

4.高尿酸血症的防治　在化疗早期,由于大量白血病细胞破坏分解而引起高尿酸血症,导致尿酸结石梗阻、少尿或急性肾衰竭,故应注意水化及碱化尿液,当 WBC$>25\times10^9$/L 时必须要同时口服别嘌呤醇 200～300mg/(m^2·d),共 7d。

5.其他　在治疗过程中,要增加营养,不能进食或进食极少者可用静脉营养。有发热、出血时应卧床休息。要注意口腔、皮肤和肛周卫生,防止感染和黏膜糜烂。并发弥散性血管内凝血时,可用肝素等措施治疗。

（二）化学药物治疗

目的是杀灭白血病细胞,解除白血病细胞浸润引起的症状,使病情缓解以至治愈。急性白血病的化疗通常按下述次序分阶段进行。

1.诱导治疗　诱导缓解治疗是患儿能否长期无病生存的关键,须联合数种化疗药物,极大程度地杀灭白血病细胞,从而尽快达到完全缓解。柔红霉素（DNR）和左旋门冬酰胺酶（L－ASP）是提高急性淋巴细胞白血病（ALL）完全缓解率和长期生存率的两个重要药物,故大多数 ALL 诱导缓解方案均为包含这两种药物的联合化疗,如 VDLP 等。而阿糖胞苷（Ara－C）则对治疗急性非淋巴细胞白血病至关重要。

2.巩固治疗　强力的巩固治疗是在缓解状态下最大限度地杀灭微小残留白血病细胞

(MRLC)的有力措施,可有效地防止早期复发,并使在尽可能少的 MRLC 状况下进行维持治疗。ALL 一般首选环磷酰胺(C)、Ara－C(A)及 6－巯基嘌呤(M),即 CAM 联合治疗方案;ANLL 常选用有效的原诱导方案 1～2 个疗程。

3.预防髓外白血病 由于大多数药物不能进入中枢神经系统、睾丸等部位,如果不积极预防髓外白血病,则 CNSL 在 3 年化疗期间的发生率可高达 50% 左右。TL 的发生率在男孩亦可有 5%～30%。CNSL 和 TL 均会导致骨髓复发、治疗失败,因此有效的髓外白血病的预防是白血病特别是急性淋巴细胞白血病患儿获得长期生存的关键之一。通常首选大剂量氨甲喋呤＋四氢叶酸钙(HDMTX＋CF)方案,配合氨甲喋呤(MTX)、Ara－C 和地塞米松三联药物鞘内注射治疗。ANLL 选用三联药物鞘内注射。

4.维持治疗和加强治疗 为了巩固疗效、达到长期缓解或治愈的目的,必须在上述疗程后进行维持治疗和加强治疗,对 ALL 一般主张用 6－巯基嘌呤(6－MP)或 6－巯基鸟嘌呤(6－TC)＋MTX 维持治疗,维持期间必须定期用原诱导缓解方案或其他方案强化,总疗程 2～3年;ANLL 常选用根治性缓解后治疗或骨髓抑制性维持序贯治疗,总疗程 1～3 年。

(三)中枢神经系统白血病(CNSL)的防治

CNSL 是造成白血病复发或死亡的重要原因之一,在治疗过程中一定要重视 CNSL 的防治。

1.预防性治疗 常用方法有以下三种,根据白血病的类型和病情选择应用。

(1)三联鞘内注射法(IT):常用 MTX、Ara－C、Dex 三种药物联合鞘内注射,剂量见表 9－3。不同类型白血病的用法稍有不同,参阅各型的治疗部分。

表 9－3 不同年龄三联鞘注药物剂量(mg/次)

年龄(月)	MTX	Ara－C	Dex
<12	5	12	2
12～23	7.5	15	2
24～35	10	25	5
≥36	12.5	35	5

(2)大剂量氨甲喋呤－四氢叶酸钙(HDMTX－CF)疗法:多用于急淋,每 10d 为一个疗程。每疗程 MTX 剂量为 $2～5g/m^2$,其中 1/6 量(<500mg)作为突击量,在 30min 内快速静脉滴入,余量于 12～24h 内匀速滴入;突击量 MTX 滴入后 0.5～2h 内行三联鞘内注射 1 次;开始滴注 MTX 36h 后开始 CF 解救,剂量为每次 $15mg/m^2$,首剂静脉注射,以后每 6h 口服或肌内注射,共 6～8 次。HDMTX 治疗前后 3d 口服碳酸氢钠 1.0g,每日 3 次,并在治疗当天给 5%碳酸氢钠 3～5mL/kg 静脉滴注,使尿 pH>7.0;用 HDMTX 当天及后 3d 需水化治疗,每日液体总量 $4000mL/m^2$。在用 HDMTX 同时,每天口服 6－MP $50mg/m^2$,共 7d。

(3)颅脑放射治疗:原则上适用于 4 岁以上的患儿。凡诊断时 WBC 计数≥$100×10^9/L$的 T－ALL,诊断时有 CNSL,在完成 HDMTX－CF 四个疗程后,于完全缓解后 5～6 个月进行;因种种原因不宜做 HDMTX 治疗者也可作颅脑放疗。总剂量 12Gy,分 15 次于 3 周内完成,同时每周鞘内注射 1 次。放疗第 3 周用 Vdex 方案,VCR $1.5mg/m^2$,静脉注射 1 次;Dex $8mg/(m^2 \cdot d)$,第 1～7d 口服。

2.中枢神经系统白血病(CNSL)的治疗 初诊时已发生 CNSL 者,照常进行诱导治疗,同时给予三联鞘内注射,第 1 周 3 次,第 2、第 3 周各 2 次,第 4 周 1 次,共 8 次。一般在鞘内注射化疗 2～3 次后脑脊液常转为阴性。在完成诱导缓解、巩固、髓外白血病防治和早期强化后，做颅脑放射治疗，剂量同上。颅脑放疗后不再用 HDMTX－CF 治疗，但三联鞘内注射必须每 8 周 1 次，直至治疗终止。完全缓解后在维持巩固期发生 CNSL 者，也可按上述方法进行，但在完成第 5 次三联鞘注后，必须做全身强化治疗以免骨髓复发，常用早期强化治疗的 VDLDex 和 VP16＋Ara－C 方案各一疗程，然后继续完成余下的 3 次鞘内注射。紧接全身强化治疗之后应作颅脑放射治疗。此后每 8 周三联鞘内注射 1 次，直到终止治疗。

（四）睾丸白血病（TL）治疗

初诊时已发生 TL 者，先诱导治疗到完全缓解，双侧 TL 者做双侧放疗，总剂量为 24～30Gy；若是单侧 TL，也可做双侧睾丸放疗（因为目前尚无做单侧睾丸放疗的方法）或病侧睾丸切除，另一侧做睾丸活检，若阳性则再做放疗。与此同时继续进行巩固、髓外白血病防治和早期强化治疗。在缓解维持治疗期发生 TL 者，先按上法予以治疗，紧接着用 VDLDex 和 HDMIX－CF 方案各 1 个疗程，做全身治疗，以免引发骨髓复发。

（五）造血干细胞移植

这是将正常的造血干细胞移植到患儿骨髓内使其增殖和分化，以取代患儿原来的有缺陷的造血细胞，重建其造血和免疫功能，从而达到治疗的目的。造血干细胞取自骨髓者称骨髓移植，取自外周血或脐带血者分别称外周血造血干细胞移植和脐带血造血干细胞移植。造血干细胞移植法不仅可提高患儿的长期生存率，而且还可能根治白血病。随着化疗效果的不断提高，目前造血干细胞移植多用于急性非淋巴细胞白血病和部分高危型急性淋巴细胞白血病患儿，一般在第 1 次化疗完全缓解后进行，其 5 年无病生存率为 50％～70％；标危型急性淋巴细胞白血病一般不采用此方法。

七、预后

近年来由于化疗的不断改进和完善，急性淋巴细胞性白血病已不再被认为是致死性疾病，5 年无病生存率达 70％～80％；急性非淋巴细胞白血病的初治完全缓解率亦已达 80％，5 年无病生存率达 40％～60％。

（李杰）

第四节　恶性淋巴瘤

恶性淋巴瘤（malignant lymphoma）是一种起源于淋巴造血系统的恶性肿瘤，可分为霍奇金病及非霍奇金淋巴瘤。根据全国主要城市 19 所医院资料统计，淋巴瘤占所有住院肿瘤患儿的 14.9％～15.6％，为第三位儿童常见的恶性肿瘤。根据 1984 年—1988 年 5 年的统计标化后 HD 及 NHL 的总发病率分别为 0.84/10 万及 1.39/10 万推算，每年全国至少超过 25000 例，而儿童占 1/2～1/3，故每年至少有 8000～10000 例左右。在儿童期，这 2 种肿瘤的比例为 2∶3，即 NHL 的发生率较 HD 为高。其共同临床特征为无痛性、进行性淋巴组织增生，尤以淋巴结肿大为主，常伴贫血、发热、消瘦及肝脾肿大，病理检查可见淋巴结结构破坏及肿瘤细胞浸润。但二者有很多明显的不同，如 HD 起病较缓慢，不会迅速危及患儿生命，先起自淋巴结；而儿童期 NHL 均为高度恶性型，病程短，常可使患儿迅速致命，且可起自许多淋巴结外部位，常与急性淋巴细胞白血病很难区别，两者在肿瘤起源、病理表现、临床表现、分子生物学特点、治疗及预后等方面均不相同,现分述如下。

一、霍奇金病

霍奇金病(Hodgkin disease,HD)于 1832 年由 Thomas Hodgkin 首先报道,故命名为 Hodgkin 病,本病起自淋巴结,并沿各淋巴结组而播散,进展较缓慢,常沿相邻的淋巴链扩展,但有时病灶可自横膈以上跳越到横膈以下,而首先累及脾脏及脾门淋巴结。发病年龄多为 2 岁以上儿童。多呈无痛性单侧颈淋巴结肿大,亦可累及前纵隔淋巴结及胸腺。1/3 病例诊断时有全身症状(B 型),表现为发热、消瘦及盗汗。病理学特点为:①存在多种反应性成分,如粒细胞、单核细胞、嗜酸性细胞、淋巴细胞、纤维细胞等。②具特征性的镜影细胞(Reed-Sternberg cell,R-S cell)。

(一)病理学分型

1.淋巴细胞为主型(LP)　淋巴结正常结构破坏,可见大量成熟小淋巴细胞浸润伴有数量不等的组织细胞及典型的 R-S 细胞很少,可呈多倍体,多呈弥漫性分布,少数呈结节状。

2.结节硬化型(NS)　病变组织内纤维组织增生,形成粗细不等的胶原纤维条索,由于这些胶原纤维条索的伸展和分割,肿瘤组织形成大小不等的结节。结节内除淋巴细胞、组织细胞外,可见陷窝形 R-S 细胞,典型的 R-S 细胞较少。

3.混合细胞型(MC)　这一型变化复杂,多种细胞成分相互混杂,常呈肉芽肿样改变。淋巴细胞、组织细胞、浆细胞、嗜酸性细胞及纤维细胞交织在一起,典型的 R-S 细胞多见,部分可形成坏死灶。

4.淋巴细胞消减型(LD)　此型以淋巴细胞减少为特征,各种形状的 R-S 细胞较多,根据组织成分的不同,又可分为两种亚型:当原纤维较多时可有大量胶原形成,称之为弥漫性纤维化型;当网状细胞为主时称网状细胞型。

以上分型只是反映某一阶段的病理表现,但这是可以变化的,如淋巴细胞增多,肿瘤细胞(R-S 细胞)减少,提示免疫功能强,预后较好;反之,则免疫功能减退,预后差。

(二)临床分期及预后

1.临床分期

Ⅰ期:病变累及一个淋巴结区(Ⅰ);或一个淋巴结以外的器官或部位受累(ⅠE)。

Ⅱ期:病变累及膈肌同一侧的两个或两个以上的淋巴结区(Ⅱ);膈肌同一侧的结外器官或组织的局部浸润(ⅡE)。

Ⅲ期:膈肌上下均有淋巴结病变(Ⅲ);或伴发一个结外器官或组织局部受累(ⅢE);或同时有脾脏受侵犯(ⅢS);或伴有一个结外器官加脾脏受累(ⅢSE)。

Ⅳ期:弥漫性或播散性侵犯一个或多个结外器官或组织,如骨髓、肺、肝、皮肤、中枢神经系统等。

(1)A 期:无症状。

(2)B 期:38℃以上不明原因发热、盗汗、6 个月以内体重减轻 10% 以上。

2.影响预后的因素

(1)临床分期:Ⅰ~Ⅱ期 5 年生存率可达 80%~90%;10 年生存率 60%~70%;Ⅲ及Ⅳ期 5 年生存率分别为 73% 及 63%。

(2)病理分型:预后好坏的顺序依次是淋巴细胞为主型,结节硬化型,混合细胞型,淋巴细胞消减型,其 5 年生存率分别为 94.3％,82.4％及不到 30％。

(3)年龄:年龄越大,预后越差。

(4)原发灶的部位:原发于纵隔的比颈部者为好,因前者能进行较彻底的放射治疗。

(5)就诊时有无全身疾病。

(6)脾脏受累情况:脾脏受累越重,预后越差。

(三)诊断

1.具有符合 HD 的临床症状、体征和肿瘤灶,为便于临床正确分期,应酌情进行 B 超、胸腹部 X 线摄片、CT 或磁共振(MRI)、骨髓穿刺或活检。

2.肿瘤组织病理检查　应包括常规 HE 染色,观察细胞形态及类型,以定亚型。

3.血清乳酸脱氢酶、血清铁蛋白及白细胞介素－2 受者(CD25)检测。

后 2 项指标有助于判断预后及体内残留肿瘤负荷。

(四)治疗

霍奇金病对化疗和放疗比较敏感,各期的治疗方案如下。

1.Ⅰ～Ⅱ期　可选用 MOPP 方案,即:氮芥每次 6mg/m² ＋0.9％NaCl 100mL 静脉点滴;长春新碱(VCR)每次 1.5mg/m² ＋0.9％NaCl 20mL,静脉推注(切忌外漏)。上述两药分别在疗程第 1 及 8d 各用一次。甲基苄肼(PCB)每日 100mg/m²,分 2～3 次口服,疗程第 1～14d及泼尼松(pred)每日 1～2mg/kg,分 2～3 次口服,疗程第 1～14d 用。一个疗程为 14d,随后休疗 14d,待白细胞总数恢复到 3×10⁹/L 时,再用第 2 疗程,但第 2 个疗程中可略去泼尼松,第 3 个疗程再加用泼尼松,如此交替应用,继续化疗 4～6 个疗程,即可停药。若用环磷酰胺(CTX)每次 750mg/m² 取代氮芥,即为"COPP"方案。多数赞成在第 3 个疗程后作局部受累区扩大放疗野,总量 20～30Gy,亦有主张将局部放疗在第 6 个化疗疗程后应用。

2.Ⅲ～Ⅳ期　应用"MOPP"或"COPP"方案 6～12 个疗程,若应用上述方案无效者,可改用 ABVD 方案,即:阿霉素(ADM)每次 25mg/m²;平阳霉素每次 8～10mg/m² ＋VCR 每次1.5mg/m² 及氮酰咪胺(DTIC)每次 250mg/m²,静脉滴注,分别在疗程第 1 及 14d 各用药一次,随后休 14d,故一个疗程为 28d。为减少耐药性发生、提高疗效,可将"MOPP"或"COPP"方案与 ABVD 方案交替应用,即用 2～3 个疗程"COPP"方案,用一个 ABVD 方案,总疗程 2年,对难治或复发性病例,可在强化疗后,做自身骨髓或外周血干细胞移植。

美国有用"MOPP"方案或加平阳霉素或"COPP"方案加 ADM,再加局部分次放疗,总量达 35～40Gy 者,完全缓解率可达 84％,持续完全缓解率达 71％～92％,亦有人认为是:足叶乙苷(VP16)、鬼臼噻酚苷(VM26)对霍奇金病有较好疗效者,故可配伍使用。

注:

(1)由于霍奇金病对放疗敏感,故目前趋向与化疗联合应用,对生长期儿童(年龄小于 14岁者)主要用联合化疗加肿瘤浸润野低剂量放疗(即:20～25Gy)而对已完全发育的青少年(＞14 岁)局限性病变部位,采用肿瘤扩大野高剂量(36～44Gy)。常用的放疗野有以下几个。①Waldeyer 野:用于 Waldeyar 淋巴环和耳前淋巴结病变,上颈部病变,若以放疗作为唯一治疗时,效应同时用此野做预防性治疗。②横膈上斗篷样放疗野:包括颌下、颈部、锁骨上下、腋下、纵隔和肺门淋巴结。③横膈下野:包括脾和主动脉旁淋巴结。④侧丫野:包括髂、髂外、腹股沟淋巴结。

(2)经典的联合化疗方案"MOPP"(或"COPP"):对成人与儿童的晚期霍奇金病有 50％的

治疗率。"MOPP"（或"COPP"）与 ABVD 联合应用时耐药减少，以及 ABVD 方案可使 50％的"MOPP"（或"COPP"）耐药者获得缓解，以及最近发现"MOPP"，（或"COPP"）方案中的甲基苄肼特别易使男性患儿产生"不育"，故目前赞成即使有纵隔巨大肿块（大于 10cm）及 Ⅱ 期 B 到 Ⅳ 期的患儿除局部加用受累野放疗外（20～25Gy），全身化疗为 ABVD 及 MOPP（或 COPP）方案交替治疗共用 6 个轮回，而且建议在应用 2 个"COPP"疗程后，进行评估肿瘤对化疗之效应，若疗效明显，即已达"CR"或"GPR"标准。则以后对男孩改用"ABVD"方案，2～4 个疗程，即可停药观察，这样可明显减少男孩疾病治愈后发生不育的危险性，而且停药后若复发，再用"ABVD"方案仍有效。

二、非霍奇金淋巴瘤

非霍奇金淋巴瘤（non－Hodgkin lymphoma，NHL）患儿的淋巴瘤细胞系来自循环于血液及淋巴系统中正常的淋巴细胞恶变后的细胞，故在起病初期，像急性淋巴细胞白血病一样，即为全身性疾病，故应根据病理类型及分期，采用强烈诱导、巩固及早期强化方案作全身治疗，适当结合手术治疗及放疗，并加强对中枢神经系统及睾丸等庇护所的防治，坚持长期序贯维持及定期强化及支持治疗。本病的发病有明显的性别差异，男女之比为 3.9：1，其恶性程度较霍奇金病高，转移快，治疗效果较 HD 为差。

（一）病理分型

尽管根据 1982 年美国国立癌症研究所（NCl）公布的工作分型有十大类型，但对儿童病例来说大多数为弥散型，为中度或高度恶性型，按此工作分型，分为以下 4 种类型。

1. 淋巴母细胞型　相应于抗原不依赖性淋巴系前体细胞阶段，应为 T 细胞型，仅 10％左右为 B 前体细胞型，组织学检查可见大量单一的淋巴母细胞，有丝分裂率高，在其间穿插有吞噬性组织细胞，以致有时极像非洲淋巴瘤样之"星空状"表现，但这些淋巴母细胞胞浆少、淡染、核膜常有折叠，因而在 Lukes－Collin 分类系统中将其分为曲核细胞型。其临床特点为多发于年龄较大之男性儿童，常有巨大的前纵隔肿块及胸腔积液，极易播散到骨髓、外周血及中枢神经系统，故基本应按高危型急性淋巴细胞白血病方案治疗。

2. 小无裂细胞性淋巴瘤　在 Rappaport 分类系统中称为未分化型。包括 2 个亚型，即：非洲淋巴瘤型（Burkitt 型）及多形性型（又称非－非洲淋巴瘤型）。在非洲，多见有颌骨受累，但在西方国家，常起自胃肠道及泌尿生殖道，与 EB 病毒感染关系不大，组织学检查可见大量有丝分裂，提示增殖率极高，浸润的肿瘤细胞间穿插有吞噬性组织细胞，呈典型之"星空状"表现（Starry Sky）。肿瘤细胞中等大小，核呈均一性或多形性，明显可见核仁，胞浆嗜碱性，可见空泡。免疫学检查属 B 细胞系，常有特殊的染色体易位如 t(8；14)t(2；8)或 t(8；22)，这种易位使 C－Myc 癌基因编码免疫球蛋白重链或轻链的区段相并置，而致瘤细胞异常增殖。有巨大肿瘤者，在治疗早期，应警惕肿瘤细胞溶解综合征的发生，进展到白血病的机会较淋巴母细胞型为少，但若发展为白血病，则其瘤细胞按 FAB 形态分型属乙型。

3. 大细胞性淋巴瘤（macrocytic lymphoma）　包括弥漫性大细胞性淋巴瘤及大细胞性免疫母细胞性淋巴瘤 2 种亚型。前者由生发中心大的已转化的淋巴样细胞恶变而来，肿瘤细胞力大而核裂者，但偶为大核裂变型，有多个较清晰的核仁，胞浆淡染或嗜碱性，细胞间常有片状胶原沉着区；而大细胞性、免疫母细胞性淋巴瘤则由生发中心以外的已转化的淋巴细胞恶变而来，肿瘤切片中主要为有单个核仁的间变的细胞，核膜较厚并有大量嗜碱性胞浆，免疫表型上两者均属 B 细胞性淋巴瘤。具临床表现特点多见为回盲部肿块,其次为单侧性颈部、腋部或腹股沟部淋巴结肿大,偶见前纵隔或鼻咽部肿块,本病虽可累及骨,但罕见进展为白血病。

4. Ki－1 淋巴瘤(Ki－1 lymphoma) 绝大多数儿童非霍奇金淋巴瘤属以上 3 种类型。但约 10％病例属所谓间变型大细胞性或"Ki－1"淋巴瘤,形态上这些淋巴瘤细胞类似于组织细胞、上皮细胞或肉瘤样恶性肿瘤。由于本型肿瘤细胞能与 Ki－1(CD30)抗原(这是一种从霍奇金细胞株中提出的抗原)发生反应,提示 Ki－1 淋巴瘤可能代表了霍奇金病与非霍奇金淋巴瘤间的连接点,典型的病理变化为淋巴结仅部分取代,窦状隙明显受累,肿瘤细胞具有间变的特征,厚的染色质环、巨大的核仁、胞浆丰富,双染性或嗜酸性,由于瘤细胞形态奇特且与分布于窦状隙,故易误诊为转移性肿瘤或组织细胞性肿瘤,因它与非淋巴样肿瘤极相似,故必需做一系列辅助检查。Ki－1 淋巴瘤典型者表达部分淋巴系表型,最常仅对少数 T 淋巴抗原呈阳性反应,对 Ki－1 抗原(CD30)阳性,白细胞共同抗原(CD45)阳性,CD15 阴性,这些是将Ki－1 淋巴瘤与霍奇金(淋巴细胞消减型)鉴别的主要点,此外,亦特征性地表达淋巴细胞激活抗原如:白介素－2 受者、运铁蛋白受者及 HLA－DR、基因探针分析。在大部分病例可见T 细胞受者克隆性重组,免疫球蛋白基因重组,因而凭此很难判明究竟是向 B 细胞或 T 细胞分化,最近发现本型有特殊的染色体移位 t(2;5),其临床特点为患儿年龄较小主要分布于皮肤,应用强化疗后,疗效良好。

(二)临床分期及预后

Ⅰ期:单个淋巴结区或结外肿瘤,但纵隔及腹部肿块除外。

Ⅱ期:单个结外肿瘤伴局部淋巴结受累;膈肌同侧 2 个或 2 个以上淋巴结区受累,原发于胃肠道肿瘤,常在回盲部伴或不伴有肠系膜淋巴结受累。

Ⅲ期:膈肌两侧有单独的结外肿瘤;膈肌两侧有 2 个或更多的淋巴结病变,所有原发于胸腔的肿瘤(纵隔、胸膜、胸腺);所有广泛原发于腹腔内的病变及所有脊柱旁或硬膜下肿物。

Ⅳ期:以上任何病变加中枢神经系统和骨髓浸润。

Ⅰ～Ⅱ期者预后较好;Ⅲ～Ⅳ期者则差。

(三)诊断

以浅部淋巴结肿大发病者,活检可以确诊,关键是对一些无痛性淋巴结肿大者要提高警惕,而原发于深部淋巴结者,则易漏诊,故对长期发热原因不明者,如怀疑为 NHL,应进行手术探查。

(四)治疗

1. Ⅰ～Ⅱ期淋巴母细胞性 NHL

(1)诱导期治疗:应用"CHOP"方案,VCR 每次 $1.5 mg/m^2$(最大量每次 2mg)静脉注射,1周 1 次×6 周,pred 每日 $40 mg/m^2$,分 3 次口服×28d,阿霉素每次 $30 mg/m^2$,静脉注射第 1 及22d 各 1 次(避免外渗),CTX 每次 $750 mg/m^2$＋0.9％NaCl 250mL 静脉注射滴注,第 1 及 22d各 1 次,若原发灶位于头颈部,则在诱导期第 1、8、22d 各加鞘内注药 1 次(见表 9－4)。

表9-4 不同年龄三联鞘内注药剂量(mg)

年龄(岁)	MTX(mg)	Ara-C(mg)	DX(mg)
0～	5	15	2
1～	7.5	20	2
2～	10	25	4
3～14	12.5	30	4

(2)巩固治疗:当白细胞计数超过$(3～4)×10^9$/L即可开始(通常在疗程第43d),再用"CHOP"方案1疗程,但ADM只用1次30～40mg/m²静脉注射,CTX每次750mg/m²静脉注射,VCR每次1.5mg/m²静脉注射,均在巩固治疗期第1d用,pred 40mg/(m²·d),分2～3次,口服5d。

(3)维持治疗:6MP每日50mg/m²,分2次口服,持续用药24周,MTX每次25mg/m²,1周1次,肌内注射或口服,每6周鞘内用药1次(仅用于原发灶在头颈部者),24周后即可停药随访。

2.Ⅲ～Ⅳ期淋巴母细胞NHL 基本按急淋方案,应用"VALP"方案。

(1)诱导期:用pred每日40mg/m²,分3次口服,第1～29d。VCR每次1.5mg/m²静脉注射,1周1次,第1,8,15,22d各1次。左旋门冬酰胺酶(L-ASP)每次200U/kg,静脉滴注或肌内注射,隔天用×9次,即第2,4,6,8,10,12,15,17,19d用。ADM每次25mg/m²静脉注射,第1,8d各1次。足叶乙苷(VP16)每次150～200mg/m²+5%～10%葡萄糖500mL静脉注射滴3h左右+阿糖胞苷(Ara-C)每次300mg/m²+0.9%NaCl 100mL 1h内滴完,第22,25,29d各用1次(VCR每次最大量不超过2mg)。若在疗程第22,25,29d,中性粒细胞绝对值小于$0.5×10^9$/L,则VP16+Ara-C可延迟3～7d应用,以等待造血功能恢复,必要时可用粒细胞集落刺激因子(G-CSF),以加速造血功能恢复,剂量为每日5μg/kg,皮下注射。此外,若患儿总胆红素高于51.3μmol/L(3.0mg/dL)或低蛋白血症(<25g/L),则VP16剂量应减半。

所有病例在接受上述方案治疗期,在诱导期第1,22,43d各分别鞘内注射MTX+Ara-C+DX 1次,剂量见前。若诊断时已有中枢神经系统受累,则在诱导期第8d及15d再各鞘内用药1次。

(2)巩固治疗(6周左右):大剂量氨甲喋呤(HD-MTX)每次2g/m²,每2周左右再用一次,共3次,在HD-MTX应用同时,加用6MP每日75mg/m²,口服7d,用HD-MTX前应静脉滴注5%碳酸氢钠(SB)50～100mL,以碱化尿液,接着将HD-MTX加在5%葡萄糖液250～500mL中,静脉滴注2h,在HD-MTX应用当天及以后2d,每天总补液量应达1500～2000mL/m²,电解质含量按1/3～1/4张计算。从HD-MTX开始用起计算36～40h后应用四氢叶酸钙每次12mg/m²,每6h一次,共8次,肌内注射,以中止MTX作用,每次应用HD-MTX前一次,鞘内注药一次,随后进入维持治疗,持续用药120周。

(3)维持治疗方案:在维持治疗开始前,用原诱导方案1疗程,随后6MP每日75mg/m²口服+MTX每次20～30mg/m²,1周1次,肌内注射或口服,连用3周左右,若白细胞数下降到低于$3×10^9$/L,则改用pred-VCR 1～2周,待白细胞上升到$3×10^9$/L,再改用6MP+MTX维持治疗。在此疗程中插入下列强化疗:①每8周1次HD-MTX(剂量及用法同前):共用7个疗程,均同时做鞘内注药。②每3个月1次小强化,每次可用VP16 150mg/m²静脉注射滴注＋Ara－C每次300mg/m²,30min内滴完,1周用2次×2周,或"COAP"方案:CTX每次750mg/m²静脉注射,滴注,VCR每次1.5mg/m²静脉注射,疗程第1d用;Ara－C每次100～200mg/m²,分2次皮下注射,共7d,pred;每日1mg/kg,分3次口服,共7d为1疗程,此2种方案交替使用。③每6个月1次大强化,即用诱导期方案"VALP"(剂量及用法同诱导方案)。④在上述化疗间歇期用6MP每日75mg/m²,口服＋MTX每次20～30mg/m²,1周1次口服或肌内注射做维持治疗。

如果HD－MTX与小强化或大强化疗程的应用,在时间上有冲突或重叠,则先用HD－MTX,待肝功能正常,白细胞总数超过$4×10^9$/L时,再用小强化或大强化疗程,总疗程为120周。

若起病时已有中枢神经系统受累,则在全身化疗同时鞘内注药6～8次(通常开始时为隔天1次,共4次左右,脑脊液即可转为阴性,以后每3d1次共2次,随后1周1～2次)。在全身诱导期化疗达完全缓解后,继续按上述方案做巩固、庇护所预防及维持治疗,头颅及脊柱放疗安排在56周时进行,若患者在维持治疗的56周前发生中枢神经系统复发,则应重复鞘内注药6～8次,待脑脊液转阴后,再重复用诱导期化疗1疗程,随后头颅照射24Gy(分16次),在20～22d内照射完毕,每次1.5～2.0Gy,脊柱照射量为15～18Gy,分10次在12～14d内完成每次1.5Gy,然后再继续维持化疗至少1年。

若患儿起病时已有睾丸受累,应在维持治疗开始时做两侧睾丸放疗,总量为24Gy(分12次完成)。若在治疗期发生睾丸复发,则应先用6周的诱导期全身化疗方案,随后再作睾丸放疗,髓外复发后,至少需继续维持化疗1年(总疗程2年半左右)。

3.B细胞性NHL"COMP"方案为主

(1)诱导期:①pred:每日60mg/m²,分3～4次口服,共28d。②CTX:每次1.2g/m²静脉滴注,疗程第1d用。③VCR:每次1.5mg/m²静脉滴注,疗程第3,10,17,24d各用1次(最大量每次2mg)。④MTX:每次500mg/m²(1/3静脉推注,2/3静脉注射,滴注4h,继后用四氢叶酸钙解救,疗程第12d用;鞘内联合化疗第5,31,34d各1次。

(2)维持期:①pred:每日60mg/m²,分3～4次,口服5d。②VCR:每次1.5mg/m²静脉滴注,疗程第1,4d各1次。③CTX:每次1000mg/m²静脉滴注,疗程第1d静脉滴注。④MTX:每次500mg/m²,第15d用,1/3静脉推,2/3静脉滴4h;疗程第1d鞘内注药。每28d重复1疗程,总疗程Ⅰ～Ⅱ期为8～9;个月;Ⅲ～Ⅳ期为18个月至1年。

对肿瘤负荷大者(表现为巨大肿块、肝脾大,外周血白细胞超过$50×10^9$/L者,在治疗初期,应先用"COP"方案Ⅱ周。①CTX:每次750mg/m²静脉滴注,第1d。②VCR:每次,1.5mg/m²静脉滴注,第1d。③pred:每日1.0mg/kg,分3～4次,口服7d,疗程第1～7d,待瘤细胞负荷减少后,再正规化疗,在化疗开始阶段,充分水化及碱化尿液,亦可口服别嘌呤醇每日10mg/kg,连用1个月左右。

4.CODP＋HD－MTX＋放疗 有报告用CODP＋HD－MTX＋放疗治疗Ⅲ～Ⅳ期NHL取得较好的效果,其具体方案如下。

(1)COPD即长春新碱(VCR):每次1.5～2.0mg/m²,每周1次;环磷酰胺(CTX)每次1.2g/m²,每2周1次;红比霉素每次60mg/m²,每2周1次;与上药交替静脉滴注,泼尼松每日60mg/m²,分3～4次用,持续应用;第5周开始用大剂量氨甲喋呤(HD－MTX),每次1～2g/m²,随后常规用甲酰四氢叶酸钙解救,同时鞘内注射化疗药物;阿糖胞苷每次30mg/m²＋

MTX 每次 12.5～15.0mg/m²＋地塞米松每次 2～4mg,每 1～2 周 1 次,共 3 次,有巨大淋巴瘤者在诱导化疗结束后接受局部扩大野放疗,疗程 2～3 周,总剂量 30～40Gy。在用 HD－MTX 后 3～6 个月可做颅脑放疗,总剂量 18～24Gy。在 2～3 周内完成。同时每周鞘内注射化疗药物(药物剂量同上)。

(2)维持治疗:6－巯基嘌呤或 6－硫代鸟嘌呤每日 75mg/m²,MTX 15～30mg/m²,每周 1 次。加强治疗采用 VP16＋CTX＋阿霉素,第 1 年每月 1 次,第 2 年每 2 个月 1 次,HD－MTX 每半年 1 次,共 3 次,持续完全缓解(CCR)2 年停药。

(李杰)

第五节　血友病

血友病是一组遗传性凝血功能障碍的出血性疾病。其共同特征是活性凝血活酶生成障碍,凝血时间延长,终生具有轻微创伤后出血倾向。血友病包括:①血友病甲,即因子Ⅷ促凝成分(Ⅷ:C)缺乏症,又称抗血友病球蛋白(AHG)缺乏症。②血友病乙,即因子缺乏症,又称血浆凝血活酶成分(PTC)缺乏症。③血友病丙,即因子缺乏症,又称血浆凝血活酶前质(PTA)缺乏症。本病以欧美人居多,在我国和日本发病率较低,约占男子出生人口的 1～2/万。三种血友病的发病率中以血友病甲最多。约十倍于血友病乙,血友病丙较少见。

一、病因和发病机制

血友病甲和乙均为 X 连锁隐性遗传,男性发病,女性传递。血友病丙为常染色体显性或不完全隐性遗传,男女均可发病或传递疾病。

凝血因子Ⅷ、Ⅸ及Ⅺ为凝血活酶生成所必需。缺乏这些因子,凝血活酶生成减少,使内源性凝血系统发生障碍而引起出血。

因子Ⅷ是一种糖蛋白,主要有两部分组成。相对分子质量小的部分,内含因子Ⅷ的促凝成分(Ⅷ:C)及促凝活性抗原(Ⅷ:CAg);相对分子质量大的部分,称为Ⅷ因子相关抗原(ⅧR)或(vWF)。血友病甲患者血浆中ⅧR 并不缺乏,只是Ⅷ:C 减少或功能不良。现已知控制Ⅷ:C 的遗传基因位点在 X 染色体长臂第 2 区 5～8 带。

因子Ⅸ是一种由肝脏合成的糖蛋白,其在肝脏合成需要维生素 K 的参与。PTC 缺乏也是一种 X 染色体性联遗传性出血性疾病,经配子自亲代遗传给子代,使后者缺乏合成此因子的能力。

因子Ⅺ是一种由肝脏合成的球蛋白,在体外储存时其活性稳定,故给本病患者输适量储存血可补充因子Ⅺ。

二、临床表现

出血症状为本病的主要表现。终生有轻微损伤或手术后长时间出血倾向。出血常有诱因,如拔牙、轻度外伤或局部注射等,另有少部分患者为自发性出血,无诱因可查。临床上首次发生出血的年龄不一,重症可于新生儿期发病。出血年龄越早,病情越重。常见出血形式有:①皮肤黏膜出血:多数是轻微外伤之后,表现为不易制止的渗血。②深部血肿:以下肢、前臂及臀部肌肉部位为多见。③关节出血:为本病出血的特征之一,多见于中、重型患者,以膝关节最为多见,反复出血,常导致关节畸形。④内脏出血:如胃肠道、泌尿道出血、咯血等,颅内出血是最常见的致死原因。⑤其他:如新生儿脐带出血,骨膜下及骨内出血等,但少见。

血友病甲出血程度的轻重与其血浆中Ⅷ:C的活性高低有关:活性为0～1%者为重型,患者自幼年起即有自发性出血。出血部位多见关节、肌肉、深部组织出血,关节血肿畸形多见。关节积血为重型病例中最具特征性症状,可为自发性,反复发生,2%～5%者为中型,患者于轻微损伤后严重出血,自发性出血或关节出血较少见。偶有关节、肌肉、深部组织出血,关节畸形少见;6%～20%者为轻型,患者于轻微损伤或手术后出血时间延长,关节很少出血,无关节畸形;20%～50%为亚临床类型,仅于严重外伤或手术后有渗血现象。

临床上血友病乙不易与血友病甲区别,只是出血程度较轻。因子Ⅸ活性少于2%者为重型,有明显的出血倾向,但临床罕见。

血友病丙少见。出血症状较轻,少见自发性出血。杂合子者无症状,纯合子者出血症状也较轻,少见自发出血。

三、实验室检查

血友病甲、乙、丙实验室检查的共同特点是:①凝血时间延长(轻型正常)。②凝血酶原消耗不良。③白陶土部分凝血活酶时间延长。④凝血活酶生成试验异常。出血时间、凝血酶原时间和血小板正常。

用免疫学方法测定Ⅷ:C、Ⅸ的活性,对血友病甲或乙有诊断意义。

四、诊断和鉴别诊断

根据病史、出血症状和家族史,即可考虑血友病,确诊须做有关实验室检查。血友病须与血管性假血友病相鉴别,后者为常染色体显性遗传,男女均可发病,且出血时间延长,血小板黏附试验降低,阿司匹林试验阳性,血小板对瑞斯托霉素无凝集反应,血浆 vWF 减少或缺乏。

五、治疗

本组疾病为先天性遗传缺陷,尚无根治疗法。

(一)局部止血疗法

如轻微刺破、鼻出血,可用纤维蛋白泡沫、明胶海绵、凝血酶、肾上腺素等局部压迫止血。

(二)替代疗法

替代疗法是治疗血友病的有效方法,目的是将患者血浆因子水平提高到止血水平。

1.输新鲜全血 由于因子Ⅷ在室温下不稳定,所以,宜采血后6h内输给患者。每输入新鲜血 1mL/kg,约提高患者血中因子Ⅷ1%。输血适用于轻症患者。

2.输血浆 血友病甲患者宜输新鲜血浆,按 1mL/kg 输注可提高因子Ⅷ水平 2%。由于因子在库存血浆中稳定,故可输 3 周内 4℃库存血浆。血中因子Ⅸ活性达 10%就可不发生出血,30%可止住严重创伤出血。

3.冷沉淀物 由冷冻(－20℃)新鲜血浆中分离的冷沉淀制剂内含因子Ⅸ和纤维蛋白原。通常以 400mL 血中冷沉淀物含因子Ⅷ100U 计算(因子Ⅷ每 1U 相当于 1mL 正常新鲜血浆所含的因子Ⅷ量)。输入 1U/kg 可提高血中因子Ⅷ浓度 2%。

4.因子Ⅷ、Ⅸ浓缩制剂 为冻干制品。因子Ⅷ输入体内半衰期约为 9～18h,因子Ⅸ为 18

～20h。一般当因子Ⅷ(或因子Ⅸ)提升到正常凝血活性的15％～20％,即可达到止血水平。当血友病患者做大型手术或出现严重出血时,因子Ⅷ浓度需提升到正常凝血活性的30％～50％,因子Ⅸ需25％以上。按每1U/kg输入因子Ⅷ,可提高血浆因子Ⅷ活性1％,但输入同样剂量的因子Ⅸ仅可提高其活性0.5％～1％。

(三)药物治疗

1.凝血酶原复合物(PPSB) 内含Ⅱ、Ⅶ、Ⅸ、Ⅹ因子,适用于治疗血友病乙。

2.1－脱氨－8－右旋精氨酸加压素(DDAVP) 有提高血浆内因子活性作用,可用于治疗轻型血友病甲患者,剂量为0.2～0.3μg/kg,溶6－氨基己酸或氨甲环酸(止血环酸)联用。

3.达那唑 为人工合成的雄性激素,可提高凝血因子活性,也用于轻型血友病的治疗,对预防出血有一定的效果。

4.肾上腺皮质激素 用于治疗关节出血和慢性滑膜炎,有消炎止痛作用。泼尼松0.5～1mg/(kg·d)口服,氢化可的松110mg/(kg·d)静滴,急性滑膜炎用3～5d,慢性滑膜炎用2周。

(四)基因治疗

血友病乙的基因治疗已获成功。

六、预防

应包括:①减少本病的发生。②对已确诊血友病患者出血的预防。对于前者,应根据本组疾病的遗传方式,对患者的家族成员进行筛查,以确定其中的患者和携带者,对其中育龄妇女开展定期咨询宣教,使她们了解该病的遗传规律和危害性。对于家族中的孕妇要采用基因分析法进行产前诊断,如胎儿被确诊为血友病甲,应及时终止妊娠。对于后者,应减少和避免外伤出血,尽可能避免肌注,避免手术,必须手术时则先补充凝血因子。

(李杰)

第六节 特发性血小板减少性紫癜

特发性血小板减少性紫癜(ITP)又称自身免疫性血小板减少性紫癜,是由自身抗血小板抗体致血小板在单核—巨噬细胞系统内破坏过多而引起的出血性疾病。其特点是自发性出血,血小板减少,出血时间延长和血块收缩不良。

一、病因

临床上80％病儿在发病前多有病毒感染,包括上呼吸道感染、风疹、麻疹、水痘、腮腺炎、传染性单核细胞增多症、肝炎等疾病。

二、发病机制

目前认为病毒感染不是导致血小板减少的直接原因,导致血小板减少的最重要原因是体内产生抗血小板自身抗体,这类抗体可与血小板膜上特异性抗原结合,再被单核—巨噬细胞系统所清除。急性ITP与病毒急性感染后免疫反应有关,抗原多为与血小板膜有黏附能力的循环分子,病毒感染后,体内形成的抗原－抗体复合物可附着于血小板表面,使血小板易被单核－巨噬细胞系统吞噬和破坏,使血小板的寿命缩短,带有免疫球蛋白的血小板,其寿命由正常的 8～11d 缩短至数天或数小时。目前已知,血小板主要在脾脏中破坏,肝脏、骨髓及肺等也是血小板破坏的场所。

三、临床表现

本病分急性型(≤6 个月)与慢性型(>6 个月)。

(一)急性型

小儿时期多为急性型,多见于婴幼儿时期,男女发病数无差异,春季发病较高。80％患儿于发病前 1～3 周常有急性病毒感染史。大多数患儿发疹前无任何症状,急性暴发型可有发热。本病主要表现为程度不等的出血,以自发性皮肤和黏膜出血最常见,表现为全身性出血点、紫癜及淤斑,出血点分布不均,通常以四肢为多,在易于碰撞的部位更多见。重者可有牙龈出血、鼻出血、月经过多、咯血、血尿、呕血或黑便,严重者可出现危及生命的颅内出血。出血严重者可有失血性贫血,甚至发生失血性休克。10％～20％患儿有脾肿大。

(二)慢性型

约 10％患儿病程超过 6 个月,多见于学龄期儿童,前驱感染史少见,一般出血程度较轻。

四、实验室检查

(一)血液检查

1.血小板减少　最为突出,血小板计数在 100×10^9/L 以下,急性型 ITP 血小板计数多低于 20×10^9/L,而慢性型 ITP 血小板数多波动于$(30\sim80)\times10^9$/L 之间。出血轻重与血小板高低成正比,血小板计数低于 50×10^9/L 时可见自发出血,大于 20×10^9/L 时出血明显,小于 10×10^9/L 时出血严重。

2.失血量大　可有与失血量相一致的贫血。白细胞计数一般正常。

3.出血时间延长　凝血时间正常,血块收缩不良。血清凝血酶原消耗不良。

(二)骨髓象

巨核细胞增多或正常,以未成熟型巨核细胞增多为主,部分病例可见幼稚型巨核细胞,血小板生成障碍,产板型巨核细胞较少低于 30％。

(三)血小板抗体测定

PA IgG 或 PA IgM 或 PA IgA 明显升高。PA IgG 变化对 ITP 的预后有指导意义。

(四)血小板寿命测定

用同位素标记法测定血小板寿命,患儿血小板存活时间明显缩短,甚至只有数小时(正常为 8～10d)。

(五)其他

束臂试验阳性。

五、诊断与鉴别诊断

以出血为主要症状,无明显肝、脾及淋巴结肿大,血小板计数小于 100×10^9/L,骨髓核细胞为主,巨核细胞总数增加或正常,血清中检出抗血小板抗体(PA IgG,PA IgM,PA IgA),血小板寿命缩短,并排除其他引起血小板减少的疾病即可诊断。

本症还需与急性白血病、再生障碍性贫血、过敏性紫癜、其他继发性血小板减少性紫癜相鉴别。

六、治疗

（一）一般治疗

发病 1～2 周内应减少活动，避免创伤，重者卧床休息；积极预防及控制感染；忌用抗血小板药物，如阿司匹林；给予足量液体和易消化饮食；为减少出血倾向，常给大量维生素 C 及维生素 P；局部出血者压迫止血。

（二）糖皮质激素

激素可以降低毛细血管通透性、抑制血小板抗体产生、抑制单核－巨噬细胞系统破坏有抗体吸附的血小板。用药原则是早期、大量、短程。一般用强的松 1.5～2mg/(kg·d)，分 3 次口服。出血严重者可用甲基强的松龙或地塞米松冲击疗法，用法为甲基泼尼松龙 20～30mg/(kg·d)，或地塞米松 0.5～2mg/(kg·d)，静脉滴注，连用 3d，症状缓解后改服泼尼松。用药至血小板数回升至接近正常水平即可逐渐减量，疗程一般不超过 4 周。停药后如有复发，可再用泼尼松治疗。

（三）大剂量静脉丙种球蛋白

出血重、合并感染或免疫缺陷状态者，应选择大剂量丙种球蛋白静脉注射，剂量为 0.4g/(kg·d)，连用 5d；或每次 1g/kg 静脉滴注，用 1～2 次。

（四）血小板输注

可作为严重出血时的紧急治疗。因患儿血循环中含有大量抗血小板抗体，输入血小板很快被破坏。输注血小板需同时给予大剂量肾上腺皮质激素，以减少输入血小板破坏。

（五）脾切除

脾切除对慢性 ITP 的缓解率为 70%～75%。但应严重掌握手术指征，尽可能推迟切脾时间。适用对象为病程超过一年，有较严重的出血症状，药物治疗效果不好者。巨核细胞数减少、PA IgG 显著增高者脾切除的疗效差。

（六）免疫抑制剂

激素治疗无效者可试用长春新碱、硫唑嘌呤、环磷酰胺和环孢素 A 等，可单用或与皮质激素合用。免疫抑制剂的副作用较多，应注意密切观察。

（七）达那唑

一种人工合成雄激素，治疗顽固性慢性 ITP 患者，短期效果好，但维持效果时间较短，剂量为 10～15mg/(kg·d)，分次口服，连用 2～4 个月。

（李杰）

第七节　弥散性血管内凝血

弥散性血管内凝血（DIC）是一种继发于多种疾病的出血综合征。在一些致病因素的作用下，血液中的凝血机制被激活，启动凝血过程，在毛细血管和小动脉、小静脉内大量的纤维蛋白沉积，血小板凝集，从而产生广泛的微血栓。由于凝血过程加速，大量的凝血因子和血小板被消耗，纤维蛋白溶解系统被激活，产生继发性纤溶亢进，临床上表现为广泛性出血倾向、微循环障碍、栓塞表现及溶血等。

一、诊断常规

(一)病史

常有原发病的病史,诱发弥散性血管内凝血的常见原发病有以下几方面。

1.各种感染　如细菌、病毒及疟原虫等。

2.组织损伤　如外科大手术、严重外伤、挤压伤,严重烧伤等。

3.免疫性疾病　如溶血性输血反应、流脑等所致的暴发性紫癜等。

4.某些新生儿疾病　如新生儿寒冷损伤综合征、新生儿窒息、新生儿溶血、新生儿呼吸窘迫综合征等。

5.其他　如巨大血管瘤、急性出血性坏死性小肠炎等。

(二)临床表现

有原发病的症状和体征,且有下述表现。

1.出血　皮肤黏膜出血,注射部位或手术野渗血不止,消化道、泌尿道、呼吸道出血。

2.休克　一过性或持续性血压下降,不能用原发病解释的微循环衰竭。婴幼儿常为精神萎靡、面色青灰、黏膜青紫、肢端冰冷、尿少等。

3.栓塞　表现为各脏器(如肾、肺、脑、肝等)功能障碍,出现如血尿、少尿、无尿或肾衰竭、发绀、呼吸困难、昏迷、抽搐、黄疸、腹水等。

4.溶血　表现为高热、黄疸、腰背痛及血红蛋白尿。

(三)辅助检查

由于凝血及纤溶系统均受累,有多种出、凝血方面检查的异常,主要诊断指标有以下几项。

1.血小板计数　血小板数量低于正常或进行性下降。

2.凝血酶原时间和白陶土部分凝血活酶时间　凝血酶原时间(PT)延长 3s 以上或白陶土部分凝血活酶时间(KPTT)延长 10s 以上。

3.纤维蛋白原　低于 1.6g/L(肝病 DIC 时小于 1g/L),或进行性下降。

4.血浆鱼精蛋白副凝试验(3P 试验)　阳性或 FDP 大于 20mg/L(肝病 DIC 时,FDP 大于 60mg/L)。

5.血片中破碎红细胞　数值可大于 20%。

(四)诊断标准

存在易引起 DIC 的基础疾病,有出血、栓塞、休克、溶血表现,或对抗凝治疗有效,则要考虑 DIC 的可能性。实验室检查中的主要指标如有 3 项或 3 项以上异常即可确诊。如异常者少于 3 项,则做进一步检查帮助确诊。DIC 低凝期及纤溶亢进期用上述指标确定,而高凝期因持续时间很短,临床不易发现,如在高凝期做检查,则表现为抽血时血液易凝固、凝血时间缩短、AFYF 缩短,血小板数可正常或稍增高,纤维蛋白原正常或稍增高。

第五届中华血液学会全国血栓与止血学术会议制订的诊断标准如下。

1.临床表现

(1)存在易引起 DIC 的基础疾病。

(2)有下列两项以上表现:①多发性出血倾向。②不易用原发病解释的微循环衰竭或休克。③多发性微血管栓塞的症状和体征,如皮肤、皮下、黏膜栓塞坏死及早期出现的肾、肺、脑等脏器功能不全。④抗凝治疗有效。

2.实验室检查

(1)主要诊断指标同时有下列 3 项以上异常:①血小板计数低于 100×10^9/L 或呈进行性下降(肝病、白血病患者要求血小板数低于 50×10^9/L),或有下述两项以上血浆血小板活化产物升高:β 血小板球蛋白(β-TG);血小板第 4 因子(PF$_4$);血栓素 B$_2$(TXB$_2$);颗粒膜蛋白(GMP)140。②血浆纤维蛋白原含量小于 1.5g/L 或进行性下降或超过 4g/L(白血病及其他恶性肿瘤小于 1.8g/L,肝病小于 1.0g/L)。③3P 试验阳性或血浆 FDP 大于 20mg/L(肝病时 FDP 大于 60mg/L),或 D-二聚体水平升高或阳性。④凝血酶原时间缩短或延长 3s 以上,或呈动态变化(肝病者延长 5s 以上)。⑤纤溶酶原含量及活性降低。⑥抗凝血酶Ⅲ(AT-Ⅲ)含量及活性降低。⑦血浆因子Ⅷ:C 活性低于 50%(肝病患者为必备项目)。

(2)疑难病例应有下列一项以上异常:①因子Ⅷ:C 降低,vWF:Ag 升高,Ⅷ:C/vWF:加比值降低。②血浆凝血酶-抗凝血酶试验(TAT)浓度升高或凝血酶原碎片 1+2(F$_{1+2}$)水平升高。③血浆纤溶酶与纤溶酶抑制复合物(PIC)浓度升高。④血(尿)中纤维蛋白肽 A(FPA)水平增高。

二、鉴别诊断

与其他类似的微血管性溶血性贫血如血栓性血小板减少性紫癜和溶血尿毒综合征鉴别。

三、治疗常规

(一)一般治疗

治疗引起 DIC 的原发病。

(二)特异性治疗

1.肝素

(1)一般在 DIC 的早期使用,应用肝素的指征有以下几方面。①处于高凝状态者。②有明显栓塞表现者。③消耗性凝血期表现为凝血因子、血小板、纤维蛋白原进行性下降,出血逐渐加重,血压下降或休克者。④准备补充凝血因子如输血或血浆,或应用纤溶抑制药物而未能确定促凝物质是否仍在发挥作用者。

(2)以下情况应禁用或慎用肝素:①颅内出血或脊髓内出血、肺结核空洞出血、溃疡出血。②有血管损伤或新鲜创面者。③DIC 晚期以继发性纤溶为主者。④原有重度出血性疾病,如血友病等。⑤有严重肝脏疾病者。肝素 60～125U/kg,每 4～6h 1 次,静脉注射或静脉滴注,用药前后监测试管法凝血时间(CT),如果 CT 延长 2 倍以上,则应减量或停用,肝素过量者用等量鱼精蛋白中和。

2.抗血小板聚集药物 常用于轻型 DIC、疑似 DIC 而未肯定诊断者或高凝状态者,常用药物有以下所述。

(1)阿司匹林:10～20mg/(kg·d),分 2～3 次口服。用到血小板数恢复正常数天后才停药。

(2)双嘧达莫(潘生丁):5mg/(kg·d),分 2～3 次口服,疗程同阿司匹林。

3.抗凝血因子

(1)抗凝血酶Ⅲ:常用于 DIC 的早期,补充减少抗凝血酶Ⅲ量,其有抗凝血酶及抑制活化

的 χ 因子的作用,能保证肝素的疗效。常用剂量为首剂 $80\sim100U/kg$,1h 内滴完,以后剂量减半,12h 1 次,连用 5d。

(2)蛋白 C 浓缩剂:对感染等所致的内毒素引起的 DIC,应用蛋白 C 浓缩物可以提高肝素的疗效。

4.其他抗凝制剂 脉酸脂、MD－850、刺参酸性黏多糖、重组凝血酶调节蛋白、水蛭素等均有抗凝血作用,可用于 DIC 早期即高凝期。

5.血液成分输注 有活动性 DIC 时,可补充洗涤红细胞、浓缩血小板、清蛋白等。如果 DIC 过程已停止,或者肝素化后仍持续出血,应该补充凝血因子,可输注新鲜血浆、凝血酶原复合物。

6.抗纤溶药物 在 DIC 早期,为高凝状态时禁用抗纤溶药物,当病情发展到以纤溶为主时,可在肝素化的基础上慎用抗纤溶药,如 EACA、PAMBA 等。

(三)对症治疗

1.改善微循环 ①低分子右旋糖酐。②血管活性药物如 654－2、多巴胺等。

2.纠正酸中毒及水、电解质的平衡紊乱。

四、疗效评价

(一)预后评估

DIC 的预后与原发病表现、DIC 治疗早晚等因素相关。

(二)痊愈标准

1.痊愈

(1)出血、休克、脏器功能不全等 DIC 表现消失。

(2)低血压、淤斑等体征消失。

(3)血小板计数、纤维蛋白原含量以及其他实验室指标全部恢复正常。

2.显效 以上 3 项指标中,有 2 项符合要求者。

3.无效 经过治疗,DIC 症状和实验室指标无好转,或病情恶化死亡者。

(李杰)

第十章 小儿感染性疾病

第一节 病毒感染性疾病

一、脊髓灰质炎

脊髓灰质炎是由脊髓灰质炎病毒引起的急性传染病,多发生于小儿,主要临床表现为发热及肢体弛缓性瘫痪。

脊髓灰质炎病毒只有3个血清型,Ⅰ、Ⅱ和Ⅲ型。型间一般无交叉免疫。无论国内还是国外,引起瘫痪型疾病的多为Ⅰ型,但不同年代和地区主要流行株有不同。发病有明显的季节性,以夏秋季为主,其他季节亦曾有散发病例出现。本病的易感人群是儿童。传染源是受该病毒感染的人,包括患者和隐性感染者,经粪一口途径传播。受此病毒感染者在潜伏期后期和发病早期,血液中有病毒存在(病毒血症),持续时间短暂,3~5d。发病后咽部也可带病毒,可持续10d左右。粪便中排出病毒的时间较长,从发病早期至恢复期均可排出,最长可达17周。因此在急性期一定要严格地隔离患者、严密消毒处理患者的粪便。

脊髓灰质炎病毒一般引起溶细胞性感染,即可直接破坏受其感染的细胞,引起其变性与坏死。脊髓灰质炎的病变主要累及运动和自主神经元。对神经元的破坏伴有多形核白细胞、淋巴细胞和巨噬细胞等炎性细胞浸润。神经细胞有坏死溶解、胶质细胞增生。组织病理学上最特征性的改变是病变的分布:主要受攻击的部位是脊髓前角的灰质和脑桥及延髓的运动神经核,中脑、小脑幕神经核以及大脑中央前回。脊髓背根神经节也常常受累,但临床上并不出现感觉功能的缺乏。

(一)诊断及临床表现

1. 病史 脊髓灰质炎的潜伏期为9~12d,可短至5d,长至35d。从暴露到出现瘫痪的时间多在11~17d。脊髓灰质炎的临床表现轻重不一,从无症状感染到严重瘫痪乃至死亡,且与其他原因引起的肢体弛缓性瘫痪难以鉴别。4%~8%的感染者潜伏期过后仅有发热、头痛、咽痛、倦怠、食欲减退、呕吐和腹痛等前驱期症状,神经系统检查正常,临床上称为顿挫型,这一型的病程短,数小时至2~3d。大约0.1%发生明显的瘫痪,前驱期的第1次病毒血症后,患者经历2~5d的无症状期或静止期,然后进入瘫痪前期,突然重新出现发热,患者体温可达39℃,常伴有寒战、不适、呕吐、颈项强直。这种双相式病程大约见于儿童病例的1/3。肌肉疼痛、显著无力、感觉过敏、肌肉痉挛或用力时震颤以及颈项强直等,都是此期的主要临床表现。患者可出现病理反射,如克氏征和布氏征阳性。

瘫痪前期持续2~3d即进入瘫痪期,轻症患者出现单个肌肉瘫痪,严重时可致四肢完全瘫痪。瘫痪是弛缓性的,伸展反应消失。瘫痪的最大特征是不对称性分布,双侧受侵犯的肌群可不同。远端的肌肉比近端肌肉更易受累;下肢比上肢易于受累;手部大的肌群比小肌群易于受累。肢体受累的顺序和组合可不同。比较常见的是一侧下肢开始发生瘫痪,继而发生一侧上肢、或双侧下肢、和双侧上肢瘫痪。而婴儿几乎不发生四肢瘫痪。瘫痪发生时,腹壁反射先行消失,肢体腱反射减弱、继而消失。肋间肌亦可发生瘫痪,患儿只有腹式呼吸。当同时有吞咽困难时,发生呼吸道分泌物聚积可能被误诊为肺炎。儿童病例发生膀胱肌瘫痪而致尿潴留或尿失禁者较成人病例少见。

瘫痪期一般持续 1~2 周,其后进入恢复期,瘫痪肌肉的功能逐渐恢复。一般从远端肌群开始恢复。瘫痪轻者 1~3 个月可恢复,重者可能经数月或更长时间才能恢复。部分病例很难或不能恢复。发病后 1 年以上,瘫痪肌肉功能仍不能恢复,即进入后遗症期。由于运动神经元坏死、消失,相应肌肉永久丧失功能,可导致肢体肌肉萎缩、躯干或肢体畸形、脊柱弯曲、马蹄内翻或外翻足。

2.查体 在疾病的前驱期或顿挫型患者,除热性病容外无特殊的阳性体征。瘫痪前期部分患者可有感觉过敏、肌肉痉挛或用力时震颤以及颈项强直等,克氏征和布氏征亦可阳性。瘫痪发生时,腹壁反射先行消失,肢体腱反射减弱、继而消失。脑干运动神经元支配的软腭和咽部肌肉受累者,可导致呼吸困难。婴儿以脑炎型发病时,可表现为抽搐、精神错乱和意识障碍等。后遗症期患者常见的主要体征为肢体肌肉萎缩、躯干或肢体畸形、脊柱弯曲、马蹄内翻或外翻足等。

3.辅助检查

(1)常规检查:外周血白细胞正常或升高。脑脊液的常规检查结果难与其他病毒引起的无菌性脑膜炎相区别。

(2)病原学检查:一般在发病 1 周内可从咽部分离出脊髓灰质炎病毒。发病后数周内可从粪便中分离到该病毒。但与许多其他肠道病毒不同的是,从脑脊液中很难分离出脊髓灰质炎病毒。在脊髓灰质炎患病率已经很低的国家和地区,重要的是将脊髓灰质炎病毒的野毒株与疫苗株相鉴别。

(3)血清学诊断:血清及(或)脑脊液中特异性 IgM 抗体的检出,血清或脑脊液中 IgG 抗体或中和抗体滴度在恢复期显著(4 倍或更多)升高时均可确定诊断。

4.诊断要点 已知有脊髓灰质炎流行情况下,根据流行病学史、典型临床表现以及实验室检查,脊髓灰质炎的诊断并不困难。但目前我国已消灭脊髓灰质炎。遇到可疑的病例,应做全面仔细的病史询问、详尽的检查,留取急性期和恢复期血清、脑脊液和粪便标本。除做常规检验以外,一定要将留取的标本送到有条件作病原学、血清学以及分子生物学检查技术的实验室或国家指定的实验室进行有关的检查。

5.鉴别诊断

(1)格林-巴利综合征:脊髓灰质炎患者一般都有发热、脑(脊髓)膜刺激征,起病急,瘫痪的特点是不对称的,而且实际上很少伴有感觉异常。与此相反,格林-巴利综合征则有对称的上行性瘫痪,80% 以上病例有感觉丧失。双侧面瘫可发生于半数的格林-巴利综合征病例,但这在延髓型或脑干型脊髓灰质炎则不常见。脊髓灰质炎患者瘫痪的进展或延伸很少超过 3~4d,但在格林-巴利综合征,瘫痪的进展或扩散可持续 2 周左右。脑脊液的特征也有助于鉴别。在脊髓灰质炎有脑脊液的细胞数显著增多及一定程度的蛋白增加;但在格林-巴利综合征,蛋白的增加不伴有或只伴有很轻度的细胞数增多(蛋白细胞分离现象)。

(2)与其他病毒引起的脑炎鉴别:脊髓灰质炎病毒引起的脑炎与其他病毒引起的脑炎鉴别难,须经实验室检查才可彻底鉴别。

(3)与其他原因引起的瘫痪鉴别:我国有关部门规定对可能同脊髓灰质炎混淆的 14 种弛缓性瘫痪(其中包括横贯性脊髓炎、多神经病、神经根炎等)一律向指定部门报告,并且按照规定留取患者的标本。

（二）治疗

1. 药物治疗　目前尚缺乏特异、高效的抗病毒药物，仍以支持和对症处理为主。前驱期和瘫痪前期患者，应卧床休息，注意水、电解质平衡，给予富含维生素、蛋白质等易消化的饮食。近期国外报道一种新药 Pleconaril，其口服吸收好、副作用小，对 RNA 病毒科的病毒，特别是脊髓灰质炎病毒和其他肠道病毒引起的急性弛缓性麻痹、脑膜炎等有较好的疗效，在美国已进入Ⅲ期临床，其作用机制可能是通过阻止病毒与宿主细胞受体的结合而抑制病毒复制。美国先灵公司开发研究中的 SCH 48973，是一种广谱抗肠道病毒物质，实验研究其在体外和动物体内均有良好的抗脊髓灰质炎病毒作用。

在瘫痪的急性期，卧床休息对防止瘫痪进一步发展是至关重要的。对较大儿童病例，在床垫下放置木板，可减轻背部肌肉痉挛引起的疼痛。在下肢瘫痪病例，将脚放在与床面成直角的木板上，可防止发生足下垂。

瘫痪期最重要的治疗是针对呼吸方面问题的处理。出现呼吸肌麻痹时，应当在缺氧出现之前就开始机械通气。轻症脑干型病例，对呼吸道分泌物聚积可用体位引流或吸引等方法处理，但对重症病例必须做气管插管或气管切开，进行机械通气，及时清理呼吸道分泌物。对有尿潴留者应留置导尿管。对于恢复期和后遗症期的病例，应当根据病情采取综合性康复治疗措施，包括功能锻炼、理疗、针灸、推拿等。

2. 快速处理　对于高热者适当给予降温；对肢体疼痛明显、烦躁不安者，适当给予镇静剂，局部使用湿热敷，对减轻疼痛亦有帮助。

（三）患者教育

脊髓灰质炎多发生于小儿，进入瘫痪期的患者可留有不同程度的后遗症，因此对于脊髓灰质炎的控制主要依赖于疫苗的有效预防。对于恢复期和后遗症期的病例，应当根据病情采取综合性康复治疗措施。我国实行的免疫方案是 2、3、4 月龄时各服 1 次三价疫苗，4 岁时强化服苗 1 次。临床上如见到可疑病例，应及时隔离，隔离期自发病日计 40d；最初 1 周应进行呼吸道和消化道隔离，其后进行消化道隔离。对密切接触者，应进行医学观察 20d；如出现发热、呼吸道或消化道症状，应使患者卧床休息，隔离至症状消失后 1 周。加强个人卫生，处理好粪便，严格管理饮食和饮水卫生，是切断脊髓灰质炎和其他肠道传染病的重要环节。

二、水痘

水痘是一种传染性很强的儿童期出疹性疾病，以斑疹、丘疹、疱疹、结痂为其主要特点。主要通过接触和飞沫传染。易感儿接触水痘后，几乎均可患病，感染后可获得持久的免疫力，但以后可以发生带状疱疹。

病原体为水痘-带状疱疹病毒（VZV），是疱疹病毒属，病毒侵入后首先复制的部位可能是鼻咽部，2～3d 后进入血液产生病毒血症。可在单核-吞噬细胞系统内再次增殖后入血引起 2 次病毒血症，此时便出现弥漫性的和成簇的皮肤损害。皮肤损害累及真皮，有气球样变、多核巨细胞和嗜酸性核内包涵体形成。感染可累及局部皮肤的血管，引起坏死和表皮出血。随着病情进展，多形核白细胞的渗出以及变性的细胞和纤维蛋白致疱液变浑。疱疹最终破裂并释放出其内的液体（其中具有传染性的病毒），或逐渐被吸收，形成结痂。

人类是 VZV 唯一的贮存宿主。水痘的传染性极强，对易感人群的感染率在 90% 以上。

男女性别及不同种族人群对 VZV 感染同等敏感。在温带地区,水痘的发病高峰在冬季后期和早春。5～9 岁儿童对本病最敏感,占 50%,其余的病例多为 1～4 岁和 10～14 岁的儿童。调查表明,0～50 岁的健康人群中,水痘病毒 IgG 抗体的阳性率为 64.3%,0～2 岁者抗体阳性率最低。患水痘后可产生持久的、一般是终生的免疫力。对水痘易感的儿童与患带状疱疹的成人发生密切接触后可发生水痘。

(一)诊断

1.病史与查体　应仔细询问患儿与水痘或带状疱疹患者的接触史、疫苗接种史、当地水痘的流行情况和患儿是否到过外地疫区。潜伏期为 10～21d。临床表现轻重不一,轻者可无发热、皮疹稀少、症状轻微。典型病例,特别是年龄较大的儿童,有前驱期,此期为 24～48h,其表现包括发热、不适、食欲减退、头痛,偶有轻度腹痛。此期之后即出现皮疹,一般伴有轻度至中度发热,持续 3～4d。典型病例的皮疹首先出现于头皮、面部或躯干。最初的皮疹为红色斑疹,然后发展为充满透明液体的水疱疹,24～48h 疱内液体变浑浊,且疱疹出现脐凹现象,最后结痂。当最初的损害结痂时,在躯干和肢体上出现新的皮疹。同时存在不同期的皮疹,是水痘的特征。累及口咽部和阴道的溃疡性损害常见。许多儿童病例眼睑和结膜上出现水疱疹,但角膜受累和严重的眼部疾病罕见。年龄小的儿童出现皮疹数量较少。继发于家庭接触和年龄较大儿童出现皮疹较多,持续时间较长。对于发病时有其他皮肤疾病,如湿疹或近期的日光烧伤者,出现皮疹可更广泛。瘢痕形成不常见,除非皮肤损害部有继发感染。

2.辅助检查

(1)血常规:外周血白细胞计数正常或稍低,如升高则表明可能有继发细菌感染。

(2)从水疱样疹基底部刮取标本并涂片进行细胞学染色,如见有多核巨细胞,则提示可能有 VZV 存在。进一步的诊断可用免疫荧光素标记抗体对皮损涂片进行检查,可证实是哪一种病毒。快速培养分离法需 48h。在普通的水痘病例中可有血清转氨酶的中度升高。

(3)在并发中枢神经系统感染的儿童中,脑脊液中蛋白轻到中度增加,淋巴细胞轻度增加。

3.诊断要点　对既往健康的儿童而言,在诊断水痘时不必做实验室检查,根据病史、流行病学史以及典型的皮疹,易于做出诊断。

4.鉴别诊断　水痘的鉴别诊断应包括丘疹性荨麻疹和由其他病原体等引起的疱疹性皮肤损害,如单纯疱疹病毒、肠道病毒、金黄色葡萄球菌等以及药物反应、疱疹样皮炎、昆虫叮咬等。

(二)治疗

1.药物治疗　阿昔洛韦(无环鸟苷)是最常用于水痘治疗的药物,有人认为早期用药疗效较好,剂量为 30mg/(kg·d),静脉内给药,3 次/d,每次输入时间应在 1h 以上。在已经发病的患者中,水痘免疫球蛋白(VZIG)无价值。口服阿昔洛韦 80mg/(kg·d)对免疫健全的儿童水痘病例有适度的益处而且无毒性,但只有在水痘发病后 24h 内开始治疗才有效。对过去有慢性皮肤或肺部疾病、正在接受短期或间歇性或吸入性肾上腺皮质激素制剂、接受长期的水杨酸制剂治疗或可能是家庭中续发病例的儿童,可按口服 20mg/(kg·次),最大剂量 800mg/次,每日 4 次,共 5d 的方案给药。治疗越早越好,一般应在皮疹出现后 48h 以内开始。

2.快速处理　对既往健康的儿童,水痘的临床症状一般较轻,不伴发热或仅有低热,不需特殊处理,而对高热可用对乙酰氨基酚退热,但不主张用水杨酸类药如阿司匹林,禁止应用激素治疗。

（三）患者教育

既往健康儿童水痘的临床症状一般较轻，不伴发热或仅有低热，不需住院治疗，保持皮肤清洁，在家隔离患儿至皮疹全部结痂为止。大多数水痘患者无并发症，预后良好。个别进展型水痘或有并发症者须住院隔离治疗。所有对水痘易感的儿童和成人都应进行水痘减毒活疫苗的接种。

三、流行性腮腺炎

流行性腮腺炎是小儿常见的病毒性传染病，以腮腺肿胀及疼痛为特点的非化脓性炎症。全身其他腺组织均可受累。常见的并发症有脑炎、睾丸炎、胰腺炎或卵巢炎。2岁以下小儿因有来自母体的抗体发病者少见，本病主要见于年长儿，在集体机构中可见暴发流行。在冬、春季为流行高峰，其他季节也有散发病例。

病原体为流行性腮腺炎病毒，系 RNA 病毒。病毒经飞沫传入体内，主要通过口及鼻黏膜，大量增殖后进入血液循环，引起病毒血症。随之病毒经血液至全身各器官，最常累及唾液腺如腮腺、舌下腺、颌下腺，也可侵犯胰腺、生殖腺、神经系统及其他器官引起炎性病变。受侵犯的腺体出现非化脓性炎症病变。腮腺管水肿，管腔中有脱落的上皮细胞堆积，阻碍唾液的正常排出，使腺体分泌发生困难并潴留在腺体内，使唾液中的淀粉酶经淋巴入血，引起血中的淀粉酶升高。并从尿中排出，使尿淀粉酶增高。

（一）诊断

1. 病史　仔细询问患儿所在的幼儿园或学校有无流行性腮腺炎的暴发流行情况、患儿的接触史及疫苗接种史。接触者2～3周潜伏期后，可有短暂的前驱期症状，表现为发热、食欲缺乏、全身无力、头痛、呕吐等，少数早期并发脑膜炎患儿可出现脑膜刺激征。腮腺肿大先于一侧，然后另一侧也肿大，也有仅一侧肿大或无肿大的病例。腮腺肿大3～5d达高峰，继而逐渐缩小，一般1周左右消退，偶有延至2周者。患儿感到腮腺局部胀痛和感觉过敏，张口和咀嚼时更明显。有时颌下腺和舌下腺均可肿大，前者多见，有些病例仅有颌下腺肿大而腮腺不大。部分患儿始终无腺组织明显肿胀，而仅有病毒血症或并发症的表现。在腮腺肿大的同时有发热，以中等热多见，持续时间不一，短者1～2d，少数可达2周。约20%体温始终正常。

流行性腮腺炎本身并非重症，但并发症较多，有些病情较重。

（1）神经系统并发症：据报道10%～20%病例伴发神经系统感染，主要表现为脑膜脑炎。小脑病变为主者出现共济失调；以豆状核病变为主者，出现扭转性痉挛；尚可见脑神经损伤，脑积水等。总的预后良好，但也偶见死亡病例及留有后遗症者。应注意，脑膜脑炎可在腮腺肿胀前、中、后出现。

（2）生殖器官并发症：流行性腮腺炎病毒可侵犯生殖腺，表现为睾丸炎或卵巢炎，前者较后者多见，可能与临床易于发现有关。多见于青少年或成人，儿童期少见。多发生于腮腺肿胀后3～13d，单侧较多，仅2%～3%见于双侧。临床表现有高热、头痛、恶心、呕吐、局部疼痛、阴囊肿胀、皮肤发红。病程大概10d。卵巢炎临床症状轻，仅有腰部酸痛，下腹部有压痛、月经失调等。30%～50%睾丸或卵巢发生不同程度萎缩，双侧萎缩者可导致不育症。

（3）急性胰腺炎：多见于年长儿，大多数发生于腮腺肿胀后3～7d。主要表现为体温骤然上升，伴有反复频繁的呕吐、上腹剧烈的疼痛、腹泻、腹胀或便秘。上腹部压痛明显，局部肌紧张,B超有时显示胰腺肿大。血、尿淀粉酶增高,但 90%单纯腮腺炎病例淀粉酶也可轻或中度增高。血清脂肪酶测定,有助于胰腺炎的诊断。

2.查体 典型的流行性腮腺炎腮腺的肿大特点是以耳垂为中心,向周围扩大,边缘不清、触之有弹性感及触痛,表面皮肤不发红。肿胀范围上缘可达颧骨弓,后缘达胸锁乳突肌,下缘延伸到颌下达颈部。腮腺管口可见红肿。有时见颌下腺和(或)舌下腺也肿大。合并神经系统、生殖器官及胰腺等并发症者可出现相应的临床体征。

3.辅助检查

(1)血常规:外周血白细胞计数大多正常或稍增,淋巴细胞相对增高。

(2)血、尿淀粉酶测定:血清及尿中淀粉酶活力与腮腺肿胀程度平行,在 2 周左右恢复正常,90%患者发病早期有血清和尿淀粉酶增高,故测定淀粉酶可与其他原因的腮腺肿大或其他病毒性脑膜炎相鉴别。血脂肪酶增高,有助于胰腺炎的诊断。

(3)血清学检查:ELISA 法检测血清和唾液中腮腺炎病毒核蛋白的 IgM 抗体可作为近期感染的诊断。近年来有应用特异性抗体或单克隆抗体来检测腮腺炎病毒抗原,可作早期诊断。

(4)病原学检查:患者唾液、脑脊液、尿或血中可分离出病毒,但阳性率较低;应用反转录 PCR 技术检测腮腺炎病毒 RNA,可大大提高可疑患者的诊断。

4.诊断要点 腮腺有明显肿胀,有明确的传染病流行史和接触史,在除外其他原因引起的腮腺肿大的情况下,临床做出诊断并不困难。单纯颌下腺或舌下腺肿大的病例,在有明确的传染源,除外局部淋巴结炎后,即可做出诊断。疑有脑膜炎者可作脑脊液检查,但病毒性中枢感染的临床症状典型,腮腺炎诊断明确者,可不必检查脑脊液。腮腺肿大前,或无腮腺肿大疑有脑膜炎者临床诊断比较困难,需做脑脊液检查,并同时做病原学诊断。

5.鉴别诊断

(1)其他病毒所致腮腺炎:现已知流感、副流感、腺病毒、肠道病毒等均可引起腮腺炎。初步鉴别可参考流行病史及临床伴随症状,最终的鉴别方法是进行病原学及血清学的检查。

(2)化脓性腮腺炎:位于同侧腮腺,常多次复发,应疑为化脓性腮腺炎,挤压腺体可见腮腺管口有脓液流出。局部表面皮肤红肿,压痛明显,周围界限不清,外周血白细胞及中性粒细胞增高。各年龄期儿童均可发生,至青春期可自然消失。用抗生素治疗有效。

(3)局部淋巴结炎:急性淋巴结炎多为单侧发病,位于颌下或颏下,肿块不以耳垂为中心,淋巴结肿大较硬,边缘清楚,压痛明显,多有咽部炎症存在。腮腺管口无红肿。

(4)其他病毒中枢神经系统感染:腮腺炎病毒引起的脑炎、脑膜脑炎症状出现于腮腺肿大前、或肿胀后一段时间、或无腮腺肿大的病例,与其他病毒引起的脑神经损害相鉴别需根据病原学检查确定诊断。

(二)治疗

患儿应卧床休息,在家隔离观察、对症处理,至腺肿完全消失为止。

1.药物治疗 目前国内外缺乏有效药物。关于干扰素治疗尚有不同意见。中药是国内常用的治疗药物,内服可用普济消毒饮加减,单味药用板蓝根。局部用紫金锭或如意金黄散加减,用醋调后外敷,但其确切的疗效需一定数量病例随机对照研究证实。局部也可用透热、红外线等理疗,对止痛、消肿有一定疗效。

2.快速处理 对于无并发症的流行性腮腺炎完全对症处理,高热者给予适当退热。并发睾丸炎时,可用棉花及丁字带将睾丸托起,局部冷敷以减轻疼痛。重症病例可短期用氢化可的松 5mg/(kg·d)静脉点滴。并发胰腺炎时,应禁食,静脉输液加用抗生素。脑膜脑炎患者主要采用对症治疗,伴有颅内压增高者,可用脱水疗法。

（三）患者教育

流行性腮腺炎本身并非重症,但并发症较多,有些病情较重。本病预后良好,均能完全恢复。并发脑膜脑炎者,一般预后良好。腮腺炎减毒活疫苗已证实安全有效,目前常采用麻疹、风疹、腮腺炎三联疫苗。

四、手足口病

手、足、口病大都由柯萨奇 A16 型肠道病毒引起,也可由 A5、A10 及 71 型肠道病毒引起流行。此病主要表现为口腔炎及位于手、足之皮疹,多见于 4 岁以下小儿,夏秋季多见。年长儿及成人也可感染,但一般症状较轻,或为无症状的隐性感染。近几年报道,肠道病毒 71 型引起患者手、足、口病,可伴发病毒性脑膜炎、脑干脑炎和脊髓灰质炎样的麻痹等多种与神经系统相关的疾病,致残及病死率较高。自 1999 年以来,EV71 是我国南方地区手、足、口病的主要病原之一。

（一）诊断

1.病史　手、足、口病多见于婴幼儿及学龄前儿童,夏秋季高发。临床上首先表现为口腔不适或疼痛、厌食及低热,亦可不发热。一般病程短而轻,多于 1 周左右痊愈,皮疹不留瘢痕或色素沉着。但近年来报道由 71 型肠道病毒引起的临床症状差距较大,轻者只表现为手、足、口病,或仅表现为急性咽喉炎,重者可伴发无菌性脑膜炎、脑炎及脊髓灰质炎样的麻痹等多种与神经系统有关的疾病。

2.查体　口腔内可见散发性小疱疹或溃疡,位于舌、颊黏膜及硬腭等处为多,偶然波及软腭、牙龈、扁桃体和咽部(此点与疱疹性咽峡炎不同),溃破后成浅溃疡,于 1 周内自愈。局部淋巴结多不肿大。皮疹可先见斑丘疹,后转为疱疹,圆形或椭圆形,3～7mm 大小,较水痘皮疹为小,质较硬。皮疹出现于手脚为多,掌背均有,也可见于臂、腿及臀区,偶见于躯干。皮疹数目少的仅几个,多至几十个。

3.辅助检查

（1）血常规:外周血白细胞计数大多正常,明显增高者应考虑合并细菌感染。

（2）病原学检查:反转录聚合酶链反应(RT－PCR),已成为肠道病毒感染快速诊断的重要手段。

4.诊断要点　根据病史及流行病学情况,夏秋季婴幼儿及学龄前儿童表现为口腔不适或疼痛、厌食及低热后出现典型的皮疹者,易于做出诊断,不必做实验室检查。但对手、足、口病伴发病毒性脑膜炎、脑干脑炎等神经系统损害者应做脑脊液检查。

（二）治疗

1.药物治疗　对症治疗为主。目前缺乏特异、高效的抗病毒药物。近期国外报道一种新药 Pleconaril,其口服吸收好、副作用小,对 RNA 病毒科的病毒,特别是肠道病毒感染有较好的疗效,在美国已进入Ⅲ期临床。

2.快速处理　一般不需快速处理,个别高热者给予对乙酰氨基酚退热治疗。

（三）患者教育

手、足、口病多见于婴幼儿及学龄前儿童，临床上首先表现为口腔不适或疼痛、厌食及低热，一般病程短而轻，多于1周左右痊愈，皮疹不留瘢痕或色素沉着。但由71型肠道病毒引起者可伴发无菌性脑膜炎、脑炎及脊髓灰质炎样的麻痹等多种与神经系统有关的疾病，应予以重视。

五、风疹

风疹是风疹病毒引起的常见急性传染病，主要表现为发热、斑丘疹、耳后及枕后淋巴结肿大，病情较轻，预后良好。但母亲在怀孕早期感染风疹，部分婴儿可患先天性白内障和先天性心脏病等，后果严重，因此预防风疹已引起医学界重视。

风疹病毒属RNA病毒，病原体由口、鼻及眼部的分泌物直接传播，或通过呼吸道飞沫散播传染。病毒主要侵犯上呼吸道及淋巴组织，也可以通过血液累及全身其他系统。病毒直接损害血管内皮细胞引起皮疹，近年来认为抗原抗体复合物与真皮上层的毛细血管充血和轻微炎性渗液引起皮疹相关。冬春季多发。多见于学龄前及学龄儿童，6个月以下婴儿由于母体被动免疫，很少发病。一次感染后，无论是隐性或显性感染，均可产生持久的免疫力。

（一）诊断

1.病史　风疹多在地区或小范围内流行，冬春两季患病率高。患者的接触史一般不很确定。2~3周的潜伏期后可出现不典型的前驱期症状，常见流涕、咽痛、声音嘶哑、咳嗽、头痛、眶后疼痛、结膜炎、食欲缺乏及发热等。皮疹1~2d出现，多由面部、颈部、躯干波及四肢，但手掌、足跖大都无疹。皮疹于1~4d隐退，无脱屑或有细小脱屑，出疹期可伴轻至中度发热及上呼吸道感染症状，随疹退而消退。体温持续不降或退而又升，应考虑并发症及继发感染的可能。

2.查体　前驱期部分患者可在软腭及咽部附近见到玫瑰色或出血性斑疹，大小如针头或稍大。风疹典型皮疹呈浅红色，稍稍隆起，大小约2mm，分布均匀，但比猩红热皮疹大，疹间有正常皮肤，躯干部皮疹稀疏，面部及四肢往往融合。颈、腕及指跖可见疏散之斑丘疹。耳后、枕后及颈后淋巴结肿大，可有轻度压痛，不融合。皮疹出现后，淋巴结肿多数在1周内消退，也有持续数周者。脾脏常有轻度肿大。

3.辅助检查

（1）血常规检查：出疹期白细胞数正常或略低，淋巴细胞在最初1~4d内减少，其后增多。1周内血沉增快。

（2）病原学检查：①免疫学诊断：血清特异性IgM抗体出现最早，但维持阳性时间较短；IgG抗体在出疹后2~3d即可升高，2~4周达高峰，以后逐渐下降，仍能保持一定水平达终生，因此特异性IgM增高或双份血清IgG抗体滴度≥4倍升高可诊断风疹急性期，新生儿特异性IgM抗体增高提示经胎盘感染了风疹。②病毒分离：出疹前及疹后5d，取鼻咽部分泌物做组织培养，可分离出风疹病毒。③反转录聚合酶链反应（RT-PCR）可快速诊断。

4.诊断要点　风疹发病具有季节性，病儿常有接触史。根据发热、典型的出疹特点及伴有耳后、枕后及颈后淋巴结肿大等可做出诊断。但有时风疹的症状极不一致，尤其是散发性病例和非典型病例，风疹的形态介于麻疹和猩红热之间，确诊比较困难。必要时可做病原学检查明确诊断。

（二）治疗

1.药物治疗　目前无抗风疹病毒感染的特效药物，主要是对症治疗。在发热期间，应卧床休息，给予丰富易消化的食物。如有高热、头痛、咽痛等，可给清热解毒的中药及对症治疗。

2.快速处理　风疹患儿一般不需快速处理，高热时可给予对乙酰氨基酚退热治疗。

（三）患者教育

风疹病情较轻，预后良好。患者隔离至皮疹出现后5d，未患过风疹的小儿如与患者接触，一般不进行检疫。但母亲在怀孕早期感染风疹，部分婴儿可患先天性白内障和先天性心脏病等，应注意预防。

六、幼儿急疹

幼儿急疹是婴幼儿常见的一种以高热、皮疹为特点的疾病，多发生于春秋季，无性别差异。1988年首次从幼儿急疹患者外周血多形核白细胞分离出入疱疹病毒6（HHV6）。此后又从幼儿急疹患者的$CD4^+$、$CD8^+$、$CD3^+$单核巨噬细胞中分离到HHV6。目前已确认HHV6感染是引起幼儿急疹的主要病因。最近的研究证实，HHV7是引起幼儿急疹的另一病原菌，约占幼儿急疹病因的10％。

（一）诊断

1.病史　潜伏期一般为10～15d，典型临床表现是婴幼儿期突然发热，体温多达39℃或更高，持续3～5d。热退后出疹，皮疹为红色斑丘疹，分布于面部及躯干，可持续3～4d。其他症状有咳嗽、腹泻、抽搐等，但病毒性脑炎罕见。

由HHV7感染引起的幼儿急疹，约30％有既往幼儿急疹发作史，两次发作间隔几个月不等。第一次幼儿急疹的病因多由HHV6感染引起。HHV7与HHV6感染引起的幼儿急疹的临床表现相似。

2.查体　发热期间患儿精神食欲一般较好，偶有眼睑水肿、前囟隆起。典型皮疹呈红色斑疹或斑丘疹，皮疹间有3～5mm空隙，偶尔在皮疹周围可见晕圈，几小时内皮疹开始消退，一般3～4d消失，无色素沉着及脱屑。在流行时，少数病例亦可无皮疹出现。除皮疹外部分患儿颈部淋巴结肿大。

3.辅助检查

（1）血常规：白细胞计数明显减少，淋巴细胞增高，最高可达90％以上。

（2）病原学检查：应用中和试验测定幼儿急疹疾病不同阶段的HHV6抗体，其结果阳性率为18％～100％。急性期外周血可测到HHV7 IgM抗体、恢复期HHV7 IgG抗体≥4倍增高、分离到HHV7病毒均可确定为HHV7病毒感染。反转录聚合酶链反应（RT－PCR）可快速诊断。

4.诊断要点　幼儿急疹多在婴幼儿期，尤其是婴儿期发病，根据典型的热退后出疹做出临床诊断并不困难。不典型病例需借助病原学诊断。

（二）治疗

1.药物治疗　幼儿急疹无需特殊治疗。

2.快速处理　给予足够水分，对于高热或伴有抽搐者适当给予退热镇静剂。

（三）患者教育

预后良好，少见有并发症。

（刘云琴）

第二节　细菌感染性疾病

一、猩红热

猩红热是小儿时期常见的急性呼吸道传染病之一。本病系由产生红疹毒素的 β 溶血性链球菌 A 族引起。临床表现特点主要为发热、咽峡炎、鲜红色皮疹，疹后有脱皮、杨梅舌。

（一）病原学

乙型溶血性链球菌的 A 族中产红疹毒素的菌株是本病的致病菌株。已知此类菌株有不同的型，不同型株所产生的红疹毒素的抗原性不同，其间无交叉免疫，因此患过本病者，再感染新的菌株时，有再患猩红热的可能。该菌产生多种酶及外毒素，疾病早期易从鼻咽分泌物中分离到该菌。该菌于体外生活力不强，在 60℃ 经 30min 或在 1：200 石碳酸中 15min 死亡。

（二）流行病学

全年可发病，但冬春季较多。近 30 多年来，由于青霉素等抗生素的应用及生活卫生等条件的改善，发病率减少，多为散发，偶有流行；病情较轻，病死率显著下降。小儿好发此病，尤以 3～7 岁为多。

患者及带菌者均为传染源。带菌飞沫经呼吸道直接吸入为主要传播途径。起病初期鼻咽部带大量细菌，因此传染性也最强。间接通过日用品、食物传播，也可经口传播。经皮肤伤口可引起"外科型"猩红热。人类对链球菌有普遍易感性。感染后（包括隐性感染者）都会产生相应的抗菌抗体和抗毒抗体，两者均有特异免疫性。

（三）发病机制与病理

该菌进入人体后主要引起下述反应：

1. 炎症反应　细菌侵入咽部、扁桃体、皮肤伤口等处后引起局部的炎症，感染向四周扩散，可引起败血症、淋巴结炎等炎症反应。

2. 毒素反应　其毒素可引起毒血症及感染性休克。红疹毒素可引起真皮层毛细血管充血、水肿，表皮中层炎性渗出，上皮细胞增生，表皮角化加速。毛囊周围皮肤水肿，上皮细胞增生和单核及淋巴细胞浸润，形成典型丘状鸡皮疹。恢复期表皮坏死，角化层脱落，形成脱皮。心肌可有中毒性变性，肝、脾、淋巴结可有充血、混浊肿胀。

3. 变态反应　少数患者于病程 2～3 周起出现心、肾、滑膜组织等处非化脓性病变，并发肾小球肾炎或风湿病。心肌混浊肿胀及脂肪变性，心内膜、心包膜可有非化脓性炎症改变。

（四）临床表现

潜伏期通常为 2～3d，也可以 1～6d。

1. 普通型　典型病例分为三期。

（1）前驱期：起病较急，发热可高达 39.5℃ 或更高，咽痛，肠系膜淋巴结炎时可有腹痛。年长儿童可有寒战、头痛、呕吐等症状。幼儿可有惊厥。咽部、咽腭弓、扁桃体及软腭黏膜充血水肿伴渗出物，病初软腭处可见粟粒状红疹或出血点，为黏膜内疹，早于皮疹出现。舌面盖有白苔,舌乳头红肿突出,3～4d后白苔脱落,露出充血的舌面及肿胀乳头,称为杨梅舌。颈前淋巴结常肿大伴压痛。

(2)出疹期:起病12～48h内,全身皮肤呈弥漫性洋红色,压之褪色,其上散布针尖大小红色疹,以颈部、腋窝及腹股沟等皮肤皱折处皮疹密集,形成红色线条帕氏线(Pastia征)。面部两颊潮红,唯有口唇周围苍白,称为环口苍白圈。皮疹持续时间轻者2～3d,重者可1周。此期全身中毒症状也较重。

(3)恢复期:体温下降,一般情况好转,皮疹退后1～2周开始脱皮。典型病例首先从头、面、颈部呈糠屑样脱皮,待延至躯干时为片状脱皮,手掌足底可呈手套和袜套状脱皮。脱皮时间可长达2～4周,无色素沉着。

2.轻型 发热不高,咽部稍充血,皮疹稀少色淡,历时短暂,可无脱皮,往往易漏诊。或因脱皮、变态反应性并发症后,才回顾性诊断猩红热。

3.重型(中毒型) 急起高热,可达40℃或更高。全身中毒症状严重,咽部炎症除前述表现外,可有脓性分泌物及坏死组织的假膜或溃疡,并可向周围扩散,导致扁桃体炎、颈深部蜂窝织炎、淋巴结炎。皮疹或呈片状红斑,分布于关节周围或全身,可呈暗红色或淤点。可有感染性休克、中毒性心肌炎的症状,病死率高。常伴有嗜睡、烦躁、谵妄、惊厥或昏迷等神经症状。现在中毒型少见,脓毒型已罕见。病情重笃可引起各种化脓性并发症。

4.外科型 从局部伤口侵入形成局部化脓性炎症,并导致引流区淋巴结肿痛,皮疹以伤口处首先出现,也最明显,然后延及其他部位的皮肤。但无咽部炎症和杨梅舌。

(五)诊断与鉴别诊断

典型病例根据急性发热、咽峡炎、皮疹、杨梅舌等症状,诊断不难。外周血白细胞计数增高>(10～20)×10⁹/L(10000～20000/mm³),中性粒细胞增高,在治疗前取鼻咽拭子(或伤口脓液)培养可确诊。轻型和不典型病例需注意与下列疾病鉴别。

1.麻疹、风疹等发疹性传染病。

2.金黄色葡萄球菌感染 该菌有些菌株可产生红疹毒素,引起猩红热样皮疹。皮疹消退快,疹退但全身症状不减轻,无脱皮。常有局部或迁徙性化脓病灶,早期血或脓液培养可得金黄色葡萄球菌。

3.药疹 有些药物如颠茄、莨菪类制剂等可能引起猩红热样皮疹。可根据有用药史,皮疹呈多形性、分布不匀、无杨梅舌和咽峡炎,无脱皮,停药后疹退等做出鉴别。

4.皮肤黏膜淋巴结综合征 该病有5d以上的持续发热、眼结膜充血,唇红干裂,手足肿硬,指端细屑脱皮,皮疹散在等特点予以鉴别。

5.葡萄球菌性烫伤样皮肤综合征 本综合征由产表皮剥脱性毒素噬菌体Ⅱ型金黄色葡萄球菌感染所致,多见于婴幼儿。常先有化脓性结膜炎或上呼吸道感染,数小时至数天后出现皮肤弥漫性红斑,以面、颈、腋和腹股沟处严重,因表皮大片松脱或形成薄疱,虽然皮肤外表似正常,但轻轻擦拭时,可见表皮疏松和脱落,或见水疱内液体移动,称为Nikolsky征阳性。此时可有发热,表皮广泛剥脱后,显露出鲜红色烫伤样皮肤。也可仅呈红斑而无脱皮。症状持续5～7d后痊愈。早期从眼或咽部分泌物中可分离出病原菌,结合Nikolsky征阳性等与猩红热鉴别不难。

(六)并发症

1.化脓性并发症 年幼体弱儿多见。如化脓性中耳炎、乳突炎、颈淋巴结炎、蜂窝织炎,甚至败血症、化脓性脑膜炎、心包炎、关节炎等。原来疾病迁延不愈时应考虑此类并发症。

2.变态反应性并发症　少数病例于猩红热痊愈后数周发现急性肾小球肾炎,多见于年长儿。可对猩红热患者每周查尿常规3～4次。风湿热主要累及关节和心脏,呈慢性反复发作病程。

3.中毒性并发症　链球菌毒素可引起中毒性关节炎、中毒性心肌炎和中毒性肝炎等。偶见中毒性休克。

(七)治疗

1.一般治疗　呼吸道隔离,卧床休息,不能进食者静脉补充热量和液体。

2.抗生素治疗　青霉素仍可作为首选药物。每天20000～40000U/kg分2次肌内注射,重症可加大剂量。对青霉素过敏或耐药者可选用红霉素口服或静脉滴注,或头孢类药物等,疗程均为7～10d。必要时可两种抗生素同用。经治疗后大多数可减轻症状,缩短病程,但少数咽拭子培养持续阳性时可继续或换药治疗。有并发症时,可对症处理,参考药敏选择治疗方案。有脓肿时可行切开引流。感染性休克时需及时积极抢救。

(八)预防

应及时隔离患者直至症状消失,咽拭子连续3次培养阴性后解除隔离。带菌者用青霉素治疗5～7d,停药后再做细菌培养。严格执行隔离消毒常规。患者分泌物及污物及时消毒处理。流行时禁止小儿去公共场所,提倡戴口罩。病室及公共场所用醋蒸汽或2%过氧乙酸蒸气消毒。对密切接触的易感者,应检疫7～12d,一旦出现咽峡炎或扁桃体炎时,即予隔离,用抗生素或其他抗菌药物治疗3～5d。

二、中毒型细菌性菌痢

急性细菌性痢疾是由志贺菌属所引起的肠道传染病。临床特征为发热、腹痛、腹泻、里急后重、排黏液脓血便。中毒型细菌性痢疾是急性细菌性痢疾中最为严重的类型,可导致感染性休克、脑水肿等危重征象,如治疗不及时,可危及生命。

(一)诊断依据

1.流行病学资料　本病病原体为志贺菌属,又称为痢疾杆菌。患者和带菌者是主要传染源,亚临床感染、慢性患者和带菌者具有重要的流行病意义。粪－口传播为主要传播方式,在非流行季节以接触传播为主,在流行季节主要以食物型、水型暴发流行。人群对本病普遍易感,以儿童发病率最高。全年均可发病,有明显的季节性,夏秋季发病较多。

2.临床表现　潜伏期1～2d(数小时至7d)。中毒型细菌性痢疾多见于2～7岁儿童。病程进展快,突起高热,体温常达40℃以上,反复惊厥,嗜睡,昏迷,迅速出现循环和呼吸衰竭。肠道症状常不明显。经灌肠或肛拭取粪便检查可发现较多的白细胞及红细胞。少数病例开始为普通型急性细菌性痢疾,1～2d才转为中毒型。根据主要表现,分为以下四型。

(1)脑型(即呼吸衰竭型):主要表现为颅内压增高。轻者,头痛、呕吐、嗜睡、面色苍白、口唇发绀、呼吸增快、四肢肌张力增强、反复惊厥、血压正常或轻度升高。重者,神志不清,可有频繁或持续惊厥、面色苍灰、瞳孔不等大、对光反射迟钝或消失、肌张力明显增强,出现呼吸节律不整、血压显著升高至最后下降。

(2)休克型:轻者,神志尚清楚,但有烦躁或精神萎靡、面色苍灰、手足发凉、口唇轻度发绀、皮肤花纹、尿量减少、脉搏增快、脉压小、血压略有降低。重者,神志模糊或昏迷,面色苍白、四肢湿冷、皮肤明显花纹、口唇及指（趾）端明显发绀、尿量明显减少、脉搏细数或摸不到、心率明显增快、心音低钝或有奔马律、呼吸节律不整、血压明显下降甚至测不出。

（3）肺型：轻者，烦躁不安、面色暗红、呼吸增快、进行性呼吸困难；肺部呼吸音略低；X线检查肺部有网状阴影，透明度降低；血气分析 pH 值＜7.45，PaO_2＜7.99kPa，$PaCO_2$＜4.7kPa。重者，明显烦躁不安、面色暗红或青灰、呼吸明显增快、严重的吸气性呼吸困难；肺部呼吸音减低，出现捻发音或啰音；X线检查肺部出现点、片状阴影；血气分析 pH 值＜7.35，PaO_2＜5.33kPa，$PaCO_2$＞5.99kPa。

（4）混合型：有少数患儿可兼有以上两型或三型的症状，可同时存在，也可先后存在，最为凶险。

3.辅助检查

（1）血常规：外周血白细胞总数增高至（10～20）×10^9/L 以上，分类以中性粒细胞为主，并可见核左移。

（2）粪便检查：常规肉眼观察为黏液样便、黏液血便、脓样便、脓血样便等，显微镜下见有大量的白细胞与红细胞，并可见吞噬细胞。部分患者粪便培养志贺菌属可获得阳性结果。

（3）免疫学检查：如采用单克隆抗体免疫荧光法、对流免疫电泳法等检测，具有快速、敏感、简便等优点，有利于早期诊断。

（二）治疗措施

治疗原则为选用强效抗菌药物，加强对症治疗，重点防治高热、惊厥和呼吸衰竭。

1.一般治疗　消化道隔离到临床症状消失、粪便培养 2 次阴性。饮食以少渣易消化的流质及半流质饮食为宜。保证足够的水分，维持电解质及酸碱平衡，脱水轻者且不伴呕吐可用口服补液，如因严重吐泻引起脱水、酸中毒及电解质紊乱者，则需静脉补充液体。

2.病源治疗　近年来耐药菌株逐渐增多，为有效的控制感染，宜联合使用两种抗生素，同时应依据当地当时的药敏情况及临床经验，选用强效抗生素，先采取静脉给药，病情好转后改为口服，疗程不宜短于 5～7d。

（1）头孢菌素类抗生素：本类药物是具有临床使用价值的高效抗生素，它能抑制细菌的转肽化作用，抑制细菌壁的生成，以达杀菌的目的，对大部分耐药菌株有效。可用头孢噻肟 100～150mg/（kg·d），头孢曲松 100～150mg/（kg·d），或头孢呋辛 100～200mg/（kg·d），稀释后分 2 次静脉滴注。

（2）氨基糖甙类抗生素：如阿米卡星 5～7.5mg/（kg·d），分 2 次稀释后静脉滴注。妥布霉素每次 1.5mg/kg，每 8h 1 次，可肌内注射或静脉滴注。本类药物毒性较大，主要是第 8 对脑神经及肾脏损害，在婴幼儿使用时必须严格掌握其适应证、剂量及疗程。

（3）氟喹诺酮类抗菌药物：该类药物与其他类抗生素无交叉耐药，对质粒传递的耐药菌株有良好的抗菌作用。近年来该类药物多数学者认为对儿童不列入禁用，但必须严格掌握适应证、剂量、疗程，并注意观察药物毒副作用。诺氟沙星 10～30mg/（kg·d），分 2～4 次口服，也可以静脉给药，婴幼儿慎用。环丙沙星 20～25mg/（kg·d），分 2 次静脉滴注，疗程不超过 5d。

3.对症治疗

（1）降温、止惊：因高热易致惊厥，加重脑缺氧和脑水肿，从而导致呼吸衰竭。因此，迅速降温、止惊是防止病情进展的重要措施，可综合使用物理、药物降温或亚冬眠疗法。常用降温药物有复方阿司匹林、对乙酰氨基酚。亚冬眠疗法为氯丙嗪和异丙嗪每次各 1～2mg/kg，肌内注射,根据病情决定用药间歇时间,一般 2～4h 1 次,共 3～4 次。对极度烦躁不安或惊厥不止者,应用地西泮每次 0.2～0.3mg/kg,肌肉或静脉注射;或用水合氯醛溶液灌肠。

(2)抗休克:①补充血容量、纠正酸中毒:一般先用 2∶1 液(2 份生理盐水,1 份 1.4%碳酸氢钠),每次 10～20mL/kg,快速静脉滴注,然后算出丢失量、生理需要量和继续丢失量,将当天补给的 1/2 量在头 8～12h 输完,常用 1/2～2/3 张含钠液,余下的 1/2 量在后 12h 输完。第 1d 用 1/2～2/3 张含钠液,第 2d 用 1/3～1/4 张含钠液。全日补液量约为 60～80mL/kg,宜根据尿量和患者情况而定。重症休克多有明显酸中毒,可先用 5%碳酸氢钠,每次 5mL/kg,静脉快速滴注。后用 2∶1 溶液(用量同前)。其后用 6%低分子葡萄糖酐,可疏通微循环和扩充血容量,每次 10～20mL/kg(1 次最大剂量不超过 300mL)静脉滴注。②解除微血管痉挛:常用血管扩张药山莨菪碱(654-2)宜从小剂量开始,每次 1～2mg/kg,每 10～15min 静脉注射 1 次。病情危重时剂量加大,每次 3～4mg/kg,每 5～10min 给药 1 次。待四肢转暖、面色微红、脉搏有力、血压回升及呼吸改善时停用。如病情再度恶化,可重复应用。③肾上腺糖皮质激素的应用:可早期,大剂量,短程应用,常用地塞米松每次 1～3mg/kg,静脉注射。

(3)防治呼吸衰竭:由于脑微血管痉挛,致使脑组织缺氧、缺血和水肿,从而导致呼吸衰竭发生,所以防治呼吸衰竭非常重要。

①早期应用血管扩张药山莨菪碱以改善脑微血管痉挛,可以预防呼吸衰竭。②脑水肿者给予 20%甘露醇,每次 0.5～1.0g/kg,每 4～6h 1 次,至脑水肿症状消失。③如已有呼吸衰竭,应立即大剂量(每次 3～4mg/kg)应用 654-2,短间隔(每 5～10min 1 次)反复静脉注射。④注意给氧、吸痰,保持呼吸道通畅,应用呼吸兴奋剂。⑤如呼吸停止,立即行气管切开,以及人工辅助呼吸。

(刘云琴)

第三节　真菌感染性疾病

一、隐球菌病

新型隐球菌所致的亚急性或慢性感染,主要侵犯中枢神经系统,也可侵及肺、皮肤、皮下和骨骼等。

(一)诊断

1.易感人群,如肿瘤、糖尿病、免疫缺陷病、长期用抗生素或激素患者。

2.病程长,前 3 月常有间歇性自然缓解。

3.中枢神经系统隐球菌病　起病缓慢,阵发性头痛,恶心,呕吐,发热,数周至数月后出现颅内高压症状,眼底视乳头水肿。

4.肺隐球菌病　常并发于隐球菌脑膜炎或慢性肺部疾病,症状不典型,有低热、咳嗽、乏力、体重减轻。胸片见肺下野单个或多个结节。

5.骨隐球菌病　常侵犯颅骨和脊柱,呈破坏性病变,无骨膜增生,X 线无特殊表现。

6.取痰液、脑脊液、病灶组织涂片墨汁染色或真菌培养。

(二)治疗

1.两性霉素 B 静脉点滴,从小剂量开始,每日 0.1mg/kg,如无不良反应,渐增至每日 1～

1.5mg/kg,疗程1～3个月。

2.两性霉素 B 椎管内注射　开始每天 0.01mg,每日 1 次,剂量渐增。约 1 周内增至 0.1mg/次,以后每隔 1～3d 增加 0.1mg 直到 0.5～0.7mg 为止。疗程一般约 30 次。连续注射 1 周后改为每周 2～3 次。

3.氟康唑　>3 岁每日 3～6mg/kg,一次顿服或静滴,每日最大量 400～800mg。

4.咪康唑鞘内注射　每次 10～20mg,连用 3～7d。

5.5-氟尿嘧啶　50～150mg/(kg·d),分 4 次口服,疗程 4～6 周。

二、念珠菌病

念珠菌病是由念珠菌属白色念珠菌引起的感染。它常导致皮肤、黏膜、指(趾)甲等浅部真菌感染,当人体免疫力降低时,也可感染胃肠道、肺、肾、脑膜等内脏器官,造成深部真菌感染。

(一)诊断

1.病原菌　主要有念珠菌属的白色念珠菌、克柔氏念珠菌、副克柔氏念珠菌、类星状念珠菌、热带念珠菌等。白色念珠菌是本病主要的病原菌。原发病灶多在口腔,如鹅口疮,由口腔蔓延至胃肠道或呼吸道。

2.皮肤念珠菌病　包括念珠菌性擦烂、甲沟炎、甲床炎、念珠菌疹、念珠菌性扁平苔藓样皮肤病及念珠菌肉芽肿。

3.黏膜念珠菌病　口腔感染最常见,一层白色乳酪状物,呈点状、块状、絮状附着于黏膜上,不易拭去。

4.内脏念珠菌病　由于抗生素、激素等药物的广泛应用,内脏念珠菌感染有上升趋势。包括念珠菌肺炎、食道炎、肠炎、心内膜炎、脑膜炎、败血症等。

5.实验室检查

(1)咽拭子、痰液、粪便、病灶组织或假膜、渗液等标本中检到真菌。

(2)真菌培养:以上标本接种在沙氏培养基中,3～4d 出现乳白色光滑菌落。

(二)治疗

1.鹅口疮、口角炎　制霉菌素混悬液涂于患处,每天 2～3 次。

2.严重泛发性皮肤念珠菌病　局部涂制霉菌素或两性霉素 B,口服克霉唑 30～60mg/(kg·d)。氟康唑 6mg/(kg·d)静滴或口服。

3.念珠菌食道炎和肠炎　制霉菌素,两岁以下每天 40 万～80 万 U,两岁以上每天 100 万～200 万 U,分 3～4 次口服。酮康唑 4～8mg/(kg·d)口服。

4.内脏念珠菌病

①两性霉素 B:从小剂量开始 0.1mg/(kg·d),逐渐增至 1.0mg/(kg·d)。缓慢静滴不少于 6h,疗程 4～12 周。②氟康唑:6mg/(kg·d),每天 1 次静滴。③克霉唑:30～60mg/(kg·d),分 3 次口服。④氟胞嘧啶:50～150mg/(kg·d)分 3 次口服。

三、组织胞浆菌病

组织胞浆菌病由荚膜组织胞浆菌感染引起的一种以侵犯网状内皮系统或肺为主的深部真菌病。传染性强,呼吸道传播。

（一）诊断

1.播散型　多见婴幼儿,常并发于网状内皮系统疾病,病情危重,发热、寒战、咳嗽、呼吸困难、头痛、腹泻、血便等。肝脾淋巴结肿大,白细胞减少,淋巴细胞增多,血小板减少,低色素性贫血。

2.肺型

（1）急性:起病急,发热、寒战、咳嗽、呼吸困难、胸痛,肺部闻及啰音,肝脾肿大,胸部 X 线呈弥漫性结节状致密影或局限性肺浸润,可伴有纵隔淋巴结肿大。

（2）慢性:可由肺部原发病灶蔓延所致,也可为二重感染,临床表现酷似肺结核,胸片呈边缘清楚的肺实变,常呈进行性,导致肺纤维化和肺功能减退。

3.皮肤试验　方法与结核菌素试验相似,皮试后 48～72h 红肿硬结≥5mm 为阳性。

4.痰液、尿、血、骨髓及分泌物涂片或培养分离出组织胞浆菌,或病理切片发现酵母型真菌即可确诊。

（二）治疗

1.口服酮康唑、或氟胞嘧啶或制霉菌素。

2.重症或全身播散型需要静脉点滴两性霉素 B。

（刘云琴）

第四节　结核病

一、结核感染及结核菌素皮试

由结核杆菌感染引起的结核菌素试验阳性,而全身找不到结核病灶,称结核感染。它可以有或无结核中毒症状。

（一）诊断

1.症状　结核中毒症状如发热、盗汗、疲乏、体重下降,食欲不振、睡眠不安等。

2.体征　可见全身浅表淋巴结轻度肿大、疱疹性结膜炎、结节性红斑等。

3.有结核病接触史。

4.实验室及其他检查　结核菌素试验（PPD）阳性。肺部 X 线检查正常。

（二）治疗

1.预防性治疗　结核感染有下列情况者需要预防:①3 岁以下婴幼儿。②结核菌素试验近期由阴性转阳性者。③有结核中毒症状者。④近期患急性传染病（如麻疹、百日咳）者。⑤应用糖皮质激素或免疫抑制剂治疗其他疾病者。⑥结核菌素试验呈强阳性反应者。⑦结核菌素试验一般阳性,但与活动性肺结核患者有密切接触史者。

2.用药及疗程　异烟肼每天 10mg/kg,一次顿服,每天总量不超过 0.3g,疗程为 6～9个月。

（三）结核菌素皮试

1.适应证

（1）结核病的辅助诊断。

（2）卡介苗接种 3 个月后,了解机体对卡介苗的细胞免疫反应。

(3)判断过敏体质患儿的预后。

2.操作方法

(1)于前臂掌侧面皮内注射纯结核蛋白衍生物(PPD)0.1mL(含 1U,0.00002mg)。

(2)PPD 皮内注射后 48～72h 测量注射局部硬结直径,计算横径和直径的平均值。

(3)结果判断:①无硬结或硬结平均值<5mm 为阴性反应。②硬结平均值 5～9mm 为轻度阳性反应(+)。③硬结平均值 10～19m 为中度阳性反应(++)。④硬结平均值>20mm 为强阳性反应(+++)。⑤除硬结外,尚有水疱、破溃、淋巴管炎和双圈反应者为极强阳性反应(++++)。

3.注意事项

(1)在辅助诊断结核病时,用 PPD 1U(0.00002mg)结核菌素皮试阴性者,可再进行 0.1mL(含 5U,0.0001mg)皮试,必要时可进行 0.1mL(含 250U,0.005mg)皮试。

(2)在辅助诊断结核病时,应充分认识结核菌素皮试的局限性。该试验的影响因素很多,包括皮内注射失败、PPD 失效、患儿细胞免疫功能低下、严重结核感染等。

(3)结核菌素皮试不能区别卡介苗接种和结核杆菌自然感染所致的免疫反应。

(4)结核菌素皮试也不能区别非结核分枝杆菌感染和结核菌感染。

(5)对过敏体质患儿进行预后判断时,无论卡介苗接种、结核杆菌或非结核分枝杆菌自然感染所致的结核菌素皮试阳性均提示患者 Th1 细胞功能状态较好,有助于临床症状的缓解。

二、原发型肺结核

原发型肺结核为结核菌初次侵入肺部后发生的原发感染,包括原发综合征及支气管淋巴结结核。是小儿肺结核病中最常见的主要类型。前者由肺原发病灶、局部淋巴结病变和二者相连的淋巴管炎组成;后者以胸腔内肿大淋巴结为主,而肺部原发病灶或因其范围较小,或被纵隔影掩盖,X 线检查无法查出,或原发病灶已经吸收,仅遗留局部肿大淋巴结。

(一)诊断

1.临床表现

(1)症状:轻重不一,可分三类。

第一类,无症状,仅在体检做 X 线检查时发现。

第二类,起病缓慢,可有低热、食欲不振、疲乏及盗汗等结核中毒症状。

第三类,突然高热达 39～40℃,但一般情况尚好,2～3 周后转为低热,并有明显结核中毒症状,此类多见于婴幼儿。

当气管受压或发生支气管结核时,可出现百日咳样痉挛性或双音咳嗽、喘憋等症状。

(2)体征:①过敏性表现:如结节性红斑、疱疹性结膜炎、过敏性关节炎。②肺部体征:不明显,与肺内病变不一致。若有支气管结核,肺部可闻痰鸣音及喘鸣音等。

2.辅助检查

(1)X 线检查:原发病灶可呈圆形或片状阴影,可占一个肺段或肺叶,密度多不均匀,多位于上叶的下部或下叶的上部,气管旁或支气管旁淋巴结肿大,多不对称。有气管结核时可出现肺不张和(或)肺气肿。必要时可做 CT 扫描可显示气管旁肿大淋巴结以及 X 线平片难以发现的病灶。

(2)实验室检查:结核菌素试验(PPD)多阳性,由痰或胃液可找到或培养出结核杆菌,纤维支气管镜检查或活检有助诊断和治疗。

3.结核菌感染的依据 患儿无卡介苗接种史或肩部不见卡痕,有结核病接触史。PPD试验阳性,胃液或痰涂片或培养发现结核杆菌,但阳性率不高。

4.鉴别诊断 X线检查前,应与上感、流感、支气管炎、伤寒、风湿热等鉴别。X线检查后应与各种肺炎相鉴别。胸内淋巴结肿大明显时,应与纵隔良性及恶性肿瘤相鉴别。

(二)治疗

1.抗结核药物 病情较轻者,联合应用异烟肼(INH或H)和利福平(RFP或R),疗程6~9月。病情严重时加用链霉素(SM或S)肌内注射两月或吡嗪酰胺(PZA或Z)口服3月,即2SHR/4HR或3HRZ/3HR。剂量:异烟肼10mg/(kg·次),最大300mg/d;利福平10mg/(kg·次)口服(最大450mg/d),链霉素20~30mg/(kg·次)(最大0.75g/d),吡嗪酰胺20~30mg/(kg·次)。因链霉素可致听力损害,5岁以下儿童慎用,如有条件可做脑干电测听检测。

2.外科治疗 胸腔内淋巴结高度肿大,有破入气管引起窒息或破入肺部引起干酪性肺炎之可能时,可考虑胸腔内淋巴结摘除术,原发空洞经久不闭合,洞壁较厚,常发生播散者,宜考虑外科治疗。

三、浸润性肺结核

浸润性肺结核是肺结核中最常见的一种类型。原发感染经血行播散而潜伏在肺内,仅当人体免疫力降低时,潜伏在病灶内的结核菌始有机会繁殖,形成以渗出与细胞浸润为主、伴有程度不同的干酪样病灶,称为浸润性肺结核。

(一)诊断

1.临床表现 起病缓者,有发热,咳嗽,咯血及结核中毒症状;起病急者,类似流感症状,体征不明显,病变较大者可有叩诊浊音,呼吸音降低,闻及湿啰音。

2.X线检查 病灶部位多在锁骨上下,为片状、絮状阴影,边缘模糊。有时可见空洞及病灶的支气管播散。浸润型肺结核伴大片干酪样坏死时,常呈急性进展,出现严重毒性症状,临床上称为干酪样肺炎。

3.实验室检查 结核菌素试验阳性,痰或胃液涂片或培养找到结核杆菌。

4.有结核病接触史。

5.未接种卡介苗,PPD试验阳性,痰或胃液找到结核杆菌。

(二)治疗

1.抗结核治疗 同原发型肺结核。

2.糖皮质激素 病变广泛,中毒症状重者。泼尼松1mg/kg,两周后减量,3~4周停药。

四、急性粟粒型肺结核

急性粟粒型肺结核是全身血行播散性结核病在肺部的表现,主要是干酪性原发灶或胸腔内的干酪性淋巴结中的大量结核杆菌一次或近期多次进入血流而引起全身血行播散性结核病,也可仅限于肺部。此型结核约90%发生在原发感染后1年内,尤其是3~6个月内,3岁以下患者占60%左右。

（一）诊断

1.临床表现

（1）急性起病，以发热为首发症状，主要分五型：①脑膜炎型：有发热、头痛、呕吐、脑膜刺激征等症状，约占病例54%。②肺型：有发热、咳嗽、呼吸困难、发绀、肺湿啰音及心衰等症状，约占病例32%。③伤寒型：约占病例5%，有高热、明显中毒、肝脾肿大等症状。④败血症型：除高热、明显中毒症状外，可见紫癜及出血等症状。⑤其他：少数婴幼儿消化不良、营养障碍和明显消瘦。

（2）体征：缺乏明显肺部体征，临床与X线所见不一致是其特点。当病变融合，除呼吸困难外，可听到细湿啰音。半数患儿可见肝、脾肿大，少数病例可见皮肤粟粒疹，眼底可见结核结节。

2.辅助检查

（1）X线检查：一般于症状出现后两周，个别病例3～5周后在X线片上可见到典型改变：呈两肺对称性、均匀一致粟粒状阴影或小点状阴影。此外，多数病例可见到原发病灶或（和）肿大淋巴结的征象。透视检查往往只能发现肺野呈均匀密度增高或纹理增多，而不能见到明显的粟粒结节阴影，因此需拍X线照片才能诊断，有时尚需重复摄片或做CT方能确诊。

（2）实验室检查：①结核菌素试验（PPD）：多为阳性，但有5%左右的患者呈假阴性。②血常规检查：白细胞约40%的病例升高，可达20×10^9/L，中性粒细胞增多及核左移，白细胞亦可减少，但中性粒细胞仍高。少数病儿见全血细胞减少。③痰或胃液找到结核杆菌。④腰穿检查脑脊液，半数病例合并结核性脑膜炎者可有常规及生化改变，培养结核杆菌可阳性。

3.结核菌感染的依据　无卡介苗接种史，有结核病接触史，PPD试验阳性，胃液或痰液涂片或培养发现结核杆菌。

4.鉴别诊断　应与流感、伤寒病、败血症、风湿热、肺炎、波状热等急性发热性疾病鉴别。X线片呈粟粒状阴影，需与朗罕细胞组织细胞增生症、肺含铁血黄素沉着症、真菌性肺炎、支气管肺炎、恶性肿瘤肺部转移等病相鉴别。

（二）治疗

1.注意营养，尤其是蛋白质和维生素的供给。

2.抗结核药物治疗　联合应用INH、RFP、SM以及PZA，其中SM用2月、PZA用3～6月、RFP用6～9月、INH用9～12月。

3.糖皮质激素　可促进渗出病变吸收、增进食欲、减轻中毒症状及改善一般状态。可用泼尼松每天1～2mg/kg，最大量45mg/d，4周后逐渐减量，3～4周结束。

4.合并脑膜炎　按结核性脑膜炎处理。

5.肺部病变广泛融合并发生心衰，抗心衰治疗。

五、结核性脑膜炎

结核性脑膜炎是小儿结核病最严重的一种病型。常发生在初染1年内，尤其是3～6月内，好发于5岁以下婴幼儿。结核性脑膜炎发病常为全身血行播散型结核的一部分，少数为隐匿的血行播散时潜伏在脑膜或脑实质的结核病灶，一旦有干酪病灶破溃入蛛网膜下隙或脑室管膜系统即可发生结脑。

(一)诊断

1.临床表现

(1)一般结核中毒症状:包括发热、食欲减退、消瘦、睡眠不安、性情及精神改变等。

(2)神经系统症状和体征及分期:①前驱期(早期):约1～2周,患儿可有发热、食欲减退、睡眠不安、性情改变、烦躁好哭或精神呆滞、便秘或呕吐、年长儿可述头疼。②脑膜刺激期(中期):约1～2周,头疼持续加重,呕吐、多为喷射性,知觉过敏,易激惹,惊厥,烦躁与嗜睡交替出现。出现脑膜刺激征、颅神经麻痹、颅压增高和脑积水的症状、体征以及偏瘫症状。③昏迷期(晚期):约1～3周,以上症状逐渐加重,神志由意识模糊朦胧、半昏迷而进入昏迷。常见在惊厥后陷入昏迷,阵挛性或强直性痉挛发作频繁,颅压增高及脑积水症状更加明显,可呈角弓反张,去大脑或去皮层强直,终因呼吸心血管运动中枢麻痹而死亡。

2.辅助检查

(1)脑脊液检查:压力增高,也可因炎性粘连,椎管梗阻而压力降低。外观上,早期多为无色透明,而中期或晚期可为混浊,呈玻璃样,浅黄或橙黄色。标本静置24h,可有薄膜形成,用它做涂片更易找到结核杆菌。白细胞轻、中度增高[(25～500)×10^6/L],个别病例可高达10000×10^6/L以上。大多数病例以淋巴细胞占优势,但在急性期或恶化期可以中性粒细胞占优势。一般经过一周左右转变为淋巴细胞占优势。脑脊液蛋白增高,大多在1.0～3.0g/L之间。糖含量降低,氯化物降低。糖和氯化物同时降低是结核性脑膜炎的典型表现。

(2)X线检查:胸部X线检查约85%结脑患儿的胸片有结核病的改变,其中90%为活动性病变。有粟粒型结核者证明有血行播撒性结核病,对确诊结核性脑膜炎很有意义。

(3)结核菌素试验:结核性脑膜炎患者结核菌素多呈阳性反应,但约5%为假阴性。

(4)皮肤粟粒疹:在血行播散性结核患者可以出现。眼底检查约14%患儿的脉络膜上发现结核结节。在皮肤粟粒疹及眼底找到结核结节,对结脑的诊断与胸片证明有粟粒型肺结核具有同样的诊断意义。

3.CSF检查 细胞数增高,以淋巴细胞为主。蛋白增高,糖和氯化物同时降低。

4.结核菌感染的依据 多无卡介苗接种史,有结核病接触史,PPD试验阳性,CSF涂片或培养发现结核杆菌。

5.鉴别诊断 出现脑征或做脑脊液检查前,应与手足搐搦症、风湿热舞蹈病、消化不良、伤寒等相鉴别。脑征出现或脑脊液检查后,应与病毒性脑炎,不规则治疗的化脑、脑肿瘤、脑脓肿、脑囊虫病、隐球菌性脑膜炎、脑血管畸形和脑脱髓鞘病等相鉴别。

(二)治疗

1.抗结核治疗 同急性粟粒型肺结核。

2.控制颅内压

(1)糖皮质激素:可抑制炎症渗出,从而降低颅内压,并可减少粘连,从而利于脑脊液循环。一般用泼尼松每天1～2mg/kg,<45mg/d,4～6周后开始逐渐减量,6～8周结束用药。急性期可以加用氢化可的松每天50～100mg,静滴1周后停用。

(2)20%甘露醇:每次0.5～1.5g/kg,在20～30min内静脉注入。根据颅内压情况,每天可2～3次,2～3d后逐渐减少次数,7～10d停用。在应用两次甘露醇之间,静脉滴入半张含钠液,维持水和电解质平衡。

(3)醋氮酰胺:如果应用糖皮质激素及甘露醇后,颅内压逐渐好转,在停用甘露醇前1～

2d,加用醋氮酰胺每天 20～40mg/kg,<0.75g/d,口服。根据颅内压情况,可服用 1～3 个月或以上,可每天服用,亦可间歇服用。

(4)侧脑室穿刺引流:适应证:主要为急性脑积水及慢性脑积水急性发作,应用其他降颅压措施无效,或已出现脑疝先兆症状时,应尽早进行,一般出现头疼、呕吐加重、尖叫、知觉过敏、嗜睡或嗜睡与烦躁交替、面色苍灰、前囟饱满或头颅破壶音阳性、瞳孔忽大忽小、口周发绀、呼吸不整或暂停、四肢肌张力增高及内旋时应立即做侧脑室穿刺引流。

(5)脑外科治疗:若为阻塞性脑积水,经侧脑室穿刺引流等治疗难以奏效,而脑脊液已恢复正常,为彻底解决颅内压增高的问题,可考虑做脑外科手术,如做侧脑室小脑延髓池分流术等。慢性交通性脑积水保守治疗效果不佳时,于脑脊液恢复正常后可考虑行脑室腹腔分流术。

六、结核性胸膜炎

小儿结核性胸膜炎多为渗出性,多见于 3 岁以上儿童。可并发于原发型肺结核病;亦可单独发生。胸膜炎多发生在一侧,亦可双侧同时或先后发生,也可为多发性浆膜炎的一部分。

(一)诊断

1.临床表现

(1)起病可急可缓。发热为 38～40℃,1～2 周后转为低热,同时可伴有胸痛、咳嗽、气促及结核中毒症状。胸水量多且增长迅速时,可有呼吸困难。

(2)体征:病侧胸廓运动受限,叩诊浊音,呼吸音减低或消失,大量积液时气管和心脏向对侧移位。当渗出液将出现或消失时,可听到胸膜摩擦音。

2.辅助检查

(1)X 线检查:中等量积液时,于胸腔下部呈均匀致密有弧形上缘的阴影,大量积液时,呈均匀致密阴影,心脏纵隔向健侧移位。叶间胸膜炎时,后前位胸片呈中下肺野大片一致性阴影,侧位胸片呈梭形致密阴影。肺底积液时,可见横膈上盘状阴影,需进一步做变换体位的胸部透视以明确诊断。

(2)超声波检查:有助于判断包裹性积液的存在,并协助行穿刺定位。

(3)实验室检查:胸水为草黄渗出液,偶为血性渗出液,比重>1.016,白细胞数可为(100～1000)×10^6/L 以淋巴细胞为主,Rivalta 试验(+),蛋白质大于 25g/L,可以找到结核杆菌,但阳性率不高。

3.结核感染依据 无卡介苗接种史,有结核病接触史,PPD 试验呈阳性,痰液或胸水涂片或培养发现结核杆菌。

(二)治疗

1.抗结核药物 同原发型肺结核。

2.糖皮质激素 糖皮质激素可促进胸水的吸收,减少胸膜粘连,减轻中毒症状。应用泼尼松每天 1～2mg/kg,两周后减量,4～6 周结束用药。如在减量过程中或停激素后胸水增多或复现,同时伴有发热的症状,可将激素回加至反跳前的剂量,1～2 周后再逐渐减量。

3.胸腔穿刺 病初应进行诊断性穿刺,送胸水做常规及细菌学等检验。在应用抗结核药加糖皮质激素治疗后,一般不需要反复胸腔穿刺抽液治疗。

4.外科治疗 适应证为:①胸膜明显增厚,影响呼吸功能,根据条件和可能可考虑做胸膜剥脱术。②包裹性结合性脓胸,内科治疗无效时,可考虑手术治疗。

七、结核性腹膜炎

结核性腹膜炎多继发于肠系膜淋巴结核或肠结核,也可经血行播散成为全身粟粒型结核的一部分。多见于较大儿童,临床表现不同,分3型,各型之间无严格界限。

(一)诊断

1.临床表现　起病慢,有结核中毒症状,并有腹痛、腹胀、便秘与腹泻交替现象。

(1)渗出型:①全身消瘦,腹部变大,呼吸浅表(由于肝及横隔上抬)。②脐凹消失,腹壁静脉怒张。③有腹水、波动感,叩诊有移动性浊音。④腹部触诊有揉面感(早期)及压痛。⑤下肢可发生水肿,因腹腔静脉被腹水压迫所致,渗出液多者尿量减少。

(2)粘连型:①腹部触诊有特殊柔韧的揉面感并有大小不等的包块,程度不等的压痛,位置较固定。②反复出现不全肠梗阻,腹腔内脏有广泛的粘连,由于粘连的肿块压迫肠管所致。表现有腹胀、腹痛、恶心、呕吐,腹壁可见肠蠕动波,肠鸣音亢进。③腹部不同区域叩诊呈鼓音或浊音,乃由于腹膜与大网膜,肠系膜淋巴结粘连所致。④粘连包块可引起压迫症状,出现下肢水肿严重者泌尿道梗阻。

(3)干酪溃疡型:①病情重、进展快、发热、衰弱、消瘦、贫血、恶病质表现明显。②腹痛、腹泻症状明显。③腹部触诊有揉面感或呈板状,压痛明显。④并发脐瘘或肠瘘,由于干酪化病变穿破肠腔或穿破腹壁形成。

2.实验室检查

(1)渗出型腹膜炎渗出液多者,腹腔穿刺可抽出草黄色浆液性渗出液,比重在1.018以上,细胞分类以淋巴细胞为主,腹水涂片可找到结核菌或培养或动物接种证实有结核菌。

(2)腹腔镜检查,可见腹膜充血,水肿和粟粒型结核结节等急性病变,或如腹膜增厚、腹膜粘连等慢性病变。观察不满意时可取小块腹膜送病理活检。

(3)血沉增快。

3.OT或PPD试验　强阳性。反应过强者可有局部坏死,如高度怀疑结核性腹膜炎,可将小OT或PPD再稀释一倍成为0.005mg做皮内注射。

4.X线检查　腹部平片可发现钙化的淋巴结,钡餐或钡剂灌肠多数病例可见腹膜增厚粘连,以及肠结核、肠梗阻、肠瘘等,有助于诊断。

(二)鉴别诊断

1.腹腔恶性肿瘤　肿瘤多呈进行性、迅速增大,腹水多为血性,可找到瘤细胞。

2.腹腔巨大囊性肿瘤　如肠系膜囊肿、卵巢囊肿等,腹部呈圆形隆起,叩诊中央浊音,双侧腹部为鼓音,无移动性浊音;触诊可触及肿物轮廓,X线腹部平片或钡灌肠可见肠管被压挤移位。

3.化脓性腹膜炎　起病急,发热及腹痛明显,腹肌紧张,压痛及反跳痛明显;血液白细胞总数及中性粒细胞明显增高,腹水为化脓性,涂片及培养可找到化脓菌。

4.其他　门脉性肝硬变,心肾疾病及营养不良水肿等疾病,腹水为漏出液。原发病症状明显。

(三)治疗

1.一般治疗　发热期间要卧床休息,给予营养丰富、易于消化的食物,补充维生素A、B、

C,D。

2.抗结核治疗　INH 口服 1.5 年,加 SM 肌注 2~3 个月。后停 SM 加 EMB 或 PAS 治疗 1 年。用法及剂量同原发型肺结核。

3.激素的应用　腹水型可加用肾上腺皮质激素如泼尼松 1mg/(kg·d)(<40mg/d),分 2~3 次日服,用药 2~4 周,能加速腹水吸收,减少粘连。然后递减停药。

4.腹腔穿刺排液　腹水过多影响呼吸者穿刺排液,可减轻患儿痛苦。

八、骨与关节结核

骨与关节结核是全身结核感染的局部表现。其发生绝大多数是由于结核杆菌从原发病灶通过血行而停留于骨端或关节的骨膜所引起的。它是肺外结核最常见的一种。可见于各种年龄,75%~80%的患者在 14 岁以内,以 2~6 岁最多,外伤往往是诱发因素。儿童常见的发病部位为脊柱,以及髋、膝、踝等关节。

(一)诊断

起病缓慢,局部症状开始不明显,首先出现低热、精神不振、食欲减退、疲乏、消瘦、盗汗等全身结核中毒症状,以后逐渐出现局部症状。几乎都有结核接触史,OT 或 PPD 试验阳性。

1.脊柱结核

(1)疼痛:为神经根刺激症状,呈放射性,如胸椎结核疼痛可放射至胸骨或肋间,下部胸椎痛放射至腹部及腰部。有病变的脊椎有压痛及叩击痛。

(2)脊柱僵直:由于局部肌肉发生保护性痉挛,以限制活动,避免疼痛。小儿入睡后,肌肉变为松弛,当身体不自觉移动时便出现疼痛,因此常发生夜哭现象。检查时可见椎旁肌肉发硬,有时隆起呈绳索状,此时可做拾物试验:让患儿弯腰从地上拾物品,患儿腰背不能前倾,更不能弯腰向下,而是取屈膝蹲下的姿势;或是一手扶着屈曲的膝部,一手去拾物。此检查法对诊断脊柱结核很有意义。

(3)脊柱有后凸不变的固定畸形,患儿呈特殊姿势,保护性地采取不同体位,以减少对受损椎体的压力。如胸椎结核时常保持抬起肩膀挺胸的姿势,腰椎结核时腹部前挺,双足远离,步态蹒跚,呈鸭步状。

(4)脊椎受损处有寒性脓疡形成,髋关节伸直受限。进一步椎体破坏可出现脊髓压迫症,如大小便失禁,病损以下皮肤感觉消失,腱反射亢进、踝阵挛等。

(5)X 线摄片:早期椎间隙变窄及骨质疏松,晚期椎体破坏呈楔形,有时脊柱旁软组织阴影增深呈梭形,提示有寒性脓疡形成。

2.髋关节结核

(1)腿痛:很少限于髋关节而是放射至膝关节股前内侧,为间歇性,休息后消失,以后发展呈持续性。小儿有夜惊现象,为髋关节结核特点。

(2)跛行:走路时主要由健肢着地呈跛行步态,此种姿势可使疼痛减轻,患侧髋关节活动受限,股四头肌萎缩,患儿下肢缩短。

(3)妥马征阳性:令患儿平卧,两手抱膝使健侧髋关节屈曲,同时令其伸直对侧下肢,若不能伸直,可认为该侧髋关节有病。

(4)X 线摄片:最初几周内可无任何发现。早期变化有骨质疏松,髋臼变浅、变平,进而股骨头或髋臼边缘骨质破坏,关节间隙变窄,严重时广泛骨质破坏,股骨头病理性脱臼,关节完全损坏或关节纤维性强直而丧失活动能力。

3.膝关节结核

(1)早期症状为轻微的跛行及疼痛,间歇性,休息后消失,活动时加重,夜间可发生跳痛,跛行与疼痛可发展为持续性,并加重。

(2)关节肿胀呈梭形肿大,关节腔内积液时触诊有波动感及浮髌现象。

(3)患侧大腿肌肉萎缩,膝屈曲畸形,髌上滑囊增厚,触之有揉面感,出现运动障碍,如关节囊内充满结核性肉芽组织,关节伸直受限,膝关节取屈曲位置。大腿略向外旋转,此位置可减轻疼痛。进一步骨骺破坏后,患肢变短,关节呈畸形,逐渐加重,最后屈曲成直角。

(4)X线摄片:膝关节正侧位像,早期可见局限性骨质疏松,继而骨小梁模糊,骨骺端骨质破坏。关节腔狭窄,关节软组织肿胀,有时可见寒性脓疡形成。

(5)关节穿刺找结核菌或活组织检查。

4.指骨掌骨结核

(1)多见于5岁以下小儿。

(2)为多发性,手指骨或掌骨呈梭形膨大,无红肿热痛等症状。

(3)X线摄片可见骨干中心有小透亮区,逐渐扩大,几乎充满整个骨干,使骨干呈梭形肿胀,骨皮质极薄,有时可见骨皮质增生,形成一层致密阴影,病变进展可有死骨形成,指骨病理性脱臼,患侧较健侧长。

(二)治疗

1.一般治疗 卧床休息,加强营养及给予多种维生素等。

2.抗结核药物治疗 选二联或重者选三联治疗。

(1)INH+SM+PAS(或EBM):①INH:1～1.5年。②SM:3～6个月。③PAS:6～12个月。④EMB:6～9个月。

(2)INH+RFP:①INH:1～1.5年。②RFP:6～12个月。

3.局部治疗

(1)皮肤牵引术:畸形患儿用皮肤牵引术纠正屈曲畸形和保持功能体位可减轻肌肉痉挛和疼痛。

(2)石膏固定:无畸形者用石膏固定以限制活动,每3个月更换一次,并观察关节功能。

(3)手术治疗:可用病灶清除术,效果较好。单纯滑膜结核可行单纯滑膜切除术。12岁以上的关节结核患者可考虑做关节固定术。

4.脊柱结核及合并截瘫的治疗 在全身治疗及充分用抗结核药的基础上应用:①卧硬板床或用石膏固定。②寒性脓疡穿刺排脓以减轻全身中毒症状。③完全截瘫者行手术探查,清查病灶,行前外侧减压术。不完全截瘫者先采用保守治疗2～3个月,无效时采用手术治疗,待完全恢复后可考虑做脊椎融合术。

5.对截瘫患儿要加强护理 定时翻身、加垫,预防褥疮发生。同时预防坠积性肺炎及呼吸道感染。

(刘云琴)

第五节 寄生虫病

肠道寄生虫病是儿童期常见的胃肠道疾病,以蠕虫中的线虫最为重要,其中尤以蛔虫、蛲虫和钩虫在我国分布地区较广,感染率很高,可造成小儿不同程度的各种损害,并引起相应的临床表现。本节重点介绍临床上常见的上述三种肠道寄生虫病。

蛔虫形似蚯蚓,雌雄异体。雌虫每日产卵约 20 万个。受精卵随粪便排出,在适宜温度和湿度下发育为感染性虫卵,被吞入人体后,多被胃酸杀死,少数进入小肠孵化成幼虫。而后经肠黏膜血管入门静脉,经体循环到达肺。幼虫在肺泡内发育,然后顺小支气管、气管上行到咽喉部再被吞下,在小肠发育为成虫。整个发育过程需 2~3 个月,不需中间宿主。成虫在小肠内存活 1~2 年。

蛲虫为白色线头状,长约 1cm,雌雄异体。寄生于人回肠下端至直肠。雄虫在交配后死亡,雌虫受孕后向下移行,夜间爬出肛门,在肛周及会阴部产卵,继而死亡。产出的卵经 6 小时即可发育为感染性虫卵,若被吞食,在肠道经 2~4 周发育为成虫。不需中间宿主。成虫可存活 1~2 个月。

寄生于人体的钩虫主要为十二指肠钩口线虫和美洲板口线虫,为半透明淡红色,细小针状,雌雄异体。

成虫寄生于人的小肠和十二指肠,由其口囊吸在肠黏膜上,摄取血液及肠液。所产虫卵随粪便排出,在温湿度合适的土壤中经 1~2d 就可发育为感染性幼虫,当接触人体皮肤、黏膜后即可钻入,经血液循环入肺,沿气道达咽喉部,被吞咽后在肠道发育为成虫,约需 50d。成虫存活 1 年以上。

一、诊断

(一)病史及查体

1.蛔虫病的临床表现主要为幼虫移行引起的症状,表现为虫体异性蛋白引起的变态反应和幼虫穿破肺毛细血管进入肺泡时所引起的炎症反应。成虫寄生于肠道,多无症状。最常见的是腹痛,位于脐周,多较轻,无规律性。大量而长期的蛔虫感染可引起营养不良,影响生长发育。因蛔虫有乱窜钻孔的习性,因此可发生胆管蛔虫、肠穿孔及腹膜炎、蛔虫性肠梗阻等严重的并发症。

2.蛲虫钻出肛门在局部爬行引起瘙痒,夜间尤甚。局部皮肤损害、感染、过敏而发生皮炎。有时可伴恶心、呕吐、腹部不适及遗尿等,偶因蛲虫钻入阑尾而发生阑尾炎。

3.钩虫病的临床表现轻重不一,主要以贫血为主。幼虫钻入皮肤时可能出现局部瘙痒性小红疹,随血液循环侵入肺组织时可引起肺出血及炎症反应,出现咳嗽、发热、外周血嗜酸性粒细胞增多。这些症状多数日内消失。由于成虫咬吸肠黏膜,分泌抗凝血酶,且经常改变咬吸部位,导致肠黏膜多处受损,不断出血,形成溃疡和炎症,影响消化和吸收。因此主要表现为不同程度的便血、贫血和营养障碍。

(二)辅助检查

1.病原检查 粪便检查找到虫卵可以确诊。最简单的是直接涂片法,但因取粪量很少,轻度感染在粪检时很容易遗漏。目前国外均采用改良加藤法,检出率较高,可进行虫卵计数和疗效考核。也可用饱和盐水漂浮法,因虫卵比重轻,在饱和盐水内漂浮表面,较易检查,检出率很高。

2.血象 白细胞总数和嗜酸性粒细胞在肠道寄生虫感染初期增加,钩虫感染者外周血中红细胞总数减少,血红蛋白量及平均血红蛋白浓度均低,属低色素型小细胞性贫血。

（三）诊断要点

可参考当地,尤其是幼儿园、学校等集体活动场所中蛔虫、蛲虫和钩虫病的发生情况明确诊断。肛周夜间瘙痒及肛周和外阴部皮炎是蛲虫的典型表现。慢性便血、贫血、营养不良及胃肠道功能紊乱是钩虫的典型症状。蛔虫病表现多不典型,但可有胆管蛔虫、肠穿孔及腹膜炎、蛔虫性肠梗阻等严重并发症的发生。大便直接镜检找虫卵,饱和盐水漂浮法可提高阳性率。

（四）鉴别诊断

肠道寄生虫病应与耐药菌引起的慢性胃肠功能紊乱及溃疡性结肠炎等相鉴别。

二、治疗

（一）驱虫治疗

1.甲苯达唑（安乐士） 为广谱驱虫药,能杀灭蛔虫、蛲虫、钩虫等,对成虫、幼虫及虫卵都有作用。驱蛔虫、蛲虫及钩虫剂量均为每次200mg,1次空腹顿服,连用3d。驱钩虫时,3周后可重复使用。服药时不需禁食和服泻药。本品副作用轻微,少数可有头昏、头痛、上腹不适,不需特殊处理。有时可出现蛔虫游走和吐蛔虫现象,与本药作用缓慢有关,应引起注意。

2.阿苯达唑（肠虫清） 为广谱驱虫药。2岁以上儿童400mg,1次空腹顿服。治愈率可达96%,如需要10d后重复1次。本品副作用轻微,少数有口干、乏力、头晕、头痛、食欲减退。恶心、腹痛、腹胀等,一般可自行缓解,孕妇和2岁以内小儿慎用。

3.噻嘧啶（又名噻咪唑,抗虫灵,驱虫灵） 广谱驱虫药。常用其双羟萘酸盐（抗虫灵）或枸橼酸盐（驱虫灵）,每片300mg,基质100mg。剂量为基质5～10mg/kg,睡前1次顿服,虫卵阴转率90%以上。连服2d,可提高疗效。副作用轻而短,偶有恶心、呕吐、腹痛、腹胀、谷草转氨酶升高,对急性肝炎、肾炎、严重心脏病者慎用。

（二）局部治疗

1.蛲虫病的局部疗法 雄黄百部软膏,每晚睡前清洗肛周及会阴部后外涂雄黄百部软膏,可杀虫止痒;便后和睡前用温水洗肛门,再用2%的氧化氨基汞软膏或者10%的氧化锌软膏涂于肛周的皮肤上,也将蛲虫软膏通过细管挤入肛管少许,以达到止痒及减少自身感染的目的。

2.局部早期治疗钩蚴移行症 钩虫幼虫引起的钩蚴性皮炎,钩蚴在侵入皮肤后24h内大部分尚停留在局部。采用左旋咪唑涂肤剂（左旋咪唑750mg加70%二甲亚砜水溶液100mL）,每天涂擦2～3次,可连续涂擦2～3d;皮肤透热疗法,可采用56℃热水浸泡或用纱布热敷。可有止痒和局部消炎作用。

（三）肠道蛔虫并发症的治疗

胆管蛔虫病治疗原则为解痉止痛、控制感染和驱虫。蛔虫性肠梗阻需禁食、胃肠减压、补液、解痉、止痛,腹痛缓解后可予驱虫治疗。当发展为完全性肠梗阻时需及时手术治疗。蛔虫性肠穿孔、腹膜炎或阑尾炎时应及时手术治疗。

（四）一般治疗

钩虫病患者以纠正贫血为主。补充铁剂,同时给予富含维生素与蛋白质的饮食。

三、诊疗体会

1.诊断方面　应仔细询问当地,尤其是幼儿园、学校等集体活动场所中蛔虫、蛲虫和钩虫病的发生情况。蛲虫和钩虫的临床表现可较典型。蛔虫病多无明显的临床症状,但可有胆管蛔虫、肠穿孔及腹膜炎、蛔虫性肠梗阻等严重并发症的发生。大便直接镜检找虫卵可协助诊断。

2.治疗方面　确诊后及时给予驱虫治疗,往往需反复多次治疗方能根治,对钩虫病可两种药物联合应用,以提高疗效。蛲虫患儿局部瘙痒者每晚睡前清洗肛周及会阴部后外涂雄黄百部软膏,可杀虫止痒,以达到止痒及减少自身感染的目的。肠道蛔虫病有并发症者,给予禁食、胃肠减压、补液、解痉、止痛等处理,病情仍不缓解,及时转院治疗。

四、患者教育

肠道寄生虫病是儿童期常见的胃肠道疾病,其中以蛔虫、蛲虫和钩虫在我国地区分布较广,感染率很高,可造成小儿不同程度的各种损害。及时治疗,预后良好。肠道蛔虫病有并发症者需及时转院治疗。

（刘云琴）

第十一章　小儿营养性疾病

第一节　营养不良

蛋白质－能量营养不良(protein－energy malnutrition,PEM)是由于各种原因所致能量和(或)蛋白质缺乏的一种营养缺乏症,简称营养不良,多见于 3 岁以下婴幼儿。临床常见三种类型:能量供应不足为主的消瘦型;蛋白质供应不足为主的水肿型以及介于两者之间的消瘦－水肿型。

一、病因

1.长期喂养不当　母乳不足而未及时添加其他乳品;乳品的配制过稀;母乳喂养时间过长而未及时添加辅食;婴幼儿期间以低能量辅食取代乳类;不良的饮食习惯如偏食、挑食、吃零食过多而影响正餐。此外,生长发育快速阶段或早产、双胎等因追赶生长而需要量增加时,未予补充足够营养亦可引起营养不良。

2.疾病因素　由于消化系统解剖或功能上的异常而影响食物的摄入、消化和吸收,如唇裂、腭裂、幽门梗阻、腹泻等。各种急、慢性传染病以及糖尿病、甲状腺功能亢进、恶性肿瘤等消耗性疾病可使营养素的消耗增多而导致营养不良。

3.社会环境因素　很多研究表明,儿童营养不良与家庭经济状况、其父母的受教育程度、母亲营养知识的缺乏、饮食习惯、居住环境等密切相关。

二、诊断

诊断主要根据小儿年龄、喂养史、临床表现、实验室检查及体格测量综合判断。

1.临床表现　体重不增是消瘦型营养不良最先出现的症状,继而体重下降,皮下脂肪逐渐减少或消失,皮肤干燥、苍白、逐渐失去弹性,肌张力逐渐降低、肌肉松弛、肌肉萎缩,严重者呈干瘦老人样。常伴有多脏器功能受损,如精神萎靡、反应迟钝,甚至智力发育落后;食欲低下,心率缓慢,心音低钝;常出现便秘或饥饿性腹泻,大便量少、频次、带有黏液。蛋白质严重缺乏所致的水肿型营养不良又称恶性营养不良病,常同时伴有能量摄入不足。水肿通常出现较早,因此体重下降并不明显。最突出的表现为凹陷性水肿,多自下肢开始,严重者全身水肿,甚至引起胸腔及腹腔积液。常伴毛发、指(趾)甲改变,如毛发干枯、稀疏易脱落,指(趾)甲生长慢、脆薄易断。消瘦－水肿型营养不良临床表现介于上述两型之间。

因患儿免疫力低下易并发各种感染,特别是婴儿腹泻,常迁延不愈,又可使营养不良加重,形成恶性循环,重度营养不良时可突然出现自发性低血糖,甚至突然死亡。同时可合并其他营养素及微量元素缺乏,维生素 A 缺乏最常见,也可出现贫血、锌缺乏等。

2.辅助检查

(1)体格测量:临床常根据体格测量的三个指标(体重/年龄、身高/年龄和体重/身高)来判断 5 岁以下儿童营养不良的分型与分度,符合一项即可诊断为 PEM。

1)体重低下(underweight):体重低于同年龄、同性别参照人群值的均值减 2SD 以下为体重低下。如低于同年龄、同性别参照人群值的均值减 2~3SD 为中度;在均值减 3SD 以下为重度。该项指标主要反映慢性或急性营养不良。

2)生长迟缓(stunting):其身长低于同年龄、同性别参照人群值的均值减 2SD 为生长迟缓。如低于同年龄、同性别参照人群均值减 2~3SD 为中度;低于均值减 3SD 以下为重度。此指标主要反映慢性长期营养不良。

3)消瘦(wasting):体重低于同性别、同身高参照人群值的均值减 2SD 为消瘦。如低于同性别、同身高参照人群值的均值减 2~3SD 为中度;低于均值减 3SD 为重度。此项指标主要反映近期、急性营养不良。

(2)实验室检查:血清蛋白如血清白蛋白、维生素 A 结合蛋白、前白蛋白、甲状腺结合前白蛋白和转铁蛋白等降低具有早期诊断价值;此外,血胆固醇、血脂、各种电解质及微量元素浓度均可有不同程度的下降。

三、治疗

1.去除病因　查明病因,并积极治疗原发病。

2.调整饮食及补充营养物质　营养不良患儿的消化道已适应低营养的摄入,故在治疗过程中应根据病情轻重、消化功能好坏,循序渐进地增加能量和蛋白质,不能操之过急。轻度营养不良可从每天 60~80kcal/kg(250~330kJ/kg)开始,中、重度营养不良可参考原来的饮食情况,从每天 40~60kcal/kg(167~250kJ/kg)开始,逐渐增加至每天 120~150kcal/kg(502~627kJ/kg),待体重接近正常后再恢复至推荐摄入量。蛋白质摄入量从每天 1.5~2.0g/kg 开始,逐步增加到 3.0~4.5g/kg。同时应注意补充维生素和微量元素。除通过食物补充营养物质外,必要时也可添加酪蛋白水解物、氨基酸混合液或要素饮食。如不能耐受肠道喂养或病情严重需禁食时,可考虑采用全静脉营养或部分静脉营养等方式。

3.促进消化和改善代谢功能　可口服 B 族维生素、胃蛋白酶、胰酶等以促进消化。为促进蛋白质合成,可肌内注射蛋白质同化类固醇制剂如苯丙酸诺龙,每次 10~25mg,每周 1~2 次,连续 2~3 周,但在用药期间应供给充足的能量和蛋白质。对食欲差的患儿可给予胰岛素注射,降低血糖,增加饥饿感以提高食欲,通常每天一次皮下注射正规胰岛素 2~3U,注射前应先服葡萄糖 20~30g,每 1~2 周为一疗程。锌剂可提高味觉敏感度,有增加食欲的作用,每天可口服元素锌 0.5~1mg/kg。中药如参苓白术散能调理脾胃功能。

4.并发症治疗　及时处理严重腹泻、各种感染、贫血、自发性低血糖、电解质紊乱及各种维生素缺乏。

(任雪云)

第二节　维生素 A 缺乏症

维生素 A 缺乏症(vitamin A defidency)是由于体内缺乏维生素 A 所引起的以眼和皮肤黏膜病变为主的全身性疾病。各年龄均可发病,5 岁以下婴幼儿多见。在典型症状出现之前可仅有免疫功能下降,导致易感性上升,被称为"亚临床状态维生素 A 缺乏"。

一、病因

1. 摄入不足　多因膳食中长期缺乏维生素 A 和胡萝卜素,如长期进食脱脂乳且不添加辅食、单用淀粉类食物喂养或忌食荤腥、油脂等。

2. 吸收不良　膳食中脂肪含量过低,一些引起胆汁和胰腺酶分泌减少的疾病如胰腺炎或胆石症等,以及一些造成胃肠功能紊乱的消化道疾病如急慢性肠炎、脂肪泻等均可影响维生素 A 和胡萝卜素的消化和吸收。

3. 利用障碍　严重肝病、糖尿病、甲状腺功能减退等疾病,因胡萝卜素转变成维生素 A 障碍导致维生素 A 缺乏。此外,锌、铁、蛋白质等缺乏可影响维生素 A 的转运和利用,从而引起维生素 A 缺乏症。

4. 需要增加　肿瘤、严重感染如麻疹、结核病等,机体对维生素 A 的需要量增加。此外,新生儿血浆中维生素 A 结合蛋白仅为成人的 1/2,如小婴儿不注意维生素 A 的补充则极易出现维生素 A 缺乏。

二、诊断

诊断主要依据维生素 A 摄入不足、消耗增加的病史,以及典型的眼部、皮肤表现;辅助检查有助于诊断早期可疑病例或亚临床状态的维生素 A 缺乏。

1. 临床表现

(1)眼部表现:夜盲或暗光中视物不清最早出现,继而出现眼干不适、结膜和角膜干燥,有毕脱斑、角膜软化,严重时可发生角膜穿孔,虹膜、晶状体脱出,导致失明。

(2)皮肤表现:皮肤干燥、易脱屑,上皮角化增生,角化物充塞毛囊并突出于皮面,形成"鸡皮"样,触之有粗砂样感觉,以四肢伸面、肩部明显;此外,尚有指(趾)甲多纹易折断、毛发干枯易脱落等。皮肤症状多见于年长儿,可单独出现而无眼部症状。

(3)生长发育障碍:患儿体格和智能发育轻度落后;牙齿釉质发育不良,易发生龋齿;常伴有营养不良、贫血和其他维生素缺乏。

(4)亚临床状态:当维生素 A 储备不足时,可无上述典型维生素 A 缺乏临床表现,仅表现为免疫功能低下,如反复发生消化道、呼吸道和泌尿系统感染,且迁延不愈。

2. 辅助检查

(1)血浆维生素 A 测定:婴幼儿血浆正常水平为 $300 \sim 50 \mu g/L$,年长儿和成人为 $300 \sim 800 \mu g/L$,低于 $200 \mu g/L$ 可诊断为维生素 A 缺乏,$200 \sim 300 \mu g/L$ 为亚临床状态缺乏可疑。在高度怀疑维生素 A 缺乏时可以使用相对剂量反应试验(RDR)进一步确诊。具体方法是:先测定空腹血清维生素 A 水平(A_0),然后口服维生素 A 制剂 $450 \mu g$,5h 后再次测定血清维生素 A 水平(A_5),按公式 $RDR\% = (A_5 - A_0) \times 100/A_5$ 计算 RDR 值,如 RDR 值 $> 20\%$ 为阳性,表示存在亚临床状态维生素 A 缺乏。

(2)血浆维生素 A 结合蛋白(RBP)测定:血浆 RBP 水平能比较敏感地反映体内维生素 A 的营养状态,其正常水平为 $23.1 \mu g/L$,低于此水平提示维生素 A 缺乏可能。

(3)尿液脱落细胞检查:加 1% 甲紫于新鲜中段尿中,摇匀计数尿中上皮细胞,如无泌尿系感染,超过 $3 \uparrow/mm^3$ 为异常,尿沉渣高倍镜检查找到角化上皮细胞具有诊断意义。

(4)暗适应检查:对能够合作的儿童用暗适应计和视网膜电流变化检查,如暗光视觉异常,有助诊断。婴幼儿可观察黄昏时的异常行为,如安静不动或不能准确取物。

三、治疗

1. 一般疗法　去除病因,积极治疗原发病;调整饮食,提供富含维生素 A 的动物性食物或含胡萝卜素较多的深色蔬菜。

2. 维生素 A 制剂治疗　轻症维生素 A 缺乏症可每天口服维生素 A 制剂 7500～15000μg,分 2～3 次服用,2d 后减至 1500μg/d。如有肠道吸收障碍或眼部病变严重患者,可先采用深部肌内注射维生素 AD 注射剂(每支含维生素 A7500μg 和维生素 D62.5μg)0.5～1mL,每天 1 次,连用 3～5d,病情好转即改口服。

3. 眼部局部治疗　为预防眼部继发感染,可采用抗生素眼药水(如 0.25%氯霉素)或眼膏(如 0.5%红霉素或金霉素)治疗,每天 3～4 次。如果角膜出现软化和溃疡时,可采用抗生素眼药水与消毒鱼肝油交替滴眼,约 1h 一次,每天不少于 20 次。另可用 1%阿托品扩瞳,防止虹膜粘连。

附:维生素 A 中毒

维生素 A 摄入过多可以引起维生素 A 中毒,分为急性和慢性两种。因个人耐受力不同及体内原储存量的差异,维生素 A 的中毒量有一定的差异。通常婴幼儿一次摄入维生素 A100000μg 以上即可发生急性中毒;每天摄入维生素 A15000～30000μg 超过 6 个月可发生慢性中毒;但也有报道每天仅服用维生素 A7500μg1 个月发生中毒者。

(一)诊断

诊断主要依据过量维生素 A 摄入的病史、症状及体征、血浆维生素 A 浓度明显升高以及典型的骨 X 线检查等辅助检查。

1. 临床表现

(1)急性中毒:症状多在 1d 内突然发生,主要表现为颅压增高的症状,如嗜睡或过度兴奋、头痛、呕吐等,囟门未闭者可出现前囟隆起。皮肤可红肿,继而脱皮,以掌、跖部最为明显。

(2)慢性中毒:首先表现为食欲减退,体重减轻,继而出现皮肤干燥、瘙痒,口角皲裂易出血,毛发干枯易脱发,以及骨骼、肌肉疼痛。体格检查可见贫血、肝脾大。

2. 辅助检查

(1)实验室检查:血浆维生素 A 水平明显增高,可达正常数倍乃至 20 倍以上;脑脊液检查压力增高,细胞数和糖正常,蛋白质量偏低;肝功能检查可出现转氨酶升高;有时可见血钙和尿钙升高。

(2)X 线检查:长骨可见骨皮质增生,骨膜增厚,骨膜下新骨形成,软组织肿胀;颅骨可见前囟门增大,颅缝增宽,颅缝周围骨质密度增高。

(二)治疗

维生素 A 中毒一旦确诊,应立即停止服用维生素 A 制剂和富含维生素 A 的食物,一般无需其他治疗。临床症状常在 1～2 周内消失,但肝脾大及骨骼改变恢复较缓慢,约需 6 个月左右。

(任雪云)

第三节 维生素 B_1 缺乏症

维生素 B_1 缺乏症（vitamin B_1 deficiency）又称脚气病（beriberi），是因维生素 B_1（硫胺素）缺乏导致的以神经系统、心血管系统和消化系统病变为主的营养缺乏性疾病。多见于以大米为主食的地区。

一、病因

1.摄入不足 维生素在谷类的外皮和胚芽中含量很丰富，故对谷类加工过精、淘米时过度搓洗、习惯吃弃去米汤的捞饭等均可引起维生素 B_1 缺乏；煮饭、煮菜中加碱可致维生素 B_1 破坏；某些鱼类、贝类含有破坏维生素 B_1 的酶，长期喜食生鱼、贝类者易患本病；母乳中维生素 B_1 含量不高，当乳母饮食中缺乏维生素时，其哺乳婴儿即可患本病。

2.需要量增加 处于生长发育快速阶段的儿童、长期发热性疾病、甲状腺功能亢进患儿等对维生素 B_1 需要量增加；此外，以多饮多尿为表现的一些疾病如尿崩症、糖尿病等因维生素 B_1 的排泄量增多，若不及时补充，易引起维生素 B_1 缺乏。

3.吸收障碍 长期消化不良、慢性腹泻、呕吐等可引起维生素 B_1 吸收障碍。

二、诊断

诊断主要依据喂养史、乳母膳食史、临床表现、试验性治疗（给予维生素 B_1 治疗后 $1\sim2d$ 病情好转），实验室检查可协助诊断。

1.临床表现 婴儿脚气病在临床上分为两型，以神经症状为主者称脑型，突发心力衰竭者称心型；年长儿则以水肿和多发性神经炎为主。

（1）一般症状：早期常先有消化系统紊乱症状，如食欲欠佳、恶心呕吐、腹胀、腹痛、腹泻或便秘等，也可表现为踝部水肿，渐渐延及全身。

（2）神经系统症状：首先主要表现为烦躁不安、哭声嘶哑甚至失声，继而反应迟钝、神志淡漠、头颈后仰，严重者可出现惊厥、昏迷，可致死亡。出现周围神经炎者，自下肢向上蔓延，先知觉过敏，后麻木，呈袜套感，此种感觉呈对称性。

（3）心血管系统症状：常突发心力衰竭，患儿烦躁、出冷汗、气促、青紫，心率快，出现奔马律、心音低钝、心脏扩大，肝脏急剧增大，全身水肿，重症迅速死亡。

（4）水肿及浆膜腔积液：水肿以下肢多见，可逐渐向上蔓延至全身或伴发心包、胸腔、腹腔积液。

（5）先天性脚气病：多见于孕母缺乏维生素 B_1 的新生儿，表现为出生时全身水肿、哭声无力、低体温、吸吮乏力、反复呕吐、精神萎靡、嗜睡。给予牛乳或健康人乳后不久症状即消失。

2.辅助检查

（1）维生素 B_1 负荷试验：患儿尿中排出量减少，常 $<50\mu g$。

（2）红细胞转酮醇酶（ETK）活性测定：通常以 TPP 效应来表示，其正常参考值为 $0\sim15\%$，维生素低水平时为 $16\%\sim20\%$，缺乏时 $>20\%$。

（3）血液中丙酮酸和乳酸含量均明显增高。

（4）心电图检查示 P 波与 QRS 波振幅增高，T 波低平或倒置，Q－T 间期延长。

三、治疗

1.一般疗法　寻找病因,治疗原发病,增加饮食中维生素 B_1 的摄入。

2.维生素 B_1 制剂治疗　轻症者每天口服维生素 B_1 15～30mg;重症或消化道功能紊乱者可肌内注射维生素 B_1,每次 10mg,每天 2 次,2d 后改为口服,连续数周。

3.其他　本病常同时伴有其他 B 族维生素缺乏,应同时予以适当补充。此外,注意对症治疗,及时纠正并发症。

（任雪云）

第四节　烟酸缺乏病

烟酸缺乏病又名癞皮病(pellagra),是由于体内缺乏烟酸(维生素 PP)或烟酰胺而引起的营养缺乏病。本病的典型症状有腹泻(diarrhoea)、皮炎(dermatitis)和痴呆(dementia),通常称为"3D"症状。

一、病因

1.摄入不足　膳食内烟酸含量不足,再加蛋白质缺乏为本病的主要原因;在以玉米为主食的地区,因玉米所含的烟酸以结合型为主,必须水解成游离型才能被机体利用,故容易发生烟酸缺乏症。

2.吸收障碍　患慢性腹泻、肠结核、经常呕吐或其他胃肠功能紊乱疾患可影响烟酸的吸收。

3.代谢障碍　某些药物如异烟肼可干扰烟酸的代谢;当存在其他营养素如核黄素、维生素 B_6 等摄入不足时易影响色氨酸转化为烟酸。

二、诊断

诊断主要依据病史、典型的皮肤黏膜损害、胃肠道症状、神经精神症状以及实验室检查。

1.临床表现　一般患者先有生长迟缓、倦怠、失眠、注意力减退等症状,病情进展后才出现典型症状。

(1)皮肤黏膜症状:主要表现为裸露皮肤及易磨擦部位出现对称性红斑,类似日晒斑,随后病变部位逐渐转为红棕色,皮肤变粗糙、脱屑、色素沉着。也可累及舌和口腔,表现为舌尖和舌缘发红,舌乳头肿大,全舌发红似鲜牛肉样,口腔黏膜溃疡、口角发炎,偶伴阴唇红肿及阴道炎。

(2)胃肠道症状:腹泻为突出表现,大便呈水样或糊状,量多且有恶臭,常伴有食欲缺乏、恶心、呕吐、腹痛、便秘,有时腹泻与便秘交替出现。

(3)神经精神症状:表现为烦躁、忧虑、抑郁,情绪变化无常,失眠或昏睡、木僵甚至发展为痴呆。患儿亦可出现周围神经症状,表现为手足烧灼感、肢体麻木、腱反射减弱或消失。感觉系统也有改变,如畏光、难以忍受噪声及味觉异常。精神症状不一定与皮肤症状同时存在。

2.实验室检查

(1)尿中 N'－甲基烟酰胺(NMN)排出量:24h 尿中排出量低中 $5.8\mu mol$ 为缺乏,5.8～

17.5μmol 为低水平。

(2)尿中 2－吡啶酮/NMN 比值:2－吡啶酮/NMN 比值<1 表明有潜在烟酸缺乏。

(3)尿负荷试验:口服 50mg 烟酸,测定 4h 后尿中 NMN 排出量,<2.0mg 为缺乏,2.0～2.9mg 为不足。

三、治疗

1.去除病因　寻找病因,治疗原发病,注意多进食富含烟酸及色氨酸的食物。

2.药物治疗　口服烟酸 100～300mg/d,分 4～6 次服用,服后 30min 左右可出现皮肤发热、发红等血管扩张的表现,减量或多次分服可减少此种反应。或改用烟酰胺 75～100mg/d,分 3 次口服。必要时可肌内注射或静脉滴注烟酸 1～5mg/(kg·d)。消化系统症状消除后改为 15～20mg/d 口服即可。

3.其他　本病常伴有其他营养素缺乏,应同时予以适当补充,特别是 B 族维生素。皮肤损伤部位,应加强护理,避免日光照射。口腔炎者应注意口腔卫生。腹泻者止泻。有精神症状者予以对症治疗。

(任雪云)

第五节　核黄素缺乏病

核黄素缺乏病(ariboflavinosis)又称维生素 B_2 缺乏病(vitamin B_2 deficiency),是由于体内核黄素缺乏所致,主要引起唇、舌、眼、皮肤等部位病变。

一、病因

1.摄入不足　膳食中长期缺乏富含核黄素的动物蛋白和新鲜蔬菜;食物烹调和加工方法不当如加碱、洗淘过度、婴儿牛奶反复加热等易破坏核黄素。

2.需要增加　处于生长发育快速阶段的儿童、急性和慢性感染、外伤、慢性消耗性疾病等对核黄素的需求量明显增加,如不及时补充容易导致缺乏。

3.药物因素　吩噻类、三环类抗抑郁药、硼酸等可影响核黄素的代谢,或与核黄素相互作用致核黄素缺乏。

二、诊断

诊断主要依据核黄素缺乏病史、临床表现,对诊断困难者,可进行试验性治疗以及完善相关实验室检查。

1.临床表现

(1)口腔症状:①唇炎:唇黏膜鲜红,纵裂纹增多,张口时裂缝处可见出血,主要见于下唇。②口角炎:口角有糜烂、湿白、裂隙、溃疡,张口感疼痛,重者有出血。③舌炎:舌面光滑、质红,舌乳头先肥厚后萎缩,舌中部发红,有时可见裂隙。

(2)眼部症状:睑缘发炎,球结膜充血,角膜周围血管增生,角、结膜相连处可发生水疱,严重时可引起角膜混浊、虹膜炎。自觉畏光、流泪、烧灼感。

(3)皮肤症状:多见于皮脂分泌旺盛处,如鼻唇沟、眉间、耳后等部位。患处皮肤皮脂增多,轻度红斑,有脂状黄色鳞片。也有表现为阴凄皮炎或阴唇炎者。

2.实验室检查

(1)红细胞谷胱甘肽还原酶活性系数测定:是评价核黄素营养状况的灵敏指标,如活性系数>1.40为缺乏,1.2~1.4为不足。

(2)尿负荷试验:口服核黄素5mg后,测定随后4h尿液中核黄素排出量。<400%为缺乏,400~80μg为不足。

(3)尿核黄素/肌酐测定:收集任意一次尿标本,用每克肌酐相对量表示尿中核黄素的排出量,<27μg/g肌酐为不足。

三、治疗

口服核黄素5mg,每天2~3次,症状大多于2周内消失。个别不能口服用药的患儿,可改肌内注射,5~10mg/d。同时维持足量饮食摄入。有其他营养缺乏应同时予以治疗。

(任雪云)

第六节 维生素 B$_6$ 缺乏及依赖病

维生素 B$_6$ 缺乏症(vitamin B$_6$ deficiency)是体内缺乏维生素 B$_6$ 所引起的疾病。它的发生主要与乳母热量摄入不足、牛奶烹调或加工方法不当以及胃肠道吸收障碍等有关,此外,服用异烟肼、肼屈嗪、青霉胺和环丝氨酸等药物导致维生素 B$_6$ 的需要量增加,也可引起维生素 B$_6$ 缺乏症。

维生素 B$_6$ 依赖症是一种先天代谢酶—犬尿氨酸酶结构及功能缺陷所致,其维生素 B$_6$ 的活性仅为正常的1%,故每天需供给大量的维生素 B$_6$。

一、诊断

诊断主要依据询问营养史、临床表现及辅助检查。对烦躁不安、惊厥等找不到其他原因者,可予以试验性治疗,如用维生素 B$_6$ 治疗后,脑电图很快恢复正常,有助于确诊。

1.临床表现

(1)维生素 B$_6$ 缺乏症:婴儿可出现烦躁、全身抽搐、周围神经炎、呕吐、腹痛、生长速度减慢等症状,亦可出现脂溢性皮炎、贫血、抗体生成减少而易发生感染等。

(2)维生素 B$_6$ 依赖症:患儿一般于生后数小时~3个月发病,反复出现惊厥,个别婴儿呈痉挛样发作。患儿有智力发育障碍。临床上还可出现小细胞低色素性贫血,部分有胱硫醚尿症、同型半胱氨酸尿症。

2.辅助检查

(1)尿4-吡哆酸测定:尿4-吡哆酸是维生素 B$_6$ 的分解产物,其排出量约占维生素 B$_6$ 摄入量的50%,可反映近期维生素 B$_6$ 摄入量的变化。

(2)红细胞氨基转移酶活性系数测定:在红细胞中加入 PLP 前后测定天冬氨酸转氨酶(α-EAST)和丙氨酸转氨酶(α-EALT)活性,α-EAST 活性系数低于1.6、α-EALT 活性系数值低于1.25作为适宜维生素 B$_6$ 营养状态的指征。此方法已被广泛用于评价长期维生素 B$_6$ 营养状态。

(3)尿色氨酸分解产物测定:采用负荷量色氨酸测定其降解产物的方法应用较为广泛。给予 2g 色氨酸口服后,24h 尿排出黄尿酸量<65μmol,表明维生素营养状态正常。

(4)脑电图:脑电图显示不正常频率或振幅改变。

二、治疗

对维生素 B_6 缺乏所致抽搐,应立即肌内注射维生素 B_6 100mg,如膳食中有足够的维生素 B_6,则 1 剂治疗即可。对维生 B_6 依赖者则需每天肌内注射 2~10mg 或口服 10~100mg 直至痊愈。服用维生素 B_6 拮抗药物时,则需每天口服维生素 B_6 2mg/kg。先天性缺乏维生素 B_6 者需长期补充。

(任雪云)

第七节　维生素 C 缺乏病

维生素 C 缺乏症(vitamin C deficiency)又称坏血病(scurvy),是因人体长期缺乏维生素 C(抗坏血酸)所引起的全身性疾病,临床主要表现为出血倾向和骨骼病变。本病可发生于任何年龄,但以 6~24 个月婴幼儿多见。

一、病因

1.摄入不足　乳母饮食中缺乏维生素 C;以牛乳、羊乳或单纯谷类食物喂养而未补充维生素 C、新鲜水果或蔬菜者;配制婴幼儿食品时加热煮沸时间过长、做好的菜肴放置过久或食物储藏的时间太长均可导致维生素 C 的破坏。

2.吸收障碍　胃肠道疾病所致胃酸缺乏、肠道环境改变等可减少维生素 C 的吸收。

3.需要量增加　生长发育快速阶段、各种感染、严重创伤等对维生素 C 的需求量增加,如不及时补充则易发生此病。

二、诊断

诊断主要依据维生素 C 摄入不足史、典型临床表现、长骨的 X 线征象及实验室检查。

1.临床表现　维生素 C 缺乏病早期症状往往不典型,可有如厌食、烦躁不安、乏力、面色苍白、体重不增、反复感染等不适,随营养改善可自行恢复。典型的维生素 C 缺乏病主要表现为出血和骨骼症状,病程久者常并发贫血或免疫力低下。

(1)出血症状:由毛细血管脆性增加所致。皮肤可见瘀点、瘀斑,常在骨骼病变附近。齿龈红肿出血。眼睑或结膜也可出血。偶见血尿、血便、关节腔出血或颅内出血。

(2)骨骼症状:常有骨膜下出血及骨骺脱位引起局部的肿胀及疼痛。尤以下肢肿痛最为常见,患肢常保持一定位置,两腿外展、小腿内弯呈"蛙状",因疼痛患儿不愿被移动,呈假性瘫痪。此外,患儿肋骨与肋软骨交接处可出现尖锐的突出,形成坏血病串珠,于凸起的内侧可扪及凹陷。

2.辅助检查

(1)X 线检查:对本诊断极为重要。可见骨质疏松,骨皮质变薄,骨干骺端临时钙化带增厚,其下有一透亮的带状区,称为坏血病线;在干骺端与临时钙化带相连处出现细小骨刺,其方向与骨干垂直,称为侧刺;骺骨或骨中心脱钙,密度减低呈毛玻璃状,周围出现致密环;出血者骨膜下可有血肿钙化影,使长骨呈梭状、哑铃状。

（2）实验室检查

1）血浆维生素 C 含量测定:降低$<11.4\mu mol/L$($0.2mg/dl$)为不足,$<5.7\mu mol/L$($0.1mg/dl$)可诊断坏血病,$>34\mu mol$($0.6mg/dl$)可排除坏血病。此指标仅能反映近期的维生素 C 摄入情况。

2）白细胞－血小板层维生素 C 含量测定:正常值为 $1140\sim1700\mu mol/L$,$<114\mu mol/L$ 为不足。此指标能较好地反映组织中维生素 C 的贮备水平。

3）维生素 C 负荷试验:维生素 C20mg/kg 配成 4% 的生理盐水溶液,静脉注射,收集 4h 尿标本如维生素 C 含量$>8\mu mol/L$ 可排除坏血病。

4）毛细血管脆性实验阳性,但无明显症状者呈阴性。

三、治疗

1.去除病因　治疗原发病,补充富含维生素 C 的新鲜蔬菜和水果,改善乳母营养。

2.补充维生素 C 制剂　轻症患儿每天口服维生素 C $100\sim300mg$,胃肠功能紊乱或重症病例改用静脉注射。经治疗 $1\sim2d$ 可见症状改善。

3.其他　骨骼病变明显的患儿,应尽量保持安静少动,防止骨折或骨骺脱位;牙龈出血者应注意口腔清洁;如伴有其他维生素缺乏或继发感染时,宜同时治疗。

（任雪云）

第八节　维生素 D 缺乏性佝偻病

营养性维生素 D 缺乏性佝偻病（rickets of vitamin D deficiency）是由于维生素 D 不足引起体内钙、磷代谢紊乱,产生的一种以骨骼病变为特征的全身慢性营养性疾病。典型的表现是正在生长着的长骨干骺端和骨组织矿化不全或骨质软化症,2 岁以内婴幼儿多见。

一、病因

1.围生期维生素 D 不足　母亲孕期特别是孕后期维生素 D 营养不足,以及早产、双胎均可使婴儿的体内 C 存不足。

2.日照不足　机体内维生素 D 的主要来源为皮肤中的 7－脱氢胆固醇经日光中紫外线的光化学作用转变而成。如日照不足,则可引起内源性维生素 D 缺乏。日光紫外线不能通过普通玻璃,婴幼儿户外活动少,高层建筑阻挡以及大气污染如烟雾、尘埃等均可影响日光紫外线的照射。

3.生长速度快　婴儿尤其是早产、双胎生长发育快,对维生素 D、钙、磷需求量增多,且体内 C 存的维生素 D 不足,易发生本病。

4.维生素 D 摄入不足　因天然食物中如母乳、蔬菜、水果、谷物、肉类等维生素 D 含量少或因食物中钙、磷含量不足、比例不适宜等均可导致佝偻病的发生。

5.疾病或药物影响　胃肠道或肝胆疾病均可影响维生素 D、钙、磷的吸收及利用;肝、肾严重损害可致维生素 D 羟化障碍,25－(OH)D 或 $1,25-(OH)_2D$ 生成不足而引起佝偻病。

长期服用抗惊厥药物如苯妥英钠、苯巴比妥可使维生素 D 和 25－(OH)D 加速分解而失去活性;糖皮质激素能拮抗维生素 D 对钙的转运。

二、诊断

诊断主要依据年龄、病史、临床表现、血生化及骨骼 X 线检查综合分析。血清 25－(OH)D 水平为最可靠的诊断指标。

1.临床表现　本病在临床上可分为四期:

(1)初期(早期):多见于 6 个月内(特别是 3 个月内)婴儿。主要表现为神经兴奋性增高,如易激惹、夜惊、汗多且与室温无关,患儿因汗多刺激头皮而摇头擦枕出现枕秃。此期血清 25－(OH)D 下降,$1,25－(OH)_2D$ 正常或稍高,血钙、血磷正常或稍低,碱性磷酸酶正常或稍高。骨骼 X 线检查可正常,或临时钙化带模糊变薄、干骺端稍增宽。

(2)活动期(激期):除初期症状外,主要表现为骨骼改变和运动功能发育迟缓。

1)骨骼系统表现:3～6 个月内的婴儿主要表现为颅骨软化,检查者用双手固定婴儿头部,手指按压枕骨或顶骨的后部,可有压乒乓球样的感觉;8～9 个月婴儿可出现方颅、鞍形头和十字形头等;也可见乳牙萌出延迟、前囟增大或延迟闭合。肋骨可出现肋串珠、肋软骨沟,1 岁左右患儿可出现鸡胸、漏斗胸。6 个月以后的小儿手腕、足踝部可形成"手镯"、"足镯"。小儿开始站立与行走后可出现 O 形腿或 X 形腿。患儿会坐后因负重可致脊柱后突或侧弯,严重患儿可造成骨盆畸形。

2)肌肉系统表现:肌肉松弛、肌张力低下、运动发育落后等。

3)其他表现:可有神经系统发育迟缓,语言发育落后;免疫功能下降,反复感染。

此期血钙稍低,血磷明显下降,碱性磷酸酶明显增高,血清 25－(OH)D 下降,$1,25－(OH)_2D$ 显著降低。X 线可见长骨干骺端临时钙化带消失,干骺端增宽,呈毛刷样或杯口状;骨骺软骨盘增宽(>2mm);严重者可有骨干弯曲畸形或骨折。

(3)恢复期:早期或活动期患儿经治疗或日光照射后,临床症状和体征逐渐减轻或消失。血生化改变及 X 线改变也逐渐恢复至正常。

(4)后遗症期:多见于 3 岁以后的儿童。血生化及骨 X 线检查均正常,仅残留不同程度的骨骼畸形。

2.临床分度　依据骨骼改变体征的程度可分为轻度、中度、重度。

(1)轻度:可见颅骨软化、囟门增大、轻度的方颅、肋串珠、肋软骨沟等改变。

(2)中度:可见典型的串珠、手镯、肋软骨沟、轻度或中度的鸡胸、漏斗胸、O 形或 X 形腿,也可有囟门晚闭、出牙迟缓等改变。

(3)重度:可见明显的肋软骨沟、鸡胸、漏斗胸、脊柱畸形、O 形或 X 形腿、病理性骨折等改变。

三、治疗

目的在于控制活动期,防止骨骼畸形。治疗原则以口服为主,一般剂量为 50～10μg/d(2000～4000IU),或 $1,25－(OH)_2D_3$ 0.5～2.0μg/d,1 个月后改预防量 10μg/d(400IU)。口服困难或腹泻等影响吸收时,可大剂量肌内注射维生素 D_3 750～750μg(15 万～30 万 IU)一次,1～3 个月后改预防量,治疗 1 个月后应复查,如临床表现、血生化与骨骼 X 线改变无恢复征象,应考虑其他疾病,注意鉴别诊断。乳类是婴幼儿钙营养的可靠来源,一般佝偻病治疗可不补钙。此外,需注意其他多种维生素的摄入,坚持每天户外活动。对严重骨骼畸形可考虑外科手术矫正畸形。

(任雪云)

第九节　维生素 D 缺乏性手足搐搦症

维生素 D 缺乏性手足搐搦症(tetany of vitamin D deficiency)是由于维生素 D 缺乏时,血钙下降而甲状旁腺不能代偿性分泌增加,使低血钙不能恢复,当血钙降低到一定程度时则可引起神经肌肉兴奋性增高,出现抽搐。多见于 6 个月以下的小婴儿。

一、诊断

诊断主要依据临床表现及实验室检查。

1.临床表现　主要为惊厥、喉痉挛和手足搐搦,并有程度不等的活动期佝偻病的表现。

(1)惊厥:最为常见,呈突然阵发性发作的抽搐。一般不发热,轻者可仅有短暂的眼球上窜和面肌抽动,神志清楚,发作的次数和持续时间长短可不一致。

(2)手足搐搦:多见于较大婴幼儿,突发手足痉挛呈弓状,腕部屈曲,手指强直,拇指内收;足部踝关节伸直,足趾同时向下弯曲。

(3)喉痉挛:婴儿见多,因喉部肌肉及声门突发痉挛而出现吸气性呼吸困难及喉鸣,严重者可发生窒息而死亡。

(4)隐性体征:当患儿血清钙降低至临界水平时,没有典型发作的症状,但神经肌肉兴奋性增高,刺激周围神经可诱发局部肌肉抽搐,如面神经症、腓反射阳性、陶瑟征阳性。

2.实验室检查　总血钙低于 1.75mmol/L、离子钙低于 1.0mmol/L。血碱性磷酸酶升高,血磷可降低、正常或升高。

二、治疗

1.急救处理　首先应迅速控制惊厥或喉痉挛,可用 10% 水合氯醛,每次 40～50mg/kg,保留灌肠,或地西泮每次 0.1～0.3mg/kg 肌内或静脉注射,注意保持呼吸道通畅及吸氧。

2.钙剂治疗　尽快给予 10% 葡萄糖酸钙 5～10mL 加入 10% 葡萄糖液 10～20mL,缓慢静脉注射(>10min)或滴注。惊厥反复发作时,可每天注射 2～3 次,直至惊厥停止后改口服钙剂。

3.维生素 D 治疗　急诊情况控制后,按维生素 D 缺乏性佝偻病补充维生素 D 治疗。

(任雪云)

第十节　维生素 E 缺乏症

维生素 E 缺乏症(vitamin E deficiency)是由于人体内维生素 E 缺乏而引起的全身性疾病。本病多见于早产儿、人工喂养儿。

一、病因

由于富含维生素 E 的食物分布广泛,人类因为膳食供给不足发生维生素 E 缺乏症者少见。

1. 早产儿　新生儿体内的维生素 E 大多是孕期末 2 个月从母体获得,因此,早产儿体内维生素 E 贮存低于正常足月儿,极低体重的早产儿对脂肪及脂溶性维生素吸收能力差,加之早产儿生长迅速,故容易出现维生素 E 缺乏症。此外,用铁剂治疗早产儿贫血,将破坏胃肠道中的维生素 E,防止其吸收,加重其缺乏。

2. 人工喂养儿　人乳中维生素 E 的含量与多不饱和脂肪酸量的比例适宜,而牛乳中维生素 E 含量低于人乳且多价不饱和脂肪酸含量高,两者比例不适当,故人工喂养儿发病率比母乳喂养儿高。

3. 脂肪吸收不良　胰腺囊性纤维变、胆道梗阻、脂肪泻等疾病均存在脂肪吸收不良,可造成脂溶性维生素 E 的吸收减少。

二、诊断

诊断主要依据病史、临床表现、血浆维生素 E 含量测定等实验室检查。

1. 临床表现

(1)贫血:发病多在生后 4～6 周,为溶血性贫血,血红蛋白浓度多在 60～100g/L 之间。

(2)水肿:主要在大腿及会阴部,眼睑也有水肿,鼻腔有水样分泌物。严重者可有颅内出血。早产儿易发生新生儿硬肿症。

(3)神经系统改变:肌无力、反射减弱,眼肌麻痹、眼球震颤,轻度共济失调及位置觉、振动觉减弱。

(4)其他:颈面部出现丘疹样皮疹,患儿常哭闹,呼吸急促。

2. 实验室检查

(1)血浆维生素 E 含量测定:血浆维生素 E 含量$<12\mu mol/L$ 时可确诊。

(2)血浆维生素 E 与总血脂比值:血中维生素 E 与总血脂之比$<0.6mg:10mg$ 为维生素 E 缺乏。

(3)过氧化氢溶血试验:该试验是一种间接测定方法,阳性时可认为体内有维生素 E 缺乏,但该法有一定假阳性。

(4)其他:血红蛋白降低,网织红细胞增高,血小板增高;周围血涂片可见棘形及固缩的红细胞;骨髓可见多核的幼红细胞。

三、治疗

口服维生素 E 10～30mg/d,血象改善后改为 5mg/d 维持量。口服水溶性乳剂较口服油剂好。同时,应鼓励母乳喂养,膳食中应富含维生素 E,并注意维生素 E 与多不饱和脂肪酸的比例。

(任雪云)

第十一节　小儿肥胖症

儿童肥胖症(obesity)是由于机体能量摄入超过消耗,体内脂肪过度增生、堆积使体重超过一定范围的一种营养障碍性疾病。它不仅影响小儿健康,还与胰岛素抵抗、2型糖尿病、高血压、高脂血症、冠心病等代谢综合征的发生密切相关。临床上分为单纯性肥胖和继发性肥胖。本节只讨论单纯性肥胖。

一、病因

单纯性肥胖占肥胖的 95%～97%,其病因与多因素有关,常见的因素有:

1.能量摄入过多　为主要病因。长期摄入的能量超过机体消耗,多余的能量便转化为脂肪贮存体内,导致肥胖。人体脂肪细胞数目的增多主要在出生前3个月、生后第1年和11～13岁三个阶段,若肥胖发生在这三个时期,即可引起脂肪细胞增多性肥胖,治疗较困难且易复发。

2.活动过少　长期活动过少、缺乏适当的体育锻炼使能量消耗过少。肥胖儿童常羞于参加集体活动或不喜爱运动,可形成恶性循环。

3.遗传因素　肥胖双亲常有肥胖儿童,可能与遗传倾向及家庭环境因素有关。父母肥胖,其子女肥胖发生率高达 70%～80%;双亲之一肥胖其后代肥胖发生率约为 40%～50%;双亲正常的后代发生肥胖者仅 10%～14%。

4.其他　各种原因导致下丘脑饱食中枢和饥饿中枢调节失衡,如饥饿中枢亢奋时食欲大增,导致摄入过多而肥胖。此外,精神创伤以及心理异常等因素亦可导致儿童过量进食。

二、诊断

诊断主要依据体格发育指标判断。

1.体格发育指标

(1)体重/身高:小儿体重为同性别、同身高参照人群均值 10%～19%者为超重;超过 20%者可诊断为肥胖症;20%～29%者为轻度肥胖;30%～49%者为中度肥胖;超过 50%者为重度肥胖。

(2)体质指数(body mass index,BMI):是评价肥胖的另一种指标。BMI 是指体重(kg)/身长的平方(m^2),小儿 BMI 随年龄、性别而有差异,评价时可查阅图表,如 BMI 值在 P85～95 为超重,超过 P95 为肥胖。

2.临床表现　肥胖主要发生于婴儿期、5～6岁和青春期。小儿食欲佳,喜吃甜食和高脂肪食物。体格检查可见体态肥胖,皮下脂肪厚,分布均匀,腹壁可出现白纹或紫纹。骨龄常正常或略超过同龄儿。性发育一般正常,有时亦可提早。患儿因过胖行动不便,易疲劳、出汗,严重者因胸廓、膈肌运动受限,出现肺泡换气不足,而引起低氧血症、气急、发绀、红细胞增多、心脏扩大或出现充血性心力衰竭甚至死亡,称肥胖－换氧不良综合征(Pickwickian syndrome)。

此外,肥胖患儿由于怕被别人讥笑而不愿与其他小儿交往,故常有心理上的障碍,如自卑、胆怯、孤独等。

三、治疗

治疗原则是使体重控制在理想水平,同时又不影响儿童身体健康及生长发育。

1. 饮食疗法　推荐低脂肪、低糖类和高蛋白食谱,注意提供适量的维生素和微量元素。食物的体积在一定程度上会使患儿产生饱腹感,故应鼓励其多吃体积大而热能低的蔬菜类食品和水果。

2. 运动疗法　鼓励和选择患儿喜欢、有效且易于坚持的运动,如晨跑、散步、做操、游泳等,活动量以运动后轻松愉快、不感到疲劳为原则,避免剧烈运动激增食欲。

3. 行为矫正　包括饮食行为及生活行为调整。避免晚餐过饱或进食太快,不吃零食,少吃多餐等。创造有助于肥胖儿童坚持体重控制训练的环境。鼓励儿童写减肥日记,如记录所有食物的摄入时间、种类、数量,以及每天的活动时间、活动类型、行为矫正过程中的体验、困难,定期测量体重,学习计算 BMI,进行自我监督。

4. 药物治疗　目前一般不主张儿童应用药物减肥。

(任雪云)

第十二节　微量元素缺乏

一、锌缺乏

锌是人体必需微量元素之一,作为多种酶的组成成分,广泛地参与各种代谢活动。其缺乏可导致多种功能紊乱。

(一)病因

1. 摄入不足　植物性食物含锌少,故素食者容易缺锌。长期静脉营养而不补锌亦可出现锌缺乏。

2. 吸收障碍　膳食中某些物质如植酸盐、纤维素、过量的钙等可妨碍锌的吸收;肠道吸收不良综合征、脂肪泻、肠病性肢端皮炎等疾病均可造成锌吸收不良。此外,牛乳锌的吸收率远低于母乳,故长期纯牛乳喂养也可致缺锌。

3. 需要增加　在生长发育迅速阶段的婴儿,或组织修复过程中,或营养不良恢复期等状态下,机体对锌需要量增多。

4. 丢失过多　如反复失血、溶血、长期透析、外伤以及应用金属螯合剂等均可造成锌丢失过多而出现锌缺乏。

(二)诊断

诊断主要依据缺锌的病史、临床表现、血清锌浓度测定以及锌剂治疗有效综合判断。

1. 临床表现　可见味觉减退、厌食、异嗜癖,生长发育落后,性发育延迟、性腺功能减退,智力发育迟滞,毛发稀疏脱落,皮肤干燥、皮炎,反复口腔溃疡,伤口愈合不良,贫血,夜盲,缺锌可致胸腺萎缩、细胞免疫功能低下,患儿易发生感染。

2. 实验室检查

(1)空腹血清锌测定:正常最低值为 $11.47\mu\text{mol/L}(75\mu\text{g/dl})$。

(2)餐后血清锌浓度反应试验(PICR):测空腹血清锌浓度(A_0)作为基础水平,然后给予标准饮食,2h 后,复查血清锌(A_2),按公式 PICR＝(A_0－A_2)/A_0×100％计算,若 PICR＞15％提示缺锌。

(3)发锌测定:发锌难以反映近期体内的锌营养状况,现已很少用于临床诊断,仅用于大规模的普查。

(三)治疗

每天口服锌元素 0.5～1.0mg/kg,常用葡萄糖酸锌,疗程一般为 2～3 个月。长期静脉输入高能量者,每天锌用量为:早产儿 0.3mg/kg;足月儿～5 岁 0.1mg/kg;＞5 岁 2.5～4mg/d。鼓励多进食富含锌的动物性食物如肝、鱼、瘦肉、禽蛋、牡蛎等。此外,应积极寻找病因,治疗原发病。

二、铜缺乏

铜是体内 30 余种酶的组成成分,含铜酶多数和体内氧化还原反应有关。机体铜缺乏可导致小儿生长发育落后、骨骼改变和贫血等一系列临床表现。

(一)病因

1.摄入不足　婴儿单纯食用乳类而未添加辅食、长期使用肠道外营养者而营养液中未添加铜、重症营养不良等易发生铜缺乏。

2.吸收障碍　长期呕吐、慢性腹泻、胰腺纤维囊性变、Menkes 病以及使用螯合剂(如 D－青霉胺)或口服抑制铜吸收的药物(如长期服铁剂、钙剂)等均可导致铜吸收障碍。

3.排泄增多　肾病综合征、蛋白丧失性胃肠综合征等患儿随着蛋白质大量丢失排铜显著增加。

4.需求增加　处于快速生长阶段,铜需要量大而供给量相对不足。

(二)诊断

诊断主要依据病史、临床表现、血清铜及铜蓝蛋白降低、补充铁剂治疗无效等综合判断。

1.临床表现　婴儿和儿童最具特征的是血液系统及骨骼系统的改变,主要有小细胞低色素性贫血且铁剂治疗无效,软骨发育不良、骨质疏松、关节变形,甚至出现自发性骨折和佝偻病。此外,可见头发色浅、卷曲、脂溢性皮炎、厌食、腹泻、肝脾大等。早产儿常出现神经及精神方面的异常如对周围环境反应低下、肌张力低下、精神运动发育迟滞、视觉迟钝,尚可见体温过低、喂奶困难、面色苍白等。

2.实验室检查

(1)血浆铜:正常成人为 10.9～21.08μmol/L,正常足月儿为 3.14～10.99μmol/L,早产儿更低。足月儿于生后 1 个月增至成人水平,早产儿迟至生后 3～4 个月才达到此水平。成人低于 10.9μmol/L,新生儿低于 7μmol/L,提示缺铜。

(2)血浆铜蓝蛋白:正常成人为 0.93～2.65μmol/L,正常新生儿为 0.06～1.99μmol/L,生后与血浆铜并行增高达成人水平,缺铜时降低。

(3)外周血血红蛋白、红细胞减少,常为小细胞低色素性,中性粒细胞减少。

(三)治疗

用 1％的硫酸铜溶液治疗,每次口服 0.1mL,每天 2～3 次。不能口服者可改为皮下注射。同时,应去除病因,积极治疗原发病。

三、硒缺乏

硒是维持人体正常生理功能的重要微量元素,它是谷胱甘肽过氧化酶(GHS－Px)活性中心的必需组成成分,具有抗氧化作用,对保持细胞膜的稳定性有着很重要的意义,硒还参与免疫反应、辅酶Q的生物合成及线粒体ATP的合成等重要生物过程。目前还没单纯缺硒的疾病报道,但现有研究表明硒水平和克山病、大骨节病、急性冠心病、心血管猝死、蛋白质－能量营养不良密切相关。此外,适量的硒能提高机体免疫功能,降低肿瘤的发生。

(一)病因

主要是生活环境中硒缺乏致硒摄入不足,食物烹调和加热过程中造成硒挥发耗损,另外快速生长阶段硒需求量增加而补充不足、肿瘤以及感染等疾病对硒的消耗增加也可引起硒缺乏。

(二)诊断

诊断主要依据病史、临床表现、血硒及红细胞内GHS－Px活性降低。

1.临床表现　硒缺乏可有多种临床表现,常见有肌痛、肌炎,肌肉萎缩,心肌病变,如心脏扩大、心功能不全,溶血性贫血,毛发稀疏,视力下降,细胞免疫力降低,精子形成不良等临床表现。儿童则因同时伴有蛋白质营养不良,出现生长迟缓。

2.实验室检查

(1)血硒:全血正常值为$1.27\sim4.32\mu mol/L$。

(2)尿硒:正常值为$0.13\sim1.27\mu mol/L$。

(3)红细胞内GHS－Px活性正常值为95~155(平均123)U/1010个红细胞。

(三)治疗

对缺硒患者规定每天摄入硒100~400mg。口服硒片:1~4岁0.5mg,5~9岁1.0mg,>12岁2.0mg,每天1次,服1周,以后按每月月初和月中各给药1次。目前推荐的最大一次口服硒剂量为0.05mg/kg。另外,也可使用吸收率较高的1‰亚硒酸钠溶液,每天口服剂量为:<5岁,0.5mL;5~10岁,1mL;>11岁,2mL,疗程3~6个月。

四、镁缺乏

(一)病因

孕妇体内贮镁不足,低出生体重儿镁摄入不足,胃肠道疾病如慢性腹泻、溃疡性结肠炎、胆道梗阻等导致镁吸收不良,肾脏疾病及应用利尿剂等引起镁丢失过多,多次换血或输血、应用碱性药物等致镁细胞内外分布异常均可引起镁缺乏。

(二)诊断

1.临床表现

(1)精神神经症状:可表现为情感淡漠、嗜睡、抑郁、焦虑不安、注意力下降、记忆力减退、幻觉、定向障碍或其他性格改变。

(2)肌肉神经症状:可表现为麻木、刺痛,局部肌肉收缩、震颤,严重时可出现抽搐、共济失调。新生儿及婴儿患者均以惊厥为主要表现,类似于低钙惊厥。

(3)其他:还可出现食欲减退、恶心、便秘、心律失常。镁缺乏常与低钾血症、低钙血症同时存在。

2.实验室检查

(1)血清镁:新生儿<0.6mmol/L、小儿<0.7mmol/L 可诊断为低镁血症。

(2)尿镁测定:<0.5~1mmol/d 可诊断为镁缺乏,如镁缺乏是由尿镁排泄过多引起,则尿镁常在每天 1.5~2.5mmol 之间,同时伴有血清镁减低。

(3)镁负荷试验:静脉缓慢注入负荷量(0.25mmol/kg)的硫酸镁后收集 24h 尿,正常情况下注入的镁大部分自尿排出,而镁缺乏者会有较多潴留,出现排泄减少,所以此实验可反映体内镁的状态。但在分析实验结果时应注意排除肾小管功能障碍引起的镁缺乏症。

(三)治疗

轻微镁缺乏或无症状者仅需进食富含镁的食物,如肉、海产品、绿叶蔬菜、乳类制品、坚果类、谷类等。严重者可口服氯化镁或枸橼酸镁,亦可肌内注射硫酸镁。如惊厥或室性心律不齐时可给予 50%硫酸镁稀释后静脉滴注。

（任雪云）

第十二章　儿科护理

第一节　急性上呼吸道感染的护理

急性上呼吸道感染（acute upper respiratory infection，AURI）简称上感，俗称"感冒"，主要是指鼻、咽和喉部的急性感染，是儿童最常见的疾病。上呼吸道感染可发生很多并发症，其中最严重的是肺炎。

本病一年四季均可发生，以冬春季节及气候骤变时多见。多为散发，偶见流行，主要由空气飞沫传播。一次患病后产生的免疫力不足，故可反复患病。

一、病因及发病机制

由病毒引起者占90％以上，如合胞病毒、流行性感冒病毒、副流行性感冒病毒、腺病毒、鼻病毒、柯萨奇病毒、埃可病毒、冠状病毒、单纯疱疹病毒、EB病毒等。少数由细菌引起，最常见的是溶血性链球菌，其次为肺炎球菌、流行性感冒嗜血杆菌。肺炎支原体也可引起感染，经病毒感染后，可继发细菌感染。

婴幼儿时期由于上呼吸道的解剖、生理和免疫特点，易患呼吸道感染。若患有维生素 D 缺乏性佝偻病、营养不良、贫血等疾病，或儿童生活的环境不良（如居室拥挤、通风不良、阳光不足、空气严重污染、被动吸烟、护理不当等）致冷暖失调等往往容易诱发本病。

二、临床表现

临床症状轻重不一，与年龄、病原体及机体抵抗力不同有关。年长儿症状较轻，以局部症状为主，无全身症状或全身症状较轻，婴儿病情大多较重，常有明显的全身症状。

（一）一般类型的上呼吸道感染

一般类型的上呼吸道感染常于受凉后 1～3d 出现症状。

1.全身症状　大多数患儿有发热，体温可高可低，持续 1～2d 或 10 余日。重症患儿可出现畏寒、头痛、食欲下降、乏力。婴幼儿多有高热，常伴有呕吐、腹泻、腹痛，烦躁不安，甚至高热惊厥。部分患儿发病早期，由于发热引起肠痉挛、反射性肠蠕动增强、蛔虫骚动或肠系膜淋巴结炎症可有脐周围阵痛，有的类似急腹症，应注意区别。

2.局部症状　主要是鼻咽部症状，如出现鼻塞、流涕、打喷嚏、流泪、咽部不适、发痒、咽痛等，也可伴轻咳及声音嘶哑。新生儿和小婴儿可因鼻塞而出现张口呼吸或拒乳。

3.主要体征　咽部充血、红肿。咽部淋巴滤泡肿大，可有扁桃体肿大、充血且有渗出物。颌下淋巴结增大、触痛。肠道病毒引起者可出现不同形态的皮疹。

（二）两种特殊类型的上呼吸道感染

1.疱疹性咽峡炎（herpangina）　是由柯萨奇 A 组病毒引起，好发于夏秋季节。起病急，高热，咽痛，咽充血，咽腭弓、腭垂、软腭等处可见数个疱疹，直径 2～4mm，周围有红晕，疱疹破溃后形成小溃疡。疱疹也可发生在口腔的其他部位。病程 1 周左右。

2.咽—结合膜热（pharyngo—conjunctival fever）　病原体为腺病毒，常发生于春夏季节，是一种以发热、咽炎、结合膜炎为特征的急性传染病,可在儿童集体机构中流行。临床主要表现为发热、咽痛,一侧或双侧眼结合膜炎及颈部或耳后淋巴结增大。病程1~2周。

上呼吸道感染可并发中耳炎、鼻窦炎、咽后壁脓肿、颈淋巴结炎、喉炎、支气管炎、肺炎等。年长儿若患链球菌性上呼吸道感染可引起急性肾炎、风湿热等。

三、辅助检查

病毒感染时白细胞计数偏低或正常,细菌感染时白细胞计数和中性粒细胞比例增高。

四、治疗要点

1.一般治疗　休息、多饮水;注意呼吸道隔离。

2.病因治疗　抗病毒药物常用双嘧达莫(潘生丁)、利巴韦林等,也可使用板蓝根冲剂、大青叶等中药治疗。如病情严重,继发细菌感染或发生并发症者可选用抗菌药物(如复方新诺明、青霉素等)。链球菌感染或既往有肾炎或风湿热病史者,应用青霉素或红霉素7~14d。

3.对症治疗　高热者给予物理降温或药物降温;高热惊厥者给予镇静、止惊处理;咽痛者给含服润喉片。

五、护理评估

1.健康史　询问患儿发病前有无受凉或当地有类似的疾病流行;是否有佝偻病、营养不良、先天性心脏病、贫血病史;有无反复上呼吸道感染史。

2.身体状况　评估患儿是否有鼻塞、流涕、打喷嚏、流泪、咽部不适发痒、咽痛、轻咳、声音嘶哑等;婴幼儿有无高热或低热及消化道症状;是否伴有中耳炎、喉炎、支气管炎、肺炎等并发症。

3.心理-社会状况　家长在患儿起病初多不重视,当患儿出现高热等严重表现后,会因担心病情恶化而产生焦虑、抱怨等。另外,有些上呼吸道感染与当地空气污染及被动吸烟有关,还应做好社区卫生状况的评估。

六、护理诊断/问题

1.舒适度的改变　与咽痛、鼻塞等有关。

2.体温过高　与上呼吸道炎症有关。

3.潜在并发症　惊厥。

七、护理措施

1.做好呼吸道隔离　患儿与其他患儿或正常儿分室居住,接触者应戴口罩,这既可以保护接触者,同时又保护患儿,防止并发细菌感染。

2.休息与活动　保持室内空气新鲜,避免对流风。温度和湿度适宜,避免过干、过热。这样可减少对呼吸道黏膜的刺激,减少细菌感染。患儿应减少活动,注意休息。如有发热者应卧床,并经常更换体位,以防止肺炎发生。

3.饮食护理　给予富含营养、易消化的饮食,保证充足的营养和水分。因发热、呼吸增快而增加水分消耗,所以要注意常喂水,入量不足者进行静脉补液。

4.观察病情 密切观察病情变化,注意咳嗽的性质及神经系统症状,注意口腔黏膜变化及皮肤有无皮疹等,以便能早期发现麻疹、猩红热、百日咳、流行性脑脊髓膜炎等急性传染病以及及时控制高热惊厥。注意观察咽部充血、水肿、化脓情况,在疑有咽后壁脓肿时,应及时报告医生,同时要注意防止脓肿破溃后脓液流入气管引起窒息。

5.对症护理

(1)发热护理:低热患儿注意休息,多饮水,体温超过38.5℃时,应给予物理降温或药物降温,防止高热惊厥的发生。

(2)鼻部护理:及时清除鼻咽部分泌物和干痂,保持鼻孔周围清洁,并用凡士林、液状石蜡等涂抹,以减轻分泌物的刺激。嘱患儿不要用力擤鼻,以免炎症经咽鼓管向中耳发展引起中耳炎;鼻塞严重的患儿,可先清除鼻腔分泌物,再用0.5%麻黄碱液滴鼻,每日2～3次,每次1～2滴。如婴儿因鼻塞而妨碍吸吮,可在哺乳前15min滴鼻,使鼻腔通畅,保证吸吮。

(3)咽部护理:咽部不适时可给予润喉含片或雾化吸入。

(4)婴幼儿饭后喂少量的温开水以清洗口腔,年长儿饭后漱口,以防止口炎的发生,并可避免用口呼吸引起的口腔黏膜干燥。

八、健康教育

1.指导家长预防上呼吸道感染的知识,掌握相应的处理措施。在集体儿童机构中,应早期隔离患儿,如有流行趋势,可用食醋熏蒸法消毒居室;对反复发生上呼吸道感染的患儿应注意适当的体育锻炼,多进行户外活动,不要到人群拥挤的公共场所,必要时按医嘱使用左旋咪唑等增强免疫的药物。穿衣要适当,以逐渐适应气温的变化,避免过热或过冷。

2.积极防治佝偻病、营养不良及贫血等各种慢性疾病。

(马萍)

第二节 急性感染性喉炎的护理

急性感染性喉炎为喉部黏膜急性弥漫性炎症,多发生于冬春季节,婴幼儿多见。由于儿童抵抗力低,喉腔狭小,黏膜下淋巴组织丰富,声门下组织疏松,故易于发生水肿,引起气道阻塞。若诊断及处理不及时,常可危及生命。

一、病因及发病机制

急性感染性喉炎开始多为病毒感染,以后细菌乘虚而入。多继发于鼻炎、咽炎、全身抵抗力下降时,也可为流行性感冒、肺炎、麻疹、水痘、百日咳、猩红热等急性传染病的前驱疾病。

二、临床表现

1.起病急,症状重,可有不同程度的发热、犬吠样咳嗽、声音嘶哑、吸气性喉鸣和三凹征。白天症状轻,入睡后因喉部肌肉松弛,分泌物阻塞,致夜间症状加重。严重者迅速出现烦躁不安、吸气性呼吸困难、青紫、心率加快等缺氧症状。体格检查可见咽喉部充血。

2.按吸气性呼吸困难的轻重,将喉梗阻分为四度。

Ⅰ度:患儿安静时如常人,仅在活动后才出现吸气性喉鸣及吸气性呼吸困难,听诊呼吸音清晰,心率正常。

Ⅱ度:安静时即出现喉鸣及吸气性呼吸困难,听诊可闻及喉传导音或管状呼吸音,心率较快,可达120~140次/min。

Ⅲ度:除Ⅱ度症状外还出现阵发性烦躁不安,口唇、指甲发绀,双眼圆睁、惊恐万状,头面出汗。听诊两肺呼吸音减弱或听不见,心音较钝,心率达140~160次/min。

Ⅳ度:患儿渐显衰竭,由烦躁不安转为半昏迷或昏迷,面色发灰,由于无力呼吸,三凹征可不明显。听诊两肺呼吸音几乎消失,仅有气管传导音,心音微弱,心律不齐或快或慢。

三、辅助检查

间接喉镜检查可见喉黏膜充血、肿胀,声带亦充血呈红色,上有扩张血管,声门常附有黏脓性分泌物,声门下黏膜肿胀,向中间突出而成一狭窄腔。

四、治疗要点

1.保持呼吸道通畅 糖皮质激素雾化吸入,消除黏膜水肿。最重要的治疗措施是声带休息,由于发音造成的双侧声带运动、互相摩擦引起的声带水肿,应尽量减少发声次数及发声强度。

2.控制感染 选择敏感抗生素。

3.糖皮质激素 可减轻喉头水肿,缓解症状。轻者口服泼尼松,严重者可用地塞米松或氢化可的松。

4.对症治疗 缺氧者予以吸氧;烦躁不安者可用异丙嗪镇静,异丙嗪除镇静外还有减轻喉头水肿的作用;痰多者可选用祛痰剂。

5.气管切开术 经上述处理后仍有Ⅲ度以上喉梗阻者,应立即进行气管切开术。

五、护理诊断/问题

1.低效性呼吸型态 与喉头水肿有关。
2.有窒息的危险 与喉梗阻有关。
3.体温过高 与感染有关。

六、护理措施

1.休息 保持室内空气新鲜,温湿度适宜,置患儿于舒适体位;保持安静,减少刺激。保证营养和水分,耐心喂养,避免呛咳,必要时行静脉补液。

2.保持呼吸道通畅 改善呼吸功能,必要时及时吸氧,给予雾化吸入。

3.严格观察病情变化 观察患儿的呼吸、心率、精神状态、呼吸困难的程度,做好气管切开的准备,以备急救。

4.用药护理 遵医嘱给予抗生素和糖皮质激素等。

七、健康教育

1.加强户外活动,增强体质,提高抗病能力。保持口腔清洁,养成晨起、饭后和睡前刷牙、漱口的习惯。

2.注意气候变化,及时增减衣服,避免受凉。在上呼吸道感染流行期间,尽量减少外出,以防感染。适当多吃水果、干果,以加强对咽喉的保养。

(马萍)

第三节　急性支气管炎的护理

急性支气管炎(acute bronchitis)是儿童时期常见的一种呼吸道疾病。气管常同时受累,故实际应为急性气管-支气管炎。本病常继发于上呼吸道感染之后,或为一些急性呼吸道传染病(如流行性感冒、麻疹、百日咳、猩红热等)的常见合并症,也常为肺炎的早期表现。

一、病因

1.病原体　各种病毒、细菌或病毒及细菌的混合感染。凡能引起上呼吸道感的病原体皆可引起支气管炎,如合胞病毒、流行性感冒病毒、肺炎球菌、溶血性链球菌、葡萄球菌和流行性感冒杆菌。

2.其他　特异性体质、免疫功能失调、营养不良、佝偻病、慢性鼻窦炎等患儿常易反复发生支气管炎。气候变化、空气污染、化学因素的刺激也为本病的发病因素。

二、临床表现

起病可急可缓,大多先有上呼吸道感染症状。

1.主要症状　发热和咳嗽,发热高低不一,多在38.5℃左右,2～4d即退热,部分患儿可不发热。咳嗽起初为刺激性干咳,1～2d后支气管分泌物增多,咳有痰声。痰由黏液变为黏液脓性。咳嗽重时可引起呕吐。经3～5d后痰量减少,咳嗽逐渐消失。

2.全身症状　婴幼儿较明显,除发热、咳嗽外,可有呕吐、腹泻等消化道症状。

3.体征　随疾病时期而异,可见咽部充血,呼吸稍增快,肺部呼吸音粗糙,或有少许的散在干啰音、粗中湿啰音。啰音的特点是易变,常在体位改变或咳嗽后减少甚至消失。一般无呼吸急促和发绀。

4.喘息性支气管炎(哮喘性支气管炎)　是一种特殊类型的支气管炎,多发生于婴幼儿。患儿除上述一般支气管炎症状外,还伴有类似哮喘的症状。其特点如下:①好发于1～3岁的幼儿,常有湿疹或其他过敏史。②起病急,也有在呼吸道感染2～3d后才出现症状者,主要表现为呼气性呼吸困难,听诊两肺布满哮鸣音,呼气时间延长及少量的粗湿啰音,叩诊呈鼓音。哭闹、烦躁时呼吸困难加剧,可有鼻翼扇动及三凹征,严重者出现发绀。③本病有反复发作的倾向,一般随年龄的增长发作逐渐减少,转为痊愈,少数可发展为支气管哮喘。

三、辅助检查

1.胸部X线检查　早期无异常改变,后期有肺纹理增粗。

2.血常规　白细胞计数正常或稍高,合并细菌感染时,可明显增高。

四、治疗要点

本病的治疗主要是对症治疗和控制感染。

1.祛痰、止咳　可口服止咳糖浆和祛痰剂祛痰、止咳,一般不用镇咳剂以免抑制其自然排痰,但当干咳影响患儿的休息时可口服异丙嗪。

2.止喘　有哮喘症状者可口服氨茶碱,有烦躁不安时可与镇静剂合用。

3.控制感染　细菌感染时,应使用抗生素,如青霉素类、大环内酯类、复方新诺明等。

五、护理评估

1.健康史　评估患儿是否有上呼吸道感染病史,是否有营养不良、佝偻病、鼻窦炎等病史,是否反复发生支气管炎。

2.身体状况　评估患儿有无发热、咳嗽、咳痰情况,注意肺部呼吸音变化,有无干湿啰音。

3.心理-社会状况　评估家长对患儿疾病的重视程度及当地的环境卫生、空气污染情况,家长有无焦急、抱怨的心理。

4.辅助检查　评估胸部 X 线检查、血常规、外周血中白细胞改变。

六、护理诊断/问题

1.体温过高　与病毒或细菌感染有关。

2.清理呼吸道无效　与痰液黏稠不易咳出有关。

七、护理措施

1.环境与休息　保持室内空气新鲜,温度适宜。维持室内湿度宜在60%左右,以湿化空气,稀释分泌物,有利于痰液的咳出。患儿应减少活动,注意休息,避免剧烈的活动及游戏,防止咳嗽加重。

2.饮食护理　给予营养丰富、易消化的饮食,少量多餐,不可一次进食过多,以免因咳嗽引起呕吐。鼓励患儿多饮水,使痰液稀释易于咳出。

3.病情观察　观察生命体征的变化,若有呼吸困难、发绀,应给予氧气吸入;观察咳嗽、咳痰情况。

4.对症护理

(1)发热护理:低热不需特殊处理,体温在 38.5℃ 以上时应采取物理降温或药物温措施,防止发生惊厥。遵医嘱给予抗生素或抗病毒药。

(2)保持呼吸道通畅:指导并鼓励患儿有效咳嗽;对咳嗽无力的患儿,宜经常更换体位,拍背,促使呼吸道分泌物的排出,促进炎症消散;也可采用超声雾化吸入或蒸汽吸入;如果分泌物多影响呼吸时,可用吸引器及时吸出痰液。

(3)保持口腔卫生,以增加舒适感,增进食欲。年长儿应在晨起、餐后、睡前漱洗口。

八、健康教育

1.加强营养,增强体质。积极开展户外活动,进行体格锻炼,增强机体对气温变化适应能力。

2.积极预防营养不良、佝偻病、贫血和各种传染病,按时预防接种,增强机体的免疫力。

(马萍)

第四节　肺炎的护理

肺炎(pneumonia)是指各种不同病原体及其他因素所引起的肺部炎症。临床上以发热、咳嗽、呼吸急促、呼吸困难和肺部固定湿啰音为特点。肺炎是婴幼儿时期的常见病,一年四季均可发生,冬春寒冷季节多见,多由急性上呼吸道感染或支气管炎向下蔓延所致。本病不仅发病率高,病死率也高,占我国儿童死亡原因的第一位,是我国儿童保健重点防治的"四病"之一。

支气管肺炎(bronchopneumonia)为儿童时期最常见的肺炎,以 3 岁以下婴幼儿最多见。起病急,四季均可发病,多发于冬春季节。加强对本病的防治及护理十分重要。本节重点讲述支气管肺炎。

一、分类

肺炎的分类尚无统一分法,目前常用者有以下四种。

1. 根据解剖部位分类　分为支气管肺炎、大叶性肺炎和间质性肺炎等。儿童以支气管肺炎最常见。

2. 根据病因分类

(1)感染性肺炎:病毒性肺炎、细菌性肺炎、支原体肺炎、衣原体肺炎、真菌性肺炎等。

(2)非感染性肺炎:吸入性肺炎、过敏性肺炎等。

3. 根据病程分类

(1)急性肺炎:病程在 1 个月以内。

(2)迁延性肺炎:病程为 1~3 个月。

(3)慢性肺炎:病程在 3 个月以上。

4. 根据病情分类

(1)轻症肺炎:以呼吸系统症状为主。

(2)重症肺炎:除呼吸系统严重受累外,其他系统也受累,全身中毒症状明显。

二、病因

1. 内在因素　婴幼儿机体的免疫功能不健全,加上呼吸系统解剖生理特点,故婴幼儿易患肺炎。低出生体重儿、营养不良、维生素 D 缺乏性佝偻病、先天性心脏病更易患肺炎。

2. 环境因素　如居室拥挤、通风不良、空气污浊、阳光不足、冷暖失调等均可使机体的抵抗力降低,对病原体的易感性增加,为肺炎的发生创造有利的条件。

3. 病原体　常见的病原体为病毒和细菌。发达国家主要是病毒性肺炎,发展中国家以细菌性肺炎常见,如肺炎球菌肺炎,也可在病毒感染的基础上并发细菌感染,形成混合感染。

由于抗生素的广泛应用,耐药菌株(如铜绿假单胞菌、金黄色葡萄球菌、真菌)所致的肺炎增多。由于实验室诊断水平的提高,确诊为肺炎支原体肺炎也日见增多。

三、发病机制

病原体常由呼吸道入侵,少数由血行入肺。病原体侵入呼吸道后,由于机体的抵抗力低下,病变不能局限。当炎症向下蔓延至支气管、细支气管及肺泡时,支气管黏膜水肿,管腔狭窄,肺泡壁因充血、水肿而增厚,肺泡腔内充满炎性渗出物,从而影响肺通气和肺换气,导致低氧血症及二氧化碳潴留。为代偿缺氧,患儿出现呼吸与心率增快以增加肺每分钟通气量;为增加呼吸深度,呼吸辅助肌也参与活动,出现鼻翼扇动和三凹征。重症者可产生呼吸衰竭。缺氧、二氧化碳潴留及病原体毒素和炎症产物的吸收产生的毒血症,可导致循环系统、消化系统、神经系统的一系列改变以及酸碱平衡失调和电解质紊乱。

1. 循环系统 低氧血症和二氧化碳潴留,可引起肺小动脉反射性收缩,使肺循环的阻力增高,肺动脉高压,致右心负担加重。病原体毒素作用于心肌可引起中毒性心肌炎。肺动脉高压和中毒性心肌炎是诱发心力衰竭的主要原因。重症患儿可出现微循环障碍、休克、弥散性血管内凝血。

2. 神经系统 缺氧和二氧化碳潴留可使脑毛细血管扩张,血流减慢,血管壁通透性增加而致脑水肿。严重缺氧使脑细胞无氧代谢增强,造成乳酸堆积,加重脑水肿。

3. 消化系统 低氧血症和病原体毒素的作用,使胃肠道黏膜出现糜烂、出血、上皮细胞坏死脱落等应激反应,导致胃肠功能紊乱,严重者出现中毒性肠麻痹和消化道出血。

4. 水、电解质紊乱和酸碱平衡失调 重症肺炎可出现混合性酸中毒,因为严重缺氧时体内需氧代谢障碍,酸性代谢产物增加常可引起代谢性酸中毒,而二氧化碳潴留、碳酸增加又可导致呼吸性酸中毒。

四、临床表现

(一)支气管肺炎

由于病原体及机体的反应性不同,临床表现可轻可重。

1. 轻症 仅表现为呼吸系统的症状和相应的肺部体征。主要表现为发热、咳嗽、呼吸急促和肺部出现中细的湿啰音。

(1)发热:热型不一,多数为不规则热,也可为弛张热或稽留热,早产儿、重度营养不良儿可不发热。

(2)咳嗽:较频繁,初为刺激性干咳,极期咳嗽略减轻,恢复期咳嗽有痰,新生儿、早产儿仅表现为口吐白沫。

(3)呼吸急促:呼吸加速,每分钟可达 40～80 次,重者可有鼻翼扇动、点头呼吸、三凹征、唇周发绀。

(4)典型病例肺部可听到较固定的中细湿啰音,以背部两肺下方脊柱旁较多,吸气末更为明显。

新生儿、小婴儿常不易闻及湿啰音。除上述症状外,患儿常有精神不振、食欲减退、烦躁不安、轻度腹泻或呕吐等全身症状。

2. 重症 除呼吸系统的改变外,常伴全身中毒症状及循环系统、神经系统、消化系统等受累表现。

(1)循环系统:常见心肌炎、心力衰竭。心肌炎主要表现为面色苍白、心动过速、心音低钝、心律不齐及心电图 ST 段下移、T 波平坦或倒置。心力衰竭主要表现为:①呼吸困难加重,呼吸加快(>60 次/min)。②心率增快(>180 次/min)。③烦躁不安,面色苍白或发绀。④肝迅速增大在右肋下 3cm 或短时间内增加 1.5cm。⑤心音低钝,奔马律。⑥颈静脉怒张,尿少或无尿,颜面或下肢水肿等。重症革兰阴性杆菌肺炎还可发生微循环障碍,出现面色灰白、四肢发凉、脉搏细弱等。

(2)神经系统:常表现为精神萎靡、烦躁不安或嗜睡;脑水肿时,出现意识障碍、惊厥、前囟膨隆,可有脑膜刺激征,呼吸不规则,瞳孔对光反射迟钝或消失。

(3)消化系统:表现为食欲下降、吐泻、腹胀等。发生中毒性肠麻痹时,可表现为肠鸣音消失,严重的腹胀使膈肌抬高,加重呼吸困难。有消化道出血时,可吐咖啡渣样物,大便隐血试验阳性或柏油样便。

3.并发症 病原体致病力强者尤其是金黄色葡萄球菌感染,可引起脓胸、脓气胸及肺大疱,还可发生肺脓肿、化脓性心包炎、败血症等。

(二)不同病原体所致肺炎的特点

1.呼吸道合胞病毒肺炎 由呼吸道合胞病毒感染所致,多见于2岁以内婴幼儿,尤以2~6个月的婴儿多见。起病急骤,临床上除发热、咳嗽和呼吸困难外,以喘憋为主要表现,很快出现呼气性呼吸困难及缺氧症状。体征以喘鸣为主,肺底部可听到细湿啰音。临床上有两种类型:①喘憋性肺炎(间质性肺炎):病情严重,全身中毒症状和呼吸困难明显。此型肺部体征出现较早,布满肺喘鸣音,肺底部有细湿啰音。②毛细支气管炎:有喘憋表现,但中毒症状不重。

2.腺病毒肺炎 为腺病毒感染引起,多见于6个月至2岁婴幼儿,本病常呈流行性,病死率较高。临床主要特点为起病急,体温在1~2d之内即可达到39℃以上,多为稽留热。热程长,轻者持续7~10d开始退热,重者持续2~3周。咳嗽较剧烈,频咳或阵咳,呈阵发性喘憋、呼吸困难、发绀等。本病早期出现精神萎靡、嗜睡、烦躁、面色苍白等全身中毒症状。肺部体征出现较晚,常在高热4~5d后才开始出现少许湿啰音,随后出现因病变融合所致的肺实变体征。X线检查示肺部改变较肺部体征早,可见大小不等的片状阴影或融合成大病灶,并可见病灶周围性肺气肿。病灶吸收较缓慢,需数周至数月。此型肺炎病情严重,病程迁延,往往留有严重的肺功能损害。

3.金黄色葡萄球菌肺炎 多见于新生儿及婴幼儿。本病可原发于肺部,也可由其他部位感染灶的金黄色葡萄球菌经血行播散入肺。金黄色葡萄球菌能产生多种毒素与酶,使肺部发生广泛性出血、坏死及多发性小脓肿,并可引起迁徙化脓性病变。临床起病急,病情重,进展迅速。除有肺炎的临床表现外,中毒症状明显,多呈弛张性高热,烦躁不安、面色苍白,偶有呕吐、腹胀。皮肤可见猩红热样皮疹或荨麻疹样皮疹。严重者出现惊厥甚至休克。肺部体征出现较早,双肺可闻及中细湿啰音,容易并发肺脓肿、脓胸、脓气胸、肺大疱等。白细胞计数明显增高,中性粒细胞增高,有核左移现象。小婴儿及体弱儿白细胞计数可正常或偏低,中性粒细胞的比例仍高。胸部X线表现依病变不同,可出现小片浸润影、小脓肿、肺大疱或胸腔积液等。

4.肺炎支原体肺炎 为肺炎支原体感染所致。各年龄段的儿童均可发病,年长儿多见。本病常有中低度发热,常伴有咽痛和肌肉酸痛等。除发热外,刺激性干咳较为突出,有的酷似百日咳样咳嗽,咯出黏稠痰,甚至带血丝。有些患儿有胸痛、食欲下降、恶心、呕吐、腹泻等症状。肺部体征常不明显,少数可听到干湿啰音。胸部X线检查改变明显,与肺部体征不成比例。

五、辅助检查

1.血常规　病毒性肺炎白细胞计数大多正常或降低;细菌性肺炎白细胞计数及中性粒细胞常增高,并有核左移,胞质中可见中毒颗粒。

2.胸部X线检查　支气管肺炎早期可见肺纹理增粗,以后出现大小不等的斑片状阴影,可融合成片,以双肺下野、中内带多见。

3.病原学检查

(1)细菌培养:取气管分泌物、胸腔积液及血液等培养,可以明确致病菌,但阳性率低。

(2)病毒分离:取鼻咽拭子或气管分泌物做病毒分离,此法的阳性率高,所需的时间长,不适于早期诊断。病毒特异性抗原和抗体监测有助于病原学诊断。

六、治疗要点

主要是抗感染与对症治疗。

1.控制感染　细菌感染选用敏感抗生素,重症宜选用两种广谱抗生素联合应用,并做到早期、足量、足疗程、静脉给药。如疑为肺炎球菌肺炎,首选青霉素;疑为金黄色葡萄球菌肺炎选用氨苄西林、氯霉素、苯唑西林等;支原体肺炎首选红霉素;真菌性肺炎选用克霉唑或两性霉素B,并停用抗生素及激素。病毒感染者,应选用利巴韦林、干扰素、聚肌胞、阿昔洛韦等。

2.对症治疗　有缺氧症状时应及时吸氧;发热、咳嗽、咳痰者,给予退热、祛痰、止咳;烦躁不安者可使用镇静剂(有呼吸衰竭者慎用);腹胀严重者,应胃肠减压,按医嘱注射新斯的明等。

3.中毒症状明显或严重喘憋、脑水肿、感染性休克、呼吸衰竭者,可短期应用糖皮质激素。

4.防治心力衰竭、中毒性肠麻痹、中毒性脑病等,积极治疗脓胸、脓气胸等并发症。

七、护理评估

1.健康史　了解有无反复呼吸道感染史,发病前是否有麻疹、百日咳等呼吸道传染病;询问出生时是否足月顺产,有无窒息史;生后是否按时接种疫苗,患儿生长发育是否正常。家庭成员是否有呼吸道疾病病史。

2.身体状况　评估患儿有无发热、咳嗽、咳痰及性质,体温增高的程度、热型;了解呼吸、心率、肺部啰音;有无呼吸困难及口周发绀等症状和体征;有无循环系统、神经系统、消化系统受累的临床表现。

3.心理—社会状况　了解患儿既往是否有住院的经历,家庭经济情况如何,评估患儿是否有因发热、缺氧等不适及环境陌生、与父母分离产生焦虑和恐惧,是否有哭闹、易激惹。患儿家长是否有因患儿住院时间长、知识缺乏等产生的焦虑。

4.辅助检查　评估血常规、胸部X线检查、病原学等检查结果。

八、护理诊断/问题

1.清理呼吸道无效　与呼吸道分泌物过多、痰液黏稠、体弱无力排痰有关。

2.气体交换受损　与肺部炎症导致的通气和换气障碍有关。

3.体温过高　与肺部感染有关。

4.潜在并发症　心力衰竭、中毒性脑病、中毒性肠麻痹、脓胸、脓气胸等。

九、护理目标

1.患儿呼吸急促、发绀消失、呼吸平稳。

2.患儿能及时清除痰液,保持呼吸道通畅。

3.患儿体温恢复正常。

4.患儿住院期间不发生并发症或发生时能及时被发现,得到及时处理。

十、护理措施

1.一般护理

(1)环境:保持病室空气新鲜,室温控制在 18~22℃,湿度 55%~60% 为宜。

(2)体位:根据病情可取半卧位,或抬高床头 30°~60°,以利于肺的扩张。经常帮助患儿更换体位,以利于呼吸道分泌物排出。卧床休息,减少活动。被褥要轻柔、暖和,内衣应宽松,穿衣不要过多,以免影响呼吸。各种处理应集中进行,尽量使患儿安静,以减少氧的需要量。

(3)饮食:给予高热量、高蛋白、高维生素、易消化饮食。应少量多餐,避免进油炸食物及易产气的食物,以免造成腹胀。哺喂时应耐心,每次喂食必须将头部抬高或抱起,以免呛入气管发生窒息。进食有困难者,可按医嘱静脉补充营养。鼓励患儿多饮水,使呼吸道黏膜湿润,以利于痰液咳出,有助于黏膜病变修复及纤毛运动,可以防止发热、脱水。

2.密切观察病情

(1)生命体征、咳嗽、咳痰情况的观察,有无发绀及呼吸困难程度。呼吸急促、发绀患儿应及早给氧,以改善低氧血症。

(2)心力衰竭的观察:当患儿出现烦躁不安、面色苍白、呼吸加快(呼吸>60 次/min)、心率>160 次/min、心音低钝、奔马律、肝在短时间内急剧增大时,应及时报告医生,做好抢救的准备。

(3)脑水肿的观察:密切观察患儿意识、瞳孔及肌张力等变化,若有烦躁或嗜睡、惊厥、昏迷、呼吸不规则、肌张力增高等颅内压增高表现时,应立即报告医生,采取降低颅内压的措施。

(4)中毒性肠麻痹的观察:观察患儿有无腹胀、肠鸣音是否减弱或消失。

(5)并发症观察:如患儿病情突然加重,出现剧烈咳嗽、烦躁不安、呼吸困难、胸痛、患侧呼吸运动受限,体格检查发现气管移位、患侧呼吸音消失等,提示并发了脓胸或脓气胸,应及时配合医生进行胸腔穿刺或胸腔闭式引流。

3.对症护理

(1)吸氧护理:一般采用鼻前庭导管给氧,氧流量为 0.5~1.0L/min,氧浓度不超过 40%;缺氧明显者用面罩给氧,氧流量为 2~4L/min,氧浓度为 50%~60%;出现呼吸衰竭时,应使用人工呼吸器。吸氧过程中经常检查导管是否通畅,患儿缺氧症状是否改善,发现异常应及时处理。

(2)保持呼吸道通畅:指导患儿进行有效的咳嗽,排痰前协助转换体位,帮助清除呼吸道分泌物;病情许可的情况下,可进行体位引流:根据病灶的部位取不同的体位,五指并拢、稍向内合掌呈空心状,由下向上、由外向内的轻拍背部,边拍边鼓励患儿咳嗽,促使肺泡及呼吸道的分泌物排出。超声雾化吸入:痰液黏稠者可使用,使痰变稀薄,利于痰咳出。用上述方法不能有效咳出痰液者,可用吸痰器吸出痰液。

(3)发热的护理:对高热者予以降温措施。

4.用药护理

(1)按医嘱给予抗生素、祛痰剂或支气管解痉剂。抗生素一般用至体温正常后的5～7d,临床症状基本消失后3d。葡萄球菌性肺炎在体温正常后继续用药2周,总疗程6周。支原体肺炎至少用药2～3周。

(2)对重症患儿应准确记录24h出入量,要严格控制静脉滴注速度,最好使用输液泵,保持液体均匀滴入。

(3)发生心力衰竭时应减慢输液速度,并给予吸氧、呋塞米及酚妥拉明等。静脉注射毛花苷C应稀释、速度应缓慢,给药前数脉搏,心率<100次/min或脉率不齐应暂停给药,与医生联系。严重喘憋应用糖皮质激素。中毒性脑病者颅内压高时给予甘露醇等。

5.心理护理　鼓励患儿及家长,积极配合治疗。

十一、护理评价

评价患儿呼吸急促、呼吸困难是否逐渐改善;患儿呼吸道是否保持通畅,能否有效排出痰液;患儿体温是否恢复正常;患儿是否发生并发症,有并发症时是否得到有效干预。

十二、健康教育

1.指导家长加强患儿的营养,增强体质,多进行户外活动,及时接种各种疫苗。养成良好的个人卫生习惯。

2.有营养不良、佝偻病、贫血及先天性心脏病的患儿应积极治疗,增强抵抗力,减少呼吸道感染的发生。教会家长处理呼吸道感染的方法,使患儿在疾病早期能得到及时处理。

(马萍)

第五节　口炎的护理

口炎(stomatitis)是指口腔黏膜的炎症,若病变仅局限于舌、齿龈、口角,又可称为舌炎、齿龈炎或口角炎,多由病毒、真菌、细菌引起。全年可发病,多见于婴幼儿,可单独发生或继发急性感染、腹泻、营养不良,B族维生素、维生素C缺乏等全身性疾病。

一、鹅口疮

鹅口疮(thrush,oral candidiasis)又称雪口病,为白色念珠菌感染所致,多见于新生儿、营养不良、腹泻、长期应用广谱抗生素或激素的患儿;新生儿多由产道感染,或因哺乳时奶头不洁及使用的奶具被污染而引起。

(一)临床表现

本病特征是在口腔黏膜表面出现白色或灰白色乳凝块物,初成点状或小片状,可逐渐融合成大片,不易擦去,若强行擦拭剥离后,局部黏膜潮红、粗糙、可有渗血。患处不痛,不流涎,也不影响吃奶,一般无全身症状。重者整个口腔均被白色斑膜覆盖,甚至可蔓延至咽、喉、食管、气管、肺等处,而出现拒食、呕吐、吞咽困难、声音嘶哑或呼吸困难。

（二）治疗要点

1.保持口腔清洁　用2％的碳酸氢钠溶液清洗口腔,每日2～4次。

2.局部用药　局部涂抹10万～20万U/mL制霉菌素鱼肝油混悬溶液,每日2～3次。

二、疱疹性口炎

疱疹性口炎(herpetic stomatitis)由单纯疱疹病毒感染所致,多见于婴幼儿,全年可发病,传染性强,可在集体托幼机构引起小流行。

（一）临床表现

疱疹常见于牙龈、口唇、舌和颊黏膜处,有时累及上腭及咽部。初起齿龈红肿,触之易出血,继而在口腔黏膜上出现散在或成簇的小疱疹,直径约2mm,周围有红晕,水疱迅速破溃后形成浅表溃疡,有黄白色纤维素性渗出物覆盖,多个小溃疡可融合成不规则的大溃疡。由于疼痛明显,患儿可表现为烦躁、哭闹、拒食、流涎、发热(38～40℃),颌下淋巴结常增大。体温一般在3～5d后恢复正常,病程1～2周,淋巴结增大可持续2～3周。

本病应与柯萨奇病毒引起的疱疹性咽峡炎相鉴别,疱疹性咽峡炎多发生于夏秋季,疱疹主要在咽部和软腭,有时可见于舌,但不累及齿龈和颊黏膜,颌下淋巴结常无增大。

（二）治疗要点

1.保持口腔清洁　多饮水,用3％过氧化氢溶液清洗溃疡面,避免刺激性食物。

2.局部用药　局部可涂碘苷(疱疹净)抑制病毒,也可喷西瓜霜、锡类散等。为预防继发感染可涂2.5％～5％金霉素鱼肝油。

3.对症处理　发热者给予物理降温或药物降温,补充足够的营养和水分;疼痛影响进食者,可按医嘱在进食前涂2％利多卡因;有继发感染时按医嘱使用抗生素治疗。

三、溃疡性口炎

溃疡性口炎(ulcerative stomatitis)主要由链球菌、金黄色葡萄球菌、肺炎球菌、铜绿假单胞菌等引起,以婴幼儿多见,常发生于急性感染、长期腹泻等机体抵抗力下降时,口腔不洁更有利于细菌繁殖而致病。

（一）临床表现

口腔各部位均可发生,常见于舌、唇内及颊黏膜处,可蔓延到唇及咽喉部。初起口腔黏膜充血、水肿,继之形成大小不等的糜烂或溃疡,表面有纤维素性炎性分泌物形成的灰白色假膜,边界清楚,易拭去,但露出溢血的创面,不久又被假膜覆盖。患儿因疼痛表现为烦躁、哭闹、拒食、流涎,常有发热,体温可达39～40℃,颌下淋巴结增大,全身症状轻者1周左右体温恢复正常。

血常规示白细胞计数增高和中性粒细胞增多。

（二）治疗要点

1.保持口腔清洁　用3％过氧化氢溶液或0.1％依沙吖啶(利凡诺)溶液清洗口腔。

2.局部用药　溃疡面涂5％金霉素鱼肝油、锡类散等。

3.控制感染　选用有效抗生素。

4.注意补充营养和水分。

四、口炎患儿的护理

（一）护理评估

1. 健康史　有无急性感染、腹泻、营养不良等病史，了解奶瓶、奶头清洗及消毒情况。

2. 身体状况　评估患儿口腔黏膜局部表现，如口腔黏膜有无溃疡、溃疡的部位、溃疡表面的假膜是否容易擦去，有无疼痛、烦躁、拒食及颌下淋巴结增大，有无发热等全身症状等表现。

3. 心理－社会状况　评估患儿疼痛、烦躁、哭闹及家长的焦虑程度。

（二）护理诊断/问题

1. 口腔黏膜受损　与口腔感染有关。

2. 体温过高　与口腔黏膜炎症有关。

3. 疼痛　与口腔黏膜损伤有关。

4. 知识缺乏　患儿及家长缺乏本病的预防及护理知识。

（三）护理措施

1. 饮食护理　供给高热量、高蛋白、富含维生素的温凉流质或半流质食物，避免摄入刺激性食物。对不能进食者，可静脉补充或给予肠道外营养，以确保能量与液体的供给。

2. 保持口腔清洁　根据病因选择不同的溶液清洗口腔，年长儿可用含漱剂。鼓励患儿多饮水，进食后漱口，保持口腔黏膜湿润和清洁。

3. 发热护理　体温超过 38.5℃时，给予松解衣服，头部置冷毛巾、冰袋等物理降温，必要时给予药物降温。

4. 按医嘱正确涂药　为确保局部用药效果，涂药前应先清洁口腔，然后将纱布或干棉球放在颊黏膜腮腺管口处或舌系带两侧，以隔断唾液；然后再用干棉球将病变部位表面吸干后再涂药；涂药后嘱患儿闭口 10min 后取出纱布或棉球，并嘱患儿不可立即漱口、饮水或进食。

5. 防止继发感染及交叉感染　护理患儿前后要洗手，患儿用过的食具、玩具、毛巾等要及时消毒；鹅口疮患儿使用过的奶瓶、奶嘴应放于 5‰碳酸氢钠溶液中浸泡 30min 后洗净，再煮沸消毒；疱疹性口腔炎具有较强的传染性，应注意与健康儿隔离，以防传染。

（四）健康教育

1. 向家长介绍口炎发生的原因、症状、治疗和护理要点。

2. 给家长示教清洁口腔及局部涂药的方法。

3. 指导家长做好清洁、消毒工作，食具专用。

4. 培养儿童养成良好的卫生习惯，学会正确刷牙，进食后漱口，纠正不良习惯。

5. 宣传均衡膳食对提高机体抵抗力的重要性，培养良好的饮食习惯，避免偏食、挑食。

（王彩虹）

第六节　腹泻的护理

腹泻（infantile diarrhea）又称腹泻病，是由多种病原、多种因素引起的，以大便次数增多和大便性状改变为特点的一组消化道综合征，严重者可引起水、电解质紊乱和酸碱平衡失调，是婴幼儿时期的常见病，多发生于 6 个月至 2 岁的婴幼儿，夏秋季发病率最高，为我国儿科重点防治的"四病"之一。

一、病因

(一)易感因素

1.消化系统发育不成熟　胃酸和消化酶分泌不足,且消化酶活性低,对食物量和质的变化耐受性差。

2.生长发育快　需要的营养物质相对较多,胃肠道负担较重。

3.机体防御能力差　婴幼儿胃内酸度及血液中免疫球蛋白和胃肠道 SIgA 均较低,对感染的防御能力较差。

4.肠道菌群失调　肠道内正常菌群对入侵的致病微生物具有拮抗作用,新生儿出生后尚未建立正常的肠道菌群,或因长期使用广谱抗生素等导致肠道菌群失调,从而引起肠道感染。

5.人工喂养　不能从母乳中获得 SIgA、乳铁蛋白等,而且人工喂养儿的食物、食具易被污染,使其发病率明显高于母乳喂养儿。

(二)感染因素

1.肠道内感染　可由病毒、细菌、真菌、寄生虫等引起,尤以病毒和细菌感染多见。

(1)病毒感染:秋冬季节的婴幼儿腹泻 80% 由病毒感染引起,其中以轮状病毒感染者最为常见,其次是星状病毒、杯状病毒和肠道病毒(包括柯萨奇病毒、埃可病毒、肠道腺病毒等)。

(2)细菌感染(不包括法定传染病):以致腹泻大肠埃希菌为主,可分为五种,包括致病性、产毒性、侵袭性、出血性和黏附性大肠埃希菌;其次是空肠弯曲菌和耶尔森菌等。

2.肠道外感染　当患中耳炎、肺炎、上呼吸道感染及泌尿道感染等疾病时,由于发热和病原体毒素作用使消化功能紊乱而引起腹泻症状。

(三)非感染因素

1.饮食因素

(1)饮食因素:主要是喂养不当引起,如喂养不定时、量过多、过少或突然改变食物种类均可引起腹泻,常见于人工喂养儿。

(2)过敏因素:如对牛乳、大豆(豆浆)及某些食物成分过敏或不耐受而引起腹泻。

(3)其他因素:如原发性或继发性双糖酶缺乏,乳糖酶的活力下降,肠道对糖的消化吸收不良而引起腹泻。

2.气候因素　腹部受凉使肠蠕动增加;天气过热致消化液分泌减少或口渴喝奶过多等,都可诱发消化功能紊乱而引起腹泻。

二、发病机制

导致腹泻发生的机制包括肠腔内存在大量不能吸收的具有渗透活性的物质(渗透性腹泻)、肠腔内电解质分泌过多(分泌性腹泻)、炎症所致的液体大量渗出(渗出性腹泻)及肠道运动功能异常(肠道功能异常性腹泻)等。临床上不少腹泻并非由某种单一机制引起,而是多种机制共同作用的结果。

(一)感染性腹泻

大多数病原微生物通过污染的食物、水、手或玩具等进入消化道,或通过带菌者传播。病原微生物进入肠道后能否引起腹泻,取决于机体的防御能力、病原微生物数量及毒力。当患儿防御能力下降、大量的病原微生物侵袭并产生毒素时可致肠黏膜发生充血、水肿、炎症细胞浸润、溃疡和渗出等病变，使食物的消化、吸收发生障碍，未消化的食物被细菌分解（腐败、发酵），其产物造成肠蠕动功能异常及肠腔内渗透压升高而引起腹泻。另外，病原体产生的毒素，可使小肠液分泌增加，当超过结肠的吸收能力时也能导致腹泻。腹泻后丢失大量的水和电解质，引起脱水、酸中毒及电解质紊乱。

（二）非感染性腹泻

非感染性腹泻主要由饮食不当引起。儿童消化系统对食物的耐受性较差，当进食过多或成分不当时，食物的消化吸收发生障碍，积滞于小肠上部，使局部酸度减低，肠道下部细菌上移并繁殖，使未消化的食物发生腐败和发酵，导致肠腔内渗透压增高、肠蠕动亢进，引起腹泻、脱水、电解质紊乱。

三、临床表现

临床上根据腹泻的病因可分为感染性腹泻和非感染性腹泻；根据病程可分为急性腹泻（病程＜2周）、迁延性腹泻（病程在2周至2个月）和慢性腹泻（病程＞2个月）；根据病情分为轻型腹泻及重型腹泻。

（一）轻型腹泻

轻型腹泻多由饮食因素或肠道外感染引起。主要表现为胃肠道症状，如食欲下降，偶有溢乳或呕吐，大便次数增多（一般每日在10次以内），但每次大便量不多，为黄色或黄绿色稀水样便，粪质不多，常见白色或黄白色奶瓣和泡沫。一般无明显脱水及全身中毒症状，多在数日内痊愈。

（二）重型腹泻

重型腹泻多由肠道内感染引起，起病常较急；也可由轻型逐渐加重而致。除有较重的胃肠道症状外，还有明显的脱水、电解质紊乱、酸碱平衡失调及全身中毒症状。

1.胃肠道症状　表现为食欲下降，常伴有呕吐（严重者可吐咖啡色样液体）。大便次数明显增多，每日达10余次至数十次；多为黄绿色水样或蛋花汤样便，量多，含少量黏液，少数患儿也可有少量血便。

2.全身中毒症状　发热，体温可达40℃，精神萎靡、嗜睡，甚至昏迷、休克等。

3.脱水、电解质紊乱和酸解平衡失调症状　主要表现为脱水、代谢性酸中毒、低钾血症、低钙血症、低镁血症及低磷血症。

（1）脱水：指水分摄入不足或丢失过多，造成体液总量尤其是细胞外液量的减少。除失水外，尚有钠、钾等电解质的丢失。

1）脱水程度：指患病以来累积体液损失量，临床实践中常根据前囟、眼窝、皮肤弹性、循环情况和尿量等将脱水分为轻、中、重三度，不同程度的脱水其临床表现不同，等渗性脱水的临床表现及分度如表12-1。

表 12-1　等渗性脱水的临床表现及分度

	轻度	中度	重度
失水占体重比例	$<5\%$	$5\%\sim10\%$	$>10\%$
每千克体重失液(mL)	30～50	50～100	100～120
精神状态	稍差	萎靡或烦躁	表情淡漠或昏迷
皮肤弹性	稍干燥、弹性稍差	干燥、弹性差	干燥、弹性极差
口腔黏膜	稍干燥	干燥	极干燥
前囟和眼窝	稍凹陷	明显凹陷	深凹陷
眼泪	有	少	无
尿量	稍少	明显减少	极少或无尿
周围循环衰竭	无	不明显	明显

营养不良患儿因皮下脂肪少,皮肤弹性较差,容易把脱水程度估计过高,而肥胖小儿皮下脂肪多,脱水常易估计过低,临床上应综合考虑,不能单凭皮肤弹性来判断。

2)脱水性质:指现存体液渗透压的改变。由于脱水时水和电解质(主要是钠)丢失的比例不同,引起体液渗透压的变化,造成不同性质的脱水。钠是决定细胞外液渗透压的主要成分,所以常用血清钠作为判断脱水性质的主要指标。一般可将脱水可分为等渗、低渗、高渗三种类型(表 12-2)。临床以等渗性脱水最常见,其次为低渗性脱水,高渗性脱水少见。

表 12-2　不同性质脱水的鉴别

	等渗性	低渗性	高渗性
主要原因	呕吐、腹泻	慢性腹泻伴营养不良	腹泻时补含钠液过多
水、电解质丢失比例	水、电解质成比例丢失	电解质丢失多于水	水丢失多于电解质
血钠(mmol/L)	130～150	<130	>150
口渴	不明显	明显	极明显
渗透压(mmol/L)	280～320	<280	>320
主要丧失	细胞外液	细胞外液	细胞内脱水
临床表现	一般脱水表现	脱水征、循环衰竭	口渴、烦躁、高热、惊厥

(2)代谢性酸中毒:主要是由细胞外液中 H^+ 增加或 HCO_3^- 丢失所致。

1)常见原因:①腹泻丢失大量碱性物质。②进食减少,热量不足引起体内脂肪分解增加,产生大量酮体。③血容量减少,血液浓缩,血流缓慢,使组织灌注不足、缺氧导致乳酸堆积。④肾血流量不足,导致尿量减少,酸性代谢产物滞留体内等。

2)主要表现:根据血 HCO_3^- 的测定结果,将酸中毒分为轻度(13～18mmol/L)、中度(9～13mmol/L)和重度(<9mmol/L)。轻度酸中毒症状不明显,仅有呼吸稍增快;中度酸中毒可出现精神萎靡、嗜睡或烦躁不安,呼吸深大,口唇呈樱桃红色等典型症状;重度酸中毒症状进一步加重,表现为昏睡或昏迷,呼吸深快,节律不齐,有烂苹果味及口唇发绀等。新生儿及小婴儿因呼吸代偿功能较差,仅表现为精神萎靡、面色苍白、拒食等,而呼吸改变并不典型。

(3)低钾血症:正常血清钾浓度为 3.5～5.5mmol/L。当血清钾低于 3.5mmol/L 时为低钾血症。

1)常见原因:①禁食或进食量少,钾摄入不足。②呕吐、腹泻,丢失钾盐。③肾保钾功能比保钠差,故腹泻时患儿均有不同程度的低钾。在脱水未纠正前,由于血液浓缩、酸中毒时钾由细胞内向细胞外转移以及尿少而致钾排出量减少等,钾总量虽然减少,但血清钾浓度多正常。输液后,随着脱水、酸中毒被纠正,排尿后钾排出增加,以及输入的葡萄糖合成糖原时可使钾从细胞外向细胞内转移,导致血钾浓度降低。

2)主要表现:①神经一肌肉兴奋性降低:如精神萎靡、全身无力、腱反射减弱或消失;腹胀、肠鸣音减弱或消失。②心脏损害:心率加快,严重时可出现心律失常,引起心肌退行性变,导致心肌收缩无力,心音低钝,甚至心力衰竭等;心电图显示 S－T 段下降、T 波低平、QT 间期延长、出现 U 波等。③肾表现:长期低钾可致肾小管上皮细胞变性,对抗利尿激素反应底下、浓缩功能降低,出现口渴、多饮、多尿、夜尿。肾小管排 K^+ 减少,泌 H^+、泌 Cl^- 增加,可发生低钾低氯性碱中毒,而尿液则呈酸性。

(4)低钙血症、低镁血症:病因包括①进食少,钙、镁摄入不足。②腹泻,钙、镁丢失过多,一般不严重。在脱水、酸中毒时,由于血液浓缩和离子钙增加,可不出现低钙表现。在脱水、酸中毒纠正后,离子钙减少,出现低钙症状。低血钙或低血镁的临床表现为手足抽搐、惊厥等症状。一般先用钙剂治疗,如无效时,考虑低镁血症。

(三)常见类型肠炎的临床特点

常见类型肠炎的临床特点见表12—3。

表12—3　常见类型肠炎所致腹泻的临床特点

	发病特点	全身症状	大便特点	大便检查
轮状病毒肠炎(秋季腹泻)	多发生在秋冬季节,以 6～24 个月婴幼儿多见	常伴有上呼吸道感染症状,感染中毒症状不明显,常伴脱水、酸中毒	黄色水样或蛋花样,含少量黏液,无腥臭味,每日几次到几十次、量多	少量白细胞,血清抗体多在感染后 3 周上升
致病性和产毒性大肠埃希菌肠炎	多发生在夏季	可伴发热、脱水、电解质紊乱和酸中毒	腹泻频繁,蛋花汤样或水样,含有黏液	可见少量白细胞
侵袭性大肠埃希菌肠炎	多见于夏季	常有腹痛、里急后重及全身中毒症状,甚至休克	大便呈黏液脓血便,有腥臭味	可见大量脓细胞、白细胞、红细胞
出血性大肠埃希菌肠炎	多发生在夏季	伴腹痛,体温多正常	初起为黄色水样便,后转为血水便,有特殊臭味	有大量红细胞,常无白细胞
空肠弯曲菌肠炎	多发生在夏季	有剧烈腹痛,并发症较多	脓血便	可见大量脓细胞、白细胞、红细胞
金黄色葡萄球菌肠炎	多继发于长期使用抗生素或激素后	不同程度的全身中毒症状、脱水和电解质紊乱,甚至发生休克	典型大便为暗绿色,似海水样,量多、含黏液,少数为血便	有大量脓细胞和成簇的革兰阳性球菌,培养有葡萄球菌生长,凝固酶试验阳性
真菌性肠炎	常为白色念珠菌所致,2 岁以下婴儿多见	病程迁延,常伴鹅口疮	稀黄,泡沫较多带黏液,有时可见豆腐渣样细块	可见真菌孢子和菌丝
生理性腹泻	多见于 6 个月以下婴儿,生后不久即腹泻,不需要特殊治疗,不影响生长发育	外观虚胖,常有湿疹,精神、食欲好,体重增长正常	除大便次数增多外,无其他症状,添加辅食后,大便即逐渐转为正常	—

四、辅助检查

1.大便常规　轻型腹泻患儿大便镜检可见大量脂肪球;中重度腹泻患儿大便镜检可见大量白细胞,有时可见不同数量的红细胞。

2.病原学检查　细菌性肠炎大便培养可检出致病菌;真菌性肠炎,大便镜检可见真菌孢子和菌丝;疑为病毒性肠炎时可做病毒分离等检查。

3.血液生化检查　血钠测定可了解脱水的性质;血钾测定可反映有无低钾血症;血气分析可了解体内酸碱平衡失调的性质及程度。

五、治疗要点

腹泻的治疗原则为调整饮食,控制感染,预防和纠正水、电解质紊乱和酸碱平衡失调。

1.调整饮食　腹泻时进食和吸收减少,而营养需要量增加,强调继续进食,以满足生理需要,补充疾病消耗,缩短腹泻后的康复时间。

2.预防和纠正水、电解质紊乱及酸碱平衡失调。

3.药物治疗

(1)控制感染:病毒性肠炎以饮食疗法和支持疗法为主,一般不用抗生素。其他肠炎应对因选药,如大肠埃希菌肠炎可选用抗革兰阴性杆菌抗生素;真菌性肠炎应停用原用的抗生素,可选用万古霉素、抗真菌药物等。

(2)肠道微生态疗法:有助于恢复肠道正常菌群的生态平衡,抵御病原菌侵袭,控制腹泻,常用双歧杆菌、嗜酸乳杆菌等制剂。

(3)肠黏膜保护剂:具有吸附病原体和毒素、保护肠黏膜的作用,常用蒙脱石散(思密达)。

六、护理评估

1.健康史　评估患儿喂养史,有无饮食不当、饮食不洁及对牛奶过敏史;了解患儿有无腹部受凉及上呼吸道感染、肺炎等肠道外感染病史;评估患儿有无其他疾病及长期使用抗生素史或激素等。

2.身体状况　了解患儿腹泻次数、性质和量;评估患儿精神、神志、体温、呼吸、心率、血压等生命体征,了解有无水、电解质紊乱和酸碱平衡失调等情况。

3.心理一社会状况　评估家长对疾病的心理反应及认识程度、文化程度、喂养及护理知识等;评估患儿家庭的居住环境、经济状况、卫生习惯等。了解患儿对陌生的医院环境、侵入性的治疗等产生的恐惧程度。

4.辅助检查　了解粪便镜检是否有脂肪球、白细胞、红细胞;了解血钠、血钾、血钙及血镁是否下降及血气分析结果等。

七、护理诊断/问题

1.体液不足　与呕吐、腹泻体液丢失过多和摄入不足有关。

2.营养失调(低于机体需要量)　与呕吐、腹泻丢失过多和摄入不足有关。

3.体温过高　与肠道感染有关。

4.有皮肤完整性受损的危险　与大便次数增多,刺激臀部皮肤有关。

5.知识缺乏　家长缺乏喂养知识及与腹泻相关的护理知识。

八、护理目标

1.患儿脱水和电解质紊乱纠正,尿量恢复正常。

2.患儿体重逐渐恢复正常。

3.患儿体温恢复正常。

4.患儿臀部皮肤保持完整、无破损。

5.家长能掌握患儿喂养知识及腹泻的预防、护理知识。

九、护理措施

1.休息与环境　重症患儿卧床休息,病房要通风,温、湿度适宜;严格执行消毒隔离制度,感染性与非感染性腹泻患儿应分室居住。护理患儿前后认真洗手,腹泻患儿用过的尿布、便盆应分类消毒,以防交叉感染。

2.饮食护理　根据个体情况调整饮食,一般不禁食,呕吐严重者可暂禁食 4～6h(不禁水),待好转后继续喂食;母乳喂养儿继续哺乳,暂停辅食;人工喂养儿可喂稀释的牛奶、米汤、脱脂奶等,待腹泻次数减少后给予流质或半流质饮食,逐步过渡到正常饮食;病毒性肠炎多有双糖酶(主要是乳糖酶)缺乏,暂停乳类喂养,改用豆浆、去乳糖配方奶粉等,以减轻腹泻、缩短病程。

3.病情观察

(1)监测生命体征:如患儿神志、反应、体温、脉搏、呼吸、血压等。

(2)观察大便情况:观察并记录大便次数、性状、量及颜色、气味等,为治疗和输液方案提供可靠依据。

(3)观察全身中毒症状:如发热、精神萎靡、烦躁、嗜睡等。

(4)观察水、电解质紊乱和酸碱平衡失调症状:如脱水情况及其程度、代谢性酸中毒表现、低钾血症表现等。

4.对症护理

(1)腹泻:一般不宜用止泻剂,因止泻会增加毒素的吸收。

(2)呕吐:严重者予禁食,必要时可肌内注射氯丙嗪或针刺足三里穴等。

(3)腹胀:腹胀明显者可肌内注射新斯的明或肛管排气。

(4)臀红护理:应选用吸水性强的柔软布类尿布,避免使用不透气塑料布或橡胶单,尿布要勤换、勤洗。每次便后用温水洗净臀部并拭干,局部皮肤发红者可涂 5%鞣酸软膏或 40%氧化锌油;如局部皮肤已破损,可将臀部皮肤暴露于空气中,也可用红外线或鹅颈灯照射,每次照射时间为 15～20min,每日 2～3 次。照射时严格掌握灯与臀部的距离,一般为 30～40cm,要有专人照护,严格交接班,防止烫伤。

5.用药护理　微生态制剂是活菌制剂,服用时应用冷开水送服,与口服抗生素间隔至少1h 以上。

6.心理护理　向患儿及家长解释病房环境及医务工作人员,减少陌生感;为患儿创造安静、舒适的休息环境;用患儿能理解的语言向其解释治疗目的,鼓励患儿配合;多与家长交谈,增强患儿战胜疾病的信心,克服焦虑、紧张心理。

十、护理评价

患儿大便次数是否减少;脱水、电解质及酸碱平衡失调是否得到纠正,尿量有无增加;体温及体重是否恢复正常;臀部皮肤完整性是否维持良好;家长能否说出患儿喂养及腹泻的预防、护理知识等。

十一、健康教育

1. 指导护理　向家长讲解腹泻的病因、病程、预后以及相关的治疗措施;指导家长正确洗手并做好污染尿布及衣物的处理、出入量的监测以及脱水等表现的观察;说明调整饮食的重要性;指导家长配制和使用口服补盐液,强调应少量多次饮用,呕吐不是禁忌证。

2. 做好预防

(1)提倡母乳喂养,按时添加辅食,指导家长科学断乳。

(2)注意饮食卫生,食物要新鲜,食具要消毒,教育小儿饭前便后洗手,勤剪指甲,培养良好的卫生习惯。

(3)加强体格锻炼,适当户外活动;注意气候变化,防止受凉或过热。

(4)避免长期滥用广谱抗生素等。

(王彩虹)

第七节　化脓性脑膜炎的护理

化脓性脑膜炎(purulent meningitis)是由各种化脓性细菌引起的脑膜炎症,是儿童时期常见的感染性疾病之一,婴幼儿常见。本病病死率为5%～15%,幸存者中1/3有后遗症。

一、病因及发病机制

致病菌可由呼吸道侵入,也可由皮肤黏膜侵入后随血液循环到达脑膜,引起炎症。少数可由邻近组织感染(如中耳炎、鼻窦炎)直接蔓延到脑膜引起。此外,颅脑外伤、脑脊髓膜膨出时,细菌可通过与颅腔相通门户进入脑膜造成感染。

细菌种类与患儿年龄关系密切:出生2个月以内以革兰阴性杆菌、溶血性链球菌、金黄色葡萄球菌致病为主;出生2个月至12岁以流行性感冒嗜血杆菌、脑膜炎奈瑟菌、肺炎球菌致病为主;12岁以后以脑膜炎奈瑟菌、肺炎球菌为主。

主要病变为脑膜表面极度充血、蛛网膜及软脑膜发炎,大量的脓性渗出物覆盖在大脑顶部、颅底及脊髓,可发生脑室膜炎导致硬脑膜下积液和(或)积脓、脑积水。此外,炎症还可损害脑实质、脑神经、运动神经和感觉神经而产生相应病变。

二、临床表现

患儿可呈急性或亚急性起病,发病前可有呼吸道感染或胃肠道感染的表现。

1. 典型表现

(1)全身中毒症状:体温升高,意识逐渐改变,烦躁或精神萎靡、嗜睡。

(2)颅内压增高征:剧烈头痛、喷射性呕吐、惊厥、昏迷。严重者合并脑疝,出现双侧瞳孔不等大,对光反射迟钝等。

(3)脑膜刺激征:颈强直、凯尔匿格征、布鲁津斯基征阳性。

2.非典型表现 小婴儿起病隐匿,可表现为体温不升,面色青灰、吸吮力差、拒乳、呕吐,哭声高尖、两眼凝视,由于颅缝及囟门的缓冲作用使前囟饱满、张力增高、头围增大或颅骨缝裂开,脑膜刺激征不明显。

3.并发症

(1)硬脑膜下积液:发生率较高。1岁以下多见。正规治疗48~72h后病情未见好转甚至加重或反复,同时有进行性前囟饱满,颅缝分离。硬膜下穿刺如液体量大于2mL,蛋白定量大于0.4g/L,即可确诊。

(2)脑室管膜炎:多为革兰阴性杆菌感染引起,主要见于新生儿及小婴儿且治疗过晚或治疗不当者。临床表现为经抗生素治疗后发热、惊厥等症状持续存在,颈强直逐渐加重,脑脊液始终异常。病死率和致残率较高。

(3)脑积水:由脑脊液循环障碍所致,表现为头颅进行性增大、颅缝裂开、头皮静脉扩张,患儿落日眼、额大面小及"破壶"音。长期颅内压增高可造成大脑皮质退行性萎缩,神经系统功能逐渐减退。

(4)其他:部分可并发脑性低钠血症;炎症还可导致脑神经受累引起耳聋、失明等;脑实质病变可发生瘫痪、智力低下或癫痫等。

三、辅助检查

1.脑脊液常规 为本病确诊的重要依据。典型脑脊液改变为压力增高,外观混浊,白细胞计数可达$1×10^9/L$以上,中性粒细胞为主;蛋白明显升高,糖和氯化物含量显著下降。涂片检查和培养可找到致病菌。具体脑脊液的改变如表12-4。

表12-4 各种病原体引起的脑膜炎脑脊液鉴别

类型	外观	白细胞数(×10^6/L)	蛋白(g/L)	糖(mmol/L)	其他
正常脑脊液	清亮、透明	0~5	0.2~0.4	2.2~2.4	—
化脓性脑膜炎	混浊	>1000,多核细胞为主	明显增高(1~5)	明显减低,<2.2	涂片培养可发现致病菌
结核性脑膜炎	微混,毛玻璃样	50~500,淋巴细胞为主	增高	明显减低	涂片培养发现抗酸杆菌
病毒性脑膜炎	清亮、个别微混	10~300,淋巴细胞为主	正常或轻度增高	正常	抗病毒抗体阳性

2.血常规和血培养 血常规可示白细胞计数明显增高,以中性粒细胞增高为主,占80%以上。病程早期做血培养可帮助确定病原菌。

3.头颅CT检查 可确定有无硬脑膜下积液、脑积水。

四、治疗要点

1.抗生素 病原菌不明者,选用氨苄西林和氯霉素,也可用三代头孢(如头孢噻肟)静脉用药,疗程14~21d。抗生素的选择及疗程及如表12-5。有并发症者应适当延长给药时间。

表 12-5　各种化脓性脑膜炎常用抗生素选择

致病菌种类	推荐使用的抗生素	用药时间
脑膜炎球菌性脑膜炎	青霉素	7d
肺炎球菌性脑膜炎	青霉素、头孢噻肟	10～14d
流行性感冒嗜血杆菌性脑膜炎	氨苄西林、氯霉素、头孢呋辛	10～14d
革兰阴性杆菌性脑膜炎	头孢噻肟、丁氨卡那霉素	21d 以上
金黄色葡萄球菌性脑膜炎	乙氧奈青霉素、头孢噻肟、头孢呋辛、万古霉素、利福平	21d 以上

2.糖皮质激素　对多种炎症因子的产生有明显抑制作用,降低血管通透性,从而减轻颅高压及脑水肿。可用地塞米松每日 0.6mg/kg,一日 4 次,连续用药 2～3d。

3.对症支持治疗

(1)降低颅内压:20％甘露醇每次 0.5～1.0g/kg,静脉快速滴入,6～8h 一次;呋塞米每次 0.5～1.0mg/kg,静脉注射。地塞米松每次 0.3mg/kg,静脉注射。

(2)控制惊厥:首选地西泮静脉注射,或给予苯巴比妥钠肌内注射。

(3)其他:维持水、电解质及酸碱平衡,保证热量和液量供给。

4.并发症治疗

(1)硬脑膜下积液:积液量少时无需处理;积液量多引起颅高压表现时,可经前囟做硬膜下穿刺放液,可以反复多次放液,注意每次每侧放液不能超过 15mL,大多数可逐渐减少直至愈合。个别病程迁延者,可行外科手术引流。

(2)脑室管膜炎:行侧脑室穿刺引流缓解症状,同时应用适宜抗生素行脑室内注入。

(3)脑积水:行外科手术治疗,包括正中孔粘连松解、导水管扩张和脑脊液分流术。

五、护理评估

1.健康史　了解患儿有无呼吸道感染、消化道感染或皮肤感染史,对新生儿注意询问其母亲生产情况,有无脐带感染。

2.身体状况　评估患儿体温及呼吸状况,意识障碍及颅内高压程度;有无躯体受伤的危险因素。检查患儿有无头痛、发热、呕吐、烦躁不安、惊厥、嗜睡及昏迷等表现,前囟是否隆起,有无脑膜刺激征。及时了解患儿血象及脑脊液检查结果。

3.心理—社会状况　应注意评估家长及患儿的心理状态。意识清楚的年长儿会有焦虑和恐惧的情绪,家长由于缺乏对本病的了解,尤其是担心患儿生命安全及预后,常有焦虑不安、沮丧等心理。

六、护理诊断/问题

1.体温过高　与细菌感染有关。

2.潜在并发症　颅内压增高与颅内感染、硬脑膜下积液等有关。

3.有受伤的危险　与抽搐、惊厥发作有关。

4.营养失调(低于机体需要量)　与摄入不足、机体消耗增多有关。

5.恐惧　与预后不良有关。

七、护理目标

1. 患儿体温恢复正常。
2. 患儿颅内高压等并发症得到及时救治。
3. 患儿不发生受伤情况。
4. 患儿每日能摄入足够营养,维持正常生长发育。
5. 家属能接受现实,并能主动配合治疗与护理。

八、护理措施

1. **休息与活动**　保持病室安静、空气新鲜,做好口腔护理,及时清除呕吐物,减少不良刺激。出汗后及时更衣,注意保暖,及时清除大小便,保持臀部干燥,必要时使用气垫等抗压力器材,预防压疮的发生。

2. **饮食护理**　给予高热量、清淡、易消化的流质或半流质饮食,少量多餐;注意食物的调配,以增加患儿食欲;鼓励患儿多饮水。如频繁呕吐不能进食者,应静脉输液,注意维持体液酸碱平衡。

3. **病情观察**　如患儿在治疗中发热不退或退而复升、前囟饱满、颅缝裂开、呕吐不止、频繁惊厥等,注意发生并发症,做好氧气、吸引器、人工呼吸机、脱水剂、呼吸兴奋剂、硬脑膜下穿刺包及侧脑室引流包的准备,给予急救。

4. **对症护理**　患儿体温上升超过 38.5℃ 时应积极降温以减少大脑氧耗,防止发生高热惊厥。惊厥发作时将患儿头偏向一侧,给予口腔保护以免舌咬伤,拉好床档,避免躁动及惊厥时受伤或坠床。

5. **用药护理**　了解静脉用药配伍禁忌;保护好血管,保证静脉输液通畅。如青霉素稀释后应在 1h 内输完,以免影响疗效;高浓度的青霉素须避免渗出血管外,以防组织坏死;注意观察氯霉素的骨髓抑制作用,定期做血常规检查;静脉输液速度不宜太快,以免加重脑水肿。

6. **心理护理**　对患儿及家长给予安慰、关心和爱护,及时解除患儿不适。根据患儿及家长的接受程度来介绍病情、治疗护理的目的与方法,使其主动配合。

九、健康教育

主动向患儿家长介绍病情、用药原则及护理方法,使其主动配合。为恢复期患儿制订相应的功能训练计划,指导家长具体康复措施,减少后遗症发生。

十、护理评价

患儿体温是否维持正常;意识是否恢复;惊厥发作时有无外伤、误吸情况;所需营养物质是否得到满足;体重是否维持正常。

(王彩虹)

第八节　病毒性脑炎和病毒性脑膜炎的护理

病毒性脑炎(viral encephalitis)和病毒性脑膜炎(viral meningitis)是由病毒感染引起的

中枢神经系统急性炎症。根据累及部位不同,表现为脑炎或脑膜炎。

一、病因及发病机制

最常见的病因为肠道病毒(柯萨奇病毒、埃可病毒等),其次为疱疹病毒、腮腺炎病毒及虫媒病毒。病毒经呼吸道、消化道或昆虫叮咬侵入,在淋巴系统内繁殖,经血液循环到达各脏器,在脏器中繁殖后的大量病毒可进一步播散到全身,引起相应症状。此外,一些病毒(如单纯疱疹病毒)可经嗅神经直接侵入脑内而致病。

病理变化:脑膜、脑组织弥漫性充血、水肿、血管周围有淋巴细胞浸润血管周围损伤。

二、临床表现

1. 病毒性脑膜炎 多有呼吸或消化道前驱感染史,继而发热、恶心、呕吐,婴儿常易被激惹;年长儿主诉头痛、颈背疼痛,检查脑膜刺激征为阳性。较少发生严重意识障碍、惊厥以及局限性神经系统体征。

2. 病毒性脑炎 临床表现轻重不一,与病变的部位、范围和程度有关。

(1)首发症状:多有不同程度的发热,后随体温升高出现不同程度的意识障碍,轻者出现表情淡漠、嗜睡,重者神志不清、谵妄、昏迷或出现精神障碍。

(2)可有轻重不等的颅内压增高表现:出现头痛、呕吐、惊厥发作、脑疝直至死亡。

(3)局限性神经系统体征:依中枢神经系统受损部位不同而出现如运动障碍、脑神经受损表现、共济失调、不自主动作、感觉及反射障碍等。

临床表现在起病 3d 至 1 周内出现,可持续 1 周至数月。多数可完全恢复,少数患儿可遗留后遗症如癫痫、听力障碍、肢体瘫痪以及不同程度的智力低下等。

三、辅助检查

1. 脑脊液检查 外观清亮,压力正常或增加。白细胞数正常或轻度增高,分类计数以淋巴细胞为主,蛋白质大多正常或轻度增多,糖含量正常。涂片和培养无细菌发现。

2. 病毒学检查 部分患儿脑脊液病毒培养及特异性抗体测试阳性。恢复期血清特异性抗体滴度高于急性期 4 倍以上有诊断价值。

3. 脑电图检查 表现多灶性、弥漫性的高幅或低幅慢波,检查的结果仅作为诊断的参考。

四、治疗要点

本病无特异性治疗方法。由于病程自限性,急性期支持与对症治疗是病情顺利恢复、降低病死率和致残率的关键。

1. 支持治疗 卧床休息,供给充足的营养,保持水、电解质平衡。

2. 对症治疗

(1)控制惊厥:可选用地西泮、副醛、苯巴比妥等药物。

(2)降低颅内压:静脉注射甘露醇等,预防脑疝发生。

(3)控制高热:体温超过 38.5℃时及时予以物理降温或药物降温,以减少大脑氧的消耗,防止高热惊厥,并做好降温记录。

3. 抗病毒治疗 无环鸟苷每次 5~10mg/kg,每 8h1 次,静脉滴注 10~14d。无环鸟苷为高效广谱抗病毒药,可阻止病毒 DNA 的合成,对单纯疱疹病毒作用最强,对水痘－带状疱疹病毒、巨细胞病毒、EB 病毒也有抑制作用。

五、护理评估

1.健康史　应仔细询问患儿病前 2～3 周有无呼吸道和胃肠道感染史,有无过度劳累、着凉及其他致机体抵抗力低下的诱因存在及本次起病情况。

2.身心状况　应注意评估患儿发热情况、有无意识障碍和颅内压升高的表现、是否有神经系统定位体征等,评估辅助检查结果。

3.心理状况　评估患儿及其家长的心理状况。

六、护理诊断/问题

1.体温过高　与病毒血症有关。

2.急性意识障碍　与脑膜炎症有关。

3.躯体移动障碍　与昏迷、瘫痪有关。

4.潜在并发症　脑疝。

5.营养失调(低于机体需要量)　与摄入量不足及消耗增加有关。

七、护理措施

1.休息与活动　保持病室安静,温湿度适宜,及时清理呕吐物,保持口腔清洁,出汗后及时更换衣被,嘱患儿多饮水,必要时静脉补液,定时翻身,防止压疮。

2.饮食护理　保证营养供应,鼓励患儿进食,并讲解摄入足够营养对恢复身体健康的重要性,选择食物应多样化,刺激患儿的食欲,每周测体重 2 次。

3.病情观察　评估患儿意识状态、瞳孔及呼吸变化,如发现呼吸节律不规则、两侧瞳孔不等大、对光反应迟钝,多提示有脑疝及呼吸衰竭发生,应及时处理。针对患儿存在的幻觉、躁动等提供保护性照顾。

4.对症护理　高热者积极控制体温,降低大脑的耗氧量。保持肢体功能位置,病情稳定后及早帮助患儿逐渐进行肢体的被动或主动功能锻炼,注意循序渐进,采取保护措施。

5.心理护理　向家属解释躯体移动障碍的原因及活动躯体的重要性。注意及时消除影响患儿情绪的不良因素。在改变锻炼方式时加强指导,给予鼓励。

八、健康教育

1.加强与患儿及家长的沟通,评估亲属的焦虑程度,鼓励亲属说出自己的感受并予以帮助。指导患儿自我心理调整,减轻其焦虑,树立其战胜疾病的信心。

2.向家长解释有关疾病的基本知识、指导提供保护措施和日常生活护理知识。

3.指导家长做好智力训练及瘫痪肢体的功能训练。

（王彩虹）

第九节　脑性瘫痪的护理

脑性瘫痪(cerebral palsy)简称脑瘫,是指出生前到生后1个月内由多种原因引起的非进行性脑损伤。临床主要特征为中枢性运动障碍和姿势异常。

一、病因及发病机制

胚胎早期阶段的发育异常可能是重要原因。受孕前后孕母身体内外环境的变化、遗传以及孕期疾病所致妊娠早期胎盘羊膜炎症等均可对胎儿早期阶段神经系统的发育产生影响。病理显示程度不同的脑萎缩,脑回变浅、脑沟增宽,皮质下白质的神经纤维稀少。神经细胞数减少,胶质细胞增生。

二、临床表现

1.运动障碍　表现为出生后非进行性运动障碍,共分以下七型。

(1)痉挛型:最多见,病变在锥体系,主要表现为肌张力增高(上肢的肘及腕关节屈曲,拇指内收,手呈握拳状;双下肢内收、交叉呈剪刀腿和尖足)。

(2)手足徐动型:病变在锥体外系,患儿在静止时手足常有缓慢的、无规律、无目的、不协调、不能自控的动作,舌伸出口外、流涎,睡眠时消失,肌张力正常。

(3)肌张力低下型:因锥体系和锥体外系同时受累,导致肌张力显著降低呈软瘫但腱反射存在,见于婴幼儿,后转为其他类型。

(4)强直型:较少见,肌张力显著增高,做四肢被动运动时,感觉肢体呈铅管样强直。

(5)共济失调型:主要累及小脑,表现为共济失调。

(6)震颤型:锥体外系相关的静止性震颤。

(7)混合型:同时具有两种或两种以上类型的表现。以手足徐动与痉挛型并存多见。

按瘫痪累及部位分四肢瘫(四肢和躯干均受累)、双瘫(是四肢瘫,但双下肢相对重)、截瘫(双下肢受累)、偏瘫和单瘫等。

2.伴随症状　脑瘫患儿约半数以上伴有智力低下,听力、语言、视力障碍,认知和行为异常以及癫痫等一系列发育异常的症状。

三、辅助检查

通过影像学及脑电图检查帮助明确病变部位、范围;有无先天畸形,是否合并癫痫。

四、治疗要点

患儿一经确诊,即开始治疗,目的在于促进各系统功能正常发育、抑制异常姿势,减轻其伤残程度。针对患儿年龄阶段采取综合治疗手段,可配合针刺、理疗、按摩、推拿等,进行有重点的训练。

1.婴儿期　运动系统正处发育阶段,早期治疗易取得较好疗效。

2.幼儿期　防治各种畸形,保持患儿肢体的功能位置,利用各种有益的手段对患儿进行全面、多样化的综合治疗以及持之以恒的功能训练。

3.5 岁后　严重肢体畸形可考虑手术矫形。

五、护理评估

1.健康史　了解患儿家族中有无遗传病史;母亲孕期是否接触过理化刺激物、是否曾患感染性疾病;母亲生产过程是否顺利;患儿生后有无胆红素脑病、严重感染及心肺疾病等。

2.身心状况　观察患儿是否有运动发育落后,自主运动不协调、不对称,检查智力水平;有无视力、听力等的异常。家长是否掌握与本病有关的知识,以及对患儿进行智力、体力训练的方法等;家庭经济及环境状况;父母角色是否称职;了解父母心理状况。

六、护理诊断/问题

1.生长发育改变　与脑损伤有关。

2.有失用综合征的危险　与肢体痉挛性瘫痪有关。

3.营养失调(低于机体需要量)　与脑性瘫痪造成的进食困难有关。

七、护理措施

1.环境要求　脑瘫患儿对卫生方面的要求格外严格,注意保持室内清洁,经常开窗通风。脑瘫患儿行动不便,需注意人身安全,以防意外。对瘫痪的肢体应保持功能位,病情严重和不能保持坐位的患儿往往长时间卧床,应予以侧卧位。

2.饮食护理　需供给高热量、高蛋白、高维生素、易消化的食物。餐具要有把手,勺面尽量浅平,勺柄要长,饭前先用手在患儿面部两侧咬肌处轻轻按摩或热敷,帮助咀嚼肌松弛。在喂食时注意脊柱伸直,头肩稍前倾,收下颌使其贴近胸部,尽量抑制异常姿势。桌、椅高度要合适,使双足着地,增加稳定性。

3.进行功能训练,培养自理能力　对伴有语言障碍的患儿,按正常儿童语言发育的规律进行训练,尤其 0~6 岁是儿童学习语言的关键期,平时要给患儿丰富的语言刺激并积极鼓励其发声。

4.心理护理　及时向家长交待病情,并向患儿及家长说明尽早开始功能训练的原因,以取得家长的理解和配合;耐心指导,给患儿及其家庭更多的理解与关爱。

八、健康教育

1.理解家长和患儿的负性情绪并予以安慰。患儿治疗与护理需长期坚持,因此健康教育主要以家庭教育为主,向家长解释训练的目的是促进正常运动发育,抑制异常运动和姿势,其重点是教给患儿身体活动的方法。

2.向家长提供日常生活护理及保护患儿的一般知识。

3.制订相应训练计划,指导具体训练内容。

(王彩虹)

第十节　麻疹的护理

麻疹(measles)由麻疹病毒引起的急性出疹性呼吸道传染病,以发热、上呼吸道炎、结膜炎、口腔麻疹黏膜斑(又称科氏斑 Koplik spots)、全身斑丘疹及疹退后遗留色素沉着。本病传染性强,几乎所有未接受免疫的儿童接触麻疹后都会发病,病后大多数可获得终身免疫。

一、病因及发病机制

麻疹病毒是一种副黏液病毒,仅一个血清型,抗原性稳定。病毒不耐热,对日光和消毒剂均敏感,但在低温下能长期存活。麻疹病毒侵入易感儿童后出现两次病毒血症。麻疹病毒侵入呼吸道上皮细胞及局部淋巴结,在这些部位繁殖引起炎症反应,同时有少量病毒侵入血流形成第一次病毒血症;此后病毒在单核—巨噬细胞系统中复制活跃,并再次大量侵入血流,形成第二次病毒血症,侵犯脾、胸腺、肺、肝、肾、消化道黏膜、结膜和皮肤等,引起广泛损伤而出现一系列临床表现。由于免疫反应受抑制,常并发喉炎、支气管肺炎或导致结核病复燃,特别是营养不良或免疫功能缺陷的患儿,可发生重型麻疹或因严重肺炎、腹泻、脑炎等并发症而致死。

二、病理

麻疹为全身性疾病,其病理特征是病变部位广泛的单核细胞浸润、增生及形成多核细胞,主要见于皮肤、淋巴组织、呼吸道、肠道黏膜及结膜。毛细血管周围有严重的渗出,单核细胞增生,形成多核巨细胞。真皮和黏膜下层毛细血管内皮细胞充血、水肿、增生、单核细胞浸润并有浆液性渗出而形成麻疹皮疹和麻疹黏膜斑。疹退后,表皮细胞坏死、角化形成糠麸样脱屑。由于皮疹处红细胞裂解,疹退后遗留棕色色素沉着。

三、流行病学

麻疹一年四季均可发病,以冬春季节多见。患者是唯一的传染源。本病好发年龄为 6 个月至 5 岁。麻疹患者自出疹前 5d 至出疹后 5d,均有传染性。如合并肺炎,传染期延长至出疹后 10d。传播途径主要是经空气、飞沫传播。

四、临床表现

麻疹的临床表现分为以下四期。

1.潜伏期　一般 6～18d,平均 10d 左右。在潜伏期末可有轻度发热、精神差、全身不适。

2.前驱期(出疹前期)　发热开始至出疹,一般 3～4d。

(1)发热:多为中度以上发热,热型不一。

(2)上呼吸道感染症状:发热,伴有流涕、咳嗽、流泪、咽部充血等,结膜充血、流泪、畏光及眼睑水肿是本病的特点。

(3)麻疹黏膜斑:是麻疹早期特有体征,一般在出疹前 1～2d 出现,最早见于第二磨牙相对的颊黏膜,为直径 0.5～1.0mm 的灰白色小点,周围有红晕,一般 1～2d 内迅速增多,可累及整个颊黏膜,出疹后 1～2d 迅速消失。

(4)部分病例可有非特异性症状,如全身不适、食欲下降、精神不振、呕吐、腹泻等。

3.出疹期　一般 3～5d,多在发热 3～4d 后出疹。皮疹出疹的先后顺序:耳后、发际、额、面、颈部,自上而下蔓延至躯干、四肢,最后至手掌与足底。皮疹初为红色斑丘疹,疹间可见正常皮肤,以后逐渐融合成片,色加深呈暗红。此时全身中毒症状加重,体温可突然高达 40.0～

40.5℃,咳嗽加剧,伴嗜睡或烦躁不安,重者有谵妄、抽搐。此期肺部可闻及干湿性啰音。

4.恢复期　一般3～5d。若无并发症,出疹3～4d后皮疹按出疹先后顺序开始消退,随着皮疹消退,体温逐渐降至正常,全身症状逐渐改善。疹退后皮肤出现糠麸样脱屑,且有棕色色素沉着,一般7～10d痊愈。

5.并发症　肺炎最常见,也是患儿的主要死因,其次为喉炎、心肌炎、脑炎等。

少数患儿病程不典型,表现为轻型麻疹、重型麻疹、异型麻疹(非典型麻疹综合征)等。麻疹与其他出疹性疾病鉴别如表12-6。

表12-6　麻疹与风疹、幼儿急疹、猩红热、药物疹的鉴别

病名	病原体	全身症状及其他特征	皮疹特点	发热与皮疹的关系
麻疹	麻疹病毒	呼吸道卡他症状,结膜炎,发热第2～3d有口腔麻疹黏膜斑	红色斑丘疹,自头部→颈部→躯干→四肢,退疹后有色素沉着及细小脱屑	发热3～4d,出疹期高热,热退疹退
风疹	风疹病毒	全身症状轻,耳后淋巴结、枕部淋巴结增大有触痛	斑丘疹,自面部→躯干→四肢,退疹后无色素沉着及脱屑	发热半日至1d后出疹
幼儿急疹	人疱疹病毒6型	一般情况好,高热时可有惊厥,耳后、枕部淋巴结可增大	红色、细小密集的斑丘疹,颈部及躯干多见,1d出齐,次日开始消退	发热3～5d出疹,热退疹出
猩红热	乙型溶血性链球菌	高热、中毒症状重、咽峡炎、杨梅舌、扁桃体炎、口周苍白圈	皮肤弥漫充血,有密集针尖大小的丘疹,持续2～3d退疹,疹退后全身大片脱皮	发热1～2d出疹,出疹时高热
药物疹	无	原发病症状	皮疹痒感,摩擦及受压部位有斑丘疹、疱疹、猩红热样皮疹、荨麻疹,多与用药有关	发热,多为原发病引起,有服药史

五、辅助检查

1.血常规　白细胞计数减少,淋巴细胞相对增多。若白细胞增多提示继发细菌感染。

2.血清学检查　采用酶联免疫吸附试验(ELISA)进行麻疹病毒特异性IgM抗体检测,出疹早期可为阳性。

3.病毒学检查　前驱期或出疹初期从呼吸道分泌物中分离出麻疹病毒,用免疫荧光法检测到麻疹病毒抗原,可早期快速协助诊断。

六、治疗要点

主要是对症治疗,加强护理,控制感染,防止并发症。

1.一般治疗　卧床休息,保持室内适当的温湿度;保持水、电解质及酸碱平衡,必要时静脉补液。

2.对症治疗　高热时可酌情使用少量退热剂,应避免急剧退热,特别是出疹期;烦躁可适当应用镇静剂。

3.并发症的治疗　并发肺炎时给予抗生素治疗,必要时给氧,剧烈咳嗽可用镇咳祛痰剂雾化吸入;并发脑炎时,给予控制惊厥、脱水剂等。

七、护理评估

1.健康史　询问患儿有无麻疹接触史,出疹前有无发热、咳嗽、畏光、流泪及口腔黏膜改

变等;询问出疹顺序及皮疹性状,发热与皮疹的关系;询问患儿的营养状况及既往史,有无接种麻疹减毒活疫苗及接种时间。

2.身体状况　评估患儿的生命体征、神志等;观察皮疹性状、分布、颜色及疹间皮肤是否正常;有无肺炎、喉炎、脑炎等并发症。

3.心理一社会状况　评估患儿及其家长的心理状况、对疾病的认知程度及应对方式。

八、护理诊断/问题

1.体温过高　与病毒血症、继发感染有关。

2.皮肤完整性受损　与麻疹病毒引起的皮损有关。

3.营养失调(低于机体需要量)　与食欲下降、高热消耗过多有关。

4.潜在并发症　肺炎、脑炎、心肌炎。

九、护理目标

1.患儿体温降至正常。

2.患儿皮疹消退,皮肤完整、无感染。

3.患儿住院期间得到充足的营养。

4.患儿不发生并发症或并发症得到及时处理。

十、护理措施

1.休息与活动　卧床休息至皮疹消退、体温正常。保持室内空气流通,调节室内温度在18~22℃,湿度50%~60%,防止受凉。

2.饮食护理　以清淡、易消化、营养丰富的流食、半流食为宜,少量多餐。鼓励多饮水,必要时按医嘱静脉补液,补充热量及维生素。

3.观察病情

(1)观察皮疹变化,如出疹不畅,可用中药或鲜芫荽煎服或外用,以利于透疹。

(2)出诊期间如高热不退、咳嗽剧烈、呼吸困难及肺部细湿啰音等并发肺炎的表现,防止重症肺炎合并心力衰竭发生。经常拍背、翻身,必要时给氧、吸痰,保持呼吸道通畅。

(3)观察患儿有无喉炎、声音嘶哑、呼吸急促、吸气性呼吸困难、三凹征等表现,必要时做好相应的抢救准备。

(4)观察患儿有无抽搐、嗜睡、脑膜刺激征等脑炎表现。

4.对症处理

(1)发热护理:处理高热时兼顾透疹,禁用冷敷及乙醇擦浴,因体温骤降可引起末梢循环障碍导致皮疹突然隐退,影响出疹。如体温达到40℃以上,可使用小剂量退热药或温水擦浴,以免诱发惊厥。

(2)皮肤护理:保持皮肤清洁,勤换衣服,勤剪指甲,避免患儿抓伤皮肤引起继发感染。

(3)口、眼、耳、鼻部护理:可用生理盐水或2%硼酸溶液洗漱口腔。用生理盐水清洗双眼,滴入抗生素滴眼液或眼药膏,加服鱼肝油防维生素A缺乏症,应避免强光刺激。

5.预防感染传播

(1)隔离患儿:加强预检上呼吸道感染者,熟悉儿童出疹性疾病的鉴别要点,以免造成误诊。一旦确诊,需隔离至出疹后 5d,并发肺炎则延长至出疹后 10d。密切接触的易感儿,须隔离观察 3 周,若接触后接受过免疫制剂则延长至 4 周。

(2)切断传播途径:每日用紫外线消毒麻疹患儿病房、通风半小时左右,衣物用后在阳光下暴晒。医务人员接触患儿前后洗手、更换隔离衣。

(3)保护易感人群:麻疹流行期易感儿应避免去公共场所。幼儿园等需晨间检查,8 个月以上未患过麻疹均应接种麻疹减毒活疫苗,5~6 岁复种。流行期间可应急接种,防止传染病扩散。体弱、易感儿接触麻疹后,应及早注射人血丙种球蛋白等。

十一、护理评价

评价患儿体温是否降至正常,皮疹是否出齐、出透,皮肤是否完整,是否合并其他感染;患儿家长是否了解麻疹相关知识,是否能做好消毒隔离、皮肤护理等。

十二、健康教育

由于麻疹传染性强,为控制疾病流行,需向家长介绍麻疹流行特点、病程、隔离时间、早期症状、并发症和预后,使其有充分的心理准备,积极配合治疗。无并发症者可在家中治疗护理。指导家长做好消毒隔离、皮肤护理及病情观察等。

(王彩虹)

第十一节　水痘的护理

水痘(varicella,chickenpox)是由水痘－带状疱状疹病毒(varicella－zoster virus,VZV)引起的儿童常见急性出疹性疾病,传染性极强,以皮肤和黏膜出现并同时存在斑疹、丘疹、疱疹及结痂,全身症状轻微。患儿感染后可获得持久免疫,但以后可发生带状疱疹。

一、病因及发病机制

水痘－带状疱状疹病毒即人类疱疹病毒 3 型,病毒核心为双股 DNA,仅一个血清型,存在于呼吸道、血液及疱疹液中。外界生活能力弱,且在痂皮中不能存活。水痘－带状疱状疹病毒具有潜伏－活化特性,原发感染水痘后可潜伏在三叉神经节或脊髓神经节内,激活后引起再感染。

病毒经口、鼻进入人体,在呼吸道黏膜细胞内繁殖 2~3d 后进入血液产生病毒血症,可在单核－吞噬细胞系统内再次增殖后入血,引起第二次病毒血症而发病。由于病毒间歇性侵入血液,故临床表现为皮疹分批出现。皮肤病变仅限于表皮棘细胞层,故脱屑后不留瘢痕。

二、病理

水痘病变主要发生在皮肤和黏膜。皮肤表皮棘状细胞水肿变性,由于细胞裂解、液化和组织的渗入,形成水疱,疱液内含大量病毒,以后液体吸收、结痂。由于病变表浅,故预后不留瘢痕。有时疱疹破裂,留下浅表溃疡,很快波及肺、肝、胰、肾、肠等,受累器官可有局灶性坏死、充血水肿和出血,并发脑炎者,可有脑水肿、充血和点状出血等。

三、流行病学

水痘患者是唯一传染源。病毒存在患儿上呼吸道鼻咽部分泌物及疱疹液中,经飞沫或直接接触传播。出疹前 1~2d 至疱疹全部结痂为止,均有很强传染性。一年四季均可发病,以冬春季节多见。

四、临床表现

1.典型水痘 潜伏期一般为 2 周左右。前驱期仅 1d 左右,表现为低热、不适、畏食、流涕、咳嗽等,常在起病当日或次日出疹。其特点如下:①皮疹分批出现,开始为红色斑丘疹或斑疹,迅速发展为椭圆形小水疱,周围伴有红晕。疱液先透明后混浊,且疱疹出现脐凹现象,易破溃,常伴瘙痒,2~3d 开始干枯结痂。由于皮疹分批出现,故同一时间可见上述三种形态皮疹同时存在,是水痘皮疹的重要特征。皮疹脱痂后一般不留瘢痕。②皮疹呈向心性分布,躯干多,四肢少,这是水痘皮疹的第二大特征。③黏膜疱疹可出现在口腔、咽、眼结膜、生殖器等处,易破溃形成溃疡,疼痛明显。水痘多为自限性疾病,10d 左右痊愈。

2.重型水痘 发生于肿瘤或免疫功能低下的患儿,患儿全身中毒症状较重,高热、皮疹分布广泛,可融合形成大疱型疱疹或出血性皮疹,可继发感染甚至引起败血症,病死率高。

3.先天性水痘 孕妇患水痘时可累及胎儿。妊娠早期感染,可致新生儿患先天性水痘综合征,导致多发性先天畸形和自主神经系统受累,患儿常在 1 岁内死亡,存活者留有严重神经系统伤残。接近预产期感染水痘,新生儿病情严重、死亡率高。

4.并发症 常见为皮肤继发性细菌感染。少数病例可发生心肌炎、肝炎等。

五、辅助检查

1.血常规 白细胞计数大多正常,继发细菌感染可增高。

2.疱疹刮片检查 瑞氏染色可见多核巨细胞,苏木素-伊红染色可见核内包涵体,可供快速诊断。直接荧光抗体染色可查病毒抗原。

3.血清学检查 补体结合抗体高滴度或双份血清抗体滴度 4 倍以上可明确病原。

六、治疗要点

1.对症治疗 皮肤瘙痒可局部涂炉甘石洗剂或口服抗组胺药;发热时给予退热剂;有并发症时对症治疗。

2.抗病毒治疗 阿昔洛韦(无环鸟苷,ACV)为目前首选抗水痘-带状疱状疹病毒的药物。口服 80mg/(kg·d),每日 4 次,共用 5d,但只在水痘发病 24h 内用才有效。重症、有并发症或免疫受损者应静脉给药,剂量为 30mg/(kg·d),分 3 次,每次输入时间应在 1h 内,疗程 7d 或无新的皮疹出现后 48h,可酌情选用干扰素。

七、护理诊断/问题

1.体温过高 与病毒血症、继发感染有关。

2.皮肤完整性受损 与水痘病毒引起的皮损有关。

3.潜在并发症 肺炎、脑炎等。

八、护理措施

1.休息与活动　卧床休息至热退、症状减轻。保持室内空气新鲜,温湿度适宜,衣着合适,以免患儿不适而增加皮肤瘙痒感。

2.饮食护理　饮食以清淡、易消化、营养丰富的流食、半流食为宜,少量多餐;鼓励患儿多饮水,保证机体足够的营养。

3.观察病情　水痘发病过程一般顺利,偶有播散性水痘,并发肺炎、心肌炎时应注意观察及早发现,并给予相应的治疗及护理。

4.皮肤护理　注意观察疱疹,如无破损,可用温水洗浴后涂擦炉甘石洗剂或5%碳酸氢钠溶液;也可遵医嘱口服抗组胺药物;疱疹已破溃、有继发感染者,局部可用抗生素软膏,或遵医嘱口服抗生素控制感染。

5.用药护理　中低度发热不必用药物降温。如有高热,可物理降温或适量退热剂,忌用阿司匹林,以免增加瑞氏综合征的危险。避免使用激素类软膏,如使用激素治疗其他疾病的患儿,接触水痘患者后,应立即肌内注射丙种球蛋白。如已发生水痘,激素类药物争取短期内递减,逐渐停药。

6.预防感染传播

(1)管理传染源:如无并发者可在家中隔离治疗,隔离至疱疹全部结痂为止,易感儿接触后应隔离观察3周,尽量避免易感儿、孕妇与水痘患儿接触,幼儿园等机构应做好晨间检查,防止扩散。

(2)保护易感儿:免疫力低下或缺陷者,接触水痘患儿后立即用减毒活疫苗,其保护率可达85%~95%,可持续10年以上。

九、健康教育

水痘具有传染性,为控制疾病流行,须向家长介绍水痘流行特点、病程、隔离时间、并发症和预后,减轻其焦虑心理。向家长示范皮肤护理方法,防止继发感染。

(王彩虹)

第十二节　流行性腮腺炎的护理

流行性腮腺炎(mumps, epidemic parotitis)是儿童常见的急性呼吸道传染病,以腮腺肿大、疼痛为特征,各种唾液腺体及其他器官均可受累。本病传染性强,常在幼儿园和学校中流行,一次感染后可获得终身免疫。

一、病因及发病机制

腮腺炎病毒是RNA,属副黏液病毒,仅一个血清型,存在于患者唾液、血液、尿及脑脊液中。此病毒对理化因素抵抗力不强,加热至56℃ 20min或甲醛、紫外线等可将其杀灭,但在低温环境下存活较久。病毒经口、鼻进入人体后,在上呼吸道上皮细胞中繁殖,导致局部炎症和免疫反应,然后进入血液引起病毒血症,进而扩散至腮腺和全身各器官。由于病毒对腺体组织和神经组织具有高度亲和性,使腮腺、舌下腺、颌下腺、胰腺、生殖腺等发生炎症改变,如侵犯神经系统,可导致脑膜脑炎。

二、病理

病变腺体呈非化脓性炎症,包括间质水肿、点状出血、淋巴细胞浸润和腺泡坏死等,致腺管被炎性渗出物阻塞,唾液淀粉酶排出受阻,经淋巴系统进入血液,使血尿淀粉酶增高。其他器官(如胰腺、睾丸等)也可发生类似的病理改变。

三、流行病学

患者和隐性感染者为本病的传染源。15 岁以下儿童是主要易感者。流行性腮腺炎易在幼儿园流行,感染后可获得持久免疫力。自腮腺肿大前 1d 至消肿后 3d 均有传染性。病毒主要通过飞沫传播,也可经唾液污染的食具、玩具等传播。本病一年四季均可散发,多见于冬春两季。

四、临床表现

典型病例以腮腺炎为主要表现。潜伏期 14～25d,平均 18d。大多数无前驱期症状。

1. 腮腺肿大　常为首发症状。一般先起于一侧,2～3d 内波及对侧,也有两侧同时肿大或始终限于一侧。肿胀以耳垂为中心,向周围弥漫肿大,局部不红,边缘不清,轻度压痛,咀嚼食物时疼痛加重。在上颌第二磨牙旁的颊黏膜处可见红肿的腮腺管口。腮腺肿大 3～5d 达高峰,1 周左右消退。不典型病例可无腮腺肿大,而以单纯睾丸炎或脑膜脑炎的症状出现。

2. 下颌下腺、舌下腺肿　腮腺肿胀时,常波及下颌下腺和舌下腺。下颌下腺肿大时颈前下颌处明显肿胀,可触及椭圆形腺体。舌下腺肿大时可见舌下及颈前下颌肿胀。

3. 发热　病程中患儿可有不同程度的发热,持续时间长短不一,亦有体温始终正常者,可伴头痛、乏力、肌痛、食欲减退等。

4. 并发症

(1)脑膜脑炎:较常见,一般在腮腺炎高峰期出现表现为发热、头痛、呕吐、颈强直等,脑脊液成无菌性脑膜炎样改变。大多数预后良好,常在 2 周内恢复正常,多无后遗症。如侵犯脑实质,可能有神经系统后遗症甚至死亡。

(2)睾丸炎:多为单侧,初为睾丸疼痛,随之肿胀伴剧烈触痛,一般 10d 左右消退。部分患儿可发生单侧或双侧睾丸萎缩,如双侧萎缩可致不育症。

(3)卵巢炎:5%～7%的青春期后女孩可并发卵巢炎,症状多数较轻,可伴有下腹痛及压痛、月经不调等,不影响受孕。

(4)胰腺炎:重症胰腺炎较少见。常发生在腮腺肿大数日后,表现为上腹部剧痛和触痛,伴发热、寒战、反复呕吐等。

(5)其他:耳聋、心肌炎、肾炎等。

五、辅助检查

1. 血常规　白细胞计数正常或稍低,淋巴细胞相对增多,有并发症时白细胞计数及嗜中性粒细胞可增高。

2. 血尿淀粉酶检测　90%患儿血尿淀粉酶增高,并与腮腺肿胀一致,第 1 周达高峰,第 2

周左右恢复正常。

3.血脂肪酶检测　增高有助于胰腺炎的诊断。

4.特异性抗体测定　血清特异性 IgM 抗体阳性提示近期感染。

5.病毒分离　患者唾液、脑脊液、尿或血中可分离出病毒。

六、治疗要点

流行性腮腺炎是自限性疾病,无特殊治疗,对症处理为主。高热、头痛者可给予解热、止痛药物。早期可使用利巴韦林,15mg/kg 静脉滴注,疗程 5～7d。重症者可短期使用时激素治疗,也可用青黛散调醋涂敷于肿痛处,每日 1～2 次。

七、护理诊断/问题

1.体温过高　与病毒感染有关。

2.疼痛　与腮腺非化脓性炎症有关。

3.有传播感染的危险　与病毒排出体外有关。

4.潜在并发症　脑膜脑炎、睾丸炎、胰腺炎。

八、护理措施

1.休息与活动　保证休息,防止过劳,发热伴有并发症者应卧床休息至热退。

2.饮食护理　饮食以清淡、易消化、营养丰富的半流或软食为宜,忌酸、辣、干、硬食物,以免唾液分泌增加及咀嚼加剧疼痛。

3.对症处理

(1)降温:高热者给予物理降温或药物降温,鼓励患儿多饮水,保证休息。

(2)减轻疼痛:常用温生理盐水漱口,保持口腔清洁,防止继发感染。局部冷敷,减轻炎性充血及疼痛。

4.观察病情　注意有无脑膜脑炎、睾丸炎、急性胰腺炎等临床表现,立即给予相应的治疗和护理。睾丸肿痛时可局部间歇冷敷,并用"丁"字带托起,以减轻疼痛。

5.预防感染传播

(1)管理传染源:发现腮腺炎患儿立即采取呼吸道隔离措施,直至腮腺肿大消退后 3d。有接触史的易感儿应观察 3 周。

(2)切断传播途径:流行期间加强幼儿园等机构的晨间检查,保持室内空气新鲜,对患儿口、鼻分泌物及污染物消毒。

(3)保护易感儿:易感患儿可接种腮腺炎减毒活疫苗。

九、健康教育

流行性腮腺炎具有传染性,为控制疾病流行,指导家长做好隔离、饮食、用药的护理,学会观察病情以便及时就诊,向家长介绍减轻腮腺疼痛的方法。

（王彩虹）

第十三节　中毒型细菌性痢疾的护理

中毒型细菌性痢疾(bacillary dysentery, toxic type)是急性细菌性痢疾的危重型,起病急骤,临床以突发高热、反复惊厥、嗜睡、昏迷,迅速发生休克和呼吸衰竭为特征。病死率较高。

一、病因及发病机制

细菌性痢疾的病原菌为痢疾杆菌,属志贺菌属,为革兰染色阴性杆菌,分为 A、B、C、D 四群(痢疾志贺菌、福氏菌、鲍氏菌、宋内菌),我国以福氏志贺菌多见。痢疾杆菌对外界抵抗力较强,耐寒、耐湿,但不耐热和阳光,一般杀毒剂均可杀灭。

中毒型痢疾的发病机制尚不十分清楚,可能与机体对细菌毒素产生异常强烈的超敏反应有关。痢疾杆菌经口进入人体后,侵入结肠上皮细胞并生长繁殖,细菌裂解后可释放大量内毒素和少量外毒素,大量内毒素进入血流,致发热、毒血症及全身微血管障碍。内毒素作用于肾上腺髓质及兴奋交感神经系统释放肾上腺素、去甲肾上腺素等,使小动脉和小静脉痉挛性收缩。内毒素直接作用或通过刺激单核－巨噬细胞系统,使组氨酸脱羧酶活性增加或通过溶酶体释放,导致大量血管扩张物质释放,使血浆外渗、血液浓缩、血小板聚集,释放血小板因子3,促进血管内凝血,加重循环障碍。若病变在脑组织,可发生脑水肿甚至脑疝,出现昏迷、抽搐及呼吸衰竭,是中毒型细菌性痢疾的主要死因。

二、流行病学

本病四季均有发病,以夏秋季为高峰。传染源是患者及带菌者。环境和个人卫生差的地区发病率明显增高,农村高于城市。大多数经粪－口途径传播,受污染的食物、玩具等也可传播本病。若水源和集体单位的食物等被污染可引起暴发流行。苍蝇是传播媒介之一。易感人群以 2～7 岁儿童为主。患病后产生一定的免疫力,但维持时间不长。不同菌群间无交叉免疫,故易重复感染或再发。

三、临床表现

潜伏期常为 1～2d,但可短至数小时,长至 8d。患儿突发高热,体温可达 40℃以上,迅速发生呼吸衰竭、休克或昏迷而肠道症状不明显,甚至无腹泻、腹痛。根据临床特点,将中毒型细菌性痢疾分为三型。

1.休克型(皮肤内脏微循环障碍型)　主要表现为感染性休克。早期为微循环障碍,患儿面色苍白、肢端厥冷、脉搏细数、呼吸增快、血压正常或偏低、脉压小;随着病情进展,微循环瘀血、缺氧、面色青灰、肢端湿冷、皮肤花纹、血压明显降低或测不出、心音低钝、少尿无尿;后期可伴心、肺、肾等多系统器官功能障碍。

2.脑型(脑微循环障碍型)　以颅内高压、脑水肿、脑疝和呼吸衰竭为主。患儿有剧烈头痛、呕吐、血压增高,心率相对缓慢,肌张力增高,反复惊厥及昏迷。严重者可出现呼吸节律不齐,两侧瞳孔不等大或散大,对光反射迟钝。

3.肺型(肺微循环障碍型)　又称呼吸窘迫综合征,以肺微循环障碍为主,常在中毒型细菌性痢疾脑型或休克型基础上发展而来,病情危重,病死率高。

4.混合型　同时或先后出现两型以上的征象,预后差,病死率高。

四、辅助检查

1.血常规　白细胞计数及中性粒细胞比例增高,并发弥散性血管内凝血时,血小板减少。

2.大便常规　黏液脓血便中可见大量脓细胞、红细胞和巨噬细胞。疑似中毒型细菌性痢疾而未排便者,可用冷盐水灌肠,必要时多次镜检大便。

3.大便培养　可分离出志贺菌属痢疾杆菌。

4.免疫学检查　可采用免疫荧光抗体等方法检测粪便的细菌抗原,有助于早期诊断,注意假阳性。

五、治疗要点

1.抗生素治疗　为迅速控制感染,常选用两种痢疾杆菌敏感的抗生素,如阿米卡星、头孢噻肟钠或头孢曲松钠等静脉滴注,病情好转后改为口服。

2.降温、控制惊厥　高热时可应用物理降温、药物降温或亚冬眠疗法。持续惊厥患儿可用地西泮肌内注射或静脉注射(每次≤10mg);或用水合氯醛保留灌肠;或苯巴比妥钠肌内注射。

3.治疗循环衰竭　扩充血容量,纠正酸中毒,维持水、电解质平衡;在充分扩容的基础上应用血管活性药物,改善微循环,常用药物有东莨菪碱、酚妥拉明、多巴胺等;及早使用糖皮质激素。

4.防治脑水肿　首选20%甘露醇,每次0.5~1.0g/kg,每6~8h1次,疗程3~5d,可与利尿剂交替使用,也可短期静脉注射地塞米松。

5.防治呼吸衰竭　保持呼吸道通畅,给氧。若出现呼吸衰竭及早使用呼吸机。

六、护理诊断/问题

1.体温过高　与毒血症有关。

2.组织灌注不足　与微循环障碍有关。

3.潜在并发症　脑水肿、呼吸衰竭等。

4.焦虑　与病情危重有关。

七、护理措施

1.休息与活动　保证休息,伴有并发症者应严格卧床休息。

2.饮食护理　饮食清淡、易消化、营养丰富的流质或半流质食物,多饮水,促进毒素排出。

3.观察病情　密切观察患儿生命体征、神志、面色、皮温、尿量,是否出现休克,观察意识状态、瞳孔,注意颅内压增高表现。

4.对症处理

(1)高热者给予物理降温,必要时遵医嘱药物降温或亚冬眠疗法,保持室内空气流通,温湿度适宜。

(2)发生呼吸衰竭时,必须保持呼吸道通畅,给予氧气吸入,做好人工呼吸、气管插管、气管切开的准备工作,必要时遵医嘱使用呼吸机。保证抽搐患儿的安全,防止外伤。

5.用药护理　维持有效的血液循环:建立并维持静脉通道,保证输液顺利,注意补液速度。遵医嘱进行抗休克治疗。积极防治脑水肿,遵医嘱给予镇静剂、脱水剂、利尿剂等。

6.预防感染传播

(1)管理传染源:采取消化道隔离措施,对餐饮行业及幼儿园等机构员工定期做大便培养,及早发现带菌者并予以治疗。

(2)切断传播途径:加强对饮食、饮水、粪便等管理及消灭苍蝇。培养良好的个人卫生习惯,做到饭前、便后洗手,不喝生水,不随地大小便。

(3)保护易感儿:中毒型细菌性痢疾流行期间口服痢疾减毒活菌苗。有密切接触者应医学观察7d。

八、健康教育

指导儿童注意饮食卫生和生活规律,不吃生冷、不洁食物;向患儿家长介绍中毒型细菌性痢疾的传播方式及预防措施。

(马萍)

第十四节　结核病的护理

一、原发型肺结核

原发型肺结核(primary pulmonary tuberculosis)是结核杆菌初次侵入肺部后发生的原发感染,是儿童肺结核的主要类型,在原发性结核病中最常见。原发型肺结核包括原发综合征和支气管淋巴结结核,两者在临床上很难区别,但X线表现不同。

(一)病理及发病机制

1.病理　结核杆菌侵入肺部,在肺部形成渗出性病变,肺部原发病灶多发生于右侧,肺上叶底部和下叶上部,靠近胸膜处。基本病变为渗出、增殖、坏死。渗出性病变以炎症细胞、单核细胞及纤维蛋白为主要成分;增殖性病变以结核结节及结核性肉芽肿为主;坏死特征性病变为干酪样改变,常见于渗出性病变中。结核性炎症的主要特征是上皮样细胞结节及郎汉斯巨细胞浸润。

典型原发综合征呈"双极"病变,即一端为原发病灶,一端为增大的肺门淋巴结。由于儿童机体处于高度过敏状态,使病灶周围炎症甚为广泛,原发病灶范围扩大到一个肺段甚至一叶。年龄越小,大片性病变越明显。淋巴结增大多为单侧,也有对侧淋巴结受累者。

2.转归

(1)吸收好转:最常见,病变完全吸收、钙化或成为硬结。出现钙化表示病变至少已有6～12个月。

(2)进展:①原发病灶扩大,产生空洞。②支气管淋巴结周围炎,形成淋巴结－支气管瘘,导致支气管内膜结核或干酪性肺炎。③支气管淋巴结增大,可造成肺不张或阻塞性肺气肿。④结核性胸膜炎。

(3)恶化:结核杆菌通过血行播散,导致急性粟粒型肺结核或全身性粟粒型结核病。

（二）临床表现

原发型肺结核多见于年龄较大儿童,一般起病缓慢,症状轻重不一。

1. 轻者可无症状,也可有低热、食欲缺乏、疲乏、盗汗等结核中毒症状。婴幼儿及症状较重者可急性起病,高热可达 39～40℃,但一般情况尚好,与发热不相称,持续 2～3 周后转为低热,并伴结核中毒症状,干咳和轻度呼吸困难是最常见的症状。婴儿还可表现为体重不增或生长发育障碍。

2. 胸内淋巴结高度增大时,可产生一系列压迫症状;压迫喉返神经可致声音嘶哑;压迫气管分叉处可出现类似百日咳样痉挛性咳嗽;压迫支气管使其部分阻塞时可引起喘鸣;压迫静脉可致胸部一侧或双侧静脉怒张。部分高度过敏状态患儿可出现疱疹性结膜炎、皮肤结节性红斑及一过性多发性关节炎。

3. 体格检查可见周围淋巴结不同程度的增大。肺部体征不明显,与肺内病变不一致。婴儿可伴肝大。

（三）辅助检查

1. 胸部 X 线检查　确定肺结核病灶的性质、部位、范围、疾病发展情况等,是诊断肺结核的重要方法之一。

2. 结核菌素试验　强阳性或由阴性转为阳性者,应做进一步检查。

3. 纤维支气管镜检查　结核病变蔓延至支气管内造成支气管结核,可通过纤维支气管镜检查发现病变。

（四）治疗要点

1. 无明显症状的原发型肺结核　选用标准疗法,每日服用 RFP、INH 和(或)EMB,疗程 9～12 个月。

2. 活动性原发型肺结核　宜采用直接督导下短程化疗。强化治疗阶段宜用 3～4 种杀菌药。INH、RFP、PZA 或 SM,2～3 个月后以 INH、RFP 或 EMB 巩固维持治疗,常用方案为 HRZ/4HR。

（五）护理评估

1. 健康史　详细询问患者的接触史,近期有无患过其他急性传染病,如麻疹、百日咳等。既往身体、营养状况及疾病史;有无卡介苗接种史。

2. 身体状况　有无发热,尤其是午后低热;有无结核中毒症状;有无浅表淋巴结增大,尤其是颈部淋巴结增大。

3. 辅助检查　评估胸部 X 线检查及结核菌素试验结果。

4. 心理-社会状况　评估患儿及其家长的心理状况。了解家庭和社区对结核病的认识程度和防治态度。

（六）护理诊断/问题

1. 营养失调(低于机体需要量)　与食欲下降、疾病消耗过多有关。

2. 活动无耐力　与结核杆菌感染有关。

3. 有传播感染的可能　与感染未控制、结核菌排出有关。

（七）护理措施

1. 休息　建立合理生活制度,保证患儿充足的睡眠。保持室内空气新鲜,阳光充足;除严重的结核病患儿绝对卧床休息外,一般患儿不要求绝对卧床休息,可在室内、室外进行适当活动。

2.饮食护理　保证营养供给,给予高蛋白、高热能、富含维生素和钙质的食物,以增强机体抵抗力,提高机体修复能力,使疾病痊愈。

3.皮肤护理　结核患儿出汗多,尤其是夜间,出汗后及时更衣,避免受凉。

4.预防感染传播　结核病患儿活动期应进行呼吸道隔离,对患儿呼吸道分泌物,先消毒后弃去,对餐具、痰杯等进行消毒处理。病房每日通风至少 3 次,紫外线消毒每日 2 次。避免与其他急性传染病(如麻疹、百日咳等)患儿接触,以免加重病情。

(八)健康教育

1.知识教育　向家长和患儿介绍肺结核的病因、传播途径及消毒隔离措施。指导家长对居室和用具进行消毒处理。教育患儿不随地吐痰,避免将疾病传染给他人。

2.加强营养和休息　结核病是慢性消耗性疾病,向家长和患儿讲解营养和休息的重要性,争取家庭支持,促进早日康复。

3.用药和定期复查　坚持用药是治愈肺结核的关键。告诉家长不能自行停药,注意药物的不良反应。定期复查,根据病情调整治疗方案。

二、结核性脑膜炎

结核性脑膜炎(tuberculous meningitis)简称结脑,是结核杆菌侵犯脑膜所引起的炎症,是儿童结核病最严重的类型。常在结核原发感染后 1 年以内发生,尤其在初染结核 3～6 个月最易发,多见于 3 岁以内婴幼儿。自普及卡介苗接种和有效抗结核药物应用以来,结核性脑膜炎的发病率明显降低,预后有很大改善,但若诊断不及时和治疗不当,病死率及后遗症的发生率仍较高,早期诊断和合理治疗是改善结核性脑膜炎预后的关键。

(一)病理

结核性脑膜炎的主要病理改变为软脑膜弥漫充血、水肿、炎性渗出,并形成许多结核结节。炎性渗出物积聚在脑底部,渗出物中可见上皮样细胞、干酪样坏死及朗汉斯巨细胞。浆液纤维蛋白渗出物波及脑神经鞘,包围并挤压脑神经而引起脑神经损害,常见第Ⅱ、Ⅲ、Ⅳ、Ⅵ、Ⅶ对脑神经障碍临床症状。早期脑部血管病变主要为急性动脉炎,病程较长者可见栓塞性动脉内膜炎,严重者可引起脑梗死、缺血、软化而致偏瘫。脑室管膜及脉络丛受累时出现脑室管膜炎,引起一侧或双侧脑室扩张;脑底部渗出物机化、粘连、堵塞使脑脊液循环受阻可导致脑积水。若炎症蔓延至脊膜、脊髓及脊神经根,脊膜肿胀、充血、水肿和粘连,可导致蛛网膜下隙完全闭塞。

(二)发病机制

结核性脑膜炎常为全身性粟粒型结核病的一部分,主要由于婴幼儿中枢神经系统发育不成熟、血-脑脊液屏障功能不完善、免疫功能低下,入侵的结核杆菌经血行播散通过血-脑脊液屏障而致病。少数由于脑实质或脑膜的结核病灶破溃,结核杆菌进入脑脊液及蛛网膜下隙而引起,偶见脊椎、中耳或乳突的结核病灶直接蔓延侵犯脑膜而引起者。

(三)临床表现

1.典型结核性脑膜炎　起病较缓慢。根据临床表现,大致分为三期。

(1)早期(前驱期):1～2 周,主要症状为患儿性情改变,如目光呆滞、少言、懒动、易倦、烦躁、易怒、睡眠不安等,患儿可表现为皱眉,或凝视、嗜睡,或以手击头、啼哭,或发育迟滞等,同时可有发热、食欲下降、盗汗、消瘦、呕吐、便秘(婴儿可为腹泻)等。年长儿可自诉头痛,多轻微,初可为间歇性,后持续性头痛,休息后可缓解。

(2)中期(脑膜刺激期):1～2周,因颅内压增高致剧烈头痛、喷射性呕吐、嗜睡、烦躁不安、惊厥等,可出现脑膜刺激征、颈强直,布鲁津斯基征、凯尔匿格征阳性。婴幼儿可表现为前囟紧张膨隆、颅缝裂开。此期可出现脑神经障碍,面神经瘫痪最常见,其次为动眼神经和外展神经麻痹。部分患儿可出现脑炎体征,如定向障碍、运动障碍或语言障碍。

(3)晚期(昏迷期):1～3周,以上症状逐渐加重,意识由朦胧进入半昏迷,继而昏迷,阵挛性或强直性惊厥频繁发作。患儿极度消瘦,呈舟状腹,可出现水、电解质代谢紊乱。最终因出现脑疝而死亡。

2.不典型结核性脑膜炎表现

(1)起病急,进展较快,有时仅以惊厥为主。

(2)早期出现脑实质损害时,表现为舞蹈病或精神障碍。

(3)早期出现脑血管损害时,表现为肢体瘫痪。

(4)合并脑结核球时可出现颅内肿瘤表现。

(5)颅外结核病变极端严重时,将结核性脑膜炎的脑膜炎表现掩盖,不易识别。

(6)抗结核治疗过程中发生脑膜炎时,常表现为顿挫型。

3.并发症及后遗症 最常见的并发症为脑积水、脑实质损害、脑出血和脑神经障碍,其中前三种是导致结核性脑膜炎死亡的常见原因。严重后遗症为脑积水、肢体瘫痪、智力低下、失明、失语、癫痫及尿崩症等。晚期结核性脑膜炎发生后遗症者约占2/3。

(四)辅助检查

1.脑脊液检查 压力增高,外观无色透明或呈毛玻璃样改变,蛛网膜下隙阻塞时,可呈黄色,静置12～24h后,脑脊液中可有蜘蛛网状薄膜形成,取之涂片检查,结核杆菌检出率较高。脑脊液中白细胞计数多为$(50～500)×10^6/L$,分类以淋巴细胞为主,糖和氯化物降低。蛋白量增高,一般多为$1.0～3.0g/L$,椎管阻塞时可高达$40～50g/L$。脑脊液涂片阳性或结核杆菌培养阳性可确诊结核性脑膜炎。

2.X线检查、CT或MRI 约85％结核性脑膜炎患儿的胸部X线平片有结核病改变,其中90％为活动性病变,呈粟粒型肺结核者占48％。胸部X线片证明有血行播散性结核病灶,对确诊结核性脑膜炎有很大意义。脑CT和MRI能显示结核性脑膜炎的病变特征、部位和范围。

3.结核菌素试验 阳性对诊断有帮助,严重患儿可呈阴性反应。

4.眼底检查 可见视盘水肿、视神经炎或脉络膜粟粒状结核结节。

(五)治疗要点

结核性脑膜炎的治疗以抗结核和降低颅高压为主。

1.抗结核药物治疗 联合应用易透过血-脑脊液屏障的抗结核杀菌药物,分阶段治疗。

(1)强化治疗阶段:联合使用INH、RFP、PZA及SM。疗程3～4个月,其中INH15～25mg/(kg·d),RFP10～15mg/(kg·d)(≤450mg/d),PZA20～30mg/(kg·d)(<750mg/d),SM15～20mg/(kg·d)(<750mg/d)。开始治疗的1～2周,将INH全日量的一半加入10％葡萄糖中静脉滴注,余量一次口服,待病情好转后改为全日量一次口服。

(2)巩固治疗阶段:用INH、RFP或EMB9～12个月。抗结核药物总疗程不少于12个月,或待脑脊液恢复正常后继续治疗6个月。

2.降低颅内压

(1)脱水剂:其作用机制为使脑脊液渗入静脉而降低颅内压。常用20%甘露醇,一般剂量每次0.5～1.0g/kg,30min内快速静脉注入,4～6h 1次。脑疝时可加大剂量至每次2.0g/kg,2～3d逐渐减量,7～10d停用。

(2)利尿剂:一般于停用甘露醇前1～2d加用,常用乙酰唑胺20～40mg/(kg·d)(<0.75g/d)口服,根据颅内压情况,可服用1～3个月或更长,该药是碳酸酐酶抑制剂,可减少脑脊液的生成而降低颅内压。

(3)其他治疗:急性梗阻性脑积水而其他降颅内措施无效或疑有脑疝形成时,可行侧脑室穿刺引流;若脑底脑膜粘连梗阻发生梗阻性脑积水,而脑脊液检查已恢复正常时,可考虑侧脑室小脑延髓池分流术。

3.糖皮质激素　在有效抗结核药物应用的前提下,早期使用糖皮质激素能抑制炎症渗出,降低颅内压,可减轻中毒症状及脑膜刺激症状,减少粘连及减轻或防止脑积水的发生,是抗结核药物的辅助疗法。一般用泼尼松1～2mg/(kg·d),疗程8～12周。

4.随访　复发病例全部发生在停药后4年内,绝大多数在2～3年内。停药后随访至少3～5年,凡临床症状消失、脑脊液正常、疗程结束后2年无复发者,可认为结核性脑膜炎治愈,应继续观察,直到停止治疗后5年。

(六)护理评估

1.健康史　询问患儿卡介苗接种史、结核病接触史、既往结核病史及近期急性传染病史;询问营养状况及疾病史。

2.身体状况　了解有无结核中毒症状,观察患儿生命体征、神志、囟门张力,有无脑膜刺激征及脑神经障碍。

3.辅助检查　了解脑脊液、脑CT、胸部X线及结核菌素试验等检查结果。

4.心理一社会状况　评估家长的心理状况,了解家长对结核性脑膜炎的认识、护理和预防知识,以便指导。

(七)护理诊断/问题

1.潜在并发症　颅内压增高,严重时并发脑疝,与结核性脑膜炎的脑膜炎症、脑脊液分泌增加及脑脊液回流受阻有关。

2.营养失调(低于机体需要量)　与摄入不足和消耗增加有关。

3.有皮肤完整性受损的危险　与长期卧床、排泄物局部刺激及机体免疫力降低有关。

4.焦虑　与病程长、预后差有关。

5.有传播结核感染的危险　与结核杆菌排出有关。

(八)护理措施

1.休息与活动　患儿应卧床休息,取仰卧位时,将上半身抬高20°～30°,有利于静脉回流,降低颅内压。头偏向一侧,避免多次搬动患儿颈部或突然变换体位。病房定时通风,光线柔和,医疗、护理操作尽量集中进行。

2.饮食护理　给予高热能、高蛋白、高维生素、易消化的食物,如牛奶、鸡蛋、鱼类、肉类、各种豆制品、新鲜蔬菜、水果等,忌食辛辣、坚硬、油炸食物,少量多餐。昏迷患儿可给予鼻饲或胃肠外营养,以保证足够热能;鼻饲速度不宜过快,压力不宜过大,以免引起呕吐。每次鼻饲量不超过200mL,间隔时间<2h,胃管每周更换1次。患儿病情好转,能自行吞咽时,可停

止鼻饲。

3.观察病情

(1)监测生命体征:定时测量生命体征、神志等,发现异常及时报告医生,以便急救。

(2)瞳孔:观察瞳孔大小,是否等大、等圆,对光反应是否灵敏,如瞳孔不等大,对光反射减弱或消失,提示脑疝形成。

(3)神志、意识变化:检查角膜反射、压眶上神经、刺激皮肤等,为治疗提供依据。

(4)观察头痛程度,与呕吐的相互关系,使用脱水剂后症状能否改善,如头痛伴喷射性呕吐说明颅内压增高。

4.用药护理 遵医嘱给予脱水利尿剂、抗结核药物、糖皮质激素等药物,注意输液速度和药物不良反应。

5.对症处理

(1)保持呼吸道通畅,有呼吸功能障碍的患儿,应松开衣领,头偏向一侧,及时清理呼吸道分泌物及呕吐物;吸氧,必要时用人工呼吸机辅助呼吸。

(2)保持床铺平整、清洁;及时清除呕吐物和大小便,保持皮肤干燥、清洁;昏迷和瘫痪患儿,每2h翻身、拍背一次,防止压疮和坠积性肺炎的发生。

(3)昏迷、不能闭眼者,可涂眼膏并用纱布覆盖,保护角膜;每日清洁口腔2～3次,以免因呕吐致口腔局部细菌繁殖。

(4)配合医生做好腰椎穿刺或侧脑室穿刺引流,做好术后护理,腰椎穿刺后4～6h内应平卧,防止脑疝发生。

6.消毒隔离 大部分结核性脑膜炎患儿伴有肺部结核病灶,应采取呼吸道隔离措施。对患儿呼吸道分泌物、餐具、痰杯等做消毒处理。限制陪护人员,做好空气、地面、物体表面的消毒工作,防止交叉感染。

7.心理护理 由于结核性脑膜炎病程长、变化多、易反复,患儿及家长心理负担重。加强与患儿家长的沟通,提供心理支持,减轻患者及家属的焦虑心理,使其积极配合治疗和护理。

(九)健康教育

指导家长帮助患儿建立合理的生活习惯,劳逸结合。告知家长结核性脑膜炎坚持用药的重要性。全程、合理用药,并做好病情和药物不良反应的观察,嘱咐其定期门诊复查。避免与开放性肺结核患者接触,防止重复感染。有后遗症的患儿,指导家长进行康复训练。

(马萍)

第十五节 小儿惊厥的护理

惊厥(convulsion)指全身或局部骨骼肌群突然发生不自主的强直或阵挛性收缩,常伴意识障碍。小儿惊厥的发生率为4%～6%,较成人高10～15倍,尤以婴幼儿多见,是儿科较常见的急症。

一、病因

1.感染性疾病

(1)颅内感染:细菌、病毒、原虫、寄生虫、真菌等引起的脑膜炎、脑膜脑炎、脑脓肿等。

(2)颅外感染:高热,中毒性脑病,如败血症、重症肺炎、中毒型细菌性痢疾和破伤风等,其中高热是小儿惊厥最常见的原因。

2.非感染性疾病

(1)颅内疾病:可见于各型癫痫;颅内占位性病变,如肿瘤、囊肿、血肿等;颅脑外伤、脑出血;脑退行性病变和脑血管畸形;接种后脑炎等。

(2)颅外疾病:多见于水、电解质紊乱,如低血钙、低血镁、低血钠、高血钠、水中毒等;代谢性疾病,如低血糖、维生素 B_6 缺乏症和依赖症、苯丙酮尿症和糖尿病等;各种中毒,如中枢兴奋药物、植物、农药、一氧化碳中毒等;缺氧和缺血性脑病、窒息、溺水以及心、肺、肾严重疾病等,也是常见的颅外疾病。

二、临床表现

1.惊厥 发作前可有先兆,但多数表现为意识突然丧失,双眼上翻、凝视或斜视。由于喉肌痉挛,气道不通畅,可有屏气,甚至青紫。同时发生全身性或局限性、强直性或阵挛性面部和四肢肌肉抽搐,发作大多在数秒钟或几分钟内自行停止,严重者可持续数十分钟或反复发作,甚至呈持续状态。惊止后多入睡。

2.惊厥持续状态 惊厥发作持续 30min 以上或两次发作间歇期意识不能完全恢复者,称惊厥持续状态。常见于严重感染引起的脑炎、脑膜炎或中毒性脑病、破伤风等;还见于脑血管病、颅内出血、颅脑外伤、代谢紊乱、脑发育缺陷、脑炎后遗症、脑瘤和脱髓鞘病等。由于惊厥持续时间长,可引起高热、缺氧性脑损伤、脑水肿甚至死亡,故应高度重视危重型惊厥。

3.热性惊厥(febrile seizure,FS) 指小儿发育的某一时期,单纯由发热诱发的惊厥,是婴幼儿最常见的惊厥性疾病,其发生率为 2%～5%。6 个月至 5 岁小儿多发,小于 6 个月或大于 5 岁者罕见。根据发作特点和预后,可将热性惊厥分为以下两型,如表 12－7 所示。

表 12－7 单纯型 FS 和复杂型 FS 的临床特点

项目	单纯型 FS	复杂型 FS
占 FS 的比例	70%	30%
起病年龄	6 个月至 5 岁	<6 个月,6 个月至 5 岁,>5 岁
发作形式	全面性发作	局灶性或全面性发作
持续时间	多数短暂,<10min	时间长,>10min
一次热程发作次数	仅 1 次,偶有 2 次	24h 内可反复发作
神经系统异常	阴性	可阳性
惊厥持续状态	少有	较常见

2%～10%的患儿可转变为癫痫,其中单纯型热性惊厥占 2%,复杂型热性惊厥 4%～12%,高危因素:①发病前神经系统异常或发育迟缓。②复杂型热性惊厥。③父母或同胞有癫痫病史。

三、实验室及其他检查

1.血、尿、粪常规检查 常可提示病因所在。如夏季的感染性惊厥,应常规取粪便镜检,排除中毒性痢疾;婴幼儿不明原因的感染性惊厥,应查尿液,排除泌尿系统感染。

2.血生化检查 需检测血糖、血钙、血镁、血钠、尿素氮及肌酐等,有无水、电解质紊乱及代谢异常。

3.脑脊液检查　做脑脊液常规和生化检查,必要时作涂片染色和培养,可鉴别颅内感染及颅内出血性疾病。

4.脑电图检查　用于各型癫痫的诊断。

5.颅脑 B 超检查　有助于脑室内出血、脑积水的诊断。

6.头颅影像学检查　对颅内占位性病变、颅脑畸形、脑血管畸形、脑室出血、脑积水等有较高的诊断价值。

7.眼底检查　若有视网膜下出血,提示颅内出血;视乳头水肿提示颅内高压。

四、诊断要点

根据典型惊厥的发作特点,结合发作的年龄、季节、有无发热及全身伴随症状,进行重点体格检查,同时选择性进行实验室和辅助检查,以确定可能的病因。

五、治疗要点

1.控制惊厥

(1)止惊药物

1)地西泮:为惊厥的首选药物,对各型发作都有效,尤其是惊厥持续状态。每次剂量 0.3～0.5mg/kg(一次量不超过 10mg,婴幼儿≤2mg),缓慢静脉注射(每分钟 1～2mg,新生儿每分钟 0.2mg)。5min 内生效,但作用短暂,必要时 15～20min 后可重复。剂量过大可抑制呼吸。注意地西泮与苯巴比妥钠合用时可引起呼吸暂停,需进行呼吸、血压监测,并准备气管插管。另有劳拉西泮、氯硝西泮、咪达唑仑维持时间长,降低血压和抑制呼吸的副作用较地西泮轻。

2)苯巴比妥钠:新生儿惊厥时首选,负荷量为 15～20mg/kg,静脉注射,每日维持量为 5mg/kg,但新生儿破伤风应首选地西泮。其他年龄组小儿可用苯巴比妥钠,每次 5～8mg/kg,肌内注射。

3)10%水合氯醛:每次 0.5mL/kg,最大剂量不超过 10mL,由胃管给药或加等量生理盐水保留灌肠。

4)以上措施无效时,可选用苯妥英钠或硫喷妥钠。

(2)针刺法:常用穴位为人中、百会、涌泉、十宣、合谷、内关等,强刺激,在 2～3min 内不能止惊时,应迅速选用上述药物。此法适用于药物暂时缺如时。

2.对症治疗　高热者宜物理或药物降低体温,脑水肿时用甘露醇及呋塞米等降低颅内压。

3.病因治疗　尽快找出病因,采用相应治疗。

六、护理评估

1.健康史　了解患儿有无惊厥发作先兆、发作的形式、持续时间、意识状态、有无发热、惊厥发生在白天或夜晚、发病的季节、惊厥后的表现及伴随症状;详细询问既往有无类似发作、有无家族史、传染病接触史、外伤史、药物及食物中毒史;出生时有无产伤或窒息;婴儿期发病者需了解喂养方式,是否按时添加辅食等。对反复发作或已确诊为癫痫者,还应询问首发年龄、反复发作次数和对智力发育有无影响、抗癫痫药物的使用情况。

2.身体状况

(1)症状评估：须询问患儿惊厥发作时有无意识丧失、头向后仰、两眼上翻、口吐白沫、面色发绀、全身或局部肌肉抽搐及大小便失禁；是否伴有发热、头痛、呕吐、出皮疹及相关疾病等表现。

(2)护理查体：观察患儿的生命体征、意识障碍的程度及持续时间的长短；监测体温、脉搏、血压和呼吸，注意呼吸的节律和频率；重点检查囟门、颅缝、头围、瞳孔对光反射、肌张力、有无颈项强直等脑膜刺激征和病理反射，肢体有无瘫痪；注意观察身体其他部位有无感染灶，外耳道有无溢脓，乳突有无压痛，有无皮疹及出血点等。

3.实验室及其他检查　根据病情需要选择性进行。血常规检查有助于判断是否存在感染；血生化测定帮助了解有无低钙、低镁、低钠、低糖等代谢紊乱；脑脊液检查、眼底和脑电图检查、头颅 CT 或磁共振成像（占位性病变）均有助于病因诊断。

4.心理、社会因素　了解患儿家庭情况，家长对本病的认识及心态，患儿及家长对医护人员的态度及要求。

七、常见护理诊断/问题

1.有窒息的危险　与惊厥发作、意识障碍、咳嗽反射减弱导致的误吸有关。

2.有外伤的危险　与抽搐、意识丧失有关。

3.体温过高　与感染或惊厥持续状态有关。

4.潜在并发症　颅内高压症。

5.恐惧　与惊厥发作有关。

八、预期目标

1.患儿的惊厥被控制，呼吸道通畅。

2.患儿惊厥发作时不发生外伤或把外伤降低到最低程度。

3.患儿体温逐渐降低并保持正常，控制感染。

4.患儿住院期间无并发症发生，或发生时能被及时发现和处置。

5.患儿家长情绪稳定，能掌握止惊、降温等措施。

九、护理措施

1.控制惊厥、防止窒息的护理

(1)惊厥发作时应就地抢救，不要搬运；立即松解患儿衣领和裤带，让患儿平卧，头偏向一侧，以免误吸；将舌轻轻向外牵拉，防止舌后坠阻塞呼吸道引起呼吸不畅；及时清除呼吸道分泌物及口腔呕吐物，保持呼吸道通畅。

(2)按医嘱应用止惊药物，如地西泮、苯巴比妥钠、水合氯醛等，以解除肌肉痉挛，观察患儿用药后反应并做好记录。

(3)准备好气管插管和吸痰等急救物品。

2.防止外伤的护理

(1)注意患儿安全，要有专人守护，以防患儿发作时受伤。

(2)加设床挡,防止坠地摔伤;床挡周围应加软垫,移开床上危险物品。

(3)对极度烦躁的患儿,必要时约束其四肢,但约束不能过紧,以免影响四肢血液循环。

(4)在已长牙的患儿的上下臼齿之间放置牙垫或纱布包裹的压舌板,防止舌咬伤。牙关紧闭时,不要强行撬开,以免损伤牙齿。

(5)若患儿发作时倒在地上,应就地抢救,及时移开可能伤害患儿的一切物品,切勿用力强行牵拉或按压患儿肢体,以免骨折或关节脱臼。

3.体温过高的护理　密切监测体温变化,高热时及时采取正确、合理的降温措施,如头部冷湿敷、冷盐水灌肠、药物降温等。及时更换汗湿的衣服,保持口腔及皮肤清洁。

4.缓解家长焦虑情绪　关心体贴患儿,操作熟练、准确,对家长解释病情及预后,消除其恐惧心理。

5.病情观察

(1)惊厥发作时,应注意惊厥类型。惊厥停止后,协助医师完成各项检查。

(2)经常巡视患儿,注意体温、脉搏、呼吸、血压、瞳孔及神志改变,注意颅内压增高的表现。发现异常,及时通报医生并遵医嘱用脱水剂。

(3)保持安静,禁止一切不必要的刺激。惊厥持续时间长者,及时给予吸氧,减轻缺氧性脑损伤。

十、护理评价

1.患儿呼吸道是否保持通畅,不发生窒息。

2.是否避免患儿外伤的发生。

3.患儿体温是否维持在正常范围。

4.患儿是否维持正常的生命体征。

5.家长焦虑情绪是否得到缓解,并配合医务人员护理患儿。

十一、健康教育

1.根据患儿及家长的接受能力选择适当的方式向他们讲解惊厥的有关知识,指导家长掌握止惊的紧急措施及物理降温方法。如发作时就地抢救,针刺(或指压)人中穴,松解衣领,头偏向一侧,用软毛巾或筷子垫于上下臼齿之间,不可灌开水,不可强压四肢。保持安静,不能摇晃或抱着患儿往医院跑,以免加重惊厥或造成机体损伤。发作缓解时迅速将患儿送往医院查明原因,防止再发作。

2.有高热惊厥史者,尽量要避免上呼吸道感染,高热时及时降温,必要时口服镇静药。

3.对癫痫患儿,应向家长介绍所用药物的剂量、方法和服药时间,不能擅自停药、减量;定期进行门诊随访,指导家长采用科学的康复训练办法。

4.大力提倡母乳喂养,合理添加辅食,对早产儿、秋冬季出生的小儿,及时补充维生素 D及钙剂,补充富含维生素 D 的食物,增加户外活动时间。

(李舸)

第十六节　急性呼吸衰竭的护理

急性呼吸衰竭(acute respiratory failure,ARF)为小儿时期常见急症之一,指各种原因导致的中枢和(或)外周性的呼吸生理功能障碍,主要表现为低氧血症和(或)高碳酸血症,并由此产生一系列生理功能和代谢紊乱的临床综合征。儿童急性呼吸衰竭是导致儿童心跳呼吸骤停的主要原因,具有较高的死亡率。

一、病因及发病机制

原发病以呼吸系统疾病为主,中枢系统疾病次之。新生儿以窒息、呼吸窘迫综合征(respiratory distress syndrome,RDS)、各种肺炎、肺出血、肺水肿、上呼吸道梗阻、颅内出血和败血症等较常见。2岁以下儿童以各种肺炎、哮喘持续状态、急性喉炎、先天性心脏病、呼吸道异物吸入、先天性气道畸形及较大腺样体或扁桃体导致的鼻咽梗阻。2岁以上的儿童则以哮喘持续状态、多发性神经根炎、中毒、溺水、脑炎和损伤常见。

急性呼吸衰竭分为中枢性和周围性两种。中枢性呼吸衰竭是因病变累及呼吸中枢引起;周围性呼吸衰竭是因呼吸器官的严重病变或呼吸肌麻痹所致,胸廓及胸腔疾病亦可引起本病。中枢性和周围性呼吸衰竭的最终结局是引起机体缺氧、二氧化碳潴留和呼吸性酸中毒,进一步引起脑水肿、呼吸及心血管系统先兴奋后抑制致通气量及心排血量减少,血压下降、肾衰竭等,其结果又加重缺氧及二氧化碳潴留、导致代谢性酸中毒及电解质紊乱,形成恶性循环(图12-1)。

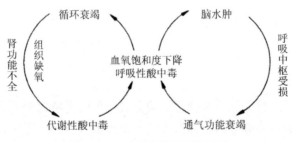

图12-1　呼吸衰竭的恶性循环

二、临床表现

除原发病临床表现外,主要表现为呼吸系统症状及低氧血症和高碳酸血症的症状。

1.呼吸系统症状

(1)周围性急性呼吸衰竭:常有明显的呼吸窘迫表现。婴儿最早出现呼吸频率加快、鼻翼扇动和三凹征。最初呼吸表浅,但节律整齐,以后呼吸无力及缓慢。新生儿及小婴儿则可出现呼气性呻吟。

(2)中枢性呼吸衰竭:早期无明显的呼吸窘迫表现。主要表现为呼吸节律紊乱,早期潮式呼吸,晚期出现叹息样呼吸、抽泣样及下颌呼吸等。

2.低氧血症的表现

(1)发绀:是缺氧的典型表现,以唇、口周、甲床等处为明显,但在严重贫血,血红蛋白低于

50g/L 时可不出现发绀。休克时因末梢循环不良,血红蛋白高于 80g/L 时也可出现发绀。

(2)心血管功能紊乱:急性缺氧早期表现为血压上升,心率增快,心排血量增加;以后则因心率减慢,心律不齐,心排血量减少致血压下降而出现休克。

(3)神经精神症状:早期有烦躁、易激惹、视力模糊,继之神志淡漠、嗜睡,甚至出现昏迷、惊厥。严重者出现颅内压增高、脑疝的表现。

(4)消化系统症状:可有消化道出血、转氨酶升高、肝功能受损等。

(5)肾功能障碍:少尿或无尿,尿中出现蛋白、红细胞、白细胞及管型,严重者可出现肾衰竭。

3.高碳酸血症的表现　$PaCO_2$ 增高时,患儿出现出汗、烦躁不安、意识障碍等。由于体表毛细血管扩张,可见皮肤潮红、唇红、眼结膜充血及水肿。如 $PaCO_2$ 继续增高则出现惊厥、昏迷、视乳头水肿乃至脑疝。

三、实验室及其他检查

1.血气分析　测定 PaO_2、$PaCO_2$、SaO_2 和动脉 pH、SB、BE 等,以判断呼吸衰竭的类型、程度及酸碱平衡紊乱的程度。

Ⅰ型呼吸衰竭:即低氧血症型呼吸衰竭。在海平面呼吸空气时 $PaO_2 < 50mmHg$ (6.67kPa),$PaCO_2$ 降低或正常,常见于呼吸衰竭早期或轻症。

Ⅱ型呼吸衰竭:即低氧血症伴高碳酸血症型呼吸衰竭。在海平面呼吸空气时 $PaO_2 < 50mmHg(6.67kPa)$,$PaCO_2 > 50mmHg(6.67kPa)$,常见于呼吸衰竭晚期及重症。

当 $PaO_2 \leq 50mmHg(6.67kPa)$,$PaCO_2 \geq 50mmHg(6.67kPa)$,$SaO_2 \leq 0.85$,可确诊呼吸衰竭。

2.其他　根据可能的病因做相应的检查,如胸部 X 线、头颅 CT 等。

四、诊断要点

根据原发病表现、呼吸系统症状及低氧血症和高碳酸血症症状,结合血气分析可做出初步诊断。

五、治疗要点

治疗的关键是改善呼吸功能,提高 PaO_2 和降低 PaO_2;维持重要脏器功能;纠正酸碱失衡及电解质紊乱,以及治疗原发病和诱发因素。

1.气道管理和畅通气道　湿化、雾化和排痰;解除支气管痉挛,改善呼吸功能。

2.提高氧分压和降低二氧化碳分压

(1)合理给氧:用于提高血氧分压和血氧饱和度,解除缺氧对机体的威胁。

(2)改善通气:以畅通气道最重要,必要时机械通气。

3.维持重要脏器功能

(1)呼吸兴奋剂:中枢性呼吸衰竭可用山梗菜碱、尼可刹米等交替肌内注射或静脉给药,但对神经肌肉病所致的急性呼吸衰竭无效。

(2)强心剂、利尿剂及血管活性药物:伴严重心力衰竭时,多用毛花苷 C(西地兰)等快速强心制剂,量宜小并缓慢给予;对右心衰竭及肺水肿者用利尿剂,如呋塞米;血管活性药物常选择酚妥拉明或东莨菪碱。

(3)脱水剂:常用20%甘露醇治疗脑水肿,以阻断通气功能衰竭-呼吸性酸中毒-脑水肿的恶性循环。

(4)肾上腺皮质激素:多采用地塞米松,用于增加患儿应激功能,减少炎症渗出,缓解支气管痉挛,改善通气,减轻脑水肿及抗过敏等目的。

4.纠正酸碱失衡和电解质紊乱　静脉输液供给应有的热量、水和电解质,以防止脱水及电解质失衡。呼吸性酸中毒以改善通气为主,合并明显代谢性酸中毒时酌情给予碳酸氢钠。

5.治疗原发病和诱发因素,积极防治感染　根据病史、体检及实验室检查,尽快明确呼吸衰竭的病因及诱因并给予处理。选用敏感抗生素防治感染。

六、常见护理诊断/问题

1.气体交换受损　与肺通气、换气功能障碍有关。

2.清理呼吸道无效　与呼吸功能受损、呼吸道分泌物多有关。

3.不能维持自主呼吸　与呼吸肌麻痹及呼吸中枢功能障碍有关。

4.恐惧　与病情危重有关。

七、护理措施

1.气体交换受损的护理

(1)患儿取半卧位或坐位休息,以利于膈肌活动,增加肺活量。俯卧位对需要呼吸支持患儿的同期及预后更为有利。容易呕吐的患儿应侧卧,以免发生误吸和窒息。

(2)保持呼吸道通畅

1)协助排痰:鼓励清醒患儿用力咳痰,对咳嗽无力的患儿定时翻身,每2h一次,轻拍其背,并鼓励患儿咳嗽。

2)吸痰:如患儿无力咳嗽、昏迷,可用导管定期从患儿咽部吸痰。对气管插管或气管切开的患儿,定时给予吸痰,一般每2h吸痰1次。吸痰前充分给氧,取仰卧位,吸出口、鼻、咽部、气管内黏痰。吸痰时注意无菌操作,防止继发感染。操作宜轻柔,负压不宜过大,吸痰时间不宜过长。

3)湿化和雾化:可用加温湿化器,也可用超声雾化器湿化呼吸道。雾化吸入的雾粒小(通常1~5μm),易达呼吸道深部,效果较好,每次15min,每日3~4次。可在雾化液中加入生理盐水、黏液溶解剂(2%~4%碳酸氢钠、α-糜蛋白酶、沐舒坦或痰易净)及支气管解痉剂(布地奈德混悬液、硫酸特布他林雾化液、复方异丙托溴铵溶液、异丙基肾上腺素等),以利于通气和排痰。雾化时由于吸入的雾量大,发生咳喘的机会较多,不宜长时间应用。

4)合理用氧:可将氧气装置的湿化瓶盛60℃左右热水,使吸入的氧气温湿化。一般采用鼻导管、口罩、头罩或面罩等给氧。主张低流量持续给氧。急性缺氧吸气浓度为40%~50%;慢性缺氧吸氧浓度为30%~40%。严重缺氧、紧急抢救需要时,可用60%~100%纯氧,但持续时间不超过6h。长期使用高浓度氧,可使早产婴儿晶状体后纤维组织增生,导致失明;肺间质纤维化,甚至支气管肺发育不良等。吸入氧浓度(%)=21+4×氧流量(L/min)。用氧期间注意监测血气分析,一般要求PaO_2保持在65~85mmHg为宜。

5)按医嘱选用适当抗生素和广谱抗病毒药:用于治疗引起急性呼吸衰竭的原发病,同时预防继发感染。

2.维持呼吸的护理

(1)进行人工呼吸：对呼吸即将停止或已经停止且不具备抢救条件时，立即进行口对口呼吸，频率为婴儿 30~40 次/min，儿童 18~20 次/min，同时尽快清理呼吸道。

(2)人工辅助呼吸的护理

1)应用指征：①患儿经上述各种治疗无效，神经精神症状加重，甚至神志模糊、昏迷等。②吸入高浓度(60％)氧气后，PaO_2 仍 60mmHg(8kPa)以下者。③急性 CO_2 潴留。④呼吸频率仅为正常的 1/2、频繁呼吸暂停或暂停达 10s 以上者。⑤呼吸骤停或即将停止是使用呼吸器的绝对指征。

2)禁忌证：①张力性气胸、大量胸腔积液、多发性肺大疱。②肺部病变广泛，超过三叶肺，肺功能严重损害。③重症先天性心脏病。④全身衰竭，恶病质。

3)护理要点

①专人监护：根据患儿血气分析结果调整呼吸机各项参数，经常检查各项参数是否符合要求，同时做好记录；注意观察胸廓起伏、神态、面色、周围循环等，防止通气不足或过度通气；随时观察有无堵管或脱管的发生。

②防止继发感染：每天消毒呼吸机管道，每日用紫外线灯照射室内 1~2 次，每次 30min。每天更换湿化器滤过纸和消毒加温湿化器，要用新配制雾化液，以防污染。

③撤离呼吸机的准备：长期使用呼吸机者，易发生呼吸机相关性肺炎，产生对呼吸机的依赖。要做好解释工作，帮助患儿及早进行自主呼吸锻炼，根据病情逐步撤离呼吸机，如白天间歇撤离，若自主呼吸良好，逐渐全部撤离。在撤离前要备好吸氧装置、吸痰设备、解痉药品及再插管物品，停用呼吸机后密切观察患儿呼吸、循环等生命体征，以防发生意外。

④做好呼吸机的消毒和保管：呼吸机管道、呼吸活瓣、雾化罐和各种零件用苯扎溴胺溶液浸泡消毒后清水冲洗干净，晾干后用环氧乙烷消毒。长期使用呼吸机者，每周消毒一次管道，治疗停止后应及时消毒备用。呼吸机应有专人负责管理并建立登记本。

3.病情观察　监测呼吸及循环系统，包括呼吸频率、呼吸节律、呼吸类型、心率、心律、血压及血气分析。注意患儿全身情况、皮肤颜色、末梢循环、肢体温度变化。昏迷患儿还须观察瞳孔、肌张力、腱反射及病理反射，受压部位有无压疮的发生，观察患儿体温及白细胞的变化，以及时发现感染征象。要准确记录出入量。

4.心理支持　关心体贴患儿，耐心向患儿及家长解释有关问题，树立患儿信心，减轻患儿及家长的恐惧心理。

八、健康教育

指导患儿及家属积极预防和控制原发病，及时处理呼吸道感染；改善营养，增加机体抵抗力；根据患儿情况采取合适的呼吸功能锻炼形式；定期门诊随访。

(李舸)

第十七节　充血性心力衰竭的护理

充血性心力衰竭(congestive heart failure)指心脏工作能力(泵功能)下降，心排血量绝对或相对不足,不能满足全身组织代谢需要,同时出现肺循环和(或)体循环瘀血的病理状态。心力衰竭是小儿时期危重症之一,各年龄均可发病,1岁以内发病率最高。

一、病因

1.心源性　以先天性心脏病引起者最多见,也可继发于心肌炎、心包炎、心内膜弹力纤维增生症、川崎病、风湿性心脏病、心糖原累积病等。

2.肺源性　婴幼儿时期常见支气管肺炎,毛细支气管炎,儿童时期常见于哮喘持续状态。

3.肾源性　多见于急性肾炎急性期严重循环充血。

4.其他　重度贫血、营养不良、克山病、严重感染、电解质紊乱、甲状腺功能亢进、维生素缺乏和缺氧等均可引起心力衰竭。

二、临床表现

年长儿心力衰竭的症状与成人相似,气促为左心功能不全的主要表现。早期活动后气促,重症者端坐呼吸,肺底闻及湿性啰音。如不采取措施可引起急性肺水肿,即出现咳大量粉红色泡沫痰、极度烦躁不安、极度呼吸困难、发绀、皮肤湿冷等。肝大、水肿、颈静脉怒张、肝颈反流试验阳性为右心功能不全的主要表现。体检发现患儿面色苍白,心脏扩大,心动过速,心音减低、有奔马律。

婴幼儿心力衰竭突出表现为心动过速、呼吸急促、喂养困难、哺乳停顿、烦躁多汗、喜依肩入睡、鼻翼扇动、三凹症、肝脏增大等。

儿童心功能状态分四级。Ⅰ级:仅有心脏病体征,无症状,活动不受限,心功能代偿;Ⅱ级:活动量较大时出现症状,活动轻度受限;Ⅲ级:活动稍多即出现症状,活动明显受限;Ⅳ级:安静休息时也有症状,完全丧失劳动力。后三级相当于心功能不全的Ⅰ度、Ⅱ度、Ⅲ度或轻、中、重度。

三、实验室及其他检查

1.X线检查　心影呈普遍性扩大,搏动减弱,肺纹理增多,肺野瘀血。

2.心电图检查　可提示心房、心室肥厚及心律失常变化,并对洋地黄应用有指导作用。

3.超声心动图检查　心室和心房腔扩大;心脏收缩时间间期延长、射血分数降低。

四、诊断要点

临床诊断依据:①安静时心率增快,婴儿>180次/min,幼儿>160次/min,不能用发热或缺氧解释。②呼吸困难,发绀突然加重,安静时呼吸频率达每分钟60次以上。③肝脏肿大达肋下3cm以上,或在密切观察下短时间内较前增大,不能以横膈下移等原因解释。④心音明显低钝或出现奔马律。⑤突然出现烦躁不安,面色苍白或发灰,不能用原发病解释。⑥尿少、下肢水肿,非营养不良、肾炎、维生素B₁缺乏等原因所致。以上前4项为主要指征,尚可结合其他几项以及1~2项辅助检查进行综合分析。

五、治疗要点

治疗主要是去除病因,积极治疗原发病,改善心肌收缩功能,应用速效强心苷制剂,同时采取减轻心脏负荷的措施。

1.一般治疗 卧床休息,避免患儿烦躁,必要时适当应用镇静剂。限制钠盐及液体入量,气促和发绀者及时吸氧。

2.病因治疗 如为先天性心脏病引起,则内科治疗往往是术前准备。如为病毒性或中毒性心肌炎、重度贫血、甲状腺功能亢进等引起者需及时治疗原发病。积极控制心力衰竭的诱发因素,如控制感染、纠正心律失常和水、电解质和酸碱失衡。

3.药物治疗

(1)洋地黄类药物:洋地黄具有加强心肌收缩力、减慢心率、增加心排血量的作用。地高辛是儿童时期最常用的洋地黄制剂,可口服或静脉注射,用药后发挥作用快,排泄迅速,可通过监测血药浓度调节剂量。儿童心力衰竭多采用首先达到洋地黄化的方法,然后根据病情需要继续使用维持量。

如病情较重或不能口服者,选用毛花苷C或地高辛静脉注射。首剂用洋地黄化量的1/2,余量分两次,每隔4~6h 1次,多数患儿可于12~24h达到洋地黄化。

能口服者,开始给予口服地高辛,首次给洋地黄化量的1/3或1/2,余量分两次,每隔6~8h给予。洋地黄化后12h开始给予维持量,按1/5洋地黄化量分2次口服,使用时间视病情而定。小儿常用剂量及用法见表12—8。

表12—8 洋地黄类制剂的剂量及方法

洋地黄类制剂	给药途径	负荷量(mg/kg)	维持量(mg/kg)
地高辛	口服	<2岁 0.05~0.06 >2岁 0.03~0.05	1/5负荷量 分2次,每12h给药1次
	静脉注射	口服量的1/3~1/2	
毛花苷C(西地兰)	静脉注射	<2岁 0.03~0.04 >2岁 0.02~0.03	

(2)利尿剂:可选用快速强效的利尿剂,一般应用呋塞米。慢性心力衰竭一般联合使用噻嗪类与保钾利尿剂,如氢氯噻嗪和螺内脂,采用长期间歇疗法,以防止电解质紊乱。

(3)血管扩张剂:为小静脉和小动脉扩张剂,减轻心脏前后负荷,从而增加心排血量,降低心室充盈压,缓解肺充血的症状。近年来试用于顽固性心力衰竭的治疗。常用药物有卡托普利、硝普钠及酚妥拉明。

六、常见护理诊断/问题

1.心排血量减少 与心肌收缩力降低有关。
2.活动无耐力 与心排血量减少致组织缺氧有关。
3.体液过多 与静脉回流受阻,体内钠、水潴留有关。
4.潜在并发症 洋地黄中毒。
5.焦虑 与疾病的危险程度及环境改变有关。

七、护理措施

1.恢复心排血量的护理

(1)减轻心脏负荷:让患儿卧床休息,床头抬高15°~30°。有明显左心衰竭时,置患儿半卧位或坐位,双腿下垂,以减少静脉回心血量,减轻心脏负担。

(2)避免心脏负荷过重:减少患儿烦躁、哭闹及不良刺激,必要时适当应用镇静剂;治疗和护理时间尽可能集中,以减少氧耗;每日钠摄入不超过 0.5～1g,液体量控制在 60～80mL/kg以下,输液速度宜慢,以每小时<5mL/kg 为宜;鼓励患儿多进食蔬菜水果,避免用力排便加重心脏负担。

(3)按医嘱应用强心苷、利尿剂及血管扩张剂,观察用药反应,评估用药效果。

2.提高活动耐力的护理

(1)根据心力衰竭不同程度安排休息:心功能不全Ⅰ度可起床在室内轻微活动;心功能不全Ⅱ度限制活动,延长卧床时间;心功能不全Ⅲ度绝对卧床休息,以后视心功能恢复情况逐渐增加活动量。

(2)按医嘱给予氧疗:缺氧是造成活动无耐力的重要原因,故应及时吸氧。急性肺水肿患儿吸氧时,可在氧气湿化瓶内加入 20%～30%乙醇,间歇吸入,每次 10～20min,必要时重复 1～2 次,以降低肺泡内泡沫的表面张力而使泡沫破裂,增加气体与肺泡壁的接触,改善气体交换。

(3)给予营养丰富、易消化的低盐饮食,以补充能量,要少食多餐,必要时按医嘱给予静脉高营养,但输入速度要慢。

3.体液过多的护理

(1)安排患儿休息,低盐饮食,减轻钠、水潴留。

(2)评估水肿进展情况,必要时按医嘱应用利尿药。应熟悉常用利尿剂的剂量、用法及副作用,尽量在早晨及上午给药,避免夜间尿量过多影响休息。观察水肿体征的变化,每日测量体重,记录出入量,长期应用者注意心音、心律及电解质变化,观察有无低钾表现。

4.预防强心苷中毒的护理 洋地黄制剂的治疗量与中毒量较接近,容易发生中毒,因此要特别注意药物剂量和给药方法,密切观察洋地黄的中毒症状为药物护理的重点。

(1)给药前:需了解患儿心、肾功能,是否使用利尿剂,有无电解质紊乱。注意按时服药,剂量准确无误。若静脉注射,在配药时必须用 1mL 注射器精确制取药液。每次注射前须先测量患儿脉搏(必要时测心率)。如脉率减慢(新生儿<120 次/min,婴儿<100 次/min,幼儿<80 次/min,学龄儿<60 次/min)或脉率不齐,应暂停给药,与医生联系决定是否继续用药。

(2)给药时:静脉注射速度要缓慢(不少于 5min),并密切观察患儿脉率变化;同时注意不与其他药物混合注射,以免药物相互作用而引起中毒。如口服给药,应仔细喂服,对年长患儿必须确认药物被吞下后方可离开。

(3)给药后:记录用药时间、剂量、用药 1～2h 后监测患儿的心率和节律,观察用药后全身情况及药物毒性反应。洋地黄中毒最常见的表现为心律失常,如房室传导阻滞、期前收缩、阵发性心动过速;其次是胃肠道反应,有食欲不振、恶心、呕吐;神经系统症状如嗜睡、头晕、色视等较少见。如出现毒性反应,应先停服洋地黄,通知医生采取相应措施。

(4)给药期间:用药期间鼓励患儿进食含钾丰富的食物如牛奶、豆类、柑橘等,以免低血钾增加洋地黄毒性反应。钙剂与洋地黄制剂有协同作用,应避免同时使用,如需要使用,至少间隔 4～6h。

洋地黄制剂的疗效指标:心率减慢,肝脏缩小,气促改善,尿量增加,安静,情绪和食欲好转。使用洋地黄后,心力衰竭未见减轻反而加重,应仔细寻找原因,并与医生联系,及时采取相应措施。

5.病情观察 定时测量呼吸、血压、脉搏,注意心律、心率的变化,必要时进行心电监护和监测电解质,详细记录出入量,病情变化时及时报告医生。

八、健康教育

向患儿和家长介绍心力衰竭的有关知识、诱发因素及防治措施,根据不同病情制定适当的休息、饮食及生活制度,减少焦虑及恐惧,尤其年长儿应注意安排好活动计划,避免活动量过大。教会年长患儿自我监测脉搏的方法。使家长了解所用药物的名称、剂量、给药时间、方法、常见副作用及家庭护理方法和应急措施。

(李舸)

第十八节 急性肾小球肾炎的护理

急性肾小球肾炎(acute glomerulonphritis,AGN)简称急性肾炎,常见于 A 组 β 溶血性链球菌感染后引起的免疫反应性弥漫性肾小球炎性病变。本病以 5～14 岁儿童多见,男女发病之比为 2∶1。临床常为急性起病,多在前驱感染以血尿为主,伴不同程度的蛋白尿,可有少尿、水肿、高血压。本病在儿童常呈自限性疾病,预后较好,较少转为慢性肾炎和慢性肾衰竭。极少数病例在急性期可发生急性肾衰竭。

一、病因及发病机制

本病有多种病因,大多属于 A 组 β 溶血性链球菌急性感染后引起的免疫反应性肾小球疾病。我国以咽炎、扁桃体炎、上呼吸道感染为主,也可见于皮肤脓疱疮等,其他如金黄色葡萄球菌、肺炎球菌、革兰阴性杆菌、流感病毒、肺炎支原体、白色念珠菌等也可导致急性肾炎。

发病机制在 A 组溶血性链球菌中的致肾炎菌株感染之后 1～3 周,机体发生免疫复合物型超敏反应,造成肾小球免疫损伤和炎症,引起肾小球滤过率下降,导致钠、水潴留。临床出现水肿、少尿、高血压;免疫损伤使肾小球基膜断裂,血浆蛋白、红细胞和白细胞通过肾小球毛细血管壁渗出到肾小球囊内,临床上出现血尿、蛋白尿、白细胞尿和管型尿。

二、病理

本病的病理特点是弥漫性、渗出性、增生性肾小球肾炎。肾小球增大、肿胀,内皮细胞及系膜细胞增生,炎性细胞浸润。以上病变使肾小球毛细血管管腔变窄,甚至闭塞,结果是肾小球血流量减少,肾小球滤过率降低,体内水、钠潴留,导致细胞外液容量增多。肾小管病变较轻,呈上皮细胞变性,间质水肿,炎性细胞浸润。

三、临床表现

1.前驱感染 多数患儿发病前 1～3 周有链球菌感染病史,以呼吸道感染及皮肤感染多见。患儿可有低热、乏力、头痛、呕吐及食欲下降等表现。

2.典型表现

(1)水肿、少尿:为最常见和最早出现的症状。多数为轻中度水肿。常在晨起时发现患儿双眼睑及颜面部水肿,渐及全身,为非凹陷水肿,同时出现尿量减少。一般在 1~2 周内随着尿量增多,水肿逐渐消退。

(2)血尿:起病时几乎均有血尿。肉眼血尿的尿色随尿液酸碱度不同而异,酸性尿呈棕黄色(浓茶水样)或灰褐色(烟灰水样);中性或偏碱性尿呈淡红色,洗肉水样;出血量多者呈鲜血样。肉眼血尿多在 1~2 周内随尿量增多而逐渐消失,少数持续 3~4 周后,转为镜下血尿。镜下血尿消失慢,需 1~3 个月或更长时间;若并发感染或运动后血尿可暂时加剧。血尿常伴有不同程度的蛋白尿。

(3)高血压:部分患儿于发病后 1 周左右出现血压增高的表现,多为轻度或中度增高。一般在 1~2 周内随尿量增多,血压下降至正常。

3.严重病例 少数患儿在起病 1~2 周内,出现下列严重症状,治疗不及时,则病情急剧恶化,可危及生命。

(1)严重循环充血:由于水、钠潴留,血浆容量增加而出现循环充血,表现类似于心力衰竭。当患儿出现气急和肺部湿啰音时,应警惕循环充血的可能性。严重者可出现呼吸困难、端坐呼吸、心率增快、心脏增大、咳粉红色泡沫痰、颈静脉怒张、两肺布满湿啰音,甚至出现奔马律、肝瘀血肿大、水肿加剧等表现。少数可突然发生,病情急剧恶化,患儿可在数小时内因急性肺水肿而死亡。

(2)高血压脑病:血压急剧增高而发生脑水肿,可出现高血压脑病。血压突然上升,血压常为 150~160/100~110mmHg。患儿表现为剧烈头痛、恶心、呕吐。严重者可出现复视或一过性失明、惊厥及昏迷等。

(3)急性肾功能不全:疾病初期有严重尿少或尿闭的患儿常出现暂时性氮质血症、电解质紊乱(主要是高钾血症)和代谢性酸中毒。一般持续 3~5d,不超过 10d,在尿量逐渐增多后,病情好转,肾功能也逐渐恢复。若持续数周仍不恢复,则预后严重。

4.非典型表现

(1)无症状性急性肾炎:有前驱感染史,患儿仅有镜下血尿,血清抗链球菌抗体增高,血C3 降低。无其他临床表现。

(2)肾外症状性急性肾炎:部分患儿水肿、高血压等肾外症状明显,甚至有严重循环充血及高血压脑病;此时尿改变轻微或尿常规检查正常,但有链球菌感染病史和血 C3 水平明显降低。

(3)以肾病综合征表现的急性肾炎:少数患儿以急性肾炎起病,临床表现似肾病综合征,以水肿和蛋白尿突出,伴轻度高胆固醇血症和低白蛋白血症;预后差。

四、辅助检查

1.尿液检查 尿蛋白(+)~(+++),红细胞(++)~(++++),可以见到白细胞,以及透明管型、颗粒或红细胞管型等。

2.血液检查 外周血红细胞计数及血红蛋白轻度降低,白细胞增多或正常;红细胞沉降率增快;抗链球菌溶血素"O"(ASO)往往增高;早期血清补体 CH50、C3 下降,多于病后 6~8 周恢复正常。

3.肾功能测定 部分患儿可有短暂的不同程度血尿素氮和肌酐升高,内生肌酐清除率降低。

五、治疗要点

以卧床休息、清除链球菌感染病灶、对症治疗为主。

1.清除链球菌感染病灶　应及时用青霉素 10～14d,青霉素过敏者改用红霉素,避免使用肾毒性药物。

2.对症治疗

(1)水肿:有明显水肿、少尿或有高血压及循环充血者,应用利尿剂,常选用氢氯噻嗪、呋塞米(速尿)等。

(2)高血压:凡经休息、限盐、利尿而舒张压仍高于 90mmHg 时,给予降压药,如硝苯地平(心痛定)、卡托普利等。高血压脑病时,用硝普钠加入葡萄糖液中缓慢静脉滴注。

(3)严重循环充血:首先应用呋塞米脱水,如症状不缓解可加用硝普钠,可适当使用毛花苷 C。

(4)急性肾衰竭:及时处理水、电解质紊乱及酸碱平衡失调,必要时采用透析治疗,以渡过危险期。

六、护理诊断/问题

1.体液过多　与肾小球滤过率下降、水钠潴留有关。

2.活动无耐力　与水肿、血压高有关。

3.营养失调(低于机体需要量)　与蛋白丢失、水肿导致消化功能下降及限盐饮食有关。

4.潜在并发症　高血压脑病、严重循环充血、急性肾功能不全、营养障碍、贫血等。

5.焦虑　与病程长、医疗性限制及疾病治疗护理知识缺乏等有关。

七、护理目标

1.患儿血压维持在正常范围内,肉眼血尿消失。

2.患儿尿量增加,水肿消退。

3.患儿不发生高血压脑病、严重循环充血及急性肾衰竭,一旦发生上述情况时能及时发现并合理处理。

4.患儿与家长理解限制活动和饮食的意义并严格执行,满足患儿机体的营养需要。

5.患儿与家长能获得本病的相关知识和心理支持,并配合治疗护理。

八、护理措施

1.休息　急性期症状明显者需要卧床休息,休息能减轻肾的负担,减少潜在并发症的发生。一般起病 1～2 周内患儿应卧床休息;待肉眼血尿消失、血压恢复正常、水肿减退即可下床轻微活动,并逐步增加室内活动量。1～2 个月内宜限制活动量。2～3 月后,若离心尿中红细胞<10 个/HP,红细胞沉降率恢复正常可上学,但应避免剧烈的体育活动。Addis 计数正常后可恢复正常活动。

2.饮食　一般采取低盐饮食,食盐量以每日 1～2g 为宜,严重病例钠盐限制于每日 60mg/kg。除非严重少尿或循环充血,一般不必严格限水。有氮质血症时应限制蛋白质的摄入量,每日 0.5g/kg;应供给高糖饮食。待尿量增加、水肿消退、血压正常后,可恢复正常饮食,以保证儿童生长发育的需要。

3.病情观察

(1)观察尿量、尿色,及时记录24h液体出入量;应用利尿剂时每日测量体重。患儿尿量增加,肉眼血尿消失,表明病情好转。如尿量持续减少,并出现头痛、恶心、呕吐等表现,应警惕急性肾功能不全的发生。注意观察有无高钾血症(乏力、心率减慢、心律失常等)的发生,如出现恶心、呕吐、疲乏、意识障碍等,考虑氮质血症。

(2)观察血压的变化。若出现血压突然升高,剧烈头痛、呕吐、眼花等,常提示高血压脑病,应配合医生积极抢救。

(3)密切观察呼吸、心率、脉搏等变化,患儿有烦躁不安、呼吸频率增快、胸闷、呼吸困难,夜间有睡眠不安、不能平卧、哮喘、咳粉红色泡沫样痰、肝大、颈静脉怒张等表现时,应考虑严重循环充血的可能,配合医生抢救处理。

4.对症护理

(1)利尿:为了减轻水肿、减少循环充血,减轻肾的负担,对患儿应严格限制钠的摄入量;应定时测体重,一般每周2次,用利尿剂时每日1次。采取腰部保暖措施,以促进血液循环,解除肾血管痉挛,增加肾血流量,增加尿量,减轻水肿。一般每日1次,每次15～20min。

(2)控制严重循环充血:严密观察并记录生命体征的变化、液体摄入量。严格限制水、钠摄入是预防严重循环充血和心力衰竭的关键。患儿限制活动,卧床休息。一旦出现严重循环充血的表现,立即让患儿取半卧位或坐位,给予氧气吸入并减慢输液速度;及时报告医生,遵医嘱用药。应用利尿剂可以减轻体内水、钠潴留及循环充血,发生肺水肿可加用硝普钠等血管扩张剂。

(3)控制高血压脑病的发生:对急性肾炎早期的患儿应严密观察血压的变化,每日测血压1～2次,或进行血压监测,必要时按医嘱应用降压药。应观察患儿是否有高血压脑病表现,如出现剧烈头痛、呕吐、眼花等,应及时通知医生,立即让患儿卧床,头部稍抬高,测生命体征,按医嘱应用降压药。

(4)防止肾衰竭发生:病程1～2周内绝对卧床休息,以减轻肾和心脏负担;严格限制水、钠的摄入量,每日要精确测量体重,以体重每日下降100～200g为宜;为了防止氮质血症及高钾血症的发生,除限制钠、水摄入量外,同时应限制蛋白质及含钾食物的摄入,注意观察患儿是否有高钾血症、氮质血症和酸中毒的表现,若出现这些表现按急性肾功能不全护理,配合医生处理危及生命的水、电解质紊乱,并做好透析前的心理护理。

5.用药护理

(1)应用降压药:应定时测量血压,观察降压效果,患儿避免突然起立,以防直立性低血压的发生。应用硝普钠静脉滴注不可与其他药物配伍,应现配现用,注意避光,溶液变色应立即停用,放置4h后不能再使用。用药期间须严密监测血压、心率。硝普钠最主要的不良反应是低血压。少数患儿可能会出现头痛、恶心、呕吐和腹部痉挛性疼痛。

(2)应用利尿剂:静脉注射呋塞米后注意有无脱水及电解质紊乱,监测血钾,观察有无乏力、腹胀、肠鸣音减弱等低钾血症表现,同时多补充含钾丰富的食物(如香蕉、柑橘等),必要时遵医嘱补充钾盐。利尿剂应用时间选择早晨或日间为宜,避免夜间排尿过频而影响患儿的休息。

6.心理护理 经常巡视病房,发现问题及时给予处理,为患儿提供娱乐用品,缓解因活动

438

受限以及疾病带来的焦虑。对年幼的患儿应安排家长 24h 陪护,以增加安全感。对学龄期患儿帮助其补习功课,并鼓励其同学和老师来院探望,给予患儿心理支持。

九、护理评价

患儿水肿是否消退,血压能否维持在正常范围;患儿及家长能否理解饮食调整的重要性并自我管理,营养摄入量是否达到需要;患儿有无严重情况的发生并得到合理处理。

十、健康教育

1. 向患儿和家长宣传本病是一种自限性疾病,目前尚无特异疗法,本病预后良好,发展成慢性肾炎少见,使患儿及家长增强信心,更好地与医护人员合作。

2. 指导患儿和家长制订食谱,强调限制患儿钠、水及蛋白质摄入的重要性。

3. 强调限制患儿活动是控制病情进展的重要措施,尤以前 2 周最为关键。指导患儿活动量的控制,向患儿及家长讲解患儿休息的重要意义,阐明本病的病程较长,整个病程中应始终对活动进行适当限制,直到尿液检查完全正常。

4. 强调按医嘱用药,介绍所用药物可能出现的不良反应,解除患儿及家长的疑虑,使其能配合医务人员观察和记录尿量、尿色及血压。

5. 做好出院指导及预防宣教工作,强调锻炼身体、增强体质,避免或减少上呼吸道感染是预防本病的根本方法。一旦发生上呼吸道感染或皮肤感染,应及早应用青霉素或红霉素彻底治疗。

(李媛)

第十九节　肾病综合征的护理

肾病综合征(nephrotic syndrome,NS)是一组由多种原因引起的肾小球基膜通透性增高,导致大量蛋白质从尿中丢失而引起一系列临床综合征。在儿童肾疾病中发病率仅次于急性肾小球肾炎(ANG),居第二位。临床有以下四大特点:①大量蛋白尿。②低白蛋白血症。③高脂血症。④明显水肿。前两项是诊断肾病的必须条件。

肾病综合征按病因可分为原发性、继发性和先天性三种类型。儿童时期多为原发性肾病综合征(primary nephrotic syndrome,PNS),按其临床表现又分为单纯性肾病和肾炎性肾病两类,其中以单纯性肾病为多见。本节重点介绍原发性肾病综合征(PNS)。

一、病因及发病机制

原发性肾病综合征的病因不明。继发性肾病是指在诊断明确的原发病基础上出现肾病表现,多见于过敏性紫癜、系统性红斑狼疮、乙型肝炎、糖尿病、恶性肿瘤等。先天性肾病与遗传有关,我国较少见。原发性肾病综合征(PNS)的发病机制尚未明确,单纯性肾病的发生可能与 T 细胞免疫功能紊乱有关,肾炎性肾病患儿的肾病变中常可发现免疫球蛋白和补体成分沉积,提示与免疫病理损伤有关。

二、病理生理

1. 大量蛋白尿　是肾病综合征最根本的病理生理改变。由于免疫损伤至肾小球滤过屏障，造成肾小球基膜通透性增高，血浆蛋白大量漏出，远远超过近曲肾小管的重吸收能力，出现大量蛋白尿。

2. 低白蛋白血症　因血浆蛋白从尿中丢失及肾小管对重吸收的白蛋白分解，出现低蛋白血症。

3. 水肿　低白蛋白血症导致血浆胶体渗透压降低，水和电解质由血管内渗到组织间隙而出现水肿。水和电解质渗出致使患儿有效循环血容量不足，激活肾素-血管紧张素-醛固酮系统，造成水、钠潴留，进一步加重水肿。

4. 高脂血症　低蛋白血症促使肝合成蛋白增加，脂蛋白合成也随之增加，大分子的脂蛋白难以从肾排出，导致血脂(特别是血清总胆固醇、低密度脂蛋白、极低密度脂蛋白)增高，出现高脂血症。持续高脂血症可以使肾小球硬化以及间质纤维化。

肾炎性肾病患儿的肾病变中常可发现免疫球蛋白和补体成分沉积，提示和免疫病理损伤有关。

原发性肾病综合征可见于各种病理类型，小儿最主要的病理变化是微小病变型。

三、临床表现

1. 单纯性肾病　任何年龄均可发病，2~7岁为发病高峰，男女发病比例为(2~4)∶1。

(1)水肿：高度水肿为本病最突出最常见症状，也是就诊的主要原因。轻者仅晨起时眼睑及面部水肿，两眼难以睁开；重者水肿逐渐波及全身，出现凹陷性水肿，严重者出现体腔液、腹水、胸腔积液、心包积液可引起呼吸困难；男性可出现阴囊水肿，使阴囊表皮薄而透亮，甚至有液体渗出。

(2)其他表现：病初患儿一般情况尚好，随着病情加重常有面色苍白、乏力、全身不适、皮肤干燥、嗜睡、食欲下降等情况。严重者可有尿量减少。一般无高血压和血尿。

2. 肾炎性肾病　发病年龄多在学龄期，多见于7岁以上儿童，水肿一般不严重。血压可有不同程度的升高，常有发作性或持续性高血压和血尿。血清补体可降低，可有不同程度的持续性氮质血症。

3. 先天性肾病　少见，在新生儿期或生后6个月内发病，预后较差，为隐性遗传性疾病，表现与单纯性肾病相似。

4. 并发症

(1)感染：是最常见并发症，常发生呼吸道感染(气管炎、肺炎等)、皮肤感染、泌尿道感染和原发性腹膜炎。引起患儿感染的因素很多，如组织水肿使局部抵抗力下降，大量免疫球蛋白从尿中丢失，血浆白蛋白低下导致抗体形成减少，大量免疫抑制剂使用等。

(2)电解质紊乱和低血容量：主要有低钠血症、低钾血症、低钙血症，以及低血容量甚至发生休克。长期禁盐或低盐以及呕吐、感染、腹泻、利尿剂使用等因素均可以导致低钠血症、低钾血症。钙在血液中与白蛋白结合，可随白蛋白由尿中流失，维生素D结合蛋白也由尿中丢失影响钙吸收，出现低钙血症。儿童体液调节机制差，如过多使用利尿剂和大量放腹水；大量、长期使用激素降低了保钠作用；白蛋白过低难以维持正常血容量；这些因素均可致低血容量性休克。

（3）血栓形成：多数肾病综合征患儿血液呈高凝状态，常可自发形成血栓，多见于肾静脉、下肢静脉，其中以肾静脉血栓形成最常见，患儿临床可出现腰痛或腹部剧痛，出现肉眼血尿或血尿加重，甚至发生肾衰竭等。

（4）急性肾衰竭：由于血容量不足引起肾前性肾衰竭。

四、辅助检查

1.尿液检查　尿蛋白定性多在（＋＋＋）以上，大多可见透明管型、颗粒管型和卵圆脂肪小体。24h 尿蛋白定量检查超过 50mg/kg。肾炎性肾病尿红细胞增多。

2.血液检查　血浆总蛋白低于正常，白蛋白降低更为明显，常低于 30g/L。胆固醇、三酰甘油、LDL 和 VLDL 升高，HDL 多正常。红细胞沉降率增快。

3.肾功能检查　血尿素氮、肌酐可正常或升高，肾炎性肾病升高，晚期患儿可有肾小管功能损害。

4.血清免疫学检查　IgG 常减少，IgM、IgE 可增加。微小病变型肾病或单纯性肾病血清补体水平正常，肾炎性肾病补体可下降。

5.病理检查　肾活体组织检查可以确定病理类型。

五、治疗要点

1.一般治疗　加强饮食管理，严重水肿、体腔积液时需卧床休息。

2.糖皮质激素　是首选药物，常用泼尼松。开始每日 2mg/kg，分 3 次口服，尿蛋白转阴后再巩固 2 周，全疗程共 8 周为短疗程，短疗程易于复发。8 周后改为 2mg/kg，隔日早饭后顿服，每 2～4 周减量一次，每次减量 2.5～5.0mg，直至停药。用药 6 个月为中疗程，用药 9 个月为长疗程。

糖皮质激素治疗原则：起始用量要足，减量要慢，维持用药要久。疗效判断：①激素敏感：泼尼松治疗后 8 周内尿蛋白转阴，水肿消退。②激素部分敏感：治疗 8 周内水肿消退，尿蛋白仍在（＋）～（＋＋）。③激素耐药：治疗满 8 周，蛋白尿仍在（＋＋）以上。④激素依赖：激素治疗后尿蛋白转阴，但停药或减量 2 周内又出现蛋白尿（＋）以上，再次用药或恢复用量后尿蛋白又转阴，并且重复两次以上者（除外感染及其他因素）。以上尿变化指分布在 7～10d 内 3 次尿常规检查结果。

对泼尼松疗效较差者，可选用其他糖皮质激素制剂，如地塞米松、曲安西龙（阿赛松）、康宁克通 A 等。

3.免疫抑制剂　糖皮质激素治疗耐药或依赖者可联合使用免疫抑制剂［如环磷酰胺（CTX）］，可采用口服法、冲击法；也可根据病例需要选用长春新碱、苯丁酸氮芥、环孢素、硫唑嘌呤、吗麦替考酚酯及雷公藤多苷等。

免疫调节剂如左旋咪唑，一般作为糖皮质激素辅助治疗，适用于常伴感染、频繁复发或糖皮质激素依赖者。

4.利尿消肿

（1）严重水肿时可选用利尿药（如氢氯噻嗪、螺内酯）。

（2）提高胶体渗透压：严重低蛋白血症者可静脉输入白蛋白后再给予呋塞米，利尿效果更好。

5.减少尿蛋白　伴有高血压者可选用血管紧张素转换酶抑制剂（ACEI），如卡托普利、依那普利、福辛普利等，能直接降低肾小球内高压，减少尿蛋白，并延缓肾功能损害。

6.抗凝及纤溶药物治疗　为防治血栓，可应用肝素钠、尿激酶、双嘧达莫等。

六、护理评估

1.健康史　了解患儿既往体质情况，是否过敏体质，发病前有无感染、劳累、预防接种等诱因。询问首次发病情况、病程长短、诊疗经过，了解患儿有无诊断明确的原发病。

2.身体状况　评估患儿水肿的程度，有无少尿、血尿、高血压等，观察有无并发症。

3.辅助检查　了解尿蛋白定性、定量程度，有无管型尿、血尿等，评估血浆蛋白是否下降，血脂、血清补体有无变化等；了解肾功能检查、肾活体组织检查、病理检查有无异常。

4.心理－社会状况　评估患儿和家长的心理状态，了解患儿和家长对本疾病的认识程度，了解患儿家庭经济情况和社会保障情况，指导进一步治疗。

七、护理诊断/问题

1.体液过多　与低蛋白血症导致的钠、水潴留有关。

2.营养失调（低于机体需要量）　与大量蛋白尿、食欲下降有关。

3.有皮肤完整性受损的危险　与高度水肿及免疫力低下有关。

4.潜在并发症　感染、电解质紊乱、血栓形成及急性肾衰竭等。

5.活动无耐力　与低蛋白血症有关。

6.焦虑　与病程长/反复、药物不良反应及担心疾病预后等有关。

八、护理目标

1.患儿水肿减轻或消退，避免出现压疮或皮肤破溃。

2.患儿食欲增加，进食量满足其生长需要。

3.患儿尽可能避免并发症的出现，一旦发生能及时发现并得到有效处理。

4.患儿与家长可获取心理支持，患儿消除紧张等不良情绪。

5.患儿或患儿家长能够获得本病的相关知识，并配合治疗及护理。

九、护理措施

1.休息　适当的休息和活动，减轻肾负担。为患儿提供适宜的休息环境，必要时对患儿进行保护性隔离。严重水肿和高血压患儿需卧床休息，严重胸腔积液或腹水致呼吸困难时，应采取半卧位。一般患儿可定时下床轻微走动，防止血栓形成，不可劳累以免病情反复。根据病情适当安排娱乐活动，使患儿精神愉快。对生活不能自理的儿童，护理人员应协助进食、洗漱及排大小便等。

2.饮食护理　因本病病程较长，为满足患儿生长发育的需要，应和患儿家长共同制订合适的食谱，以保证足量营养的摄入。

(1)蛋白质:高生物效价的优质蛋白（蛋、鱼、乳类、家禽等），大量蛋白尿期间蛋白质摄入量不宜过多，控制在每日 1.2～1.88/kg 为宜。因摄入过量蛋白可造成肾小球高滤过，加重蛋白尿并促进肾病变进展。尿蛋白消失后长期用糖皮质激素时,应多补充蛋白,以防出现负氮平衡。

(2)脂肪:少量脂肪,并且饱和脂肪酸和非饱和脂肪酸比为 1:1,以植物性脂肪或鱼油为宜,以减轻高脂血症。

(3)糖类:足量、热量由糖类供给。一般患儿不需特别限制饮食。

(4)维生素:增加 B 族维生素、维生素 C、维生素 D 及叶酸,增加富含可溶性纤维的食物(如燕麦、大麦、豆类)及果胶含量高的水果等。

(5)矿物质:患儿应用糖皮质激素可使肠道吸收钙减少,造成机体缺钙,从而出现骨质疏松,故应注意摄入富含钙及维生素 D 的食物。

(6)盐:一般控制在每日小于 3g,必要时按血清钠水平进行调节。水肿时应限制钠的摄入,一般为 1~2g/d,严重水肿、高血压时可采取无盐饮食。水肿消退、尿量正常后,不必严格限制钠盐摄入,以免食欲下降。

(7)水:根据病情而定,高度水肿而尿量少者应严格控制入量并准确记录。

3.病情观察

(1)水肿和排尿的观察。评估水肿程度、进展情况,水肿部位皮肤有无破溃、感染。观察尿量变化、肉眼血尿或血尿变化等。应严格记录 24h 水出入量;有腹水者每日测腹围 1 次;每日测体重 1 次并记录,每周送检尿常规 2~3 次。

(2)当患儿出现食欲下降、精神萎靡,水肿加重,全身肌肉无力、腹胀等低钾、低钠症状时,通知医生,及时测量血清钾、钠的变化。

(3)测量体温、血压、呼吸、脉搏,监测体温、血常规等,观察有无呼吸道感染、皮肤感染、泌尿系感染的症状与体征。当患儿突发腰痛或腹痛、肉眼血尿,要考虑肾静脉血栓的可能,立即配合医生处理。

4.对症护理

(1)预防感染:感染是导致本病死亡的主要原因。严格无菌操作技术。肾病患儿与感染性疾病患儿应分室居住,病房定时通风,每次 20~30min,每日 2 次。病房每日进行紫外线消毒,使用激素期间限制探视;患儿不去人群密集的公共场所;气温变化时,要及时增减衣物,调节室温,注意避免受凉以防上呼吸道感染。保持口腔清洁,做好口腔护理,保持皮肤及会阴部清洁,每日用 3% 硼酸坐浴 1~2 次,以预防尿路感染。勤洗澡,勤换尿布、内衣。发现感染灶及时给予抗生素治疗。患儿预防接种要避免使用活疫苗,在大量使用激素和免疫抑制剂时,可相应延迟接种时间,一般应在临床表现缓解后半年进行。

(2)皮肤护理:重度水肿患儿皮肤张力增加、弹性降低,如果局部皮肤受压则皮下血液循环不良,加之营养失调及长期使用激素等,皮肤易破溃并继发感染;应保持皮肤清洁、干燥,及时更换内衣,衣服应宽松。床铺要干燥、平整、无碎屑,被物要柔软。经常协助患儿翻身,局部按摩等,预防压疮及皮肤感染的发生,帮助患者翻身或改变体位时,要避免拖、拉等动作导致皮肤损伤。臀部和四肢水肿严重时,可垫橡皮气垫或棉圈,骨隆凸部位(如外踝、足跟、肘部等)用棉垫垫起或用气垫床。

(3)水肿护理:因本病水肿的主要原因是血浆胶体渗透压下降,故一般不必过分限制钠、水的入量,以免造成电解质紊乱及食欲下降。阴囊水肿患儿,保持阴囊周围的清洁,涂爽身粉等保持局部干燥,必要时可使用阴囊托。水肿患儿肌内注射药物,进针宜深,拔针后用干棉签局部压迫数分钟,防止药物从注射部位外渗。严重水肿者尽量避免肌内注射药物。

（4）预防并发症：根据电解质检查结果及时调整饮食,预防低钠血症和低钾血症。适当活动预防血管栓塞,如在床上经常翻身或适当下床走动等;定期进行凝血功能检查,密切观察患儿有无血管栓塞的表现,必要时按医嘱用抗凝药物。饮食应多食含纤维素的食物。

5.用药护理

（1）利尿剂：大量利尿可能出现电解质紊乱、低血容量性休克。应观察用药前后水肿及尿量的变化。注意利尿剂用药时间。

（2）糖皮质激素：长期使用可引起代谢紊乱,出现明显库欣综合征、伤口愈合不良、肌肉萎缩、高血糖、高血压、骨质疏松等,还可引起消化道出血、精神兴奋、生长停滞,易发生感染或诱发结核灶的活动。用激素时应做到：①严格按医嘱发药,保证服药,尤其注意在减量时要缓慢,忌突然停药;用药期间注意预防感染及补充营养。②观察激素的不良反应,每日应测血压1~2次,重者进行血压监护;测量血清电解质,防止发生低钾血症和低钠血症;保护胃黏膜,可给予牛奶、面汤或软食,避免空腹服药,必要时按医嘱加用抗酸药等,以防消化道出血;及时补充钙剂,防止骨质疏松或手足搐搦;定期监测体温、血象,发现潜在感染灶等,特别要注意停药后的反应。

（3）免疫抑制剂：环磷酰胺不良反应较多,可出现骨髓抑制、出血性膀胱炎、脱发及远期性腺损害等,宜饭后服用,以减少胃肠道反应。治疗期间监测血压和白细胞计数变化。鼓励多饮水,同时注意碱化尿液,以预防出血性膀胱炎。

6.心理护理　应和患儿及家长共同探讨患儿出现的恐惧、焦虑等心理问题的原因,鼓励患儿表达自己的感受,并采取相应措施缓解其思想顾虑。多关心、体贴患儿,做好生活护理,满足其生理需求。要耐心讲解此病的表现、用药的基本常识、坚持治疗的重要性等。治疗前应让患儿及家属了解长期大剂量应用糖皮质激素后可出现一些外貌变化和药物的不良反应。对担心自身形象改变而引起焦虑、自卑者,应给予体谅和同情,尽可能用安慰性的语言给予解释,以消除患者的心理负担;增强家长治愈疾病的信心,使其配合治疗及护理;建议家长鼓励患儿的同伴、同学来院探望,给予患儿心理支持,使其保持良好的心理状态。

十、护理评价

水肿是否减轻或消退,有无并发症发生。患儿及家长能否配合长期的治疗,能否按要求饮食,摄入量是否达到需要。患儿及家长有无保持良好的心理状态。

十一、健康教育

1.介绍本病的有关知识,特别说明长期用糖皮质激素治疗的必要性,遵医嘱用药,勿自行减量或停用。了解激素及细胞毒药物的常见不良反应,使家长及患儿有思想准备,树立其战胜疾病的信心,使患儿及家长配合治疗及护理。

2.患儿及家长能理解并执行护患共同制订的饮食要求。

3.因劳累是造成病情加重或复发的重要诱因,患儿应注意休息,避免劳累和剧烈体育运动。卧床患儿应适度活动,避免血栓等并发症。

4.讲解并发症的预防方法,教会家长及患儿观察并发症的早期表现。让患儿和家长理解预防感染的重要性,并能采取有效措施避免感染。

5.出院时指导家长做好家庭护理。定期复诊,密切监测肾功能的变化,由医生对药物减量方法进行指导,以免造成疾病的反复。

(张瑜)

第二十节　泌尿系感染的护理

泌尿系感染(urinary tract infections,UTI)又称尿路感染,是指病原体直接侵入尿路,在尿液中生长繁殖,并侵犯尿路黏膜或组织而引起的炎性损伤。为儿童泌尿系统常见病,感染可累及尿道、膀胱、肾盂及肾实质,统称为泌尿道感染。临床以菌尿和(或)脓尿为特征,可有尿路刺激症状、发热、腰痛等。婴幼儿泌尿系感染时局部症状可不明显,全身症状较重,容易漏诊而延误治疗。2岁以下儿童多见,女孩多于男孩。

一、病因及发病机制

1.易感因素

(1)儿童解剖、生理特点:儿童输尿管长而弯曲,管壁弹力纤维发育不全,易扭曲,发生尿潴留而易感染。女孩尿道短,括约肌薄弱,括约肌收缩力弱;尿道口与肛门接近,易被粪便污染而利于细菌上行感染。男孩如果包皮较长、包茎,容易积垢而致感染。慢性感染或反复感染者应注意有无泌尿道先天畸形。

(2)机体防御能力降低:营养不良、分泌型 IgA 缺乏、受凉、长期应用糖皮质激素、免疫抑制剂、患慢性疾病等的儿童机体抵抗力下降易发生感染。新生儿与幼小婴儿的发病常与抵抗力低下有关。感染多为血行播散。

(3)不良卫生习惯:儿童大便后未及时清洗被污染的会阴部、不及时更换尿布、未穿封裆裤坐地玩耍导致尿道口被污染,以及蛲虫症等。

(4)膀胱输尿管反流所引起:膀胱输尿管反流与儿童尿路反复感染或慢性感染的关系密切。婴儿发病率较高,随年龄增长而逐渐缓解。

2.致病原　多种细菌可引起儿童泌尿系感染,以肠道细菌为主,其中以大肠埃希菌最多见,其次为副大肠杆菌、变形杆菌、葡萄球菌、粪链球菌、铜绿假单胞菌、产碱杆菌等,偶见厌氧菌、真菌、原虫及病毒等。

3.感染途径

(1)上行感染:是最常见的感染途径,当机体抵抗力下降或尿道黏膜有损伤时,或者细菌毒力大,致病细菌由尿道口至膀胱,经输尿管上行至肾盂、肾实质而发生感染。粪便污染尿道口,是儿童泌尿系感染的主要原因。

(2)血行感染:可由体内任何部位的细菌感染,感染灶的细菌侵入血液,随血流循环到达肾,引起泌尿系感染。新生儿多见。

(3)其他:肠道炎症时,细菌经该处淋巴管与肾周围淋巴管交通支进入肾,引起炎症。尿路器械引流和检查可引起感染。少数可由淋巴通路及邻近器官、组织直接扩散所致。肾周围邻近器官和组织的感染,如肾周脓肿、阑尾脓肿等;盆腔感染以肠道细菌为主,且女婴感染较男婴多。

二、临床表现

1. 急性感染　随患儿年龄组的不同而存在较大差异,一般年龄越小,全身症状越明显。

(1)新生儿:症状不典型。症状轻重不一,以全身症状为主,一般局部泌尿系症状不明显,多由血行感染引起,可为无症状性细菌尿或呈严重的败血症表现。患儿常有脑膜炎及全身中毒等情况发生,表现为发热或体温不升、面色苍白、拒奶、呕吐、腹泻。部分患儿有烦躁、嗜睡和惊厥等神经系统症状。多数患儿有生长发育停滞,体重增长缓慢或不增,伴黄疸者多见。

(2)婴幼儿:女性多见,以全身症状为主,常以发热为最突出的表现,全身症状重,主要表现为发热、拒食、呕吐、腹胀、腹痛、腹泻等,局部症状轻微或缺如,仔细观察可发现患儿排尿时哭闹,有尿路刺激症状(如尿线中断、夜间遗尿等),尿布有臭味。由于尿频致尿布经常浸湿可引发顽固性尿布皮炎。尿路刺激症状随年龄增长而逐渐明显。

(3)年长儿:表现常与成人相似,上尿路感染时全身症状明显,表现为发热、寒战、腹痛,常伴腰痛、肾区叩击痛及肋脊角压痛等。下尿路感染时患儿多伴有明显的尿路刺激症状,表现为尿频、尿急、尿痛及下腹部不适等,部分患儿有膀胱区、输尿管走行区压痛,尿液混浊,偶见肉眼血尿,一般无全身感染的表现。

2. 慢性感染　病程多持续在 6 个月以上,病程迁延或反复发作,大多数因急性感染治疗不彻底发展而来,临床表现多不典型。症状轻重不等,轻者可无症状,也可间断性出现发热、脓尿或菌尿。反复发作者可间歇出现尿路刺激症状,患儿有低热、贫血、消瘦、乏力、生长迟缓、高血压以及肾功能减退等表现。部分儿童出现无症状菌尿,表现为多次尿细菌培养阳性,但是无任何泌尿系感染症状,偶有轻度发热、乏力。无症状菌尿多见于学龄期女孩,易漏诊。

三、辅助检查

1. 尿液检查

(1)尿常规:清晨首次中段尿离心后镜检,白细胞≥5 个/HP,如脓细胞成堆或有白细胞管型则诊断价值更大。

(2)尿细菌涂片:取新鲜尿液一滴直接涂片进行革兰染色,油镜下观察,每个视野≥1 个细菌,表明尿中菌落计数≥10^5/mL,有诊断意义。

(3)尿细菌培养:尿细菌培养及菌落计数是诊断尿路感染的主要依据,一般采用清洁中段尿做细菌培养。中段尿培养尿菌落计数≥10^5/mL 可确诊;菌落计数 $10^4 \sim 10^5$/mL,女性为可疑阳性,男性有诊断意义;菌落计数<10^4/mL 则考虑污染。

2. 血常规　急性感染患儿血白细胞计数和中性粒细胞可增高,慢性感染者血红蛋白可降低,白细胞改变不明显。

3. 影像学检查　病程迁延或感染反复发作者应选择影像学检查,有助于发现有无泌尿系统先天畸形、梗阻部位或膀胱输尿管反流。常用的有腹部平片、B 型超声检查、静脉肾盂造影加断层摄片排泄性膀胱造影、肾核素造影、CT 扫描。

4. 肾功能检查　慢性感染者可出现持续性肾功能损害,肾浓缩功能减退,如夜尿多,肌酐清除率降低,血尿素氮、肌酐增高。

四、治疗要点

治疗的目的是控制感染,祛除病因,纠正诱因,预防复发。

1.急性期的治疗 应卧床休息,鼓励多饮水,勤排尿。口服碳酸氢钠碱化尿液缓解膀胱刺激症状,并增强抗菌药物疗效。

2.抗菌药物 早期应用,根据细菌培养和药敏试验结果选择有效的抗生素。一般首选对革兰染色阴性杆菌有效药物,也可选用广谱、强效杀菌,血、尿及肾组织中浓度高、毒性小的药物,如青霉素类、氨基苷类、头孢菌素类、复方新诺明等。婴儿忌用呋喃妥因。一般病例可口服给药,7~10d 为一疗程。新生儿、小婴儿及重症患儿多采用静脉给药,联合用两种抗生素,10~14d 为一疗程。

3.复发与慢性感染的治疗 关键在于找出和去除诱因以达到彻底治疗。反复发作者,在急性发作控制后应积极寻找易感因素加以治疗,同时给小剂量抗菌药物,参照药物敏感试验,联合间歇交替使用,每疗程约 2 周,总疗程至少 2~4 个月。尿路畸形者考虑手术治疗。

五、护理评估

1.健康史 了解患儿与大小便排泄相关的卫生习惯,婴幼儿有无蛲虫症,有无穿开裆裤等。患病前有无其他系统感染。患病的时间、起病情况,病程长短、诊断治疗经过,有无反复发作史。

2.身体状况 评估患儿一般情况如何,机体有无感染灶,有无败血症表现、脑膜炎及全身中毒等表现,尤其伴有黄疸的患儿有无生长发育停滞,体重增长缓慢或不增。

3.辅助检查 了解尿常规、尿细菌涂片、尿细菌培养及菌落计数有无异常。病程迁延或感染反复发作者影像学检查结果有无泌尿系统先天畸形、梗阻部位或膀胱输尿管反流。

4.心理-社会状况 了解患儿和家长有无烦躁、焦虑等。评估患儿和家长对本疾病的认识程度。了解患儿家庭经济情况和社会保障情况,指导进一步治疗。

六、护理诊断/问题

1.疼痛 与炎症刺激有关。
2.体温过高 与细菌感染有关。
3.排尿异常 与膀胱、尿道炎症刺激有关。
4.知识缺乏 与患儿及家长缺乏有关尿路感染的护理、治疗和预防等知识有关。

七、护理目标

1.患儿体温恢复正常。
2.患儿尿频、尿急以及遗尿的表现减轻或消失,排尿恢复正常。
3.患儿与家长能获得本病的相关知识和心理支持,并配合治疗护理。

八、护理措施

1.休息与活动 适当休息,避免劳累、受凉,为患儿提供适宜的休息环境,保持室内空气清新,温度适宜,加强护理。急性发作期应卧床休息。

2.饮食护理 进食清淡并含丰富营养的食物,补充多种维生素。鼓励患儿大量饮水,一般每日饮水量要在 2500mL 以上,以利于降温,通过多饮水增加尿量,勤排尿起冲洗尿路的作用,促进细菌、病毒和炎症物质的排出,减少炎症对膀胱和尿道的刺激。

3.观察病情　注意观察患儿全身症状的变化,尤其是婴幼儿,除注意有无发热、寒战,尿路感染局部症状外,还应注意有无消化道、神经系统等症状,有无遗尿,尿频、尿急、尿痛等,有无腰痛、血尿以及全身感染的表现,有无拒食、呕吐、腹胀、腹痛、腹泻等消化系统表现,有无发生烦躁、嗜睡和惊厥等神经系统症状。仔细观察和询问家长患儿有无生长发育停滞、贫血、消瘦、体重增长缓慢或不增的表现。

4.对症护理　婴幼儿常有高热、哭闹。高热参照高热护理常规处理。小婴儿尽量采用温和的物理降温。排尿疼痛者,碱化尿液,鼓励患儿多饮水而使其多排尿。便后冲洗会阴,勤换尿布,保持会阴部清洁、干燥,尿布用开水烫洗、晒干,或煮沸、高压消毒。保持皮肤、口腔、会阴部清洁。肾区疼痛为肾炎症所致,缓解疼痛的方法为卧床休息,采用屈曲位,尽量减少站立或坐,避免站立时肾受到牵拉而加重疼痛。婴幼儿哭闹、尿路刺激征明显时,可应用抗胆碱药。

5.用药护理　按医嘱应用抗菌药物,观察药物不良反应。口服抗菌药物可出现恶心、呕吐、食欲下降等现象,饭后服药可减轻胃肠道不良反应,若不良反应仍明显,必要时建议主管医生减量或更改其他药物。氨基苷类抗生素对肾和听神经均有毒性,用药时间不宜过长,使用期间注意询问患儿的听力有无下降,有无腰痛、血尿等药物不良反应。服用复方新诺明时应多喝水,并注意有无血尿、尿少、尿闭、超敏反应等。

6.清洁中段尿培养标本的采集

(1)留取标本前常规清洁消毒外阴,可用肥皂水清洗外阴,不宜使用消毒剂。

(2)使用抗生素药物前或停药后 5d 收集标本,不宜多饮水,并保证尿液在膀胱内停留 6~8h,以提高阳性率。

(3)婴幼儿用无菌尿袋收集尿标本,指导年长儿留取中间一段尿,置于无菌容器内,在 1h内送检,以防杂菌生长。

(4)如怀疑检查结果不可靠,可行耻骨上膀胱穿刺抽取尿标本。如果必须导尿,应严格消毒,以免插管时将前 1/3 尿道细菌带入膀胱。

7.心理护理　面对疾病带来的身体的不适感,环境的不熟悉,治疗护理的不适应,各年龄儿童心理反应差别较大。患儿可出现烦躁,哭闹,语言、行为退化;年长儿自尊心较强,在出现尿床、尿湿裤子后,可出现紧张不安、沮丧、郁闷等;患儿家长可出现焦虑等;护士要针对不同患儿及家长,及时给予恰当的心理安慰和行为指导。

九、护理评价

1.患儿体温有无恢复正常。

2.患儿感染是否得到有效控制,尿频、尿急以及遗尿的表现是否减轻或消失,排尿有无恢复正常。

3.家长及患儿是否得到有效的心理支持,并配合治疗护理。

4.家长及患儿能否很好地了解本病的护理、预防等方面的相关知识。

十、健康教育

1.向患儿及家长解释本病的护理要点及预防知识。培养小儿良好的卫生习惯,幼儿不穿开裆裤,应强调女婴更不应该穿开裆裤。为婴儿勤换尿布,便后洗净臀部,保持清洁。女孩清洗外阴时从前向后清洗,单独使用洁具,防止肠道细菌污染尿道,引起上行性感染。

2. 及时治疗小儿急(慢)性感染性疾病,矫治先天畸形等。小儿局部有炎症时及时诊治,及时治疗上呼吸道感染、肺炎、败血症等感染性疾病。根治蛲虫症等情况。及早发现男孩包茎,并及时处理。

3. 避免泌尿系不必要的器械检查以及导尿或留置导尿管,以减少感染因素。

4. 指导家长及其患儿避免尿路感染反复发作。避免过度劳累、受凉感冒,注意患儿卫生,保持会阴部清洁,每日清洗会阴部,禁止盆浴。清淡饮食,多饮水,少憋尿,保持大便通畅。

5. 指导配合治疗、护理。定期复查,防止复发与再感染。急性感染疗程结束后每月复查尿常规及中段尿细菌培养,连续 3 个月。如无复发可以认为治愈。反复发作者每 3～6 个月复查一次,共 2 年或者更长时间。

(李会英)

第二十一节　生长激素缺乏症的护理

生长激素缺乏症(growth hormone deficiency,GHD)是由于生长激素合成或分泌不足,或生长激素(GH)分子结构异常所致的身材矮小,小儿身高低于同年龄、同性别、同地区正常身高均数减 2 个标准差或第 3 百分位数以下。发生率为 20/10 万～25/10 万。

一、病因

生长激素缺乏症的病因有原发性、继发性和暂时性三种。

1. 原发性　又可分为遗传性生长激素缺乏和下丘脑－垂体功能障碍。后者包括垂体发育异常和下丘脑功能缺陷。遗传性生长激素缺乏常由于生长激素基因缺陷、垂体 Pit－1 转录因子缺陷所致。少数患儿的病因是 GH 分子结构异常、GH 受体缺陷或 IGF－1 受体缺陷。

2. 继发性　常继发于下丘脑、垂体或其他颅内肿瘤、感染、头颅创伤等。

3. 暂时性　某些社会心理因素、原发性甲状腺功能减低等可引起暂时性 GH 分泌低下,消除外界不良因素或治疗原发病后即可恢复正常。

二、发病机制

GH 是 191 个氨基酸的肽类激素,由腺垂体前叶细胞合成与分泌。GH 可直接发挥作用,亦可通过胰岛素样生长因子(insulin－like growth factor,IGF)发挥作用。生长激素的释放受到下丘脑分泌的生长激素释放激素和生长激素释放抑制激素的调节。生理作用主要有①促生长效应,促进入体各种组织细胞增大和增殖,使身高长高,骨骼、肌肉和各系统器官生长发育。②促进蛋白质合成,对脂肪有降解作用;可减少外周组织对糖的利用,促进肝糖原分解,使血糖升高。

当下丘脑、垂体功能障碍或靶细胞对生长激素无反应时,促生长效应下降,人体组织细胞增大和增殖减缓,身高增长缓慢,可造成生长落后。蛋白质合成减少,脂肪降解减少,患儿脂肪较多,脸多圆胖。

三、临床表现

（一）原发性生长激素缺乏症

1. 症状　主要表现为：①身高增长缓慢。出生时身高、体重正常。一般 1 岁以后生长速度减慢，每年增长速度小于 5cm，身高低于同年龄、同性别正常健康小儿身高均数－2SD 或第 3 百分位数以下。②出牙及囟门闭合延迟，牙列排列不齐。③部分患儿同时伴有一种或多种其他垂体激素缺乏，有相应的激素缺乏症状，如促性腺激素缺乏者青春期无性器官和第二性征发育。

2. 体征　身体上、下部量正常，体型匀称，面容幼稚，脸圆胖，皮肤细腻，头发纤细。促性腺激素缺乏者出现小阴茎。

（二）继发性生长激素缺乏症

可发生于任何年龄。患儿伴有原发疾病的相应症状。

四、辅助检查

1. 骨龄检查　常用左手腕、掌、指骨正位片评定骨龄，患儿骨龄落后于实际年龄 2 岁或 2 岁以上。

2. 生长激素刺激试验　刺激试验分为生理性和药物性，生理性刺激试验包括运动试验和睡眠试验，多作为初筛检查。药物刺激试验常用的药物有胰岛素、可乐定、左旋多巴和精氨酸等。常用两种作用不同的药物进行试验以助判断结果。GH 峰值$<10\mu g/L$ 为分泌功能不正常，GH 峰值$<5\mu g/L$ 为 GH 完全缺乏，$5\sim10\mu g/L$ 为 GH 部分缺乏。

3. 胰岛素样生长因子－1(IGF－1)和 IGFBP－3 的测定　IGF－1 主要以蛋白结合形式(IGFBPs)存在于血液循环中，其中以 IGFBP－3 为主(95％以上)。IGF－I 和 IGFBP－3 呈非脉冲式分泌，目前一般可作为 5 岁到青春发育期前小儿 GHD 筛查检测。判断结果时应注意该指标受年龄、性别、营养状态、性发育程度和甲状腺功能状况等因素的影响，有一定的局限性，必须建立不同性别和年龄组小儿的正常参考值范围。

4. MRI 检查　了解下丘脑－垂体有无器质性病变，也是治疗前的必备检查。

5. 其他内分泌检查　如 TSH、T_4 以及促甲状腺素释放激素(TRH)刺激试验和促性腺激素释放激素(LHRH)刺激试验以判断下丘脑－垂体－甲状腺轴和性腺轴的功能。

6. 染色体检查　对身材矮小的患儿具有体态发育异常者应进行核型分析，排除常见的染色体疾病如 Turner 综合征等。

五、治疗原则

治疗原则为激素替代治疗。

1. 人工合成的基因重组人生长激素(recombinant human growth hormone,rhGH)　已广泛用于临床，剂量 0.1U/(kg·d)，每晚睡前皮下注射一次，每周 6～7 次，可持续用至骨骺愈合。第一年效果最佳，身高增长可达到 10～12cm 甚至以上，以后生长速率逐渐下降。治疗中应每 3 月随访 1 次，检测甲状腺功能和空腹血糖等，及时发现治疗引起的甲状腺功能低下和代谢异常；检测血清 IGF－1 和 IGFBP－3，评估 rhGH 治疗的疗效和安全性。

2. 其他激素治疗　垂体前叶多种激素不足的患儿应同时给予相应激素治疗，如性腺发育不良的 GHD 患儿在骨龄达 12 岁时可给予性激素治疗。男性采用庚酸睾酮肌内注射,女孩可用炔雌醇。生长激素释放激素(GHRH)可用于下丘脑功能缺陷、GHRH 释放不足的 GHD 患儿。

六、护理评估

1. 健康史　详细询问发病情况,了解有无颅内外伤史,有无其他内分泌疾病史;询问出生史是否足月顺产,有无窒息史;喂养史;是否按时接种疫苗;家庭成员是否有矮身材病史,父母身局、体重等。

2. 身体状况(包括辅助检查)　身高、体重、骨龄检查、MRI、药物刺激试验结果、甲状腺功能、血生化检查。

3. 心理—社会状况　家中有无重大事件发生,如亲人死亡、搬家等,患儿对自身的认识,有无自卑等心理问题;家中社会经济状况和家长对此病的认识。

七、常见护理诊断/问题

1. 生长发育迟缓　与生长激素缺乏有关。
2. 自我形象紊乱　与身高低于同龄人有关。
3. 知识缺乏　患儿及家长缺乏生长激素注射技术。

八、护理措施

(一)用药指导
1. 教会家长或小儿生长激素皮下注射的技术,并且每日更换注射部位。
2. 告知 rhGH 注射的副作用　①注射部位红肿,停药后可消失。②暂时性视盘水肿、颅内高压,较少见。③股骨头骨骺部滑脱和坏死,但发生率低。

(二)定期随诊
每 3 个月随诊 1 次,复查血糖、IGF－1、IGFBP－3、甲状腺功能。如发生甲状腺功能低下,应及时补充甲状腺激素。

(三)心理护理
1. 帮助小儿正确看待自我形象的改变,树立正向的自我概念。
2. 正确看待每日注射,鼓励患儿表达自己的情感。
3. 家长应关注小儿有无心理和行为问题,如有,应及时就诊。

(李媛)

第二十二节　性早熟的护理

性早熟(sexual precocity)是指女孩在 8 岁以前、男孩在 9 岁以前出现第二性征。本病女孩多见,男女发病之比约为 1∶4。

一、病因

根据下丘脑—垂体—性腺轴是否提前发动,性早熟分为中枢性性早熟和外周性性早熟两类。

（一）中枢性性早熟（central precocious puperty，CPP）

性发育提前，患儿不仅有第二性征的发育，还有卵巢或睾丸的发育。性发育的过程与正常青春期发育的顺序一致。中枢性性早熟主要包括特发性性早熟、继发性性早熟两大类。

1. 特发性性早熟女孩多见，是 CPP 的主要病因，是由于下丘脑对性激素负反馈作用的敏感度下降，促性腺激素分泌过早增多，LH、FSH 分泌增加，性腺和性器官得以发育。

2. 继发性性早熟继发于中枢神经系统的器质性病变，如颅内肿瘤、中枢神经系统感染、外伤、术后以及先天发育异常。

（二）外周性性早熟

亦称假性性早熟，有性激素水平升高，但无性腺的发育。多由于性腺肿瘤、肾上腺疾病、外源性含雌激素的药物、食物和化妆品所致。

二、发病机制

人体生殖系统的发育受到下丘脑－垂体－性腺轴的控制。下丘脑以脉冲形式分泌促性腺激素释放激素，刺激腺垂体分泌促性腺激素，促进卵巢和睾丸发育。青春期前小儿下丘脑－垂体－性腺轴处于较低水平，但是某些原因可使下丘脑神经抑制因子与兴奋因子的平衡失调，导致下丘脑－垂体－性腺轴提前兴奋，出现中枢性性早熟。早期患儿身高比同龄小儿高，但由于骨骺融合过早，成年后的身材较矮小。

三、临床表现

1. 中枢性性早熟　与正常青春期发育程序相似，不同患儿症状发展快慢不一。女孩 8 岁以前出现乳房发育，随后出现阴毛、腋毛、初潮等。男孩在 9 岁以前出现睾丸增大（≥4mL）。性发育的过程中，男孩和女孩皆有身高和体重过快增长和骨骼成熟加速，早期患儿身高较高，但最终身材矮小，低于一般群体。

2. 外周性性早熟　外周性性早熟患儿有第二性征出现，但没有性腺发育，男童无睾丸发育，女童无卵巢发育。

四、辅助检查

1. 骨龄测定　拍摄左手腕、掌骨、指骨正位片评定骨龄，通常可发现骨龄提前。

2. 性激素测定　测定血中 FSH、LH、雌二醇（E_2）和睾酮水平。当 LH 基础值＞5.0U/L，可考虑为中枢性性早熟，诊断可借助于 GnRH 刺激试验。常规用 GnRH（戈那瑞林）2.5μg/kg 静脉注射（最大剂量≤100μg），于注射前（0min）、注射后 30min、60min、90min、120min 时采血，测血清 LH 和 FSH 浓度。用放射免疫法测定时，LH 峰值在女童应＞12.0U/L，男童＞25.0U/L，LH 峰/FSH 峰＞0.6～1.0 时可认为性腺轴功能已经启动；用免疫化学发光法（IC-MA）测定时，FSH 峰值＞5.0U/L 或 LH 峰/FSH 峰＞0.6（两性），可认为性腺轴功能已经启动。

3. 腹部 B 超　判断子宫、卵巢、睾丸的发育情况，位关注有无卵泡发育。此外，还可排除有无肾上腺、性腺肿瘤等。若患儿有多个≥4mm 卵泡发育，卵巢体积大于 1mL，男童睾丸容积≥4mL，并随病程延长呈进行性增大，则提示青春期发育。

4.CT 或 MRI　可发现颅内肿瘤和肾上腺疾病。

五、治疗原则

本病的治疗目标为抑制或减慢第二性征发育,特别是阻止女孩月经来潮;抑制骨骼的过早成熟,改善最终身高;预防性早熟带来的社会心理问题。

（一）病因治疗

有明确病因者应针对病因治疗,如有肿瘤应予手术切除或进行放疗和化疗。先天性肾上腺皮质增生者采用肾上腺皮质激素治疗。接触外源性雌激素者应中止接触。

（二）药物治疗

1.促性腺激素释放激素类似物（GnRHa）　作用是竞争性抑制自身分泌的 GnRH,减少腺垂体分泌促性腺激素,使雌激素分泌减少。剂量为 80～100μg/kg,或最大量 3.75mg,每 4 周肌内注射 1 次,可延缓骨骺愈合,改善终身高。治疗有效的指标为:生长速率正常,乳腺组织回缩或未继续增大,男孩睾丸体积减少,GnRH 刺激试验提示促性腺激素抑制。

2.性腺激素　大剂量性激素可反馈抑制下丘脑－垂体促性腺激素分泌,但是不能改善最终身高,因此,临床目前使用较少。此类药物包括甲羟孕酮、环丙孕酮等。

3.生长激素　一般仅在患儿的预测成年期身高不能达到其遗传靶身高时使用生长激素。

六、护理评估

1.健康史　详细询问发病情况,了解近期生长情况,有无接触含雌激素的药物（避孕药）、食品、化妆品,询问出生时身高、体重;是否按时接种疫苗;家庭成员是否有性早熟病史。

2.身体状况（包括辅助检查）　测量身高、体重,女孩评估乳房发育分期,男孩测量睾丸容量,注意阴茎长度。骨龄检查是否大于生理年龄,女孩卵巢是否发育,有无滤泡;性激素检查;影像学检查颅内有无肿瘤、有无肾上腺肿瘤和腺皮质增生。

3.心理－社会状况　家庭中有无重大事件发生,评估小儿的心理状况,有无性早熟带来的社交障碍;与周围人的关系如何,父母对性早熟的态度。

七、常见护理诊断/问题

1.社交障碍　与性早熟致提前发育有关。
2.体像紊乱　与性早熟致体格发育有关。
3.知识缺乏　缺乏性早熟相关知识。

八、护理措施

1.用药指导　告知药物的作用、副作用以及药物的使用方法,避免患儿随意停药。患儿使用 GnRHa 后会出现生长速率下降,当生长速率过度下降时,可考虑加用生长激素。另外,有些患儿还会出现局部反应（红斑、硬化、水肿）、头痛、乏力、潮红等副作用;部分女孩可出现首次注射后撤退性阴道出血,告诉家长及患儿不要惊慌。性腺激素如达那唑的副作用有声音粗、毛发增多及出现粉刺等。

2.按时随诊　一般宜每 3～6 个月监测性发育的状态、生长速率、身高、子宫、卵巢容积改变、性激素水平。每年（快速进展型每半年）进行骨龄评估。根据患儿的性征发育情况、生长速率、骨龄变化、性激素水平等综合判断治疗效果。

3.心理支持　帮助患儿正确看待自我形象,树立正向的自我概念。

4.健康教育　告知性早熟的病因、临床表现、用药及饮食注意事项,如多吃含钙丰富的食物,加强体育锻炼。

(郭卫霞)

第二十三节　先天性甲状腺功能减低症的护理

先天性甲状腺功能减低症(congenital hypothyroidism)简称先天性甲低,又称克汀病、呆小病,是由于甲状腺激素合成不足或受体缺陷导致的疾病,是小儿常见的内分泌疾病。本病分为两大类,即散发性先天性甲状腺功能减低症及地方性先天性甲状腺功能减低症。

一、病因

散发性先天性甲状腺功能减低症因先天缺陷引起,我国发病率为1/7000。

(一)散发性先天性甲状腺功能减低症

1.甲状腺不发育、发育不全或异位　约占90%,多见于女孩,女与男的比例为2:1。

2.甲状腺素合成障碍　甲状腺素合成障碍所致的甲状腺功能减低(甲低)亦称家族性甲状腺激素合成障碍,多因中状腺激素合成和分泌过程中酶的缺陷而造成甲状腺素不足,为常染色体隐性遗传病。

3.垂体分泌 TSH 障碍　即下丘脑－垂体性甲状腺功能减退症或中枢性甲状腺功能减退症。甲状腺或靶器官反应低下较为罕见。

4.母亲因素　所致的甲低亦称暂时性甲低,多因母亲服用抗甲状腺药物(甲亢患者)或患自身免疫性疾病而存在抗甲状腺抗体,透过胎盘影响胎儿,造成甲低,患儿症状通常在 3 个月后消失。

(二)地方性先天性甲低

地方性甲低多见于甲状腺肿流行地区,主要是由于该地区水源、土壤和饮食中缺乏碘,致使孕妇饮食中缺碘,导致胎儿在胚胎期因碘缺乏而导致甲状腺功能低下。

二、发病机制

甲状腺的主要功能是合成甲状腺素(T_4)和三碘甲腺原氨酸(T_3)。甲状腺素的主要作用是加速细胞内的氧化过程,促进新陈代谢;促进蛋白质合成;促进糖吸收、糖原分解和组织对糖的利用;加速脂肪分解和氧化;促进组织细胞的生长和成熟,促进钙、磷在骨质中的合成代谢和骨、软骨的生长;促进中枢神经系统发育,尤其在胎儿期至婴儿期。若甲状腺素合成不足或不能发挥作用时,可引起新陈代谢率下降,患儿体温降低;消化系统生理功能下降,常有食欲缺乏,腹胀和便秘;糖、脂肪和蛋白质代谢障碍,蛋白质合成降低,出现水肿;钙磷代谢异常,骨和软骨生长缓慢,肌肉虚弱无力,出现生长发育迟缓和肌张力低下。中枢神经系统发育受到影响,引起智能落后。

三、临床表现

本病症状出现的早晚和病情轻重与甲状腺功能低下的程度有关。先天性无甲状腺或酶缺陷患儿在婴儿早期即可出现症状,甲状腺发育不良者常在生后 3～6 个月出现症状,患儿的主要临床表现为智能落后、生长发育迟缓和生理功能低下。

（一）新生儿期

1.症状 最早表现为生理性黄疸时间延长,达 2 周以上,胎粪排泄迟缓,腹胀、便秘、吞咽困难,患儿常处于睡眠状态、哭声低。

2.体征 前囟大,体温低,四肢冷,皮肤出现斑纹或有硬肿,腹部膨隆,常有脐疝和肌张力低下。

（二）典型表现

多数先天性甲低患儿常在出生半年后出现如下典型症状。

1.症状

（1）特殊面容和体态:头大、颈短、身材矮小,四肢短小,上部量与下部量的比值大于 1.5。皮肤粗糙,面色苍黄,头发稀疏而干枯,眼距宽,鼻梁宽平,舌大而宽厚,常伸出口外,形成特殊面容。

（2）发育迟缓:表现为大运动、精细运动发育障碍,翻身、坐、立、走的时间均落后于正常小儿,表情淡漠,反应迟钝。

（3）生理功能低下:多睡少哭、少动、食欲差、食量小,对周围事物反应少,体温低,怕冷少汗。

2.体征

（1）脉搏慢而弱,血压低,心音低钝,心电图低电压、T 波低平,PR 间期延长。

（2）全身肌张力较低,肠蠕动减慢。

（三）地方性甲状腺功能减低症

其临床表现主要为 2 种不同的症候群。

1.神经性 以共济失调、痉挛性瘫痪、聋哑和智力低下为特征,但是身材正常,甲状腺功能减低的其他表现不明显。

2.黏液性水肿性 以黏液性水肿为特征,临床上有显著的生长发育和性发育落后、智力低下等,但神经系统检查正常,25% 伴有甲状腺肿大。

四、辅助检查

1.新生儿筛查 本病为我国新生儿筛查的疾病之一,出生后 2～3 天的新生儿干血滴纸片检测 TSH 浓度作为初筛,当 TSH>20mU/L 时,进一步检测血清 T_4、TSH 以确诊。低出生体重儿可在生后 2～4 周或体重超过 2500g 时重新检测。

2.血清 T_3、T_4、TSH 测定 任何新生儿筛查结果可疑或临床有可疑症状的小儿都应检测血清 T_4 和 TSH 浓度,若血清 T_4 降低、TSH 明显增高即可确诊。血清 T_3 在甲状腺功能减低时可降低或正常。

3.骨龄测定 患儿骨龄常明显落后于实际年龄。

4.TRH 刺激试验 当血清 T_4、TSH 均低,怀疑 TSH、TRH 分泌不足时,用来鉴别下丘脑或垂体性甲低。静脉注射 TRH $7\mu g/kg$,检测 TSH 峰值出现时间。如未出现高峰,应考虑垂体病变,不能对 TRH 发生反应。如 TSH 峰值很高或出现时间延长(正常者在注射 $20\sim30min$ 后,出现 TSH 峰值)则提示下丘脑病变。

5.放射性核素检查　可检测患儿甲状腺发育情况、大小、性质和位置。

五、治疗原则

治疗原则为早治疗,终身服用甲状腺素,保证智力和体格发育正常。

1.药物治疗

(1)L-甲状腺素钠(优甲乐):人工合成制剂,肠道吸收好,作用稳定,为首选治疗药物,年龄越小,剂量越大,一般起始剂量为(8~9)$\mu g/(kg \cdot d)$,大剂量(10~15)$\mu g/(kg \cdot d)$。

(2)甲状腺片:来源为畜类甲状腺,长期服用可致血清 T_3 升高,临床效果常不稳定,现已基本不用。

药物治疗必须个体化,用药量应根据甲状腺功能和临床表现进行适当调整。开始每1~2周增加剂量一次,并根据患儿临床症状、生长发育、骨龄、血清 T_3 和丁 TSH 水平,随时调整剂量。

六、护理评估

1.健康史　详细询问发病情况,询问孕母怀孕期间饮食习惯、是否服用过抗甲状腺药物,是否有自身免疫性疾病;患儿的运动、语言发育是否较同龄儿落后;患儿精神、食欲、活动情况,是否有喂养困难、便秘。询问出生史,是否过期产,有无黄疸时间延长;了解患儿家族中是否有类似疾病。

2.身体状况(包括辅助检查)　观察患儿是否有特殊面容,测量身高、体重、头围、上部量与下部量的比值,前囟大小;观察牙齿发育情况,检查智力水平;拍手和手腕部 X 线片,测定血清 T_3、T_4,TSH 水平,甲状腺核素扫描。

3.心理-社会状况　了解家庭经济及环境状况;了解父母心理状况,是否有焦虑心理存在,注意了解家长是否掌握与本病有关的知识,对患儿进行智力、体格训练的方法等。

七、常见护理诊断/问题

1.生长发育迟缓　与甲状腺素合成不足有关。

2.营养失调(低于机体需要量)　与食欲差有关。

3.体温过低　与低代谢率有关。

4.便秘　与肌张力降低、肠蠕动减慢有关。

5.知识缺乏　患儿家长缺乏有关疾病的知识。

八、护理措施

(一)保证营养供给

提倡母乳喂养,添加维生素 D 和钙剂,促进体格生长。对吸吮困难者要耐心喂养,必要时可采用鼻饲或滴管。

(二)保暖

保持室内温度,注意给患儿保暖,以免受凉。

（三）保持大便通畅

1.每日顺肠蠕动方向按摩腹部数次,养成定时排便的习惯。

2.增加患儿活动量。

3.必要时使用大便软化药、缓泻剂或灌肠。

（四）用药护理

1.告知对家长及患儿终生服药的必要性。

2.用药后应密切观察患儿的食欲、活动量及排便情况,定期测体温、脉搏,避免用量不足或过量。剂量适当的临床表现如下:血清 TSH 浓度正常,血清 T_4 正常或稍高;小儿食欲好转,大便正常,腹胀消失;心率维持在小儿 110 次/min,婴儿 140 次/min;智力进步。剂量过小,患儿身高及骨骼生长迟缓;过大,则有烦躁、多汗、体重减轻、腹痛、腹泻等症状。位根据临床表现和实验室检查结果调节药物剂量。

3.按时随诊　要密切观察患儿生长曲线、智商、骨龄及血清 T_4、T_3 和 TSH 的变化等,随时调整剂量。治疗开始时每 2 周随访 1 次,血清 TSH 和 T_4 正常者每 3 个月 1 次,服药 1~2 年后,每 6 个月 1 次。

（五）健康教育

1.重视新生儿期筛查,尽早开始替代治疗,若在出生后 3 个月内治疗,预后佳,智力绝大多数可达到正常;若未能及早诊断而在 6 个月后才开始治疗,智力会受到严重损害。

2.坚持终生服药,向家长及患儿解释终生服药的重要性和必要性,嘱其坚持长期服药治疗,不可随意停药或变更剂量,告知监测甲状腺素服用过量所致的表现,如烦躁、多汗、腹痛、腹泻、发热,指导家长掌握患儿体温、脉搏、血压、体重的测量方法。

3.与家长共同制订患儿的合理饮食方案、行为及智力训练方案,并增强其战胜疾病的信心,对患儿多鼓励,帮助其正确地看待自我形象的改变。

（郭卫霞）

第二十四节　小儿糖尿病的护理

糖尿病（diabetes mellitus,DM）是由于胰岛素相对或绝对缺乏,以高血糖为主要特征,伴有糖、脂肪和蛋白质代谢紊乱的全身慢性代谢病。小儿期糖尿病多为 1 型糖尿病,为胰岛素依赖型糖尿病（insulin dependent diabetes mellitus,IDDM）,占 98%。2 型糖尿病较常见于肥胖小儿,近年有增加的趋势。本节主要叙述 1 型糖尿病。

一、病因

1 型糖尿病的发病机制尚未完全阐明,可能是在遗传易感基因的基础上,在外界环境因素促进下引起的自身免疫反应,导致胰岛 B 细胞被破坏,产生的胰岛素减少至正常的 10% 时,就会出现临床症状。

1.遗传易感性　1 型糖尿病存在遗传易感性。组织相容抗原（HLA）D 区 Ⅱ 类抗原基因与本病发生有关。其中与 HLA－DR3 和 DR4 的关联显著。

2.自身免疫反应　新近研究证实 1 型糖尿病是 T 细胞介导的胰岛自身免疫性疾病。约 90% 新发病的 IDDM 患儿体内胰岛细胞自身抗体（Islet cell autoantibody,ICA）阳性,还可有胰岛素自身抗体(insulin autoantibody,IAA)、谷氨酸脱羧酶(glutamic acid decarboxylase,GAD)自身抗体、胰岛素受体自身抗体(insulin receptor antibody,IRA),胰岛 B 细胞膜抗体(Islet beta cell surface antibody,ICSA)。

3.环境触发因素

(1)病毒感染,如风疹病毒、腮腺炎病毒、柯萨奇病毒等,常发生于春、秋季节。

(2)饮食中的蛋白,如牛奶蛋白、酪蛋白。

(3)化学毒素,如亚硝胺、链尿菌素。

(4)胰腺缺血损伤等。

二、发病机制

胰岛素是人体内唯一能促进能量储存的激素,当胰岛素分泌不足时,可引起以下改变:

1.糖代谢紊乱 胰岛素分泌减少,使葡萄糖利用减少;同时反调节激素(胰高血糖素、生长激素、皮质醇)作用增强,致肝糖原分解和糖原异生增加,导致血糖升高。当血糖超过肾糖阈 10mmol/L 时出现糖尿。自尿中排出的葡萄糖可达到 200～300g/d,导致渗透性利尿症状,临床表现为多尿症状,每日丢失水分 3～5L,钠和钾 200～400mmol,从而造成严重的电解质失衡(低钠、低钾)和慢性脱水。由于机体的代偿,患儿渴感增强、饮水增多。组织不能利用葡萄糖,能量不足而产生饥饿感,引起多食。

2.脂肪代谢紊乱 胰岛素不足,使脂肪合成减少、分解增加,血液中脂肪酸增高,临床表现为消瘦。肌肉和胰岛素依赖性组织利用这类游离脂肪酸供能以弥补细胞内葡萄糖不足,从而产生大量脂肪酸进入肝,生成乙酰辅酶 A,超过了三羧酸循环的氧化代谢能力,致使中间代谢产物堆积,包括乙酰乙酸、丙酮、β-羟丁酸,导致酮症酸中毒。酸中毒时 CO_2 严重潴留,兴奋呼吸中枢,产生深快呼吸,呼气中含有烂苹果味(丙酮味)。

3.蛋白质代谢紊乱 胰岛素分泌减少,可使蛋白质合成减少、分解增加,出现负氮平衡。患儿消瘦、乏力、体重下降,生长发育减缓,抵抗力下降,易发感染。病程长,血糖控制欠佳的患儿可出现糖尿病性侏儒。

三、临床表现

(一)小儿糖尿病的一般表现

1.症状 起病较急,多数小儿常有诱发因素,如感染、饮食不当、情绪激动等。

(1)多数患儿有典型的多饮、多尿、多食和体重下降(三多一少),但婴儿多饮、多尿不容易发现,很快可发生脱水和酮症酸中毒。

(2)少数患儿无多食,表现为消瘦伴乏力,精神萎靡等。

(3)学龄小儿亦可因夜间遗尿就诊。

(4)起病缓慢,病程长或治疗不当者生长发育受影响,可有肝大。

(5)约有 40%患儿以酮症酸中毒为首发症状,常因感染、过食等因素诱发,年龄越小,发病率越高,表现为精神萎靡、意识模糊甚至昏迷、厌食、恶心、呕吐、腹痛、关节或肌肉疼痛、呼吸深快、呼气有酮味、脱水甚至脉搏细速、血压下降等休克症状。

2.体征

(1)体重减轻或消瘦。

(2)酸中毒时有深快呼吸,脉搏细速,血压下降,意识改变等。

(3)血糖长期控制不良的糖尿病患儿有生长落后、智能发育迟缓、肝大。

(二)小儿糖尿病特殊的自然病程

1.急性代谢紊乱期 严重者表现为糖尿病酮症酸中毒,一般为高血糖、糖尿和酮尿。

2.暂时缓解期 表现为临床症状消失、血糖下降、尿糖减少或转阴,又称为蜜月期。一般持续数周,最长可达半年以上。此期患儿胰岛素用量较少,甚至可以不用。

3.强化期 此时,患儿的血糖增高,尿糖不易控制,胰岛素用量增多,青春期更明显。

4.永久糖尿病期 青春期后,病情稳定,胰岛素用量恒定。

四、辅助检查

(一)尿液检查

1.尿糖(定性和定量) 可间接反映血糖控制情况,尿糖定性一般阳性。糖尿病治疗期间,可测量段尿和次尿,了解 24h 内尿糖变化,作为估计病情和调整胰岛素用量的依据。

2.尿酮体 酮症酸中毒时尿酮体呈阳性。

3.尿微量白蛋白 定期检测,可以及时发现肾的病变。

(二)血液检查

1.血液检查

(1)血糖:我国目前采用国际通用的 WHO 糖尿病专家委员会(1999)提出的诊断和分类标准,符合下列任一标准即可诊断为糖尿病:①有典型糖尿病症状且餐后任意时刻血糖水平≥11.1mmol/L。②空腹血糖(FPG)≥7.0mmol/L。③2h 口服葡萄糖耐量试验(OGTT)血糖水平≥11.1mmol/L。

(2)糖化血红蛋白 HbA1c:HbA1c 反映最近 2～3 个月的血糖水平,正常人 HbA1c 为3%～7%。治疗良好的糖尿病患儿 HbA1c<7.5%,如>9%则表示血糖控制不理想。

(3)葡萄糖耐量试验(OGTT):对临床无症状、尿糖阳性,但空腹血糖和任意血浆葡萄糖浓度<11.1mmol/L,不能确诊为糖尿病者,才做此项检查。试验方法:试验当日自 0 时禁食;清晨口服葡萄糖(1.75g/kg),最大量不超过 75g,每克加水 2.5mL,于 3～5min 内服完;测定口服前(0min)及口服后 60min、120min 和 180min 的血糖浓度。结果:正常值为 0min 血糖<6.7mmol/L,注射葡萄糖后 60min 和 120min 后血糖分别低于 10.0mmol/L 和 7.8mmol/L;糖尿病患儿 120min 血糖值>11.1mmol/L。

(4)血气分析:对酮症酸中毒的诊断和治疗有指导意义。当血气分析显示患儿血 pH<7.3,HCO_3^- <15mmol/L 时,即有代谢性酸中毒存在。

(5)血脂:血清胆固醇、甘油三酯、游离脂肪酸明显升高,治疗后可下降。

(6)激素基础水平和胰岛 B 细胞功能试验:如血胰岛素释放实验和 C 肽释放实验可用来鉴别 1 型和 2 型糖尿病。

(7)血清胰岛细胞自身抗体测定、GAD 抗体等也可用于鉴别 1 型和 2 型糖尿病。

五、并发症

糖尿病是终生疾病,死亡多由并发症所致。小儿糖尿病的急性并发症有糖尿病酮症酸中毒、低血糖、感染;常见的中期并发症有骨关节异常、生长障碍、性成熟延迟、白内障。慢性并发症和成人一样,包括糖尿病视网膜病、糖尿病肾病、糖尿病周围神经病变、大血管病变等。

六、治疗原则

治疗强调综合治疗,包括合理利用胰岛素,自我血糖监测,饮食治疗和运动疗法,使患儿能正常生长发育,预防并早期治疗并发症。

1.胰岛素治疗 胰岛素仍是治疗 1 型糖尿病的主要药物,可以分为短效、中效、长效胰岛素以及长效胰岛素类似物(甘精胰岛素和地特胰岛素)。新诊断的患儿,轻症胰岛素一般用量为 $0.5\sim1U/(kg \cdot d)$,临床症状明显以及酮症酸中度恢复期开始治疗时胰岛素需要量往往超过 $1U/kg$,青春期胰岛素用量增加。疗效好的为强化治疗方案如每日 $3\sim4$ 次注射胰岛素(基础-餐时大剂量)或持续皮下胰岛素输注方案。前者为三餐前注射短效或速效胰岛素,睡前给予中效或长效胰岛素类似物。夜间胰岛素用量占全日总量的 $30\%\sim50\%$,余量 3 餐前分次注射。后者把胰岛素的全日总量分为基础量和餐前追加量,比例为 1:1。其中日夜间基础量之比为 2:1。在治疗过程中,可根据血糖监测或饮食热量多少调整剂量。

2.饮食治疗 1 型糖尿病的饮食治疗,应满足小儿正常生长发育,又能使血糖控制在预期值。

(1)每日总热量(kcal 千卡)$=1000+$[年龄$\times(80\sim100)$]。对年幼患儿宜稍偏高,对年长患儿宜偏低。此外,还要考虑体重、食欲及运动因素。

(2)热量成分分配:糖类(碳水化合物)占总热量的 $50\%\sim55\%$,蛋白质 $15\%\sim20\%$,脂肪 30%。动物蛋白应占 50% 以上,水果和蔬菜最好每日 5 种以上,适当增加含纤维素的食物。

(3)三餐热量分配:全日热量分为三餐和三次点心,即早餐 20%,午餐和晚餐各 40%,另每餐分 5% 分至 3 次点心,早、午餐间和午、晚餐间和睡前。

3.运动疗法 运动可在糖代谢紊乱纠正、血糖控制良好后开始,应制订合理的运动计划,建议每天在固定时间做 1h 运动。运动前减少胰岛素用量,运动前后适当加餐以防发生低血糖。

4.血糖监测 包括家庭日常血糖自我监测和定期总体血糖监测,应教会家长和患儿。临床常用<3.6mmol/L 作为低血糖处理的临界值。美国糖尿病学会(ADA)血糖控制目标见表 12-9。

表 12-9 美国糖尿病学会(ADA)血糖控制目标

年龄	餐前血糖(mmol/L)	夜间血糖(mmol/L)	HbA1c(%)
学龄前(0~6 岁)	5.6~10	6.1~11.1	7.5~8.5
学龄小儿(6~12 岁)	5~10	5.6~10	<8
青少年(13~19 岁)	5~7.2	5~8.3	<7.5

5.酮症酸中毒治疗 目标是纠正脱水酸中毒,维持血糖接近正常,避免相关并发症,治疗要点是补液和应用小剂量胰岛素等降低血糖,纠正酮症酸中毒。

(1)紧急评估和对症处理:立即测量生命体征,急诊化验血糖、血酮、电解质和血气分析,判断脱水和酸中毒的程度以及给予心电监护、血氧监测、吸氧等对症治疗,必要时呼吸支持。

(2)液体治疗:酮症酸中毒时脱水量约为 100mL/kg,一般为等渗性脱水。快速补液:对于中重度脱水的患儿,尤其休克者,最先给予生理盐水 10~20mL/kg,于 30~60min 以内快速输注扩容,根据外周循环情况可重复给予,但第 1h 一般不超过 30mL/kg。第 2~3h,给予静滴

0.45%氯化钠溶液,剂量为10mL/kg。患儿开始排尿后应尽早将含钾液加入上述液体中,并逐渐减慢输液速度。外周循环稳定的患儿,可采用48h均衡补液法(国际上推荐采用):每1日液体总量一般不超过每日维持量的1.5～2倍,48h均衡补充累积损失量及维持量,总液体张力为1/2～2/3。

(3)小剂量胰岛素的应用:一般在补液后患儿休克恢复、含钾盐水补液开始后,自另一静脉通道滴注胰岛素,可以避免钾突然从血浆进入细胞内导致心律失常。小剂量胰岛素最初剂量为0.1U/(kg·h),可使用输液泵输入。胰岛素输注速度一般不低于0.05U/(kg·h)。小剂量胰岛素静脉输注应持续至酮症酸中毒纠正(连续2次尿酮阴性,血pH>7.3,血糖下降至12mmol/L),必要时可输入含糖的1/3～1/2张液体,以维持血糖水平为8～12mmol/L,然后过渡到皮下注射,每4～6h 1次,剂量为0.25～0.5U/kg。在停止静滴胰岛素前30min应皮下注射短效胰岛素0.25U/kg。

(4)病情观察:补液过程中每小时检测血糖1次,监测生命体征、电解质和酸碱平衡,精确记录出入量,严重酮症酸中毒患儿需要心电监测。

6.糖尿病的长期管理和监控

(1)建立病历:定期复诊,做好家庭治疗记录。

(2)监控内容:血糖或尿糖和尿酮体、糖化血红蛋白、尿微量白蛋白、血脂、体格检查,每次复诊均应测量血压、身高、体重和青春期发育状况,病程5年以上或青春期患者每年检查眼底1次。

7.防治并发症 积极防治微血管病变所致的肾损害、视网膜病变。

七、护理评估

1.健康史 详细询问发病情况,了解有无呼吸道感染、压力大等诱发因素,有无多饮、多食、多尿、体重降低,有无遗尿;询问出生史是否足月顺产,有无窒息史;是否按时接种疫苗;家庭成员是否有糖尿病病史。

2.身体状况 患儿神志是否清楚,有无酸中毒表现,测量生命体征,呼吸中是否有烂苹果味,测量体重,婴儿前囟是否凹陷,有无脱水症状。测量血糖、尿糖、尿酮体,有无尿蛋白,酮症酸中毒者测量血气、电解质等。

3.心理－社会状况 包括家庭经济状况如何、父母文化水平、对糖尿病是否有正确的认识,患儿对患病的态度、认识等。

八、常见护理诊断/问题

1.营养失调(低于机体需要量) 与胰岛素缺乏致代谢紊乱有关。
2.有感染的危险 与糖尿病致抵抗力降低有关。
3.知识缺乏 患儿及家长缺乏糖尿病有关的知识和技能。
4.潜在并发症 酮症酸中毒、低血糖、高血糖。

九、护理措施

1.饮食控制 向家长及患儿强调饮食控制的重要性,教会家长食物热量转换方法,患儿每日进食应定时定量,不吃额外食品,能量在"段时间"内应保持不变。

2.预防感染　保持良好的卫生习惯,避免皮肤破损,定期进行检查。

3.健康教育　教育要个体化,不同年龄的小儿可给予相应的健康教育内容。除了低血糖的预防、识别和处理,学龄期小儿应该学会根据学校的课程、饮食和锻炼调整胰岛素的使用,青春期小儿教育重点要解决随意饮食、疾病、运动和低血糖问题。具体内容如下:

(1)指导胰岛素的使用:①注射部位:有计划地选择上臂外侧、大腿内侧、腹壁等部位,按排列顺序注射,每针间隔2cm,1个月内不在同一部位重复注射以免皮下脂肪萎缩或增生影响吸收。②抽取胰岛素时,先抽取短效后抽吸中、长效制剂。10岁以上小儿可以进行自我注射。

(2)自我血糖监测:鼓励和指导患儿及家长掌握血糖或尿糖的监测,正确使用血糖测量仪,一般在餐前、餐后2h和临睡前进行检测,操作时应严格消毒,预防感染并正确记录(表12-10)。

表12-10　糖尿病患儿胰岛素用量及血糖监测记录表

日期	胰岛素用量(U)								血糖监测结果(mmol/L)												
	早餐	执行人	午餐	执行人	晚餐	执行人	睡前	执行人	早餐后	早餐后	执行人	午餐后	午餐后	执行人	晚餐后	晚餐后	执行人	睡前	执行人	夜间	执行人

(3)运动锻炼:血糖稳定后,患儿可进行运动,时间选在进餐后1h,运动强度不宜过大,不在空腹时运动。

(4)注意胰岛素过量或不足导致的临床症状。胰岛素过量可导致Somogyi现象,即午夜至凌晨时低血糖,清晨高血糖。胰岛素不足,可导致清晨现象,即清晨5～9时呈现血糖或尿糖增高。

(5)教会患儿及家长识别低血糖反应并及时处理:胰岛素用量过大、用胰岛素后未按时进食或剧烈活动后均易发生低血糖,低血糖时患儿心悸、出汗、有饥饿感、头晕、震颤等,严重者可发生惊厥和昏迷。发生低血糖时应及时加餐或饮用含糖饮料,严重者静脉滴注葡萄糖或皮下注射胰高血糖素。告诉家长低血糖严重和长期反复发生者可发生永久性脑损伤,应认真对待。

4.心理支持　每日注射胰岛素对患儿来说,可能是沉重的思想负担,应为患儿提供心理支持。定期组织糖尿病患儿的集会和野营活动,对患儿有很大帮助。

(韩春霞)

第十三章 儿童康复治疗

第一节 小儿脑瘫的评定与康复治疗

一、小儿脑瘫的评定

小儿脑瘫的评定是康复的重要环节,通过评定可以全面了解脑瘫患儿的生理功能、心理功能、社会功能,综合分析个人因素以及环境因素对其病情的影响,为设计合理的康复治疗方案、判定康复治疗效果提供依据。评定目的:①对患儿的身体状况、家庭和社会环境相关信息进行收集,掌握患儿功能障碍的特点。②对患儿所具有的能力进行分析和量化。③分析功能障碍程度与正常标准的差别。④提出功能障碍的特点及关键因素。⑤为制订康复训练计划提供依据。⑥对康复治疗效果提供客观指标。⑦对判定残疾等级提供依据。⑧为患儿享有平等权利、义务及参与社会提供客观依据。评定原则:①强调身心全面评定的重要性,以正常儿童生理、心理、社会发育标准为对照,进行身心全面评定。②重视脑瘫患儿异常发育特点即脑的未成熟性和异常性的同时,重视患儿的能力及潜在功能。③正确判断原发损伤和继发障碍。④在进行运动功能评定的同时,判定是否存在癫痫,是否伴有认知、智力、学习、视觉、听觉、言语语言、行为等障碍和问题。⑤遵循循证医学的原则,重视量化指标及客观依据。⑥以评定为前提,将评定贯穿于康复治疗全程的不同阶段。评定的内容及方法如下:

(一)身体状况的评定

身体状况的评定主要指一般状况及精神心理状况的评定。①一般状况主要指意识状况、营养状况以及身体各系统的状况,是否同时存在其他脏器畸形或功能障碍等问题,有利于了解患儿的身体素质,患儿对康复治疗的承受能力。②对精神状况进行评定,注意性格特点、情绪、行为、反应能力等,以利于制定具有针对性的康复治疗措施。③对感知认知状况进行评定,掌握婴幼儿的感知、认知发育。④进行智力评定,对于制订合理可行的康复治疗方案很有必要。

(二)肌张力评定

肌张力是维持身体各种姿势和正常运动的基础,表现形式有静息性肌张力、姿势性肌张力和运动性肌张力。只有这三种肌张力有机结合、相互协调,才会维持与保证人的正常姿势与运动。肌张力的变化可反映神经系统的成熟程度和损伤程度,脑瘫患儿均存在肌张力的异常。肌张力评定的指标量化比较困难,目前评定多从以下几个方面进行(表13-1)。

表 13-1 肌张力评定分类表

检查方法		评定	
		肌张力亢进	肌张力低下
安静时	肌肉形态　望诊:肌肉的外观	丰满	平坦
	肌肉硬度　触诊:肌肉的硬度	硬	软
	伸张性　过伸展检查,被动检查	活动受限抗阻力	关节过展抗阻力
	摆动度　摆动运动检查	振幅减少	振幅增加
活动时	姿势变化　姿势性肌张力检查	肌紧张	无肌紧张变化
	主动运动　主动运动检查	过度抵抗	关节过度伸展

1.静息性肌张力评定　是指肌肉处于安静状态的肌张力评定。检查时患儿保持安静、不活动、精神不紧张,临床多取仰卧位。检查包括肌肉形态、肌肉硬度、肢体运动幅度的改变以及关节伸展度。①通过观察可以判定肌肉形态。②通过触诊可以了解肌肉硬度。③用手固定肢体的近位端关节,被动摆动远位端关节,观察摆动幅度大小,判定肌张力状况。④关节伸展度的检查可通过以下检查和测量进行判断:头部侧向转动试验;头背屈角;臂弹回试验;围巾征;手掌屈角;腘窝角;足背屈角;跟耳试验;股角等。

2.姿势性肌张力评定　姿势性肌张力是在主动运动或被动运动时,姿势变化产生的肌张力。姿势性肌张力在姿势变化时出现,安静时消失。可以利用四肢的各种姿势变化,观察四肢肌张力的变化。利用各种平衡反应观察躯干肌张力,也可转动小儿头部,发生姿势改变时观察肌张力的变化。不随意运动型脑瘫患儿,姿势变化时肌张力变化明显。

3.运动性肌张力评定　运动性肌张力评定多在身体运动时,观察主动肌与拮抗肌之间的肌张力变化。利用主动或被动伸展四肢时,检查肌张力的变化。目前较为通用的评定标准多采用 Ashworth 痉挛量表或改良 Ashworth 痉挛量表,两者都将肌张力分为 0~4 级,改良 Ashworth 量表较 Ashworth 量表分得更细。

(三)肌力评定

在全身各个部位,通过一定的动作姿势,分别对各个肌群的肌力作出评定。评定中注意以下几点:

1.局部或全身不同程度的肌力降低　可表现为不能实现抗重力伸展,抗阻力运动差,从而影响运动发育。

2.对不同肌群的评定　可在全身各个部位,通过一定的动作姿势,分别对各个肌群的肌力作出评定。

3.评定中所检查的运动方向　主要为屈—伸、内收—外展、内旋—外旋、旋前—旋后。

4.通常检查的肌群　通常检查关节周围肌群以及躯干的肌群。

5.常用的肌力检查方法　为徒手肌力检查(manual muscle testing,MMT),分级标准通常采用六级分级法,也可采用 MMT 肌力检查的详细分级标准,即在六级分级法的基础上以加、减号进行细化的标准。

6.器械评定　①等长肌力评定:采用握力计测试握力,用捏压力计或捏力计测试捏力,用拉力计测试背部肌肉肌力。②等张肌力评定:采用运动负荷方法测定一组肌群在做等张收缩时,能使关节做全幅度运动的最大阻力。③等速肌力测定:采用等速测试仪测定肌肉在进行等速运动时的肌力。

（四）关节活动度评定

关节活动度（range of motion,ROM）评定是在被动运动下对关节活动范围的测定。当关节活动受限时，还应同时测定主动运动的关节活动范围，并与前者相比较。测量可采用目测，但准确的测量多使用量角器。临床通常采用的评定方法如下：

1.头部侧向转动试验　正常时下颌可达肩峰，左右对称，肌张力增高时阻力增大，下颌难以达肩峰。

2.臂弹回试验　使小儿上肢伸展后，突然松手，正常时在伸展上肢时有抵抗，松手后马上恢复原来的屈曲位置。

3.围巾征　将小儿手通过前胸拉向对侧肩部，使上臂围绕颈部，尽可能向后拉，观察肘关节是否过中线，新生儿不过中线，4~6个月小儿过中线。肌张力低下时，手臂会像围巾一样紧紧围在脖子上，无间隙；肌张力增高时肘不过中线。

4.腘窝角　小儿仰卧位，屈曲大腿使其紧贴到胸腹部，然后伸直小腿，观察大腿与小腿之间的角度（图13-1）。肌张力增高时角度减小，降低时角度增大。正常4月龄后应大于90°（1~3个月80°~100°、4~6个月90°~120°、7~9个月110°~160°、10~12个月150°~170°）。

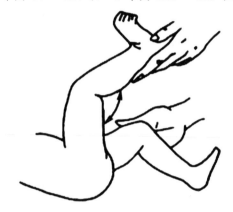

图13-1　腘窝角

5.足背屈角　小儿仰卧位，检查者一手固定小腿远端，另一手托住足底向背推，观察足从中立位开始背屈的角度（图13-2）。肌张力增高时足背屈角减小，降低时足背屈角增大。正常4~12月龄为0°~20°（1~3个月60°、3~6个月30°~45°、7~12个月0°~20°）。

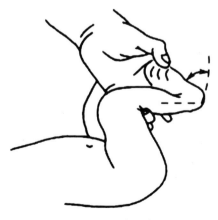

图13-2　足背屈角

6. 跟耳试验　小儿仰卧位,检查者牵拉足部尽量靠向同侧耳部,骨盆不离开床面,观察足跟与髋关节的连线与桌面的角度。正常 4 月龄后应大于 90°,或足跟可触及耳垂。

7. 股角(又称内收肌角)　小儿仰卧位,检查者握住小儿膝部使下肢伸直并缓缓拉向两侧,尽可能达到最大角度,观察两大腿之间的角度,左右两侧不对称时应分别记录。肌张力增高时角度减小,降低时角度增大(图 13-3)。正常 4 月龄后应大于 90°(1~3 个月 40°~80°、4~6 个月 70°~110°、7~9 个月 100°~140°、10~12 个月 130°~150°)。

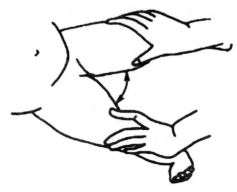

图 13-3　股角

8. 牵拉试验　小儿呈仰卧位,检查者握住小儿双手向小儿前上方牵拉,正常小儿 5 个月时头不再后垂,上肢主动屈肘用力。肌张力低时头后垂,不能主动屈肘。

9. 对于变形与挛缩的评定　脑瘫患儿易发生挛缩,容易出现关节的变形,如斜颈、脊柱侧弯,骨盆的前倾或侧倾,髋关节的脱臼或半脱臼,膝关节屈曲或过伸展,足的内外翻等。通过被动屈伸及在不同体位下进行关节活动度的检测,通常可以较好地辨别关节是否存在挛缩。变形后容易造成肢体的形态变化,因此,还要注意测量肢体的长度以及肢体的周径等。

(五)反射发育评定

小儿反射发育十分准确地反映中枢神经系统发育情况,是脑瘫诊断与评定的重要手段之一。按神经成熟度,可分为原始反射、姿势反射、平衡反应以及正常情况下诱导不出来的病理反射。

1. 原始反射　脑瘫患儿往往表现为原始反射不出现、亢进或延迟消失,临床常检查觅食反射、吸吮反射、手与足握持反射、拥抱反射、张口反射、跨步反射、踏步反射、侧弯反射等。

2. 姿势反射　人生后就有抗重力维持立位和能够立位移动的基本能力,这种抗重力维持姿势的平衡、修正姿势的反射总称为姿势反射,大多是无意识的反射活动。人在活动中保持姿势是多个反射协调的结果,所以姿势反射可以反映神经系统的成熟度,是评定运动障碍的根据。根据神经系统发育状况,不同的姿势反射应在不同时期出现、消失或终生存在。姿势反射主要包括原始反射的 ATNR、STNR、TLR 以及各类立直反射、降落伞反射(保护性伸展反射)等。

3. 平衡反应　是最高层次(皮质水平)的反应。当倾斜小儿身体支持面,移动其身体重心时,小儿为了保持平衡,四肢代偿运动,调节肌张力以保持整体的正常姿势。平衡反应的成熟发展,可以使人维持正常姿势。不同体位的平衡反应出现时间不同,终生存在。临床通常检查卧位、坐位、跪立位、立位平衡反应。脑瘫患儿平衡反应出现延迟或异常。

4. 背屈反应　从背后拉立位的小儿使之向后方倾斜,则踝关节和足趾出现背屈,对于无支持的站立和行走十分重要。正常小儿出生后 15～18 个月出现,不出现或出现延迟为异常。

5.病理反射及牵张反射　锥体系受到损伤时可以诱发出病理反射、牵张反射亢进、踝阵挛、髌阵挛及联合反应等。此外,锥体系及锥体外系损伤都有可能出现联合反应,如主动用力、张口、闭嘴时发生姿势的改变等。在检查评价和治疗中,要尽力避免和减少患儿的联合反应。

(六)姿势与运动发育评定

姿势是指身体各部位之间所呈现的位置关系,即机体在相对静止时,克服地心引力所呈现的自然位置。只有保持正常的姿势,才能出现正常的运动。脑瘫患儿存在姿势和运动发育异常。小儿脑瘫的姿势运动发育评定应在俯卧位、仰卧位、坐位、立位时进行,也应根据患儿的年龄及临床特点,进行体位转换、翻身、四爬、高爬、跪立位、立位以及行走等不同体位时进行评定。进行姿势运动发育评定主要包括以下几方面:

1.运动发育水平　判断脑瘫患儿是否存在运动发育落后,当前运动发育达到正常儿童的哪一年龄段水平,不同体位下运动发育水平是否存在差异,最高水平及最低水平何在。

2.姿势运动模式　分析判断脑瘫患儿是否存在异常姿势运动模式,异常姿势运动模式的主要特点,产生异常姿势运动模式的原因。应在静止状态、姿势变化状态及运动状态下进行评定,观察是否存在非对称性、代偿性及固定性姿势运动模式,是否存在联合反应、震颤、不自主运动以及共济失调等。

3.姿势运动模式的变化　应定期对患儿进行姿势运动模式的评定,动态观察其变化情况,判断出异常姿势运动模式改善或恶化以及其变化的程度。

一般认为脑瘫患儿运动发育延迟 3 个月以上,同时有异常姿势和运动模式。可采用一些常用的评定量表进行运动功能评定,如 Gesell 发育诊断量表(GDDS)、粗大运动功能分级(GMFCS)、粗大运动功能评定(GMFM)、PALCI 评定法、功能独立性评定(FIM),Peabody 运动发育评定等。

(七)感知认知评定

脑瘫虽以运动功能障碍为主要障碍,可直观地观测和评定,但脑瘫患儿的运动障碍往往与感知、认知障碍紧密相关,特别在脑发育阶段更是如此。因此,掌握和评定婴幼儿感知、认知发育,可以达到整体评定的目的。可以根据儿童发育不同阶段的关键年龄所应具备的感知、认知标准,参考和应用各类量表或自行编制量表进行评定。

(八)其他方面的评定

脑瘫患儿还可伴有言语语言障碍、听力障碍、视觉障碍、智力障碍、心理行为异常等,因此,应根据患儿临床表现和需求,进行言语语言、听觉、视觉、智力、心理行为评定和步态分析等。可以根据儿童发育不同阶段的关键年龄所应具备的标准,参考和应用各类量表以及相关设备进行评定。国际功能、残疾与健康评定青少年版(international classification of functioning, disability and health for children and youth, ICF－CY)。

ICF－CY 是世界卫生组织所倡导的,广泛适用的评定系统及康复理念的框架模式,目前,国际上已有国家应用于脑瘫评定,我国刚刚起步,正在探索建立脑瘫评估核心模板以及信度和效度的相关研究,尚未形成成熟经验。提倡应用 ICF－CY 的理念认识小儿脑瘫及其相关因素,采取全面、正确的康复措施。

上述各类评定,可根据需求和不同目的,采用国内外公认的评定量表或工具进行评定,也可根据临床经验,采用自制的量表或工具进行评定。

二、小儿脑瘫的康复治疗

(一)康复的基本原则

脑瘫康复的目标是,通过医疗、教育、职业、社会、工程等康复手段相结合,集中式康复与社区康复(包括家庭康复),公办康复与民办康复途径相结合,中西医康复治疗理论与技术相结合等方法,使脑瘫儿童在身体、心理、职业、社会等方面的功能达到最大限度地恢复和补偿。力求实现最佳功能状况和独立性,提高生活质量,同其他公民一样,平等享有各种机会以及参与社会、分享社会和经济发展成果的权利。

1. 早期发现异常、早期干预　早期发现异常、早期干预是取得最佳康复效果的关键。婴幼儿时期的脑生长发育快、代偿性和可塑性强,是学习及康复治疗效果最佳时期。婴儿出生后应定期进行体检,一旦存在运动发育落后、姿势异常、肌张力异常、反射异常或运动模式异常等发育神经学异常的表现,即应进行早期干预。早期干预可以选择在儿童康复机构,也可以在医生的指导下在社区或家庭开展,但干预方法应科学、得当。早期干预不等于脑瘫诊断的扩大化,早期干预的儿童仅有部分难以阻止其最终发展为脑瘫。

2. 全面康复

(1)促进身心全面发育:脑瘫儿童,尤其是小年龄组儿童,与其他儿童一样正值生理功能、心理功能、社会功能形成的初级阶段,应高度重视包括感知、认知、语言、社会交往、情绪、情感、行为等以及运动功能的全面发育,采取丰富多彩的康复手段,以功能为核心开展康复治疗。

(2)开展综合康复:最佳康复效果的实现,应以患儿为中心,各科专家、治疗师、护士、教师、社会工作者等共同制订全面系统的康复治疗计划,进行相互配合的综合性康复。

1)康复方法多样化:避免康复训练方法单一、乏味,应选择适应患儿个体状况、身心发育及生理需求,丰富多彩的康复方法和途径。除物理治疗、作业治疗、语言治疗、中医治疗外,应重视和开展音乐治疗、游戏治疗、体育治疗、马术治疗、多感官治疗、水疗、引导式教育、母婴小组互动等不同方法,以满足脑瘫儿童身心发育需求,促进其全面发育。但要避免"过度"治疗,在康复治疗项目选择上以及总量控制上恰到好处,避免儿童接受超负荷的训练。

2)中西医结合康复:祖国医学已有几千年的历史,近30余年,我国儿童康复工作者积极探索和实践,将中医理论和技术与现代医学的理论和技术有机结合并应用于小儿脑瘫的康复治疗,取得了一些经验和成绩,但仍未实现真正意义的中西医结合,尚未取得突破性成果。我们应积极倡导中西医结合,为获得最佳康复效果,为世界脑瘫康复事业作出重要贡献。

3)内外科结合康复:以康复训练为主渠道,正确选择手术适应证及手术术式。增强外科医生对脑瘫诊断分型、治疗原则以及康复治疗技术的了解,提倡内外科医生的会诊制度及信息交流,严格选择手术适应证,紧密配合康复训练,科学有序地开展我国小儿脑瘫康复工作。

4)早期开展教育康复:对脑瘫儿童进行康复治疗的同时,应高度重视实时开展教育康复。应设法在康复机构中及时开展特殊教育、学前教育及小学教育,应与家长及教育机构紧密配合,为脑瘫儿童能够接受适龄、适当教育创造条件,实现脑瘫儿童的全面康复。

5)辅助器具及矫形器的应用:康复机构及社区康复不仅应具有正确选择应用辅助器具及设备的能力,还应提倡设立辅助器具制作部门或工作室,医生、治疗师根据患儿需求提出要求,本机构或部门能够具有针对性地自行设计制作辅助器具或矫形器,对于提高和改善各项功能,保障康复效果十分重要。

6)管理及护理:小儿脑瘫的护理与管理主要由护士及家人承担,护理和管理作为全面康复的一部分,对提高康复效果、实现全面康复具有重要意义。对于患儿环境、精神、睡眠、饮食的合理调整,日常生活的管理及抱姿、携带、移动方式,制作和选择简易的防护用具及辅助器具,改善日常生活活动能力,提高患儿的交流、理解、交往能力和智力水平,调整患儿及家长的心理状况,开展特殊的游戏等都应给予重视,对护士、家长和看护者的培训也应加强。

3.不同年龄段康复治疗策略　脑瘫儿童正值生长发育时期,不同生长发育阶段具有不同的生理、心理及社会功能特点和规律,不同的功能障碍特点及程度,所处环境也会随着年龄的增长而变化。因此,应根据不同年龄段脑瘫儿童特点,制定正确的康复治疗目标、选择恰当的康复策略。

(1)婴儿期:应创造条件,建立并发展其感知觉、语言、智力、社会及行为功能,以促进全面发育。以神经发育学技术、感觉运动与感觉整合技术为主,使其建立初级和基本的运动功能。应注意康复训练的频率不宜过高,避免对患儿家长过多的负面刺激,康复训练项目选择不宜过多,以保证患儿有充分恢复体力、休息和玩耍的时间。不宜频繁更换治疗师,以使患儿熟悉、适应和配合治疗师的治疗。应及时发现是否伴有视觉、听觉、癫痫、脑积水、行为异常、智力低下等问题,以便及早采取措施,进行早期干预与治疗。

(2)幼儿期:此期患儿智能、语言、思维和社交能力发育日渐增速,异常发育的趋势也日趋明显,是迅速形成自我运动模式的关键时期。康复治疗方法恰当与否,都将产生巨大的、可能影响一生的正向效应或负向效应。因此,此期康复目标的正确设定,有效康复措施的实施极为重要。此期康复治疗的重点应是,发展运动功能,重视心理、社会功能发育,采取丰富多彩的康复治疗措施。应适当增加康复治疗的种类,加强精细运动及 ADL 的训练,建立良好的医患关系,提供充分自由玩耍、探索及与外界接触交流的机会。应积极促进自主运动功能的建立,康复训练仍然是不宜过劳,适当休息后再治疗。此期可根据需求,适当选择应用神经阻滞技术等。此期,家长应在康复团队中发挥重要作用。

(3)学龄前期:此期患儿已经具备了一定的运动、移动、控制能力及运动技巧,一定程度的主动运动能力,以及智能、语言、思维和社交能力,一定的适应环境能力、主动学习能力、不同程度的学习技巧性和操作性运动能力等。此期的康复目标主要是为入学作准备,可选择采用引导式教育、马术治疗、强制性诱导疗法、核心力量训练、水疗等方法,将生物力学原理和方法引入训练。适当增加或调整变化康复治疗的频率,但仍应注意避免不间断、过强的康复治疗。此期的康复治疗更应强调主动运动训练为主。

(4)学龄期:此期的主要目标是适应学校的环境,学会独立,培养计划和处理自我面对的问题及需求的能力。此阶段已经从以初级运动学习为重点转向认知与文化的学习,应减少运动功能康复训练的频率或不进行连续的康复治疗。康复治疗的重点应放在学会如何使用辅助用具,如何增强自理能力和学校学习能力等。精细运动、ADL 可能更为重要,设计和开展文娱体育训练,如马术治疗、游泳训练、自行车训练以及滑冰、球类、跳舞等训练十分有益。应采取多种措施,防止诸如挛缩、脊柱侧弯等继发性损伤的发生和发展,选择应用神经阻滞技术以及外科治疗等技术。重症患儿仍可沿用学龄前期康复治疗方案,以运动功能的学习和训练为重点。应适应社区活动,积极参与社会活动。家长和社区对这一时期脑瘫儿童的特点及康复需求的理解与配合,对于患儿的康复效果以及健康成长至关重要。

(5)青春期策略:此期为从儿童向成人的过渡时期,提高日常生活活动能力,扩大社会交往范围,使其将已获得的功能泛化至日常生活和社交活动中,职业前培训等尤为重要,为进入社会作准备。此期应重视环境的改善、辅助器具的配备及使用。对于严重畸形挛缩等二次损伤导致功能障碍或护理困难者,建议采用手术治疗。

4.与日常生活相结合 除了规范的康复训练、护理和管理外,还要培训家长和看护者,开展家庭康复。注意患儿的营养状况、免疫功能、生活环境和条件,预防合并症及并发症。制作和采用适于家庭康复的简单适用辅助器具,开展贯穿日常生活活动的康复训练,不仅使患儿学会日常生活能力,而且将康复训练的理念和方法与日常生活相结合,不断巩固康复效果,提高患儿应对自我及环境状况的能力,学会和掌握在日常生活中如何实现最佳功能的方法及自我控制能力。

5.遵循循证医学的原则 小儿脑瘫康复治疗要遵循循证医学的原则,加强科学研究和临床探索,防止在未经科学检验的基础上,盲目地强调某种方法的"奇妙性"。防止滥用药物、滥用某些仪器设备及临床治疗方法。要重视和发挥康复医学的团队作用,以促进脑瘫儿童身心发育为目标,提高各项功能为核心,综合康复为手段,集中式康复与社区、家庭康复相结合的方式为途径,循证医学为原则,加强基础及临床研究,科学有序地开展我国小儿脑瘫康复。

(二)康复治疗的方法

目前为止,尚无一种康复方法是完美无缺的,因此,要遵循康复医学的规律并符合儿童生长发育特点和需求,采取综合康复治疗的方法,根据每个患儿的情况而选择和制订康复治疗的方案。医生在对康复治疗策略选择中起到主导和协调作用,康复团队的组成成员对于实施康复治疗策略的具体措施起到关键作用。康复团队成员共同研究,统一认识,团结协作开展康复治疗,才能取得理想的效果。

1.物理治疗 物理治疗(physical therapy,PT)包括运动疗法和物理因子疗法。

(1)运动疗法

1)内容及技术:小儿脑瘫的康复治疗广泛应用运动疗法,涵盖了运动疗法的所有内容,如:主动运动的随意运动、抗阻力运动;助力运动;被动运动;诱发运动;等长运动;向心性及离心性等张运动;等速运动;放松性运动;力量性运动;耐力性运动;局部运动;整体运动;徒手运动;器械运动;关节松动技术;软组织牵伸技术;肌力训练技术;牵引技术等。神经生理治疗技术中神经发育学疗法(neurodevelopment therapy,NDT)及神经易化技术被广泛采用,包括:Bobath 技术、Vojta 技术、Rood 技术、Brunnstrom 技术、本体感神经肌肉易化技术(proprioceptive neuromuscular facilitation,PNF)、Temple Fay 技术、Domain 技术、Phelps 技术等。引导式教育(Peto 疗法)于 20 世纪 80 年代后期引进,目前日益受到重视并被采用;运动学习被不同程度地应用。其他技术如强制性诱导疗法、减重步态训练、平衡功能训练、借助于辅助器具的训练等。除上述技术与方法外,近年将核心力量训练引入脑瘫康复中,使康复效果更加显著。

2)基本原则:①遵循儿童运动发育的规律促进运动发育。②在抑制异常运动模式的同时,进行正常运动模式的诱导。③使患儿获得保持正常姿势的能力。④促进左右对称的姿势和运动。⑤诱发和强化所希望的运动模式,逐渐完成运动的协调性。⑥康复训练前对肌张力的缓解。⑦增强肌力。⑧对于功能障碍的处理。⑨对于肌肉一骨骼系统的管理。⑩根据需求采用目前国内外公认的技术:以主动运动及诱发运动为主。

3)运动疗法的要点及特点:主要包括头部的控制、支撑抬起训练、翻身训练、坐位训练、膝手立位和高爬位的训练、站立和立位训练、步行训练、步态改善和实用性训练等。运动疗法的特点应遵循,不仅要依据直观观察到的障碍纠正异常姿势和异常运动模式,更要重视功能的建立;不仅要解决局部问题,更要提高整体运动功能;适当进行被动运动训练,但主要应采用诱导运动、主动运动以及运动感知与运动认知等使患儿学习建立和巩固所期待的功能的训练;训练中应高度重视针对性、个性化、多系统、多角度训练的原则;训练中一定要主要选择采用多种技术与方法的联合运用;康复训练要避免过度治疗。

(2)物理因子疗法:包括功能性电刺激疗法的经皮神经电刺激法、神经肌肉电刺激法、单极运动点刺激法、仿生物电刺激法、生物电子激导平衡疗法等;传导热疗法的石蜡疗法、热袋温敷法、温热罨(蜡)包疗法、Kenny 湿敷温热法、蒸汽疗法等;水疗法的涡流浴、伯特槽浴、步行浴、水中运动的头部控制、缓解肌紧张、呼吸的控制、增强平衡能力、最基本的游泳运动、水中功能训练等;冷疗法;生物反馈疗法的肌电生物反馈疗法、脑电生物反馈疗法等;重复经颅磁刺激等。上述各类治疗中,水疗最为广泛应用和提倡。水疗是将流体力学和运动学相结合,既是物理因子治疗,又是运动治疗,综合应用水与人体、教与学、动机、挑战、机体动力学、游泳技术动作等水中康复训练的方法。利用水的浮力、水波的冲击、水温的刺激、机械刺激、化学刺激,可以使患儿肌肉松弛,缓解痉挛,改善关节活动,从而使患儿能够在水中比较容易地自我控制,在抗重力状态下调整姿势以及完成各种正常姿势和运动;增强肌力,改善协调性,提高平衡能力,纠正步态等。水的压力还可以促进血液循环,促进胸腹的运动使呼吸运动加快,改善呼吸功能,增强患儿的抵抗力,促进神经系统的发育。目前较有争议的物理因子治疗包括高压氧及体外反搏治疗,对其适应证的选择,治疗时机、疗程、副作用等存在不同意见,缺乏循证医学的有力依据。

2.作业治疗　我国小儿脑瘫的作业治疗(occupational therapy,OT)一般较物理治疗开展得晚,大多开始于 20 世纪 90 年代,目前仍然处于学习、不断加深理解与应用阶段。

(1)基本概念:作业治疗是指有计划、有针对性地从患儿日常生活、学习、劳动、认知等活动中,选择一些作业,对患儿进行训练,恢复和学习各种精细协调动作,解决生活、学习、工作及社交中所遇到的困难,取得一定程度的独立性和适应性。作业治疗师的目的,是使脑瘫患儿逐渐认识自己的障碍和能力所在,学会和养成对自身问题的处理能力。除一般概念的作业治疗外,感觉统合训练亦归类于作业治疗范畴。

(2)内容

1)保持正常姿势:按照儿童发育的规律,通过包括游戏在内的各种作业活动训练,保持患儿的正常姿势,是进行各种随意运动的基础。

2)促进上肢功能的发育:上肢的功能发育,随意运动能力,是生活自理、学习以及将来能否独立从事职业的关键。通过应用各种玩具,以游戏的形式促进患儿正常的上肢运动模式和视觉协调能力;通过使用木棒、鼓棒、拔起插棒等方法,促进患儿手的抓握能力;矫正患儿拇指内收。

3)促进感觉、知觉运动功能的发育:进行感觉统合训练,对于扩大患儿感知觉运动的领域,促进表面感觉和深部感觉的发育,正确判断方向、距离、位置关系等都十分重要。

4)促进日常生活动作能力:作业疗法的最终目的是达到患儿的生活自理能力。促进运动发育、上肢功能、感知认知功能的训练,应与日常生活动作训练相结合。如训练饮食动作时需要头的控制、手眼协调、手的功能、咀嚼、吞咽时相应部位的运动;训练更衣动作、洗漱动作、排泄动作、洗浴动作、书写动作等。

5)促进情绪的稳定和社会适应性:身体功能障碍越重,行动范围越受限,经验越不足,社会的适应性越差。应从婴幼儿起,调整其社会环境,通过游戏、集体活动来促进脑瘫患儿的社会性和情绪的稳定。

6)辅助器具、矫形器、移动工具的使用:进食用自助具、整容用自助具、更衣用自助具、如厕入浴用自助具、家务用自助具、交流用自助具、休闲活动、其他动作、矫形器(上肢)、轮椅。

(3)进展及特点

1)康复对象:不仅应针对脑瘫患儿上肢、手功能等问题,也应注意脑瘫患儿的伴随问题如行为异常、孤独症、学习障碍、注意缺陷、多动障碍、精神发育迟滞等问题。从不熟悉小婴儿的康复方法与技巧,到逐渐熟悉和熟练康复。

2)技术应用:应从更多地注意上肢结构性障碍,转向功能训练;从简单问题的处理,如姿势、关节活动度、肌力和耐力、负荷体重、粗大及精细运动等,转向综合性处理,如感觉输入及反馈、控制和协调、ADL、技能、心理调整、适应状态、交流、认知、手功能等。

3)康复形式:从死板、单一发展为与游戏相结合,具有人性化、互动性、趣味性等特点。

4)辅助器具:从单调、简单化,专门机构制作,转变为可以自行设计和自制,针对性强、多样化等特点。

3.言语障碍的矫治 虽然言语治疗(speech therapy,ST)已逐渐在各地开展,但普及程度与水平存在较大差别。我国很多机构已经能够应用中西医结合方法(如结合头面部相关经络的疏通及穴位按摩),较好地解决了流涎、咀嚼、吞咽等问题,运用计算机辅助设备的言语训练、采用替代言语交流的辅助器具等也已不同程度地开展。

(1)言语障碍的发生机制及特点:言语障碍的矫治实际上是指言语及交流障碍的矫治。脑瘫患儿约有80%具有不同程度的言语障碍。其发生机制为:语言发育迟缓、发音器官功能障碍、交流意愿障碍及其他障碍所致。特点为:语言发育迟缓和(或)构音障碍。

(2)言语障碍矫治的原则:主要原则:①最大限度地降低导致障碍的原因。②确定目标,制订系统训练方案。③采用多种训练方法。④强调正确发音,使用规范语言。⑤语言训练结合实际,具有实用性。⑥采用简捷方法进行训练。⑦个别训练与集体训练相结合。⑧早期治疗。⑨家庭成员参与。⑩辅助或替代语言交流工具的使用。

(3)言语障碍矫治的主要内容:主要包括:①日常生活交流能力的训练。②进食训练。③构音障碍训练。④语言发育迟缓训练。⑤利用语言交流辅助器具进行交流的能力训练等。

4.其他疗法

(1)药物治疗:主要针对脑瘫患儿的并发损害。必要时可选择抗感染药物、抗癫痫药物、降低肌张力的药物(地西泮、巴氯芬口服或鞘内注射等)、抑制不自主运动的药物(左旋多巴和盐酸苯海索等多巴胺类药物)、神经肌肉阻滞剂、各类神经生物制剂等,其中肉毒毒素A(botulinum toxin A,BTX—A)应用较为广泛。在各类药物治疗中,神经生物制剂、神经阻滞技术、巴氯芬等药物尚缺少有力的循证依据。

(2)传统医学康复疗法:中医认为脑瘫属于五软、五迟、五硬范畴,属于儿科的疑难杂症。中医中药治疗小儿脑瘫的方法很多,如中药治疗,针刺疗法的头针、体针、手针、耳针、电针等,推拿按摩疗法的各种手法,穴位注射,中药药浴、熏蒸等。有些形成了集中药、推拿按摩、针灸为一体的中医综合疗法,积累了很多经验并得到广大患者的认可。中医中药在缓解肌张力,预防挛缩,有效控制流涎,提高咀嚼、吞咽、言语、交流能力和智力水平,促进康复训练的效果等方面,取得了可喜的成绩,成为我国小儿脑瘫康复的特色。

(3)手术治疗:我国于 20 世纪 90 年代开始采用脊神经后根切断术(selective posterior rhizotomy,SPR/selective dorsal rhizotomy,SDR)治疗脑瘫,以降低重症痉挛型脑瘫的下肢肌张力。手术要求严格选择适应证,应是痉挛型脑瘫患儿且具备下肢运动功能。作为替代 SDR 手术的巴氯芬鞘内注射(intrathecal baclofen therapy,IBT)神经外科手术于近些年被采用,但仍存在价格昂贵等问题,在我国尚未被广泛应用。在我国开展较为广泛的手术包括肌肉、肌腱和骨关节矫形手术,目的是改善功能,矫正局部畸形和挛缩,减少痛苦,易于护理。周围神经切断术、神经核团立体定向毁损术等也有开展。提倡外科医生与康复科医生、康复治疗师及相关人员的合作,做好手术适应证的选择、手术与康复训练的结合、术后以及矫形器的应用等。

(4)辅助器具及矫形器:我国各类康复治疗机构都配备了数量不等的康复器材和辅助器具,矫形器的制作与使用也已经逐渐开展,但总体水平以及多数康复机构矫形器制作的基本条件与发达国家相比,尚有较大差距。虽然矫形器材质、重量、配型等向着多种类、个性化发展,但仍存在较大缺口与不足。康复治疗师设计并动手制作简单适用辅助器具及用品的观念和能力还有待提高。脑瘫的康复治疗需要有一定的场地,需要根据条件配备一些辅助器具以便于康复训练使用。矫形器可根据不同类型、年龄、瘫痪部位以及不同目的进行配备。根据目的不同可分为医疗用、恢复用、固定用、矫正用、步行用等不同矫形器。根据材料不同可分为软性、硬性、带金属等不同矫形器。根据不同部位可分为手部的各类矫形器、矫形鞋、短下肢、长下肢、膝关节、髋关节、骨盆、脊柱、躯干或同时针对两个以上部位的矫形器。辅助器具还包括坐位、立位、步行、移动、日常生活等不同用途的器具。提倡制作和采用简单易行的辅助器具。

(5)马术治疗:近年来,马术治疗在欧美、日本发展较快,这一疗法既是物理疗法又是娱乐疗法,对躯体运动功能、姿势的控制作用、感觉统合作用以及认知、心理和社会方面的治疗具有积极作用。马术治疗的益处很多,可以使脑瘫儿童通过训练提高自信心,建立独立自主的能力和勇气。通过有节奏的震动,诱导正确的反射,从而提高患儿的平衡能力和协调能力,纠正和抑制异常姿势,降低肌张力,建立正确的运动姿势。马术治疗还可以改善患儿的性格,建立人与人、人与动物之间的关系,得到对于生存环境和社会的体验,促进智力发育,提高学习能力。但乘马疗法需要有场地、训练有素的马等诸多条件,患儿有年龄、病情轻重的限制。

(6)多感官刺激:脑瘫患儿由于脑损伤或发育障碍,不仅具有运动功能障碍,还可伴有触觉、听觉、视觉等多种感知觉障碍或异常。因此,根据患儿的不同特点,选择性采取多感官刺激是十分必要的。通过多感官刺激,可促进和强化患儿对各类刺激的正确反应,减低紧张情绪和一些不适应行为,提高专注力,促进对外界的探索和沟通、人际互动。根据条件,可布置简易的或完善的多感官刺激室。

(7)游戏及文体治疗:游戏是儿童的天性,儿童在游戏中认识世界、他人和自我,在游戏中学会人际交往和社会交往并得到愉悦,促进感知、认知、思维和创造能力,促进身心发育。脑瘫患儿由于运动障碍等多种原因,难以如同正常儿童一样游戏和参与文体活动,父母及家人也往往忽视了他们的游戏和文体活动的需求,从而自觉不自觉地剥夺了他们的天性,也人为造成了不利于他们身心发育的环境。根据患儿的不同特点,开展具有针对性、适于脑瘫儿童的游戏和文体活动,将游戏的理念贯穿于康复训练之中,对于提高康复治疗效果,促进患儿身心的全面发育极其必要和重要。

(8)音乐治疗:音乐治疗于脑瘫儿童的康复治疗,在我国尚未普及,仍属于学习应用阶段。对脑瘫患儿开展音乐治疗,是以音乐的形式对患儿进行感知、认知、交流等能力的促进,发展社会功能,也可通过音乐的节律辅助运动功能的训练。尤其针对合并有心理行为异常的患儿,进行音乐治疗效果更佳。

(9)感觉统合治疗:我国儿童康复机构多于21世纪后开展,已有很大程度的普及。脑瘫患儿多存在不同程度的感觉统和障碍。感觉统合治疗对于提供感觉刺激信息、提高调节感觉信息能力、作出正确的感觉接收调节、提高感觉辨别等适应性反应、提高平衡功能和运动稳定性、改善行为组织能力、提高学习能力、改善姿势控制及运动计划、集中注意能力等方面具有重要意义。

5.心理康复与教育

(1)小儿脑瘫的心理康复:儿童的心理发育包括注意的发育、记忆的发育、认知的发育、思维的发育、想象的发育、意志的发育、情绪和情感的发育、人格的发育等。这些发育与生物学因素、环境因素和社会因素有关。脑瘫患儿由于存在脑损伤,不仅造成肢体运动障碍,而且多伴有不同程度的情绪障碍、行为异常、自我伤害、认知障碍等问题和障碍。运动障碍导致社会活动受限,不能接受正常的教育。脑瘫患儿常常受到过分溺爱或无人关注,缺少自信心和自立性,加之疾病的折磨,与正常儿童相比较,更易产生自卑感和抑郁的情绪,产生一些心理障碍以及学习困难。因此,脑瘫患儿的心理治疗和教育,对于促进全身心的发育是非常必要和重要的。

(2)小儿脑瘫的教育:脑瘫患儿的智力水平可因为脑损伤、运动受限、心理行为异常、并发损害等低于正常水平,也可正常或接近正常,但多由于活动不便及环境等因素而不能上学接受教育。因此,脑瘫患儿的教育问题已经成为十分紧迫的问题亟待解决,同样提倡早期进行教育。通过教育,可以培养脑瘫患儿的基本技巧和学习生活能力、良好的思想品德、较强的社会适应能力,提高文化修养和知识水平。提倡医疗康复与教育康复相结合,即使在医疗机构进行康复治疗,也要尽可能不间断教育。鼓励家长的合作和参与。

6.社区康复 脑瘫的社区康复(community based rehabilitation,CBR)是绝大多数脑瘫康复需求者康复普及的最佳途径。只有将集中式康复与社区康复相结合,才能真正解决我国脑瘫儿童人人享有康复权利这一目标。社区康复是依靠社区资源,为本社区的脑瘫患儿进行康复服务。我国大多数脑瘫患儿生活在农村或城市的普通家庭,没有能力和条件长期住院接受康复治疗。长期接受集中式的康复治疗,同样不利于患儿像正常儿童那样在家庭和社区的社会环境中、人与人的交往中,得到生理、心理、社会能力的全面康复,建立健全的人格和意志品质。社区康复为脑瘫患儿提供了利用简单、通俗易懂的康复技术,低资金投入,充分发挥患儿自己的积极性,家庭成员的参与等多项优越条件,使患儿得到长期的康复训练,达到理想的康复效果。因此,定期到康复机构和设施接受康复评定和指导性的康复治疗或解决特殊需求,长期以家庭或社区康复站点为基地,进行康复训练和治疗,是脑瘫患儿实现全面康复和理想、持久康复效果的必由之路。

7.职业康复及社会康复

（1）职业康复：是脑瘫患儿从儿童期转向成年期后回归社会的重要途径，其核心内容是协助大年龄组的脑瘫儿童妥善选择能够充分发挥其潜在能力的最适职业，如手工作业、电脑作业、器械作业、服务作业等不同的作业方式，帮助他们逐渐学会适应和充分胜任这一工作，取得独立的经济能力并对社会作出贡献。

（2）社会康复：应充分发挥社区政府、机构及民间的作用，制定相关政策，保障公平待遇与权利，提供接受教育和培训的机会。开展宣传教育，组织不同形式的社会活动等，使脑瘫患儿及家庭真正融入社会。社会工作者在社会康复、社区康复、集中式康复与社区康复相结合中起到桥梁和骨干作用。

8.小儿脑瘫的预后及预防

（1）小儿脑瘫的预后：小儿脑瘫虽然是一种非进行性脑损伤综合征，但其功能障碍的程度会随着年龄的增加、个体以及环境条件的变化而发生变化。正确认识小儿脑瘫的预后，采取有效措施对小儿脑瘫进行全面康复，才能达到最佳康复效果。脑瘫患儿的预后与以下因素有关：①与脑损伤的程度有关：重症脑瘫患儿由于运动功能障碍严重，进食困难，身体虚弱，加之合并有一种或多种合并症，因此，预后较轻症脑瘫差。②与是否早期发现早期干预有关：小儿脑瘫的早期发现和早期干预，是抑制异常运动发育与模式，促进正常运动发育与模式，防止挛缩和畸形的关键，早期发现早期干预，早期控制并发症可以取得最佳的康复治疗效果。③与康复治疗有关：制订个性化康复方案并根据需求和变化进行定期调整，坚持之以恒、科学有效的综合性康复，是获得理想预后的关键。④与康复预防有关：做好脑瘫的三级预防和并发、继发损伤的预防，对于脑瘫的预后十分重要。⑤与社会因素有关：包括脑瘫患儿自身和家庭成员在内的全社会对残疾和康复的认识，对于脑瘫患儿的康复效果以及将来能否真正回归社会，同其他人一样成为主流社会一员十分重要。脑瘫的预后与是否开展社区康复，是否将医疗康复、教育康复、职业康复、社会康复和康复工程有机结合直接相关。

（2）小儿脑瘫的预防：①三级预防：一级预防是脑瘫预防的重点，主要目的是防止脑瘫的产生，即研究和采取正确的措施，预防能够导致脑瘫的各种原因，如预防早产、低体重、缺氧缺血性脑病、宫内外感染、正确接生、正确处理高胆红素血症等。二级预防是对已经发生脑损害的患儿，通过影像学等辅助检查手段，及早发现异常并动态观察，采取各种措施防止发生残疾。最大限度地减轻脑瘫患儿的功能障碍，最大限度地发掘其功能潜力，促进脑瘫患儿身心全面发育。三级预防是已经发生残疾的脑瘫，通过各种措施，预防残障的发生。尽可能保存现有的功能，通过各种康复治疗方法和途径，积极预防并发症、继发症及二次损伤的发生，使脑瘫的残疾不会成为残障。②综合措施的预防：通过脑瘫流行特征调查，制定正确的脑瘫防治政策与措施，在政府、民间及个体的共同努力下，通过不同渠道和途径改善脑瘫患儿个体环境及社会环境；通过医疗、教育、民政、残联以及社会各界的共同努力，采取综合预防措施，预防脑瘫的发生，促进脑瘫患儿身心全面发育及参与社会的能力，实践符合 ICF 理念的康复预防。

（段佳丽）

第二节　智力障碍的康复治疗

一、医学治疗

1.病因治疗　部分智力低下是由染色体疾病、遗传代谢性疾病所导致的。在进行智力低下的诊断时,首先要排除染色体疾病、遗传代谢性疾病。根据病史、临床表现、特殊体征及家族史,进行有针对性的检测。部分遗传代谢性疾病是可以干预并取得良好效果的。如甲状腺功能减退,应早期应用甲状腺素替代治疗;氨基酸、有机酸病应早期应用特殊饮食疗法。

2.药物治疗　目前,尚未发现能够提高智力水平的特效药物。但从临床应用效果来看,神经生长因子、神经节苷脂等药物对促进脑细胞功能发育,促进智力进步可能有一定疗效。

二、康复治疗

在完善相关评估的基础上,开展全面的康复训练。总的训练原则:①早期筛查、早期诊断、早期干预、早期康复。②全面评估,全面康复。③个体化治疗。④家庭、学校、社会共同参与,共同支持。

（一）物理治疗

相对于智力而言,智力低下儿童的运动系统发育较好。但智力低下儿童在发育早期主要表现为大运动发育较同龄儿有不同程度的落后,同时其保护性伸展反应、平衡反应、运动协调性等也常常落后于同龄儿童。因此,物理疗法也是必要的,尤其是在发育早期。

评估智力低下儿童的大运动发育水平及运动障碍对其进行针对性的训练,从而改善其运动发育落后状况。

（二）作业治疗

训练的主要目的在于提高智力低下儿童的精细动作、操作的灵巧性以及生活自理能力。通过日常生活动作的训练,如进食、更衣、书写等,提高其生活自理能力,从而提高其适应能力。

（三）言语治疗(ST)

言语康复治疗是建立在系统的语言能力评估基础之上的。根据诊断结果和所确定的语言功能异常类别,确定康复目标,选择合适的康复内容和康复手段进行干预,并及时监控康复训练的效果。针对特殊儿童,这其中包括智力低下儿童的言语康复的 5 个阶段是指:

1.前语言能力训练　前语言时期指智力低下儿童能说出第一个有意义的单词之前的那段时期。此阶段语言康复的目的是帮助其积累充分的语音表象以及发展学习语言所必需的一般能力。

康复的内容包括:①诱导儿童产生无意识交流。②训练其通过不同音调、音强和音长的哭叫声或眼神向外界表达他们的生理需要和情感。③培养听觉敏锐度,使其对语音敏感,关注主要照顾者的言语声,能辨别一些语调、语气和音色的变化。④引导发出一些单音节,逐渐发出连续的音节。⑤培养交际倾向,对成人的声音刺激能给予动作反馈,初步习得一些最基本的交际规则。⑥能理解一些表达具体概念的词。

在这一阶段,儿童可能达到的语言或与语言相关的一般认知目标或参考认知目标:①发展视觉和听觉注意能力,包括对词语的注意。②发展对语音的感知能力,对知觉信号的理解能力。③提高语音识别能力和发音水平。④发展有意识交流能力以及对因果关系的感知。

2.词语的理解与表达能力训练 此阶段训练的主要目的是将其所了解的以及想要表达的内容转化成简单的语言符号(词语),并用言语的方式表达出来;同时,通过词汇训练帮助其扩大词汇量,学习多种类别的词语,加深对常用词汇的词义理解。

康复的主要内容:学习常见名词(如有关称谓、人体部位、食物、衣物、餐具、洗漱用品、玩具和常见动物、交通工具等名词)和常见动词(如有关肢体动作、常见活动的动词)。训练时,康复师应充分考虑儿童的需求、兴趣及能力水平,选择适当词汇,反复给予刺激;引导儿童理解简单语言,激发其表达语言的兴趣,鼓励其多用口语形式来回答问题。

在这一阶段,儿童可能达到的语言或与语言相关的一般认知目标或参考认知目标:①发展语言理解能力,能在一些语音和实体之间建立联系。②发展核心词汇,继续扩充词汇量,并增加词语的种类。③能够表达简单的单、双音节词语,并结合手势和环境来交流。④增加对各种符号的理解。

3.词组的理解与表达能力训练 此阶段语言康复的主要内容:①在掌握一定数量常见词语的基础上,学习一些简单的词组形式,包括动宾词组、主谓词组、偏正词组、并列词组、介宾词组五类。②对所学词组进行表达训练。③对一些难学词语进行拓展训练。④让基础较好的儿童进一步学习较难的词组结构。

该康复训练的目标是让儿童掌握一些生活中的常见词组,初步认识词组成分间的语义关系,能够用两个或两个以上的词顺畅地与人交流(包括口语与非口语交流形式)。

在这一阶段儿童可能达到的语言或与语言相关的一般认知目标或参考认知目标:①继续扩充词汇量,并增加词语的种类。②语音逐渐稳定,能发出大部分母语的语音。③学习基本的语法结构,如并列关系和主谓关系等,逐步发展常见的句法结构。④学习简单的语义关系。⑤提高语言的探索能力。

4.句子的理解与表达能力训练 此阶段康复的主要目的是:通过对儿童进行日常语言中的常见句式和常见语句的康复训练,帮助他们一定程度上理解语义之间的关系,进一步熟悉汉语的语法结构,如基本句式和常见句型的语法结构等,让其习得一定的句子表达模式,提高语言理解和表达能力。

此阶段的主要康复内容:①学习主谓(宾)的基本句式。②学习较难词组形式。③学习把字句、被字句、是字句、比较句、给字句、方所句和主谓谓语句等常用句式。④进行句式练习和句子成分的替代训练。⑤对决定句子结构的某些抽象词(如被、把、是、给和比等)进行拓展训练。⑥对所学句式进行表达训练。

在这一阶段,儿童可能达到的语言或与语言相关的一般认知目标或参考认知目标:①掌握基本句式结构和常见句型。②发展超过"这里和现在"事件的理解能力。③能理解部分抽象词语。④发展儿童之间自发模仿和相互交谈的行为。⑤能在生活和游戏中使用语言。⑥能使用简单和复杂的句子结构,能扩展符合基本语法规则的句子。

5.短文的理解与表达能力训练 此阶段主要目标是通过这些训练,将先前所学的词语、词组和句子综合地运用,不断加深和巩固对词义和语法结构的认识,在此基础上,提升儿童的语用能力,教导儿童如何表示问候、如何提要求、如何描述事件等。

该阶段的主要康复内容:①学习有两个或两个以上从句的较复杂句子。②学习用正确的方式实现句子之间的过渡。③学习用两个或多个句子连贯地表述事件或传达意图。④学习用一个或多个句群较连贯和完整地表达自己的意图。

在这一阶段,儿童可能达到的语言或与语言相关的一般认知目标或参考认知目标:①掌握大部分的语法知识。②增加复杂语法结构的理解和使用功能。③有限地理解词语之间的抽象关系,有较丰富的语义知识。④在语法结构和语义知识的基础上建立语言体系。⑤发展阅读和书写技能。⑥能知道如何用语言表达问候、提要求、描述事件等。

（四）感觉统合训练

感觉统合(sensory integration theory)理论是由美国南加州大学临床心理学专家爱尔丝博士(Ayresa J)在1972年创立,是机体在环境内有效利用自己的感官,从环境中获得不同感觉通路的信息(视觉、听觉、味觉、嗅觉、触觉、前庭觉和本体觉等),输入大脑,大脑对输入信息进行加工处理(解释、比较、增强、抑制、联系、统一等),并做出适应性反应的能力。

感觉统合训练是指基于儿童的神经需要,引导对感觉刺激做适当反应的训练,训练内容包含了前庭(包括重力与运动)、本体感觉(包括肌肉与感觉)及触觉等多感官刺激的全身运动,其目的不在于增强运动技能,而是改善中枢神经系统处理及组织感觉刺激的能力。在训练中同时给予儿童前庭、肌肉、关节、皮肤触摸、视、听、嗅等多种刺激,并将这些刺激与运动相结合。

（五）特殊教育

特殊教育是智力低下儿童的主要康复训练手段。教育应该由教师、家长、治疗师等共同参与及实施。根据智力低下儿童病情严重程度的不同,按照正常儿童的发育有目的、有计划、有步骤地开展针对性的教育,重点在于将日常生活情境融入其中。教育的最终目的是提高智力低下儿童生活自理能力的水平,尽可能减少其参与学校、参与社会的受限程度。

1.轻度智力低下儿童　可以在特殊学校接受教育,也可以在普通学校随班就读。循序渐进地训练其日常生活技能、基本劳动能力、回避危险和处理紧急事件的能力。这部分儿童的训练目标是:日常生活基本自理,成年后回归正常人的生活。

2.中度智力低下儿童　部分可以在特殊学校接受教育。训练重点:生活自理能力和部分社会适应能力。训练目标:掌握简单的卫生习惯和基本生活能力,可以表达基本需求和愿望。

3.重度智力低下儿童　主要是训练其基本生活能力,尽可能减少陪护人员的工作。

4.极重度智力低下儿童　几乎无法接受相关训练。

（段佳丽）

第十四章　血液检验

血液由血细胞和血浆组成。血液不断地流动与全身各个组织器官密切联系,参与各项生理活动,维持机体正常的新陈代谢。在病理情况下,除造血系统疾病外,全身其他组织和器官发生病变可直接或间接引起血液成分的变化。因此,血液检验不仅能作为原发性造血系统疾病诊断、鉴别诊断、疗效观察及预后判断的主要依据,而且还能为引起继发性血液改变的其他各系统疾病的诊治提供重要检验信息,是临床诊断和分析病情的重要依据。

第一节　血液一般检验

血液一般检验是血液检验项目中最基础和最常用的检验,主要是指对外周血中细胞成分的数量和形态的检查及与血细胞有关的实验室检查。随着现代科学技术的发展,自动化检验仪器已被广泛应用于血液一般检验中,使血液检测的参数增多而且快速。由于血液一般检验标本采集容易、检测便捷,是临床医学检验中最常用、最重要的基本内容。故其目前仍然是筛检疾病的首要项目之一。

一、红细胞检查

正常人自出生至成年后,红细胞主要在骨髓生成、发育与成熟。红细胞起源于骨髓造血干细胞,在促红细胞生成素(erythropoietin,EPO)和雄激素的作用下分化成原始红细胞,再经过多次有丝分裂依次发育为早幼红细胞、中幼红细胞和晚幼红细胞后,细胞已丧失了分裂能力,经脱核后成为网织红细胞,此过程约需 72 小时。网织红细胞再经过 48 小时左右即发育成成熟的红细胞。

红细胞是血液中数量最多的有形成分,其主要功能是作为携氧或二氧化碳的呼吸载体和维持酸碱平衡等。可通过检测红细胞参数和形态变化对某些疾病进行诊断或鉴别诊断。

临床上常用的红细胞检查项目有:红细胞计数、血红蛋白测定、红细胞形态观察、血细胞比容测定、红细胞平均指数计算、网织红细胞计数和红细胞沉降率测定等。

(一)红细胞计数

红细胞计数(red blood cell count,RBC),即测定单位体积外周血液中红细胞的数量,是血液一般检验的基本项目,是诊断贫血等疾病最常用的检验指标之一。

1.检测原理　红细胞计数方法有显微镜法和血液分析仪法。

(1)显微镜法:用等渗红细胞稀释液将血液标本稀释一定倍数后,充入改良牛鲍(Neubauer)血细胞计数板中,在显微镜下计数一定区域内的红细胞数量,经换算求出每升血液中红细胞数量。

显微镜计数法所用红细胞稀释液有:①Hayem 液:由 NaCl、Na_2SO_4,$HgCl_2$ 和蒸馏水组成。其中 NaCl 和 Na_2SO_4 调节渗透压,后者还可提高比重防止细胞粘连,而 $HgCl_2$ 为防腐剂。此配方的主要缺点是遇高球蛋白血症患者,由于蛋白质沉淀而使红细胞易凝集。②枸橼酸钠稀释液:由 NaCl、枸橼酸钠、甲醛及蒸馏水组成。NaCl 和枸橼酸钠调节渗透压,后者还有抗凝作用,甲醛为防腐剂。此液配制简单,可使红细胞在稀释后较长时间保持正常形态且不凝集,故《全国临床检验操作规程》推荐此方法。③普通生理盐水或加 1‰甲醛的生理盐水:急诊时如无红细胞稀释液可用此液代替。

(2)血液分析仪法:多采用电阻抗法,也有采用流式细胞术激光检测法等。

2.参考区间

(1)成年:男性(4.3~5.8)×10^{12}/L,女性(3.8~5.1)×10^{12}/L。

(2)新生儿:(6.0~7.0)×10^{12}/L。

3.方法学评价 红细胞计数的方法学评价见表 14-1。

表 14-1 红细胞计数的方法学评价

方法	优点	缺点	适用范围
显微镜计数法	设备简单,费用低廉	费时费力、精密度低	血细胞计数和分类的参考方法,适用基层医疗单位和分散就诊的患者
血液分析仪法	操作简便,易于标准化,效率高,精密度高	仪器较贵,工作环境条件要求高	适用于健康人群普查,大批量标本筛检

4.临床意义 见血红蛋白测定。

(二)血红蛋白测定

血红蛋白(hemoglobin,Hb 或 HGB)是在人体有核红细胞及网织红细胞内合成的一种含色素辅基的结合蛋白质,是红细胞内的运输蛋白,蛋白质部分是珠蛋白,色素部分是亚铁血红素。血红蛋白按不带氧计算相对分子质量为 64458,每克血红蛋白可携带 1.34ml 氧,其主要功能是吸收肺部大量的氧,并将其输送到身体各组织。

血红蛋白是红细胞的主要成分,每个 Hb 分子有 4 条珠蛋白肽链,每条折叠的珠蛋白肽链包裹一个亚铁血红素。每条肽链结合 1 个亚铁血红素,形成具有四级空间结构的四聚体,以利于结合 O_2 和 CO_2。

亚铁血红素无种属特异性,即人和各种动物皆相同。它由 Fe^{2+} 和原卟啉组成,Fe^{2+} 位于卟啉环中央,共有 6 条配位键,其中 4 条与原卟啉中心的 4 个原卟啉 N 连接,另 2 条配位键与血红素分子平面垂直,其中 1 条与珠蛋白肽链 F 肽段第 8 个氨基酸(组氨酸)的咪唑基连接,另 1 条为 Hb 呼吸载体,与 O_2 结合时形成氧合血红蛋白(oxyhemoglobin,HbO_2),此配位键空着,则称为还原血红蛋白(reduced hemoglobin,Hbred);若 Fe^{2+} 被氧化成 Fe^{3+},则称高铁血红蛋白(hemiglobin,Hi)或正铁血红蛋白(methemoglobin,MHb)。如与 O_2 结合的配位键被 CO、S 等占据,则分别形成碳氧血红蛋白(HbCO)、硫化血红蛋白(SHb)等,这些统称为血红蛋白衍生物。在正常情况下,血液中血红蛋白主要为 HbO_2 和 Hbred,以及少量 HbCO 和 Hi。在病理情况下,HbCD 和 Hi 可以增多,甚至出现 SHb 等血红蛋白衍生物。

血红蛋白测定,即测定外周血液中各种血红蛋白的总浓度,是诊断和衡量贫血程度的重要的检查项目之一。血红蛋白测定方法很多,分为全血铁法、血气分析法和分光光度法。经过临床反复筛选与评价,现多采用分光光度法。其中比色法中的氰化高铁血红蛋白(hemoglobincyanide,HiCN)测定法在 1966 年由国际血液学标准化委员会(ICSH)推荐,并经世界卫生组织(WHO)确认为血红蛋白测定的参考方法。1978 年国际临床化学联合会(International Federation of Clinical Chemistry,IFCC)和国际病理学会(International Academy of Pathology,IAP)在联合发表的国际性文件中重申了 HiCN 法。1983 年我国临床检验方法学学术会议上将其推荐为首选方法。

1. 检测原理　HiCN 检测原理:血红蛋白(SHb 除外)中的亚铁离子(Fe^{2+})被高铁氰化钾氧化为高铁离子(Fe^{3+}),血红蛋白转化成 Hi,Hi 与氰化钾(KCN)中的氰离子反应生成 HiCN,HiCN 在 540nm 处有一最大吸收波峰,在此处的吸光度与其在溶液中的浓度成正比在特定条件下,HiCN 毫摩尔消光系数为 44L/(mmol·cm)。可根据吸光度直接求得每升血液中血红蛋白的浓度。常规测定可从 HiCN 参考液制作的标准曲线上读取结果。

2. 参考区间

(1)成年:男性 130~175g/L,女性 115~150g/L。

(2)新生儿:170~200g/L。

3. 方法学评价　血红蛋白测定方法大致分为 4 类(表 14-2)。常用的比色法有 HiCN 测定法、十二烷基硫酸钠血红蛋白(sodium dodecyl sulfate hemoglobin,SDS-Hb)测定法、碱羟血红蛋白(alkaline haematin detergent,AHD_{575})测定法、叠氮高铁血红蛋白(HiN_3)定法、溴代十六烷基三甲胺(CTAB)血红蛋白测定法等。由于 HiCN 试剂含有剧毒的氰化钾,各国均相继研发出不含氰化钾的血红蛋白测定方法,有的测定法已用于血液分析仪,但其标准应溯源到 HiCN 量值。血红蛋白测定的方法学评价见表 14-3。

表 14-2　血红蛋白测定方法及基本原理

测定方法	测定原理
全血铁法	Hb 分子组成
比重法、折射仪法	血液物理特性
血气分析法	Hb 与 O_2 可逆性结合的特性
分光光度法(临床常用)	Hb 衍生物光谱特点

表 14-3　血红蛋白测定的方法学评价

测定方法	优点	缺点
HiCN 测定法	参考方法,操作简单、反应速度快,可检测除 HbS 以:外的所有 Hb,HiCN 稳定、参考品可长期保存,便于质控	KCN 有剧毒,对 HbCD 的反应慢,不能测定 SHb,遇高白细胞、高球蛋白血症的标本会出现浑浊
SDS-Hb 测定法	次选方法,操作简单、试剂无毒、呈色稳定、结果准确、重复性好	SDS 质量差异较大、消光系数未定,SDS 溶血活力大,易破坏白细胞,不适用于同时进行白细胞计数的血液分析仪
AHD_{575} 测定法	试剂简单、无毒、呈色稳定,准确性与精密度较高	575nm 波长比色不便于自动检测、HbF 不能检测
HiN_3 测定法	准确性与精密度较高	试剂仍有毒性、HbCO 转化慢
CTAB 测定法	溶血性强且不破坏白细胞,适于血液分析仪检测	准确度、精密度略低

4. 临床意义　血红蛋白测定的临床意义与红细胞计数相关,但判断贫血程度的价值优于红细胞计数。同时测定两者,对贫血诊断和鉴别诊断有重要的临床意义。

(1)红细胞和血红蛋白增高:指单位容积血液中 RBC 及 Hb 高于参考值高限。多次检查成年男性 RBC>$6.0×10^{12}$/L,Hb>185g/L;成年女性 RBC>$5.5×10^{12}$/L,Hb>160g/L 时即认为增多。可分为相对性增多和绝对性增多两类:

1)相对性红细胞增多:由于某些原因使血浆中水分丢失,血液浓缩,使红细胞和血红蛋白含量相对增多。如连续剧烈呕吐、大面积烧伤、严重腹泻、大量出汗等;另见于慢性肾上腺皮质功能减退、尿崩症、甲状腺功能亢进危象、糖尿病酮症酸中毒等。

2)绝对性红细胞增多:可分为原发性红细胞增多症即真性红细胞增多症(polycythemiavera,PV)和继发性红细胞增多症。

①真性红细胞增多症:是一种病因不明的克隆性多潜能造血干细胞疾病,以骨髓红系细胞显著持续增生为主要特点,同时伴有粒系和巨核系细胞不同程度的增生。血象示全血细胞增多,红细胞数增多,男性$>6.5\times10^{12}$/L,女性$>6.0\times10^{12}$/L;血红蛋白增高,男性$>180g$/L,女性$>170g$/L。

②继发性红细胞增多症:多与机体循环及组织缺氧、血中促红细胞生成素(EPO)水平升高、骨髓加速释放红细胞有关。

(2)红细胞及血红蛋白减少:指单位容积血液中红细胞数及血红蛋白量低于参考值低限。多次检查成年男性RBC$<4.3\times10^{12}$/L,Hb$<130g$/L,成年女性RBC$<3.8\times10^{12}$/L,Hb$<115g$/L为红细胞和血红蛋白减低。根据血红蛋白浓度可将贫血分为4度。轻度贫血:Hb$<130g$/L(女性Hb$<115g$/L);中度贫血:Hb$<90g$/L;重度贫血:Hb$<60g$/L;极重度贫血:Hb$<30g$/L。当RBC$<1.5\times10^{12}$/L,Hb$<45g$/L时,应考虑输血。

1)生理性减少:如6个月~2岁婴幼儿,因生长发育迅速而致造血原料相对不足,红细胞和血红蛋白可较正常人低10%~20%;妊娠中晚期为适应胎盘血循环的需要,血浆量明显增多,红细胞被稀释而减低(减低达16%左右);老年人由于骨髓造血功能逐渐减低,均可导致红细胞数和血红蛋白含量减少;长期饮酒者红细胞数和血红蛋白含量减少(减低约5%)。

2)病理性减少:常见于:①红细胞丢失过多。②红细胞破坏增加。③造血原料不足。④骨髓造血功能减退。

(三)红细胞形态检查

血液系统疾病不仅影响红细胞的数量,也能影响到红细胞的质量,特别是贫血患者,不仅其红细胞数量和血红蛋白浓度降低,而且还会有红细胞形态改变,呈现红细胞大小、形状、染色性质和内含物等的异常。因此在贫血的实验室诊断中,红细胞形态检查与血红蛋白浓度测定、红细胞计数结果及其他参数相结合,可以推断贫血的性质,对贫血的诊断和鉴别诊断有重要的临床价值。

外周血涂片经Wright或Wright—Giemsa染色后,先低倍镜下检查血涂片,观察细胞分布和染色情况,选择细胞分布均匀、染色良好、细胞排列均匀的区域(一般在血涂片的体尾交界处),再用油镜观察红细胞形态。

1.正常红细胞形态 正常成熟的红细胞呈双凹圆盘形,细胞大小均一,形态较为一致,直径为$6.7\sim7.7\mu m$,平均$7.2\mu m$,Wright染色后红细胞为淡粉红色,中心部位为生理性淡染区,其大小约为直径的1/3,胞质内无异常结构。正常红细胞形态常见于健康人,但也可见于急性失血性贫血,部分再生障碍性贫血等。

2.异常红细胞形态 各种贫血和造血系统疾病时,红细胞常可出现大小、血红蛋白含量、形状、结构和排列等异常。

(1)红细胞大小异常

1)小红细胞(microcyte):直径小于$6\mu m$者称为小红细胞。其体积变小,中央淡染区扩大,红细胞呈小细胞低色素性,提示血红蛋白合成障碍。正常人偶见。常见于缺铁性贫血、珠蛋白生成障碍性贫血。而遗传性球形细胞增多症的小红细胞,直径也小于 $6\mu m$,但其厚度增加,血红蛋白充盈良好,细胞着色深,中央淡染区消失。

2)大红细胞(macrocyte):直径大于 $10\mu m$ 者称为大红细胞。见于溶血性贫血及巨幼细胞性贫血。前者可能与不完全成熟的红细胞增多有关,后者因缺乏叶酸或维生素 B_{12}、DHA 合成障碍、细胞不能及时分裂所致,也可见于骨髓增生异常综合征(myelodysplasticsyndrome,MDS)、肝病及脾切除后。

3)巨红细胞(megalocyte):直径大于 $15\mu m$ 者称为巨红细胞,直径大于 $20\mu m$ 者称为超巨红细胞。此类体积较大的红细胞内血红蛋白含量高,中心淡染区常消失。常见于巨幼细胞性贫血、MDS。

4)红细胞大小不均(anisocytosis):是指红细胞之间直径相差 1 倍以上的,其红细胞大小悬殊,是由骨髓造血功能紊乱、造血调控功能减弱所致。见于重度的增生性贫血,巨幼细胞性贫血时特别明显。

(2)红细胞形态异常

1)球形红细胞(spherocyte):细胞直径小于 $6\mu m$,厚度增加大于 $2.6\mu m$,无中心浅染区,似小圆球形,与 RBC 膜先天性或后天性异常、表面积/体积比值减小有关。常见于遗传性球形红细胞增多症,此类细胞在血涂片中高达 25% 以上,还见于自身免疫性溶血性贫血、异常血红蛋白病(HbS,HbC 病)。

2)椭圆形红细胞(elliptocyte):细胞呈卵圆形、杆形,长度可大于宽度的 3~4 倍,最大直径可达 $12.5\mu m$,横径可为 $2.5\mu m$,与细胞骨架蛋白异常有关,细胞只有成熟后才会呈现椭圆形。正常人约有 1% 的椭圆形红细胞,增高多见于遗传性椭圆形细胞增多症,常超过 25%,甚至高达 75%。此种红细胞放置于高渗、等渗、低渗溶液或正常人血清中,其形态保持不变。

3)靶形红细胞(target cell):细胞直径大于正常红细胞,但厚度变薄,中心部位染色较深,其外围为苍白区域,而细胞边缘又深染,形如射击之靶。有的中心深染区不像孤岛而像从红细胞边缘延伸的半岛状或柄状,成为不典型的靶形红细胞。与 Hb 组成和结构变异或脂质异常有关,常见于各种低色素性贫血,尤其是珠蛋白生成障碍性贫血(如地中海贫血)、异常血红蛋白病、胆汁淤积性黄疸、脾切除后、肝病。

4)镰状红细胞(sickle cell):红细胞形如镰刀状,主要见于镰状细胞性贫血(HbS 病)。其形成机制是在缺氧的情况下,红细胞所含异常血红蛋白 S(HbS)溶解度降低,形成长形或尖形的结晶体,使细胞膜发生变形。检查镰状红细胞需将血液制成湿片,然后加入还原剂如偏亚硫酸钠后观察。

5)口形红细胞(stomatocyte):红细胞中央有裂缝,中心苍白区呈扁平状,周围深染颇似一个张开的嘴形或鱼口。多因红细胞膜异常,使 Na^+ 通透性增加,细胞膜变硬,变形性差,因而脆性增加,使细胞生存时间缩短。正常人低于 4%,遗传性口形红细胞增多症常可达 10% 以上。少量出现可见于弥散性血管内凝血、某些溶血性贫血及肝病等。

6)棘形红细胞(acanthocyte):该红细胞表面有针状或指状突起,尾端略圆,间距、长宽不等。多见于遗传性或获得性 β-脂蛋白缺乏症,其棘形红细胞可高达 70%~80%,也可见于脾切除后、乙醇中毒性肝脏疾病、尿毒症等。棘形红细胞应注意与皱缩红细胞区别。

7)皱缩红细胞:也称钝锯齿形红细胞(crenated cell,echinocyte),可因制备血涂片不当、高渗等原因引起,红细胞周边呈钝锯齿形,突起排列均匀、大小一致、外端较尖。

8)裂片红细胞(schistocyte)：指红细胞因机械或物理因素所致细胞碎片及不完整的红细胞。其大小不一致，外形不规则，有各种形态如刺形、盔形、三角形、扭转形等。正常人血涂片中裂片红细胞小于 2%，增多见于弥散性血管内凝血、血栓性血小板减少性紫癜、恶性高血压、微血管病性溶血性贫血等。

9)泪滴形红细胞(dacryocyte,teardrop cell)：细胞内血红蛋白饱满，形状似泪滴状或梨状，可能是由于细胞内含有 Heinz 小体或包涵体，或红细胞膜的某一点被粘连而拉长所致，被拉长的红细胞可长可短。正常人偶见，增多常见于骨髓纤维化、珠蛋白生成障碍性贫血、溶血性贫血等。

10)缗钱状红细胞：多个红细胞相互聚集重叠，连接成串，形似缗钱状。主要见于多发性骨髓瘤、原发性巨球蛋白血症等。

(3)红细胞染色异常

1)低色素性(hypochromic)红细胞：红细胞的生理性中心浅染区扩大，染色淡，甚至成为环形红细胞，提示其血红蛋白含量明显减少。常见于缺铁性贫血、珠蛋白合成障碍性贫血、铁幼粒细胞性贫血、部分血红蛋白病。

2)高色素性(hyperchromic)红细胞：红细胞内生理性中心浅染区消失，整个红细胞染色较深，是由于血红蛋白含量增高所致。最常见于巨幼细胞性贫血，也可见于溶血性贫血、球形红细胞增多症等。

3)嗜多色性(polychromatic)红细胞：属于尚未完全成熟的红细胞，胞体略大于正常红细胞，在 Wright－Giemsa 染色情况下，细胞呈灰蓝色或灰红色。嗜多色性红细胞增多提示骨髓内红细胞生成活跃，见于各种增生性贫血，尤以溶血性贫血最为多见。

4)细胞着色不一(anisochromia)：同一血涂片的红细胞中出现色素不一致，即血红蛋白充盈度偏离较大，如同时出现低色素性和正常色素性红细胞，常见于铁粒幼细胞性贫血。

(4)红细胞结构异常

1)嗜碱性点彩红细胞(basophilic stippling cell)：在 Wright－Giemsa 染色情况下，红细胞胞质内出现形态和大小不一、多少不均的嗜碱性蓝黑色颗粒，属于未完全成熟的红细胞。正常人血涂片中少见(约占 0.01%)，在铅、铋、汞、锌等重金属中毒时增多，为铅中毒的诊断筛选指标。在其他各类贫血中也可见到嗜碱性点彩红细胞，其增加常表示骨髓造血功能旺盛且有紊乱现象。

2)染色质小体(Howell－Jolly body)：又称豪－焦小体，位于成熟或幼稚红细胞的胞质中，为直径约 $1\sim2\mu m$ 暗紫红色圆形小体，可 1 个或多个，为核碎裂或核裂解后所剩的残余部分。常见于巨幼细胞性贫血，也可见于脾切除术后、溶血性贫血及红白血病等。

3)卡－波环(Cabot ring)：在红细胞内的胞质中出现的紫红色细线圈状或"8"字形结构。可能是胞质中脂蛋白变性所致，常与染色质小体同时存在。见于溶血性贫血、巨幼细胞性贫血、脾切除术后、铅中毒及白血病等。

4)有核红细胞(nucleated erythrocyte)：即幼稚红细胞。正常成人有核红细胞均存在于骨髓中，外周血液中除新生儿可见到有核红细胞外，成人均不能见到。在成人外周血涂片中出现有核红细胞属病理现象，常见于各种溶血性贫血、白血病、骨髓纤维化、脾切除后及红白血病等。

(四)血细胞比容测定

血细胞比容(hematocrit,Hct)是指一定体积全血中红细胞所占体积的相对比例。HCT

高低与红细胞数量、平均体积及血浆量有关,主要用于贫血和红细胞增多的诊断、血液稀释和血液浓缩变化的测定、计算红细胞平均体积和红细胞平均血红蛋白浓度等。

1. 检测原理

(1)离心沉淀法:常用温氏(Wintrobe)法和微量血细胞比容(microhematocrit)法。

1)温氏法:为离心沉淀法中的常量法。将 $EDTA-K_2$ 或肝素抗凝血灌注于温氏管中,在一定条件下离心得到红细胞占全血体积的百分比。水平离心机以相对离心力(RCF)2264g 离心 30 分钟,读取压实红细胞层柱高的毫米数,再离心 10 分钟,至红细胞层不再下降为止,读取还原红细胞层的高度。离心后血液分为五层,自上而下的成分为:血浆、血小板、白细胞、还原红细胞及带氧红细胞。当外周血出现有核红细胞时,离心后则位于白细胞和还原红细胞层之间。

2)微量血细胞比容法:采用一次性专用的毛细玻璃管,用 $EDTA-K_2$ 抗凝的静脉血或用肝素化的干燥管直接采集毛细血管血,以 RCF 12 500g 离心 5 分钟,测量红细胞柱、全细胞柱和血浆柱的长度。红细胞柱的长度除以全细胞柱和血浆柱的长度之和,即为血细胞比容微量法为 WHO 推荐的参考方法。

(2)血液分析仪法:由仪器根据红细胞计数和红细胞平均体积计算出 HCT,HCT=红细胞计数×红细胞平均体积。

2. 方法学评价 HCT 测定的方法学评价见表 14-4。

表 14-4 HCT 测定的方法学评价

方法	优点	缺点
温氏法(离心法)	应用广泛,不需要特殊仪器	难以完全排除残留血浆(可达 2%~3%),单独采血用血量大,已渐被微量法取代
微量法(离心法)	WHO 推荐的首选常规方法,CLSI 推荐为参考标准。标本用量少,相对离心力高,结果准确、快速、重复性好	需微量高速血液离心机,仍有残留血浆,但较温氏法少
血液分析仪法	不需要单独采血测定,检查快速,精密度高	准确性不及微量离心法,需定期校正仪器

CLSI,美国临床实验室标准化研究所(Clinical and Laboratory Standards Institute)

3. 参考区间

(1)成年:男性 0.40~0.50;女性 0.37~0.48。

(2)新生儿:0.47~0.67。

(3)儿童:0.33~0.42。

4. 临床意义 HCT 与红细胞数量、MCV 和血浆量有关。红细胞数量增多、血浆量减少或两者兼有可导致 HCT 增高;血浆量增多或红细胞减少可导致 HCT 减低(表 14-5)。HCT 作为单一参数的临床价值不大,必须结合红细胞计数才具有临床价值 HCT 的主要应用价值为:

(1)临床补液量的参考:各种原因导致脱水时,HCT 都会增高,补液时可监测 HCT,HCT 恢复正常表示血容量得到纠正。

(2)作为真性红细胞增多症诊断指标:HCT>0.7,RBC 为(7~10)×10^{12}/L,Hb>180g/L,即可诊断。

(3)计算红细胞平均指数的基础:红细胞平均值(MCV、MCHC)可用于贫血的形态学分类。

表 14－5　HCT 增高和减低的原因

HCT	机制	原因
增高	红细胞增多	真性红细胞增多症、缺氧、肿瘤、EPO 增多
	血浆量减少	液体摄入不足、大量出汗、腹泻、呕吐、多尿
减低	红细胞减少	各种原因所致的贫血、出血
	血浆量增多	竞技运动员、中晚期妊娠、原发性醛固酮增多症、过多补液

（五）红细胞平均指数计算

利用红细胞数、HCT 及 Hb，按以下公式分别可计算出红细胞三种平均值，以协助贫血形态学分类诊断，在临床上有着重要的价值。

①红细胞平均体积（mean corpuscular volume，MCV）系指平均每个红细胞的体积，以 fl（飞升）为单位。

MCV＝每升血液中血细胞比容/每升血液中红细胞个数＝$(HCT/RBC)\times10^{15}$

②红细胞平均血红蛋白量（mean corpuscular hemoglobin，MCH）系指平均每个红细胞内所含血红蛋白的量，以 pg（皮克）为单位。

MCH＝每升血液中血红蛋白含量/每升血液中红细胞个数＝$(Hb/RBC)\times10^{12}$

③平均红细胞血红蛋白浓度（mean corpuscular hemoglobin concentration，MCHC）系指平均每升红细胞中所含血红蛋白浓度，以 g/L 表示。

MCHC＝每升血液中血红蛋白含量/每升血液中血细胞比容＝Hb/HCT

1. 参考区间　MCV、MCH、MCHC 的参考区间见表 14－6。

表 14－6　MCV、MCH、MCHC 的参考区间

人群	MCV(fl)	MCH(pg)	MCHC(g/L)
成年人	82～100	27～34	316～354
1～3 岁	79～104	25～32	280～350
新生儿	86～120	27～36	250～370

2. 临床意义　红细胞平均指数可用于贫血形态学分类及提示贫血的可能原因（表 2－7）。

表 14－7　贫血形态学分类及临床意义

形态学分类	MCV	MCH	MCHC	临床意义
大细胞性贫血	＞100	＞34	316～354	叶酸及维生素 B_{12} 缺乏所引起的巨幼细胞贫血
正常细胞性贫血	82～100	27～34	316～354	再生障碍性贫血，急性失血性贫血，溶血性贫血，骨髓病性贫血
单纯小细胞性贫血	＜82	＜27	316～354	慢性炎症性贫血，肾性贫血
小细胞低色素性贫血	＜82	＜27	＜316	缺铁性贫血，铁粒幼细胞性贫血，珠蛋白生成障碍性贫血，慢性失血性贫血

二、白细胞检查

白细胞（white blood cell，WBC；leukocyte，LEU）为外周血中的有核细胞，是机体抵抗病原微生物等异物入侵的主要防线。外周血白细胞数量较少，约为红细胞的 0.1%～0.2%。按照细胞形态学特征，可将白细胞分为粒细胞（granulocyte，GRAN）、淋巴细胞（lymphocyte，L）

和单核细胞(monocyte,M)三大类。粒细胞根据其胞质中的颗粒特点又分为中性粒细胞(neutrophil,N)、嗜酸性粒细胞(eosinophil,E)和嗜碱性粒细胞(basophil,B)三类,因此通常将白细胞分为五类。另外中性粒细胞根据其核分叶情况又可分为中性杆状核粒细胞(neutrophilic stabgranulocyte,Nst)和中性分叶核粒细胞(neutrophilic segmented granulocyte,Nsg)。

根据细胞动力学原理,可将粒细胞的发育过程人为划分为 5 个池。①分裂池(mitotic pool):包括原粒细胞、早幼粒细胞和中幼粒细胞等具有分裂能力的细胞。②成熟池(maturation pool):包括晚幼粒、杆状核粒细胞,此阶段细胞已失去分裂能力。③贮备池(storage pool):包括部分杆状核粒细胞及分叶核粒细胞,其数量约为外周血的 5～20 倍。以上三个池均存在于骨髓中。④循环池(circulating pool):由贮备池进入外周血中的成熟粒细胞约一半随血液循环,即为外周血检查的粒细胞数。⑤边缘池(marginal pool):进入外周血的半数粒细胞黏附于血管壁构成边缘池,其与循环池的粒细胞之间可互换,处于动态平衡。

外周血白细胞检查是血液一般检验的重要项目之一。机体发生炎症或其他疾病都可引起白细胞总数及各类白细胞所占比例发生变化,因此检查白细胞总数及白细胞分类计数已成为临床辅助诊断的一种重要方法。

(一)白细胞计数

白细胞计数(white blood cell count,WBC)是指测定单位体积外周血中各类白细胞总的数量。

1.检测原理　白细胞计数方法有显微镜计数法和血液分析仪法。

(1)显微镜计数法:用白细胞稀释液将血液标本稀释一定倍数并破坏红细胞后,充入改良牛鲍血细胞计数板中,在显微镜下计数一定区域内的白细胞数量,经换算求出每升血液中白细胞总数。

常用白细胞稀释液由蒸馏水、乙酸和染料(如结晶紫或亚甲蓝)组成。其中蒸馏水因为低渗以溶解红细胞;乙酸可加速红细胞的溶解,同时能固定核蛋白,使白细胞核显现,易于辨认;染料可使核略着色,且易与红细胞稀释液区别。

(2)血液分析仪法:多采用电阻抗法及光散射法等。

2.方法学评价　见红细胞计数。

3.参考区间　成人:$(3.5～9.5)×10^9/L$;儿童:$(5～12)×10^9/L$;6 个月～2 岁:$(11～12)×10^9/L$;新生儿:$(15～20)×10^9/L$。

4.临床意义　白细胞总数高于参考区间的上限称为白细胞增多(leukocytosis);低于参考区间的下限称为白细胞减少(leukopenia)。由于白细胞增多或减少主要受中性粒细胞数量的影响,其临床意义见白细胞分类计数。

(二)白细胞分类计数

由于各类白细胞的生理功能不同,其在外周血中数量变化的临床意义也不同,因此仅仅计数外周血中白细胞总数是不够的,需要对各类白细胞分别计数。白细胞分类计数(differential leukocyte count,DLC)是根据外周血中各类白细胞的形态特征进行了分类计数,以求得各类白细胞所占的百分率和绝对值。

1.检测原理　白细胞分类计数方法有显微镜法和血液分析仪法。

(1)显微镜白细胞分类计数法:将血液制备成薄膜涂片,经 Wright 染色后,在显微镜下根据各类白细胞的形态特征逐个分别计数,然后求出各类白细胞所占的百分率,也可以根据白细胞总数计算出各类白细胞的绝对值。各类白细胞的正常形态特征见表14-8。

表14-8 外周血各类白细胞正常形态特征

白细胞	直径(μm)	形态	细胞质	细胞核	染色质
中性粒细胞	10~15	圆形	粉红色,含许多细小、均匀的紫红色颗粒	杆状核弯曲呈腊肠样,两端钝圆;分叶核分为2~5叶,以3叶核为主	深紫红色,粗糙,致密成团
嗜酸性粒细胞	13~15	圆形	着色不清,充满粗大、整齐、均匀的橘红色颗粒	多分2叶,呈眼镜样	深紫红色,粗糙
嗜碱性粒细胞	10~12	圆形	着色不清,含少量大小不一、分布不均、排列杂乱的紫黑色颗粒,常覆盖核上	因颗粒覆盖致使核结构模糊不清	深紫红色,粗糙模糊
淋巴细胞	6~15	圆形或椭圆形	淡蓝色透明,小淋巴细胞胞质很少,一般无颗粒,大淋巴细胞可有少量粗大不均匀、紫红色颗粒	圆形或椭圆形,外缘光滑,常偏于一侧,小淋巴细胞因胞质很少有时似裸核	深紫红色,粗糙,致密成块状,排列均匀
单核细胞	12~20	圆形、椭圆或不规则形	胞质丰富,灰蓝色半透明,含大量细小、灰尘样紫红色颗粒	肾形、马蹄形、山字形、不规则形,常折叠扭曲	淡紫红色,细致疏松如网状,有膨胀和立体感

(2)血液分析仪法:利用多项技术(如电学、光学、细胞化学染色和流式细胞术)联合检测。

2.方法学评价 白细胞分类计数的方法学评价见表14-9。

表14-9 白细胞分类计数的方法学评价

方法	优点	缺点	适用范围
显微镜计数法	设备简单,费用低廉,可及时发现各类白细胞形态的病理变化	费时,受血涂片质量、染色效果及检验人员经验等的影响,精确性及重复性差	白细胞分类计数的参考方法,对仪器法的异常结果进行复核
血液分析仪法	分析细胞多,速度快,准确性高,重复性好,易于标准化	仪器较贵,试剂成本较高,不能准确识别细胞类别和病理变化	适用于大规模人群健康筛查,大批量标本筛检等

3.参考区间 成人白细胞分类计数参考区间见表14-10。

表14-10 成人白细胞分类计数的方法学评价

白细胞	百分率(%)	绝对值(×10⁹/L)
中性杆状核粒细胞(Nst)	1~5	0.04~0.5
中性分叶核粒细胞(Nsg)	40~75	1.8~6.3
嗜酸性粒细胞(E)	0.4~8.0	0.02~0.52
嗜碱性粒细胞(B)	0~1	0~0.06
淋巴细胞(L)	20~50	1.1~3.2
单核细胞(M)	3~10	0.1~0.6

4.临床意义

(1)白细胞总数与中性粒细胞:中性粒细胞具有趋化、变形、黏附、吞噬及杀菌等功能,在机体防御和抵抗病原体侵袭过程中发挥重要作用。由于外周血液中,中性粒细胞占白细胞比例最大,白细胞总数增多或减少主要受中性粒细胞数量的影响,因此二者数量变化的临床意义基本一致。在某些病理情况下,有时二者的数量关系也表现出不一致的情况,此时需要具体分析。

1)白细胞或中性粒细胞生理性变化:白细胞数量的生理性波动较大,一般认为白细胞计数波动在30%以内表示无临床意义,只有通过定时和连续观察才有意义。白细胞或中性粒细胞生理性变化见表14—11。

表14—11　白细胞或中性粒细胞生理性变化

状态	生理变化
年龄	新生儿白细胞总数较高(15×10^9/L),主要为中性粒细胞,到6~9天逐渐下降至与淋巴细胞大致相等,以后淋巴细胞逐渐升高。2~3岁后,淋巴细胞又开始下降,中性粒细胞逐渐上升,至4~5岁两者又基本相等,以后中性粒细胞逐渐增高至成人水平
日间变化	静息状态时较低,进食和活动后较高;午后较早晨高;一天之内变化可相差1倍
运动、疼痛和情绪	脑力和体力劳动、冷热刺激、日光或紫外线照射等可使白细胞轻度增高;剧烈运动、剧痛和情绪激动等可使白细胞显著增高
妊娠与分娩	妊娠期白细胞常增加,妊娠5个月以上可多达15×10^9/L;分娩时因产伤、产痛、失血等刺激,白细胞可达35×10^9/L,产后2周内可恢复正常
吸烟	吸烟者平均白细胞总数可高于非吸烟者30%

2)中性粒细胞增多症(neutrocytosis):引起中性粒细胞病理性增多的原因大致分为反应性增多和异常增生性增多。

①反应性增多:为机体对各种病理因素刺激产生的应激反应,动员骨髓贮备池中的粒细胞释放或边缘池粒细胞进入血循环。因此反应性增多的粒细胞多为成熟的分叶核或杆状核粒细胞,常见于:a.急性感染或炎症;b.组织损伤;c.急性溶血;d.急性失血;e.急性中毒;f.恶性肿瘤。

②异常增生性增多:类白血病反应(leukemoid reaction)是指机体在有明确病因的刺激下,外周血中白细胞数中度增高(很少达到白血病的程度),并可有数量不等的幼稚细胞出现,常伴有中性粒细胞中毒性改变,其他细胞如红细胞和血小板一般无明显变化引起类白血病反应的病因很多,以严重急性感染最为常见,当病因去除后,类白血病反应也逐渐消失。

3)中性粒细胞减少症(neutropenia):引起中性粒细胞减少的机制主要有细胞增殖和成熟障碍、消耗或破坏过多以及分布异常等。

①某些感染:某些革兰阴性杆菌(如伤寒、副伤寒)、病毒(如流感)等感染时。

②血液病:如再生障碍性贫血,白细胞可<1×10^9/L,分类时淋巴细胞相对增多,中性粒细胞绝对值为其最重要的预后指标。

③理化损伤:长期接触电离辐射(X射线)、苯、铅、汞以及化学药物(如氯霉素)等,可抑制骨髓细胞有丝分裂而致白细胞减少。

④脾功能亢进:各种原因所致的脾大可促使单核—吞噬细胞系统破坏过多的白细胞,以及分泌过多的脾素抑制骨髓造血而致白细胞减少。

⑤自身免疫性疾病:由于机体产生白细胞自身抗体,导致其破坏过多。

(2)嗜酸性粒细胞:嗜酸性粒细胞是粒细胞系统中的重要组成部分,其主要作用是抑制过敏反应、参与对寄生虫的免疫反应等。临床上有时需要准确了解嗜酸性粒细胞的变化,因此须采用直接计数法。其显微镜计数法原理类似白细胞计数,所用稀释液主要作用有保护嗜酸性粒细胞(如丙酮、乙醇)、破坏红细胞和中性粒细胞(如碳酸钾、草酸铵)及使嗜酸性粒细胞着色(如伊红、溴甲酚紫等)。

1)生理性变化:正常人外周血嗜酸性粒细胞白天较低,夜间较高,上午波动大,下午较恒定。

2)嗜酸性粒细胞增多(eosinophilia):①寄生虫病。②过敏性疾病。③某些皮肤病。④血液病。⑤某些传染病。⑥恶性肿瘤。⑦高嗜酸性粒细胞增多综合征。⑧其他:如脾切除、脑线垂体功能低下、肾上腺皮质功能不全等。

3)嗜酸性粒细胞减少(eosinopenia):其临床意义较小,可见于长期应用肾上腺皮质激素、某些急性传染病如伤寒初期等。

4)嗜酸性粒细胞计数的其他应用:临床上常常用于观察急性传染病的预后、观察大手术和烧伤患者的预后及肾上腺皮质功能测定。

(3)嗜碱性粒细胞:嗜碱性粒细胞的主要功能是参与Ⅰ型超敏反应,在外周血中数量很少。

1)嗜碱性粒细胞增多(basophilia):常见于:①过敏性和炎症性疾病。②慢性粒细胞性白血病。③骨髓增殖性肿瘤。④嗜碱性粒细胞白血病。

2)嗜碱性粒细胞减少(basopenia):由于外周血中嗜碱性粒细胞数量本来很少,其减少临床上意义不大。

(4)淋巴细胞:淋巴细胞为人体重要的免疫细胞,包括B淋巴细胞、T淋巴细胞及少量NK细胞等。在普通光学显微镜下,淋巴细胞各亚群形态相同,不能区别。

1)淋巴细胞增多(lymphocytosis):婴儿出生一周后,淋巴细胞与中性粒细胞大致相等,可持续至6~7岁,以后淋巴细胞逐渐降至成人水平。因此整个婴幼儿及儿童期外周血淋巴细胞较成人高,属于淋巴细胞生理性增多。淋巴细胞病理性增多见于:①感染性疾病。②组织器官移植后。③白血病。④淋巴细胞相对增高。

2)淋巴细胞减少(lymphopenia):主要见于长期接触放射线、应用肾上腺皮质激素、免疫缺陷性疾病等。另外各种引起中性粒细胞增多的因素均可导致淋巴细胞百分率相对减少。

(5)单核细胞:单核细胞与组织中的吞噬细胞构成单核-吞噬细胞系统,具有吞噬和杀灭病原体、清除损伤或死亡的细胞以及处理抗原等功能。

1)单核细胞增多(monocytosis):儿童外周血单核细胞较成人稍高,妊娠及分娩期亦可增多,属于生理性增多。单核细胞病理性增多见于:①某些感染。②某些血液病。③结缔组织病等。

2)单核细胞减少(monocytopenia):临床意义不大。

(三)白细胞形态学检查

在病理情况下,除了白细胞总数及其分类发生变化外,有时白细胞的形态也会发生改变。白细胞形态学检查主要采用显微镜法,血涂片经Wright染色后在显微镜下观察白细胞的形态变化(图14-1)。

1.中性粒细胞的核象变化　中性粒细胞的核象是指粒细胞的分叶状况,反映粒细胞的成熟程度。正常情况下,外周血中性粒细胞以分叶核为主,常分为2~5叶,杆状核较少,杆状核与分叶核之间的比值为1:13。病理情况下,中性粒细胞的核象可发生变化,出现核左移或核右移(图14-1)。

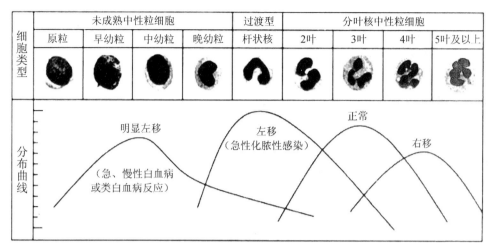

细胞类型	未成熟中性粒细胞				过渡型	分叶核中性粒细胞			
	原粒	早幼粒	中幼粒	晚幼粒	杆状核	2叶	3叶	4叶	5叶及以上

图 14－1　中性粒细胞核象变化

(1)核左移(shift to the left)：外周血中杆状核粒细胞增多或出现更幼稚的粒细胞时称为核左移。核左移是机体的一种反应性改变,常见于化脓性感染、急性溶血、急性失血等。

(2)核右移(shift to the right)：外周血中分叶核粒细胞增多,并且 5 叶核以上的中性粒细胞超过 3％时称为核右移。核右移常伴有白细胞总数减少。

2. 中性粒细胞的毒性变化　在严重感染、败血症、中毒、恶性肿瘤、大面积烧伤等病理情况下,中性粒细胞可出现一系列形态改变。

(1)大小不均(anisocytosis)：在一些病程较长的化脓性感染时,中性粒细胞体积大小悬殊,可能与内毒素等因素作用于骨髓内幼稚细胞发生顿挫性不规则分裂有关。

(2)中毒颗粒(toxic granulation)：中性粒细胞胞质中出现粗大、大小不等、分布不均的紫黑色或紫褐色颗粒,称中毒颗粒。常见于严重化脓性感染及大面积烧伤等,可能与粒细胞颗粒生成过程受阻或变性有关。

(3)空泡(vacuolation)：多出现在中性粒细胞胞质中,可为单个,常为数个,亦可在核中出现。常见于严重感染,可能与细胞脂肪变性或颗粒缺失有关。

(4)杜勒小体(Dohle body)：又称蓝斑,指中性粒细胞胞质中出现蓝色或灰色的包涵体,呈圆形、梨形或云雾状,界限不清,直径约 $1\sim2\mu m$。常见于严重感染,是胞质因毒性变而保留的嗜碱性区域,其胞质局部发育不成熟,核与胞质发育不平衡。

(5)退行性变(degeneration)：细胞发生胞体肿大、结构模糊、边缘不清晰、核同缩、核肿胀和核溶解(染色质模糊、疏松)等现象,是细胞衰老死亡的表现。

3. Auer 小体(auer body)　白细胞胞质中出现 1 条或数条紫红色细杆状物质,长约 $1\sim6\mu m$,亦称为棒状小体。棒状小体对鉴别急性白血病的类型有重要意义,急性粒细胞白血病和急性单核细胞白血病可见到棒状小体,而急性淋巴细胞白血病则无。

4. 中性粒细胞胞核形态的异常　包括多分叶核中性粒细胞、巨多分叶核中性粒细胞、巨杆状核中性粒细胞、双核粒细胞和环形杆状核粒细胞等,常见于巨幼细胞性贫血、抗代谢药物治疗后、骨髓增生异常综合征(myelodysplastic syndrome,MDS)及恶性血液病等。

Auer 小体及中性粒细胞胞核形态异常。

5. 其他中性粒细胞畸形　多与遗传因素相关,包括 Pelger－Huet 畸形、Chediak－Hi-

gashi 畸形、Alder－Reilly 畸形及 May－Hegglin 畸形等。

6.淋巴细胞的异常形态

(1)异型淋巴细胞(atypical lymphocyte):在病毒、过敏原等因素刺激下,外周血淋巴细胞增生并发生异常形态变化,称为异型淋巴细胞。已知异型淋巴细胞主要为 T 细胞,其形态变异是因增生亢进,甚至发生母细胞化所致,表现为胞体增大、胞质增多、嗜碱性增强、细胞核母细胞化等。Downey 按形态特征将其分为 3 型:

Ⅰ型(空泡型或浆细胞型):最为常见,其胞体比正常淋巴细胞稍大,多为圆形;核呈圆形、肾形或不规则形,常偏位,染色质粗糙呈粗网状或块状;胞质丰富,染深蓝色,无颗粒,含空泡或呈泡沫状。

Ⅱ型(不规则形或单核细胞型):胞体较大,外形不规则,多有伪足;核呈圆形或不规则,染色质较Ⅰ型细致;胞质丰富,染淡蓝或蓝色,有透明感,边缘处着色较深,一般无空泡,可有少数嗜天青颗粒。

Ⅲ型(幼稚型):胞体较大;核呈圆形或椭圆形,染色质细致呈网状,可有 1～2 个核仁;胞质较少,染深蓝色,可有少数空泡。

(2)卫星核淋巴细胞:淋巴细胞主核旁边另有 1 个游离的小核,称为卫星核。常见于接受较大剂量电离辐射、核辐射、抗癌药物等造成的细胞损伤,可作为致畸、致突变的客观指标之一。

(3)浆细胞(plasmacyte):浆细胞为 B 细胞经抗原刺激后转化而成,正常外周血一般少见或无。在传染性单核细胞增多症、流行性出血热、梅毒及结核病等外周血中可出现浆细胞。另外,在多发性骨髓瘤患者中外周血可出现异常的浆细胞,较普通浆细胞大、胞质增多、核染色质细致。

三、血小板计数

血小板(platelet,PLT)由骨髓中成熟的巨核细胞边缘部分破裂脱落后形成,通常每个巨核细胞可产生 200 个以上的血小板,其外周血中的数量受血小板生成素的调节。血小板具有维持血管内皮完整性以及黏附、聚集、释放、促凝和血块收缩等功能,主要参与一期止血过程和促进血液凝固,因此在止血与凝血,以及在心血管疾病等病理生理过程中起着重要作用。

血小板计数(platelet count)是指测定单位体积外周血中血小板的数量,为止凝血检查中最基本、最常用的筛选试验之一。

(一)检测原理

血小板计数方法有显微镜计数法、血液分析仪法和流式细胞仪法,其中显微镜计数法有普通光学显微镜法和相差显微镜法。

1.普通光学显微镜计数法　其计数原理与红细胞、白细胞计数相同。常用的血小板稀释液有能溶解红细胞的草酸铵稀释液和复方尿素稀释液等。

2.相差显微镜计数法　利用光线通过透明物体时产生的相位差而转化为光强差,从而增强被检物立体感的原理,识别血小板的形态。

3.血液分析仪法　多采用电阻抗法及光散射法等。

4.流式细胞仪法　利用荧光染料标记血小板特异性抗体,采用流式细胞仪计数血小板。

（二）方法学评价

血小板计数的方法学评价见表 14—12。

表 14—12　血小板计数的方法学评价

方法	优点	缺点	适用范围
普通光学显微镜法	草酸铵稀释液破坏红细胞,血小板形态清晰,为首选稀释液;复方尿素稀释液使血小板肿胀后易辨认	影响因素较多,重复性和准确性较差;复方尿素稀释液中尿素易分解,不能完全破坏红细胞	适用于基层医疗单位和分散检测
相差显微镜法	血小板易于识别,准确性高,并可照相后核对计数结果,为手工法的参考方法	仪器较昂贵	临床上较少使用
血液分析仪法	操作简便,测定速度快,重复性好,准确性高,能同时测量 MPV 及 PDW 等多个指标	不能完全区分血小板与其他类似大小物质(如红细胞、白细胞碎片及杂质),采用 EDTA 钾盐抗凝时,血小板易聚集	适用于大规模人群健康筛查,大批标本筛检等
流式细胞仪法	准确性高,是目前 ICSH 推荐的参考方法	仪器及试剂较昂贵	主要用于科学研究

（三）参考区间

$(125 \sim 350) \times 10^9 / L$。

（四）临床意义

1.生理性变化　正常人血小板数量随着时间和生理状态而变化,一天之内可增减 6%～10%,午后略高于早晨;冬季较春季高;平原居民较高原居民低;月经前较低,月经后逐渐上升;妊娠中晚期增高,分娩后即减低;运动、饱餐后增高,休息后恢复;静脉血血小板计数较毛细血管血高约 10%。

2.病理性变化

（1）血小板减少:血小板低于参考区间的下限称为血小板减少,是临床上引起出血的常见原因常见疾病有:①血小板生成障碍。②血小板破坏过多。③血小板消耗过多。④血小板分布异常。⑤先天性血小板减少:如新生儿血小板减少症、巨大血小板综合征等。

（2）血小板增多:血小板高于参考区间的上限称为血小板增多,是血栓形成的危险因素。在原因不明的血小板增多患者中,约有 50% 为恶性疾病。

1）原发性血小板增多:如慢性粒细胞白血病、真性红细胞增多症、原发性血小板增多症等。

2）反应性血小板增多:如急性大出血、急性溶血、急性化脓性感染、肿瘤等。

3）其他疾病:如外科手术、脾切除等。

（吕迎霞）

第二节　网织红细胞计数

网织红细胞(reticulocyte,Ret)是介于晚幼红细胞脱核到完全成熟的红细胞之间的过渡细胞,略大于成熟红细胞(直径 8.0～9.5 μm),因其胞质中残存的嗜碱性物质 RNA 经碱性染料(如煌焦油蓝、新亚甲蓝等)活体染色后,形成蓝色或紫色的点粒状或丝网状沉淀物,故名为网织红细胞。在红细胞发育过程中,胞质中的 RNA 含量有明显规律性变化,即原始阶段较为丰富,然后逐渐减低,网织红细胞自骨髓释放到外周血液后仍具有合成血红蛋白的能力,约 1~2 天后,RNA 完全消失,过渡为成熟红细胞。红细胞中网状结构越多,表示细胞越幼稚。ICSH 将网织红细胞分为 4 型(表 14-13)。

表 14-13 网织红细胞分型及特征

分型	形态特征	正常存在部位
Ⅰ 型(丝球型)	嗜碱性物质呈致密块状	仅存在于骨髓
Ⅱ 型(网型)	嗜碱性物质呈疏松网状结构	大量存在于骨髓,极少见于外周血液中
Ⅲ 型(破网型)	嗜碱性物质呈散在的不规则枝点状结构	少量存在于外周血液中
Ⅳ 型(点粒型)	嗜碱性物质少,呈分散的细颗粒、短丝状	主要存在于外周血液中

网织红细胞检测的目的:①鉴别贫血的类型。②检查骨髓的功能。③监测贫血的治疗效果。④评估骨髓移植后、再生障碍性贫血、细胞毒药物诱导治疗后或 EPO 治疗后的红细胞造血情况。

一、检测原理

网织红细胞的 RNA 以弥散胶体状态存在。常规血细胞染色法(如 Wright 染色)对细胞进行了固定,即使网织红细胞的核酸物质着色,也难以在普通显微镜下识别网织红细胞必须经活体或特殊染色后,才可用显微镜识别或经仪器分类计数。

1.普通显微镜法　活体染料(新亚甲蓝或煌焦油蓝)的碱性着色基团(带正电荷)可与网织红细胞 RNA 的磷酸基(带负电荷)结合,使 RNA 胶体间的负电荷减少而发生凝缩,形成蓝色的点状、线状或网状结构。

2.血液分析仪法　特殊染料与网织红细胞中 RNA 结合后进行 RNA 定量,可精确计数网织红细胞占红细胞的百分数(Ret%),并可根据 RNA 含量将网织红细胞分类及计算网织红细胞其他参数。

二、方法学评价

网织红细胞计数的方法学评价见表 14-14。

表 14-14 网织红细胞计数的方法学评价

方法	评价
普通显微镜法	简便、成本低,可直观细胞形态;但影响因素多,重复性差
玻片法	水分易蒸发,染色时间短,结果偏低
试管法	易掌握,重复性较好,易复查
Miller 窥盘计数法	规范计算区域,减少了实验误差。ICSH 推荐的方法
血液分析仪法	检测细胞多,精密度高,与手工法相关性好易标准化;仪器贵;在出现豪-焦小体、有核红细胞、巨大血小板时结果常出现假性增高

三、参考区间

①成人、儿童:0.5%~1.5%。②新生儿:2.0%~6.0%。③成人绝对值:$(24\sim84)\times10^9$/L。

四、临床意义

网织红细胞计数是反映骨髓造血功能的重要指标,表示骨髓造血功能旺盛程度。

1.网织红细胞计数

(1)增多:表示骨髓红细胞生成旺盛。常见于:①溶血性贫血(Ret 可增至 6%~8%或更高)。②放射治疗和化学治疗后。③观察贫血疗效。④脾功能亢进。⑤红细胞生成素治疗后。⑥骨髓移植后。

(2)降低:是无效红细胞造血的指征,见于:①再生障碍性贫血。②骨髓病性贫血。

(3)鉴别贫血:①小细胞性贫血:当铁蛋白和转铁蛋白饱和度正常时,网织红细胞增多常见于血红蛋白病,网织红细胞正常常见于慢性炎症性疾病。②正细胞性贫血:网织红细胞增多常见于急性出血和溶血综合征,网织红细胞正常或降低常见于骨髓衰竭或慢性贫血。③大细胞性贫血:网织红细胞增多常见于维生素 B_{12} 或叶酸治疗后。

(4)放疗和化疗的监测:网织红细胞的动态观察可指导临床适时调整治疗方案,避免造成严重的骨髓抑制。

2.网织红细胞生成指数(reticulocyte production index,RPI) 表示网织红细胞生成相当于正常人多少倍。正常人 RPI 为 1,当 RPI<1 时,提示骨髓增生低下或红细胞系统成熟障碍所致贫血;当 RPI>3 时,提示溶血性贫血或急性失血性贫血。

其公式为:$RPI = \dfrac{网织红细胞百分数}{2} \times \dfrac{患者血细胞比容}{0.45}$

式中:"2"为网织红细胞成熟时间,"0.45"为正常人的血细胞比容。

RPI 是衡量有效红细胞生成的很好的指标。如果贫血患者 RPI 升高至正常的 3 倍以上,说明患者的肾功能、EPO 反应、骨髓代偿能力是正常的,进一步提示贫血是由于溶血或失血引起的。骨髓代偿反应良好的贫血患者,其 RPI>1。如果 RPI<1,即使 Ret 计数升高,其骨髓的代偿能力也不充分。

(吕迎霞)

第三节　红细胞沉降率测定

红细胞沉降率(erythrocyte sedimentation rate,ESR)是指在规定条件下,离体抗凝血在静止过程中,红细胞自然下沉的速率,简称血沉。ESR 是反映红细胞聚集性的一项指标。ESR 是传统且应用较广的指标,在临床诊断 ESR 检测虽然缺乏特异性,但对某些疾病的鉴别诊断、动态观察病情及疗效有一定临床价值。

一、检测原理

1.手工法　主要有魏氏(Westergren)法、Wintrobe 法及潘氏法等,其基本原理相似,其中魏氏法为 ICSH 推荐的标准方法。其原理为将 3.2%枸橼酸钠抗凝血置于特制的刻度血沉管内,在室温下垂直立于血沉架 1 小时后,读取上层血浆的高度,即为红细胞沉降率,以 mm/h 报告结果。

2.自动血沉仪法　红细胞在一定管径的玻璃管中由于重力的作用自由沉降。经过大量的实验观察发现,沉降过程分为3个阶段:第一阶段:红细胞缗钱样聚集期,沉降较慢,约10分钟;第二阶段:红细胞快速沉降期,聚集逐渐减弱,细胞以恒定速度下沉,约40分钟;第三阶段:红细胞堆积期,此期红细胞缓慢下沉,试管底部聚集,约10分钟。

全自动血沉仪根据红细胞下沉过程中血浆浊度的改变,采用光电比浊法、红外线扫描法或摄影法动态分析红细胞下沉各个阶段血浆的透光度,以微电脑记录并打印结果。

二、方法学评价

1.手工法 简便实用,其中魏氏法为传统方法,为国内规范方法,ICSH推荐的标准法,ICSH、CLSI以及WHO均有血沉检测的标准化文件。ICSH方法(1993)及CLSI(2000)方法均以魏氏法为基础,建立了新的血沉检验"参考方法"和供常规使用的"选择方法",后者简称"常规工作方法",并分别制定了新的操作规程。新方法对血沉管的规格、抗凝剂的使用、血液标本的制备方法等做了重新规定。使用一次性血沉管,方便、安全卫生。但使用一次性血沉管成本较高,质量难以保证,结果只反映血沉的终点变化。

2.仪器法 具有自动化程度高、测量时间短、重复性好、影响因素少且宜于标准化等优点。血沉仪可动态记录整个血沉过程的变化,描绘出红细胞沉降的曲线,为临床分析不同疾病或疾病不同阶段血沉测定结果提供了新的手段。测定结果应与"参考方法"比较,制定参考区间。

三、参考区间

魏氏法:成年男性0~15mm/h;成年女性0~20mm/h。

四、临床意义

血沉是一项常规筛检试验,血沉的改变缺乏特异性,故不能单独根据血沉的变化来诊断疾病,但是在观察病情的动态变化、区别功能性与器质性病变、鉴别良性与恶性肿瘤等方面仍然具有一定的参考价值。

1.血沉加快

(1)生理性血沉加快:12岁以下的儿童,由于红细胞数量生理性低下,血沉略快。老年人因纤维蛋白原含量逐渐增高,血沉常见增快。女性由于纤维蛋白原含量高,血沉较男性快。妇女月经期血沉增快,妊娠3个月以上由于生理性贫血、胎盘剥离、产伤和纤维蛋白原含量增高,血沉增快可达30mm/h或更高。

(2)病理性血沉加快:①组织损伤:如严重创伤和大手术后。②炎症疾病:急性细菌感染、风湿病活动期、结核病活动期等。③恶性肿瘤:与肿瘤组织坏死、纤维蛋白原增高、感染和贫血有关。④高球蛋白血症:多发性骨髓瘤、巨球蛋白血症、系统性红斑狼疮、肝硬化、慢性肾炎等导致免疫球蛋白增高。⑤自身免疫病:结缔组织疾病。⑥高胆固醇血症。⑦其他:退行性疾病、巨细胞性动脉炎等。

2.血沉减慢 新生儿因纤维蛋白原含量低,红细胞数量较高,血沉较慢(≤2mm/h)。一般临床意义较小。红细胞数量明显增多,如真性红细胞增多症和各种原因所致的脱水导致的血液浓缩、弥散性血管内凝血(DIC)、纤维蛋白原含量减低、红细胞形态异常等血沉会减慢。

(吕迎霞)

第四节　骨髓细胞形态学检验

骨髓细胞形态学检验是临床血液学检验中重要的组成部分。通过在光学显微镜下观察骨髓穿刺液涂片中血细胞成分数量和比例的改变,以及形态的异常,从而了解骨髓的造血功能和病理改变,在诊断血液系统疾病、观察疗效、判断预后及其他系统疾病的诊断和辅助诊断方面具有一定的价值。

一、血细胞发育过程中形态学演变的一般规律及骨髓中正常血细胞形态学特征

（一）血细胞发育过程中形态学演变的一般规律

血细胞由造血干细胞分化为各系祖细胞后,再进一步发育成为可以从形态学上辨认的各系原始及幼稚细胞,这是一个连续的发育成熟过程,其形态学变化有一定规律性,为了研究等目的,人为地将细胞划分为各个阶段,在分类中,处于发育中间阶段的细胞可划入下一阶段。血细胞发育过程中的形态学演变规律见表14-15。

表14-15　血细胞发育过程中形态学演变一般规律

内容	特征	备注
细胞大小	大→小	原始粒细胞比早幼粒细胞小,巨核细胞由小变大
核质比(N/C)	高→低	
细胞核大小	大→小	成熟红细胞核消失
核形	圆→凹陷→分叶	有的细胞不分叶
核染色质	细致→粗糙,疏松→紧密	
核膜	不明显→明显	
核仁	清晰→消失	
胞质量	少→多	小淋巴细胞质量少
胞质颜色	嗜碱性(蓝色)→嗜酸性(红色)	
颗粒	无→少→多	粒细胞分中性、嗜酸及嗜碱颗粒(红细胞系统无颗粒)

（二）正常血细胞形态学特征

1.红细胞系统

(1)原始红细胞(pronormoblast):胞体直径15～25μm,呈圆形或椭圆形,常有钝角状或瘤状突起。胞核呈圆形或椭圆形,居中或稍偏位,占细胞直径的4/5,核染色质呈细颗粒状,核仁1～2个,大小不一,呈淡蓝色。胞质量较丰富,深蓝色,不透明,呈油画蓝感,在核周形成淡染区。

(2)早幼红细胞(early normoblast):胞体直径10～18μm,较原始红细胞小,呈圆形或椭圆形。胞核呈圆形,多居中,占细胞直径的2/3以上,核染色质呈较粗颗粒状或小块状,有聚集现象,核仁模糊成消失。细胞质的量相对较多,染深蓝色,不透明,因开始合成血红蛋白,故着色较原始红细胞淡,但不应出现红色调。瘤状突起及核周淡染区仍可见。

(3)中幼红细胞(polychromatic normoblast):较早幼红细胞明显为小,直径8～15μm,圆形。胞核呈圆形,占细胞直径的1/2,核染色质呈块状或条索状,核仁消失。细胞质的量明显

增多,由于血红蛋白含量逐渐增多并与嗜碱性物质同时存在而呈嗜多色性,染灰色、灰蓝色或红蓝色。

(4)晚幼红细胞(orthochromatic normoblast):细胞更小,直径 $7\sim10\mu m$,圆形。胞核圆,居中或偏位,占细胞直径 1/2 以下,核染色质聚集呈墨块状,染黑色。细胞质的量多,呈淡红色或浅灰色。

(5)红细胞(erythrocyte):胞体平均直径 $7.2\mu m$,两面呈微凹圆盘状,无核,胞质淡红色。

2.粒细胞系统

(1)原始粒细胞(myeloblast)I 型:直径 $10\sim18\mu m$,圆形或椭圆形。胞核占细胞直径的 2/3 以上,呈圆形或椭圆形,居中或稍偏一侧,核染色质呈细颗粒状,分布均匀似一层薄纱,核仁 $2\sim5$ 个,呈蓝色或无色。胞质量少,呈透明天蓝色或水彩蓝色,无颗粒。

(2)原始粒细胞 II 型:除具有原始粒细胞 I 型的形态特点外,胞质中还有少量细小的紫红色颗粒。

(3)早幼粒细胞(promyelocyte):直径 $12\sim20\mu m$,是粒细胞系各阶段细胞中最大者,呈圆形。胞核呈圆形或椭圆形,多偏位,核染色质开始聚集,呈颗粒状,多数细胞可见核仁。细胞质的量较原始粒细胞为多,呈淡蓝色、蓝色或深蓝色,细胞质中出现大小不一、形态多样、多少不等、分布不均的紫红色嗜天青颗粒。

(4)中幼粒细胞(myelocyte):根据细胞质中出现的特异性颗粒性质,将中幼粒细胞分为:

1)中性中幼粒细胞(neutrophilic myelocyte):胞体直径圆形 $10\sim18\mu m$,圆形。胞核呈椭圆形或一侧扁平,占细胞直径的 $1/2\sim2/3$,核染色质呈粗颗粒状或凝集小块,核仁消失。胞质量丰富,淡红色,其中含细小、均匀的紫红色中性颗粒。

2)嗜酸性中幼粒细胞(eosinophilic myelocyte):略大于中性中幼粒细胞,直径 $15\sim20\mu m$。胞核与中性中幼粒细胞相似。细胞质中充满粗大、均匀、排列紧密的橘红色嗜酸性颗粒,较中性颗粒大、有折光性。

3)嗜碱性中幼粒细胞(basophilic myelocyte):略小于中性中幼粒细胞,直径 $10\sim12\mu m$。胞核呈圆形或椭圆形,染色质结构模糊,细胞质呈淡粉色,可见数目不等、大小不一、排列不均的紫黑色嗜碱性颗粒。

(5)晚幼粒细胞(metamyelocyte):根据细胞质中的颗粒性质分为中性、嗜酸性和嗜碱性晚幼粒细胞。

1)中性晚幼粒细胞(neutrophilic metamyelocyte):直径 $10\sim16\mu m$,圆形。胞核明显凹陷,呈肾形、马蹄形、半月形,但凹陷程度不超过核假设直径的 1/2,核染色质粗糙,呈致密块状,核仁消失。胞质量丰富呈淡粉色,其中含有许多细小均匀的紫红色中性颗粒。

2)嗜酸性晚幼粒细胞(eosinophilic metamyelocyte):直径 $10\sim16\mu m$,胞质中充满大小均匀、排列紧密的橘红色嗜酸性颗粒,其他基本同中性晚幼粒细胞。

3)嗜碱性晚幼粒细胞(basophilic metamyelocyte):直径 $10\sim12\mu m$,略小于中性中幼粒细胞,胞体呈圆形或椭圆形。细胞核呈肾形,染色质结构模糊,胞质呈淡粉色,可见数量不等、大小不一、分布不均的紫黑色嗜碱性颗粒。

(6)杆状核粒细胞(stab granulocyte):根据细胞质中颗粒性质分为中性杆状核粒细胞(neutrophilic stab granulocyte)、嗜酸性杆状核粒细胞(eosinophilic stab granulocyte)和嗜碱性杆状核粒细胞(basophilic stab granulocyte)。

（7）分叶核粒细胞（segmented granulocyte）：根据细胞质中颗粒性质分为中性分叶核粒细胞（neutrophilic segmented granulocyte）、嗜酸性分叶核粒细胞（eosinophilic segmented granulocyte）、嗜碱性分叶核粒细胞（basophilic segmented granulocyte）。粒细胞胞核凹陷程度的划分标准见表14—16。

表 14—16　粒细胞胞核凹陷程度的划分标准

	核凹陷程度		核凹陷程度	
	假设核直径		假设圆形核直径	
中幼粒细胞	/		小于 1/2	
晚幼粒细胞	小于 1/2		1/2～3/4	
杆状核粒细胞	大于 1/2		大于 3/4	
分叶核粒细胞	核丝		核丝	

3.淋巴细胞系统

（1）原始淋巴细胞（lymphoblast）：直径 10～18μm，圆形或椭圆形。胞核呈圆形或椭圆形，居中或稍偏位，核染色质呈细颗粒状，但较原始粒细胞染色质粗，核仁 1～2 个。胞质量少，呈蓝色或天蓝色，透明，无颗粒。

（2）幼稚淋巴细胞（prelymphocyte）：直径 10～16μm，圆形或椭圆形。胞核呈圆形或椭圆形，有的可见凹陷，核染色质较原始淋巴细胞粗糙，核仁模糊或消失。胞质量增多，呈淡蓝色，可出现少量紫红色嗜天青颗粒。

（3）淋巴细胞（lymphocyte）。

4.单核细胞系统

（1）原始单核细胞（monoblast）：直径 15～20μm，圆形、椭圆形或不规则形。胞核呈圆形或不规则形，核染色质纤细呈疏松网状，较其他原始细胞淡薄，核仁 1～3 个。细胞质的量较其他原始细胞丰富，灰蓝色，不透明，有时有伪足突出。

（2）幼稚单核细胞（promonocyte）：直径 15～25μm，圆形或不规则形。胞核呈圆形或不规则形，可扭曲折叠或分叶，核染色质较原始单核细胞粗糙，仍呈网状，核仁可有可无。细胞质呈灰蓝色，可见多数细小的紫红色嗜天青颗粒。

（3）单核细胞（monocyte）。

5.浆细胞系统

（1）原始浆细胞（plasmablast）：直径 14～18μm，圆形或椭圆形。胞核呈圆形，占细胞直径的 2/3 以上，居中或偏位，核染色质呈粗颗粒网状，核仁 3～5 个不等。细胞质的量较多，深蓝色，不透明，较其他原始细胞胞质着色深而暗，无颗粒，有时有空泡。

（2）幼稚浆细胞（proplasmacyte）：直径 $12\sim16\mu m$，椭圆形。胞核呈圆形或椭圆形，占细胞直径的 1/2，居中或偏位，核染色质较原始浆细胞粗糙紧密，开始聚集，核仁不清或消失。细胞质最多，染灰蓝色，不透明，有浑浊或泡沫感，可见核周淡染区，偶见嗜天青颗粒。

（3）浆细胞（plasmacyte）：直径 $8\sim15\mu m$，圆形或椭圆形。胞核缩小，呈圆形或椭圆形，常偏位，核染色质紧密成块，常排列成车轮状，无核仁。细胞质的量丰富，染蓝色或红蓝相混色，有泡沫感，可见核周淡染区，有空泡，偶见少数嗜天青颗粒。

6.巨核细胞系统

（1）原始巨核细胞（megakaryoblast）：直径 $15\sim30\mu m$，圆形或不规则形。胞核呈圆形或肾形，常有小切迹，核染色质呈粗大网状，染深紫褐色或淡紫红色，可见 $2\sim3$ 个核仁，染淡蓝色。细胞质的量较丰富，边缘不规则，染深蓝色，无颗粒。

（2）幼稚巨核细胞（promegakaryocyte）：直径 $30\sim50\mu m$，外形不规则。胞核较大且不规则，核染色质粗糙，呈粗颗粒状或小块状，核仁可有可无。细胞质的量最多，呈蓝色或浅蓝色，近核处呈浅蓝色或淡粉红色，可有嗜天青颗粒。

（3）颗粒型巨核细胞（granular megakaryocyte）：直径 $40\sim70\mu m$，有时可达 $100\mu m$，形态不规则。胞核较大，呈圆形、不规则形或分叶状，核染色质粗糙，呈块状或条索状。细胞质的量极丰富，染粉红色，夹杂有蓝色，充满大量细小紫红色颗粒，但无血小板形成。

（4）产板型巨核细胞（thromorytogenic megakaryocyte）：是完全成熟的巨核细胞，是骨髓中最大的细胞，与颗粒型巨核细胞不同的是细胞质中局部或全部形成血小板。

（5）裸核型巨核细胞（naked megakaryocyte）：产板型巨核细胞的细胞质解体后，血小板完全脱落，只剩下一胞核，称之为裸核，它将被巨噬细胞吞噬消化而消失。

（6）血小板（platelet）：直径 $2\sim4\mu m$，多数呈圆形、椭圆形，也可呈菱形、逗点状、不规则形等，染浅蓝色或淡红色，中心部位有细小紫红色颗粒，无细胞核。

二、骨髓细胞形态学检验的内容与方法

骨髓穿刺液制成骨髓涂片后，先用肉眼观察，选择制备良好、骨髓小粒多的骨髓涂片进行瑞一姬氏染色，并选择染色良好的涂片在显微镜下观察。

（一）低倍镜观察

1.骨髓涂片情况　是否符合取材标准，涂片厚薄是否适度，细胞分布是否均匀，以及有核细胞着色是否正常。若涂片情况较差，选良好涂片，并将情况填写记录。

2.观察骨髓有核细胞增生程度　根据骨髓涂片中所含有核细胞多少，确定骨髓的增生程度，以了解造血功能。通常于骨髓涂片中段选择几个细胞分布均匀的视野，观察成熟红细胞与有核细胞比例，将骨髓增生程度分为 5 级（表 14-17）。

表 14-17　骨髓增生程度分级标准

分级	成熟红细胞：有核细胞	有核细胞占全部细胞百分率（高倍视野）	临床意义
增生极度活跃	1：1	>50%	各类型白血病
增生明显活跃	10：1	10%～50%	各类型白血病、增生性贫血
增生活跃	20：1	1%～10%	正常骨髓或某些贫血
增生减低	50：1	<1%	造血功能低下、部分稀释
增生重度减低	200：1	<0.5%	再生障碍性贫血、完全稀释

3.计数并分类巨核细胞　浏览计数血片内全部巨核细胞,然后转换油镜进行分类计数,并观察巨核细胞及血小板形态。

4.观察有无特殊细胞　注意涂片尾部、上下边缘及骨髓小粒周围有无体积较大或成堆出现的特殊细胞,如转移癌细胞、戈谢细胞、尼曼-匹克细胞、多核巨细胞等。

(二)骨髓涂片的油镜观察

1.有核细胞分类计数　选择有核细胞分布均匀、结构清晰、着色良好的体尾交界部位,用油镜观察,连续分类计数有核细胞 200 个或 500 个。根据细胞形态特点逐一加以辨认,分别计入不同的细胞系和不同的发育阶段,然后计算出各系列细胞及其不同发育阶段细胞分别占有核细胞总数的百分率,再累计粒细胞系总数和幼红细胞总数,计算粒红比例(G∶E),破碎细胞和核分裂细胞不计在内(可另计),巨核细胞亦不计入。

2.观察各系统细胞形态

(1)粒细胞系:除观察增生程度及各阶段细胞比值外,同时观察胞体的大小(如巨幼样变等),胞核的形态、成熟度(有无 Pelger 形核、核出芽、分叶过多、核溶解等),细胞质有无颗粒异常、空泡、吞噬物等,嗜酸、嗜碱性粒细胞的比值和有无形态异常。

(2)红细胞系:除观察增生程度及各阶段细胞比值外,注意有无形态异常(巨幼样变等),胞核有无固缩、破裂、出芽,细胞质中有无嗜碱性点彩、Howell-Jolly 小体、Cabot 环等。同时观察成熟红细胞大小、形态、着色深浅、血红蛋白含量等是否正常。

(3)巨核细胞:分类计数并观察细胞形态有无异常,同时观察血小板数量、大小、形态、聚集性及颗粒变化。

(4)单核细胞、淋巴细胞、浆细胞、网状细胞、内皮细胞、组织嗜碱细胞、吞噬细胞等有无数量及形态异常。

3.观察有无异常细胞及寄生虫。

(三)检查结果的分析

1.骨髓增生程度　可反映骨髓增生情况,其临床意义见表 14-17。

2.骨髓中各系列细胞及其各发育阶段细胞的比例。

(1)骨髓有核细胞增生活跃。

(2)粒红比值正常(2∶1~4∶1)。

(3)粒细胞系所占比例最大,占 40%~60%,一般原始粒细胞小于 2%,早幼粒细胞小于5%,二者之和小于 10%,中、晚幼粒细胞各小于 15%,成熟粒细胞中杆状核多于分叶核,嗜酸性粒细胞小于 5%,嗜碱性粒细胞小于 1%。

(4)红细胞系占 20%左右,原始红细胞小于 1%,早幼红细胞小于 5%,以中、晚幼红细胞为主,平均各约为 10%,无巨幼红细胞成熟红细胞大小、形态正常。

(5)淋巴细胞占 20%左右(小儿可达 40%),不易见到原始淋巴细胞和幼稚淋巴细胞。

(6)单核细胞小于 4%,主要是成熟阶段。

(7)浆细胞小于 2%,主要是成熟阶段。

(8)巨核细胞在 1.5cm×3cm 的血膜上可见 7~35 个,难见原始巨核细胞,其中幼稚巨核细胞 0~5%,颗粒型巨核细胞 10%~27%,产板型巨核细胞 44%~60%,裸核型巨核细胞8%~30%。髓片约每 25 个成熟红细胞应有一个血小板,无异形和巨大血小板。

(9)非造血细胞,如网状细胞、吞噬细胞、组织嗜酸细胞等可少量存在,它们百分率虽然很低,但却是骨髓的标志。

(10)无异常细胞和寄生虫,不易见核分裂象。

(四)配合观察血象

计数、分类血涂片中一定数量(至少 100 个)的有核细胞,同时注意各种细胞的形态。

(五)填写骨髓细胞学检查报告单

根据骨髓象和血象检查结果,按报告单的要求,逐项填写及描述骨髓象、血象所表现的特征,提出形态学诊断意见。

三、血细胞的细胞化学染色

细胞化学染色(cytochemical stain)是血液病检验和诊断最基本、最常用的技术。它以细胞形态学为基础,结合运用化学反应原理对细胞内的各种化学物质(酶类、脂类、糖类、铁、蛋白质、核酸等)做定性、定位、半定量分析。

细胞化学染色的方法较多,主要介绍常用的过氧化物酶染色、中性粒细胞碱性磷酸酶染色、糖原染色、酯酶染色及铁染色。

(一)过氧化物酶染色

1. 检测原理　细胞内的过氧化物酶(peroxidase POX)能分解试剂底物 H_2O_2 而释放出新生氧,后者氧化二氨基联苯胺,形成金黄色不溶性沉淀,定位于 POX 所在部位。联苯胺法:粒细胞和单核细胞中含有的 POX 能将底物 H_2O_2 分解,产生新生态氧,后者将四甲基联苯胺氧化为联苯胺蓝。联苯胺蓝与亚硝基铁氰化钠结合,可形成稳定的蓝色颗粒,定位于细胞质内酶所在的部位。

2. 结果　骨髓或血涂片经染色后,在油镜下观察,颗粒细小而稀疏为弱阳性,颗粒较粗分布较密集者为阳性反应,颗粒粗大密集为强阳性。胞质中无颜色反应为阴性。二氨基联苯胺法为金黄色颗粒,联苯胺法为蓝色颗粒。

(1)粒系分化差的原始粒细胞呈阴性,分化好的原始粒细胞及以下阶段细胞均呈阳性,并随着粒细胞成熟,其阳性程度逐渐增强,中幼粒和晚幼粒细胞阳性颗粒充满胞浆,少部分盖在细胞核上。嗜酸性粒细胞阳性,嗜碱性粒细胞阴性或弱阳性。

(2)单核系细胞多数阴性,少数弱阳性,阳性反应物颗粒细小,散在分布于细胞浆与细胞核上。

(3)网状细胞、吞噬细胞可阳性。

(4)淋巴细胞、浆细胞、巨核细胞、有核红细胞、组织细胞均阴性。

(5)遗传性过氧化物酶缺乏症,除嗜酸性粒细胞不受影响外,中性粒细胞与单核细胞 POX 缺乏或减低。

3. 方法学评价　POX 染色是急性白血病形态学分型中首选、最重要的细胞化学染色。由于试剂、染色等原因,会造成假阳性或假阴性。POX 染色测定 MPO 的敏感性低于流式细胞术对 MPO 的测定。ICSH 推荐二氨基联苯胺法。

4. 临床意义　POX 染色是辅助判断急性白血病类型的首选细胞化学染色,临床上主要用于急性白血病类型的鉴别。

(1)急性粒细胞白血病原始粒细胞 POX 染色呈局灶分布的阳性反应或阴性。

(2)急性早幼粒细胞白血病颗粒增多的异常早幼粒细胞 POX 染色呈强阳性反应。

(3)急性单核细胞白血病原始、幼稚单核细胞 POX 染色多呈细小颗粒弱阳性或阴性。

(4)急性淋巴细胞白血病原始、幼稚淋巴细胞 POX 染色均呈阴性反应。

POX 染色对急性髓系细胞白血病(AML)与急性淋巴细胞白血病(ALL)的鉴别最有价值。

(二)中性粒细胞碱性磷酸酶染色

1.检测原理　中性粒细胞碱性磷酸酶(neutrophilic alkaline phosphatase,NAP)染色的方法有偶氮偶联法和钙－钴法两种。前者的染色原理是血细胞内碱性磷酸酶在 pH 为 9.4～9.6 的条件下,将基质液中的 α－磷酸萘酚钠水解,产生 α－萘酚,与重氮盐偶联形成灰黑色沉淀,定位于细胞质内酶活性所在之处。钙－钴法染色是碱性磷酸酶在碱性条件下将基质液中的 β－甘油磷酸钠水解,产生磷酸钠,磷酸钠依次与硝酸钙、硝酸钴、硫化铵发生反应,形成不溶性棕黑色的硫化钴,定位于酶活性之处。

2.结果　NAP 主要存在于成熟阶段的中性粒细胞(杆状核粒细胞及分叶核粒细胞)胞质内,其他血细胞基本呈阴性反应。

血涂片染色后,在油镜下观察,阳性反应为胞质中出现灰色到棕黑色颗粒,反应强度分为"－"、"＋"、"＋＋"、"＋＋＋"、"＋＋＋＋"五级。反应结果以阳性反应细胞百分率和积分值来表示。在油镜下,观察 100 个成熟中性粒细胞,阳性反应细胞所占百分率即为阳性率;对所有阳性反应细胞逐个按反应强度分级,将各级所占的百分率乘以级数,然后相加,即为积分值。

3.参考区间　积分为 35～120(偶氮偶联法)。由于各个实验室的参考值差异较大,故应建立本实验室参考值。

4.方法学评价　因为钙－钴法操作比较烦琐且操作时间长,而偶氮偶联法的试剂盒操作简便,染色时间短,故目前国内常用偶氮偶联法。由于实验结果受影响的因素较多,如试剂、生理波动性及不同检验人员判断标准等,使结果相差较大,各实验室应建立本室参考范围。

5.临床意义

(1)NAP 活性可因年龄、性别、应激状态、月经周期、妊娠及分娩等因素有一定的生理性变化。

(2)在病理情况下,NAP 活性的变化常有助于某些疾病的诊断和鉴别诊断。

1)感染性疾病:急性化脓菌感染时 NAP 活性明显增高,病毒性感染或寄生虫、立克次体感染时 NAP 积分值一般正常或降低。该检测对鉴别细菌感染与其他感染有一定价值。

2)慢性粒细胞白血病的 NAP 活性明显减低,积分值常为 0,类白血病反应时 NAP 活性极度增高,故可作为与慢性粒细胞白血病鉴别的一个重要指标。

3)急性粒细胞白血病时 NAP 积分值减低;急性淋巴细胞白血病时 NAP 积分值多增高;急性单核细胞白血病时 NAP 积分值一般正常或减低。

4)再生障碍性贫血时 NAP 活性增高;阵发性睡眠性血红蛋白尿时 NAP 活性减低,可作为两者鉴别的参考。

5)其他血液病:恶性淋巴瘤、慢性淋巴细胞白血病、骨髓增殖性疾病(如真性红细胞增多症、原发性血小板增多症、骨髓纤维化等)NAP 活性可增高,恶性组织细胞病时 NAP 活性降低。真性红细胞增多症时 NAP 积分值增高,继发性红细胞增多症 NAP 积分正常或降低,这是两者的鉴别方法之一。

6)腺垂体或肾上腺皮质功能亢进,应用肾上腺皮质激素、ACTH、雌激素等 NAP 积分值可增高。

(三)过碘酸－希夫反应

1.检测原理　过碘酸－希夫(periodic acid－Schiff reaction,PAS)染色又称糖原染色。过碘酸(Periodic arid)能将细胞质内存在的糖原或多糖类物质(如黏多糖、黏蛋白、糖蛋白、糖脂等)中的乙二醇基(－CHOH－CHOH)氧化,转变为二醛基(－CHO－CHO),与希夫(Schiff)试剂中的无色品红结合,形成紫红色化合物,而沉积于胞质中糖原类物质所存在的部位。

2.结果　胞质中出现红色物质为阳性反应,阳性反应物可呈弥漫状、颗粒状或块状红色。

(1)粒系细胞中原始粒细胞为阴性反应,自早幼粒细胞至中性分叶核粒细胞均呈阳性反应,并随细胞的成熟,阳性反应程度渐增强。

(2)单核系细胞呈弱阳性反应。

(3)淋巴系细胞大多呈阴性反应,少数可呈阳性反应(阳性率小于 20%)。

(4)幼红细胞和红细胞均呈阴性反应。

(5)巨核细胞和血小板均呈阳性反应,巨核细胞的阳性反应程度随细胞的发育成熟而增强,成熟巨核细胞多呈强阳性反应。

3.方法学评价　PAS 染色在恶性红系疾病中常呈阳性,但有时也呈阴性,在大多数良性红系疾病中常呈阴性,但少数也可呈阳性;急性白血病的 PAS 染色结果不特异。PAS 染色受试剂等因素影响,可出现假阴性或假阳性。

4.临床意义

(1)红血病或红白血病时幼红细胞呈强阳性反应,积分值明显增高,有助于与其他红细胞系统疾病的鉴别;严重缺铁性贫血、重型珠蛋白生成障碍性贫血及巨幼细胞贫血,部分病例的个别幼红细胞可呈阳性反应。

(2)急性粒细胞白血病,原始粒细胞呈阴性反应或弱阳性反应,阳性反应物质呈细颗粒状或均匀淡红色;急性淋巴细胞白血病原始淋巴细胞和幼稚淋巴细胞常呈阳性反应,阳性反应物质呈粗颗粒状或块状;急性单核细胞白血病原始单核细胞大多为阳性反应,呈弥漫均匀红色或细颗粒状,有时在胞质边缘处颗粒较粗大。因此,PAS 反应对三种急性白血病类型的鉴别有一定参考价值。

(3)其他巨核细胞 PAS 染色呈阳性反应,有助于识别不典型巨核细胞,如急性巨核细胞白血病(M_7)和 MDS 中的小巨核细胞;Gaucher 细胞 PAS 染色呈强阳性反应,有助于与 Niemann－Pick 细胞鉴别;腺癌细胞呈强阳性反应,骨髓转移时 PAS 染色有助于与白血病细胞鉴别。

(四)酯酶染色

不同血细胞中所含酯酶的成分不同,根据酯酶特异性高低分为特异性酯酶(specific esterase,SE)和非特异性酯酶(nonspecific esterase,NSE)。特异性酯酶指氯乙酸 AS－D 萘酚酯酶染色,非特异性酯酶染色根据基质液 pH 值不同分为酸性非特异性酯酶染色(即 α－醋酸萘酚酯酶染色)、碱性非特异性酯酶染色(α－丁酸萘酚酯酶染色)和中性非特异性酯酶染色(α－醋酸萘酚酯酶染色和醋酸 AS－D 萘酚酯酶染色)。本教材介绍常用的酯酶染色方法。

1.氯乙酸 AS－D 萘酚酯酶染色

(1)检测原理:细胞内氯乙酸 AS－D 萘酚酯酶(naphthol AS－D chloroacetate esterase,

NAS-DCE)能将基质液中的氯乙酸 AS-D 萘酚水解,产生萘酚 AS-D 萘酚,进而与基质液中的重氮盐偶联,形成不溶性有色沉淀,定位于细胞质内酶所在部位。

(2)结果:本实验常用的重氮盐为固紫酱 GBC,形成红色有色沉淀。胞质中出现红色沉淀为阳性反应。

1)此酶主要存在于粒系细胞中,特异性高,因此又称为"粒细胞酯酶"。原始粒细胞为阴性反应或弱阳性反应,自早幼粒细胞至成熟中性粒细胞均呈阳性反应,早幼粒细胞呈强阳性反应,酶活性随细胞的成熟而逐渐减弱。嗜酸性粒细胞呈阴性或弱阳性,嗜碱性粒细胞呈阳性。

2)单核细胞可呈阴性或弱阳性反应。

3)淋巴细胞、浆细胞、巨核细胞、幼红细胞、血小板等均呈阴性反应,肥大细胞呈阳性。

(3)方法学评价:NAS-DCE 是粒细胞的特异性酯酶,由于受试剂等因素影响,可出现假阴性或假阳性。

(4)临床意义:主要用于辅助鉴别急性白血病细胞类型。

1)急性粒细胞白血病时原始粒细胞呈阳性或阴性。

2)急性早幼粒细胞白血病时酶活性明显增强,异常早幼粒细胞呈强阳性反应。

3)急性单核细胞白血病时原始单核细胞及幼稚单核细胞几乎均呈阴性反应,个别细胞弱阳性。

4)急性粒-单核细胞白血病时,粒系白血病细胞呈阳性反应,单核系白血病细胞呈阴性反应。

5)急性淋巴细胞白血病和急性巨核细胞白血病均呈阴性反应。

2.α-醋酸萘酚酯酶染色

(1)检测原理:α-醋酸萘酚酯酶(alpha-naphthol acetate esterase,α-NAE)又称 NSE,细胞内的 α-NAF 在 pH 中性条件下,能将基质液中的 α-醋酸萘酚水解,产生 α-萘酚,再与基质液中重氮盐偶联,形成不溶性有色沉淀,定位于胞质内酶所在部位。

(2)结果:胞质中出现有色沉淀者为阳性反应,因所用的重氮盐不同而出现不同颜色。本实验常用的重氮盐为固蓝 B,阳性反应的沉淀为灰黑色或棕黑色。

1)此酶主要存在于单核系细胞中,故又称之为"单核细胞酯酶"。原始单核细胞为阴性或弱阳性反应,幼稚单核细胞和单核细胞呈阳性,阳性反应能被氟化钠(NaF)抑制。

2)粒系细胞一般为阴性或弱阳性反应,阳性反应不能被氟化钠抑制。

3)淋巴细胞一般为阴性反应,少数弱阳性,有的 T 淋巴细胞可呈点状阳性,阳性反应不能被氟化钠抑制。

4)巨核细胞和血小板可呈阳性,阳性反应不能被氟化钠抑制;部分幼红细胞呈弱阳性,阳性反应不能被氟化钠抑制;浆细胞呈阴性。

5)有核红细胞多为阴性,少数弱阳性。

(3)方法学评价:α-NAE 染色是急性白血病形态学分型时常规的细胞化学染色。在急性单核细胞白血病时阳性较强,M$_3$ 或 M$_{2b}$,也呈强阳性。试剂质量等原因可导致假阴性或假阳性。

(4)临床意义:主要用于辅助鉴别急性由血病细胞类型。

1)急性单核细胞白血病时,白血病细胞呈强阳性反应,能被氟化钠抑制。

2)急性粒细胞白血病时,呈阴性反应或弱阳性反应,但阳性反应不能被氟化钠抑制。

3)急性早幼粒细胞白血病时,异常早幼粒细胞呈强阳性反应,阳性反应不能被氟化钠抑制。

4)急性粒—单核细胞白血病时,粒系白血病细胞呈阴性或阳性反应,但阳性反应不能被氟化钠抑制;单核系白血病细胞呈阳性反应且能被氟化钠抑制。

5)急性淋巴细胞白血病和急性巨核细胞白血病时,白血病细胞可呈阴性或阳性反应,阳性反应不能被氟化钠抑制。

（五）铁染色

1.检测原理　骨髓中的含铁血黄素(细胞外铁)和中、晚幼红细胞胞质中的铁蛋白聚合物(细胞内铁)在酸性环境下,与亚铁氰化钾作用,经普鲁士蓝反应形成蓝色的亚铁氰化铁沉淀,定位于细胞内外铁存在的部位。

2.结果　铁染色(iron stain,IS 或 ferric stain,FS)中的细胞外铁反映骨髓中铁的储存量,主要存在于骨髓小粒的巨噬细胞内,细胞内铁反映骨髓中可利用铁的量,主要指存在于中、晚幼红细胞及红细胞内的铁。

细胞外铁:骨髓涂片染色后,观察骨髓小粒中贮存在单核—巨噬细胞系统内的铁,阳性反应呈蓝绿色弥散状、颗粒状、小珠状或块状。根据阳性程度分为、"—""＋"、"＋＋"、"＋＋＋"、"＋＋＋＋"五级。

细胞内铁:正常幼红细胞(中、晚幼红细胞)的细胞核周围细小呈蓝色的铁颗粒,含有铁颗粒的幼红细胞称为铁粒幼细胞。在油镜下连续计数 100 个幼红细胞,计数含铁粒的幼红细胞数,即为铁粒幼细胞所占的百分率。如果含铁颗粒在 5 个以上,环绕细胞核排列超过核周 1/3 以上者,称为环形铁粒幼细胞。

3.参考区间　细胞外铁:＋~＋＋;细胞内铁:阳性率 12％~44％。不同的实验室其细胞内铁的参考值相差较大,应建立本实验室的参考值。

4.方法学评价　铁染色是临床上应用最广泛的一种细胞化学染色,是反映机体铁储存的金标准,不受多种病理因素影响,但不如血浆铁蛋白敏感。有时存在假阳性和假阴性。

5.临床意义　用于缺铁性贫血和环形铁粒幼细胞贫血的诊断和鉴别诊断。

(1)缺铁性贫血:临床上将铁缺乏症分为三期即贮存铁缺乏期、缺铁性红细胞生成期、缺铁性贫血期。其细胞外铁均为阴性,细胞内铁阳性细胞明显减少或消失。经铁剂治疗一段时间后,细胞内铁、外铁可增多。因此,铁染色是诊断缺铁性贫血和指导铁剂治疗的可靠的检查方法。

(2)铁粒幼细胞贫血及伴环形铁粒幼红细胞增多的难治性贫血,其环形铁粒幼细胞增多,占有核红细胞 15％以上,细胞外铁也常增加。

(3)非缺铁性贫血如再生障碍性贫血、巨幼细胞性贫血、溶血性贫血等,细胞外铁和细胞内铁正常或增加,而感染、肝硬化、慢性肾炎、尿毒症、血色病等,细胞外铁明显增加而铁粒幼红细胞可减少。

四、常见血液病检验

（一）贫血的检验

1.缺铁性贫　缺铁性贫血(iron deficiency anemia,IDA)是由于机体内贮存铁消耗尽而缺乏,影响血红蛋白合成而引起的小细胞低色素性贫血。

(1)血象:红细胞和血红蛋白减少,呈小细胞低色素性贫血,平均红细胞容积(MCV)、平均红细胞血红蛋白量(MCH)及平均红细胞血红蛋白浓度(MCHC)均下降。血涂片红细胞以体积小的红细胞为主,可见红细胞中心淡染区扩大,严重者可见环形红细胞。白细胞数和血小板数常正常,部分患者血小板数增多,少数白细胞数轻度减少。

(2)骨髓象:有核细胞增生明显活跃,粒红比值下降。红细胞系增生,以中、晚幼红细胞为主,幼红细胞体积小,核固缩,胞质量少,呈蓝色,边缘不整齐。成熟红细胞体积小,部分中心浅染区扩大。粒系、巨核系一般正常。

(3)细胞化学染色:骨髓铁染色细胞外铁常呈阴性,细胞内铁常明显减少(铁粒幼红细胞<12%)。

2.巨幼细胞贫血 巨幼细胞贫血(megaloblastic anemia,MgA)是由于叶酸和(或)维生素B_{12}缺乏,影响细胞 DNA 合成,导致细胞核发育障碍而引起骨髓三系细胞核浆发育不平衡及无效造血性贫血。

(1)血象:红细胞和血红蛋白均减少,以红细胞减少更明显,呈大细胞正色素性贫血(MCV 增高,MCHC 正常)。血涂片红细胞大小不一,易见大红细胞、椭圆形红细胞、嗜多色红细胞、嗜碱性点彩红细胞及 Howell-Jolly 小体,有时可见有核红细胞。网织红细胞轻度增高。白细胞和血小板数正常或下降,并可见多分叶核粒细胞、巨杆状核粒细胞及大血小板。

(2)骨髓象:有核细胞增生明显活跃,粒红比值下降。红细胞系增生,巨幼红细胞>10%,形态特点为胞体大、胞质量多、核大、染色质疏松。成熟红细胞形态基本同血象。粒细胞系可见巨晚幼粒细胞、巨杆状核粒细胞及粒细胞核分叶过多。巨核细胞系可见巨型变及核分叶多、大血小板等。

(3)细胞化学染色:骨髓铁染色细胞内铁、外铁均正常。

3.再生障碍性贫血 再生障碍性贫血(aplastic anemia,AA)是由于物理、化学、生物及某些不明原因造成骨髓造血组织减少、造血功能衰竭,引起外周血全血细胞减少为特征的疾病。

(1)血象:常为全血细胞减少,早期可仅有一系或两系减少。多为正细胞正色素性贫血,网织红细胞减少。粒系明显减少,淋巴细胞相对增多,无病态造血。

(2)骨髓象:急性再生障碍性贫血骨髓增生减低或极度减低。粒细胞系、红细胞系明显减少,血细胞形态基本正常巨核细胞常缺如。淋巴细胞相对增多,非造血细胞如浆细胞、网状细胞、肥大细胞、成骨细胞、破骨细胞、脂肪细胞等增加。

(3)细胞化学染色:①NAP 染色:阳性率及积分值增加。②铁染色:细胞内铁、外铁增加。

4.溶血性贫血 溶血性贫血(hemolytic anemia,HA)是由于红细胞膜、红细胞酶和血红蛋分子缺陷或外在因素造成红细胞寿命缩短,破坏加速,超过骨髓造血的代偿能力而发生的一类贫血。

(1)血象:红细胞和血红蛋减少,血涂片易见嗜多色性红细胞、大红细胞、破碎红细胞及有核红细胞,因溶血性贫血性质不同可见球形红细胞、口形红细胞、靶形红细胞、椭圆形红细胞等。网织红细胞增加(5%~25%,甚至>90%)。白细胞和血小板数一般正常。急性溶血时,中性粒细胞比例增高,并伴有中性粒细胞核左移现象。

(2)骨髓象:有核细胞增生明显活跃,粒-红比例明显下降。红细胞系明显增生,以中、晚幼红细胞为主,易见核分裂象,成熟红细胞形态基本同血象,易见 Howell-Jolly 小体,可见Cabot 环。粒系细胞百分率相对减低,巨核细胞系大致正常。

(3)细胞化学染色:PAS 染色个别幼红细胞呈阳性。铁染色细胞内铁、细胞外铁一般正常或减少,但珠蛋白生成障碍性贫血可增加,阵发性血红蛋白尿症可呈阴性。

(二)白血病的检验

1.急性白血病 急性白血病 FAB 形态学分型是 1976 年法、美、英三国协作组提出的急性白血病形态学分型方案及诊断标准,将急性白血病分为急性淋巴细胞白血病(acute lymphoblastic leukemia,ALL)和急性髓系细胞白血病(acute myeloblastic leukemia,AML)或称急性非淋巴细胞白血病(acute non－lymphocytic leukemia,ANLL),此后,又对 FAB 分型方案进行了多次修改和补充,被各国广泛采用。

(1)ALL 的 FAB 形态学分型:

L_1:以小细胞为主(直径小于 12 μm),大小较一致,胞浆量少,核染色质较粗,核仁小而不清楚。

L_2:以大细胞为主,大小不一,核染色质较疏松,核仁较大,1 至多个。

L_3:以大细胞为主,大小一致,核染色质细点状均匀,核仁清楚,1 个或多个。胞质嗜碱,深蓝色,有较多空泡

1)血象:红细胞数、血红蛋白量及血小板数常减少,白细胞数常明显增多($>50\times10^9$/L),有时白细胞数也减少。血液涂片分类时常以原始淋巴细胞、幼稚淋巴细胞为主($>70\%$)涂抹细胞易见。

2)骨髓象:有核细胞增生极度活跃。淋巴细胞系极度增生,原始淋巴细胞、幼稚淋巴细胞$>30\%$,多数占 $80\%\sim90\%$以上,篮状细胞易见。其他细胞系增生明显受抑制或缺如。

(2)急性髓细胞白血病 FAB 分型如下:

M_1:(急性粒细胞白血病未分化型)骨髓中原始粒细胞(Ⅰ型＋Ⅱ型)占非红细胞系统细胞(nonerythrocyte,NEC)$\geqslant90\%$,早幼粒细胞很少,中幼粒细胞以下各阶段细胞不见或罕见。

M_2:急性粒细胞白血病部分分化型。

M_{2a}:骨髓中原始粒细胞 $30\%\sim89\%$(MEC),早幼粒细胞及以下阶段细胞$>10\%$,单核细胞$<20\%$。

M_{2b}:骨髓中原始及早幼粒细胞明显增多,以异常中性中幼粒细胞为主,$\geqslant30\%$(NEC),此类细胞核浆发育明显不平衡,其胞核常有核仁。

M_3:(急性早幼粒细胞白血病)骨髓中以颗粒异常增多的异常早幼粒细胞增生为主,$30\%\sim90\%$(NEC),原始粒细胞及中幼粒以下细胞各阶段较少。

M_{3a}:(粗颗粒型)胞质中充满粗大颗粒,且密集融合分布,颗粒也可覆盖在核上。

M_{3b}:(细颗粒型)胞质中颗粒细小而密集。

M_4:急性粒－单核细胞白血病。

M_{4a}:骨髓中以原始粒细胞、早幼粒细胞增生为主,原始单核细胞、幼稚单核细胞及单核细胞$\geqslant20\%$(NEC)。

M_{4b}:骨髓中以原始单核细胞、幼稚单核细胞增生为主,原始粒细胞、早幼粒细胞$\geqslant20\%$(NEC)。

M_{4c}:骨髓中的原始细胞既具有粒细胞系统特征又具有单核细胞系统特征,此类细胞$\geqslant30\%$(NEC)。

M_{4E0}:除上述特点外,嗜酸性粒细胞增加$\geqslant5\%$,其嗜酸颗粒粗大而圆,还有着色较深的嗜碱颗粒。

M_5:(急性单核细胞白血病)骨髓中原始单核细胞加幼稚单核细胞$\geqslant30\%$。

M_{5a}:(急性单核细胞白血病未分化型)骨髓中原始单核细胞$\geqslant80\%$(NEC)。

M_{5a}:(急性单核细胞白血病部分分化型)骨髓中原始单核细胞$<80\%$。

M_{5b}:(红白血病)骨髓中红系前体细胞$\geqslant50\%$,且有形态异常,原始粒细胞(或原始单核细胞＋幼稚单核细胞)$>30\%$(NEC);血液涂片中原始粒细胞(或原始单核细胞)$>5\%$,骨髓中

原始粒细胞(或原始单核细胞＋幼稚单核细胞)＞20％。

M_7:(急性巨核细胞白血病)外周血中有原巨核(小巨核)细胞;骨髓中原始巨核细胞≥30％;原始巨核细胞经电镜或单克隆抗体证实;骨髓细胞少,往往干抽,活检有原始巨核细胞增多,网状纤维增加。

WHO造血和淋巴组织肿瘤分类 2001年3月里昂会议上,国际血液学及血液病理学专家推出一个造血和淋巴组织肿瘤WHO新分型方案的建议。该分型应用了MICM分型技术、即形态学(morphology)与细胞化学、免疫学(immunology)、细胞遗传学(cytogenetics)和分子生物学(molecular biology),结合临床综合进行分型,力求反映疾病的本质,成为国际上一种新的分型诊断标准。WHO建议将骨髓原始细胞数≥20％作为诊断急性白血病的标准,并且将骨髓原始细胞＜20％、但伴有重现性遗传学异常者均诊断为急性白血病。新分型方案结合临床、结合染色体核型改变及其受累基因的异常表达,将急性白血病分类与发病机制、靶基因治疗相结合,具有重要的临床和研究价值。2008年又对该方案进行了修订,见表14－18。

表14－18 WHO急性髓系白血病和相关肿瘤分类(2008)

1. 伴重现性遗传学异常的AML
(1)AML伴 t(8;21)(q22;q22);RUNX1－RUNX1T1
(2)AML伴 inv(16)(p13.1;q22)或 t(16;16)(pl3;q22);CBFB－MYH11
(3)APL伴 t(15;17)(q22;ql2);PML－RARA
(4)AML伴 t(9;11)(p22;q23);MLLT3－MLL
(5)AML伴 t(6;9)(p23;q34);DEK－NUP214
(6)AML伴 inv(3)(q21;q26.2)或 t(3;3)(q21;q26.2);RPN1－EVI1
(7)AML(megakaryoblastic)伴 t(1;22)(p13;q13);RBM15－MKL1
(8)AML伴 NPM1突变
(9)AML伴 CEBPA突变

2. 伴增生异常相关改变的AML

3. 治疗相关髓系肿瘤

4. 不能分类的AML
(1)AML微分化型
(2)AML未成熟型
(3)AML部分成熟型
(4)急性粒单细胞白血病
(5)急性原始单核细胞白血病、急性单核细胞白血病
(6)急性红白血病
　　纯红血病
　　红白血病
(7)急性巨核细胞白血病
(8)急性嗜碱性粒细胞白血病
(9)急性全髓白血病伴骨髓纤维化

5. 髓细胞肉瘤

6. 唐氏综合征相关的骨髓增殖
　　短暂性髓细胞生成异常
　　髓系白血病伴随唐氏综合征

7. 原始(母细胞性)浆细胞样树突状细胞肿瘤

8. 急性未定系列白血病

2.慢性粒细胞白血病　慢性粒细胞白血病(chronic myelogenous/granulocytic leukemia，CML/CCL)为克隆性多能造血干细胞恶性增殖性疾病,主要表现为外周血白细胞持续性、进行性增高,分类主要为中幼粒以下阶段细胞,90％以上患者可有 Ph 染色体阳性。

(1)血象:①慢性期:红细胞数、血红蛋白量早期正常甚至增加,随着病情进展而明显下降,血涂片中有时可见幼红细胞白细胞数常明显增加,一般为(100～300)×10^9/L,最高达 500×10^9/L。血涂片中以中性中、晚幼粒细胞和杆状核、分叶核粒细胞为主(新的标准为幼粒细胞＞10％),嗜酸性及嗜碱性粒细胞较易见。各期粒细胞形态基本正常。血小板数早期可正常或增加,高者可达 800×10^9/L,随着病情进展而明显下降,血涂片中有时可见小巨核细胞。②加速期:嗜碱性粒细胞≥20％,原始细胞≥10％。③急变期:原始粒细胞Ⅰ型＋Ⅱ型(或原始单核细胞＋幼稚单核细胞或原始淋巴细胞＋幼稚淋巴细胞)≥20％,或原始粒细胞＋早幼粒细胞≥30％。

(2)骨髓象:①慢性期:a.有核细胞增生极度活跃,粒:红比例明显升高。b.粒细胞系统极度增生,以中性中幼粒细胞以下为主,嗜酸性及嗜碱性粒细胞较易见,原始细胞≤10％。粒细胞形态基本正常或少数粒细胞有巨幼样变。c.红细胞系统早期增生,晚期常明显受抑制,形态无明显异常。d.巨核细胞系统早期增生,晚期受抑制,部分病例可见病态巨核细胞。如淋巴样小巨核细胞、小巨核细胞、大单圆核巨核细胞、多圆核巨核细胞等。有时可见戈谢样、海蓝样或尼曼匹克样吞噬细胞。②加速期:原始细胞≥10％。③急变期:原始粒细胞Ⅰ型＋Ⅱ型(或原始单核细胞＋幼稚单核细胞或原始淋巴细胞＋幼稚淋巴细胞)≥20％,或原始粒细胞＋早幼粒细胞≥50％。

(3)遗传学及分子生物学检查:CML 患者＞90％有特异性 Ph 染色体 t(9;22)(q34;q11)形成 bcr/abl 融合基因。

(4)细胞化学染色:NAP 染色:慢性期积分及阳性率明显下降或为 0,合并感染、妊娠或慢性粒细胞白血病急变时积分可增高。治疗完全缓解时,NAP 活性恢复正常,预示预后较好。

3.骨髓增生异常综合征　骨髓增生异常综合征(myelodysplastic syndrome，MDS)是一组克隆性造血干细胞疾病,多发生于老年人,表现为一系或多系髓系血细胞减少或发育异常,有 20％～40％可转化为急性白血病。MDS 分型有 FAB 协作组分型(表 14－19)和 WHO 分型(表 14－20),目前临床多采用 WHO 分型。

表 14－19　MDS 的 FAB 分型

FAB 类型	外周血	骨髓
难治性贫血(RA)	原始细胞＜1％	原始细胞＜5％
难治性贫血伴环形铁粒幼细胞增多(RAS)	原始细胞＜1％	原始细胞＜5％,环形铁粒幼红细胞≥15％
原始细胞过多难治性贫血(RAEB)	原始细胞＜5％	原始细胞 5％～20％
转化中的原始细胞过多难治性贫血(RAEB－t)	原始细胞≥5％	原始细胞＞20％而＜30％;或幼粒细胞出现 Auer 小体
慢性粒－单核细胞白血病(CMML)	原始细胞＜5％、单核细胞绝对值＞1×10^9/L	原始细胞 5％～20％

表 14－20　WHO骨髓增生异常综合征诊断及分型标准(2008)

疾病	血象	骨髓象
难治性血细胞减少伴单一型发育异常(RCUD)；难治性贫血(RA)；难治性中性粒细胞减少(RN)；难治性血小板减少(RT)	单一系细胞减少或双系细胞减少[1] 无或偶见原始细胞(<1%)[2]	单系发育异常:某一系列细胞中发育异常细胞≥10% 原始细胞<5% 环形铁粒幼红细胞<15%
难治性贫血伴环形铁粒幼细胞(RARS)	贫血 无原始细胞	环形铁粒幼红细胞≥15%
难治性血细胞减少伴多系发育异常(RCMD)	血细胞减少(2系或3系减少) 无或偶见原始细胞(<1%)[2] 无 Auer 小体 单核细胞<1×10⁹/L	2系或3系发育异常细胞≥10% 原始细胞<5% 无 Auer 小体 环形铁粒幼红细胞<15%
难治性血细胞减少伴多系发育异常(RCMD−RS)	血细胞减少(2系或3系减少) 无或偶见原始细胞(<1%)[2] 无 Auer 小体 单核细胞<1×10⁹/L	2系或3系发育异常细胞≥10% 环形铁粒幼红细胞≥15% 原始细胞<5% 无 Auer 小体
难治性贫血伴原始细胞增多−1(RAEB−1)	血细胞减少 原始细胞<5%[2] 无 Auer 小体 单核细胞<1×10⁹/L	一系或多系发育异常 原始细胞 5%～19%[2] 无 Auer 小体
难治性贫血伴原始细胞增多−2(RAEB−2)	血细胞减少 原始细胞 5%～19% Auer 小体±[3] 单核细胞<1×10⁹/L	一系或多系发育异常 原始细胞 10%～19% Auer 小体±[3]

[1] 3 系血细胞减少归类为 MDS−U,伴孤立性 del(5q)细胞遗传学异常为 MDS 5q⁻

[2] 如果骨髓原始细胞百分比<5%但血中原始细胞 2%～4%,诊断分型应为 RAEB−1。血中原始细胞为 1% 的 RCUD 和 RCMD 位分为 MDS−U

[3] 有 Auer 小体且血中原始细胞<5%,骨髓原始细胞<10%应分为 RAEB−2

(1)血象:骨髓增生异常综合征常表现为全血细胞减少,也可表现为两系或一系血细胞减少。血涂片红细胞常明显大小不一,可见嗜多色性红细胞、嗜碱性点彩红细胞、有核红细胞、大红细胞、巨大红细胞,还可见卵圆形、靶形、球形、泪滴形、破碎红细胞;中性粒细胞可见颗粒减少、核分叶过多或过少,有的可见原始粒细胞、幼稚粒细胞、巨大血小板、颗粒减少血小板等,偶见小巨核细胞。

(2)骨髓象:主要表现为三系或两系或一系病态造血。①骨髓增生活跃或明显活跃,少数增生减低。②幼红细胞增生(可>60%)或减低(可<5%),原始红细胞及早幼红细胞增多,可见幼红细胞巨幼样变、核碎裂、核畸形、双核、多核、Howell−Jolly 小体、嗜碱性点彩。成熟红细胞形态改变同血液涂片。③粒细胞系增生或减低,原始粒细胞增多,有的伴有成熟障碍。粒细胞表现为巨幼样变、双核、环形核、核分叶过少或过多,颗粒减少或增多等,有时 RAEB−2 型的原始细胞胞质中可见 Auer 小体。④巨核细胞系增生或减低,可见病态巨核细胞如淋

巴样小巨核细胞、单圆核小巨核细胞、大单圆核巨核细胞、多圆核巨核细胞,还可见变性巨核细胞、巨核细胞分叶过度等,血小板改变同血液涂片,以淋巴样小巨核细胞最有诊断意义。

(3)骨髓活检组织学:是诊断 MDS 的主要依据。粒系前体细胞簇(ALIP)≥3 个为阳性。

(4)细胞化学染色:①铁染色:细胞外铁及内铁增加,RAS 患者环形铁粒幼红细胞≥15%。②PAS 染色:疾病早期幼红细胞多为阴性,随着疾病进展转为阳性(阳性率在 20% 左右)。③NAP 染色:积分常明显下降。

(三)常见其他血液病检验

1. 多发性骨髓瘤　多发性骨髓瘤(multiple myeloma,MM)为单克隆分泌免疫球蛋白的可引起多器官受累。

(1)血象:红细胞和血红蛋白有不同程度减少,常为正细胞正色素性贫血,血涂片中红细胞可呈缗钱状排列。白细胞和血小板正常或减少。血涂片可见少数骨髓瘤细胞(多为 2%~3%)、幼红细胞和幼粒细胞。

(2)骨髓象:有核细胞增生活跃或明显活跃。骨髓瘤细胞增生,一般占有核细胞总数 10% 以上。骨髓瘤细胞大小和形态明显变异,分化好者与正常浆细胞相似,分化不良者,骨髓瘤细胞形态呈多样性。粒细胞系、红细胞系及巨核细胞系早期正常,晚期增生常受抑。红细胞常呈缗钱状排列。

(3)M 蛋白:IgG>35g/L,IgA>20g/L,尿液本一周蛋白>1g/24h。

2. 恶性淋巴瘤　恶性淋巴瘤是起源于淋巴组织的恶性肿瘤,多发于淋巴结,也可发生于淋巴结外其他器官。可发生于任何年龄。根据组织病理学可分为霍奇金淋巴瘤和非霍奇金淋巴瘤。

(1)血象:红细胞和血红蛋白正常或减少,白细胞及血小板常正常,嗜酸性粒细胞可增加。当骨髓受侵犯时,可表现为全血细胞减少或白细胞增加;血涂片可见数量不等的淋巴瘤细胞。

(2)骨髓象:淋巴瘤细胞未侵犯骨髓,常无特异性改变,粒细胞系、红细胞系及巨核细胞系基本正常。淋巴瘤细胞侵犯骨髓,粒细胞系、红细胞系及巨核细胞系正常或减少。淋巴瘤细胞数量多少不一,常有明显多态性,淋巴瘤细胞的形态取决于恶性淋巴瘤的病理类型。

(3)病理组织学检查:是淋巴瘤最主要的诊断依据。

3. 特发性血小板减少性紫癜　特发性血小板减少性紫癜是由于机体免疫功能紊乱引起血小板破坏过多造成的疾病,又称为免疫性血小板减少性紫癜(immunothrombocytopenic purpura,ITP)。

(1)血象:红细胞数、血红蛋白量及白细胞数一般正常,严重出血或慢性反复出血者其红细胞及血红蛋白量可减低。血小板数持续下降或明显下降,急性特发性血小板减少性紫癜(ITP)时血小板数在 $20×10^9$/L 以下,血小板形态大致正常,慢性 ITP 时血小板数为(30~80)×10/L。血液涂片中可见体积增大、形态特殊、颗粒减少或染色过深的血小板。

(2)骨髓象:有核细胞增生活跃至增生明显活跃,巨核细胞系增生活跃或明显活跃,急性型以原、幼巨核细胞居多,慢性型以颗粒型巨核细胞居多,两型产血小板型巨核细胞均明显减少,巨核细胞可见胞质量少、颗粒减少、空泡变性等改变,可见幼稚巨核细胞产生血小板现象无明显出血者,粒、红两系一般无明显异常。

(3)血小板表面相关性抗体:PAIgG、PAIgA、PAIgM、PAC_3 一项或多项增高。

(吕迎霞)

第五节 血栓与止血一般检验

在生理情况下,机体内存在着正常的止血、凝血、抗凝血以及纤维蛋白溶解和抗纤溶系统,它们之间互相作用、互相制约,共同维持着动态平衡,保证血液既能够在血管内有序地、顺畅地流动,又不至于溢出血管外。在病理情况下,这些系统的一个或几个环节发生异常,则可破坏这个动态平衡而引起出血或血栓形成。血栓与止血检验主要在判断患者手术前止凝血功能、出血性疾病、血栓性疾病及血栓前状态的诊断、鉴别诊断、疗效观察和预后判断以及抗凝及溶栓药物治疗的监测等方面具有一定的价值。

一、止凝血及纤溶机制

(一)止血机制

初期止血包括血管的止血和血小板的止血。在血管和血小板的共同作用下,形成初级血栓,完成机体的初期止血或一期止血。

1. 血管壁的止血作用 血管受到损伤,通过神经轴突反射和收缩血管的活性物质,使受损的血管发生收缩,血流减慢,利于止血。受损伤的内皮细胞合成并释放 vWF 等物质,vWF 因子可和血小板表面受体结合,激活血小板,使血小板发生黏附、聚集和释放反应,形成血血小板血栓即白色血栓,堵住伤口。而暴露的内皮组织,可启动内源性凝血系统;损伤的内皮细胞释放组织因子,可启动外源性凝血系统,最终在损伤部位形成纤维蛋白凝块即红色血栓,使止血更加牢固。

2. 血小板的止血作用 血小板在生理性止血及病理性血栓形成过程中起着至关重要的作用。

(1)黏附功能:血管内皮受损时,血小板可直接黏附于暴露的内皮下成分,如胶原纤维和弹性蛋白等,也可由 vWF 及纤维连接蛋白等介导,与暴露的胶原纤维及弹性蛋白等结合,使血小板黏附于受损血管局部,利于止血。此外,血小板也能黏附于周围的 Fg 和 vWF,促进止血。

(2)聚集功能:黏附的血小板可进一步被激活,血小板形态发生变化,伸出大量伪足,Ca^{2+} 参与下,血小板发生聚集,此为血小板的"第一相聚集",为可逆反应;同时由于激活的血小板释放出 ADP 等内源性致聚剂可加速血小板的聚集,使血小板发生不可逆的"第二相聚集",最终形成白色的血小板血栓,完成初期止血或一期止血。

(3)释放反应:在致聚剂的作用下,贮存在血小板 α 颗粒、致密颗粒和溶酶体中的某些活性物质如 TXA_2、ADP 等可通过开放管道系统释放到血小板外,进一步增强血小板的活化和聚集,并参与凝血过程。

除此之外血小板还具有促凝、血块收缩及维护血管内皮细胞完整性等功能。

(二)凝血因子及凝血机制

凝血是由凝血因子按一定顺序相继激活,生成凝血酶,最终使纤维蛋白原转变为纤维蛋白的过程。

1.凝血因子及其特性　凝血因子(coagulation factors)至少有 14 个,包括 12 个经典的凝血因子即凝血因子Ⅰ至ⅩⅢ,其中凝血因子Ⅵ是因子Ⅴ的活化形式而被废除,前四个凝血因子分别称为纤维蛋白原、凝血酶原、组织因子和钙离子,此外还有激肽释放酶原(prekallikrein,PK)和高分子量激肽原(high molecular weight kininogen,HMWK)。

在凝血因子中,除Ⅳ因子是无机钙离子(Ca^{2+})外,其余均为蛋白质,而且多数是蛋白酶(原);除Ⅲ因子广泛存在于脑、胎盘和肺等全身组织中的糖蛋白外,其余均存在于新鲜血浆中,且多数由肝脏合成。

2.凝血机制　凝血机制仍以瀑布学说为基础,即在生理条件下,凝血因子一般处于无活性状态,当某些凝血因子被激活时,便启动凝血过程,通过一系列酶促连锁反应,最终形成凝血酶,并催化纤维蛋白原转变为纤维蛋白。凝血过程分为外源性、内源性和共同凝血 3 个途径或外源性和内源性 2 个凝血系统。但内源性或外源性凝血系统并非绝对独立,而是互有联系的。

(1)外源性凝血途径:从凝血因子Ⅶ被激活到形成外源性凝血途径复合物即Ⅶa—Ca^{2+}—TF 复合物,并激活因子Ⅹ为Ⅹa的过程。从外源性凝血途径启动开始到纤维蛋白形成称为外源性凝血系统。

Ⅶa—Ca^{2+}—TF 的功能:①激活Ⅹ因子为Ⅹa。②激活Ⅸ因子,从而部分代替因子Ⅻa、Ⅺa 的功能,激发内源性凝血。③TF 与Ⅶa 形成复合物后可加快激活Ⅶ因子。

(2)内源性凝血途径:从凝血因子Ⅻ被激活到形成外源性凝血途径复合物Ⅸa—PF_3—Ca^{2+}—Ⅷa复合物,并激活因子Ⅹ为Ⅹa的过程。从内源凝血途径启动开始到纤维蛋白形成称为内源性凝血系统。

(3)共同凝血途径:因子Ⅹ被激活为Ⅹa,形成凝血活酶即Ⅹa—PF_3—Ca^{2+}—Ⅴa复合物,也称凝血酶原酶(prothrombinase),激活凝血酶原形成凝血酶,在凝血酶的作用下,纤维蛋白原裂解为纤维蛋白肽 A 和纤维蛋白肽 B,聚合成可溶性纤维蛋白单体(soluble fibrin monomer,SFM),后者在ⅩⅢa 的作用下发生交联,形成不溶性的纤维蛋白复合物。这个过程是内源、外源凝血的共同途径。

在共同凝血途径中,当Ⅹa 形成后,可反馈激活因子Ⅴ、Ⅶ、Ⅷ、Ⅸ;当凝血酶形成后,可反馈激活因子Ⅴ、Ⅶ、Ⅷ、Ⅹ、Ⅺ以及凝血酶原,这两个重要的正反馈反应,极大地加速了凝血过程。同时机体也存在负反馈调节,组织因子途径抑制物(tissue factor pathway inhibitor,TFPI)参与的负调节作用尤为重要。TFPI 于与Ⅶa(或Ⅶ)和Ⅹa 形成无活性的复合物,从而阻断外源性凝血。此外,机体也启动抗凝系统和纤溶系统,使受损部位纤维蛋白凝块的形成受到制约或溶解。

(三)血液抗凝及纤维蛋白溶解机制

在正常生理情况下,即使有少量的凝血因子被激活,血液也不会发生凝固,而是保持正常的血液循环,这主要与机体的抗凝及纤溶作用有关。

1.抗凝机制　主要包括细胞抗凝作用和体液抗凝作用。

(1)细胞抗凝作用:主要包括血管内皮细胞、单核—巨噬细胞系统、肝细胞(可灭活某些激活的凝血因子如 FⅦa 和 FⅨa)。

（2）体液抗凝作用：抗凝血酶（antithrombin，AT），是血浆中最重要的生理性抗凝物质之一，能够完成 70%～80% 的凝血酶的灭活。AT 主要由肝细胞合成，是丝氨酸蛋白酶的抑制剂，对以丝氨酸为激活中心的凝血因子和蛋白酶均有抑制作用。AT 与凝血因子（酶）形成 1∶1 结合的复合物后发挥抗凝血作用，肝素是其辅因子，能使抗凝血酶抗凝活性增强 2000 倍以上。

体液抗凝还包括蛋白 C 系统和组织因子途径抑制物。

2. 纤维蛋白溶解机制　纤维蛋白溶解系统（fibrinolytic system）简称纤溶系统，包括纤溶酶原（plasminogen，PLG）、纤溶酶（plasmin，PL）、纤溶酶原激活物（包括组织纤溶酶原激活物 t－PA、尿激酶样纤溶酶原激活物 u－PA）和纤溶酶原激活抑制物（包括纤溶酶原抑制物 PAI－1 和 PAI－2、纤溶酶抑制物 AP、α_1－AT、α_2－MG 等）。纤溶过程主要是指纤溶酶原在纤溶酶原激活物的作用下转化为纤溶酶（plasmin，PL），并降解纤维蛋白和其他蛋白质的过程。纤溶系统在清除血凝块和防止血栓形成中起重要作用。

纤溶过程是一系列蛋白酶催化的连锁反应过程，参与纤溶过程的酶在血液中通过相互激活或抑制，从而调节纤溶酶的形成，最终纤溶酶降解纤维蛋白（原）形成纤维蛋白（原）降解产物等，消除已形成的血栓，维持血液流动通畅。

二、血管壁及内皮细胞的检验

血管壁尤其是血管内皮细胞能合成和分泌多种促凝物质（如血管性血友病因子、内皮素等）和抗凝物质（如 6－酮－前列腺素 $F_{1\alpha}$、血浆凝血酶调节蛋白等），参与初期止血过程。血管壁检测常用的筛检试验是出血时间的测定；诊断试验包括血管性血友病因子抗原和活性的测定、血管内皮素测定、6－酮－前列腺素 $F_{1\alpha}$ 测定和血浆凝血酶调节蛋白的测定。本节只介绍常用的筛检试验出血时间的测定。

出血时间（bleeding time，BT）是指特定条件下，皮肤小血管被刺破后，血液自行流出到自然停止所需要的时间。出血时间异常与血小板的数量和功能、血管壁的完整性以及某些凝血因子缺乏等有关。

（一）检测原理

1. 出血时间测定器法（template bleeding time，TBT）　在上臂用血压计袖带施加固定压力，成人维持在 5.3kPa（40mmHg）、儿童维持在 2.6kPa（20mmHg），在肘窝下方 2～3cm 处消毒皮肤，用标准型号的出血时间测定器贴于消毒皮肤表面，按动按钮，刀片弹出并刺入皮肤，作一"标准"切口，待血液自然流出即启动秒表开始计时，每隔 30 秒用滤纸吸去切口流出的血液（注意避免滤纸接触皮肤），直至血流停止，停止计时，血液自然流出到自然停止所经历的时间，即为 TBT 测定的出血时间。

2. Ivy 法　原理及操作等与 TBT 法基本相同，先在上臂用血压计袖带施加压力后，用采血针刺破皮肤，观察血液自然流出到自然停止所经历的时间。

（二）参考区间

TBT 法：6.9 分钟±2.1 分钟；Ivy 法：2～7 分钟。

（三）方法学评价

1. TBT 法　是目前推荐的方法。皮肤切口的长度、宽度和深度固定，易于标准化，准确性、灵敏性和重复性较好。采用不同型号的测定器,作不同长度和深度的标准切口,适用于不同年龄段的患者,但操作烦琐、伤口大、患者不易接受、出血时间测定器价格较贵等原因,尚未广泛应用。

2.Ivy 法　为传统方法,该法切口的深度和长度难以标准化,准确度和重复性不如TBT 法。

(四)临床意义

1.BT 延长见于

(1)血小板数量异常:如血小板减少症、原发性血小板增多症。

(2)血小板功能缺陷:如血小板无力症、巨大血小板综合征。

(3)血管性疾病:如血管性血友病、遗传性出血性毛细血管扩张症等。

(4)某些凝血因子缺乏:如低(无)纤维蛋白原血症和 DIC。

(5)纤溶亢进症。

2.BT 缩短　主要见于某些严重的血栓前状态和血栓性疾病:如心肌梗死、脑血管病变、妊娠高血压综合征、DIC 高凝期等。

三、血小板检验

血小板的检验包括血小板数量的检验(即血小板计数)和血小板质量的检验。血小板常用的筛检试验包括血小板计数、血块收缩试验(clot retraction test,CRT)、血小板黏附试验(platelet adhesion test,PadT)和血小板聚集试验(platelet aggregation test,PagT)。确证试验包括血小板相关免疫球蛋白(Palg)的测定、血浆血小板 p-选择素(p-selectin)的测定、血浆 β-血小板球蛋白(β-thromboglobulin,β-TG)和血小板第 4 因子(Platelet factor4,PF4)的测定。血块收缩试验与血小板的数量和质量均有关,也可反映其他凝血因子的量与功能以及纤溶功能。本节仅介绍血块收缩试验。

血块收缩试验(clot retraction test,CRT),是在体外观察血块形成、血块收缩所需的时间,血块收缩后状态或计算血块收缩率,以反映血块收缩能力的试验。测定方法有定性法和定量法,后者可分为全血定量法和血浆定量法。

(一)定性法

1.检测原理　血液凝固过程中,释放出血小板退缩蛋白,使尚完整的血小板变形而伸出伪足,伪足附着在纤维蛋白网上,血小板收缩,纤维蛋白亦即收缩、拉紧,使有形成分包裹在纤维蛋白网内,挤出血清。将静脉血静置于 37℃ 水浴箱中温育,分别于温育 30 分钟、1 小时及24 小时后观察血块收缩情况。

2.结果

(1)完全收缩:血块与试管壁完全分离,析出血清占全血量的 40%~50%。

(2)部分收缩:血块与试管壁部分粘连,析出血清量小于 50%。

(3)收缩不良:血块大部分与试管壁粘连,只有少量血清出现于管底或管壁。

(4)不退缩:血块保持原样,无血清析出。

血块收缩试验结果判断模式图见图 14-2。

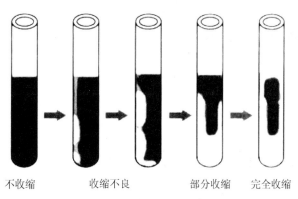

不收缩　　　　收缩不良　　　　部分收缩　完全收缩

图 14－2　血块收缩试验模式图

（二）全血定量法（Macfarlane 法）

同定性法。全血凝固后析出血清，计算血清析出量占原有血浆量的百分数即为血块的收缩率，以此反映血块收缩的能力。

（三）血浆定量法

1. 检测原理　在富含血小板的血浆中加入 Ca^{2+} 或凝血酶，使血浆凝固形成血浆凝块，由于血小板血栓收缩蛋白的作用，血浆凝块中的纤维蛋白网发生收缩，析出血清，计算析出血清的量占原血浆量的百分数为血块收缩率，以此反映血块收缩的能力。

2. 参考区间　定性法血块退缩时间：于凝固后 1/2～1 小时开始退缩，24 小时内退缩完全
全血定量法：48%～60%。

血浆定量法：>40%。

3. 方法学评价

（1）定性法：准确性差，只能粗略估计血小板收缩情况。

（2）全血定量法：本法较准确，但结果受红细胞数量及纤维蛋白原含量影响，特异性差。

（3）血浆定量法：本法排除了红细胞因素的影响，测定结果更为准确。

4. 临床意义

（1）血块收缩不良或血块不收缩见于

1）血小板功能异常：即血小板无力症。

2）血小板数量减少：如特发性血小板减少性紫癜、血栓性血小板减少性紫癜，常见于血小板数量<50×10^9/L 时。

3）某些凝血因子缺乏：如低或无纤维蛋白原血症，凝血因子Ⅱ，Ⅴ、Ⅶ、Ⅸ等严重缺乏。

4）原发性或继发性红细胞增多症：如真性红细胞增多症。

5）纤溶亢进症。

6）异常血浆蛋白血症：如多发性骨髓瘤、巨球蛋白血症等。

（2）血块过度收缩　见于先天性或获得性Ⅷ因子缺乏症、严重贫血等。

四、凝血因子检验

凝血因子的检验用于出血性疾病的诊断和血栓前状态的监测，筛检试验主要有反映内源性凝血系统有无异常的凝血时间测定（clotting time，CT）、活化部分凝血活酶时间（activated partial thromboplastin time，APTT）测定，反映外源性凝血系统有无异常的血浆凝血酶原时

间(prothrombin time,PT)。确证试验包括简易凝血活酶生成试验(simple thromboplastin generation test,STGT)及纠正试验、血浆中凝血因子(Ⅲ及 Ca^{2+} 除外)含量及活性的测定、血浆凝血酶原片段 1＋2(Prothrombin fragment 1＋2,F1＋2)的测定、血浆纤维蛋白肽 A(fibrin peptide A,FPA)的测定、血栓前体蛋白及同型半胱氨酸等的测定。本节只介绍 APTT 和 PT。

（一）APTT 测定

在体外模拟体内内源性凝血的全部条件,测定血浆凝固所需的时间。反映内源性凝血因子、共同途径是否异常和血液中是否存在抗凝物质,APTT 是常用且比较灵敏的内源性凝血系统的筛检指标。

1.检测原理 在受检血浆中,加入足量的活化接触因子激活剂(如白陶土)激活凝血因子Ⅻ、Ⅺ,脑磷脂代替血小板第 3 因子,即满足内源性凝血的全部条件,测定加入 Ca^{2+} 后血浆开始凝固所需的时间,即为 APTT。

2.参考区间 25～35 秒,超过正常对照值 10 秒为异常。但每个实验室必须建立相应的参考区间。

3.方法学评价 APTT 是检测内源性凝血因子是否缺乏的比较灵敏的试验,而且检测 FⅧ、FⅨ的灵敏度比 FⅪ、FⅫ和共同途径中凝血因子更高,能检出 FⅧ：C 小于 25％的轻型血友病,故已替代试管法凝血时间(CT)。APTT 测定手工法重复性差,但多次重复测定仍有相当程度的准确性,且操作简便,临床上仍在应用,并可用于仪器法校正。血凝仪法检测的准确性和灵敏度高于试管法,并且检测快速、简便,易于标准化。

4.临床意义

（1）APTT 延长见于

1）较显著的因子Ⅷ、Ⅸ减低(如血友病甲、乙),因子Ⅺ缺乏症。

2）严重的因子Ⅴ、因子Ⅹ、纤维蛋白原和凝血酶原缺乏(如肝病、新生儿出血症、口服抗凝剂、应用肝素以及低或无纤维蛋白原血症。

3）血管性血友病。

4）原发性或继发性纤溶活性增强。

5）血液中抗凝物质增多,如存在抗凝血因子Ⅷ或因子Ⅸ抗体、狼疮抗凝物、华法林或肝素等。

（2）APTT 缩短见于

1）血栓前状态:如 DIC 高凝期等。

2）血栓性疾病:如心肌梗死、肺梗死、深静脉血栓形成、糖尿病血管病变、妊娠高血压综合征、肾病综合征、高血糖症及高脂血症等。

（3）监测肝素治疗:APTT 对血浆肝素的浓度很敏感,是目前监测普通肝素抗凝治疗的首选指标。临床上,在应用中等剂量和大剂量肝素治疗期间必须作监测试验,一般使 APTT 维持在正常对照的 1.5～2.5 倍(75～100 秒之间)。同时注意动态观察血小板数量,以血小板计数小于 $50×10^9/L$ 为停药的指征。以保证抗凝治疗的安全、有效。

（二）PT 测定(Quick 一步法)

在体外模拟体内外源性凝血的全部条件,测定血浆凝固所需的时间。PT 是常用的外源性凝血途径和共同凝血途径的筛检指标之一。

1.检测原理 在受检血浆中,加入足够量的组织凝血活酶和适量的 Ca^{2+},即可满足外源凝血的全部条件,测定加入 Ca^{2+} 后血浆开始凝固所需的时间,即为血浆凝血酶原时间。

2.结果

(1)直接报告:待检者 PT:××.×秒;正常对照 PT:××.×秒。

(2)凝血酶原比值(prothrombin ratio,PTR):PTR=待检者 PT/正常对照 PT。

(3)国际标准化比值(international normalized ratio,INR)即 PTR[ISI],ISI(international sensitivity index)为国际敏感度指数。

3.参考区间 每个实验室必须建立相应的参考区间。

(1)PT:成人 11～13 秒,超过正常对照值 3 秒为异常。

(2)INR:因 ISI 不同而异。

(3)PTR:成人 0.85～1.15。

4.方法学评价 PT 检测分手工法和仪器法,检测原理均采用 1935 年 Quick 创建的一步凝固法。手工法虽重复性差,但多次重复测定仍有相当程度的准确性,且操作简便,临床上仍在应用,并可用于仪器法校正。血凝仪法,干扰因素少、操作过程实现了标准化,检查快速、简便。

5.临床意义

(1)PT 延长见于

1)先天性因子Ⅱ、Ⅴ、Ⅶ、Ⅹ减低及低(无)纤维蛋白原、异常纤维蛋白原血症。

2)获得性凝血因子缺乏,如 DIC 晚期(PT 是 DIC 实验室筛检诊断标准之一)、严重肝病、阻塞性黄疸、维生素 K 缺乏等。

3)血液循环中抗凝物质增多,如双香豆素、肝素等。

4)原发性纤溶亢进。

(2)PT 缩短:见于高凝状态(如 DIC 早期)、血栓前状态及血栓性疾病、口服避孕药等。

(3)口服抗凝药物的监测:INR 为目前推荐的监测口服抗凝药的首选指标。国内一般将口服抗凝药达到有效剂量时的 INR 值定为 2.0～3.0。

五、抗凝物质检验

抗凝物质分为生理性和病理性两类,其筛检试验包括凝血酶时间测定、血浆游离肝素时间(free heparin time)或甲苯胺蓝纠正试验及狼疮抗凝物质的检测。确证试验包括血浆抗凝血酶活性的测定和血浆凝血酶－抗凝血酶复合物(thrombin－antithrombin complex,TAT)的测定等。本节仅介绍血浆凝血酶时间的测定。

血浆凝血酶时间(thrombin time,TT)是反映血浆中纤维蛋白原转变为纤维蛋白的筛检指标之一。TT 延长主要反映 Fg 浓度减少或功能异常以及血液中存在相关的抗凝物质(肝素、类肝素等)或纤溶亢进。

(一)检测原理

37℃条件下,在待检血浆中加入标准化凝血酶溶液后,直接将血浆纤维蛋白原转变为纤维蛋白,使乏血小板血浆凝固,测定其凝固所需的时间即为血浆凝血酶时间。

(二)参考区间

16～18 秒,超过正常对照值 3 秒为异常。

由于试剂中凝血酶浓度不同,其检测结果存在差异因此,每个实验室必须建立相应的参考区间。

(三)方法学评价

手工法重复性差、耗时,但多次重复测定仍有相当程度的准确性,且操作简便,临床上仍在应用,并可用于仪器法校正。血凝仪法,干扰因素少,操作过程实现了标准化,检查快速、简便。用 TT 检测来了解凝血作用有时也会出现误差,除纤维蛋白原含量低可造成 TT 时间延长外,过高纤维蛋白原,因其抑制纤维蛋白单体交联也会使 TT 延长。

(四)临床意义

1. TT 延长见于

(1)低(无)纤维蛋白原血症、遗传性或获得性异常纤维蛋白原血症。

(2)血中存在肝素或类肝素物质(如肝素治疗、SLE 和肝脏疾病等)。类肝素增多,可加做 TT 纠正试验,若延长的 TT 能被甲苯胺蓝纠正,则提示有类肝素物质存在。

2. TT 可作为链激酶、尿激酶溶栓治疗的监测指标,TT 对肝素、水蛭素(hirudin)非常敏感,也是肝素、水蛭素等抗凝治疗的监测指标。一般认为,当患者的 TT 为正常对照的 1.5～2.5 倍时,溶栓治疗安全有效。

六、纤溶活性检验

纤溶活性检验的筛检试验包括纤维蛋白原定量测定、血浆纤维蛋白(原)降解产物测定以及优球蛋白溶解时间(euglobulin lysis time,ELT)等的测定。确证试验包括血浆 D－二聚体测定、血浆硫酸鱼精蛋白副凝固试验(plasma protamine paracoagulation test,3P 试验)、血浆纤溶酶原活性测定、血浆纤维蛋白肽 B$\beta_{1\sim42}$ 和 B$\beta_{15\sim42}$(fibrin peptide B$\beta_{1\sim42}$ and B$\beta_{15\sim42}$)等的测定。本节介绍纤维蛋白原定量测定、血浆纤维蛋白(原)降解产物测定及 D－二聚体的测定。

(一)血浆纤维蛋白原定量测定

纤维蛋白原(Fg)由肝脏合成,是血浆浓度最高的凝血因子。纤维蛋白原浓度或功能异常均可导致凝血障碍。因此,纤维蛋白原是出血性疾病与血栓性疾病诊治中常用的筛检指标之一。纤维蛋白原检测方法有多种,包括凝血酶凝固时间法(Clauss 法)、双缩脲比色法、比浊法、PT 衍生纤维蛋白原测定法、RAI 法和 ELISA 法等。有的准确性较差,已趋向淘汰。目前常用的方法有 Clauss 法、PT 衍生法等。

1. 检测原理

(1)凝血酶凝固时间法(Clauss 法):在受检血浆中加入凝血酶,使血浆中的纤维蛋白原转变为纤维蛋白,血浆中纤维蛋白原的含量与血浆凝固的时间呈负相关。被检血浆的纤维蛋白原实际含量可从国际标准品纤维蛋白原参比血浆测定的标准曲线中获得。

(2)酶联免疫法:用抗纤维蛋白原的单克隆抗体、酶联辣根过氧化酶抗体显色、酶联免疫检测仪检测血浆中的纤维蛋由原含量。

(3)PT 衍生纤维蛋白原法:在血凝仪测定 PT 时,记录血浆开始凝固时的光密度值 S_1 和血浆完全凝固时的光密度值 S_2,计算此过程光密度的变化值△S(△S＝S_2－S_1),△S 与血浆中纤维蛋白原含量成正比,从制作的纤维蛋白原含量对△S 的标准曲线中查获待测血浆的纤维蛋白原含量。

2. 参考区间　成人:2.00～4.00g/L;新生儿:1.25～3.00g/L。

3. 方法学评价

(1)Clauss 法(凝血酶法)

1)是检测纤维蛋白原含量最常用的方法,操作简单,结果可靠,敏感性和特异性较高,是目前推荐使用的测定方法。仪器法精密度比手下法高,但当通过血凝仪检测 PT 方法来换算纤维蛋白原浓度时,如结果可疑,则应采用 Clauss 法复核确定。

2)本方法检测需要纤维蛋白的结构正常,且有一定的含量,对低(无)纤维蛋白原血症和异常纤维蛋白原血症患者应用 ELISA 或 RAI 等免疫学方法测定。

(2)免疫学法:操作简便,但特异性不高,所测的不仅有凝固功能的纤维蛋白原,还包括部分 FDP、其他蛋白以及异常纤维蛋白原,与生理性纤维蛋白原活性不一定呈平行关系。

(3)PT 衍生纤维蛋白原测定法:该法测定纤维蛋白原的线性范围较窄,故当血浆纤维蛋白原含量过高时需要稀释血浆,尤其是纤维蛋白原的含量过低时结果往往偏高,需要采用 Clauss 等检测方法复核。

4. 临床意义　纤维蛋白原是一种急性时相反应蛋白,在急慢性炎症和组织损伤坏死时可增高。纤维蛋白原水平增高是冠状动脉粥样硬化心脏病和脑血管病发病的独立危险因素之一。临床上纤维蛋白原含量测定主要用于出血性疾病或血栓性疾病的诊断以及溶栓治疗的监测。

(1)增高见于

1)炎症及组织损伤,如急性心肌梗死、肺炎、肝炎、胆囊炎、风湿性关节炎、大手术、放射治疗、烧伤等。

2)血栓前状态、糖尿病、恶性肿瘤等。

3)月经期、妊娠期也可增高。

(2)减低见于

1)DIC 晚期、肝硬化、无纤维蛋白原血症或异常纤维蛋白原血症、原发性纤溶。

2)某些药物,如雄激素、鱼油、纤溶酶原激活、高浓度肝素等。

(3)溶栓治疗监测:溶栓治疗(如用 UK、t－PA)及蛇毒治疗(如用抗栓酶、去纤酶)的监测。

(二)血浆纤维蛋白(原)降解产物测定

纤维蛋白原、可溶性纤维蛋白单体、纤维蛋白多聚体和交联纤维蛋白均可被纤溶酶降解,生成纤维蛋白(原)降解产物(FDP)。血液 FDP 浓度增高是体内纤溶亢进的标志,但不能鉴别原发性纤溶亢进与继发性纤溶亢进。

测定方法有胶乳凝集法、酶联免疫吸附法和仪器法(免疫比浊法),下面介绍胶乳凝集法。

1. 检测原理　将 FDP 抗体包被于胶乳颗粒上,可与受检者血浆中的 FDP 发生抗原抗体反应,导致乳胶颗粒凝集。血浆中 FDP 浓度达到或超过 5mg/L 时,出现肉眼可见的凝集反应。根据待检血浆的稀释度可计算出血浆中 FDP 含量。

2. 参考区间　胶乳凝集法:阴性(<5mg/L);酶联免疫吸附法(ELISA):<10mg/L;仪器法(免疫比浊法):<5mg/L。

3. 方法学评价

(1)胶乳凝集法操作简单,是目前测定 FDP 常用的方法。

(2)酶联免疫吸附法特异性高,可定量测定,但操作较复杂,影响因素较多。

(3)仪器法(免疫比浊法)操作简单、快速,结果准确,且易于质量控制,但成本较高。

4.临床意义 FDP阳性或FDP浓度增高见于原发性纤溶亢进,或继发性纤溶亢进,如DIC、肺栓塞、深静脉血栓形成、恶性肿瘤、肝脏疾病、器官移植排斥反应和溶栓治疗等。

(三)血浆D-二聚体测定

D-二聚体(D-dimer,D-D)是交联纤维蛋白在纤溶酶作用下的降解产物之一。继发性纤溶中纤溶酶的主要作用底物是纤维蛋白,生成特异性纤维蛋白降解产物D-D,所以D-D是继发性纤溶特有的代谢产物,对继发性纤溶的诊断具有特异性。下面介绍胶乳凝集法。

1.检测原理 将抗D-D单克隆抗体包被于胶乳颗粒上,可与受检者血浆中的D-D发生抗原抗体反应,导致乳胶颗粒凝集,且凝集的强度与血浆D-D的含量成正比。

2.参考区间 胶乳凝集法:阴性($<250\mu g/L$);ELISA法:$<400\mu g/L$;仪器法(免疫比浊法):$<400\mu g/L$。

3.方法学评价

(1)胶乳凝集法操作简便、快速,是一种较理想的筛检试验,但有一定的假阴性率,必要时可采用灵敏度更高的酶联免疫吸附法和仪器法。

(2)ELISA法特异性高,可定量测定,但操作较复杂,影响因素较多。

(3)仪器法(免疫比浊法)操作简单、可快速定量测定,结果准确,且易于质量控制,但成本较高。

4.临床意义 健康人血液D-D浓度很低,在血栓形成与继发性纤溶时D-D浓度显著增高。因此,D-D是DIC实验诊断中特异性较强的指标,并在排除血栓形成中有重要价值。

(1)阳性见于

1)继发性纤溶亢进症,如DIC。

2)血栓性疾病,如脑栓塞、深静脉血栓、肺栓塞、动脉血栓栓塞等,是体内血栓形成的指标。

3)其他疾病,如肝硬化、恶性肿瘤、妊娠(尤其产后)、手术等。

(2)原发性与继发性纤溶亢进症鉴别指标:继发性纤溶亢进D-D浓度增高,而在原发性纤溶亢进早期D-D浓度正常,可作为两者的鉴别指标之一。D-D阳性可作为继发性纤溶如DIC或其他血栓性疾病诊断的依据,其灵敏度达90%~95%。特异性仅为30%~40%,但阴性预测值可达95%以上,因此,D-D阴性基本可排除血栓形成。

(3)溶栓治疗的监测:使用尿激酶治疗时,D-D含量增高,用药后6小时最高,24小时后恢复至用药前水平。

七、血栓与止血检验的临床应用

1.止血缺陷筛检。

2.手术前止凝血功能筛检。

3.DIC实验诊断。

4.监测抗凝与溶栓治疗。

(吕迎霞)

第十五章　尿液检验

第一节　尿液的生成及主要成分

一、尿液的生成

尿液由肾生成,通过输尿管、膀胱及尿道排出体外。肾单位是肾泌尿活动的基本功能单位。肾单位包括肾小体与肾小管两部分,肾单位与集合管共同完成泌尿功能。当体内血液流经肾小球毛细血管时,其中的细胞、大分子蛋白质和脂类等胶体被截留,其余成分则经半透膜滤过,进入肾小囊腔形成原尿。原尿通过肾小管时,大部分水分、电解质、葡萄糖、氨基酸、乳酸及肌酸、部分硫酸盐、尿酸等物质又重新被吸收回血。肾小管也分泌一些物质加入尿中,肾小管滤过的原尿经过曲小管和集合管的重吸收和排泌、浓缩与稀释作用成为终尿排出体外。因此尿液的生成,包括肾小球滤过、肾小管的重吸收和排泌三个过程。

在感染、代谢异常、肾血管病变、变态反应性疾患、毒素或药物刺激情况下,泌尿道的病理产物或血液中的异常成分,可随尿排出。尿液的性状和组成,可反映机体的代谢情况。

二、尿液的主要成分

正常尿含水分 $96\% \sim 97\%$,固体物 $3\% \sim 4\%$,正常成人每天由尿中排出总固体约 60g,其中无机盐约 25g,有机物约 35g。无机盐中约一半是钠和氯离子,有机物中主要是尿素(每天可排出约 30g),其次是少量的糖类、蛋白质、酶、性激素和抗体以及种类繁多的代谢产物。

(郑莉娟)

第二节　尿液检验的适应证

一、用于对泌尿系统疾病的诊断与疗效观察

泌尿系统的炎症、结石、肿瘤、血管病变及肾移植术后发生排异反应时,各种病变产物直接进入尿中,引起尿液成分变化,因此尿液分析是泌尿系统诊断与疗效观察的首选项目。

二、用于对其他系统疾病的诊断

尿液来自血液,其成分又与机体代谢有密切关系,任何系统疾病的病变影响血液成分改变时,均能引起尿液成分的变化。如糖尿病时进行尿糖检查、急性胰腺炎时进行尿淀粉酶检查、急性黄疸型病毒性肝炎时做尿液胆色素检查等,均有助于上述疾病的诊断。

三、用于安全用药的监测

指标某些药物如庆大霉素、卡那霉素、多黏菌素 B 与磺胺类药等常可引起肾损害,用药前

及用药过程中需观察尿液的变化,以确保用药安全。

四、对人体健康状态的评估

用于预防普查,如对人群进行尿液分析,筛查有无肾、肝、胆疾病和糖尿病等,以达到早期诊断及预防疾病的目的。

(郑莉娟)

第三节　尿液标本采集及保存

一、尿液标本采集

为保证尿液检查结果的准确性,必须正确留取标本:

1. 避免阴道分泌物、月经血、粪便等污染。

2. 无干扰化学物质(如表面活性剂、消毒剂)混入。

3. 尿标本收集后及时送检及检查(2h 内),以免发生细菌繁殖、蛋白变性、细胞溶解等。

4. 尿标本采集后应避免强光照射,以免尿胆原等物质因光照分解或氧化而减少。

二、尿标本的种类

(一)晨尿

即清晨起床后的第 1 次尿标本,未经浓缩和酸化的标本,血细胞、上皮细胞及管型等有形成分相对集中且保存得较好,适用于可疑或已知泌尿系统疾病的形态观察及早期妊娠试验等。但由于晨尿在膀胱内停留时间过长易发生变化,门诊患者携带不方便已采用清晨第 2 次尿标本来取代晨尿。

(二)随机尿(随意 1 次尿)

即留取任何时间的尿液,适用于门诊、急诊患者。本法留取方便,但易受饮食、运动、用药等影响,可致使低浓度或病理临界浓度的物质和有形成分漏检,也可能出现饮食性糖尿或药物如维生素 C 等的干扰。

(三)餐后尿

通常于午餐后 2h 收集患者尿液,此标本对病理性糖尿和蛋白尿的检出更为敏感,用餐后增加了负载,使已降低阈值的肾不能承受。此外由于餐后肝分泌旺盛,促进尿胆原的肠肝循环,而餐后机体出现的“减潮”状态也有利于尿胆原的排出。因此,餐后尿适用于尿糖、尿蛋白、尿胆原等检查。

(四)3h 尿

收集上午 3h 尿液,测定尿液有形成分,如白细胞排出率等。

(五)12h 尿

晚 8 时排空膀胱并弃去此次的尿液后,留取次日晨 8 时夜尿,作为 12h 尿有形成分计数,如 Addis 计数。

(六)24h 尿

尿液中的一些溶质(肌酐、总蛋白质、糖、尿素、电解质及激素等)在一天的不同时间内其排泄浓度不同,为了准确定量,必须收集 24h 尿液。于第 1 天晨 8 时排空膀胱弃去此次尿液,再收集至次口晨 8 时全部尿液,用于化学成分的定量。

（七）其他

包括中段尿、导尿、耻骨上膀胱穿刺尿等。

三、尿液标本的保存

（一）冷藏于 4℃

尿液置 4℃ 冰箱中冷藏可防止一般细菌生长及维持较恒定的弱酸性。但有些标本冷藏后,由于磷酸盐及尿酸盐析出与沉淀,妨碍对有形成分的观察。

（二）加入化学防腐剂

大多数防腐剂的作用是抑制细菌生长和维持酸性,常用的有以下几种。

1. 甲醛（福尔马林 400g/L）　每升尿中加入 5mL（或按 1 滴/30mL 尿液比例加入）,用于尿管型、细胞防腐,适用于 Addis 计数。注意甲醛为还原性物质可致班氏尿糖定性检查出现假阳性。当甲醛过量时可与尿素产生沉淀物,干扰显微镜检查。

2. 甲苯　每升尿中加入 5mL,用于尿糖、尿蛋白等定量检查。

3. 麝香草酚　每升尿中小于 1g,既能抑制细菌生长,又能较好地保存尿中有形成分,可用于化学成分检查及防腐,但如过量可使尿蛋白定性试验（加热乙酸法）出现假阳性,还能干扰尿胆色素的检出。

4. 浓盐酸　每升尿中加入 10mL,用于尿中 17 酮、17 羟类固醇、儿茶酚胺、Ca^{2+}、肾上腺素、去甲肾上腺素、香草扁桃酸（VMA）等。

5. 冰乙酸　每升尿中加入 10mL,用于尿中醛固酮。每升尿中加入 25mL,可用于 5－羟色胺的测定。

6. 碳酸钠　每升尿中加入 10g,用于尿中卟啉的测定。

（郑莉娟）

第四节　尿液的一般检查

一、尿量

尿量主要取决于肾小球的滤过率、肾小管重吸收和浓缩与稀释功能。此外尿量变化还与外界因素如每日饮水量、食物种类、周围环境（气温、湿度）、排汗量、年龄、精神因素、活动量等相关。正常成人 24h 内排尿为 1～1.5L/24h。

24h 尿量＞2.5L 为多尿,可由饮水过多,特别饮用咖啡、茶、失眠及使用利尿药或静脉输液过多时。病理性多尿常因肾小管重吸收和浓缩功能减退如尿崩症、糖尿病、肾功能不全、慢性肾盂肾炎等。

24h 尿量＜0.4L 为少尿,可因机体缺水或出汗。病理性少尿主要见于脱水、血浓缩、急性肾小球肾炎、各种慢性肾功能衰竭、肾移植术后急性排异反应、休克、心功能不全、尿路结石、损伤、肿瘤、尿路先天畸形等。

尿量不增多而仅排尿次数增加为尿频。见于膀胱炎、前列腺炎、尿道炎、肾盂肾炎、体质性神经衰弱、泌尿生殖系统处于激惹状态、磷酸盐尿症、碳酸盐尿症等。

二、外观

尿液外观包括颜色及透明度。正常人新鲜的尿液呈淡黄至橘黄色透明,影响尿液颜色的主要物质为尿色素、尿胆原、尿胆素及卟啉等。此外尿色还受酸碱度、摄入食物或药物的影响。

浑浊度可分为清晰、雾状、云雾状浑浊、明显浑浊几个等级。浑浊的程度根据尿中含混悬物质种类及量而定。正常尿浑浊的主要原因是因含有结晶和上皮细胞所致。病理性浑浊可因尿中含有白细胞、红细胞及细菌所致。放置过久而有轻度浑浊可因尿液酸碱度变化,尿内黏蛋白、核蛋白析出所致。淋巴管破裂产生的乳糜尿也可引起浑浊。在流行性出血热低血压期,尿中可出现蛋白、红细胞、上皮细胞等混合的凝固物,称"膜状物"。常见的外观改变有以下几种。

(一)血尿

尿内含有一定量的红细胞时称为血尿。由于出血量的不同可呈淡红色云雾状,淡洗肉水样或鲜血样,甚至混有凝血块。每升尿内含血量超过 1mL 可出现淡红色,称为肉眼血尿。主要见于各种原因所致的泌尿系统出血,如肾结石或泌尿系统结石、肾结核、肾肿瘤及某些菌株所致的泌尿系统感染等。洗肉水样外观常见于急性肾小球肾炎。血尿还可由出血性疾病引起,见于血友病和特发性血小板减少性紫癜。镜下血尿指尿液外观变化不明显,而离心沉淀后进行镜检时能看到超过正常数量的红细胞者。

(二)血红蛋白尿

当发生血管内溶血,血浆中血红蛋白含量增高,超过肝珠蛋白所能结合的量时,未结合的游离血红蛋白便可通过肾小球滤膜而形成血红蛋白尿。在酸性尿中血红蛋白可氧化成为正铁血红蛋白而呈棕色,如含量甚多则呈棕黑色酱油样外观。隐血试验呈强阳性反应,但离心沉淀后上清液颜色不变,镜检时不见红细胞或偶见溶解红细胞之碎屑,可与血尿相区别。卟啉尿症患者,尿液呈红葡萄酒色,碱性尿液中如存在酚红、番茄汁、芦荟等物质,酸性尿液中如存在氨基比林、磺胺等药物也可有不同程度的红色。血红蛋白尿见于蚕豆黄、血型不合的输血反应、严重烧伤及阵发性睡眠性血红蛋白尿症等。

(三)胆红素尿

当尿中含有大量的结合胆红素,外观呈深黄色,振荡后泡沫亦呈黄色,若在空气中久置可因胆红素被氧化为胆绿素而使尿液外观呈棕绿色。胆红素尿见于阻塞性黄疸和肝细胞性黄疸。服用痢特灵、核黄素、呋喃唑酮后尿液亦可呈黄色,但胆红素定性阴性。服用大剂量熊胆粉、牛黄类药物时尿液可呈深黄色。

(四)乳糜尿

外观呈不同程度的乳白色,严重者似乳汁。因淋巴循环受阻,从肠道吸收的乳糜液未能经淋巴管引流入血而逆流进入肾,致使肾盂、输尿管处的淋巴管破裂,淋巴液进入尿液中所致。其主要成分为脂肪微粒及卵磷脂、胆固醇、少许纤维蛋白原和白蛋白等。乳糜尿多见于丝虫病,少数可由结核、肿瘤、腹部创伤或手术引起。乳糜尿离心沉淀后外观不变,沉渣中可见少量红细胞和淋巴细胞,丝虫病者偶可于沉渣中查出微丝蚴。乳糜尿需与脓尿或结晶尿等浑浊尿相鉴别,后二者经离心后上清转为澄清,而镜检可见多数的白细胞或盐类结晶,结晶尿加热加酸后浑浊消失。为确诊乳糜尿还可于尿中加少量乙醚振荡提取,因尿中脂性成分溶于乙醚而使水层浑浊程度比原尿减轻。

（五）脓尿

尿液中含有大量白细胞而使外观呈不同程度的黄色浑浊或含脓丝状悬浮物。见于泌尿系统感染及前列腺炎、精囊炎,脓尿蛋白定性常为阳性,镜检可见大量脓细胞。还可通过尿三杯试验初步了解炎症部位,协助临床鉴别诊断。

（六）盐类结晶尿

外观呈白色或淡粉红色颗粒状浑浊,尤其是在气温寒冷时常很快析出沉淀物。这类浑浊尿可通过在试管中加热、加乙酸进行鉴别。尿酸盐加热后浑浊消失,磷酸盐、碳酸盐则浑浊增加,但加乙酸后二者均变清,碳酸盐尿同时产生气泡。

除肉眼观察颜色与浊度外,还可以通过三杯试验进一步对病理尿的来源进行初步定位。尿三杯试验是在一次排尿中,人为地把尿液分成三段排出,分别盛于 3 个容器内,第 1 杯及第 3 杯每杯约 10mL,其余大部分排于第 2 杯中。分别观察各杯尿的颜色、浑浊度、并做显微镜检查。多用于男性泌尿生殖系统疾病定位的初步诊断（表 15－1）。

表 15－1　尿三杯试验外观鉴别结果及诊断

第 1 杯	第 2 杯	第 3 杯	初步诊断
有弥散脓液	清晰	清晰	急性尿道炎,且多在前尿道
有脓丝	清晰	清晰	亚急性或慢性尿道炎
有弥散脓液	有弥散脓液	有弥散脓液	尿道以上部位的泌尿系统感染
清晰	清晰	有弥散脓液	前列腺炎、精囊炎、后尿道炎、三角区炎症、膀胱颈部炎症
有脓丝	清晰	有弥散脓液	尿道炎、前列腺炎、精囊炎

尿三杯试验还可鉴别泌尿道出斑部位。

1.全程血尿（3 杯尿液均有血液）　血液多来自膀胱颈以上部位。

2.终末血尿（即第 3 杯有血液）　病变多在膀胱三角区、颈部或后尿道（但膀胱肿瘤患者大量出血时,也可见全程血尿）。

3.初期血尿（即第 1 杯有血液）　病变多在尿道或膀胱颈。

三、气味

正常新鲜尿液的气味来自尿内的挥发性酸,尿液久置后,因尿素分解而出现氨臭味。如新排出的尿液即有氨味提示有慢性膀胱炎及慢性尿潴留。糖尿病酮症时,尿液呈苹果样气味。此外还有药物和食物,特别是进食蒜、葱、咖喱等,尿液可出现特殊气味。

四、比密

尿比密是指在 4℃时尿液与同体积纯水重量之比。尿比密高低随尿中水分、盐类及有机物含量而异,在病理情况下还受尿蛋白、尿糖及细胞成分等影响。如无水代谢失调、尿比密测定可粗略反映肾小管的浓缩稀释功能。

（一）参考值

晨尿或通常饮食条件下:1.015～1.025。

随机尿:1.003～1.035（浮标法）。

(二)临床意义

1.高比密尿　可见于高热、脱水、心功能不全、周围循环衰竭等尿少时;也可见于尿中含葡萄糖和碘造影剂时。

2.低比密尿　可见于慢性肾小球肾炎、肾功能不全、肾盂肾炎、尿崩症、高血压等。慢性肾功能不全者,由于肾单位数目大量减少,尤其伴有远端肾单位浓缩功能障碍时,经常排出比密近于 1.010(与肾小球滤液比密接近)的尿称为等渗尿。

五、血清(浆)和尿渗量的测定

渗量代表溶液中一种或多种溶质中具有渗透活性微粒的总数量,而与微粒的大小、种类及性质无关。只要溶液的渗量相同,都具有相同的渗透压。测定尿渗量可了解尿内全部溶质的微粒总数量,可反映尿内溶质和水的相对排泄速度,以判断肾的浓缩稀释功能。

(一)参考值

血清平均为 290mOsm/kg H_2O,范围 280～300mOsm/kg H_2O。成人尿液 24h 内 40～1400mOsm/kg H_2O,常见数值 600～1000mOsm/kg H_2O。尿/血清比值应大于 3。

(二)临床意义

1.血清<280mOsm/kg H_2O 时为低渗性脱水,>300mOsm/kgH_2O 时为高渗性脱水。

2.禁饮 12h,尿渗量<800mOsm/kg H_2O 表示肾浓缩功能不全。

3.急性肾小管功能障碍时,尿渗量降低,尿/血清渗量比值≤1。由于尿渗量仅受溶质微粒数量的影响而改变,很少受蛋白质及葡萄糖等大分子影响。

六、自由水清除率测定

自由水清除率是指单位时间内(每小时或每分钟)尿中排出的游离水量。它可通过血清渗量、尿渗量及单位时间尿量求得。

(一)参考值

－25～－100mL/h 或－0.4～1.7mL/min

(二)临床意义

1.自由水清除率为正值代表尿液被稀释,反之为负值时代表尿液被浓缩,其负值越大代表肾浓缩功能越佳。

2.尿/血清渗量比值常因少尿而影响结果。

3.急性肾功能衰竭早期,自由水清除率趋于零值,而且先于临床症状出现之前 2～3d,常作为判断急性肾功能衰竭早期诊断指标。在治疗期间,自由水清除率呈现负值,大小还可反映肾功能恢复程度。

4.可用于观察严重创伤、大手术后低血压、少尿或休克患者髓质功能损害的指标。

5.肾移植时有助于早期发现急性排异反应,此时可近于零。

6.用于鉴别非少尿性肾功能不全和肾外性氮质血症,后者往往正常。

(郑莉娟)

第五节　尿液的化学检查

一、尿液蛋白质检查

正常人的肾小球滤液中存在小分子量的蛋白质,在通过近曲小管时绝大部分又被重吸收,因此终尿中的蛋白质含量仅为 $30\sim130mg/24h$。随机 1 次尿中蛋白质为 $0\sim80mg/L$。尿蛋白定性试验为阴性反应。当尿液中蛋白质超过正常范围时称为蛋白尿。含量大于 $0.1g/L$ 时定性试验可阳性。正常时分子量 7 万以上的蛋白质不能通过肾小球滤过膜。而分子量 1 万～3 万的低分子蛋白质虽大多可通过滤过膜,但又为近曲小管重吸收。由肾小管细胞分泌的蛋白如 Tamm－Horsfall 蛋白(T－H 蛋白)、SIgA 等以及下尿路分泌的黏液蛋白可进入尿中。尿蛋白质 2/3 来自血浆蛋白,其中清蛋白约占 40%,其余为小分子量的酶如溶菌酶等、肽类、激素等。可按蛋白质的分子量大小分成 3 组。①高分子量蛋白质:分子量大于 9 万,含量极微,包括由肾髓襻升支及远曲小管上皮细胞分泌的 T－H 糖蛋白及分泌型 IgG 等。②中分子量蛋白质:分子量 4 万～9 万,是以清蛋白为主的血浆蛋白,可占尿蛋白总数的 1/2～2/3。③低分子量蛋白质:分子量小于 4 万,绝大多数已在肾小管重吸收,因此尿中含量极少,如免疫球蛋白 Fc 片段,游离轻链、α_1 微球蛋白、β_2 微球蛋白等。

蛋白尿形成的机制:

(一)肾小球性蛋白尿

肾小球因受炎症、毒素等的损害,引起肾小球毛细血管壁通透性增加,滤出较多的血浆蛋白,超过了肾小管重吸收能力所形成的蛋白尿,称为肾小球性蛋白尿。其机制除因肾小球滤过膜的物理性空间构型改变导致"孔径"增大外,还与肾小球滤过膜的各层特别是足突细胞层的唾液酸减少或消失,以致静电屏障作用减弱有关。

(二)肾小管性蛋白尿

由于炎症或中毒引起近曲小管对低分子量蛋白质的重吸收功能减退而出现以低分子量蛋白质为主的蛋白尿,称为肾小管性蛋白尿。尿中以 β_2 微球蛋白、溶菌酶等增多为主,白蛋白正常或轻度增多。单纯性肾小管性蛋白尿,尿蛋白含量较低,一般低于 $1g/24h$。常见于肾盂肾炎、间质性肾炎、肾小管性酸中毒、重金属(汞、镉、铋)中毒,应用庆大霉素、多黏菌素 B 及肾移植术后等。

(三)混合性蛋白尿

肾脏病变如同时累及肾小球及肾小管,产生的蛋白尿称混合性蛋白尿。在尿蛋白电泳的图谱中显示低分子量的 β_2MG 及中分子量的白蛋白同时增多,而大分子量的蛋白质较少。

(四)溢出性蛋白尿

血循环中出现大量低分子量(分子量小于 4.5 万)的蛋白质如本周蛋白。血浆肌红蛋白(分子量为 1.4 万)增多超过肾小管回吸收的极限于尿中大量出现时称为肌红蛋白尿,也属于溢出性蛋白尿,见于骨骼肌严重创伤及大面积心肌梗死。

(五)偶然性蛋白尿

当尿中混有多量血、脓、黏液等成分而导致蛋白定性试验阳性时称为偶然性蛋白尿。主要见于泌尿道的炎症、药物、出血及在尿中混入阴道分泌物、男性精液等,一般并不伴有肾本身的损害。

(六)生理性蛋白尿或无症状性蛋白尿

由于各种体外环境因素对机体的影响而导致的尿蛋白含量增多,可分为功能性蛋白尿及体位性(直立性)蛋白尿。

功能性蛋白尿:机体在剧烈运动、发热、低温刺激、精神紧张、交感神经兴奋等所致的暂时性、轻度的蛋白尿。形成机制可能与上述原因造成肾血管痉挛或充血而使肾小球毛细血管壁的通透性增加所致。当诱发因素消失后,尿蛋白也迅速消失。生理性蛋白尿定性一般不超过(+),定量小于 0.5g/24h,多见于青少年期。

体位性蛋白尿:又称直立性蛋白尿,由于直立体位或腰部前突时引起的蛋白尿。其特点为卧床时蛋白定性为阴性,起床活动若干时间后即可出现蛋白尿,尿蛋白定性可达(++)甚至(+++),而平卧后又转成阴性,常见于青少年,可随年龄增长而消失。其机制可能与直立时前突的脊柱压迫肾静脉,或直立时肾的位置向下移动,使肾静脉扭曲而致肾脏处于淤血状态,与淋巴、血流受阻有关。

1.参考值　尿蛋白定性试验:阴性尿蛋白定量试验:<0.1g/L 或≤0.15g/24h(考马斯亮蓝法)。

2.临床意义　因器质性变,尿内持续性地出现蛋白,尿蛋白含量的多少,可作为判断病情的参考,但蛋白量的多少不能反映肾脏病变的程度和预后。

(1)急性肾小球肾炎:多数由链球菌感染后引起的免疫反应。持续性蛋白尿为其特征。蛋白定性检查常为(+)~(++)、定量检查大都不超过 3g/24h,但也有超过 10g/24h 者。一般于病后 2~3 周蛋白定性转为少量或微量,2~3 个月后多消失,也可呈间歇性阳性。成人患者消失较慢,若蛋白长期不消退,应疑及体内有感染灶或转为慢性的趋势。

(2)急进性肾小球肾炎:起病急、进展快。如未能有效控制,大多在半年至 1 年内死于尿毒症,以少尿、甚至无尿、蛋白尿、血尿和管型尿为特征。

(3)隐匿性肾小球肾炎:临床常无明显症状,但有持续性轻度的蛋白尿。蛋白定性检查多为(±)~(+),定量检查常在 0.2g/24h 左右,一般不超过 1g/24h。可称为"无症状性蛋白尿"。在呼吸系统感染或过劳后,蛋白可有明显增多,过后可恢复到原有水平。

(4)慢性肾小球肾炎:病变累及肾小球和肾小管,多属于混合性蛋白尿。慢性肾炎普通型,尿蛋白定性检查常为(+)~(+++),定量检查多在 3.5g/24h 左右;肾病型则以大量蛋白尿为特征,定性检查为(++)~(++++),定量检查为 3.5~5g/24h 或以上,但晚期,由于肾小球大部毁坏,蛋白排出量反而减少。

(5)肾病综合征:是由多种原因引起的一组临床症候群,包括慢性肾炎肾病型、类脂性肾病、膜性肾小球肾炎、狼疮性肾炎肾病型、糖尿病型肾病综合征和一些原因不明确的肾病综合征等。临床表现以水肿、大量蛋白尿、低蛋白血症、高脂血症为特征,尿蛋白含量较高,且易起泡沫,定性试验多为(+++)~(++++),定量试验常为 3.5~10g/24h,最多达 20g 者。

(6)肾盂肾炎:为泌尿系统最常见的感染性疾病,临床上分为急性和慢性两期。急性期尿液的改变为脓尿,尿蛋白多为(±)~(++)。每日排出量不超过 1g。如出现大量蛋白尿应考虑有否肾炎、肾病综合征或肾结核并发感染的可能性。慢性期尿蛋白可呈间歇性阳性,常为(+)~(±),并可见混合细胞群和白细胞管型。

(7)肾内毒性物质引起的损害:由金属盐类如汞、镉、铀、铬、砷和铋等或有机溶剂如甲醇、甲苯、四氧化碳等以及抗菌药类如磺胺、新霉素、卡那霉素、庆大霉素、多黏菌素 B、甲氧苯青霉素等,可引起肾小管上皮细胞肿胀、退行性变和坏死等改变,故又称坏死性肾病。系因肾小管对低分子蛋白质重吸收障碍而形成的轻度或中等量蛋白尿,一般不超过 1.5g/24h,并有明显的管型尿。

(8)系统性红斑狼疮的肾脏损害:本病在组织学上显示有肾脏病变者高达 90%～100%,但以肾脏病而发病者仅为 3%～5%。其病理改变以肾小球毛细血管丛为主,有免疫复合物沉淀和基底膜增厚。轻度损害型尿蛋白常在(＋)～(＋＋),定量检查为 0.5～1g/24h。肾病综合征型则尿蛋白大量增多。

(9)肾移植:肾移植后,因缺血而造成的肾小管功能损害,有明显的蛋白尿,可持续数周,当循环改善后尿蛋白减少或消失,如再度出现蛋白尿或尿蛋白含量较前增加,并伴有尿沉渣的改变,常提示有排异反应发生。

(10)妊娠和妊娠中毒症:正常孕妇尿中蛋白可轻微增加,属于生理性蛋白尿。此与肾小球滤过率和有效肾血流量较妊娠前增加 30%～50%以及妊娠所致的体位性蛋白尿(约占20%)有关。妊娠中毒症则因肾小球的小动脉痉挛,血管腔变窄,肾血流量减少,组织缺氧使其通透性增加,血浆蛋白从肾小球漏出之故。尿蛋白多为(＋)～(＋＋),病情严重时可增至(＋＋＋)～(＋＋＋＋),如定量超过 5g/24h,提示为重度妊娠中毒症。

二、本周蛋白尿检查

本周蛋白是免疫球蛋白的轻链单体或二聚体,属于不完全抗体球蛋白,分为 K 型和 λ型,其分子量分别为 22000 和 44000,蛋白电泳时可在 α_2 至 γ 球蛋白区带间的某个部位出现 M 区带,多位于 γ 区带及 β－γ 区。易从肾脏排出称轻链尿。可通过肾小球滤过膜滤出,若其量超过近曲小管所能吸收的极限,则从尿中排出,在尿中排出率多于清蛋白。肾小管对本周蛋白具有重吸收及异化作用,通过肾排泄时,可抑制肾小管对其他蛋白成分的重吸收,并可损害近曲、远曲小管,因而导致肾功能障碍及形成蛋白尿,同时有清蛋白及其他蛋白成分排出。本周蛋白在加热至 40～60℃时可发生凝固,温度升至 90～100℃时可再溶解,故又称凝溶蛋白。

(一)原理

尿内本周蛋白在加热 40～60℃时,出现凝固沉淀,继续加热至 90～100℃时又可再溶解,故利用此凝溶特性可将此蛋白与其他蛋白区分。

(二)参考值

尿本周蛋白定性试验:阴性(加热凝固法或甲苯磺酸法)。

(三)临床意义

1.多发性骨髓瘤　是浆细胞恶性增生所致的肿瘤性疾病,其异常浆细胞(骨髓瘤细胞),在制作免疫球蛋白的过程中,产生过多的轻链且在未与重链装配前即从细胞内分泌排出,经血循环由肾脏排至尿中,有 35%～65%的病例本周蛋白尿呈阳性反应,但每日排出量有很大差别,可从 1g 至数十克,最高达 90g 者,有时定性试验呈间歇阳性,故一次检测阴性不能排除本病。

2.华氏巨球蛋白血症　属浆细胞恶性增殖性疾病,血清内 IgM 显著增高为本病的重要特征,约有 20%的患者尿内可出现本周蛋白。

3.其他疾病 如淀粉样变性、恶性淋巴瘤、慢淋白血病、转移瘤、慢性肾炎、肾盂肾炎、肾癌等患者尿中也偶见本周蛋白,可能与尿中存在免疫球蛋白碎片有关。

三、尿液血红蛋白、肌红蛋白及其代谢产物的检查

(一)血红蛋白尿的检查

当血红蛋白内有大量红细胞破坏,血浆中游离血红蛋白超过 1.5g/L(正常情况下肝珠蛋白最大结合力为 1.5g/L 血浆)时,血红蛋白随尿排出,尿中血红蛋白检查阳性,称血红蛋白尿。血红蛋白尿特点,外观呈脓茶色或透明的酱油色,镜检时无红细胞,但隐血呈阳性反应。

1.原理 血红蛋白中的亚铁血红素与过氧化物酶的结合相似,而且具有弱的过氧化物酶活性,能催化过氧化氢放出新生态的氧,氧化受体氨基比林使之呈色,借以识别血红蛋白的存在。

2.参考值 正常人尿中血红蛋白定性试验:阴性(氨基比林法)。

3.临床意义

(1)阳性可见于各种引起血管内溶血的疾病,如 6-磷酸葡萄糖脱氢酶缺乏在食蚕豆或使用药物伯氨喹、碘胺、菲那西丁时引起的溶血。

(2)血型不合输血引起的急性溶血,广泛性烧伤、恶性疟疾、某些传染病(猩红热、伤寒、丹毒)、毒蕈中毒、毒蛇咬伤等大都有变性的血红蛋白出现。

(3)遗传性或继发性溶血性贫血,如阵发性寒冷性血红蛋白尿症、行军性血红蛋白尿症及阵发性睡眠性血红蛋白尿症。

(4)自身免疫性溶血性贫血、系统性红斑狼疮等。

(二)肌红蛋白尿的检查

肌红蛋白是横纹肌、心肌细胞内的一种含亚铁血红素的蛋白质,其结构及特性与血红蛋白相似,但仅有一条肽链,分子量为 1.6 万~1.75 万。当肌肉组织受损伤时,肌红蛋白可大量释放到细胞外入血流,因分子量小,可由肾排出。尿中肌红蛋白检查阳性,称肌红蛋白尿。

1.原理 肌红蛋白和血红蛋白一样,分子中含有血红素基团,具有过氧化物酶活性,能用邻甲苯胺或匹拉米洞与过氧化氢呈色来鉴定,肌红蛋白在 80%饱和硫酸铵浓度下溶解,而血红蛋白和其他蛋白质则发生沉淀,可资区别。

2.参考值 肌红蛋白定性反应:阴性(硫酸铵法)肌红蛋白定量试验:<4mg/L(酶联免疫吸附法)。

3.临床意义

(1)阵发性肌红蛋白尿:肌肉疼痛性痉挛发作 72h 后出现肌红蛋白尿。

(2)行军性肌红蛋白尿:非习惯性过度运动。

(3)创伤:挤压综合征、子弹伤、烧伤、电击伤、手术创伤。

(4)原发性肌疾病:肌肉萎缩、皮肌炎及多发性肌炎、肌肉营养不良等。

(5)组织局部缺血性肌红蛋白尿:心肌梗死早期、动脉梗死。

(6)代谢性肌红蛋白尿:乙醇中毒、砷化氢、一氧化碳中毒、巴比妥中毒、肌糖原积累等。

(三)含铁血黄素尿的检查

含铁血黄素尿为尿中含有暗黄色不稳定的铁蛋白聚合体,是含铁的棕色色素。血管内溶血时肾在清除游离血红蛋白过程中,血红蛋白大部分随尿排出,产生血红蛋白尿。其中的一

部分血红蛋白被肾小管上皮细胞重吸收,并在细胞内分解成含铁血黄素,当这些细胞脱落至尿中时,可用铁染色法检出,细胞解体时,则含铁血黄素颗粒释放于尿中,也可用 Prussian 蓝反应予以鉴别。

1.原理　含铁血黄素中的高铁离子,在酸性环境下与亚铁氰化物作用,产生蓝色的亚铁氰化铁,又称普鲁士蓝反应。

2.参考值　含铁血黄素定性试验:阴性(普鲁士蓝法)。

3.临床意义　尿内含铁血红素检查,对诊断慢性血管内溶血有一定价值,主要见于阵发性睡眠性血红蛋白尿症、行军性肌红蛋白尿、自身免疫溶血性贫血、严重肌肉疾病等。但急性溶血初期,血红蛋白检查阳性,因血红蛋白尚未被肾上皮细胞摄取,未形成含铁血黄素,本试验可呈阴性。

(四)尿中卟啉及其衍生物检查

卟啉是血红素生物合成的中间体,为构成动物血红蛋白、肌红蛋白、过氧化氢酶、细胞色素等的重要成分。是由 4 个吡咯环连接而成的环状化合物。血红素的合成过程十分复杂,其基本原料是琥珀酰辅酶 A 和甘氨酸,维生素 B 也参与作用。正常入血和尿中含有少量的卟啉类化合物。卟啉病是一种先天性或获得性卟啉代谢紊乱的疾病,其产物大量由尿和粪便排出,并出现皮肤、内脏、精神和神经症状。

1.卟啉定性检查

(1)原理:尿中卟啉类化合物(属卟啉、粪卟啉、原卟啉)在酸性条件下用乙酸乙酯提取,经紫外线照射下显红色荧光。

(2)参考值:尿卟啉定性试验:阴性(Haining 法)。

2.卟胆原定性检查

(1)原理:尿中卟胆原是血红素合成的前身物质,它与对二甲氨基苯甲醛在酸性溶液中作用,生成红色缩合物。尿胆原及吲哚类化合物亦可与试剂作用,形成红色。但前者可用氯仿将红色提取,后者可用正丁醇将红色抽提除去,残留的尿液如仍呈红色,提示有卟胆原。

(2)参考值:尿卟胆原定性试验:阴性(watson—schwartz 法)。

(3)临床意义:卟啉病引起卟啉代谢紊乱,导致其合成异常和卟啉及其前身物与氨基-γ-酮戊酸及卟胆原的排泄异常,在这种异常代谢过程中产生的尿卟啉、粪卟啉大量排出。其主要临床应用:①肝性卟啉病呈阳性。②鉴别急性间歇性卟啉病。因患者出现腹疼、胃肠道症状、精神症状等,易与急性阑尾炎、肠梗阻、神经精神疾病混淆,检查卟胆原可作为鉴别诊断参考。

四、尿糖检查

临床上出现在尿液中的糖类,主要是葡萄糖尿,偶见乳糖尿、戊糖尿、半乳糖尿等。正常人尿液中可有微量葡萄糖,每日尿内排出<2.8mmol/24h,用定性方法检查为阴性。糖定性试验呈阳性的尿液称为糖尿,尿糖形成的原因为:当血中葡萄糖浓度大于 8.8mmol/L 时,肾小球滤过的葡萄糖量超过肾小管重吸收能力("肾糖阈")即可出现糖尿。

尿中出现葡萄糖取决于三个因素:①动脉血中葡萄糖浓度。②每分钟流经肾小球中的血浆量。③近端肾小管上皮细胞重吸收葡萄糖的能力即肾糖阈。肾糖阈可随肾小球滤过率和肾小管葡萄糖重吸收率的变化而改变。当肾小球滤过率减低时可导致"肾糖阈"提高,而肾小管重吸收减少时则可引起肾糖阈降低。葡萄糖尿除因血糖浓度过高引起外,也可因肾小管重吸收能力降低引起,后者血糖可正常。

（一）参考值

尿糖定性试验:阴性(葡萄糖氧化酶试带法)尿糖定量试验:＜2.8mmol/24h(＜0.5g/24h),浓度为0.1～0.8mmol/L。

（二）临床意义

1. 血糖增高性糖尿

(1)饮食性糖尿:因短时间摄入大量糖类(大于200g)而引起。确诊须检查清晨空腹的尿液。

(2)持续性糖尿:清晨空腹尿中呈持续阳性,常见于因胰岛素绝对或相对不足所致糖尿病,此时空腹血糖水平常已超过肾阈,24h尿中排糖近于100g或更多,每日尿糖总量与病情轻重相平行。如并发肾小球动脉硬化症,则肾小球滤过率减少,肾糖阈升高,此时血糖虽已超常,尿糖亦呈阴性,进食后2h由于负载增加则可见血糖升高,尿糖阳性,对于此型糖尿病患者,不仅需要检查空腹血糖及尿糖定量,还需进一步进行糖耐量试验。

(3)其他疾病血糖增高性糖尿见于:①甲状腺功能亢进:由于肠壁的血流加速和糖的吸收增快,因而在饭后血糖增高而出现糖尿。②肢端肥大症:可因生长激素分泌旺盛而致血糖升高,出现糖尿。③嗜铬细胞瘤:可因肾上腺素及去甲肾上腺素大量分泌,致使磷酸化酶活性增强,促使肝糖原降解为葡萄糖,引起血糖升高而出现糖尿。④库欣综合征:因皮质醇分泌增多,使糖原异生旺盛,抑制己糖磷酸激酶和对抗胰岛素作用,因而出现糖尿。

(4)一过性糖尿:又称应激性糖尿,见于颅脑外伤、脑血管意外、情绪激动等情况下,脑血糖中枢受到刺激,导致肾上腺素、胰高血糖素大量释放,因而可出现暂时性高血糖和糖尿。

2. 血糖正常性糖尿　肾性糖尿属血糖正常性糖尿,因近曲小管对葡萄糖的重吸收功能低下所致。其中先天性者为家族性肾性糖尿,见于范可尼综合征,患者出现糖尿而空腹血糖、糖耐量试验均正常;新生儿糖尿是因肾小管功能还不完善;后天获得性肾性糖尿可见于慢性肾炎和肾病综合征时;妊娠后期及哺乳期妇女,出现糖尿可能与肾小球滤过率增加有关。

3. 尿中其他糖类　尿中除葡萄糖外还可出现乳糖、半乳糖、果糖、戊糖等,除受进食种类不同影响外,可能与遗传代谢紊乱有关。

(1)乳糖尿:有生理性和病理性两种,前者出现在妊娠末期或产后2～5d,后者见于消化不良的患儿尿中,当乳糖摄取量在100～150g以上时因缺乏乳糖酶1,则发生乳糖尿。

(2)半乳糖尿:先天性半乳糖血症是一种常染色体隐性遗传性疾病。由于缺乏半乳糖－1－磷酸尿苷转化酶或半乳糖激酶,不能将食物内半乳糖转化为葡萄糖所致,患儿可出现肝大、肝功损害、生长发育停滞、智力减退、哺乳后不安、拒食、呕吐、腹泻、肾小管功能障碍等,此外还可查出氨基酸尿(精、丝、甘氨酸等)。由半乳糖激酶缺乏所致白内障患者也可出现半乳糖尿。

(3)果糖尿:正常人尿液中偶见果糖,摄取大量果糖后尿中可出现暂时性果糖阳性。在肝脏功能障碍时,肝脏对果糖的利用下降,导致血中果糖升高而出现果糖尿。

(4)戊糖尿:尿液中出现的主要是L－阿拉伯糖和L－木糖。在食用枣、李子、樱桃及其他果汁等含戊糖多的食品后,一过性地出现在尿液中,后天性戊糖增多症,是因为缺乏从L－木酮糖向木糖醇的转移酶,尿中每日排出木酮糖4～5g。

五、尿酮体检查

酮体是乙酰乙酸、β－羟丁酸及丙酮的总称，为体内脂肪酸代谢的中间产物。正常人血中丙酮浓度较低，为 $2.0\sim4.0mg/L$，其中乙酰乙酸、β－羟丁酸、丙酮分别约占 20%、78%、2%。一般检查方法为阴性。在饥饿，各种原因引起糖代谢发生障碍、脂肪分解增加及糖尿病酸中毒时，因产生酮体速度大于组织利用速度，可出现酮血症，继而产生酮尿。

（一）原理

尿中丙酮和乙酰乙酸在碱性溶液中与亚硝基铁氰化钠作用产生紫红色化合物。

（二）参考值

尿酮体定性试验：阴性（Rothera 法）。

（三）临床意义

1.糖尿病酮症酸中毒　由于糖利用减少、分解脂肪产生酮体增加而引起酮症，尿内酮体呈强阳性反应。当肾功能严重损伤而肾阈值增高时，尿酮体可减少，甚至完全消失。

2.非糖尿病性酮症者　如感染性疾病发热期、严重腹泻、呕吐、饥饿、素食过久、全身麻醉后等均可出现酮尿。妊娠妇女常因妊娠反应，呕吐、进食少，以致体脂降解代谢明显增多，发生酮病而致酮尿。

3.中毒　如氯仿、乙醚麻醉后、磷中毒等。

4.服用双胍类降糖药　如降糖灵等，由于药物有抑制细胞呼吸的作用，可出现血糖降低，但酮尿阳性的现象。

六、脂肪尿和乳糜尿检查

尿液中混有脂肪小滴时称为脂肪尿。尿中含有淋巴液、外观呈乳糜状称乳糜尿。由呈胶体状的乳糜微粒和蛋白质组成，其形成原因是经肠道吸收的脂肪皂化后成乳糜液，由于种种原因致淋巴引流不畅而未能进入血液循环，以至逆流在泌尿系统淋巴管中时，可致淋巴管内压力升高、曲张破裂、乳糜液流入尿中呈乳汁样。乳糜尿中混有血液，则称乳糜血尿。乳糜尿中主要含卵磷脂、胆固醇、脂酸盐及少量纤维蛋白原、清蛋白等。如合并泌尿道感染，则可出现乳糜脓尿。

（一）原理

乳糜由脂肪微粒组成，较大的脂粒在镜下呈球形，用苏丹Ⅲ染成红色者为乳糜阳性。过小的脂粒，不易在镜下观察，可利用其溶解乙醚的特性，加乙醚后使乳白色浑浊尿变清，即为乳糜阳性。

（二）参考值

乳糜定性试验：阴性。

（三）临床意义

1.淋巴管阻塞　常见于丝虫病，乳糜尿是慢性期丝虫病的主要临床表现之一。这是由丝虫在淋巴系统中，引起炎症反复发作，大量纤维组织增生，使腹部淋巴管或胸导管广泛阻塞所致。

2.过度疲劳、妊娠及分娩后等因素　诱发出现间歇性乳糜尿，偶尔也见少数病例呈持续阳性。

3.其他 先天性淋巴管畸形、腹内结核、肿瘤、胸腹部创伤、手术伤、糖尿病、高脂血症、肾盂肾炎、包虫病、疟疾等也可引起乳糜尿。

七、尿液胆色素检查

尿中胆色素包括胆红素、尿胆原及尿胆素。由于送检多为新鲜尿,尿胆原尚未氧化成尿胆素,故临床多查尿胆红素及尿胆原。

(一)胆红素检查

胆红素是血红蛋白分解代谢的中间产物,是胆汁中的主要成分,可分为未经肝处理的未结合胆红素和经肝与葡萄糖醛酸结合形成的结合胆红素。未结合胆红素不溶于水,在血中与蛋白质结合不能通过肾小球滤膜。结合胆红素分子量小,溶解度高,可通过肾小球滤膜,由尿中排出。由于正常人血中结合胆红素含量很低(小于 $4\mu mol/L$),滤过量极少,因此尿中检不出胆红素,如血中结合胆红素增加可通过肾小球滤膜使尿中结合胆红量增加,尿胆红素试验阳性反应。

1.原理 尿液中的胆红素与重氮试剂作用,生成红色的偶氮化合物。红色的深浅大体能反应胆红素含量的多少。

2.参考值 胆红素试验:阴性(试带法)。

(二)尿胆原检查

1.原理 尿胆原在酸性溶液中与对二甲氨基苯甲醛作用,生成樱红色化合物。

2.参考值 尿胆原定性试验:正常人为弱阳性,其稀释度在 1∶20 以下(改良 Ehrlich 法)。

(三)尿胆素检查

1.原理 在无胆红素的尿液中,加入碘液,使尿中尿胆原氧化成尿胆素,当与试剂中的锌离子作用,形成带绿色荧光的尿胆素－锌复合物。

2.参考值 尿胆素定性试验:阴性(Schilesinger 法)。

3.临床意义 临床上根据黄疸产生的机制可区分为溶血性黄疸、肝细胞性黄疸和阻塞性黄疸三型。尿三胆检验在诊断鉴别三型黄疸上有重要意义。

(1)溶血性黄疸:见于体内大量溶血时,如溶血性贫血、疟疾、大面积烧伤等。由于红细胞破坏时未结合胆红素增加,使血中含量增高,未结合胆红素不能通过肾,尿中胆红素检查为阴性。未结合胆红素增加,导致肝细胞代偿性产生更多的结合胆红素。当将其排入肠道后转变为粪胆原的量亦增多,尿胆原的形成也增加,而肝脏重新利用尿胆原的能力有限(肝功能也可能同时受损)所以尿胆原的含量也增加可呈阳性或强阳性。

(2)肝细胞性黄疸:肝细胞损伤时其对胆红素的摄取、结合、排除功能均可能发生障碍。由于肝细胞坏死、肝细胞肿胀、毛细胆管受压,而在肿胀与坏死的肝细胞间弥散经血窦使胆红素进入血液循环,导致血中结合胆红素升高,因其可溶于水并经肾排出,使尿胆红素试验呈阳性。但由于肝细胞处理未结合胆红素及尿胆原的能力下降,故血中未结合胆红素及尿胆原均可增加,此外经肠道吸收的粪胆原也因肝细胞受损不能将其转变为胆红素,而以尿胆原形式由尿中排出,因此在肝细胞黄疸时尿中胆红素与尿胆原均呈明显阳性,而粪便中尿胆原则往往减少。在急性病毒性肝炎时,尿胆红素阳性可早于临床黄疸。其他原因引起的肝细胞黄疸,如药物、毒物引起的中毒性肝炎也出现类似结果。

（3）阻塞性黄疸：胆汁淤积使肝胆管内压增高，导致毛细胆管破裂，结合胆红素不能排入肠道而逆流入血由尿中排出，尿胆红素检查呈阳性。由于胆汁排入肠道受阻，故尿胆原粪胆原均显著减少。可见于各种原因引起的肝内外完全或不完全梗阻，如胆石症、胆管癌、胰头癌、原发性胆汁性肝硬化等。

八、尿液氨基酸检查

尿中有一种或数种氨基酸增多称为氨基酸尿。随着对遗传病的认识，氨基酸尿的检查已受到重视。由于血浆氨基酸的肾阈较高，正常尿中只能出现少量氨基酸。即使被肾小球滤出，也很易被肾小管重吸收。尿中氨基酸分为游离和结合二型，其中游离型排出量约为 1.1g/24h，结合型约为 2g/24h。结合型是氨基酸在体内转化的产物如甘氨酸与苯甲酸结合生成马尿酸；N－2 酰谷氨酸与苯甲酸结合生成苯乙酰谷氨酸。正常尿中氨基酸含量与血浆中明显不同，尿中氨基酸以甘氨酸、组氨酸、赖氨酸、丝氨酸及氨基乙磺酸为主。排泄量在年龄组上有较大差异，某些氨基酸儿童的排出量高于成人，可能由于儿童肾小管发育未成熟，重吸收减少之故。但成人的 β－氨基异丁酸、甘氨酸、门冬氨酸等又明显高于儿童。尿氨基酸除与年龄有关外，也因饮食、遗传和生理变化而有明显差别，如妊娠期尿中组氨酸、苏氨酸可明显增加。检查尿中氨基酸及其代谢产物，可作为遗传性疾病氨基酸异常的筛选试验。血中氨基酸浓度增加，可溢出在尿中，见于某些先天性疾病。如因肾受毒物或药物的损伤，肾小管重吸收障碍，肾阈值降低，所致肾型氨基酸尿时，患者血中氨基酸浓度则不高。

（一）胱氨酸尿检查

胱氨酸尿是先天性代谢病，主要原因是肾小管对胱氨酸、赖氨酸、精氨酸和鸟氨酸的重吸收障碍导致尿中这些氨基酸排出量增加。由于胱氨酸难溶解，易达到饱和，易析出而形成结晶，反复发生结石，尿路梗阻合并尿路感染。严重者可形成肾盂积水、梗阻性肾病，最后导致肾功能衰竭。

1.原理　胱氨酸经氰化钠作用后，与亚硝基氰化钠产生紫红色反应。

2.参考值　胱氨酸定性试验：阴性或弱阳性胱氨酸定量试验：正常尿中胱氨酸、半胱氨酸为 $83\sim830\mu mol(10\sim100mg)/24h$ 尿（亚硝基铁氰化钠法）。

3.临床意义　定性如呈明显阳性为病理变化，见于胱氨酸尿症。

（二）酪氨酸尿检查

酪氨酸代谢病是一种罕见的遗传性疾病。由于缺乏对羟基苯丙酮酸氧化酶和酪氨酸转氨酶，尿中对羟基苯丙酮酸和酪氨酸显著增加，临床表现为结节性肝硬化、腹部膨大、脾大、多发性肾小管功能障碍等。

1.原理　酪氨酸与硝酸亚汞和硝酸汞反应生成一种红色沉淀物。

2.参考值　尿酪氨酸定性试验：阴性（亚硝基苯酚法）。

3.临床意义　临床见于急性磷、氯仿或四氯化碳中毒，急性肝坏死或肝硬化、白血病、糖尿病性昏迷或伤寒等。

（三）苯丙酮尿检查

苯丙酮尿症是由于患者肝脏中缺乏苯丙氨酸羟化酶，使苯丙氨酸不能氧化成酪氨酸，只能变成苯丙酮酸。大量苯丙氨酸和苯丙酮酸累积在血液和脑脊液中，并随尿液排出。

1.原理　尿液中的苯丙酮酸在酸性条件下，与三氯化铁作用，生成蓝绿色。

2.参考值　尿液苯丙酮酸定性试验:阴性(三氯化铁法)。

3.临床意义　苯丙酮酸尿见于先天性苯丙酮酸尿症。大量的苯丙酮酸在体内蓄积,对患者的神经系统造成损害并影响体内色素的代谢。此病多在小儿中发现,患者的智力发育不全,皮肤和毛发颜色较淡。

（四）尿黑酸检查

尿黑酸是一种罕见的常染色体隐性遗传病,本病是由于患者体内缺乏使黑酸转化为乙酰乙酸的尿黑酸氧化酶。而使酪氨酸和苯丙氨酸代谢终止在尿黑阶段。尿黑酸由尿排出后,暴露在空气中逐渐氧化成黑色素。其早期临床症状为尿呈黑色,皮肤色素沉着,在儿童期和青年期往往被忽视,但在中老年期常发生脊柱和大关节炎等严重情况。

1.原理　尿液中的尿黑酸与硝酸银作用,遇上氨产生黑色沉淀,借以识别尿黑酸的存在。

2.参考值　尿黑酸定性试验:阴性(硝酸银法)。

3.临床意义　黑酸尿在婴儿期易观察,因其尿布上常有黑色污斑。患者一般无临床症状,至老年时可产生褐黄病(即双颊、鼻、巩膜及耳郭呈灰黑色或褐色),是尿黑酸长期在组织中储积所致。

（五）Hartnup病的检查

Hartnup病是一种先天性常染色体隐性遗传病。由于尼克酰胺缺乏,患者常表现为糙皮病性皮疹及小脑共济失调。这是由于肾小管对色氨酸重吸收发生障碍所致。可用薄层法予以确证,在层析图上可见10种以上的氨基酸。

1.原理　2,4-二硝基苯肼与尿中存在的α-酮酸(由异常出现的单氨基单羧基中性氨基酸经代谢所致)作用生成一种白色沉淀物。

2.参考值　Hartnup病的检查:阴性(2,4-二硝基苯肼法)。

3.临床意义　当发生先天性或获得性代谢缺陷时,尿中一种或数种氨基酸量比正常增多,称为氨基酸尿。

(1)肾性氨基酸尿:这是由于肾小管对某些氨基酸的重吸收发生障碍所致。非特异性Fanconi综合征(多发性肾近曲小管功能不全)、胱氨酸病、Wilson病(进行性肝豆状核变性)、半乳糖血症。特异性胱氨酸尿、甘氨酸尿。

(2)溢出性氨基酸尿:由于氨基酸中间代谢的缺陷,导致血浆中某些氨基酸水平的升高,超过正常肾小管重吸收能力,使氨基酸溢入尿中。非特异性:肝病、早产儿和新生儿、巨幼细胞性贫血、铅中毒、肌肉营养不良、Wilson病及白血病等。槭糖尿病、Hartnup病(遗传性尼克酰氨缺乏)、苯丙酮尿。

(3)由氨基酸衍生物的异常排泄所致:黑酸尿、草酸盐沉积症、苯丙酮尿及吡哆醇缺乏。

九、尿酸碱度检查

尿液酸碱度即尿的pH,可反映肾脏调节体液酸碱平衡的能力。尿液pH主要由肾小管泌H^+、分泌可滴定酸、铵的形成、重碳酸盐的重吸收等因素决定,其中最重要是酸性磷酸盐及碱性磷酸盐的相对含量,如前者多于后者,尿呈酸性反应,反之呈中性或碱性反应。尿pH受饮食种类影响很大,如进食蛋白质较多,则由尿排出的磷酸盐及硫酸盐增多,尿pH较低;而进食蔬菜多时尿pH常大于6。当每次进食后,由于胃黏膜要分泌多量盐酸以助消化,为保证有足够的H^+和Cl^-进入消化液,则尿液泌H^+减少和Cl^-的重吸收增加,而使尿pH呈一过性增高,称之为碱潮。其他如运动、饥饿、出汗等生理活动,夜间入睡后呼吸变慢,体内酸性代谢产物均可使尿 pH 降低。药物、不同疾病等多种因素也影响尿液 pH。

（一）原理

甲基红和溴麝香草酚蓝指示剂适当配合可反映 pH4.5～9.0 的变异范围。

（二）参考值

尿的 pH:正常人在普通膳食条件下尿液 pH 为 4.6～8.0(平均 6.0)(试带法)。

（三）临床意义

1.尿 pH 降低　酸中毒、慢性肾小球肾炎、痛风、糖尿病等排酸增加。呼吸性酸中毒,因 CO_2 潴留等,尿多呈酸性。

2.尿 pH 升高　频繁呕吐丢失胃酸、服用重碳酸盐、尿路感染、换氧过度及丢失 CO_2 过多的呼吸性碱中毒,尿呈碱性。

3.尿液 pH 一般与细胞外液 pH 变化平行　应注意:

(1)低钾血症性碱中毒时:由于肾小管分泌 H^+ 增加,尿酸性增强;反之,高钾性酸中毒时,排 K^+ 增加,肾小管分泌 H^+ 减少,可呈碱性尿。

(2)变形杆菌性尿路感染时:由于尿素分解成氨,呈碱性尿。

(3)肾小管性酸中毒时:因肾小管形成 H^+、排出 H^+ 及 H^+-Na^+ 交换能力下降,尽管体内为明显酸中毒,但尿 pH 呈相对偏碱性。

十、尿路感染的过筛检查

尿路感染的频度仅次于呼吸道感染,其中有 70％～80％ 因无症状而忽略不治,成为导致发展成肾病的一个原因。无症状性尿路感染的发生率很高,18％ 的妇女有潜在性尿路感染。

（一）氯化三苯四氮唑还原试验

此法是利蒙(Limon)在 1962 年提出的一种尿路感染诊断试验。当尿中细菌在 10^5 个/mL 时,本试验为阳性,肾盂肾炎的阳性为 68％～94％。

原理:无色的氯化三苯四氮唑,可被大肠埃希菌等代谢产物还原成三苯甲,呈桃红色至红色沉淀。

（二）尿内亚硝酸盐试验

本试验又称 Griess 试验。当尿路感染的细菌有还原硝酸盐为亚硝酸盐的能力时,本试验呈阳性反应。大肠埃希菌属、枸橼酸杆菌属、变形杆菌属、假单胞菌属等皆有还原能力,肾盂肾炎的阳性率可达 69％～80％。

原理:大肠埃希菌等革兰氏阴性杆菌,能还原尿液中的硝酸盐为亚硝酸盐,使试剂中的对氨基苯磺酸重氮化,成为对重氮苯磺酸。对氨基苯磺酸再与 α－萘胺结合成 N－α－萘胺偶氮苯磺酸,呈现红色。

十一、泌尿系结石检查

泌尿系结石是指在泌尿系统内因尿液浓缩沉淀形成颗粒或成块样聚集物,包括肾结石、输尿管结石、膀胱结石和尿路结石,为常见病,好发于青壮年,近年来发病率有上升趋势。尿结石病因较复杂,近年报道的原因:①原因不明、机制不清的尿结石称为原发性尿石。②微小细菌引起的尿石:近年由芬兰科学家证明形成肾结石的原因是由自身能够形成矿物外壳的微小细菌。③代谢性尿石：是由体内或肾内代谢紊乱而引起，如甲状腺功能亢进、特发性尿钙症引起尿钙增高、痛风的尿酸排泄增加、肾小管酸中毒时磷酸盐大量增加等。其形成结石多为尿酸盐、碳酸盐、胱氨酸、黄嘌呤结石。④继发性或感染性结石：主要为泌尿系统细菌感染，特别是能分解尿素的细菌如变形杆菌将尿素分解为游离氨使尿液碱化，促使磷酸盐、碳酸盐以菌团或脓块为核心而形成结石。此外结石的形成与种族（黑人发病少）、遗传（胱氨酸结石有遗传趋势）、性别、年龄、地理环境、饮食习惯、营养状况以及尿路本身疾患如尿路狭窄、前列腺增生等均有关系。

结石的成分主要有6种，按所占比例高低依次为草酸盐、磷酸盐、尿酸盐、碳酸盐、胱氨酸及黄嘌呤。多数结石混合两种或两种以上成分。因晶体占结石重量常超过60%，因此临床常以晶体成分命名。

（郑莉娟）

第六节　尿液沉渣检查

尿沉渣检查是用显微镜对尿沉淀物进行检查，识别尿液中细胞、管型、结晶、细菌、寄生虫等各种病理成分，对泌尿系统疾病做出辅助诊断、定位、鉴别诊断及预后判断的重要试验项目。

一、尿细胞成分检查

（一）红细胞

正常人尿沉渣镜检红细胞为0～3个/HP；若红细胞＞3个/HP以上，尿液外观无血色者，称为镜下血尿，应考虑为异常。

新鲜尿中红细胞形态对鉴别肾小球源性和非肾小球源性血尿有重要价值，因此除注意红细胞数量外还要注意其形态，正常红细胞直径为7.5μm；异常红细胞：小红细胞直径＜6μm；大细胞直径＞9μm；巨红细胞＞10μm。用显微镜观察，可将尿中红细胞分成四种。

1. 均一形红细胞　红细胞外形及大小正常，以正常红细胞为主，在少数情况下也可见到丢失血红蛋白的影细胞或外形轻微改变的棘细胞，整个尿沉渣中不存在两种以上的类型。一般通称为O型细胞。

2. 多变形红细胞　红细胞大小不等，外形呈两种以上的多形性变化，常见以下形态：胞质从胞膜向外突出呈相对致密小泡，胞膜破裂，部分胞质丢失；胞质呈颗粒状，沿细胞膜内侧间断沉着；细胞的一侧向外展，类似葫芦状或发芽的酵母状；胞质内有散在的相对致密物，成细颗粒状；胞质向四周集中形似炸面包圈样以及破碎的红细胞等。称为Ⅰ型。

3. 变形红细胞　多为皱缩红细胞，主要为膜皱缩、血红蛋白浓缩，呈高色素性，体积变小，胞膜可见棘状突起，棘突之间看不到膜间隔，有时呈桑甚状、星状、多角形，是在皱缩基础上产生的，称为Ⅱ型。

4. 小形红细胞　直径约在6μm以下，细胞膜完整，血红蛋白浓缩，呈高色素性。体积变小，细胞大小基本一致称为Ⅲ型。

肾小球源性血尿多为Ⅰ、Ⅱ、Ⅲ型红细胞形态，通过显微镜诊断，与肾活检的诊断符合率可达96.7%。非肾小球疾病血尿，则多为均一性血尿，与肾活检诊断符合率达92.6%。

肾小球性血尿红细胞形态学变化的机制目前认为可能是由于红细胞通过有病理改变的肾小球滤膜时,受到了挤压损伤,以后在通过各段肾小管的过程中又受到不同的 pH 和不断变化着的渗透压的影响,加上介质的张力,各种代谢产物(脂肪酸、溶血、卵磷脂、胆酸等)的作用,造成红细胞的大小、形态和血红蛋白含量等变化。而非肾小球性血尿主要是肾小球以下部位和泌尿通路上毛细血管破裂的出血,不存在通过肾小球滤膜所造成的挤压损伤,因而红细胞形态正常。来自肾小管的红细胞虽可受 pH 及渗透压变化的作用,但因时间短暂,变化轻微,多呈均一性血尿。

临床意义:正常人特别是青少年在剧烈运动、急行军、冷水浴、久站或重体力劳动后可出现暂时性镜下血尿,这种一过性血尿属生理性变化范围。女性患者应注意月经污染问题,需通过动态观察加以区别。引起血尿的疾病很多,可归纳为三类原因。

(1)泌尿系统自身疾病:泌尿系统各部位的炎症、肿瘤、结核、结石、创伤、肾移植排异、先天性畸形等均可引起不同程度的血尿,如急、慢性肾小球肾炎、肾盂肾炎、泌尿系统感染等都是引起血尿的常见原因。

(2)全身其他系统疾病:主要见于各种原因引起的出血性疾病,如特发性血小板减少性紫癜、血友病、DIC、再生障碍性贫血和白血病合并有血小板减少时;某些免疫性疾病如系统性红斑狼疮等也可发生血尿。

(3)泌尿系统附近器官的疾病:如前列腺炎、精囊炎、盆腔炎等患者尿中也偶尔见到红细胞。

(二)白细胞、脓细胞、闪光细胞和混合细胞群

正常人尿沉渣镜检白细胞<5 个/HP,若白细胞超过 5 个/HP 即为增多,称为镜下脓尿。白细胞系指无明显退变的完整细胞,尿中以中性粒细胞较多见,也可见到淋巴细胞及单核细胞。其细胞质清晰整齐,加 1‰醋酸处理后细胞核可见到。中性粒细胞常分散存在。脓细胞系指在炎症过程中破坏或死亡的中性粒细胞,外形不规则,浆内充满颗粒,细胞核不清,易聚集成团,细胞界限不明显,此种细胞称为脓细胞。急性肾小球肾炎时,尿内白细胞可轻度增多。若发现多量白细胞,表示泌尿系统感染如肾盂肾炎、膀胱炎、尿道炎及肾结核等。肾移植手术后 1 周内尿中可出现较多的中性粒细胞,随后可逐渐减少而恢复正常。成年女性生殖系统有炎症时,常有阴道分泌物混入尿内。除有成团脓细胞外,并伴有多量扁平上皮细胞及一些细长的大肠杆菌。闪光细胞是一种在炎症感染过程中,发生脂肪变性的多形核白细胞,其胞质中充满了活动的闪光颗粒,这种颗粒用 Sternheimer－Malbin 法染色时结晶紫不着色而闪闪发光。故称为闪光细胞,有时浆内可有空泡。

临床意义:

1.泌尿系统有炎症时均可见到尿中白细胞增多,尤其在细菌感染时多见,如急、慢性肾盂肾炎、膀胱炎、尿道炎、前列腺炎、肾结核等。

2.女性阴道炎或宫颈炎、附件炎时可因分泌物进入尿中,而见白细胞增多,常伴大量扁平上皮细胞。

3.肾移植后如发生排异反应,尿中可出现大量淋巴及单核细胞。

4.肾盂肾炎活动期或慢性肾盂肾炎的急性发作期可见闪光细胞,膀胱炎、前列腺炎、阴道炎时也偶尔可见到。

5.尿液白细胞中单核细胞增多,可见于药物性急性间质性肾炎及新月形肾小球肾炎,急

性肾小管坏死时单核细胞减少或消失。

6.尿中出现多量嗜酸性粒细胞时称为嗜酸性粒细胞尿,见于某些急性间质性肾炎患者,药物所致变态反应,在尿道炎等泌尿系其他部位的非特异性炎症时,也可出现嗜酸性粒细胞。

(三)混合细胞群

混合细胞群是一种泌尿系上尿路感染后多种细胞黏附聚集成团的细胞群体,在上尿路感染过程中特殊条件下多种细胞的组合,多为淋巴细胞、浆细胞、移行上皮细胞及单核细胞紧密黏附聚集在一起,经姬瑞染色各类细胞形态完整。荧光染色各类细胞出现较强的橘黄色荧光,机械振荡不易解离,我们命名为混合细胞群(MCG)。这种混合细胞群多出现在上尿路感染的尿液中,尤其在慢性肾盂肾炎患者的尿中,阳性正确检出率达99.8%。

(四)巨噬细胞

巨噬细胞比白细胞大,卵圆形、圆形或不规则形、有一个较大不明显的核,核常为卵圆形偏于一侧,胞质内有较多的颗粒和吞噬物,常有空泡。在泌尿道急性炎症时出现,如急性肾盂肾炎、膀胱炎、尿道炎等,并伴有脓细胞,其出现的多少,决定于炎症的程度。

(五)上皮细胞

由于新陈代谢或炎症等原因,泌尿生殖道的上皮细胞脱落后可混入尿中排出。从组织学上讲有来自肾小管的立方上皮,有来自肾、肾盂、输尿管、膀胱和部分尿道的移行上皮,也有来自尿道中段的假复层柱状上皮以及尿道口和阴道的复层鳞状上皮,其形态特点及组织来源:

1.小圆上皮细胞 来自肾小管立方上皮或移行上皮深层,在正常尿液中不出现,此类细胞形态特点为:较白、细胞略大,呈圆形或多边形,内含一个大而明显的核,核膜清楚,胞质中可见脂肪滴及小空泡。因来自肾小管,故亦称肾小管上皮细胞或肾细胞。肾小管上皮细胞,分曲管上皮与集合管上皮,二者在形态上有不同,曲管上皮为肾单位中代谢旺盛的细胞,肾小管损伤时,最早出现于尿液中,其特征为曲管上皮胞体(20~60μm),含大量线粒体,呈现多数粗颗粒,结构疏松如网状,核偏心易识别。集合管上皮胞体小,8~12μm,核致密呈团块,着色深,单个居中央,界膜清楚,浆内有细颗粒。这种细胞在尿液中出现,常表示肾小管有病变,急性肾小球肾炎时最多见。成堆出现,表示肾小管有坏死性病变。细胞内有时充满脂肪颗粒,此时称为脂肪颗粒细胞或称复粒细胞。当肾脏慢性充血、梗死或血红蛋白沉着时,肾小管细胞内含有棕色颗粒,即含铁血黄素颗粒也可称为复粒细胞,此种颗粒呈普鲁士蓝反应阳性。肾移植后1周内,尿中可发现较多的肾小管上皮细胞,随后可逐渐减少而恢复正常。当发生排异反应时,尿液中可再度出现成片的肾上皮细胞,并可见到上皮细胞管型。

2.变性肾上皮细胞 这类细胞常见在肾上皮细胞内充满粗颗粒或脂肪滴的圆形细胞,胞体较大,核清楚,称脂肪颗粒变性细胞。苏丹Ⅲ染色后胞质中充满橙红色脂肪晶体和脂肪滴,姬瑞染色后胞质中充满不着色似空泡样脂肪滴。这种细胞多出现于肾病综合征、肾炎型肾病综合征及某些慢性肾脏疾病。

3.尿液肾小管上皮计数

(1)参考值:

正常人尿液<0。

肾小管轻度损伤曲管上皮>10个/10HP。

肾小管中度损伤曲管上皮>50个/10HP。

肾小管严重损伤曲管上皮>100个/10HP。

肾小管急性坏死曲管上皮＞200 个/10HP。

（2）临床意义：正常人尿液一般见不到肾上皮，肾小管上皮的脱落，其数量与肾小管的损伤程度有关。在感染、炎症、肿瘤、肾移植或药物中毒累及肾实质时，都会导致肾小管上皮细胞的脱落。

4. 移行上皮细胞　正常时少见，来自肾盂、输尿管、近膀胱段及尿道等处的移行上皮组织脱落而来。此类细胞由于部位的不同和脱落时器官的缩张状态的差异，其大小和形态有很大的差别。

（1）表层移行上皮细胞：在器官充盈时脱落，胞体大，为正常白细胞 4～5 倍，多呈不规则的圆形，核较小常居中央，有人称此为大圆形上皮细胞。如在器官收缩时脱落，形成细胞体积较小，为正常白细胞的 2～3 倍，多呈圆形，自膀胱上皮表层及阴道上皮外底层皆为此类形态的细胞。这类细胞可偶见于正常尿液中，膀胱炎时可呈片脱落。

（2）中层移行上皮细胞：体积大小不一，呈梨形、纺锤形，又称尾形上皮细胞，核稍大，呈圆形或椭圆形。多来自肾盂，也称肾盂上皮细胞，有时也可来自输尿管及膀胱颈部，此类细胞在正常尿液中不易见到，在肾盂、输尿管及膀胱颈部炎症时，可成片的脱落。

（3）底层移行上皮细胞体积较小，反光性强，因与肾小管上皮细胞相似，有人称此细胞也为小圆上皮细胞，为输尿管、膀胱、尿道上皮深层的细胞。此细胞核较小，但整个胞体又较肾上皮细胞为大，以此加以区别。

5. 复层鳞状上皮　复层鳞状上皮又称扁平上皮细胞，来自尿道口和阴道上皮表层，细胞扁平而大，似鱼鳞样，不规则，细胞核较小呈圆形或卵圆形。成年女性尿液中易见，少量出现无临床意义，尿道炎时可大量出现，常见片状脱落且伴有较多的白细胞。

6. 多核巨细胞及人巨细胞病毒包涵体　20～25μm，呈多角形、椭圆形，有数个椭圆形的核，可见嗜酸性包涵体。一般认为是由尿道而来的移形上皮细胞。多见于麻疹、水痘、腮腺炎、流行性出血热等病毒性感染者的尿中。巨细胞病毒是一种疱疹病毒，含双股 DNA，可通过输血、器官移植等造成感染，婴儿可经胎盘、乳汁等感染，尿中可见含此病毒包涵体的上皮细胞。

二、尿管型检查

管型是蛋白质在肾小管、集合管中凝固而成的圆柱形蛋白聚体。原尿中少量的白蛋白和由肾小管分泌的 Tamm－Horsfall 黏蛋白（TH 黏蛋白）是构成管型的基质。1962 年 Mcqueen 用免疫方法证实透明管型是由 TH 黏蛋白和少量白蛋白为主的血浆蛋白沉淀而构成管型的基质。TH 黏蛋白是在肾单位髓襻的上行支及远端的肾小管所分泌，仅见于尿中。正常人分泌很少（每日 40mg）。在病理情况下，因肾小球病变，血浆蛋白滤出增多或肾小管回吸收蛋白质的功能减退等原因，使肾小管内的蛋白质增高，肾小管有使尿液浓缩（水分吸收）酸化（酸性物增加）能力，及软骨素硫酸酯的存在，使蛋白在肾小管腔内凝聚、沉淀，形成管型。

（一）透明管型

透明管型主要由 T－H 蛋白构成，也有白蛋白及氯化钠参与。健康人参考值为 0～1/HP。为半透明、圆柱形、大小、长短很不一致，通常两端平行、钝圆，平直或略弯曲，甚至扭曲。在弱光下易见。正常人在剧烈运动后或老年人的尿液中可少量出现。发热、麻醉、心功能不全、肾受到刺激后尿中也可出现。一般无临床意义，如持续多量出现于尿液中，同时可见异常粗大的透明管型和红细胞及肾小管上皮细胞有剥落现象，说明肾有严重损害。见于急、慢性肾小球肾炎、肾病、肾盂肾炎、肾淤血、恶性高血压、肾动脉硬化等。此管型在碱性尿液中或稀释时，可溶解消失。

近年来有人将透明管型分单纯性和复合性两种，前者不含颗粒和细胞，后者可含少量颗粒和细胞(如红细胞、白细胞和肾上皮细胞)以及脂肪体等，但其量应低于管型总体的一半。复合性透明管型的临床意义较单纯性透明管型为大。透明红细胞管型是肾出血的主要标志，透明白细胞管型是肾炎症的重要标志，透明脂肪管型是肾病综合征的特有标志。

(二)颗粒管型

管型基质内含有颗粒，其量超过1/3面积时称为颗粒管型是因肾实质性病变之变性细胞的分解产物或由血浆蛋白及其他物质直接聚集于T－H糖蛋白管型基质中形成的。可分为粗颗粒管型和细颗粒管型两种。开始时多数颗粒大而粗，由于在肾停留时间较长，粗颗粒碎化为细颗粒。

1. 粗颗粒管型 在管型基质中含有多数粗大而浓密的颗粒，外形较宽、易吸收色素呈淡黄褐色。近来也有人认为粗颗粒管型是由白细胞变性而成，因粗颗粒过氧化物酶染色一般为阳性；而细颗粒管型是由上皮细胞衍化而成，因粒细胞脂酶染色阳性而过氧化物酶染色一般为阴性。多见于慢性肾小球肾炎、肾病综合征，肾动脉硬化、药物中毒损伤、肾小管及肾移植术发生急性排异反应时。

2. 细颗粒管型 在管型基质内含有较多细小而稀疏的颗粒，多见于慢性肾小球肾炎、急性肾小球肾炎后期，偶尔也出现于剧烈运动后，发热及脱水的正常人尿液中。如数量增多，提示肾实质损伤及肾单位内郁滞的可能。

(三)细胞管型

管型基质内含有多量细胞，其数量超过管型体积的1/3时，称细胞管型。这类管型的出现，常表示肾病变在急性期。

1. 红细胞管型 管型基质内含有较多的红细胞，通常细胞多已残损，此种管型是由于肾小球或肾小管出血，或血液流入肾小管所致。常见于急性肾小球肾炎、慢性肾小球肾炎急性发作期、急性肾小管坏死、肾出血、肾移植后急性排异反应、肾梗死、肾静脉血栓形成等。

2. 白细胞管型 管型基质内充满白细胞，由退化变性坏死的白细胞聚集而成，过氧化酶染色呈阳性，此种管型表示肾中有中性粒细胞的渗出和间质性炎症。常见于急性肾盂肾炎、间质性肾炎、多发性动脉炎、红斑狼疮肾炎、急性肾小球肾炎、肾病综合征等。

3. 肾上皮细胞管型 管型基质内含有多数肾小管上皮细胞。此细胞大小不一，并呈瓦片状排列。此种管型出现，多为肾小管病变，表示肾小管上皮细胞有脱落性病变。脂酶染色呈阳性，过氧化物酶染色呈阴性。常见于急性肾小管坏死、急性肾小球肾炎、间质性肾炎、肾病综合征、子痫、重金属、化学物质、药物中毒、肾移植后排异反应及肾淀粉样变性等。

4. 混合细胞管型 管型基质内含有白细胞、红细胞、肾上皮细胞和颗粒等，称为混合型管型。此管型出现表示肾小球肾炎反复发作，出血和缺血性肾坏死，常见于肾小球肾炎、肾病综合征进行期、结节性动脉周围炎、狼疮性肾炎及恶性高血压，在肾移植后急性排异反应时，可见到肾小管上皮细胞与淋巴细胞的混合管型。

5. 血小板管型 管型基质内含有血小板，称为血小板管型。由于在高倍镜下难以鉴别，需用4.4%白蛋白液洗渣，以4.0%甲醛液固定涂片后瑞－姬姆萨染色液染色。此管型是当弥散性血管内凝血(DIC)发生时,大量血小板在促使管型形成的因素下,组成血小板管型,随尿液排出。对确诊 DIC 有重要临床意义,尤其在早期更有价值。

（四）变形管型

包括脂肪管型、蜡样管型及血红蛋白管型。

1.脂肪管型 管型基质内含有多量脂肪滴称脂肪管型。脂肪滴大小不等,圆形、折光性强,可用脂肪染色鉴别。此脂肪滴为肾上皮细胞脂肪变性的产物。见于类脂性肾病、肾病综合征、慢性肾炎急性发作型、中毒性肾病等。常为病情严重的指征。

2.蜡样管型 常呈浅灰色或淡黄色,折光性强、质地厚、外形宽大,易断裂,边缘常有缺口,有时呈扭曲状。常与肾小管炎症有关,其形成与肾单位慢性损害、阻塞、长期少尿、无尿,透明管型、颗粒管型或细胞管型长期滞留于肾小管中演变而来,是细胞崩解的最后产物。也可由发生淀粉样变性的上皮细胞溶解后形成。见于慢性肾小球肾炎晚期、肾功能不全及肾淀粉样变性时。亦可在肾小管炎症和变性、肾移植慢性排异反应时见到。

3.血红蛋白管型 管型基质中含有破裂的红细胞及血红蛋白,多为褐色,呈不整形,常见于急性出血性肾炎、血红蛋白尿、骨折及溶血反应引起的肝胆系统疾病等患者的尿液中,也可见于肾出血、肾移植术后产生排异反应时,罕见于血管内溶血患者。

（五）肾功能不全管型

肾功能不全管型又称宽幅管型或肾衰竭管型。其宽度可为一般管型 2～6 倍,也有较长者,形似腊样管型但较薄,是由损坏的肾小管上皮细胞碎屑在明显扩大的集合管内凝聚而成,或因尿液长期淤积使肾小管扩张,形成粗大管型,可见于肾功能不全患者尿中。急性肾功能不全者在多尿早期这类管型可大量出现,随着肾功能的改善而逐渐减少消失。在异型输血后由溶血反应导致急性肾功能衰竭时,尿中可见褐色宽大的血红蛋白管型。挤压伤或大面积烧伤后急性肾功能不全时,尿中可见带色素的肌红蛋白管型。在慢性肾功能不全,此管型出现时,提示预后不良。

（六）微生物管型

常见的包括细菌管型和真菌管型。

1.细菌管型 指管型的透明基质中含大量细菌。在普通光镜下呈颗粒管型状,此管型出现提示肾有感染,多见于肾脓毒性疾病。

2.真菌管型 指管型的透明基质中含大量真菌孢子及菌丝。需经染色后形态易辨认。此管型可见于累及肾的真菌感染,对早期诊断原发性及播散性真菌感染和抗真菌药物的药效监测有重要意义。

（七）结晶管型

指管型透明基质中含尿酸盐或草酸盐等结晶,1930 年 Fuller Albright 首先描述甲状旁腺功能亢进患者的尿中可有结晶管型。常见于代谢性疾病、中毒或药物所致的肾小管内结晶沉淀伴急性肾衰,还可见于隐匿性肾小球肾炎、肾病综合征等。

（八）难以分类管型（不规则管型）

外形似长方形透明管型样物体,边缘呈锯齿样凸起,凸起间隔距离规律似木梳,极少数还可见到未衍变完全的细胞及上皮,免疫荧光染色后,形态清晰。多见于尿路感染或肾受到刺激时,有时也可在肾小球肾炎患者的尿液沉渣中发现。

（九）易被认为管型的物质

1.黏液丝　形为长线条状，边缘不清，末端尖细卷曲。正常尿中可见，尤其妇女尿中可多量存在，如大量存在时表示尿道受刺激或有炎症反应。

2.类圆柱体　外形似透明管型，尾端尖细，有一条尖细螺旋状尾巴。可能是肾小管分泌的物体，其凝固性发生改变，而未能形成形态完整的管型。常和透明管型同时存在，多见于肾血循环障碍或肾受到刺激时，偶见于急性肾炎患者尿中。

3.假管型　黏液状纤维状物黏附于非晶体形尿酸盐或磷酸盐圆柱形物体上，形态似颗粒管型，但两端不圆、粗细不均、边缘不整齐，若加温或加酸可立即消失。

三、尿结晶检查

尿中出现结晶称晶体尿。尿液中是否析出结晶，取决于这些物质在尿液中的溶解度、浓度、pH、温度及胶体状况等因素。当种种促进与抑制结晶析出的因子和使尿液过饱和状态维持稳定动态平衡的因素失衡时，则可见结晶析出。尿结晶可分成代谢性的盐类结晶，多来自饮食，一般无临床意义。但要经常出现在尿液中伴有较多的新鲜红细胞应考虑有结石的可能。另一种为病理性的结晶如亮氨酸、酪氨酸、胱氨酸、胆红素和药物结晶等，具有一定的临床意义。

（一）酸性尿液中结晶

1.尿酸结晶　尿酸为机体核蛋白中嘌呤代谢的终末产物，常以尿酸、尿酸钙、尿酸铵、尿酸钠的盐类形式随尿排出体外。其形态光镜下可见呈黄色或暗棕红色的菱形、三棱形、长方形、斜方形、蔷薇花瓣形的结晶体，可溶于氢氧化钠溶液。正常情况下如多食含高嘌呤的动物内脏可使尿中尿酸增加。在急性痛风症、小儿急性发热、慢性间质性肾炎、白血病时，因细胞核大量分解，也可排出大量尿酸盐。如伴有红细胞出现时，提示有膀胱或肾结石的可能，或肾小管对尿酸的重吸收发生障碍等。

2.草酸钙结晶　草酸是植物性食物中的有害成分，正常情况下与钙结合，形成草酸钙经尿液排出体外。其形态为哑铃形、无色方形、闪烁发光的八面体，有两条对角线互相交叉等。可溶于盐酸但不溶于乙酸内，属正常代谢成分，如草酸盐排出增多，患者有尿路刺激症状或有肾绞痛合并血尿，应考虑尿路结石症的可能性。

3.硫酸钙结晶　形状为无色针状或晶体状结晶，呈放射状排列，无临床意义。

4.马尿酸结晶　形状为无色针状、斜方柱状或三棱状，在尿沉渣中常有色泽。为人类和草食动物尿液中的正常成分，是由苯甲酸与甘氨酸结合而成。一般无临床意义。

5.亮氨酸和酪氨酸结晶　尿中出现亮氨酸和酪氨酸结晶为蛋白分解产物，亮氨酸结晶为淡黄色小球形油滴状，折光性强，并有辐射及同心纹，溶于乙酸不溶于盐酸。酪氨酸结晶为略带黑色的细针状结晶，常成束成团，可溶于氢氧化铵而不溶于乙酸。正常尿液中很少出现这两种结晶。可见于急性磷、氯仿、四氯化碳中毒、急性肝坏死、肝硬化、糖尿病性昏迷、白血病或伤寒的尿液中。

6.胱氨酸结晶　胱氨酸结晶为无色六角形片状结晶，折光性很强，系蛋白质分解产物。可溶于盐酸不溶于乙酸，迅速溶解于氨水中。正常尿中少见，在先天性氨基酸代谢异常，如胱氨酸病时，可大量出现有形成结石的可能性。

7.胆红素结晶　形态为黄红色成束的小针状或小片状结晶，可溶于氢氧化钠溶液中，遇硝酸可显绿色,见于阻塞性黄疸、急性肝坏死、肝硬化、肝癌、急性磷中毒等。有时在白细胞及上皮细胞内可见到此种结晶。

8.胆固醇结晶　形状为无色缺角的方形薄片状结晶,大小不一,单个或叠层,浮于尿液表面,可溶于乙醚、氯仿及酒精。见于乳糜尿内、肾淀粉样变、肾盂肾炎、膀胱炎、脓尿等。

(二)碱性尿液中结晶

1.磷酸盐类结晶　磷酸盐类一部分来自食物一部分来自含磷的有机化合物(磷蛋白类、核蛋白类),在组织分解时生成,属正常代谢产物。包括无定形磷酸盐、磷酸镁铵、磷酸钙等。其形状为无色透明闪光,呈屋顶形或棱柱形,有时呈羊齿草叶形,可溶于乙酸。如长期在尿液中见到大量磷酸钙结晶,则应与临床资料结合考虑甲状旁腺功能亢进、肾小管性酸中毒、或因长期卧床骨质脱钙等。如患者长期出现磷酸盐结晶,应考虑有磷酸盐结石的可能。有些草酸钙与磷酸钙的混合结石,与碱性尿易析出磷酸盐结晶及尿中黏蛋白变化因素有关。感染引起结石,尿中常出现磷酸镁铵结晶。

2.碳酸钙结晶　形态为无色哑铃状或小针状结晶,也可呈无晶形颗粒状沉淀。正常尿内少见,可溶于乙酸并产生气泡。无临床意义。

3.尿酸铵结晶　形状为黄褐色不透明,常呈刺球形或树根形,是尿酸和游离铵结合的产物,又称重尿酸铵结晶。见于腐败分解的尿中,无临床意义。若在新鲜尿液中出现此种结晶,表示膀胱有细菌感染。

4.尿酸钙结晶　形状为球形,周围附有突起或呈菱形。可溶于乙酸及盐酸,多见于新生儿尿液或碱性尿液中,无临床意义。

(三)药物结晶

随着化学治疗的发展,尿中可见药物结晶日益增多。

1.放射造影剂　使用放射造影剂患者如合并静脉损伤时,可在尿中发现束状、球状、多形性结晶。可溶于氢氧化钠,不溶于乙醚、氯仿。尿的比密可明显升高(>1.050)。

2.磺胺类药物结晶　磺胺类药物的溶解度小,在体内乙酰化率较高,服用后可在泌尿道内以结晶形式排出。如在新鲜尿内出现大量结晶体伴有红细胞时,有发生泌尿道结石和导致尿闭的可能。应即时停药予以积极处理。在出现结晶体的同时除伴有红细胞外可见到管型,表示有肾损害,应立即停药,大量饮水,服用碱性药物使尿液碱化。现仅将2000年中国药典记载的卫生部允许使用的几种磺胺药物的结晶形态介绍如下。

(1)磺胺嘧啶(SD):其结晶形状为棕黄不对称的麦秆束状或球状,内部结构呈紧密的辐射状,可溶于丙酮。

(2)磺胺甲基异噁唑:结晶形状为无色透明、长方形的六面体结晶,似厚玻璃块,边缘有折光阴影,散在或集束成"+""X"形排列,可溶于丙酮。

(3)磺胺多辛:因在体内乙酰化率较低,不易在酸性尿中析出结晶。

3.解热镇痛药

退热药如阿司匹林、磺基水杨酸也可在尿中出现双折射性斜方形或放射状结晶。由于新药日益增多,也有一些可能在尿中出现结晶如氟哌酸等,应识别其性质及来源。

四、其他有机沉淀物

(一)寄生虫

尿液检查可发现丝虫微丝蚴、血吸虫卵、刚地弓形虫滋养体、溶组织阿米巴滋养体、并殖吸虫幼虫、蛔虫(成虫、幼虫)、棘颚口线虫、幼虫、蛲虫(成虫、幼虫)、肾膨结线虫(卵、成虫)、裂头蚴、棘头蚴、某蝇类幼虫及螨。常在妇女尿中见到阴道毛滴虫,有时男性尿中也可见到。

（二）细菌

在新鲜尿液中发现多量细菌,表示泌尿道有感染。在陈旧性尿液中出现细菌或真菌时应考虑容器不洁及尿排出时间过久又未加防腐剂,致细菌大量繁殖所致,无临床意义。

（三）脂肪细胞

尿液中混有脂肪小滴时称为脂肪尿,脂肪小滴在显微镜下可见大小不一圆形小油滴,用苏丹Ⅲ染成橙红色者为脂肪细胞。用瑞姬染色脂肪不着色呈空泡样。脂肪细胞出现常见于糖尿病高脂血症、类脂性肾病综合征、脂蛋白肾病、肾盂肾炎、腹内结核、肿瘤、包虫病、疟疾、长骨骨折骨髓脂肪栓塞及先天性淋巴管畸形等。

五、尿液沉渣计数

尿液沉渣计数是尿液中有机有形沉淀物计数,计算在一定时间内尿液各种有机有形成分的数量,借以了解肾损伤情况。正常人尿液也含有少数的透明管型、红细胞及白细胞等有形成分。在肾疾患时,其数量可有不同程度的增加,增加的幅度与肾损伤程度相关,因此,通过定量计数尿中的有机有形成分,为肾疾病的诊断提供依据。

（一）12h 床沉渣计数（Addis 计数）

是测定夜间 12h 浓缩尿液中的红细胞、白细胞及管型的数量。为防止沉淀物的变性需加入一定量防腐剂,患者在晚 8 时,排尿弃去,取以后 12h 内全部尿液,特别是至次晨 8 时,必须将尿液全部排空。

1. 参考值　红细胞:<50 万/12h,白细胞及肾上皮细胞:<100 万/12h,透明管型:<5000/12h。

2. 临床意义

（1）肾炎患者可轻度增加或显著增加。

（2）肾盂肾炎患者尿液中的白细胞显著增高,尿路感染和前列腺炎等尿中白细胞也明显增高。

（二）1h 细胞排泄率检查

准确留取 3h 全部尿液,将沉渣中红细胞、白细胞分别计数,再换算成 1h 的排泄率。检查时患者可照常生活,不限制饮食,但不给利尿药及过量饮水。

1. 参考值　男性:红细胞<3 万/h;白细胞<7 万/h。女性:红细胞<4 万/h;白细胞<14万/h。

2. 临床意义

（1）肾炎患者红细胞排泄率明显增高。

（2）肾盂肾炎患者白细胞排泄率增高,可达 40 万/h。

（郑莉娟）

第七节　尿液沉渣组化定位的进展

经常在泌尿系统疾病中见到的沉渣有各种管型、黏液丝、红细胞等,确定其来源,明确病变部位对诊断和治疗都有重要意义,目前临床常用的相差显微镜法和光镜染色法,人为因素影响较大,最终难于明确诊断,近年国内外多学者报道应用免疫细胞化学染色法判断尿沉渣成分,能较为科学的确定其是肾性还是非肾性沉渣。

一、尿红细胞免疫球蛋白细胞化学染色

正常尿液中检测不出免疫球蛋白,但在肾小球及肾小管发生病变时尿中可检出免疫球蛋白,已经证实尿中红细胞多在 Henle's 环升支瘀着,肾小球来源的尿红细胞表面将被免疫球蛋白覆盖,而非肾小球来源的尿红细胞表面则无免疫球蛋白覆盖,为此应用细胞化学染色法可检测尿红细胞表面免疫球蛋白,以鉴别肾性血尿和非肾性血尿。本实验室经数年研究,在鉴别肾性血尿方面其准确率可达 98.8%。目前已应用于临床,采用直接免疫荧光方法。

1.参考值　尿红细胞免疫球蛋白细胞化学定位:IgG:阴性;IgA:阴性;IgM:阴性;IgE:阴性。

2.临床意义

(1)鉴别肾性血尿和非肾性血尿。

(2)尿红细胞膜或红细胞表面显示任何一种荧光 Ig 或酶标记的免疫球蛋白阳性均为阳性。

二、尿红细胞(THP)蛋白免疫细胞化学染色

THP 是肾小管髓攀升支粗段和远曲小管近段上皮细胞分泌的一种大分子糖蛋白。已证明肾小球来源的尿红细胞表面被覆 THP,而非肾小球来源的红细胞则没有,应用 THP 细胞化学技术亦可鉴别肾性或非肾性血尿。

1.参考值　尿细胞 THP 细胞化学定位:阴性。

2.临床意义　鉴别肾性和非肾性血尿。

三、尿沉渣黏液线免疫球蛋白化学染色

黏液线是尿液中最常见的有形成分,正常人黏液线免疫球蛋白阴性,肾小球肾炎患者的尿液黏液线可检出免疫球蛋白,与经病损的肾小球漏出有关。

1.参考值　尿黏液线免疫球蛋白化学检查:阴性。

2.临床意义

(1)阳性出现对肾小球肾炎诊断有意义。

(2)阳性对慢性肾盂肾炎诊断也有价值。

四、尿中红细胞免疫球化学染色

尿中红细胞免疫球细胞的形态系指一群红细胞黏附聚集成团,常被丝状物缠绕,不易解离,加荧光标记的兔抗人免疫球蛋白抗体染色后出现明显的荧光球。IgA 肾病、过敏性紫癜肾炎和由微生物、内毒素引起的急性肾小球肾炎早期未经治疗时尿中易见。本实验室经数年证实特异性为 99%。

五、血尿中炎性细胞与肾上皮细胞荧光染色检出和分辨

血尿是泌尿系统疾病常见的临床表现,尿液中出现异常数量的红细胞在布满视野的红细

胞尿很难发现沉渣中的白细胞,更难发现肾上皮细胞,而且两者难于辨认。泌尿系统感染的疾病中有 1/6 肾盂肾炎患者的首发症状是血尿,膀胱炎、尿道炎、输尿管炎、尿结石合并感染等均出现肉眼血尿或异常增多的镜下血尿,往往由于红细胞的遮掩使炎性细胞很难观察,为此我们采用吖啶橙荧光渗入法使红细胞不着色而白细胞和肾上皮细胞显示清晰,易于分辨。

1.原理 吖啶橙是一种具有异染性染料,吖啶橙以插入方式与双螺旋的 DNA 分子相结合,染料中的依地酸可将 RNA 分子分解成为单股,并借助静电吸附作用与单股的 RNA 分子相连接,逐渐形成堆积,由于 DNA 与 RNA 对吖啶橙的吸附方式不同,它所放射的荧光也不同,肾上皮细胞内核含有较多的 RNA,呈现橘黄色,感染性尿液样本中的炎性细胞因含有大量 DNA 出现亮绿色。红细胞不被着色,因血红蛋白有抑光性而不放射荧光。用建立的吖啶橙渗入法对感染性血尿阳性检出正确率达 99.8%。对肾上皮细胞与白细胞的分辨率达 99.99%。

2.参考值 非感染性炎性荧光阳性细胞<0～5HP。

3.临床意义

(1)鉴定肉眼血尿与红细胞异常增多,红细胞形态正常的感染性尿红细胞沉渣中炎性细胞。

(2)鉴定肉眼血尿与红细胞异常增多,红细胞形态正常的急性肾炎,肾小管损伤尿红细胞沉渣中的肾小管上皮细胞。

(郑莉娟)

第十六章　粪便检验

第一节　概述

人体胃肠道的主要生理功能是消化食物、吸收营养和排泄未消化的食物残渣(如淀粉颗粒、肉类纤维、植物细胞和植物纤维等)、消化道的分泌物(如胆色素、黏液等)、分解产物(如靛基质、粪臭素)、肠壁脱落上皮细胞,以及肠道细菌等废物也随粪便一并排出。食物的质和量,消化器官功能状态的改变或器质性的病变,均可影响粪便的性状与组成。

粪便的检查,能提供消化系统病变的基础资料:①可以了解消化道及通向肠道的肝、胆、胰腺等器官有无炎症、出血和寄生虫感染等情况。②根据粪便的性状、颜色,间接地判断胃肠胰腺、肝胆系统功能状态。③了解肠道菌群分布是否合理,检查粪便中有无致病菌,以防治肠道传染病。④用粪便隐血检查作为消化道恶性肿瘤的诊断筛选试验。粪便检查主要包括性状检查、化学检查和显微镜检查三方面。粪便检查对某些患有消化道疾病及寄生虫病感染患者,在临床诊断、治疗、防治方面有极其重要的意义,并可给临床提供可靠的诊断依据。粪便标本的采取直接影响检查结果的准确性,通常采用自然排出的粪便,标本采集时须注意以下方面。

1.粪便检验应取新鲜标本,盛器要洁净,不得混有尿液,不可有消毒剂及污水,以免破坏有形成分,使病原菌死亡和污染腐生性原虫。

2.采集标本时应用干净竹签选取含有黏液、脓血等病变成分的粪便;外观无异常的粪便须从表面、深处及粪端多处取材;至少应采集指头大小的粪便或稀便2mL,以供复查用或防止粪便迅速干燥。

3.标本采集后应于1h内检查完毕,否则可因pH及消化酶等影响导致有形成分破坏分解。

4.查痢疾阿米巴滋养体时应于排便后立即检查,从脓血和稀软部分取材,寒冷季节标本传送及检查时均需保温。

5.检查日本血吸虫卵时应取黏液、脓血部分,孵化毛蚴时至少留取30g粪便,且须尽快处理。

6.检查蛲虫卵须用透明薄膜拭子于晚12时或清晨排便前自肛门周围皱襞处拭取并立即镜检。

7.找寄生虫虫体及作虫卵计数时应采集24h粪便。前者应从全部粪便中仔细搜查或过筛,然后鉴别其种属,后者应混匀后检查。

8.做化学法隐血试验时,应于前三日禁食肉类及含动物血食物,并禁服铁剂及维生素C。

9.做粪胆原定量时,应连续收集3天的粪便,每天将粪便混匀称重后取出约20g送检。

10.做细菌学检查的粪便标本应采集于灭菌有盖的容器内立即送检。

11.无粪便排出而又必须检查时,可经肛门指诊或采便管拭取标本。灌肠或服油类泻剂的粪便常因过稀且混有油滴等而不适于做检查标本。

12.粪便检验后应将纸类或塑料标本盒投入焚化炉中烧毁。搪瓷容器应泡于消毒液中

（如过氧乙酸、煤酚皂液或新洁尔灭等）24h，弃消毒液后，流水冲洗干净备用。所用载玻片需用5%煤酚皂液浸泡消毒。

（郑莉娟）

第二节　粪便的一般性检查

粪便的性状检查主要是观察粪便的外观，包括观察粪便的颜色，观察粪便中有无异常成分，如黏液、脓液、血液、结石、寄生虫体、乳凝块、异物以及脱落的组织成分。粪便排出后最好能迅速进行检查，若长时间放置，颜色等将发生变化，高温能加速变化，引起发酵或出现腐败现象。

一、临床准备工作

1. 因粪便标本的采集直接影响到检验结果的可靠程度，必须细致耐心地向患者交代清楚粪便标本采集、运送的各种注意事项，必要时进行多次复查。

2. 粪便检查应注意患者的饮食和服药情况，以排除非疾病因素的影响。注意一些非病理因素可以影响粪便颜色的改变。

（1）时间：粪便标本未及时检查而久置则色泽加深。

（2）食物：肉食者粪便呈黑褐色，食绿叶者呈暗绿色，食巧克力、咖啡呈酱色，食西红柿、西瓜可呈红色，食黑芝麻则呈无光泽的黑色等等。

（3）药物：消化道 X 线钡餐造影、服用硅酸铝呈灰白色，服活性炭、铋剂、铁剂、中草药可呈无光泽灰黑色，服番泻叶、大黄等呈黄色等等。

（4）婴儿：婴儿的粪便呈金黄色，这是因为婴儿的胆色素代谢功能尚未完善所致。

3. 通过粪便的性状检查，可初步诊断出消化道疾病。如粪便的颜色为灰白色，多见于各种原因引起的阻塞性黄疸，或钡餐造影所致；粪便鲜红色带有鲜血，可由结肠癌、痢疾、痔疮出血等所致；粪便为绿色糊状，常见于乳儿消化不良、成人服用中药或绿色蔬菜所致；米泔样便，呈白色淘米水样并带有黏液，见于霍乱；柏油样便，粪便呈暗褐色或黑色，富有光泽如柏油（沥青色），可见于上消化道出血；脓便或脓血便，常出现肠道下段炎症，见于痢疾、溃疡性结肠炎、结肠癌或直肠癌等，但有脓和血应加以鉴别。在阿米巴痢疾时出血为主，呈暗酱红色并带有腥臭味，脓和黏液并混有新鲜血液可见于细菌性痢疾；胨样便，常见于过敏性结肠炎。

4. 临床上观察粪便外观，结合其他实验室检查，如显微镜检查、化学检查可对有关疾病做出初步诊断或鉴别。如黑便可做隐血试验，若结果为强阳性，是上消化道出血，结果为阴性，则可能是药物、食物等引起的颜色改变。

二、标本处置

1. 标本采集后最好用有盖容器立即送检。

2. 送检过程中需防止出现标本溢漏情况，不得污染手、容器外壁和周围其他物品。

3. 粪便标本应及时检查，一般在采集后 1h 内检查完毕，如久置可因消化酶作用及 pH 变化等影响，改变标本性状。

4. 粪便标本容器最好用内层涂蜡的有盖硬纸盒，检查后焚毁消毒。

5.检验用过的器材应浸入 0.5%过氧乙酸中过夜消毒,煮沸后方可再用;粪便标本应焚化。

6.混入尿液、水或其他成分的粪便标本或已经干燥的标本应拒收。

7.使用容器不当,吸水性材料容器可将粪便标本中的液体成分吸干,影响检查结果,应拒收。

8.采集 1h 后才送检的标本拒收。

三、临床意义

（一）量

正常成人大多每日排便一次,其量约为 100～300g,随食物种类、食量及消化器官的功能状态而异。摄取细粮及肉食为主者,粪便细腻而量少;进食粗粮,特别是多量蔬菜后,因纤维质多致粪便量增加。当胃、肠、胰腺有炎症或功能紊乱时,因炎性渗出、肠蠕动亢进及消化吸收不良,可使粪便量增加。

（二）外观

粪便的外观包括颜色与性状。正常成人的粪便排出时为黄褐色成形便,质软;婴儿粪便可呈黄色或金黄色糊状。久置后,粪便中的胆色素被氧化可致颜色加深。病理情况下可见如下改变。

1.黏液便 正常粪便中的少量黏液,因与粪便均匀混合不易察见,若有肉眼可见的黏液,说明其量增多。小肠炎时增多的黏液均匀地混于粪便之中;如为大肠病变,由于粪便已逐渐成形,黏液不易与粪便混匀;来自直肠的黏液则附着于粪便的表面。单纯黏液便的黏液无色透明、稍黏稠,脓性黏液则呈黄白色不透明,见于各类肠炎、细菌性痢疾、阿米巴痢疾、急性血吸虫病。

2.溏便 便呈粥状且内在粗糙,见于消化不良、慢性胃炎、胃窦潴留。

3.胨状便 肠易激综合征(IBS)患者常于腹部绞痛后排出粘胨状、膜状或纽带状物,某些慢性菌痢患者也可排出类似的粪便。

4.脓性及脓血便 说明肠道下段有病变,常见于痢疾、溃疡性结肠炎、局限性肠炎、结肠或直肠癌。脓或血的多少取决于炎症的类型及其程度,在阿米巴痢疾时,以血为主,血中带脓,呈暗红色稀果酱样,此时要注意与食入大量咖啡、巧克力后的酱色粪便相鉴别。细菌性痢疾则以黏液及脓为主,脓中带血。

5.鲜血便 直肠息肉、结肠癌、肛裂及痔疮等均都可见鲜红色血便。痔疮时常在排便之后有鲜血滴落粪便亦可呈红色,但很易与以上鲜血便鉴别。

6.柏油样黑便 上消化道出血时,红细胞被胃肠液消化破坏,释放血红蛋白并进一步降解为血红素、卟啉和铁等产物,在肠道细菌的作用下铁与肠内产生的硫化物结合成硫化铁,并刺激小肠分泌过多的黏液。上消化道出血 50～75mL 时,可出现柏油样便,粪便呈褐色或黑色,质软,富有光泽,宛如柏油。如见柏油样便,且持续 2～3 天,说明出血量至少为 500mL。当上消化道持续大出血时,排便次数可增多,而且稀薄,因出血量多,血红素铁不能完全与硫化物结合,加之血液在肠腔内推进快,粪便可由柏油样转为暗红色。服用活性炭、铋、铁剂等之后也可排黑色便,但无光泽且隐血试验阴性。

7.稀糊状或稀汁样便 常因肠蠕动亢进或分泌增多所致。见于各种感染性或非感染性腹泻,尤其是急性胃肠炎。小儿肠炎时肠蠕动加速,粪便很快通过肠道,以致胆绿素来不及转变为粪胆素而呈绿色稀糊样便。遇大量黄绿色稀汁样便(3000mL或更多)并含有膜状物时应考虑到假膜性肠炎;艾滋病伴发肠道隐孢子虫感染时也可排出大量稀汁样便。副溶血性弧菌食物中毒可见洗肉水样便,出血性小肠炎可见红豆汤样便。

8. 米泔样便　呈白色淘米水样,内含黏液片块,量大,见于重症霍乱、副霍乱患者。

9. 白陶土样便　由于各种原因引起的胆管梗阻,进入肠内的胆汁减少或缺如,以致粪胆素生成相应减少甚至无粪胆素产生,使粪便呈灰白色,主要见于阻塞性黄疸。行钡餐造影术后可因排出硫酸钡而使粪便呈黄白色。

10. 干结便　常由于习惯性便秘,粪便在结肠内停留过久,水分过度吸收而排出羊粪样的硬球或粪球积成的硬条状粪便,于老年排便无力时多见。

11. 细条状便　排便形状改变,排出细条或扁片状粪便,说明盲肠狭窄,常提示有直肠肿物存在。

12. 乳凝块　婴儿粪便中见有黄白色乳凝块,亦可见蛋花样便,提示脂肪或酪蛋白消化不完全。常见于消化不良、婴儿腹泻。

(三)气味

正常粪便有臭味,主要因细菌作用的产物如吲哚、粪臭素、硫醇、硫化氢等引起。肉食者臭味重,素食者臭味轻。粪便恶臭且呈碱性反应时,是因未消化的蛋白质发生腐败所致。患慢性肠炎、胰腺疾病、消化道大出血、结肠或直肠癌溃烂时,粪便亦有腐败恶臭味。阿米巴性肠炎粪便呈鱼腥臭味。如脂肪及糖类消化或吸收不良时,由于脂肪酸分解及糖的发酵而使粪便呈酸臭味。

(四)酸碱反应

正常人的粪便为中性、弱酸性或弱碱性(pH6.9~7.2)。食肉多者呈碱性,高度腐败时为强碱性。食糖类及脂肪多时呈酸性,异常发酵时为强酸性。细菌性痢疾、血吸虫病粪便常呈碱性;阿米巴痢疾粪便常呈酸性。

(五)寄生虫

蛔虫、蛲虫、带绦虫等较大虫体或其片段肉眼即可分辨,钩虫虫体须将粪便冲洗过筛方可看到。服驱虫剂后应查找有无虫体,驱带绦虫后应仔细寻找其头节。

(六)结石

粪便中可见到胆石、胰石、粪石等,最重要且最多见的是胆石,常见于应用排石药物或碎石术之后,较大者肉眼可见到,较小者需用铜筛淘洗粪便后仔细查找才能见到。

(郑莉娟)

第三节　粪便的化学检查

粪便的化学检查主要包括粪隐血试验、粪胆色素检查、消化吸收功能试验等,其中粪隐血试验临床常用。上消化道出血量较少时,粪便外观可无异常改变,肉眼不能辨认,特别是上消化道少量出血,红细胞被消化而破坏,在显微镜下亦不能证实是否出血。用肉眼及显微镜均不能证明的微量血液,而能用化学方法测定,称为隐血试验。消化道溃疡性病变的疾患,如溃疡、癌肿、结核、痢疾、伤寒等做隐血试验,在诊断、治疗上极为重要。

一、临床准备工作

1.因粪便标本的采集直接影响到检验结果的可靠程度,必须细致耐心的向患者交代清楚试验前饮食、粪便标本采集、运送的各种注意事项,必要时进行多次复查。

2.隐血试验方法很多,医生应该了解所用方法的敏感性。主要有两大类:一类是传统的化学触媒法,另一类是较新的免疫法。触媒法按不同的氧化显色剂分为邻联甲苯胺、愈创木酯、还原酚酞、无色孔雀绿等10余种。按检测灵敏度,还原酚酞法最高,无色孔雀绿最低,邻联甲苯胺中等。临床应用宜选中等度敏感的方法,敏感性太高或太低易造成假阳性或假阴性。现代隐血试验筛检用于化学试带法,一般多以邻联甲苯胺为显色基质,使用方便。各种触媒法原理类似,缺乏特异性。用免疫法特异性较好,也较敏感,是一种用抗人血红蛋白抗体检测,其与食物中动物血、非血红蛋白过氧化物复合物或药物均无反应,不需加以饮食控制,特异性优于触媒法。

3.影响触酶法隐血试验的因素很多,造成假阳性的物质如新鲜动物食品(鱼、牛乳、鸡蛋、贝类、动物肉等)、菜果类食品(如大量绿叶菜、萝卜、香蕉、葡萄等某些药物,如铁剂、铋剂、阿司匹林、消炎痛、糖皮质激素等,故受检者须在检查前至少3天内禁食肉类等。造成假阴性的情况有:触媒法试剂失效以及有大量维生素C、铁、铜、铋、动物炭、碘化钾等触酶激活或抑制物存在,这些均须加以排除。

4.月经血或其他部位如鼻、痔疮出血混入粪便标本中,可引起假阳性。

5.血液在肠道停留过久或粪便标本久置,可使血红蛋白被肠道细菌分解,造成隐血试验假阴性。

6.隐血试验由于检验人员取材部位不同,标本反应时间不同,检验员对显色的判断不同,故同一方法实验中可产生误差,必要时多次复查。

7.隐血试验阳性可作为消化道溃疡性病变的诊疗指标,但隐血试验阴性并不能排除这些疾病的存在。胃、十二指肠溃疡病的出血常是大量的而不是持续性的,胃癌的出血则是微量的且为持续性。因而对于这些消化道的疾病,需要追踪做隐血试验。

8.患者必须清楚标本采集前严格饮食控制、标本采集和运送是保证实验结果准确的前提,应认真与医生合作。

9.免疫法实验前无需控制饮食,化学触酶法实验前3天严格禁食动物性食品,根据病情酌情禁食维生素C等还原性药物。

二、标本处置

1.标本采集后最好用有盖容器立即送检。

2.送检过程中需防止出现标本溢漏情况,不得污染手、容器外壁和周围其他物品。

3.粪便标本应及时检查,一般在采集后1h内检查完毕,如久置血红蛋白被肠道细菌分解,造成隐血试验假阴性。

4.试验中所用的试管、玻片及其他器具,必须清洗干净,且勿含有铜、铁等离子,防止试验出现假阳性。

5.粪便标本容器最好用内层涂蜡的有盖硬纸盒,检查后焚毁消毒。

6.检验用过的器材应浸入0.5%过氧乙酸中过夜消毒,煮沸后方可再用;粪便标本应焚化。

7.混入尿液、水或其他成分的粪便标本或已经干燥的标本应拒收。

8.使用容器不当,吸水性材料容器可将粪便标本中的液体成分吸干,影响检查结果,应拒收。

9.采集后久置超过 1h 才送检的标本,血红蛋白被肠道细菌分解,影响检验结果,应拒收。

三、隐血试验

隐血是指消化道出血量很少,肉眼不见血色,而且少量红细胞又被消化分解以致显微镜下也无从发现的出血状况而言。

隐血试验(OBT)目前主要采用化学法。如邻联甲苯胺法、还原酚酞法、联苯胺法、匹拉米洞法、无色孔雀绿法、愈创木酯法等。其实验设计原理基本相同,都基于血红蛋白中的含铁血红素部分有催化过氧化物分解的作用,能催化试剂中的过氧化氢,分解释放新生态氧,氧化上述色原物质而呈色。呈色的深浅反映了血红蛋白的多少,亦即出血量的大小。以上试验方法虽原理相同,但在实际应用中却由于粪便的成分差别很大,各实验室具体操作细节如粪便取材多少、试剂配方、观察时间等不同,而使结果存在较大差异。多数文献应用不同稀释度的血红蛋白液对这些方法灵敏度的研究表明,邻联甲苯胺法、邻甲苯胺法、还原酚酞法最灵敏,可检测出 0.2~1mg/L 的血红蛋白,只要消化道有 1~5mL 的出血就可检出。还原酚酞法由于试剂极不稳定,放置可自发氧化变红而被摒弃。高度灵敏的邻联甲苯胺法常容易出现假阳性结果。中度灵敏的试验包括联苯胺法、匹拉米洞法、无色孔雀绿法,可检出 1~5mg/L 的血红蛋白,消化道有 5~10mL 出血即为阳性。联苯胺法由于有致癌作用而被淘汰,无色孔雀绿法在未加入异喹啉时灵敏度较差(20mg/L 血红蛋白),试剂的配制和来源均不如匹拉米酮方便。愈创本酯法灵敏度差,需 6~10mg/L 血红蛋白才能检出,此时消化道出血可达 20mL,但假阳性很少。如此法为阳性,基本可确诊消化道出血。目前国内外生产应用四甲基联苯胺和愈创木酯为显色基质的隐血试带,使隐血试验更为方便,但未根本解决隐血试验方法学中的问题。

为解决隐血试验的特异性问题及鉴别消化道出血部位,当前发展最快的是免疫学方法,如免疫单扩法、对流免疫电泳、酶联免疫吸附试验、免疫斑点法、胶乳免疫化学凝聚法、放射免疫扩散法(SRID)、反向间接血凝法(RPHA)、胶体金标记夹心免疫检验法等。此类试验所用抗体分为两类,一种为抗人血红蛋白抗体,另一种为抗人红细胞基质抗体。免疫学方法具有很好的灵敏度,一般血红蛋白为 0.2mg/L 或 0.03mg/g 粪便就可得到阳性结果,且有很高的特异性。由于免疫学方法的高度敏感性,又由于有正常的生理性失血,如此高的灵敏度,在某些正常人特别是服用刺激胃肠道的药物后可造成假阳性。但免疫学方法具有快速、方便、特异的优点,目前被认为是对大肠癌普查最适用的试验。免疫法隐血试验主要检测下消化道出血,约有 40%~50% 的上消化道出血不能检出。原因有以下几点。

1.血红蛋白或红细胞经过消化酶降解变性或消化殆尽已不具有原来的免疫原性。

2.过量大出血而致反应体系中抗原过剩出现前带现象。

3.患者血红蛋白的抗原与单克隆抗体不匹配。

因此,有时外观为柏油样便而免疫法检查却呈阴性或弱阳性,此时需将原已稀释的粪便再稀释 50~100 倍重做或用化学法复检。近年来,某些实验室还采用卟啉荧光法血红蛋白定量试验(HQT),用热草酸试剂使血红素变为原卟啉进行荧光检测,这样除可测粪中未降解的血红蛋白外,还可测血红素衍化物卟啉(ICF),从而克服了化学法和免疫法受血红蛋白降解影响的缺点,可对上、下消化道出血同样敏感。但外源性血红素、卟啉类物质具有干扰性,且方法较复杂,故不易推广使用。此外,免疫学的方法也从检测血红蛋白与人红细胞基质扩展到测定粪便中其他随出血而出现的带有良好抗原性而又不易迅速降解的蛋白质,如白蛋白、转铁蛋白等,灵敏度达 2mg/L。

粪便隐血检查对消化道出血的诊断有重要价值。消化性溃疡、药物致胃黏膜损伤(如服用阿司匹林、消炎痛、糖皮质激素等)、肠结核、克罗恩(Crohn)病、溃疡性结肠炎、结肠息肉、钩虫病及胃癌、结肠癌等消化道肿瘤时,粪便隐血试验均常为阳性,故须结合临床其他资料进行鉴别诊断。在消化性溃疡时,阳性率为 40％～70％,呈间断性阳性。消化性溃疡治疗后当粪便外观正常时,隐血试验阳性仍可持续 5～7 天,此后如出血完全停止,隐血试验即可转阴。消化道癌症时,阳性率可达 95％,呈持续性阳性,故粪便隐血试验常作为消化道恶性肿瘤诊断的一个筛选指标,尤其对中老年人早期发现消化道恶性肿瘤有重要价值。此外在流行性出血热患者的粪便中隐血试验也有 84％的阳性率,可作为该病的重要佐证。

四、粪胆色素检查

正常粪便中无胆红素而有粪(尿)胆原及粪(尿)胆素。粪胆色素检查包括胆红素、粪胆原、粪胆素检验。

(一)粪胆红素检查

婴幼儿因正常肠道菌群尚未建立或成人因腹泻等肠蠕动加速,使胆红素来不及被肠道菌还原时,粪便可呈金黄色或深黄色,胆红素定性试验为阳性,如部分被氧化成胆绿素则粪便呈黄绿色。为快速检测粪便中的胆红系可用 Harrison 法,如呈绿蓝色为阳性。

(二)粪胆原定性或定量

粪便中的粪胆原在溶血性黄疸时,由于大量胆红素排入肠道被细菌还原而明显增加;梗阻性黄疸时由于排向肠道的胆汁减少而粪胆原明显减少;肝细胞性黄疸时粪胆原则可增加也可减少,视肝内梗阻情况而定。粪胆原定性或定量对于黄疸类型的鉴别具有一定价值。无论定性或定量均采用 Ehrlich 方法,反应后生成红色化合物,呈色深浅与粪胆原量成正比。正常人每 100g 粪便中粪胆原量为 75～350mg,低于或高于参考值可助诊断为梗阻性或溶血性黄疸。

(三)粪胆素检查

粪胆素是由粪胆原在肠道中停留被进一步氧化而成,粪便由于粪胆素的存在而呈棕黄色,当总胆管结石、肿瘤压迫而致完全阻塞时,粪便中因无胆色素而呈白陶土色。可用 Schmidt 氯化高汞试剂联合检测胆红素及粪胆素。如粪便悬液呈砖红色表示粪胆素阳性,如显绿色则表示有胆红素被氧化为胆绿素,如不变色,表示无胆汁入肠道。

五、消化吸收功能试验

消化吸收功能试验是一组用以检查消化道消化吸收功能状态的试验,近年来由于采用了各种放射性核素技术而取得了很大进展。这组试验包括脂肪消化吸收试验、蛋白质消化吸收试验和糖类消化吸收试验等,但操作技术复杂,不便常规使用。因此,更要强调在粪便一般镜检中观察脂肪小滴、肌肉纤维等,以此作为胰腺功能不全的一种筛选指标。

此外,还可做脂肪定量测定,即在普通膳食情况下,正常成人每 24h 粪便中的总脂质量约为 2~5g(以测定的总脂肪酸计量),或为干粪便的 7.3％~27.6％。粪便脂质主要来源是食物,小部分系来源于胃肠道分泌、细胞脱落和细菌的代谢产物。在病理情况下,由于脂肪的消化或吸收能力减退,粪便中的总脂量可以大为增加,若 24h 粪便中总脂量超过 6g 时,称为脂肪泻。慢性胰腺炎、胰腺癌、胰腺纤维囊性变等胰腺疾病,梗阻性黄疸,胆汁分泌不足的肝胆疾病,小肠病变如乳糜泻、Whipple 病、蛋白丧失性肠病时均可引起脂肪泻。脂肪定量可协助诊断以上疾病,常用的方法有称量法和滴定法。称量法是将粪便标本经盐酸处理后,使结合脂肪酸变为游离脂肪酸,再用乙醚萃取中性脂肪及游离脂肪酸,经蒸发除去乙醚后在分析天平上精确称其重量。滴定法也称 Vande kamer 法,其原理是将粪便中脂肪与氢氧化钾乙醇溶液一起煮沸皂化,冷却后加入过量的盐酸使脂皂变为脂酸,再以石油醚提取脂酸,取二份提取液蒸干,其残渣以中性乙醇溶解,以氢氢化钠滴定,计算总脂肪酸含量。利用脂肪定量也可计算脂肪吸收率,以估计消化吸收功能。具体做法是在测定前 2~3d 给予脂肪含量为 100g 的标准膳食,自测定日起,仍继续给予标准膳食连续 3d,每日收集 24h 粪便做总脂测定。

脂肪吸收率(％)＝(膳食总脂量－粪便总脂量)膳食总脂量×100％

正常人每天摄入脂肪 100g,其吸收率在 95％以上,脂肪泻时明显减低。

(郑莉娟)

第四节　粪便的显微镜检查

正常粪便是由食物残渣、消化系统分泌物和消化道脱落细胞等组成,其中水分占 3/4,固体成分占 1/4。固体成分中,蛋白质、脂肪、无机盐共占 40％,细菌占 30％,食物残渣和细胞等占 30％。粪便的显微镜检查主要是对有形成分如细胞、原虫、寄生虫卵等进行观察,以初步了解整个消化道及消化器官的功能状态或病理状态,是粪便常规检查中最重要的手段. 有助于消化系统各种疾病的诊断。

一、临床准备工作

1. 因粪便标本的采集直接影响到检验结果的准确性,必须细致耐心地向患者交代清楚粪便标本采集、运送的各种注意事项,必要时进行多次复查。

2. 粪便显微镜检查,除了见到寄生虫卵、原虫等可明确诊断,其他检查内容阳性主要为临床提供辅助诊断。如镜检阴性,也不能排除肠道寄生虫或原虫感染。为提高虫卵阳性检出率,可进一步作集卵法(漂浮法、沉淀法)检查或寄生虫有关的免疫检查;疑有消化道肿瘤,则可作粪隐血试验;疑致病菌感染的,可做微生物学检查;如要明确脂肪痢,可对粪便标本做染色检查(可用苏丹Ⅲ、苏丹Ⅳ、油红 O 等);为了更有效地观察阿米巴原虫,现最常用"色"染色进行识别;可用亚甲蓝染色,对粪便中细胞进行分类。

3. 正常粪便中可有磷酸盐、草酸钙、碳酸钙等少量结晶,与膳食有关,一般无临床意义。但应注意特殊的结晶如夏秘－雷登结晶,常见于过敏性肠炎、肠道溃疡、寄生虫感染、阿米巴痢疾等。

4. 粪便中出现霉菌可见于两种情况,一是容器污染或粪便采集后在室温下久置后污染;二是大量使用抗生素、激素、免疫抑制剂和放疗、化疗之后引起的霉菌二重感染所致。如白色念珠菌有致病菌作用,常见于肠道菌群失调;普通酵母菌大量出现可致轻度腹泻;人体酵母菌主要见于腹泻患者,其临床意义未明。

5. 粪便中常见的寄生虫卵主要有蛔虫、鞭虫、钩虫、蛲虫、绦虫、华支睾吸虫、血吸虫、姜片虫卵等;致病性肠道原虫有痢疾阿米巴滋养体及包囊、兰氏贾第鞭毛虫、人毛滴虫以及近年特别强调的与艾滋病相关的隐孢子虫。查到寄生虫卵、原虫即可确诊疾病。隐孢子原虫已成为确认腹泻的主要病原并成为艾滋病的检测项目之一。

6. 检查痢疾阿米巴滋养体,在收集粪便前应要求患者不可用液体石蜡或广谱抗生素,以免影响检查。

二、标本采集要点

1. 通常采用自然排出的粪便,无粪便排出而又必须检查时,可经肛门指诊或采便管拭取标本,灌肠或服油类泻剂的粪便常因过稀且可能有油滴等而不适于做检验标本。

2. 粪便检验应取新鲜的标本,不得混有水、尿液和其他成分,因此,不能采集尿壶或便盆中的粪便,不得将月经血或其他部位如鼻、痔疮出血混入粪便标本中。

3. 要求采集足量的标本,至少应采集指头大小的粪便或稀便 2mL,以供复查用或防止粪便迅速干燥。

4. 采集时要求用干净的竹签选取含有黏液、脓血等异常病变成分的粪便,对外观无异常的粪便须从表面、深处及粪端多处取材。

5. 粪便标本容器最好用内层涂蜡的有盖硬纸盒,或其他干燥、清洁、无吸水性的有盖容器。

6. 标本采集时不得污染容器外壁。

7. 寄生虫虫体及虫卵计数,应收集 24h 粪便送检。

8. 检查蛲虫卵,需要用黏玻璃纸拭子,在清晨便前由肛门四周拭取标本,也可用棉拭子拭取标本,但均须立即镜检。为了提高检出率,应连续多次检查。

9. 检查日本血吸虫卵,应采取新鲜粪便黏液脓血部分送检。孵化日本血吸虫毛蚴,留取粪便至少 30g。如疑为血吸虫病,除收集粪便标本检查外,也可以检查肠黏膜活体组织,即以直肠镜采取直肠黏膜标本少许,夹于两玻片间,镜检其有无虫卵。

10. 检查痢疾阿米巴滋养体,粪便容器不可混有消毒药品,否则会影响滋养体的活动,以至死亡。

11. 细菌学检查的粪便标本,应收集于灭菌封口的容器内,切勿混入消毒剂及其他化学药品。标本收集后及时送检。无粪便而又急需检查时,可用棉拭子经生理盐水浸湿后,插入肛门内做环形转动拭取标本。

三、标本处置

1. 标本采集后最好用有盖容器立即送检。

2. 送检过程中需防止出现标本溢漏情况,不得污染手、容器外壁和周围其他物品。

3. 寄生虫虫体及虫卵计数,应收集 24h 粪便送检。若粪便在短时间内不能检查,可加入 10%福尔马林保存标本。用此法保存的粪便标本,虽然放置 1 个月后,所含虫卵的形态仍可识别,但虫卵的比重增加,不适于用浮集法检查。

4.细菌学检查的粪便标本,为了转运标本,检查霍乱弧菌、沙门氏及志贺氏菌属等,可用棉拭子蘸取粪便标本后,接种于柯—勃(Cary—Blair)氏转运培养基中,在室温下保存或转运。若为检查其他肠道细菌,而不是霍乱弧菌时,可加入甘油保存液,以便保存或转运,只有在不得已的情况下,才用冷冻保存法保存或转运粪便标本。

5.检查痢疾阿米巴滋养体,应于排便后立即检查。在寒冷季节须特别注意送检过程和检查时的保温。粪便容器不可混有消毒药品,否则会影响滋养体的活动,以至死亡。若在室温下,粪便放置超过半小时,滋养体也可失去活动力。

6.涂片时应注意标本的选择。成形粪便应分别从粪便的深部和表面多部位取材,若粪便含有黏液、血液等病理成分时,则应取异常部分涂片检查。

7.涂片需厚度适宜,覆以盖玻片后,将全片有系统的镜检,通常先用低倍镜观察,必要时再以高倍镜详细检查。

8.痢疾阿米巴滋养体应于排便后立即检查,寒冷季节须特别注意检查时的保温。标本室温放置超过半小时,滋养体可失去活动力。

9.粪便标本容器最好用内层涂蜡的有盖硬纸会,检查后焚毁消毒。

10.检验用过的器材应浸入 0.5% 过氧乙酸中过夜消毒,煮沸后方可再用,粪便标本应焚化。

四、临床意义

(一)细胞

1.白细胞　正常粪便中不见或偶见,多在带黏液的标本中见到,主要是中性分叶核粒细胞。肠炎时一般少于 15 个/LHPF,分散存在,具体数量多少与炎症轻重及部位有关。小肠炎症时白细胞数量不多,均匀混于粪便内,且因细胞部分被消化而不易辨认。

结肠炎症如细菌性痢疾时,可见大量白细胞或成堆出现的脓细胞,亦可见到吞有异物的小吞噬细胞。在肠易激综合征、肠道寄生虫病(尤其是钩虫病及阿米巴痢疾)时,粪便涂片染色还可见较多的嗜酸性粒细胞,可伴有夏科—莱登结晶。

2.红细胞　正常粪便中无红细胞。肠道下段炎症或出血时可出现,如痢疾、溃疡性结肠炎、结肠癌、直肠息肉、急性血吸虫病等。粪便中新鲜红细胞为草黄色,稍有折光性的圆盘状。细菌性痢疾时红细胞少于白细胞,多分散存在且形态正常;阿米巴痢疾者红细胞多于白细胞,多成堆存在并有残碎现象。

3.巨噬细胞　巨噬细胞为一种吞噬较大异物的单核细胞,在细菌性痢疾和直肠炎症时均可见到。其胞体较中性粒细胞为大,可为其 3 倍或更大,呈圆形、卵圆形或不规则形,胞核 1～2 个,大小不等,常偏于一侧。无伪足伸出者,内外质界限不清。常含有吞噬的颗粒及细胞碎屑,有时可见含有红细胞、白细胞、细菌等。此类细胞多有不同程度的退化变性现象。若其胞质有缓慢伸缩时,应特别注意与溶组织内阿米巴滋养体区别。

4.肠黏膜上皮细胞　整个小肠、大肠黏膜的上皮细胞均为柱状上皮,只有直肠齿状线处由复层立方上皮及未角化的复层鳞状上皮所被覆。生理情况下,少量脱落的柱状上皮多已破坏,故正常粪便中见不到。结肠炎症时上皮细胞增多,呈卵圆形或短柱状,两端钝圆,细胞较厚,结构模糊,夹杂于白细胞之间。假膜性肠炎的肠黏膜小块中可见到成片存在的上皮细胞,其粘胨状分泌物中亦可大量存在。

5.肿瘤细胞　取乙状结肠癌、直肠癌患者的血性粪便及时涂片染色,可能见到成堆的具有异形性的癌细胞。在进行细胞镜检时,至少要观察 10 个高倍镜视野,然后就所见对各类细胞的多少给予描述。

(二)食物残渣

正常粪便中的食物残渣均系已充分消化后的无定形细小颗粒,可偶见淀粉颗粒和脂肪小滴等未经充分消化的食物残渣,常见的有以下几种:

1.淀粉颗粒　一般为具有同心性线纹或不规则放射线纹的大小不等的圆形、椭圆形或棱角状颗粒,无色,具有一定折光性。滴加碘液后呈黑蓝色,若部分水解为红糊精者则呈棕红色。腹泻者的粪便中常易见到,在慢性胰腺炎,胰腺功能不全、碳水化合物消化不良时,可在粪便中大量出现,并常伴有较多的脂肪小滴和肌肉纤维。

2.脂肪　粪便中的脂肪有中性脂肪、游离脂肪酸和结合脂肪酸三种形式。中性脂肪亦即脂肪小滴,呈大小不一圆形折光性强的小球状,用苏丹Ⅲ染色后呈朱红色或橘红色。大量存在时,提示胰腺功能不全,因缺乏脂肪酶而使脂肪水解不全所致,可见于急、慢性胰腺炎,胰头癌,吸收不良综合征,小儿腹泻等。游离脂肪酸为片状、针束状结晶,加热熔化。片状者苏丹Ⅲ染为橘黄色,而针状者不染色。其增多表示脂肪吸收障碍,可见于阻塞性黄疸,肠道中缺乏胆汁时。结合脂肪酸是脂肪酸与钙、镁等结合形成的不溶性物质,呈黄色不规则块状或片状,加热不溶解,不被苏丹Ⅲ染色。正常人食物中的脂肪经胰脂肪酶消化分解后大多被吸收,粪便中很少见到。如镜检脂肪小滴>6 个/高倍视野,视为脂肪排泄增多,如大量出现称为脂肪泻,常见于腹泻患者。此外食物中脂肪过多,胆汁分泌失调,胰腺功能障碍也可见到。尤其在慢性胰腺炎时,常排出有特征性的粪便量多,呈泡沫状,灰白色有光泽,恶臭,镜检有较多的脂肪小滴。

3.肌纤维　日常食用的肉类主要是动物的横纹肌,经蛋白酶消化分解后多消失。大量肉食后可见到少量肌纤维,但在一张盖片范围内(18mm×18mm)不应超过 10 个,为淡黄色条状、片状,带纤细的横纹,如加入伊红可染成红色。在肠蠕动亢进、腹泻或蛋白质消化不良时可增多。当胰腺外分泌功能减退时,不但肌肉纤维增多,且其纵横纹均易见,甚至可见到细胞核,是胰腺功能严重不全的佐证。

4.胶原纤维和弹性纤维　胶原纤维和弹性纤维为无色或微黄色束状边缘不清晰的线条状物,正常粪便中很少见到。有胃部疾患而缺乏胃蛋白酶时可较多出现。加入 30% 醋酸后,胶原纤维膨胀呈胶状而弹性纤维的丝状形态更为清晰。

5.植物细胞及植物纤维　正常粪便中仅可见少量,形态多样化。植物细胞可呈圆形、长圆形、多角形、花边形等,无色或淡黄色,双层细胞壁,细胞内有多数叶绿体,须注意与虫卵鉴别。植物纤维为螺旋形或网格状结构。植物毛为细长、有强折光、一端呈尖形的管状物,中心有贯通两端的管腔。肠蠕动亢进、腹泻时此类成分增多,严重者肉眼即可观察到粪便中的若干植物纤维成分。

(三)结晶

在正常粪便内,可见到少量磷酸盐、草酸钙、碳酸钙结晶,均无病理意义。夏科－莱登结晶为无色透明的菱形结晶,两端尖长,大小不等,折光性强,常在阿米巴痢疾、钩虫病及过敏性肠炎粪便中出现,同时可见到嗜酸性粒细胞。结晶为棕黄色斜方形结晶,见于胃肠道出血后的粪便内,不溶于氢氧化钾溶液,遇硝酸呈蓝色。

（四）细菌

1.正常菌群与菌群失调　粪便中细菌极多,占干重 1/3,多属正常菌群。在健康婴幼儿粪便中主要有双歧杆菌、拟杆菌、肠杆菌、肠球菌、少量芽孢菌(如梭状菌属)、葡萄球菌等。成人粪便中以大肠埃希菌、厌氧菌和肠球菌为主要菌群,约占 80%;产气杆菌、变形杆菌、铜绿假单胞菌等多为过路菌,不超过 10%。此外尚可有少量芽孢菌和酵母菌。正常人粪便中菌量和菌谱处于相对稳定状态,保持着细菌与宿主间的生态平衡。若正常菌群突然消失或比例失调,临床上称为肠道菌群失调症。其确证方法需通过培养及有关细菌学鉴定。但亦可作粪便涂片,行革兰染色后油镜观察以初步判断。正常粪便中球菌(革兰氏阳性)和杆菌(革兰氏阴性)的比例大致为 1∶10。长期使用广谱抗生素,免疫抑制剂及慢性消耗性疾病的患者,粪便中影杆菌比值变大。若比值显著增大,革兰氏阴性杆菌严重减少,甚至消失,而葡萄球菌或真菌等明显增多,常提示有肠道菌群紊乱或发生二重感染,此种菌群失调症称假膜性肠炎。此时粪便多呈稀汁样,量很大,涂片革兰染色后常见菌群为革兰染色阳性葡萄球菌(培养证明为金黄色溶血性葡萄球菌),其次为假丝酵母菌。由厌氧性难辨芽孢梭菌引起的假膜性肠炎近年来日渐增多,应予以重视。

2.霍乱弧菌初筛　霍乱弧菌肠毒素具有极强的致病力,作用于小肠黏膜引起肠液大量分泌,导致严重水电解质平衡紊乱而死亡。用粪便悬滴检查和涂片染色有助于初筛此菌。取米泔样粪便生理盐水悬滴检查可见呈鱼群穿梭样运动活泼的弧菌,改用霍乱弧菌抗血清作悬滴检查,即做制动试验时呈阳性反应(弧菌不再运动)。粪便黏液部分涂片革兰染色及稀释苯酚复红染色后,油镜观察若见到革兰氏阴性红色鱼群样排列,呈逗点状或香蕉样形态的弧菌,则需及时报告和进行培养与鉴定。

（五）肠道真菌

1.普通酵母菌　普通酵母菌是一种环境中常见的真菌,可随环境污染而进入肠道,也可见于服用酵母片之后。胞体小,常呈椭圆形,两端略尖,微有折光性,不见其核,于繁殖期可见侧芽,常见于夏季已发酵的粪便中。其形态有时与微小内蜒阿米巴包囊或红细胞相混淆,但加入稀醋酸后不消失,而红细胞则被溶解。在菌群失调症患者,尚需与白色假丝酵母菌相区别,后者须见到假菌丝与厚膜孢子方可诊断,否则只能报告酵母样菌。

2.人体酵母菌　人体酵母菌为一种寄生于人体中的真菌,亦称人体酿母菌。呈圆形或卵圆形,直径 5~15μm,大小不一。内含一个大而透明的圆形体,称为液泡。此菌幼稚期液泡很小,分散于胞质之中,成熟时液泡聚合成一个大球体,占细胞的大部分。在液泡周围有狭小的胞质带,内有数颗反光性强的小点。此菌有时易与原虫包囊,特别是人芽囊原虫和白细胞相混淆,可用蒸馏水代替生理盐水进行涂片,此时人体酵母菌迅速破坏消失而原虫包囊及白细胞则不被破坏。亦可用碘染色,液泡部分不着色,胞质内可见 1~2 个核,此菌一般无临床意义。大量出现时可致轻微腹泻。

3.假丝酵母菌　假丝酵母菌曾译作念珠菌。正常粪便中极少见,如见到首先应排除由容器污染或粪便在室温放置过久引起的污染。病理粪便中出现的假丝酵母菌以白色假丝酵母菌最为多见,常见于长期应用广谱抗生素、激素、免疫抑制剂和放、化疗之后。粪便中可见卵圆形(2.5~4μm),薄壁、折光性强、可生芽的酵母样菌,革兰氏染色阳性。

（六）寄生虫

卵从粪便中检查寄生虫卵,是诊断肠道寄生虫感染的最常用的化验指标。粪便中常见的寄生虫卵有蛔虫卵、钩虫卵、鞭虫卵、蛲虫卵、华枝睾吸虫卵、血吸虫卵、姜片虫卵、带绦虫卵等。寄生虫卵的检验一般用生理盐水涂片法，除华支睾吸虫需用高倍镜辨认外，其他均可经低倍镜检出。在识别寄生虫卵时应注意虫卵大小、色泽、形状，卵壳的厚薄、内部结构等特点，认真观察予以鉴别，观察 10 个低倍视野，以低倍镜所见虫卵的最低数和最高数报告。为了提高寄生虫卵的检出阳性率，还可采用离心沉淀法，静置沉淀集卵法，通过去除粪渣、洗涤沉淀后涂片镜检，此种集卵法适用于检出各种虫卵。也可采用饱和盐水浮聚法，此法适用于检查钩虫卵、蛔虫卵及鞭虫卵。

（七）肠寄生原虫

1. 肠道阿米巴　包括溶组织内阿米巴、脆弱双核阿米巴和结肠内阿米巴等。检查阿米巴时可直接用生理盐水涂片查滋养体，用碘染色法查包囊。溶组织内阿米巴可引起阿米巴痢疾，急性痢疾患者粪便中可见大滋养体；带虫者和慢性间歇型阿米巴痢疾粪便中常见小滋养体、包囊前期及包囊，应注意与结肠内阿米巴鉴别。脆弱双核阿米巴通常寄生在人体结肠黏膜腺窝里，只有滋养体，尚未发现包囊，具有一定的致病力，可引起腹泻，易与白细胞混淆，应注意鉴别。结肠内阿米巴寄生在大肠腔内，为无致病性共生阿米巴，对人感染较溶组织阿米巴普遍，无论滋养体或包囊均需与后者区分。

2. 隐孢子虫　属肠道完全寄生性原虫。主要寄生于小肠上皮细胞的微绒毛中。目前至少存在着大型种和小型种两种不同形态的种别。在人体和多种动物体内寄生的均属小型种，即微小隐孢子虫，为 AIDS 患者及儿童腹泻的重要病原，已到为艾滋病重要检测项目之一。人体感染隐孢子虫后其临床表现因机体免疫状况而异，在免疫功能健全的人主要为胃肠炎症状，呕吐、腹痛、腹泻，病程 1～2 周可自愈；在免疫功能缺陷或 AIDS 患者则有发热、嗳气、呕吐、持续性腹泻，排稀汁样大便，每日多达 70 多次，排水量每日达 12～17L，导致严重脱水、电解质紊乱和营养不良而死亡。隐孢子虫病的诊断主要靠从粪便中查出该虫卵囊。由于卵囊直径仅为 $4.5～5.5\mu m$，且透明反光，不易识别。需用比重 1.20 蔗糖水浓集法加以集中后于 600 倍放大条件下始可看到，换用 1000～1500 倍放大，易于看到内部结构。吉姆萨染色卵囊呈淡蓝色，伴有红色颗粒状内含物。用相差显微镜观察时效果更佳。

3. 鞭毛虫和纤毛虫　人体常见的鞭毛虫及纤毛虫有蓝氏贾第鞭毛虫、迈氏唇鞭毛虫、人肠毛滴虫、肠内滴虫、中华内滴虫和结肠小袋纤毛虫等。蓝氏贾第鞭毛虫寄生在小肠内，主要在十二指肠，可引起慢性腹泻。如寄生在胆囊，可致胆囊炎。结肠小袋纤毛虫寄生于结肠内，多呈无症状带虫状态，当滋养体侵入肠壁可引起阿米巴样痢疾。人肠毛滴虫一般认为无致病性，迈氏唇鞭毛虫及中华肠内滴虫较少见，一般不致病。除人肠毛滴虫仅见到滋养体外，其他鞭毛虫、纤毛虫都可见到滋养体与包囊。在粪便直接涂片观察时要注意它们的活动情况，并以鞭毛、波动膜、口隙、细胞核等作为鉴别的依据，必要时可在涂片尚未完全干燥时用瑞特染色或碘液、铁苏木精染色进行形态学鉴别。

4. 人芽囊原虫　于 1912 年由 Brumpt 首先命名，其后分类位置一直很乱。目前认为人芽囊原虫是寄生在高等灵长类动物和人体消化道内的原虫。可引起腹泻，其形态多样，有空泡型、颗粒型、阿米巴型和复分裂型虫体。只有阿米巴型为致病性虫体。

（黄庆华）

第十七章　临床常见标本的细菌学检验

第一节　血液及骨髓标本的细菌学检验

一、标本采集

(一)操作方法

1. 将患者拟采血部位放平,扎以止血带,选好静脉穿刺点,以皮点为中心用 2.5%～3% 碘酊从内向外周擦拭,待干后再以同法用 75% 乙醇脱碘。消毒范围不得过小。

2. 以无菌手续由静脉取血 5mL,立即注入适当的液体增菌培养基内,迅速轻摇,使充分混合,以防止凝固。

(二)注意事项

1. 血液标本应在患者发热 1～2 天内或发热高峰采集培养为宜,此时阳性率较高。

2. 培养基与血液的比例为 10:1。

3. 培养一般细菌用普通肉汤或酚红葡萄糖肉汤,培养对营养要求较高的细菌用肝浸液或胰胨肉汤等。

4. 采血和接种时应严格注意无菌操作,避免污染杂菌。

5. 磺胺和抗生素可影响细菌检出的结果。故在采集标本时应力争在抗菌药物治疗之前。如果患者曾服用磺胺类药物,应在每 100mL 培养基内加对氨苯甲酸 5mg,以防止磺胺类药物对细菌的抑制作用。如果患者已用青霉素治疗,应在培养基中加入青霉素酶 100U/50mL(青霉素酶不耐热,应在临用时加入)。若患者已用其他抗生素治疗时,可用硫酸镁肉汤增菌。

6. 标本的采取应以提高阳性检出率为目的。

二、检验方法及报告方式

(一)一般细菌的检验

1. 标本接种于肉汤培养基后,立即置 35±1℃ 温箱内孵育,每天取出一次观察有无细菌生长,应特别注意观察肉汤内有无混浊、沉淀、菌膜、色素、血液变色、指示剂变色等现象,并记录之。如有细菌生长,肉汤可呈现各种不同的生长现象,若发生混浊,大多可疑为革兰阴性杆菌;若均匀混浊有绿色荧光,则可疑为绿脓杆菌;上面澄清,下面有沉淀,可疑为链球菌;若见自下而上的溶血现象,可疑为溶血性链球菌;若呈现肉冻样凝固现象,疑为葡萄球菌;若表面有灰白菌膜,疑为枯草杆菌或类白喉杆菌。

2. 当疑有细菌生长时,应以无菌操作挑取培养物涂片进行革兰染色镜检。一旦见有细菌生长,并能排除污染,应及时转种于血平板或其他培养基进行药物敏感试验或分离培养。根据菌落特征及菌体染色镜检形态,可得出初步印象,并需继续培养,按各种属细菌加以鉴定。报告:"有 XXX 菌生长"。

3. 如不见细菌生长,应继续培养至第 7 天,取出后接种于血平板,经培养仍无细菌生长时,可报告为:"经 7 天培养无细菌生长。"对于亚急性心内膜炎患者标本,应培养一个月,才能做出结论。

（二）布氏杆菌的检验

将可疑为布氏杆菌的血液标本接种于肝浸液2支,分别置于10％二氧化碳环境中及普通环境中35±1℃培养,每天观察一次,每隔5天移种一次血平板。培养1周后,若肝浸液有此菌生长时,出现肉眼可见的轻度混浊,久之可出现菌膜并有粘稠性沉淀物。此时应做涂片染色镜检,并立即移种于2份肝浸液平板或血平板,分别置于10％二氧化碳及普通环境下培养。如菌落及涂片染色镜检形态典型,再做布氏杆菌血清凝集试验,如为阳性,可报告为："培养出布氏杆菌"。必要时,可将分离的菌株进一步鉴定及分型。若培养3～4周后仍无细菌生长者,则可报告:"经X周培养无细菌生长"。

（三）脑膜炎奈瑟菌培养

首先将胰胨肉汤或含2g/L葡萄糖的肝浸液(或肉浸液)预温至35℃,然后再将患者的血液标本注入培养基瓶中,摇匀后培养于10％二氧化碳环境中,每天观察一次。如疑有细菌生长,再移种于经35℃:预温的巧克力色血平板或血平板进行划线分离,然后于35±1℃、5％～10％二氧化碳环境中培养18～48小时,如发现平板上有光滑、湿润、透明、粘性的菌落且中等大小,经革兰染色为阴性双球菌者,可做出初步报告:"有脑膜炎奈瑟菌生长"。同时挑取菌落接种于预温的巧克力色或血平板同上法行纯培养。经涂片染色镜检确定后,做糖发酵、氧化酶、自凝现象,血清玻片凝集等试验;以与其他奈瑟菌区别。如各项检查均符合此菌者,必要时再用分群血清做玻片凝集进行分群做出最后鉴定。

（四）伤寒沙门菌及其他沙门菌培养

行将患者的血液接种于葡萄糖胆汁肉汤或胆盐肉汤中,经增菌培养后,如疑有细菌生长,再移种到选择性平板(如SS琼脂平板,中国蓝平板等)上做划线分离,置35±1℃培养16～24小时后,挑取可疑菌落接种于双糖或三糖铁高层斜面培养基,观察其生化反应。根据生化反应,可初步区别细菌类属。再与多价诊断血清做凝集试验,即可做出初检报告。必要时,用纯培养物进一步做生化反应和选用适当的因子血清做凝集试验,加以鉴定,即可确诊。

若无细菌生长,培养至第7天即可报告:"培养1天无细菌生长"。

（五）厌氧菌培养

将血液标本接种于肝浸汤培养基中,然后置厌氧环境中培养。如有细菌生长,移种两个血平板或KVA血平板(或LKV、苯乙醇血平板)上,分别作厌氧培养和普通培养,经35±1℃48～72小时培养后,观察结果。如在普通环境中培养不生长,而在厌氧环境中生长,观察其生长情况,并做涂片进行革兰染色镜检。根据形态,得出初步印象,然后对分离出的厌氧菌进行最后鉴定。并做出报告:"厌氧培养有XX菌生长"。如仅在普通环境中生长或者两者均生长,则按一般细菌进行鉴定。如无细菌生长,应继续培养7天,仍无细菌生长时,即可报告:"厌氧培养7天无细菌生长"。

三、临床应用及常见病原菌

目前,血液培养仍然是菌血症和败血症的细菌学检验的基本方法,并且广泛地应用于伤寒、副伤寒及其他革兰阴性杆菌和各种化脓性细菌引起的败血症的诊断。菌血症系病原菌只一时性或间断地由局部进入血流,但并不在血中繁殖者,无血液受染的明显临床征象。常可发生在病灶感染或牙齿感染,尤以拔牙、扁桃体切除及脊髓炎手术后等多见。

败血症是指病原菌侵入血流,并在其中大量生长繁殖,造成身体的严重损害,引起显著的全身症状(如不规则高热与全身中毒等症状)。例如化脓链球菌和葡萄球菌所致的手术后败血症,常可造成某处组织器官的败血性栓塞而形成局部感染性病变。败血症有时也可见于继发于组织器官感染,当机体抵抗力减弱时,虽然微小甚至隐蔽的病灶亦能引起败血症。从理论意义看任何病原菌都可引起败血症。在临床实践中,首先与地区性流行病、原发病灶和细菌的侵入途径有关。例如疖、脓肿、痈和胃肠道黏膜炎及尿路感染等。其次当机体免疫功能低下、广谱抗生素和激素的应用及烧伤等都可有不同的菌类的感染。一般说,最常见者有葡萄球菌、肺炎链球菌、脑膜炎奈瑟菌、链球菌、伤寒和副伤寒沙门菌等。大肠杆菌、粪产碱杆菌、肺炎克雷伯菌及粘球菌属等其他革兰阴性杆菌,以及炭疽杆菌和厌氧杆菌亦可见到。另外,绿脓杆菌和真菌性败血症日益增加,这与抗生素广泛应用有关,其原发病变多见于皮肤感染(包括烧伤)、尿路感染、消化系感染、血液病及麻疹肺炎等。

目前 L 型菌感染败血症亦有报告,主要是由于使用抑制菌细胞壁合成的抗菌药物(青霉素 G、氨基苄青霉素、苯唑青霉素、先锋霉素、万古霉素和环丝霉素等)治疗过程中,失去细胞壁的菌体继续繁殖感染所致。

血培养中常见病原菌见表 17-1。

表 17-1　血液标本中常见的病原菌

革兰阳性菌	革兰阴性菌
金黄色葡萄球菌	脑膜炎奈瑟菌
表皮葡萄球菌	卡他布兰汉菌
A 群、B 群链球菌	伤寒及副伤寒沙门菌
草绿色链球菌	大肠埃希菌
肺炎链球菌	肺炎克雷伯菌
肠球菌	肠杆菌属菌种
厌氧链球菌	沙雷菌
产单核李斯特菌	铜绿假单胞菌
产气荚膜梭菌	假单胞菌属菌种
丙酸杆菌	不动杆菌
念珠菌	流感嗜血杆菌
	胎儿弯曲菌
	拟杆菌
	梭杆菌

(黄庆华)

第二节　化脓及创伤感染标本的细菌学检验

脓液及创伤分泌物是传染过程中最常见的,对其标本的采集和送检,检验人员与临床医师应密切配合,以确保正确的采集和快速送检。从脓液及创伤分泌物中能够检出的细菌种类很多,最优先考虑的致病菌为金黄色葡萄球菌、化脓性链球菌,其次为假单胞菌、肠杆菌科细菌等。本节介绍葡萄球菌属、链球菌属、假单胞菌属的常规鉴定。

一、脓液及创伤感染标本中可能发现的细菌

在临床化脓及创伤感染标本的细菌学检验中可能发现的细菌：

1.革兰阳性球菌　葡萄球菌、链球菌、肺炎链球菌、四联球菌。

2.革兰阴性球菌　卡他布兰汉菌、淋病奈瑟菌、脑膜炎奈瑟菌、干燥球菌、黄色球菌。

3.革兰阳性杆菌　破伤风芽胞梭菌、炭疽芽胞杆菌、产气荚膜芽胞梭菌、白喉棒状杆菌、类白喉棒状杆菌、结核分枝杆菌。

4.革兰阴性杆菌　大肠埃希菌、铜绿假单胞菌、变形杆菌、产气肠杆菌、鼠疫耶尔森菌、土拉热弗朗西斯菌、肺炎克雷伯菌、厌氧杆菌。

5.其他　伊色列放线菌、星形奴卡菌、白色假丝酵母菌。

二、标本的采集

（一）操作

1.首先用无菌生理盐水拭净病灶表面的污染杂菌。

2.对已破溃脓肿一般以无菌棉拭子采取脓液及病灶深部的分泌物，而瘘管则以无菌方法采取组织碎片，放入无菌试管中送检。

3.对未破溃脓肿最好用 2.5%～3% 碘酊和 75% 酒精消毒患部皮肤后，以无菌注射器抽取脓汁及分泌物，也可于切开排脓时，以无菌棉拭采取。

4.有时也可将沾有脓汁的最内层敷料放入无菌平皿内送检。

5.对放线菌的标本，常用无菌棉拭挤压瘘管，选取流出脓汁中的"硫磺样颗粒"盛于试管内送检，也可将灭菌纱布塞入瘘管内，次日取出送检。

（二）注意事项

1.如果患者局部伤口已用抗生素磺胺类药物治疗，则应在培养基内加入相应的物质（如青霉素酶、对氨基苯甲酸等）以避免假阴性结果的出现。

2.当创伤出血时或敷有药物在 2 小时以内及烧伤在 12 小时内均不应采集标本，此时获得阳性结暴的机会甚少。

3.标本采取后应及时检查，如不能立即检验应置冰箱内保存，以防杂菌污染。

4.采集标本时注意观察脓汁及分泌物的性状，色泽及有无恶臭味等，为培养和鉴定提供参考依据。如脓汁带绿色时，可能有铜绿假单胞菌的感染，有恶臭味时可能有厌氧菌感染。

三、检验方法及报告方式

（一）直接涂片检查

1.一般细菌涂片检查　取一洁净玻片，用玻璃笔标明标本号、将待检标本置于玻片上涂成薄膜，经火焰固定后进行革兰染色镜检。根据镜下所见细菌的形态及染色特点，可做初步报告："找到革兰 X 性 X 菌，形似 XX 菌"。如发现具有芽胞或荚膜的细菌，报告时应注明其大小与位置及疑似 XX 菌。如镜检时未发现细菌时，可初步报告为："直接涂片，未找到细菌"。对疑有结核分枝杆菌感染的标本，还应做抗酸染色检查。

2.伊色列放线菌及星形奴卡菌涂片检查　用肉眼或放大镜检查脓汁、分泌物或敷料内有

无直径 1mm 以下的灰白色或硫磺样颗粒,用接种环挑取含有硫磺样颗粒的标本置于洁净的玻片内,覆以盖玻片,轻轻挤压。若颗粒结构不明显,可加 50g～100g/L 的氢氧化钾溶液 2～3 滴加以消化。用低倍镜及高倍镜仔细观察。如有伊色列放线菌的颗粒,可见中央为交织的菌丝,菌丝的末端稍膨大似棒状排列并呈放射状。有时可见嵌于类似明胶的鞘膜内。奴卡菌与伊色列放线菌形态基本上相同,但在分枝菌丝末端一般不膨大成棒状,革兰染色阳性,抗酸染色呈抗酸性;而伊色列放线菌革兰染色阳性,抗酸染色呈蓝色,为非抗酸性。如查见中间部分菌丝染成革兰阳性,向四周放射的末梢部分菌丝呈革兰阴性,抗酸染色为非抗酸性者,可报告:"找到伊色列放线菌";若革兰染色反应与伊色列放线菌相同,而抗酸染色为抗酸性者,可报告为:"找到奴卡菌"。如革兰染色为阴性,抗酸染色为非抗酸性者,可报告:"未找到伊色列放线菌及星形奴卡菌"。

(二)培养检查

1.一般细菌培养　取脓汁棉拭子或将脓汁用接种环接种于血平板上划线分离,置孵箱培养 18～24h,观察结果,如有细菌生长,可按菌落特征挑取各种单独的菌落,分别涂片进行革兰染色镜检。通常根据菌落特点结合涂片结果,多可初步判断出细菌的类属,然后再按各类细菌的生物学性状进行鉴定。菌落小如针尖,周围伴有大而透明的溶血环可能为溶血性链球菌,结合镜检有助于鉴别,必要时进行血清肉汤培养,若出现沉淀生长且涂片染色为长链状排列,即可报告:"培养出乙型溶血性链球菌"。血平板上见中等大小有脂溶性金黄色色素或无特殊色素有透明溶血环,涂片染色为革兰阳性球菌呈葡萄状排列,可进一步做甘露醇发酵试验,血浆凝固酶试验等,如阳性时,可报告:"培养出金黄色葡萄球菌"。如见到菌落与上述近似但无溶血环,血浆凝固酶试验阴性,可初步报告:"培养出血浆凝固酶阴性葡萄球菌"。如见菌落小,周围有草绿色溶血环,染色镜检为革兰阳性球菌,呈短链排列多为甲型溶血性链球菌,呈双排列多为肺炎链球菌。确定诊断则需进一步做鉴定试验和鉴别试验。如有变形杆菌生长而影响其他细菌分离,可将标本接种于含有 4g/L 硼酸的血平板上,以抑制变形杆菌生长,再进行分离培养、鉴定。根据鉴定结果及菌落的多少,即可报告:"培养出 XX 菌"。如观察 48 小时后,无细菌生长,可报告:"培养 48 小时后,无细菌生长"。若遇到难以鉴定的细菌时,应详细描述革兰染色性质、菌体以及菌落的形态特点、生化反应、血清学试验结果等,必要时做 G＋C 摩尔百分比浓度测定、动物试验观察其致病力,以供临床医师参考。

2.炭疽芽胞杆菌培养　疑为炭疽芽胞杆菌感染时,可取患部脓液接种于血平板,对于污染严重的标本,可首先在肉汤培养基内增菌一夜后,经 80℃20min 加热,杀灭非芽胞细菌,然后再移种血平板做分离培养,经 37℃18～24h 培养后,如在血平板上见有大而扁平、毛茸状、灰白色、边缘不整齐,形似卷发状(以低倍镜下观察更为清楚)不溶血的菌落,则挑取菌落涂片染色镜检,如为革兰阳性竹节状大杆菌,排列呈链状,悬滴检查无动力,则可做出初步诊断,必要时再做动物接种以及串珠试验和噬菌体裂解等鉴别试验,并做出结论。

3.厌氧菌培养　疑为厌氧菌感染的标本,可将标本接种于牛心、牛脑浸出液或布氏菌肉汤培养基中,亦可直接接种 KVA 血平板(或 LKV 血平板),置厌氧环境中培养。分离厌氧芽胞杆菌如破伤风芽胞梭菌及产气荚膜芽胞梭菌时,应将已接种标本的液体培养基先置 80℃水浴中加热 20min 杀灭非芽胞细菌,然后经 37℃24～48h 培养后,根据生长情况及涂片染色镜检结果,按该厌氧菌的生物学性状(生化反应和动物试验)进行鉴定。经最后证实,即可报告:"培养出 XX 菌"。若经 3～5 天培养仍未见细菌生长者,即可报告:"厌氧培养 X 天未见细菌生长"。

4.伊色列放线菌及星形奴卡菌培养

(1)若疑有杂菌污染的瘘管引流液,应首先将标本倒入无菌平皿内,以无菌蒸馏水洗涤溶解血细胞后,再挑选典型或可疑的硫磺样颗粒,将其压碎,然后分别接种于两份葡萄糖肉汤琼脂平板上置37℃进行需氧及厌氧培养,同时接种沙保弱葡萄糖琼脂斜面(或平板)上,置22℃～28℃培养。如无硫磺样颗粒,也可取标本直接接种于上述培养基。

(2)对于未被细菌或真菌污染的标本,可直接采取硫磺样颗粒或脓液接种入硫乙醇酸钠肉汤或深层葡萄糖肉汤琼脂培养基,置37℃进行厌氧培养,同时接种沙保弱葡萄糖琼脂斜面,置22℃～28℃培养。

(3)经4天培养后,若在厌氧培养的葡萄糖肉汤琼脂平板上见有白色、粗糙或结节状的菌落生长,黏附于培养基上不易用接种环取下,且在盐水内不易乳化,而在需氧培养的平板上则无类似菌落生长时,可疑为伊色列放线菌。

(4)将疑为伊色列放线菌的菌落移种于硫乙醇酸钠肉汤管的底部,置37℃培养4～6天后,可见有白色绒毛样菌团物长出,摇动后破碎,上部培养液仍保持澄清。移种于葡萄糖肉汤琼脂做深层培养,经37℃培养4～6天后,可见在深层培养管表面下层出现分叶状的菌落。取菌落做涂片镜检,可见有交织成团或小碎片状菌丝,抗酸染色为非抗酸性菌丝,可报告:"有伊色列放线菌生长"。

(5)如有奴卡菌生长,则在需氧培养的沙保弱培养基上出现光滑、不规则折叠或颗粒状的菌落,具有黄色至橙黄色的颜色,取菌落做湿片镜检,如发现精细分枝状菌丝,呈革兰阳性,抗酸性染色呈红色的菌丝者,可报告:"有奴卡菌生长"。

(三)抗生素敏感试验提示

1.接到标本后,48小时内应得出抗生素敏感试验结果。

2.由于链球菌、巴斯德菌和放线菌等几乎都对青霉素敏感,故不必对其测试抗生素敏感性。

3.耐苯唑西林的葡萄球菌对头孢菌素亦耐药,耐青霉素的葡萄球菌对氨苄西林亦耐药,不必重复测试。

四、葡萄球菌属微生物检验

(一)分类

伯杰鉴定细菌学手册第9版报告葡萄球菌有32个种、15个亚种,引起人类疾病的重要菌种有金黄色葡萄球菌(S. aureus),表皮葡萄球菌(S. epidermidis),头状葡萄球菌(S. capitis),人葡萄球菌(S. hominis)和腐生葡萄球菌(S. saprophyticus),其余尚有一些能在人体中分离到的葡萄球菌有溶血葡萄球菌、沃氏葡萄球菌、模仿葡萄球菌、里昂葡萄球菌、施氏葡萄球菌、巴氏葡萄球菌、耳葡萄球菌、孔氏葡萄球菌、木糖葡萄球菌、解糖葡萄球菌、山羊葡萄球菌、普氏葡萄球菌、中间葡萄球菌等。临床上常以是否产生凝固酶将葡萄球菌分为凝固酶阳性和凝固酶阴性葡萄球菌(coagulasenegative staphylococcus,CONS)。根据噬菌体分型,可将金黄色葡萄球菌分成4～5组26型,尚有利用质粒大小分型、抗原结构血清学分型和抗生素分型,用来研究细菌的致病性、耐药性、流行病学特点和细菌鉴别的关系。

(二)临床应用

凝固酶阳性的金黄色葡萄球菌是人类重要致病菌,可引起社区和医院感染。感染常以急性、化脓性为特征,如果未经治疗,感染可扩散至周围组织或经菌血症转移至其他器官。常见的感染有疖、痈、外科切口、创伤等局部化脓性感染和骨髓炎、化脓性关节炎、肺炎、心内膜炎、脑膜炎等全身性感染。金黄色葡萄球菌的致病性主要与各种侵袭性酶类(如血浆凝固酶、透明质酸酶、磷脂酶、触酶、耐热核酸酶)和多种毒素(溶血毒素、杀白细胞素等)有关。某些菌株产生的肠毒素可引起食物中毒,表现为急性胃肠炎。噬菌体Ⅱ组金黄色葡萄球菌产生的剥脱毒素(或称表皮溶解素)可引起人类烫伤样皮肤综合征,多见于新生儿、幼儿和免疫功能低下的成人。患者皮肤呈弥漫型红斑和水疱形成,继以表皮上层大量脱落。由噬菌体Ⅱ型金黄色葡萄球菌产生的毒性休克综合征毒素－1(toxic chock syndrome toxin1,TSST－1),引起机体发热并增加对内毒素的敏感性,该毒素属超抗原家族,刺激 T 细胞诱发 TNF 和 LI－1,可致机体多个器官系统的功能紊乱或引起毒性休克综合征(TSS)。凝固酶阴性葡萄球菌是人体皮肤黏膜正常菌群之一,是医院感染的主要病原菌,其中表皮葡萄球菌引起人工瓣膜性心内膜炎、静脉导管感染、腹膜透析性腹膜炎、血管移植物感染和人工关节感染等;腐生葡萄球菌则是女性尿路感染的重要病原菌,其他凝固酶阴性葡萄球菌也已成为重要的条件致病菌和免疫受损患者的感染菌。感染的发生常和细菌产生夹膜多糖或糖萼有关,它增强细菌与外来物质(生物性瓣膜、导管等)表面的黏附或在其表面形成一层生物膜而保护细菌对抗杀菌物质的作用。葡萄球菌的耐药性已演变为医院感染和临床治疗的棘手问题。

(三)生物学特性

葡萄球菌是革兰阳性球菌,大小 $0.5 \sim 1.5 \mu m$,呈单、双、四联、短链状或无规则葡萄状排列。无动力、无芽胞。其代谢方式是呼吸兼发酵。触酶阳性。通常氧化酶阴性,还原硝酸盐,能被溶葡萄球菌素溶菌,但不被溶菌酶溶菌。能利用多种碳水化合物,产酸。产生胞外酶,如葡萄球菌血浆凝固酶。多数菌为兼性厌氧菌,有氧条件下生长好,最适生长温度 $35℃ \sim 40℃$,最适 pH7.0～7.5。金黄色葡萄球菌某些少见菌株,亦需要 CO_2 或血红素、维生素 K 等物质。葡萄球菌细胞壁缺陷型菌株适宜在高渗环境中生长。DNA 中 G＋C 含量:30～39mol％。模式菌:金黄色葡萄球菌。

(四)微生物检验

1.标本采集 由于该属细菌对干燥和温度抵抗力强,且易从感染部位获取标本,故按常规方法采取标本。然而该属细菌广泛分布在人体皮肤和黏膜,采取时避免病灶周围正常菌群污染。

2.标本直接检查 无菌体液如脑脊液和关节穿刺液可使用涂片、革兰染色、直接显微镜检查,查见细菌具有重要临床价值,其他体液标本如同时伴有炎性细胞时,则直接显微镜检查结果也具有参考价值。涂片检查发现有革兰阳性球菌,则可向临床发生初步报告"查见类似葡萄球菌属革兰阳性球菌",并进一步用培养法和合适的鉴定技术予以证实。

3.分离培养与鉴定 临床标本可接种于血琼脂平板,那些有污染的标本如粪便等应接种在选择平板上,如甘露醇高盐平板、哥伦比亚多粘菌素奈啶酸平板,血液标本则用肉汤增菌培养基。孵育过夜平板上可见直径约为 2～3mm,呈金黄色、白色或柠檬色的光滑、不透明、凸起圆形菌落,有时可见 β 溶血环。挑取菌落做鉴定试验,在鉴定结果报告以前,平板应继续室温放置 2～3 天,观察菌落性状,有助于菌种鉴定。

细菌鉴定方法如下:

(1)菌落性状:血琼脂平板孵育 24h 后,菌落直径 1～3mm,培养物继续置室温生长,2～3

天后不同种葡萄球菌菌落性状如下所述:

a.金黄色葡萄球菌:较大,直径为 6～8mm,光滑、完整、稍隆起,半透明,金黄色色素或橙色。

b.表皮葡萄球菌:较小,直径为 5～6mm,某些产黏液菌株能黏附在琼脂平板表面,无色素或白色色素。

c.溶血葡萄球菌:5～9mm,光滑奶酪状,不透明,无色素或奶油色、黄色。

d.里昂葡萄球菌:4～7mm,边缘整齐稍扁,奶色、黄色色素和沃氏葡萄球菌相似。

e.腐生葡萄球菌:5～8mm,边缘整齐,光滑,不透明,凸起,白色或柠檬样色素。疑为葡萄球菌属细菌菌落,以革兰染色证实为阳性球菌,应与酵母菌区别。

(2)凝固酶试验:是广泛应用于鉴定引起急性感染的病原性葡萄球菌的一种试验。有玻片法和试管法两种。该试验所使用的血浆为 EDTA 抗凝兔血浆。

a.玻片凝固酶试验:金黄色葡萄球菌表面有结合的凝固酶(聚集因子),与血浆中的纤维蛋白原交联使菌体快速凝聚。试验时挑取少数菌落培养物(不能用生长于高盐琼脂上的菌落)加入一滴血浆,10 秒内观察细菌聚集和凝块形成。金黄色葡萄球菌、中间型葡萄球菌呈现阳性反应。

b.试管凝固酶试验:细菌分泌到菌体外的凝固酶被血浆中的协同因子(cofactor)激活形成复合物,再使纤维蛋白原转变成纤维蛋白。试验时,以孵育过夜的牛心脑浸液肉汤培养物和血浆在 37℃水浴中孵育 4h,观察凝块形成。如试验结果为阴性者再置室温 18～24h,因某些菌种(中间葡萄球菌、猪葡萄球菌)的凝集出现所需时间长于 4h。但必须注意:①某些菌株产生的葡激酶在延长孵育时间后可使凝块溶解使之产生假阴性。②若使用不是无菌血浆可产生假阳性或假阴性结果。③细菌不是纯培养物或污染可导致假阳性。

c.其他凝固酶试验:尚有商品化胶乳凝集试验和间接血凝试验检测凝固酶。胶乳凝集试验较一般的玻片法的特异性和敏感度高。

另外有一种新型的玻片试管法试验,先将冻干的兔血浆置入反应管中,用前复溶,混入数个菌落,1 分数时悬液凝聚者为阳性,仍为悬液者为阴性。再将阴性反应管再经 35℃温育 5小时,观察是否凝固以判断是否存在游离凝固酶。

(3)耐热核酸酶试验:大多数金黄色葡萄球菌、施氏葡萄球菌、中间葡萄球菌、猪葡萄球菌能产生耐热核酸酶。将待测菌的过夜肉汤培养物置沸水浴 15min 后,滴加于含甲苯胺蓝核酸琼脂上已打好的直径为 2～5mm 小孔内,置 35℃孵育,1h 后观察结果,环绕孔周围蓝色琼脂转变为粉红为阳性。此外表皮葡萄球菌、模仿葡萄球菌、肉葡萄球菌含微弱耐热核酸酶。

(4)磷酸酶试验:大多数的表皮葡萄球菌和金黄色葡萄球菌、施氏葡萄球菌、中间葡萄球菌和猪葡萄球菌,该试验阳性。将待测菌种点种在加有硝基酚磷酸盐的 pH5.6～6.8MH 琼脂上,孵育 18～24h,菌落周围出现黄色为阳性。

(5)吡咯烷酮芳基酰胺酶试验:溶血葡萄球菌、里昂葡萄球菌、施氏葡萄球菌和中间葡萄球菌为试验阳性。将孵育 24 小时斜面培养物接种在含吡咯烷酮-β萘基酰胺(PYR)肉汤中,使细菌浓度为 2 号麦氏管浊度,35℃孵育 2 小时,加入 PYR 试剂后 2min 内呈现深紫红色为阳性。

(6)其他鉴定试验:鸟氨酸脱羧酶试验、脲酶试验、β-半乳糖苷酶、3-羟基丁酮酸试验、新生霉素敏感试验、多粘菌素 B 耐药试验、糖产酸试验是常用的葡萄球菌属种间细菌的鉴定生化试验。商品化鉴定系统多应用糖发酵、传统的鉴定试验以及酶的产色底物试验，常用的有 API、Staph－ID 系统、APIstaph 系统，ID32staph 系统、uiten 革兰阳性鉴定卡、Microscan 系统、Miniten 系统等。

4.药物敏感性试验　葡萄球菌属细菌药敏试验选择抗生素：A 组（常规首选药物）为苯唑西林、青霉素；B 组（临床使用主要药物）阿齐霉素、克林霉素、甲氨苄啶/磺胺甲口恶唑、万古霉素；C 组（对 A 组耐受、过敏或无反应者）选用环丙沙星、庆大霉素、氯霉素；U 组（尿道中分离的细菌）用诺氟沙星、呋喃妥因。

通过药敏试验可筛选出耐甲氧西林葡萄球菌（methecillin resistant staphylococcus，MRS），它是携带 mecA 基因、编码低亲和力青霉素结合蛋白导致耐甲氧西林、所有头孢菌素、碳青霉烯类、青霉素类＋青霉素酶抑制剂抗生素的葡萄球菌，该菌是医院内感染的重要病原菌，感染多发生于免疫缺陷患者、老弱患者及手术、烧伤后的患者、极易导致感染暴发流行，治疗困难、病死率高。

5.其他　尚可用 ELISA 或对流免疫电泳方法检测金黄色葡萄球菌磷壁酸抗体，用脉冲凝胶电泳法对葡萄球菌的质粒和染色体进行限制性内切酶图谱分析等非培养方法的检测。

6.检验结果分析与报告　葡萄球菌是临床上常见的细菌，经涂片染色镜检观察革兰阳性球菌和典型菌落形态，若触酶试验阳性者，应先用凝固酶试验检查，将其分成凝固酶阳性和凝固酶阴性细菌。前者大多为金黄色葡萄球菌，应及时快速鉴定和进行药敏试验，尽快报告临床。后者大多是从输液导管、人工植入组织中分离出的细菌，应视为病原菌，须鉴定到菌种。对凝固酶阴性葡萄球菌，可先用呋喃唑酮纸片（100μg/片），杆菌肽纸片 0.04u/片做药敏试验和氧化酶试验，以此与微球菌属细菌鉴别，微球菌对杆菌肽敏感而对呋喃唑酮耐药、氧化酶试验阳性，与葡萄球菌属正好相反。若药物敏感性试验是用氧西林耐药的菌株，则报告该菌株耐所有青霉素、头孢菌素、碳青霉烯类和 β－内酰胺药 β－内酰胺酶抑制剂类抗生素，同时对氨基糖苷类，大环内酯类和四环素类抗生素也耐药。

五、链球菌属微生物检验

链球菌属（streptococcus）细菌种类多，分布广，是人和某些动物的寄生菌。其中某些菌种为毒力强的致病菌，另一些则是作为正常菌群栖居于宿主的呼吸道、消化道、泌尿生殖道，还有一些是皮肤上的过路菌和黏膜上的定居菌。

（一）分类

目前通过种系分类法研究链球菌属的分类较以前的分类发生了较大的变化，原来归属为 D 群链球菌和 N 群链球菌已分别独立为肠球菌属（enterococcus）和乳球菌属（lactococcus）。尽管传统的以血平板上溶血现象和 Lancefield 抗原血清分型在临床实验室仍然使用，但是必须知道在遗传学上相关的同种不同菌株其抗原可出现异质性，而毫无相关的菌种可出现同一抗原。根据伯杰鉴定细菌手册第 9 版，链球菌目前分为 40 个种和亚种。

对临床分离株的第一步鉴定仍然采用传统的分类方法，将其分成下述几个大类：具有 A、C、G 抗原群 β 溶血性链球菌。包括①菌落直径大于 0.5mmA 群的化脓性链球菌（S. pyogenes）、C 群、G 群的马链球菌（S. equi）和似马链球菌（S. equismilis）。②菌落直径小于 0.5mm 具 A、C、G 群抗原，统称米勒链球菌（S. milleri），主要包括 3 种：咽喉炎链球菌、中间型链球菌和星座链球菌。除此之外，米勒链球菌还有 α 溶血和不溶血的细菌。具有 B 抗原群 β

溶血链球菌又称无乳链球菌(S. agalactiae)。α溶血或草绿色溶血链球菌包括肺炎链球菌(S. pneumoniae)和草绿色链球菌群(viridansslreplococci)。不溶血 D 群抗原链球菌称牛链球菌(S. bovis)。

（二）临床应用

化脓性链球菌是致病力最强的一种链球菌,能产生多种毒素(链球菌溶血素 O 和 S)、M 蛋白、脂磷壁酸和酶(链激酶、链道酶、透明质酸酶等)致病因子,可引起急性咽炎、呼吸道感染、丹毒、脓疱病、软组织感染、心内膜炎和脑膜炎等,产毒株还可引起猩红热。该群细菌可致感染后的变态反应性疾病如急性肾小球肾炎、风湿热等。近年来报道化脓性链球菌引起的毒素休克综合征,其机制可能和葡萄球菌 TSST－1 相似,是一种超家族抗原所致的。无乳链球菌是新生儿菌血症和脑膜炎的常见菌,该菌定居于妇女生殖道,故导致新生儿感染。早发型新生儿感染多发病于出生后 24 小时,以肺炎为主。晚发型为产后 7 天至 3 月内,以脑膜炎和菌血症为主。B 群链球菌对成人侵袭力较弱,主要有肾盂肾炎、子宫内膜炎,糖尿病和泌尿生殖道功能失调,肿瘤和免疫功能低下者易受 B 群链球菌感染。

C、G 群 β 溶血性链球菌有与化脓性链球菌相似的毒力因子,引起上述相似的感染。米勒链球菌是人体口腔、上呼吸道、消化道、泌尿生殖道正常菌群,尽管在化脓性感染的病灶中可分离到该菌,大都是手术和创伤引起的内源性感染。

肺炎链球菌是大叶性肺炎、支气管炎的病原菌,还可引起中耳炎、乳突炎、鼻窦炎、脑膜炎和菌血症。肺炎链球菌的荚膜在细菌的侵袭力上起着重要作用,此外肺炎链球菌的溶血素、神经氨酸酶是其主要致病物质。草绿色链球菌是人体口腔、消化道、女性生殖道的正常菌群,当从血液中分离出该菌群细菌常被认为是污染的细菌。然而它可引起瓣膜异常患者的亚急性细菌性心内膜炎。血液链球菌(S. sanguis)、温和链球菌(S. mitis)、格氏链球菌(S. gordoni)、口腔链球菌(S. oralis)、中间型链球菌(S. intermadius)常分离自深部脓肿,尤引人注意的是肝和脑的脓肿。

（三）微生物特征

链球菌是直径小于 $2\mu m$ 的球形或卵圆形革兰阳性球菌,呈链状排列,链的长短和细菌的种类及生长环境有关。成双排列,无芽胞、无动力,但能形成荚膜和黏液层。肺炎链球菌呈矛尖状,宽端相对尖端向外。兼性厌氧菌,肺炎链球菌和草绿色链球菌某些菌种需要 CO_2 促进其生长。营养要求高,须在培养基中加入血液、血清。最适生长温度 35℃～37℃,pH7.4～7.6,血平板上形成灰白色,透明或半透明,表面光滑的小菌落,环绕菌落形成 α、β、γ 三种特征性溶血现象,液体培养基中表现为絮状和颗粒沉淀。发酵葡萄糖和多种糖,不产气,乳酸为代谢终末产物,触酶阴性。链球菌基因 DNA 中 G＋Cmol％ 为 31～34。抗原结构复杂,主要有多糖抗原和蛋白抗原,前者位于细胞壁以此可将链球菌分类为 A、B、C、D、F、G 等 13 群,后者主要有 M 蛋白、F 蛋白和 G 蛋白等。本菌属大多数细菌对干燥和消毒剂敏感,除肺炎链球菌外,本菌属细菌较少引起细菌耐药性。

（四）常规鉴定

1.属间鉴别　临床标本检到革兰阳性球菌、触酶阴性,除链球菌属外,尚有 6 个菌属:
肠球菌属　乳球菌属
无色藻菌属　平面球菌属
孪生球菌属　气球菌属

在鉴别上述菌属时,关键是:

(1)革兰染色。上述菌属的革兰染色特性相似,若从琼脂平板上涂片染色,无色藻菌属中某些菌种的形态呈球杆形、杆形,容易与乳杆菌属相混淆,后者触酶亦阴性。若取生长在硫乙醇酸盐肉汤培养物涂片,最容易出现不一致性;

(2)触酶试验,目的是与葡萄球菌属和口腔球菌属鉴别。

2.属内鉴别 链球菌属内鉴别,首先观察在血液琼脂平板上的溶血环,是 β 溶血型,或非 β—溶血型,参照这二类溶血型菌种的鉴别。

(1)β—溶血链球菌的鉴定:β—溶血型链球菌的鉴定是以检测链球菌群多糖抗原来分群,可采用商业性试剂盒,当前,在血清学诊断方法尚未普及之前,传统的对 β—溶血链球菌的鉴别仍是需要的。A、B、D、G 群细菌,一般可用杆菌肽、AMP、胆汁—七叶苷及 VP 等试验区别。

(2)非 β—溶血链球菌鉴定:肺炎链球菌的鉴定:生长在血琼脂平板上的菌落细小,圆形,表面光滑、灰白色、边缘整齐,半透明,开始扁平以后中心塌陷,呈脐窝状。菌体呈矛头状成双排列。该菌对 Opiochin 敏感、胆汁溶菌试验阳性。草绿色链球菌的鉴定:革兰阳性球菌,触酶阴性、非比溶血、胆汁溶菌试验阴性,Optochin 阴性,不存在 B、D 群抗原,6.5%NaCl 肉汤不生长,PYR 阴性,10℃、45℃不生长,胆汁七叶苷阴性,万古霉素敏感。该类链球菌种较多,目前临床仅鉴定到群。

(五)试验方法

1.溶血性检查 溶血性是鉴定球菌最常用的项目,也是鉴定过程中重要的一步。1919 年 Brown 对溶血性进行了描述。

(1)α—溶血:或称甲型溶血,在血平板上,菌落周围部分红细胞被破坏,呈现一个草绿色环。

(2)β—溶血:或称乙型溶血,在血平板上,菌落周围红细胞完全溶解,呈现一个清楚透明溶血环。

(3)γ—溶血:或称丙型溶血,血平板上,菌落周围无红细胞溶解,因而无溶血环。溶血性的识别可在血平板表面菌落周围和穿刺处通过肉眼观察,也可用显微镜观察。除在分离血平板上观察菌落周围的溶血性外,还可用以下方法确认。

材料:羊血平板。

方法:将标本接种于羊血平板上,用接种针在已接种过的血平板上扎 2～3 处,使细菌被接种到琼脂层深处,35℃孵育过夜。

观察结果:在接种针穿过处,羊红细胞完全溶解,形成无色透明区,为 β 溶血;羊红细胞部分溶解或不溶解呈草绿色的环,为 α 溶血;不溶解无溶血环为 γ 溶血。

2.Optochin 敏感试验

(1)材料:Optochin(eihylhydrocupreine HCL)纸片(直径 6mm),每片含 5μg,血平板。

(2)方法:挑取被检菌落,涂在血平板上,贴 Optochon 纸片于接种处,35℃,烛缸孵育 18 小时。

(3)观察结果:抑菌环直径≥14mm 为敏感,推断肺炎链球菌。抑菌环直径≤14mm 时参照胆汁溶菌等进行判断。

3.杆菌肽敏感试验

(1)材料:含 0.04U/片的杆菌肽纸片,血平板。

（2）方法：挑取被检菌落，密涂于血平板上，接种量应大，以免出假阳性。贴上杆菌肽纸片，35℃过夜。

（3）观察结果：形成抑菌环为敏感，则被检菌推断为 A 群链球菌。

4.cAMP 试验

（1）材料：血平板、金黄色葡萄球菌 ATCC25923。

（2）方法：在血平板上，用金黄色葡萄球菌划种一条直线，再将被检菌距金黄色葡萄球菌3mm 处垂直接种一短线。用同样方法接种阴性和阳性对照菌。35℃孵育过夜。观察结果：在被检菌接种线与金葡菌接种线之间有一个矢形（半月形）加强溶血区时，此即 CAMP 试验阳性。阴性无加强溶血区。

5.胆汁－七叶苷试验（平皿法或斜面法）

（1）培养基：牛肉膏 3g，七叶苷 1g，蛋白胨 5g，枸橼酸铁 0.5g，胆盐 40g，蒸馏水 1000mL，琼脂 1％。

牛肉膏、蛋白胨和琼脂溶于 400mL 蒸馏水中，胆盐溶于 400mL 蒸馏水中，枸橼酸铁溶于100mL 蒸馏水中，三者混合，加热充分溶解后，高压灭菌 121℃15min。七叶苷溶于 100mL 蒸馏水，过滤除菌，以无菌手续加到培养基中，倾倒平皿或斜面。

（2）方法：接种被检菌 1～3 个菌落，涂划开，置 35℃下，孵育 24～48h。

（3）观察结果：培养基变黑色或棕褐色为阳性，不变色为阴性。

（4）注意事项：接种细菌量不能过大。本试验是测定细菌在胆盐中生长情况及同时分解七叶苷的能力，如接种菌量过大，细菌不需要生长而本身固有的酶足以造成七叶苷分解，出现假阳性结果。

6.七叶苷试验

（1）培养基：蛋白胨 5g，七叶苷 3g，K_2HPO_4 1g，枸橼酸铁 0.5g，蒸馏水 1000mL。将上述成分加热溶解，分装试管，高压灭菌 121℃10min。

（2）方法：接种被检菌于培养基中，35℃过夜。

（3）观察结果：培养基变黑为阳性，不变为阴性。

7.6.5％NaCl 生长试验

（1）培养基 6.5g，牛肉粉 0.3g，葡萄糖 0.1g，蛋白胨 1g，琼脂粉 1.8g，蒸馏水 100mL。溴甲酚紫指示剂适量，调整 pH7.4，121℃15min 灭菌后制成平板或斜面。

（2）方法：接种被检菌，35℃孵育过夜。

（3）观察结果：培养基上生长出菌落并变黄为阳性，不变色为阴性。

（4）注意点：本试验是测定细菌在高盐中的生长能力，葡萄糖作为是否生长的指示剂。细菌接种量不能过大，否则细菌并不需要繁殖可使葡萄糖产酸，培养基变色，导致假阳性结果。

8.色素试验　色素试验在鉴定 B 群链球菌的几个方法中，特异性最好。

（1）培养基：淀粉 10g，蛋白胨 23.0g，NaH_2PO_4 1.48g，Na_2HPO_4 5.75g，琼脂 10g，水 1000mL。

调 pH7.4，121℃15min 灭菌后，加入 10mL 灭活马血清，倾制平板或高层琼脂。接种细菌，35℃过夜培养。

（2）观察结果：细菌菌落及周围的培养基呈黄色为阳性。

六、假单胞菌属微生物检验

(一)分类

1. rRNA 同源群 I

荧光假单胞菌 UNA 同源群

铜绿假单胞菌

荧光假单胞菌

恶臭假单胞菌

斯氏假单胞菌 DNA 同源群

斯氏假单胞菌

CDC 群 Vb3

曼多辛假单胞菌

产碱假单胞菌 DNA 同源群

产碱假单胞菌

假产碱假单胞菌

2. rRNA 同源群 II

萨拉那塞假单胞菌 DNA 同源群

假鼻疽假单胞菌

鼻疽假单胞菌

洋葱假单胞菌

唐菖蒲假单胞菌

皮氏假单胞菌

3. rRNA 同源群 III

食酸假单胞 DNA 同源群

食酸假单胞菌

睾丸酮假单胞菌

土生假单胞菌

4. rRNA 同源群 IV

微小假单胞菌 DNA 同源群

微小假单胞菌

泡囊假单胞菌

5. rRNA 同源群 V

嗜麦芽假单胞—黄单胞菌 DNA 群

嗜麦芽黄单胞菌

(二)生物学特性

直或微弯杆菌,长 $1.5\sim5.0\mu m$,宽 $0.5\sim1.0\mu m$,革兰染色阴性。单端鞭毛 1 根或数根,可运动,无鞭毛者无动力。严格需氧代谢,以氧为电子受体。氧化酶阳性或阴性,触酶阳性。DNA 中 G+C 含量:$50\sim70mol\%$。

模式菌种:铜绿假单胞菌。

（三）常规鉴定

从临床标本中分离到的非发酵菌，大约占所有革兰阴性杆菌中的15％，其中铜绿假单胞菌占70％，其次是不动杆菌属，嗜麦芽黄单胞菌占第三位，荧光假单胞菌、恶臭假单胞菌、洋葱假单胞菌、斯氏假单胞菌较少见。假鼻疽假单胞菌、鼻疽假单胞菌是罕见的。

1.荧光假单胞菌DNA同源群的鉴定　该群有3个菌种，铜绿、荧光和恶臭假单胞菌，主要生物学特性是能产生水溶性色素，如青脓素或称荧光素，绿脓素不发荧光，可用氯仿从培养液抽提获得。此外，尚有少数菌株可产生红脓素、黑脓素，也有不产生色素的菌株。氧化酶阳性、精氨酸双水解酶阳性，一般能在麦康凯琼脂上生长，利用枸橼酸盐，对多粘菌素敏感。氧化葡萄糖，蔗糖无反应。据统计，临床标本中铜绿假单胞菌不产生绿脓素的菌株约占10％，既不产生绿脓素亦不产生青脓素的也占10％左右。对于不产生绿脓素的铜绿假单胞菌鉴定最低限度应具有以下特性：端极鞭毛，有动力，在O—F葡萄糖培养基需氧管中产酸，氧化酶阳性，精氨酸双水解酶阳性，42℃生长，其他如硝酸盐还原产生氮气，麦康凯琼脂上生长，对多粘菌素敏感皆有鉴定参考价值。

2.原属rRNA同源群Ⅴ嗜麦芽假单胞－黄单胞菌群，现命名为嗜麦芽黄单胞菌在临床标本中较为多见。

该菌在血液琼脂或麦康凯琼脂培养基上生长迅速，SS琼脂受抑制，血液琼脂生长菌落呈淡黄或棕色，有氨气味，不溶血，但在菌落周围变成绿色。克氏双糖铁琼脂上不产酸、不产生硫化氢。通常氧化酶试验阴性（注意做该菌氧化酶试验应从M—H琼脂上刮取菌落），但有极少数菌株产生弱的阳性反应。在O—F基础培养基上氧化麦芽糖比葡萄糖迅速而明显。该属中惟有嗜麦芽和洋葱假单胞菌是产生赖氨酸脱羧酶的菌种。其他如明胶酶、DNA酶、β－半乳糖苷酶、水解七叶苷皆阳性。

3.原未确定RNA同源群腐败假单胞菌现在命名为腐败谢瓦纳拉菌　该菌有3个生物变种。该菌为严格需氧性代谢：在克氏双糖铁琼脂高层斜面皆不产酸，而产生大量H_2S。这些黑色沉淀物掩盖培养基的显色（红色）反应，易与肠杆菌相混淆。在琼脂平板上菌落棕黄到粉红色，轻度黏性和黏液状，氧化葡萄糖，但产酸微弱或延迟多日才出现，鸟氨酸脱羧酶和DNA酶阳性，大多数菌株最适生长温度为30℃。

（四）试验方法

1.氧化酶

阳性菌株：铜绿假单胞菌ATCC27853

阴性菌株：大肠埃希菌ATCC25922

2.Hugf—Leifson氧化发酵（O—F）培养基

氧化型菌株：铜绿假单胞菌ATCC27853

发酵型菌株：大肠埃希菌ATCC25922

阴性菌株：粪产碱杆菌

3.鞭毛染色（改良Ryu法）。

4.乙酰胺酶试验　结果判断：变红为阳性，不变为阴性或加奈氏试剂后出现黄色沉淀为阳性。

七、临床应用及常见病原菌

1.所有的创伤均可污染有细菌，但不一定发生感染，细菌学检查对局部细菌的控制是有价值的,同时对伤口感染的病原学诊断具有重要意义。

2.在临床上,几乎所有手术性创伤均可在不同程度上污染有空气中的细菌或来自手术部位附近组织和脏器的细菌。主要有葡萄球菌、链球菌、大肠杆菌、变形杆菌、枯草杆菌和类白喉杆菌等。伤口的污染并不意味着一定会发生感染,感染现象的出现与创伤情况、染菌的数量和种类、处理过程、机体免疫力和术后抗生素的应用情况等多种因素有关。

3.针眼脓肿通常由于葡萄球菌感染所致,而瘘管则往往系混合感染而引起。

4.绝大多数外伤性创伤几乎都有污染细菌的可能,同时大多数会发生不同程度的感染,其中尤以葡萄球菌和链球菌多见。深部创伤和复杂性骨折,由于染有尘埃或其他异物极易发生破伤风和气性坏疽等厌氧菌的感染。这两种细菌产生的毒素可引起全身性中毒现象,预后不良。慢性化脓性创伤多系葡萄球菌和链球菌混合感染,此外大肠杆菌、变形杆菌、绿脓杆菌、类白喉杆菌、枯草杆菌等也不罕见。

5.通常烧伤后 12 小时以内创面几乎完全无菌,随后细菌很快侵入引起创面感染。由于造成烧伤的原因和烧伤后的处理情况不同,感染细菌的种类也有所不同。其中最常见的细菌为金黄色葡萄球菌、表皮葡萄球菌、大肠杆菌、绿脓杆菌、变形杆菌、肺炎克雷伯菌、产碱杆菌和产气杆菌。此外枯草杆菌、白色念珠菌和其他罕见的细菌也可查见。有时为单独感染,有时为混合感染。不过自抗生素被广泛应用以来,β溶血链球菌则较少发现。须指出,在一定时间内经常以绿脓杆菌占优势,局部出现绿色素,不少病例绿脓杆菌出现在烧伤的第 2 天,引起败血症较多见。值得提出的是由于长期大量应用抗生素的结果,细菌常发生变异型。如对糖反应不典型、产绿色素的能力减弱(只有 4% 有色素)以及形态变为点状等。因此,在细菌学鉴定上要予以足够的重视。此外,由于大量抗生素的应用,又遇到较潮湿的天气也常发生真菌的生长,甚至也可引起败血症。其中由曲霉菌引起的最多,其次为青霉菌、毛霉菌和假丝酵母菌。

6.新鲜创伤很难查到破伤风芽胞梭菌的菌体或芽胞,在破伤风发病后时创伤处也难查到破伤风芽胞梭菌。有时甚至出现细菌培养阳性,而未见发生破伤风,也有时在临床上呈现典型的破伤风症状而细菌培养却为阴性。因此对破伤风的诊断不能以细菌学检验作为诊断依据,而必须结合临床诊断情况做出判断。

7.气性坏疽常由一种或多种产气的厌氧杆菌所致,同时又常与化脓细菌感染并存。往往由产气荚膜芽胞梭菌(约占 60%~90%);其次是水肿芽胞梭菌(约占 20%~40%)和败毒芽胞梭菌(约占 10%~20%);其他还有产芽胞梭菌、溶组织芽胞梭菌、双酶杆菌等。其中尤以产气荚膜芽胞梭菌最为多见,同时继发葡萄球菌、链球菌、大肠杆菌或其他需氧性细菌的感染。需指出的是,对于创伤性坏疽也可以是由于β溶血性链球菌或奋森螺旋体及梭状杆菌的急性感染所引起,而慢性坏疽的发生,尤其是在胸腔和腹腔手术后往往系进行性混合感染的结果。

对于新鲜创伤的细菌学检查具有临床价值,因为气性坏疽病原体对于坏疽病因的正确诊断特别有价值。直接涂片如发现有荚膜的粗大的革兰阳性杆菌,结合临床症状可做初步诊断。

8.小的和浅表的疖肿多由表皮葡萄球菌感染所致,而大的和严重的多由金黄色葡萄球菌感染引起,近年来在临床中也见有大肠埃希菌感染引起的病例。痈肿可由金黄色葡萄球菌或β溶血性链球菌感染所致,有的为单独感染,有的则为混合感染。细菌学检查有一定意义。对于那些反复发生疖和痈的患者需进行血糖测定以排除糖尿病。

9. 由外伤性、血源性或邻近组织病灶直接蔓延所致的急性化脓性关节炎常受金黄色葡萄球菌、β溶血性链球菌、淋球菌、肺炎链球菌或伤寒杆菌的感染。用穿刺或手术取出脓汁进行细菌学检查对于病原学的诊断颇有价值。慢性化脓性关节炎可由同样的任何一种细菌引起，但主要为结核杆菌，但很少能在涂片上找到，通过培养和豚鼠接种结果较为理想。在实际中又常见由葡萄球菌、链球菌、大肠杆菌、绿脓杆菌引起继发感染。变形杆菌、类白喉杆菌及其他细菌常为不重要的污染菌。对于结核性关节炎或结核性骨髓炎所形成的瘘管，也经常发生上述细菌的继发感染。

10. 骨髓炎系化脓菌引起的骨组织感染，由外伤性或血行性引起的急性骨髓炎。其中金黄色葡萄球菌感染约占80%～90%，β溶血性链球菌、肺炎链球菌、厌氧菌、大肠杆菌和伤寒杆菌的感染有报道。慢性，骨髓炎由急性转变而来，感染已趋局限性，不易自行痊愈，而呈顽固的慢性炎症。除上述细菌可引起慢性骨髓炎外，结核杆菌也较常见。从临床细菌学诊断价值上看，只有在手术时或发生自发性破溃后才具有诊断意义，否则无实际意义。脓汁及创伤分泌物中常见的病原菌见表17-2。

表17-2　脓汁及创伤分泌物中常见的病原菌

革兰阳性菌	革兰阴性菌
葡萄球菌肠	杆菌科细菌
链球菌	假单胞菌
消化链球菌	腐败谢瓦纳拉菌
炭疽芽孢杆菌	拟杆菌
破伤风芽胞梭菌	梭杆菌
产气荚膜梭菌	嗜血杆菌
溃疡棒状杆菌	产碱杆菌
结核分枝杆菌	无色杆菌
放线菌、奴卡菌	弧菌属细菌
念珠菌	气单胞菌

（黄庆华）

第三节　上呼吸道标本的细菌学检验

上呼吸道感染一般表现为咽炎、鼻咽炎、中耳炎、鼻窦炎、会厌炎。引起咽喉部感染的主要病原菌为化脓性链球菌和白喉杆菌，其次为白色念珠菌。由于上呼吸道正常菌群数量较多，应注意与致病菌区别。链球菌属鉴定已如前述，白喉杆菌形态比较典型，结合培养检查，鉴定不为困难。

一、上呼吸道标本中可能发现的细菌

1. 革兰阳性球菌　葡萄球菌、链球菌、肺炎链球菌、四联球菌。
2. 革兰阴性球菌　卡他布兰汉菌、脑膜炎奈瑟菌、黄色球菌。
3. 革兰阳性杆菌　炭疽芽胞杆菌、白喉棒状杆菌、类白喉棒状杆菌、结核分枝杆菌。

4.革兰阴性杆菌　大肠埃希菌、铜绿假单胞菌、变形杆菌、产气肠杆菌、鼠疫耶尔森菌、肺炎克雷伯菌、流感嗜血杆菌、百日咳鲍特菌。

5.其他　伊色列放线菌、白色假丝酵母菌、奋森螺旋体、酵母菌。

二、标本的采集

1.标本采取前数小时不得用消毒药物漱口或涂抹病灶局部。

2.用棉拭子采集标本时应小心、认真、准确地在采集部位采取,避免触及舌、口腔黏膜和唾液,以防污染。

3.疑为白喉时,应在咽部深层组织中采取标本,而表面渗出液多为类白喉棒状杆菌和葡萄球菌。

4.采集扁桃体标本时,应以扁桃体窝部为宜。

5.标本采集后,一般应立即送检,尤其是鼻咽拭子更应防止干燥。若不能立即接种,应将其置于灭菌肉汤管内,避免由于干燥而使某些细菌死亡。

三、检验方法及报告方式

(一)直接涂片检查

1.一般细菌涂片检查　取洁净玻片一张,将分泌物涂在其上,经火焰固定后进行革兰染色镜检。根据其形态染色特点首先得出初步印象。

2.奋森螺旋体和梭形杆菌的涂片检查　首先将擦拭咽喉部的棉拭子轻轻涂在洁净的玻片上,然后进行革兰染色(复染时间稍加延长)镜检。如找到淡红色细长的疏螺旋体及微弯弧形细长而两头尖的革兰阳性或阴性杆菌时(梭形杆菌革兰染色反应不定),即可报告:"咽拭子涂片找到形似奋森螺旋体及梭形杆菌"。

3.结核分枝杆菌涂片检查　涂片方法同白喉棒状杆菌。涂片稍厚并应集中,按抗酸染色镜检、报告。

4.麻风分枝杆菌涂片检查　将鼻黏膜棉拭子涂片待干后固定即行抗酸染色检查。若发现形态细长、笔直、两端略尖细的抗酸性杆菌,聚集于细胞内或平行排列而聚成束时,可报告:"找到形似麻风分枝杆菌"。对于麻风的诊断须慎重,必须细菌检查与临床症状及病史等结合起来,进行综合性分析,方可做出诊断。

5.假丝酵母菌涂片检查　首先将棉拭子标本涂于洁净玻片上,加生理盐水一滴,并盖上盖玻片,以高倍镜检查。若发现有酵母样细胞及假菌丝,可报告:"找到酵母样菌,形似假丝酵母菌"。也可涂片做革兰染色镜检,若发现有革兰阳性、单独散在或丛生聚集的卵圆形、薄壁、芽生的酵母样菌,甚至菌体伸长形成假菌丝者,即可报告:"找到酵母样真菌,形似假丝酵母菌"。

(二)培养检查

1.一般细菌培养　首先以无菌的方式涂抹接种于血平板的一角,然后再以白金耳划线分离,置37℃孵箱培养24~48h观察结果,挑选可疑菌落进行涂片染色、生化反应、血清学反应和动物试验等,根据鉴定结果可做出报告:"检出 XX 菌"或"XX 菌纯培养"。应当指出,有时在血平板上未检出特定的病原菌,而某种常居菌生长茂盛或呈纯培养时,应考虑这种菌也可能与疾病有关,此时可报告"XX 菌生长茂盛"或"培养出 XX 菌"供临床医师参考。若经培养全系正常咽喉部正常菌群,可报告:"未检出致病菌"。

2.乙型溶血性链球菌培养　首先以无菌方法将标本接种于血平板上,经 37℃18～24h 培养,取出观察有无乙型溶血现象。如溶血环不清楚,可放在低倍镜下观察。乙型溶血性链球菌的菌落小、透明,但有时也有扁平、较大不透明的菌落。溶血性嗜血杆菌及副流感嗜血杆菌的溶血环与乙型溶血性链球菌的溶血环甚相似,必须加以区别。可涂片做革兰染色加以区别或移种于葡萄糖肉汤培养过夜后,再做涂片染色镜检予以区别。如溶血现象不易确定时,可做倾注平板法或做试管溶血试验确定之。一般应根据溶血性链球菌的菌落与形态特性以及溶血现象等进行鉴定。

3.百日咳鲍特菌培养　首先以无菌方法将鼻咽拭子标本直接接种于鲍－金平板上,并进行划线分离,也可采用咳碟法(可不必划线)。由于百日咳鲍特菌生长较慢,而且常需较高的温度,因此,应将接种标本后的培养基放入有盖的玻璃缸内,缸底加些清水。为防止长霉也可投入硫酸铜一小块,使水呈淡蓝色。置 37℃培养 48 小时后,观察结果。百日咳鲍特菌一般呈细小隆起的小菌落,隐约可见狭小的溶血环,3 天后菌落表面光滑,边缘整齐,灰色不透明,似水银滴状。将可疑菌落涂片染色镜检,如有革兰阴性、单个或成双的卵圆形小杆菌时,结合菌落特征,即可做出初步诊断。然后再做血清凝集试验及生化反应,营养要求试验等进行鉴别。若培养 6～7 天仍无细菌生长时,方可做出阴性报告。

4.脑膜炎奈瑟菌培养　脑膜炎奈瑟菌培养系从鼻咽拭子标本分离脑膜炎奈瑟菌,主要用于带菌者检查。当收到标本后应及时以无菌操作的方法将其于预温 37℃的血平板(或卵黄双抗琼脂平板)及巧克力色血平板划线分离,置 5%～10%二氧化碳环境中 37℃培养 24～48h 后,观察结果。如经涂片染色镜检无脑膜炎奈瑟菌者,可报告:"经培养未检出脑膜炎奈瑟菌"。

(三)抗生素敏感试验提示

咽喉部分离出的细菌一般不需进行常规抗生素敏感试验,细菌性咽炎的两个主要病原菌为化脓性链球菌和白喉杆菌,用青霉素或红霉素治疗即可。

四、棒状杆菌属常规鉴定

(一)生物学特性

棒状杆菌属是一群革兰阳性、菌体一端或两端膨大呈棒形的直的或微弯曲杆菌。有些菌种呈逗点状多形态性,染色不均匀,深浅相间的节或颗粒状。用美蓝、甲苯胺蓝或奈瑟染色,菌体一端、两端或中央可见明显深染颗粒,称为异染颗粒。抗酸染色阴性。菌细胞分裂呈棱角状或栅形排列,不产生芽胞,无荚膜。该属中白喉棒状杆菌除具有上述特性外,对营养要求较严格,在一般培养基上生长不良,需一种或多种维生素、氨基酸、嘌呤及嘧啶,含有血清或其他体液的培养基有助于生长。白喉棒状杆菌在液体培养基中生长,表面形成菌膜,同时有颗粒沉淀。触酶和硝酸盐还原阳性,不水解尿素,发酵葡萄糖和麦芽糖,产酸不产气,蕈糖和蔗糖阴性,但有发酵蔗糖而产毒素的菌株,如贝尔法梯亚种是轻型亚种的变异株,而且不还原硝酸盐。大多数中间亚种为嗜脂性,在常规培养基中无血清、血液或吐温－80 培养基则生长受抑制。轻型亚种在血琼脂平板上呈轻度溶血。它们在吕氏血清斜面上生长良好,菌落呈灰白和奶油色,不液化凝固血清斜面。DNA 中 G+G 含量:51～59mol%。模式菌种:白喉棒状杆菌。

(二)常规鉴定

1.直接涂片染色镜检　将检材直接制成两张涂片,分别做革兰染色和异染颗粒染色,镜检如出现革兰阳性棒状杆菌,形态典型具有明显异染颗粒即可初步报告"直接涂片检出有异染颗粒革兰阳性杆菌"。

2.分离培养　接种吕氏血清斜面、亚碲酸钾血平板及血琼脂平板,35℃48小时孵育,挑取可疑菌落进行革兰染色和异染颗粒染色镜检。

3.白喉棒状杆菌鉴定要点　革兰阳性,着色不均匀,菌体细长微弯曲,排列不规则,具有异染颗粒,触酶阳性,无动力,无芽胞,在吕氏血清斜面为灰白色小菌落。亚碲酸盐血平板为黑色菌落或灰黑色菌落。

4.毒力试验　有条件的实验室可做,具体方法参考其他资料。

5.其他棒状杆菌的鉴定　这类细菌多数是口腔或皮肤的寄生菌,但是当从机体无菌部位分离检到时,可能是机会致病菌,应予以鉴定。鉴定这些菌可用硝酸盐还原试验、尿素及碳水化合物分解试验等。

五、念珠菌属常规鉴定

(一)生物学特性

念珠菌细胞呈圆形或卵圆形,直径 $3\sim6\mu m$,芽生孢子形态不稳定,从圆、卵圆到伸长。大多数白色念珠菌需氧,25℃～30℃生长良好,也可在37℃以上生长。菌落呈奶油色、馅饼状,光滑。在玉米吐温-80琼脂平板上25℃72小时培养显微镜下形态:假菌丝中隔部伴有成簇的圆形分生孢子,顶端有厚壁的厚膜孢子,芽管试验阳性。与该菌形态相似的菌种为类星形念珠菌,两者区别在于后者不同化蔗糖,不发酵半乳糖。

(二)常规鉴定

念珠菌与酵母菌,二者菌落形态很相像,易造成混淆。生长在玉米吐温-80培养基的念珠菌可产生假菌丝,镜下观察即可与酵母菌区分开。

在鉴定念珠菌属时,假菌丝中隔处连接芽生孢子,为其重要特征,亦是与球拟酵母菌、地丝菌属的鉴别点。各种念珠菌的鉴别一般可用TTC还原反应、厚膜孢子、是否表面生长以及糖发酵、糖同化试验相区别。在这些试验中,TTC还原反应是念珠菌初步鉴定的最好方法。热带念珠菌反应最强,形成紫红色的菌落;白色念珠菌几乎无反应或反应很弱,形成白色菌落;其他念珠菌反应介于二者之间,呈现红色菌落。白色念珠菌厚膜孢子为阳性,热带念珠菌有时可见极少泪滴状厚膜孢子。液体培养基表面生长只有热带念珠菌、克柔念珠菌,二者间可用糖发酵鉴别。

(三)试验方法

1.放线菌酮-氯霉素琼脂培养基。

2.糖发酵试验　酵母样菌发酵碳水化合物,产生二氧化碳和酒精,全部试验管中应放入倒管,以捕捉气体。能见到气体产生,才确认是发酵,凡是发酵碳水化合物都是同化,但所有同化未必皆发酵。

3.糖同化试验　方法:融化20mL上述含氮基础培养基(糖同化试验培养基),冷至48℃,将培养24～72h被鉴定酵母菌株,混悬于4mL无菌盐水中,调整浊度相当于McFarland4号管,全部菌液加入培养基中,混匀倾注成平板,凝固后,将含各种碳水化合物纸片贴在平板表面,孵育于25℃～30℃10～24h,检查被检菌在纸片周围生长与否,如观察不清楚,可继续孵育24小时。

4.芽管形成试验　芽管试验是一种价值大又简单的快速推断性鉴定白色念珠菌的方法。

方法：

（1）玻片法：在载物玻片上加1滴血清。接种少量被检菌，盖上盖玻片，放于湿润平皿内。置35℃孵箱中，每隔1小时检查1次，共检查3~4次。

（2）试管法：用无菌试管，加血清0.2mL，接种被检菌，混匀后置37℃水浴箱中，每隔1小时，用白金耳取出含菌血清，置于载玻片上进行镜检。

（3）毛细吸管法：含有0.5mL小牛血清的毛细吸管，沾取鉴定菌落部分，乳化混匀，该毛细管置于试管中，35℃孵育2~4h，取出1滴，置显微镜下检测。

实验注意问题：有许多材料皆可用于芽管试验，如鸡蛋白、小牛血清、兔血清、羊血清及血库中血清，但在许多实验室始终认为小牛血清最好，它可以解除潜在的白色念珠菌的抗体、肝炎病毒和AIDS病毒问题。值得注意的是，芽管和芽生孢子出芽，两者区别在于白色念珠菌产生芽管和芽生孢子连接处，不出现收缩现象，称为箭状，而其他念珠菌在起始菌丝体和母体芽生孢子连接处呈紧缩现象。

上述试验必须用白色念珠菌、热带念珠菌、光滑球拟酵母菌做质量控制。试验孵育时间，不超过4小时，因为其他产生假菌丝的念珠菌在上述时间之后开始发芽，出现起始菌丝体。

六、隐球菌属常规鉴定

1.生物学特性　菌细胞为圆形、卵圆形酵母样真菌，大小一般在3.5~单个发芽，母体与子体细胞连接间有狭窄项颈。偶尔可见各种各样出芽，但假菌丝极少见，细胞壁易破碎，常成月牙形或缺陷细胞，尤其是在组织内被染色后显现。在菌细胞周围存在粘多糖荚膜物，应用印度墨汁湿片法能证明荚膜的存在。带有荚膜的典型菌落呈黏液状，随着菌龄的增长变成干燥、灰暗，伴有奶油、棕黄、粉红或黄色菌落。所有菌种皆能产生脲酶和同化各种各样碳水化合物，但不发酵。区别各个菌种，根据同化各种碳水化合物和硝酸钾利用试验。新型隐球菌的生化反应和37℃生长，有别于其他菌种的鉴别，但白色隐球菌和罗伦隐球菌亦可在37℃生长。

2.常规鉴定　隐球菌属是酵母样真菌，不形成假菌丝，用这个特点与念珠菌相互区别，隐球菌尿素酶阳性，而念珠菌只有溶脂念珠菌和克氏念珠菌中的部分菌株为阳性。与红色酵母菌的鉴别在于后者不同化肌醇和产生胡萝卜素。隐球菌可产生荚膜。从临床标本直接涂片可检到，但经培养后得到的菌细胞一般无荚膜，必须将菌种接种到动物体内，如小白鼠脑内注射，待动物发病后，取组织或组织液直接做涂片，才可见到荚膜。隐球菌属内各菌种的鉴别可利用37℃是否生长及糖同化试验。新型隐球菌是较重要的致病菌，该菌氧化酶阳性，很易与其他菌种区别。

（黄庆华）

第四节　下呼吸道分泌物标本的细菌学检验

一、标本的采集

1.痰液标本的采集以清晨为佳，因为此时患者痰量较多且含菌量也多。

2.咳痰时应尽量防止唾液及鼻咽部分泌物混入，以减少污染。

3.标本采集后要及时送检。做结核杆菌或真菌培养的痰液如不能立即送检,应放入冰箱贮存,以防杂菌生长。

二、检验方法及报告方式

(一)直接涂片检查

一般用无菌的顶端粗糙的小竹签挑取痰液(挑取脓性或带血部分)在洁净的玻片上涂成均匀薄膜,置室温自然待干。经火焰固定后,按检验目的之不同,染色镜检。一般用革兰染色,其次,根据需要再做抗酸染色或美蓝染色等。

1.一般细菌检查 痰液支气管分泌物标本内常混有口腔及鼻咽部固有的细菌。因此,要求在镜检时仔细观察,然后按各种细菌的形态特征,分别将所见的细菌报告。若查到排列成葡萄状的革兰阳性球菌,可报告为"找到革兰阳性球菌,形似葡萄球菌";若查到瓜籽仁形或矛头状的尖端相背,成双排列具有明显荚膜的革兰阴性球菌时,可报告为"找到革兰 X 性形态似 XX 菌"。

2.结核杆菌涂片检查 首先将痰液标本在洁净无纹痕玻片上涂成厚度适宜的均匀薄膜,置室温或 37℃ 温箱内待干,火焰固定后,行抗酸染色镜检。

若查到形态及染色似结核杆菌时,可报告:"找到抗酸杆菌",但不能报告找到结核杆菌,必须通过培养或动物试验方法证实后,才能报告。如经过仔细镜检未发现形态可疑的杆菌时,则可报告:"未找到结核杆菌"。

3.假丝酵母菌及熏烟色曲霉菌涂片检查

(1)首先以无菌竹签挑取脓性或带血部分痰液,涂于玻片中央。

(2)然后滴加 100g/L 的氢氧化钾溶液一滴混合后,加盖玻片,在火焰上稍加温,并轻压盖片使标本变薄而易于观察。

(3)最后用显微镜观察未染色形态,观察后再除去盖玻片,待干,固定,做革兰染色检查。白色假丝酵母菌(白色念珠菌)在新鲜湿片中,低倍镜观察可见成群的卵圆形、生芽或不生芽、薄壁的酵母样细胞;有时也能见到由于细胞生芽延长后所形成的假菌丝。革兰染色阳性,可报告:"找到酵母样真菌,形似白色假丝酵母菌"。熏烟色曲霉菌在新鲜湿片中,可见到类似菌丝的碎片和许多小而圆形呈暗绿色的孢子,散布在整个视野中。可报告:"找到有隔的真菌菌丝及孢子"。

(二)细菌培养

1.一般细菌培养 直接挑取痰液标本或将经无菌盐水洗涤并充分研磨的痰标本接种于血平板上,经 35±1℃ 培养 18~24 小时后观察结果。再以接种环挑取各种可疑菌落,分别做涂片,革兰染色镜检。根据菌落及镜检形态,得出初步印象,然后按各类细菌的特征做进一步鉴定。

2.厌氧培养 取新鲜标本分别接种于两个血平板上,一个血平板按一般的培养方法进行需氧培养,另一个置厌氧罐(或厌氧袋)内进行厌氧培养,经 35℃±1℃ 培养 2~4 天后,认真观察生长情况和菌落特征,并挑取菌落涂片革兰染色镜检,根据形态特征得出初步印象,再按各类厌氧菌的特征进行鉴定。若厌氧培养有菌生长,而需氧培养无同样细菌生长时,经过鉴定为某种菌后,可报告:"厌氧培养有 XX 菌生长",不能鉴定时,可报告:"厌氧培养有革兰 X 性 X 菌生长"。

若厌氧培养无细菌生长,而需氧培养有菌生长,或厌氧及需氧培养均无细菌生长,可报告："厌氧培养无细菌生长"。厌氧培养和需氧培养均有同种细菌生长,则应报告："无专性厌氧菌生长"。如能鉴定到种,则可报告："有 XX 菌生长"。

3.真菌培养

(1)白色假丝酵母菌:首先将痰液标本以无菌生理盐水洗涤后做成悬浮液。然后取此悬浮液接种于两管沙保弱培养基上,并分别置于 37℃ 及 22℃ 或室温中培养 2~7 天。如有中等大小、湿润黄、白色乳酪样或浆糊状,具有显著酵母样气味的菌落时可得出初步诊断。再有厚膜孢子及假菌丝,糖发酵反应(葡萄糖＋、麦芽糖＋、蔗糖＋、乳糖－)符合时,即可报告："真菌培养有白色假丝酵母菌生长"。

(2)熏烟曲霉菌:标本的处理与接种方法同上。熏烟曲霉菌一般生长迅速,最初在沙保弱斜面上形成白色细丝样生长,当产生孢子时迅速变成绿色至暗绿色菌落。将培养管放在低倍镜下观察时,可见典型的分生孢子柄(柄的末端扩展成顶囊,表面为多数带串孢子所遮盖),特别在菌落边缘更清楚易见。根据本菌的特点如符合鉴定依据中各项,即可报告："真菌培养有熏烟曲霉菌生长"。

三、临床应用及常见病原菌

痰液及支气管分泌物的细菌学检验对于某些疾病的诊断、治疗具有非常重要的意义。对无法咳痰的患者,用咳嗽后的咽拭子做涂片或培养检查,仍是发现致病菌的主要依据。但在采取标本培养时,应注意正常口腔内可能存在的肺炎链球菌等。若能获得肺炎患者铁锈色痰液做检查,可明显提高肺炎链球菌的阳性检出率。对其他细菌的诊断,常根据涂片或培养中占最多数细菌为依据,因此实验室报告时应尽可能按此法报告,如看不到数量上占优势,又可能为致病菌者应重复检查。

鼠疫杆菌和炭疽杆菌亦可引起肺炎。此外结核杆菌及真菌病的诊断也主要依赖于细菌学检查。痰及下呼吸道分泌物中常见病原菌见表 17－3。

表 17－3　痰及下呼吸道分泌物中常见病原菌

革兰阳性菌	革兰阴性菌
肺炎链球菌	卡他布兰汉菌
A 群链球菌	脑膜炎奈瑟菌
金黄色葡萄球菌	流感嗜血杆菌
厌氧球菌	肺炎克雷伯菌
结核分枝杆菌	其他肠杆菌科细菌
白喉棒状杆菌	假单胞菌属细菌
放线菌、奴卡菌	嗜肺军团菌
念珠菌	

四、注意事项

痰液标本的收集过程常受到唾液或后鼻腔及咽部分泌液的非病原性细菌所污染,尤以慢性呼吸道感染多见,这直接干扰细菌学检查结果;患者接受某些药物的治疗,使有关菌受到抑制,这样也可影响阳性检出率。因此,在分析结果时,应密切结合临床。对于急性传染性疾病不易受上述两个原因影响而引起混淆,因病原菌大多以显著数目出现。而在慢性支气管炎、支气管扩张和肺脓肿时,痰液的检查应注意,最好直接自支气管抽取分泌物进行检查。一般均收集晨痰,但在咳前必须充分漱口,避免口腔和鼻腔分泌物的污染。做结核分枝杆菌检查,通常最好收集 24 小时的痰液,也可用晨痰。痰和支气管分泌物标本取得后,如不能及时接种,应放在冰箱中,以免杂菌增多。婴幼儿患肺结核病,由于不会将痰吐出,又常有不自觉的吞咽现象,因此,采取胃液标本进行检查,常可弥补不足。须指出,由于胃液中经常有抗酸性腐物寄生菌,且在显微镜下不好区别,故在未做培养和致病性鉴定时,不宜过早地做出报告。

(黄庆华)

第五节　鼻、咽、眼、耳拭子标本的细菌学检验

一、标本的采集

(一)操作方法

1. 拟检查白喉杆菌采集标本时,应使患者对光而坐,头部上仰口张大,用压舌板轻轻压舌根,直接用棉拭子擦拭患者咽、鼻黏膜、伪膜边缘部分或组织深层的分泌物做直接涂片和分离培养。若无局部病变或做带菌者检查则应于咽部或扁桃体上擦拭。

2. 拟检查百日咳杆菌或脑膜炎奈瑟菌时,应自鼻咽部采集标本。即用无菌的鼻咽拭子(一端弯曲的金属棉拭)由口腔进入伸向鼻咽部,到达咽后壁涂擦取标本,对患百日咳患儿做标本培养时可采用咳碟法。

3. 眼、耳道疖肿或化脓性疾病通常以无菌棉拭子直接采取分泌物送检即可。

(二)注意事项

1. 标本采取前数小时不得用消毒药物漱口或涂抹病灶局部。对刚治疗过或用药物冲洗过眼部的患者,最好在 12～24 小时后采集标本,以免药物影响。

2. 用棉拭子采集标本财应小心、认真、准确地在采集部位采取,避免触及舌、口腔黏膜和唾液,以免污染。

3. 疑为白喉时,应在咽喉部深层组织中采取标本,而表面渗出液多为类白喉杆菌和葡萄球菌。

4. 采集扁桃体标本时应以小窝部为宜。

5. 标本采集后,一般应立即送检,防止干燥。若不能立即接种,将其置于灭菌肉汤管内(含肉汤 0.5mL),避免由于干燥而使某些细菌死亡。

二、检验方法和报告方式

(一)直接涂片检查

1. 一般细菌涂片检查　取洁净玻片 1 张,将分泌物涂在其上,经火焰固定后进行革兰染色镜检。根据其形态染色特点首先得出初步印象。

2. 白喉杆菌涂片检查　取棉拭子标本制成两张涂片,一张行革兰染色,一张行美蓝或异染颗粒染色,若发现有革兰阳性棒状杆菌,排列不规则,有明显的异染颗粒时,即可做出初步报告。但需注意白喉杆菌与形态类似的其他棒状杆菌相鉴别。

3. 奋森螺旋体和梭形杆菌的涂片检查　首先将擦拭咽喉部的棉拭子轻轻涂在洁净的玻片上,然后行革兰染色(复染时间稍加延长)镜检。如找到淡红色细长的疏螺旋体及微弯弧

形细长而两头尖的革兰阳性或阴性杆菌时(梭形杆菌革兰染色反应不定),即可报告:"咽拭子涂片找到形似奋森螺旋体及梭形杆菌"。

4.结核杆菌涂片检查 涂片方法同白喉杆菌,但稍涂厚些并应集中,按抗酸染色镜检报告。

5.麻风杆菌涂片检查 将鼻黏膜棉拭子涂片待干后固定即行抗酸染色检查。若发现形态细长、笔直、两端略尖细的抗酸性杆菌,聚集于细胞内或平行排列而聚成束时,可报告:"找到形似麻风杆菌"。对于麻风的诊断须慎重,必须细菌学检查与临床症状及病史等结合起来,进行综合分析,始可做出诊断。

6.假丝酵母菌涂片检查 首先将棉拭子标本涂于洁净玻片上,加生理盐水一滴,并盖上盖玻片,以高倍镜检查。若发现有酵母样细胞及假菌丝,可报告:"找到酵母样菌,形似假丝酵母菌"。也可涂片做革兰染色镜检,若发现有革兰阳性、单独散在或丛生聚集的卵圆形、薄壁、芽生的酵母样菌,甚至菌体伸长形成假菌丝者,即可报告:"找到酵母样真菌,形似假丝酵母菌"。

7.淋病奈瑟菌 取棉拭子标本涂于两张玻片上,一张以革兰染色,另一张以美蓝染色镜检,如查见有革兰阴性形态典型的双球菌,在细胞内(或细胞外)可初步报告:"找到革兰阴性双球菌,在细胞内(或细胞外),形似淋病奈瑟菌"。

8.沙眼衣原体 标本采取后,涂片,自然干燥,甲醇固定 1～5min,空气中风干后,加稀释的 Giemsa 染色液染色 15～24 小时后,蒸馏水冲洗,镜检。包涵体呈蓝色,深蓝色或暗紫色。

(二)细菌培养

1.一般细菌培养 首先以无菌的方式涂抹接种于血平板的一角,然后再以接种环划线分离,置 35℃±1℃孵箱培养 24～48 小时观察结果,挑选可疑菌落进行涂片染色、生化反应、血清学反应和动物试验等,根据鉴定结果可做出报告:"检出 XX 菌"或"XX 菌纯培养"。应当指出,有时在血平板上未检出特定的病原菌,而某种常居菌生长茂盛或呈纯培养时,应考虑这种菌也可能与疾病有关,此时可报告"XX 菌生长茂盛"或"培养出 XX 菌"供临床医师参考。若经培养全系正常咽喉部杂菌,可报告:"未检出致病菌"。

2.溶血性链球菌培养 首先以无菌方法将标本接种于血平板上,经 35℃±1℃18～24 小时培养,取出观察有无 β 型溶血现象。如溶血环不清楚,可放在低倍镜下观察。如溶血环区内无完整的红细胞时,则为 β 型溶血。溶血性链球菌的菌落小、透明,但有时也有扁平、较大不透明的菌落。溶血性嗜血杆菌及溶血性副流感杆菌的溶血环与溶血性(β 型)链球菌的溶血环甚相似,必须加以区别。可涂片做革兰染色加以区别或移种于葡萄糖肉汤培养过夜后,再做涂片染色镜检予以区别。如溶血现象不易确定时,可做倾注平板法或做试管溶血试验确定之。一般应根据溶血性链球菌的菌落与形态特性以及溶血现象等进行鉴定。

3.白喉杆菌培养 首先以无菌方法将标本接种于吕氏血清斜面或鸡蛋培养基上,经 35℃±1℃12 小时增菌后,观察菌苔生长情况。在血清斜面上若呈现灰白色有光泽的菌苔,或呈现圆形灰白色或淡黄色的凸起菌落,即涂片染色镜检。其菌体形态及异染颗粒的染色特征均典型者,结合临床,可做出初步报告:"有白喉杆菌生长"。然后再取菌落划线接种于亚碲酸钾血琼脂平板,置 35℃±1℃经 48 小时培养后,白喉杆菌因能还原碲盐,菌体吸收金属碲,而呈黑色或灰黑色的菌落。且菌落呈光滑、较湿润、圆形、易乳化。用接种针挑取典型菌落中央部分,再移种于血清斜面做进一步纯培养,根据形态染色、生化反应和毒力试验证实后,做出鉴定。也可在亚碲酸钾血琼脂平板上选择典型菌落,接种于尿素蛋黄双糖培养基上,经 35℃±1℃18～24 小时培养后,即可得出初步鉴定。

4.百日咳杆菌培养 首先以无菌方法将鼻咽拭子标本直接接种于包一金(Bordet-Gengou)平板上,并进行划线分离。也可采用咳碟法(可不必划线),由于百日咳杆菌生长较慢,而且常需较高的湿度。因此应将接种标本后的培养基放入有盖的玻璃缸内,缸底加些清水。为防止长霉也可投入硫酸铜一小块,使水呈淡蓝色。置35℃±1℃培养48小时后,观察结果。百日咳杆菌一般呈细小隆起的小菌落,隐约可见狭小的溶血环,3天后菌落表面光滑、边缘整齐、灰色不透明、似水银滴状。将可疑菌落涂片染色后镜检,如有革兰阴性,单个或成双的卵圆形小杆菌时,结合菌落特征,即可做出初步诊断。然后再做血清凝集试验及生化反应、营养要求等做鉴别试验。若培养6~7天仍无细菌生长时,方可做出阴性报告。

5.奈瑟菌培养 奈瑟菌培养系从鼻咽拭子或眼分泌物标本分离的脑膜炎奈瑟菌或淋病奈瑟菌。主要用于带菌者检查或新生儿眼炎。当收到标本后应及时以无菌操作的方法将其接种于预温35℃的血平板(或卵黄双抗琼脂平板)及巧克力色血平板划线分离,置5%~10%二氧化碳环境中35℃±1℃培养24~48小时后,观察结果。如经涂片染色镜检无奈瑟菌者,可报告:"经培养未检出XXX奈瑟菌"。

三、临床应用及常见病原菌

在正常人的咽喉部常见有葡萄球菌、链球菌、肺炎克雷伯菌、枯草杆菌、卡他球菌和类白喉杆菌等。这给临床细菌学检查增加了解释上的困难。鼻咽部细菌学检查对脑膜炎奈瑟菌带菌者的检出有重要意义,有助于传染源的检定。咳碟法的细菌学培养对早期百日咳患者的诊断很有价值。如果咳碟法不成功则可采用特殊棉拭从鼻咽部采取分泌物做划线培养。

在正常鼻黏膜上有多种细菌存在,研究表明,正常鼻部为非致病菌。有意义的致病菌,如肺炎链球菌、β型溶血性链球菌、流感杆菌、副流感杆菌、金黄色葡萄球菌及肺炎克雷伯菌等,数量特别多时,提示可能有感染存在,如无重要性细菌的生长则表明为非感染性。眼标本的细菌学检验对眼睑、泪囊、结膜,巩膜,角膜和前房等感染亦有诊断价值。由于眼部抵抗力很低,极易造成手术后感染,这也是关系到术后是否良好的大问题,故应引起足够的重视,必要时要及时做细菌学培养。耳及乳突标本的细菌学检验对于耳及乳突部病患的病原学诊断及临床治疗均有一定的意义,乳突炎患者标本的采集一般均在手术时进行,对中耳炎患者采用鼓膜穿刺法采集标本常能获纯培养,外耳正常可有细菌寄存,故采集标本时应切实防止污染,局部需进行必要的消毒。鼻、咽、眼、耳拭子培养常见病原菌见表17-4。

表17-4 鼻、咽、眼、耳拭子培养常见病原菌

革兰阳性菌	革兰阴性菌
金黄色葡萄球	脑膜炎奈瑟菌
肺炎链球菌	淋病奈瑟菌
β一溶血性链球菌	嗜血杆菌
白喉棒状杆菌	莫拉菌
念珠菌	卡他布兰汉菌
百日咳杆菌	
肠杆菌科	
假单胞菌属	

(黄庆华)

参考文献

[1]龚四堂.小儿内科疾病诊疗流程[M].北京:人民军医出版社,2013.

[2]陈国兵,吴谨准,杨运刚,陈幼芬.儿童急性呼吸窘迫综合征21例临床分析[J]中国实用儿科杂志,2015(03):230－232.

[3]黄星原,夏光.儿科疾病并发症鉴别诊断与治疗[M].北京:科技文献出版社,2009.

[4]余时娟,李禄全.新生儿真菌性败血症23例临床分析[J].临床儿科杂志,2014(09):816－820.

[5]朱兴旺.极低胎龄早产儿低血压研究进展[J].临床儿科杂志,2015(01):83－86.

[6]徐发林.新生儿重症医学[M].郑州:郑州大学出版社,2014.

[7]闫红,胡宛如,张乾忠,董国凤,何莉.培门冬酶治疗儿童急性淋巴细胞白血病的临床观察[J]中国实用儿科杂志,2015(05):387－390.

[8]罗小平,刘铜林.儿科疾病诊疗指南[M].北京:科学出版社,2014.

[9]陈蒙,杨军,赵德育.两岁以下儿童肺炎支原体肺炎临床特点分析[J].临床儿科杂志,2014(12):1135－1137.

[10]孙献梅.实用新生儿危重症监护学[M].济南:山东科学技术出版社,2011.

[11]文建国,贾亮花.重视小儿排尿功能障碍的诊治[J]中国实用儿科杂志,2015(04):241－244.

[12]胡亚美.儿科药物治疗学[M].北京:中国医药科技出版社,2011.

[13]陈植,刘小荣,沈颖,彭文婧,孟群,张桂菊.血浆置换治疗儿科危重症87例分析[J]中国实用儿科杂志,2015(04):300－302.

[14]马燕兰,曾伟.儿科疾病护理指南[M].北京:人民军医出版社,2014.

[15]党西强.儿童难治性尿路感染诊断与治疗策略[J]中国实用儿科杂志,2015(04):269－273.

[16]韩小梅,崔喜英,杨英伟.儿科疾病病例解析[M].上海:第二军医大学出版社,2010.

[17]代苗英,李少兵,胡金绘,查丽,武荣.两岁以下儿童肺炎支原体肺炎临床特点分析[J].临床儿科杂志,2014(07):644－648.

[18]薛征.儿科疾病[M].北京:科学出版社,2011.

[19]额尔敦高娃,王朝卿,杨顺海.新生儿疾病治疗技术[M].西安:第四军医大学出版社,2012.

[20]庞程程,张智伟,钱明阳,李渝芬.儿童常见先天性心脏病介入治疗的并发症分析[J].临床儿科杂志,2014(10):956－960.

[21]朱宗涵,申昆玲.小儿内科学[M].北京:人民卫生出版社,2009.

[22]邵肖梅,叶鸿瑁,邱小汕.实用新生儿学[M].北京:人民卫生出版社,2010.

[23]王亮,刘平元,崔洁,陈贝贝,刘立正,唐文.儿童气道异物取出术围术期发生呼吸系统严重并发症的危险因素分析[J].临床儿科杂志,2015(01):48－51.

[24]胡月圆,高喜容,占彩霞,李贵南,彭小明,黄瑞文.新生儿不同病原菌化脓性脑膜炎临床分析[J].临床儿科杂志,2015(01):13－16.

[25]孙锟,沈颖小儿内科学[M].北京:人民卫生出版社,2009.